漳州市医院志

《漳州市医院志》编纂委员会 编

国家图书馆出版社

图书在版编目（CIP）数据

漳州市医院志 /《漳州市医院志》编纂委员会编 . -- 北京：国家图书馆出版社，2018.11
　　ISBN 978-7-5013-6241-7

Ⅰ . ①漳…　Ⅱ . ①漳…　Ⅲ . ①医院—概况—漳州　Ⅳ . ① R199.2

中国版本图书馆 CIP 数据核字（2017）第 217513 号

国家图书馆出版社官方微信

书　　名	漳州市医院志
著　　者	《漳州市医院志》编纂委员会　编
主　　编	陈同元
责任编辑	于春媚
特邀编审	夏红兵

出　　版	国家图书馆出版社（100034　北京市西城区文津街 7 号）
	（原书目文献出版社　北京图书馆出版社）
	北京伯通电子出版社（100015　北京市朝阳区将台路 5 号院 5 号楼）
发　　行	010-66114536　66126153　66151313　66175620
	66121706（传真）　66126156（门市部）
E-mail	nlcpress@nlc.cn（邮购）
Website	www.nlcpress.com →投稿中心
经　　销	新华书店
印　　装	北京科信印刷有限公司
版　　次	2018 年 11 月第 1 版　2018 年 11 月第 1 次印刷
开　　本	889×1194（毫米）1/16
印　　张	43
字　　数	1000 千字
书　　号	ISBN 978-7-5013-6241-7
定　　价	280.00 元

编纂委员会

主 任 委 员：马旭东（党委书记、院长）

副主任委员：陈同元（党委副书记、纪委书记、工会主席）

　　　　　　郭永林（党委副书记、副院长）

　　　　　　吴彼得（党委委员、副院长）

　　　　　　刘文平（党委委员、副院长）

　　　　　　蔡铭智（党委委员、副院长）

　　　　　　韩明瑞（副院长）

　　　　　　郑亚才（原院长）

　　　　　　许向农（大内科主任）

　　　　　　詹阿来（放射影像科主任）

委　　　员：张跃能　许淑芬　李继红　阮敏毅　陈诺琦　谢丽琴　沈炳荣

　　　　　　蒋少红　李鸿州　叶小玲　蔡东锋　陈吴南　黄慧萌　李咏梅

下设编辑室：

主　　　编：陈同元

副 主 编：郑亚才　许向农　詹阿来

总　　　纂：林幼云

资料稿编辑：陈同元　林幼云　黄才耀　陈珍珠　许以德　罗红英

　　　　　　蒋　辉　闫　松

自评自审稿编辑：陈同元　林幼云　陈珍珠　许以德　罗红英

　　　　　　陈柏龄　蒋　辉　闫　松

终审稿编辑：陈同元　林幼云　罗红英　陈立明

审稿委员会

主 任 委 员：马旭东（党委书记、院长）
副主任委员：陈同元（党委副书记、纪委书记、工会主席）
　　　　　　　郭永林（党委副书记、副院长）
　　　　　　　吴彼得（党委委员、副院长）
　　　　　　　刘文平（党委委员、副院长）
　　　　　　　蔡铭智（党委委员、副院长）
　　　　　　　韩明瑞（副院长）
委　　　员：各职能科室科长（负责人）

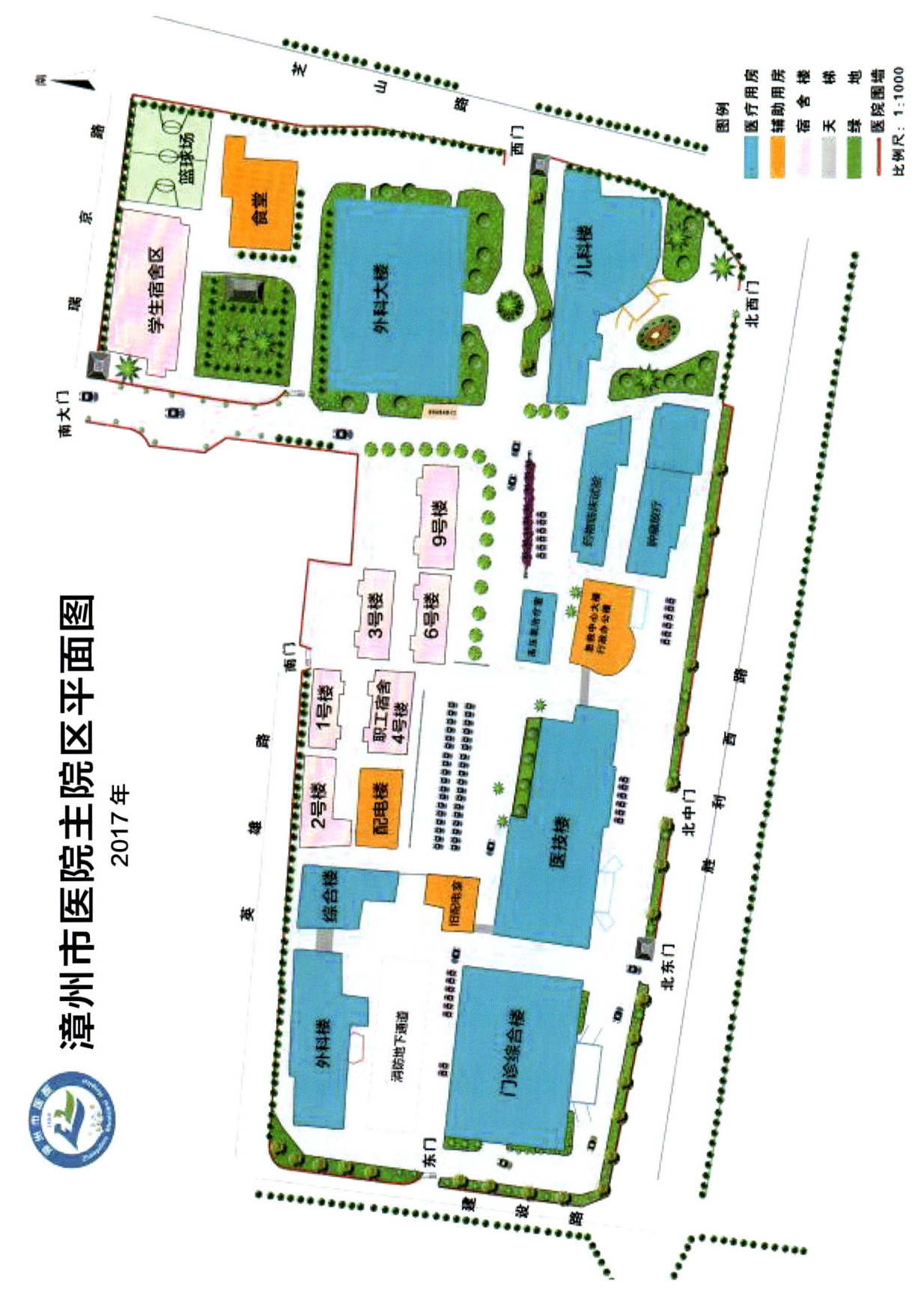

漳州市医院龙文院区平面图
2017年

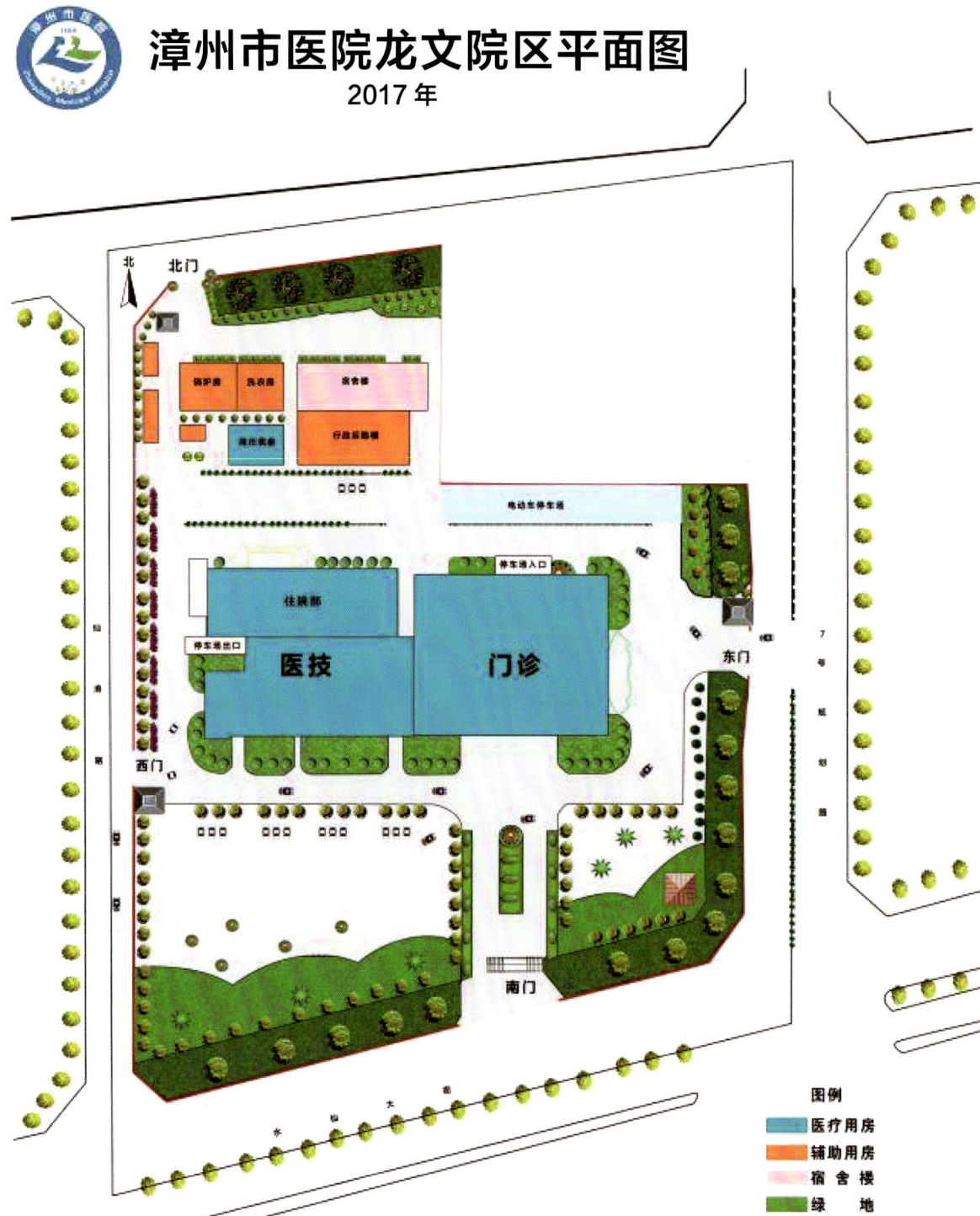

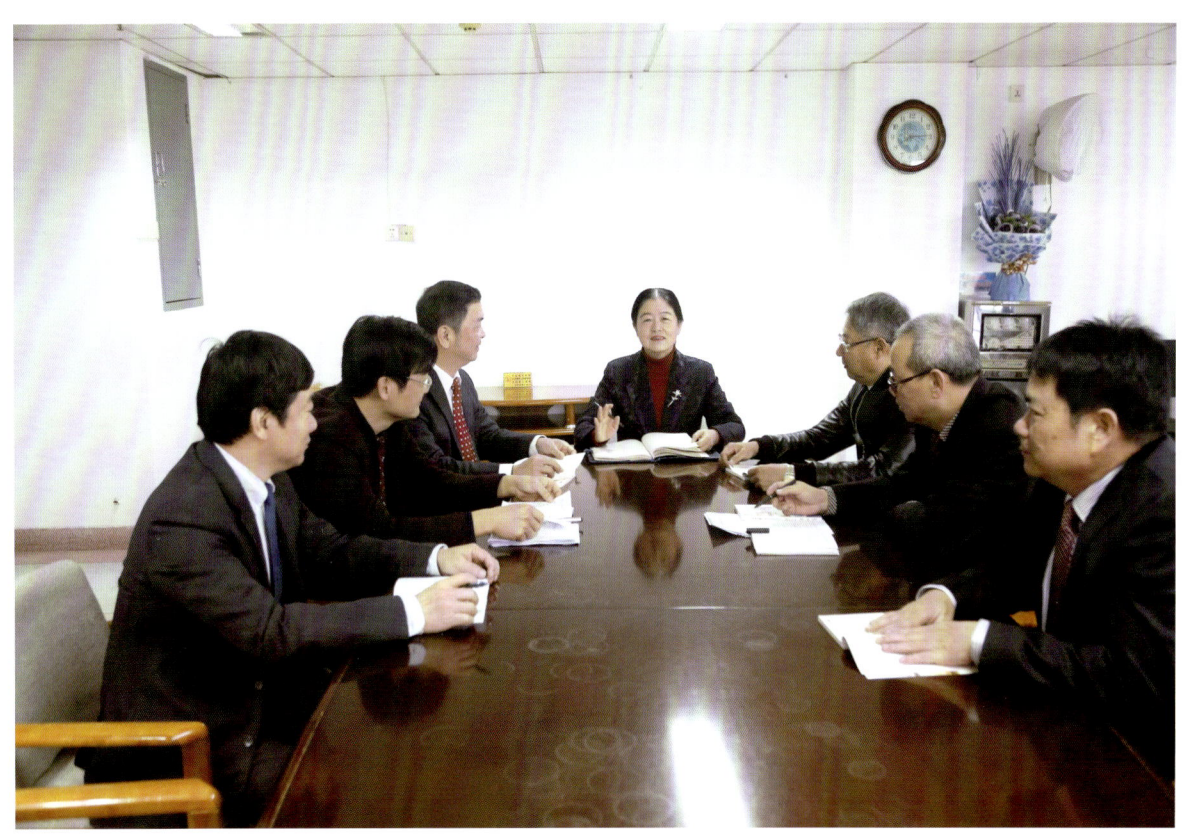

2015年漳州市医院领导班子成员

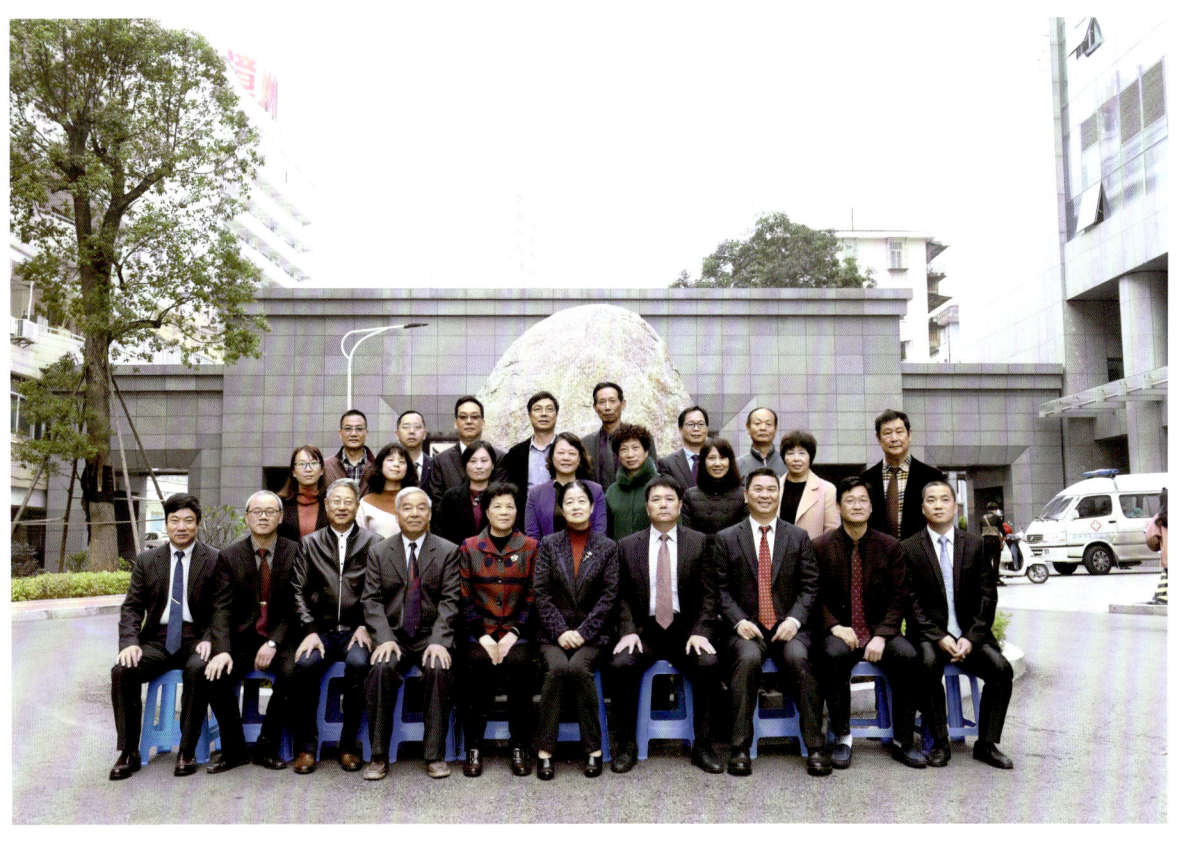

2018年1月26日，院志编纂与审稿委员会成员合照

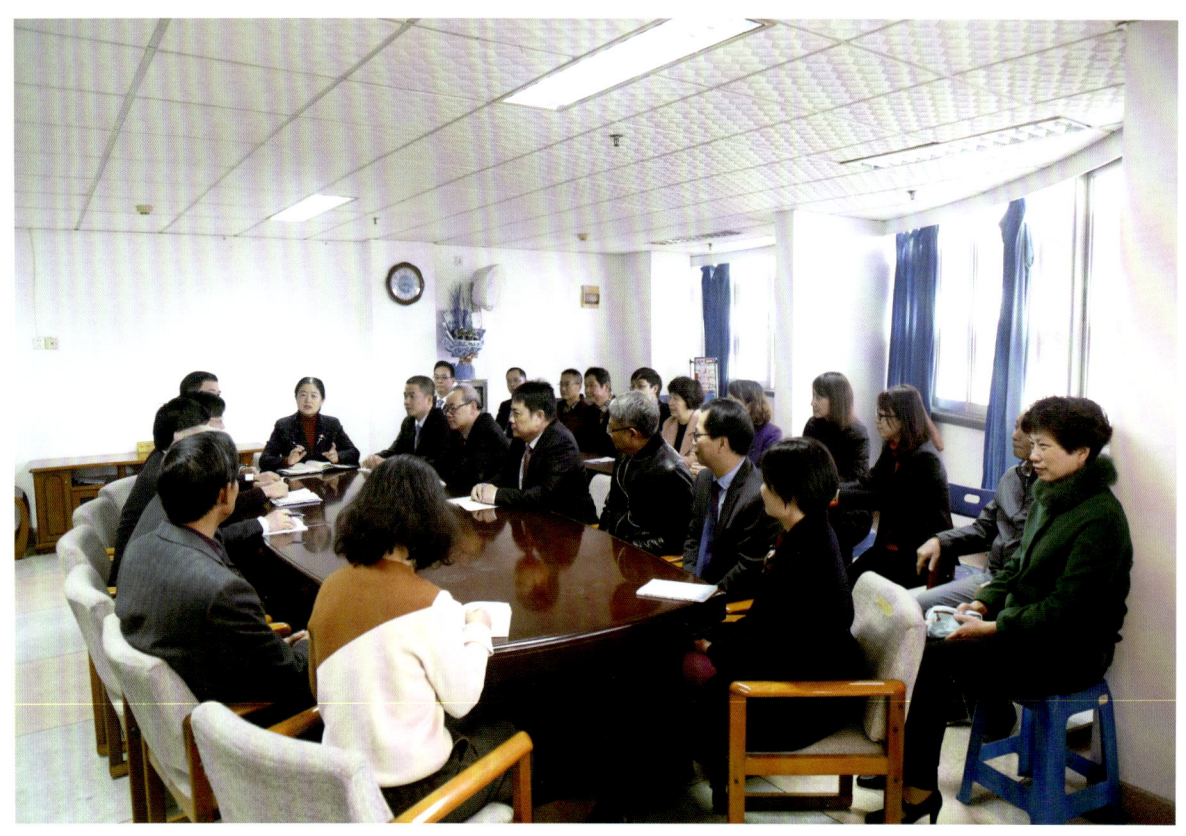

2016年3月31日,院志编纂与审稿委员会会议

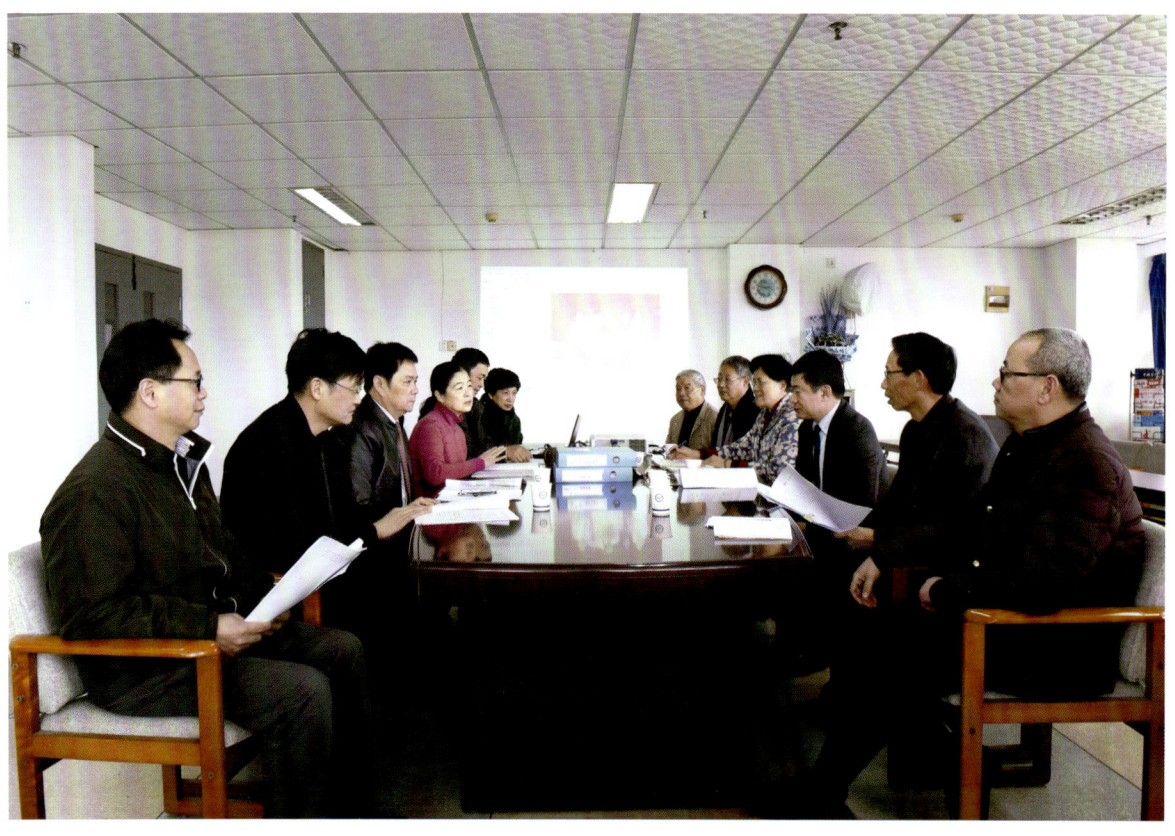

2017年2月9日,院志编纂与审稿委员会主任与副主任、编辑室主编、副主编及专职编辑审稿会议

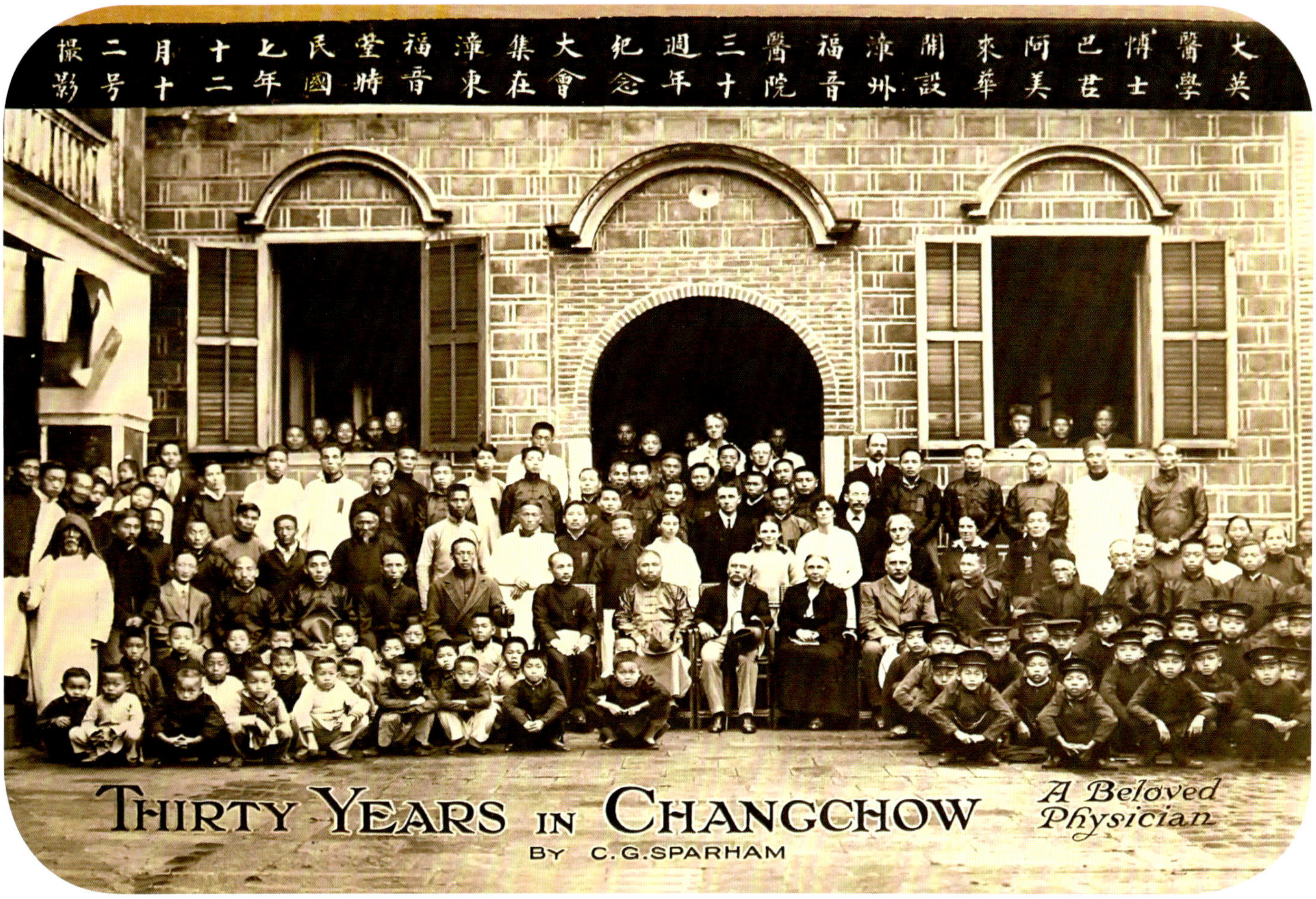

历史沿革——漳州福音医院时期

大英醫學博士巴莪阿來開設漳州福音醫院三十週年紀念大會在漳州福音堂民國七年十二月二十號攝影

1. 民国7年（1918年）12月12日，漳州福音医院纪念建院30周年留影

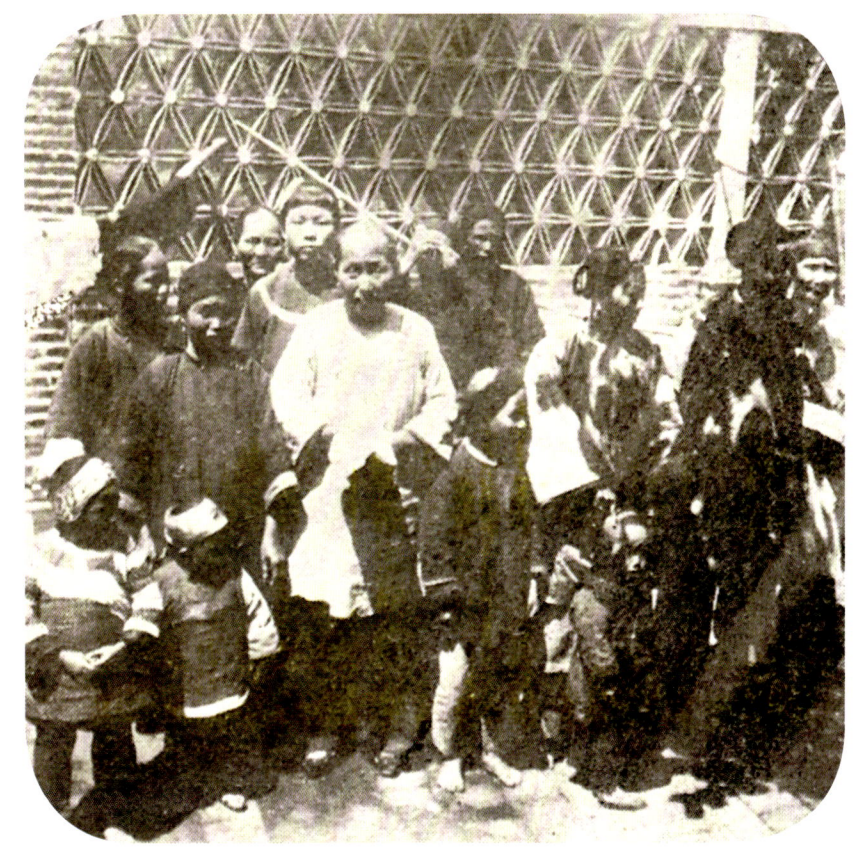

2. 漳州福音医院候诊患者

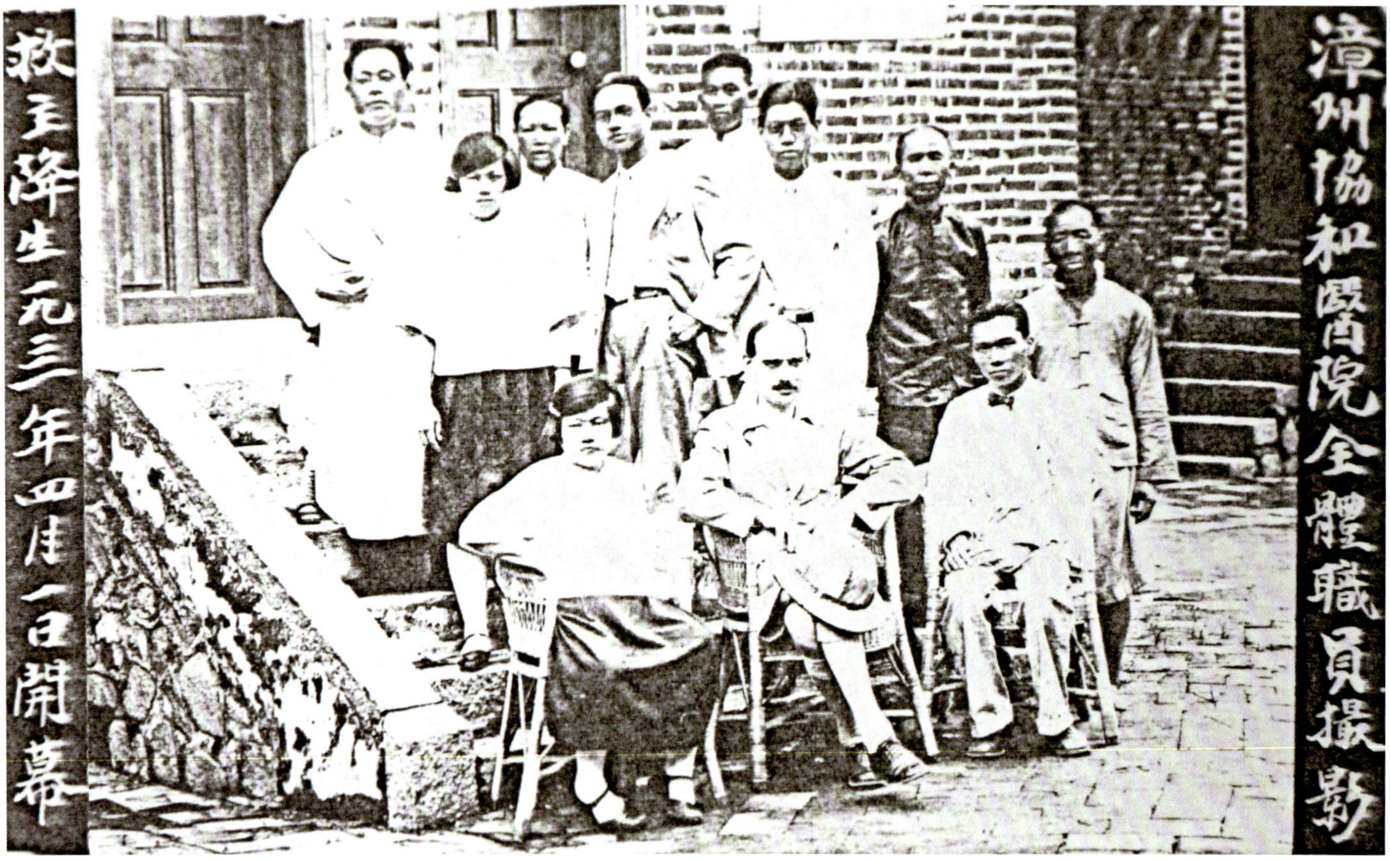

历史沿革——漳州协和医院时期

1. 民国 20 年（1931 年）4 月 1 日，漳州协和医院开业，全体职员合影

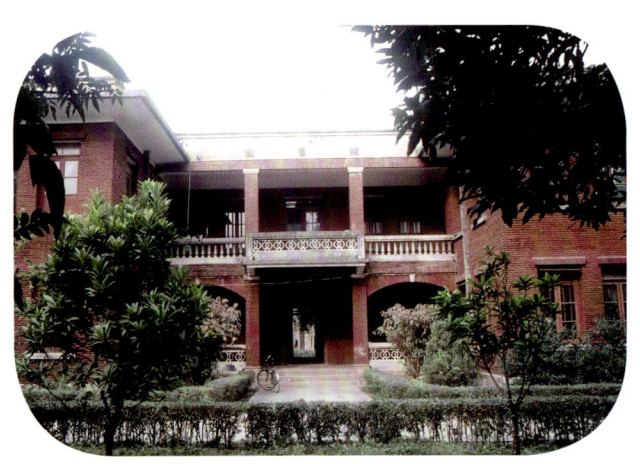

2. 民国 27 年（1938 年），漳州协和医院住院部（原闽南神学院，今中共漳州市委党校图书馆）

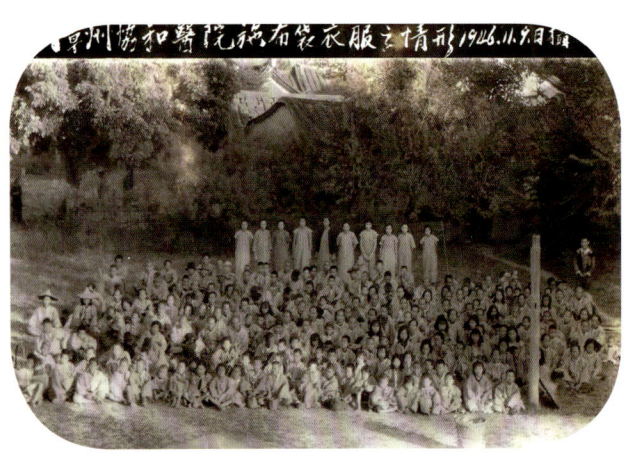

3. 民国 35 年（1946 年）11 月 9 日，漳州协和医院施布袋衣服

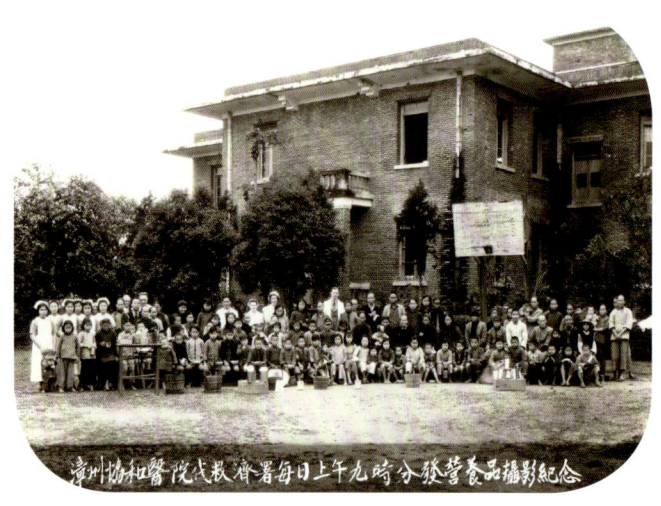

4. 漳州协和医院代救济署分发营养品现场

历史沿革——漳州协和医院时期

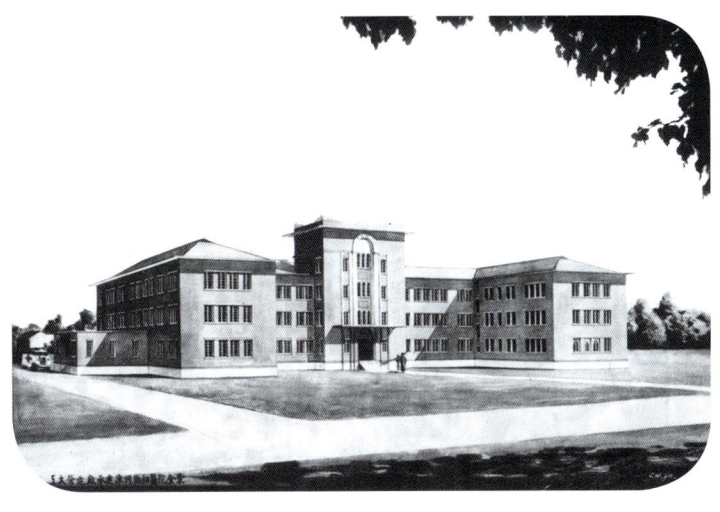

1. 民国37年（1948年），漳州协和医院全景效果图

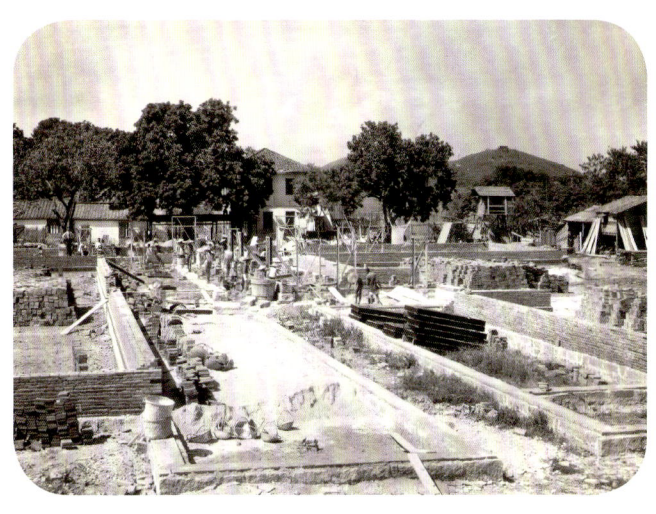

2. 民国37年（1948年）7月，漳州协和医院完成"工"字形红砖楼的地基施工

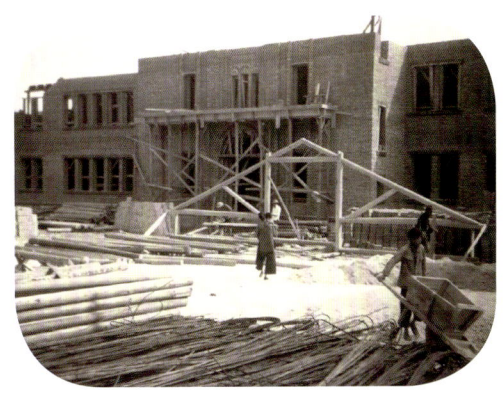

3. 民国38年（1949年）9月，建设中的"工"字形红砖楼

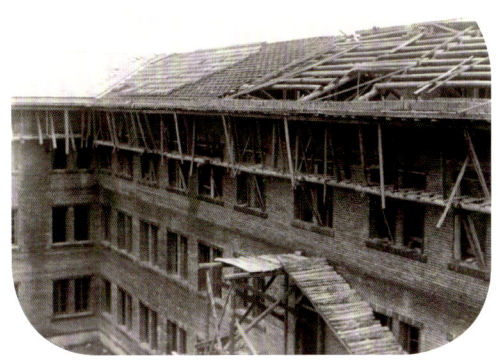

4. 民国38年（1949年）10月，即将封顶的"工"字形红砖楼

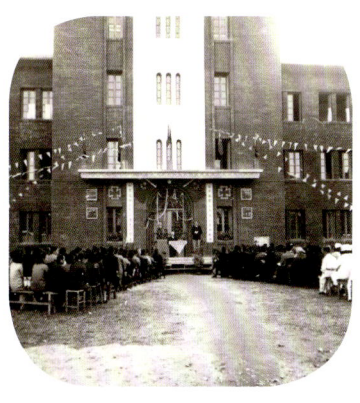

5. 1950年12月2日，漳州协和医院举行新院舍落成典礼

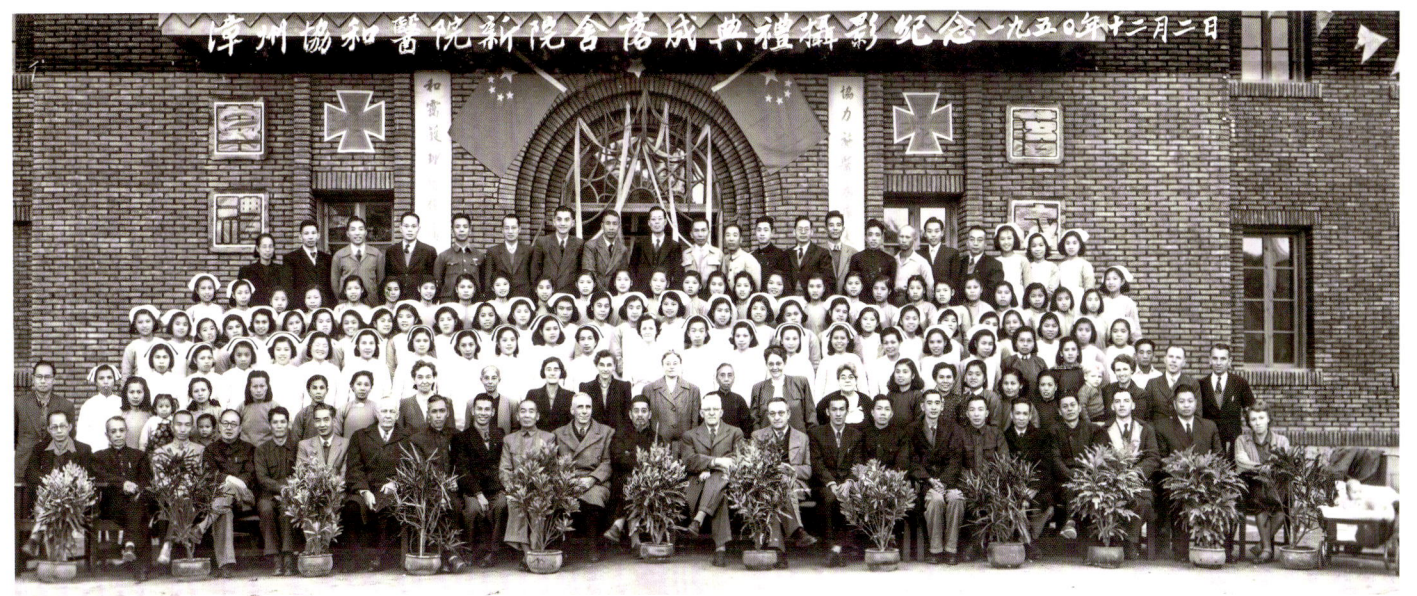

6. 1950年12月2日，漳州协和医院新院舍落成典礼摄影纪念

历史沿革——漳州协和医院时期

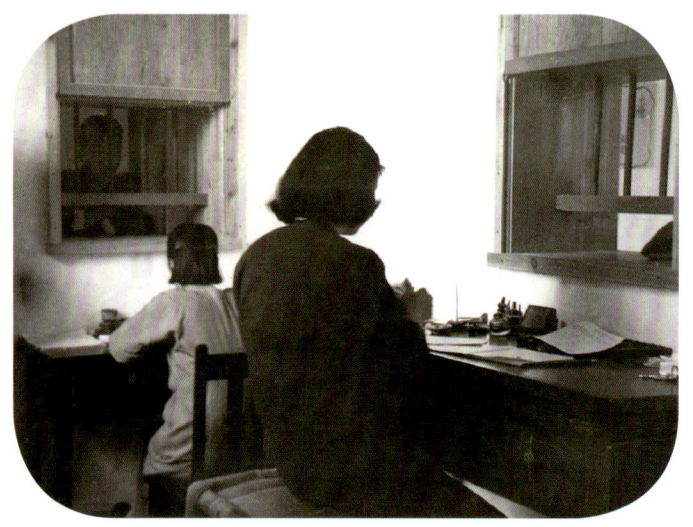

1. 1950年，漳州协和医院挂号处

2. 1950年，漳州协和医院病房

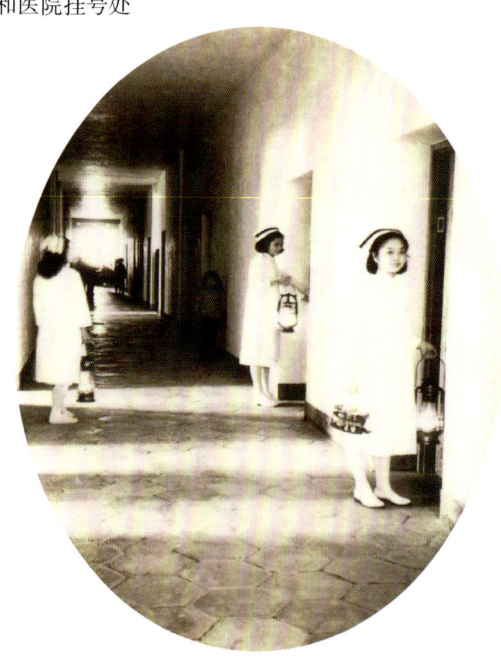

3. 1950年，漳州协和医院住院部走廊

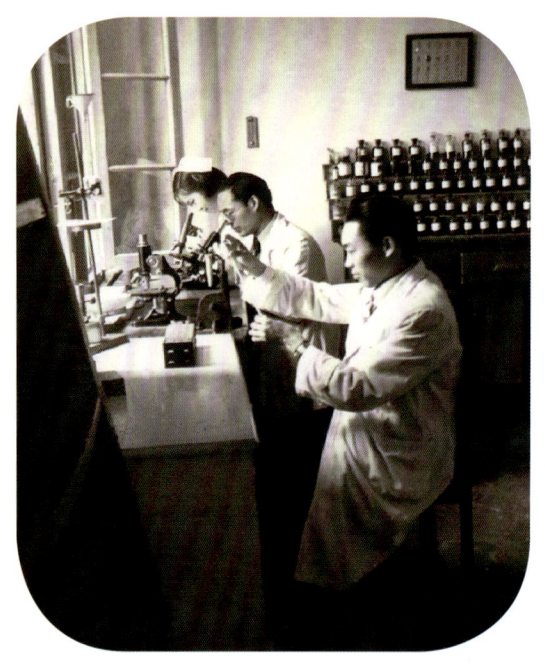

4. 1950年，漳州协和医院实验室

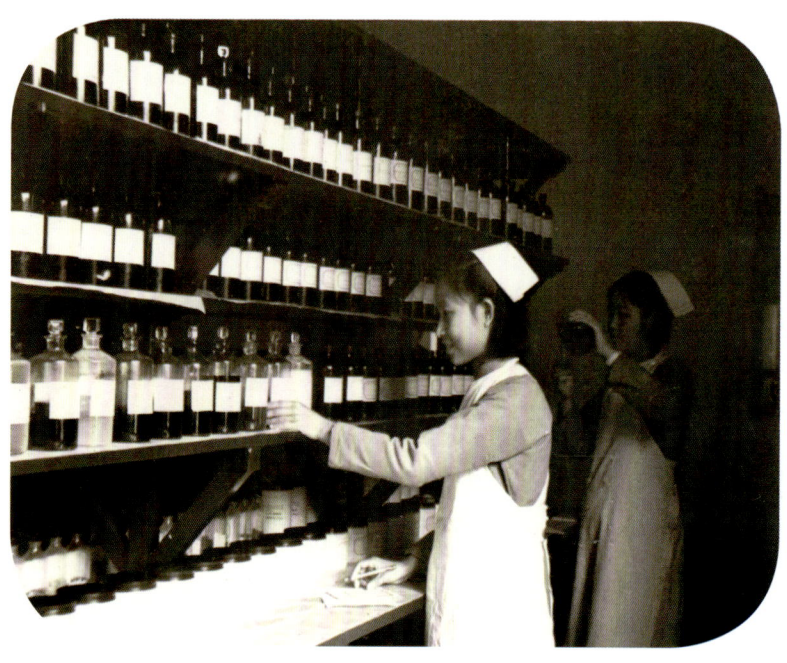

5. 1950年，漳州协和医院药房

历史沿革——漳州协和医院时期

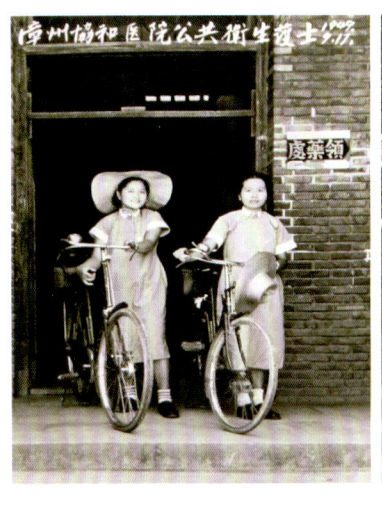
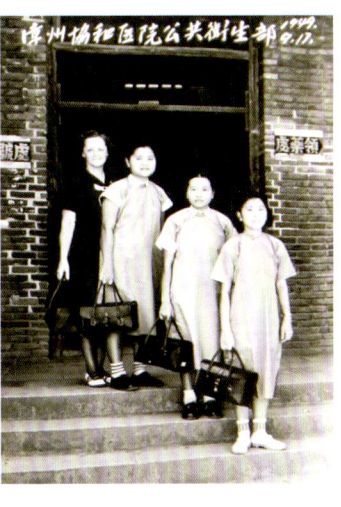

1. 民国38年（1949年）9月，漳州协和医院公共卫生护士

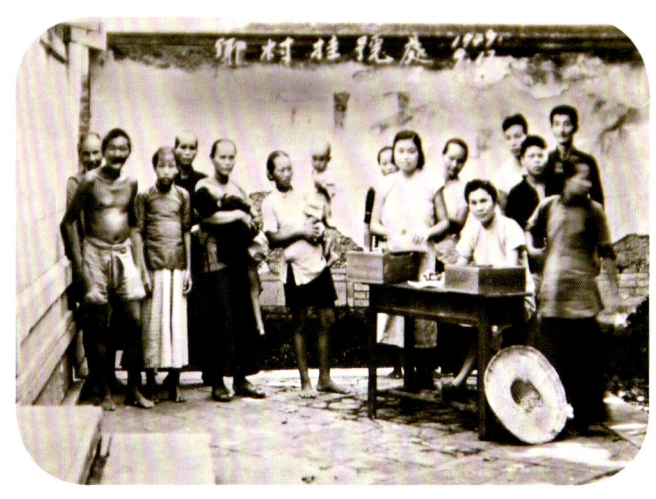

2. 民国38年（1949年）9月，乡村施诊所挂号处

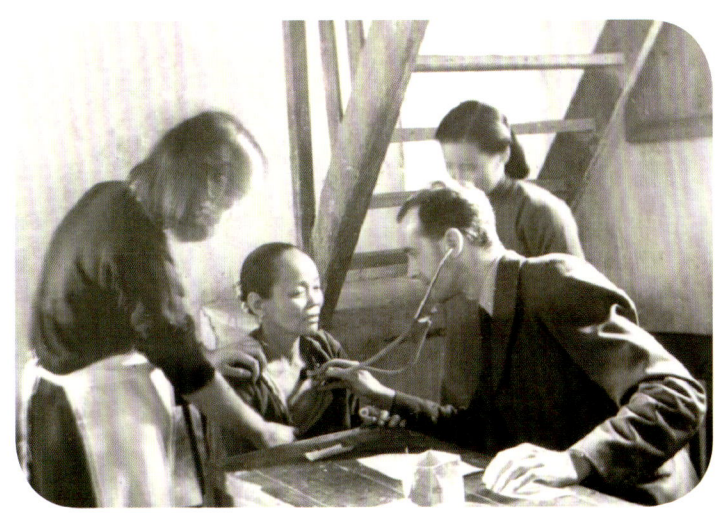

3. 民国38年（1949年）1949年9月，漳州协和医院医生在乡村施诊所为患者施诊

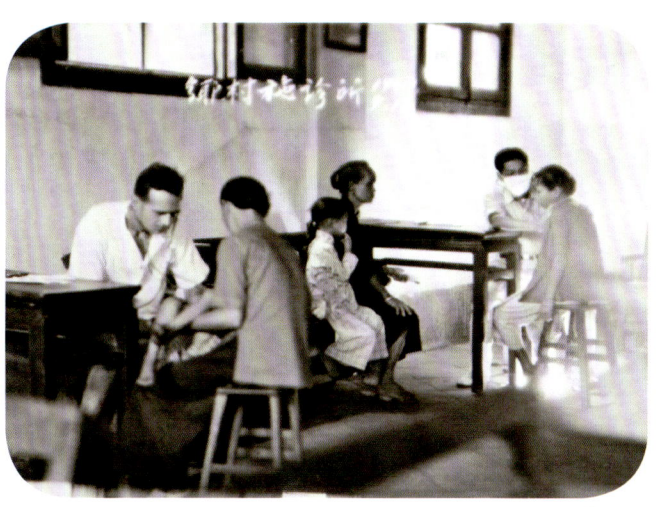

4. 民国38年（1949年）1949年9月，乡村施诊所

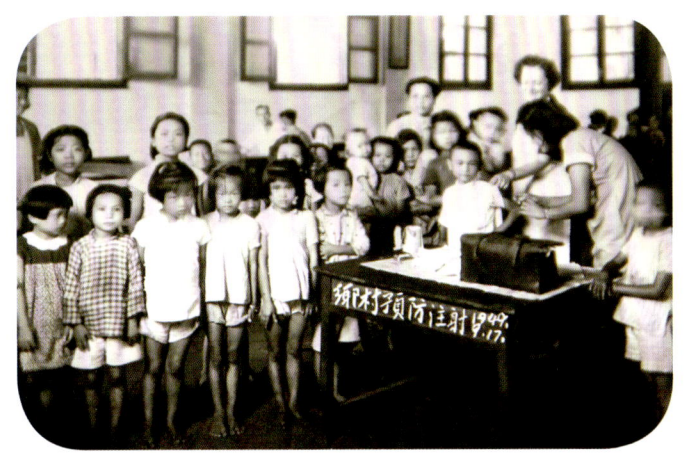

5. 民国38年（1949年）9月，乡村施诊所预防注射场景

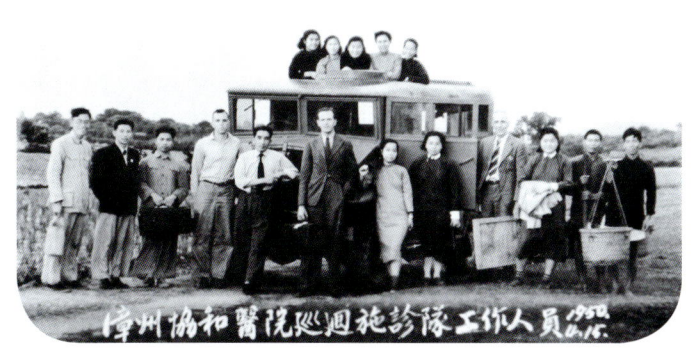

6. 1950年4月，漳州协和医院巡回施诊队工作人员合影

历史沿革——漳州协和医院时期

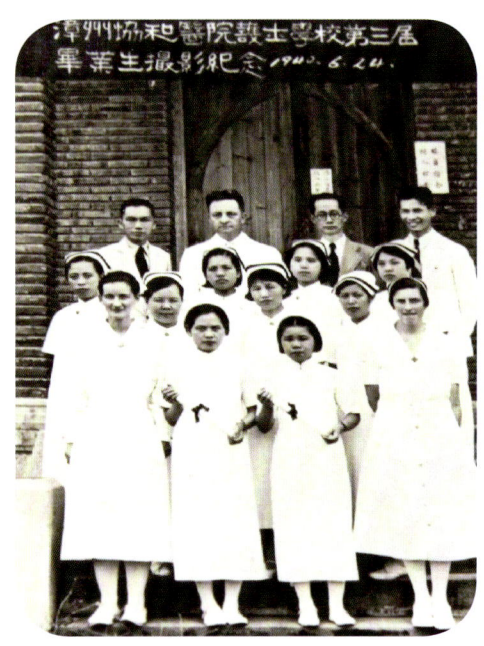

1. 民国29年（1940年）6月漳州协和医院护士学校第三届毕业生（前排左二、左三）合影

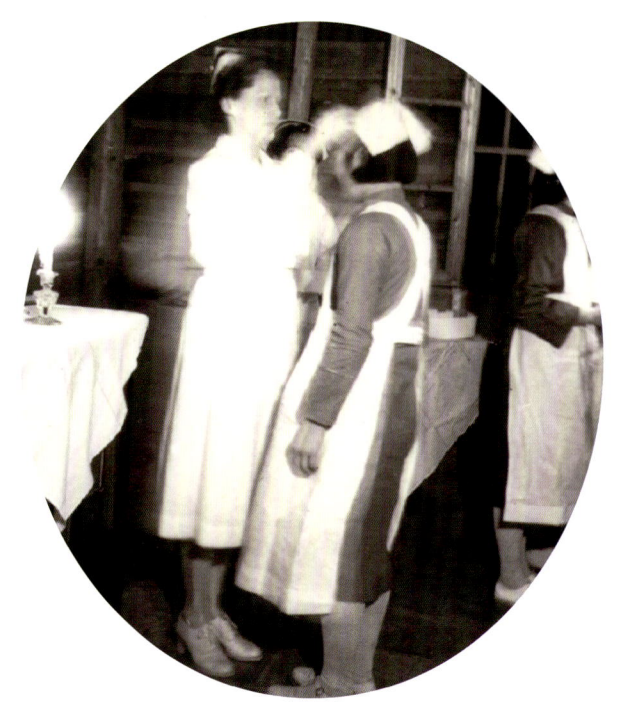

2. 漳州协和医院举行庆祝5·12国际护士节授帽仪式

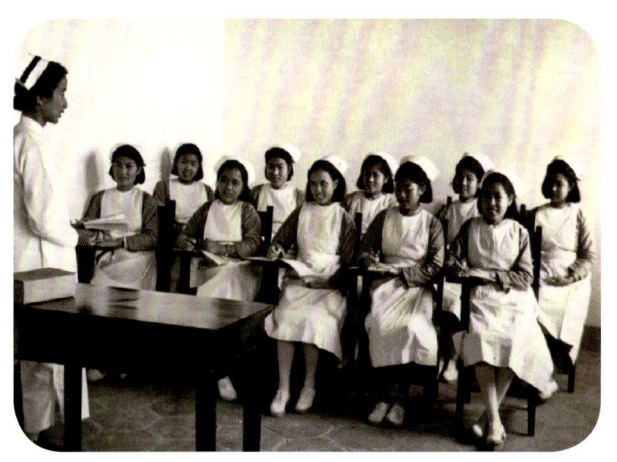

3. 1950年，漳州协和医院仁恕护士学校护理理论课

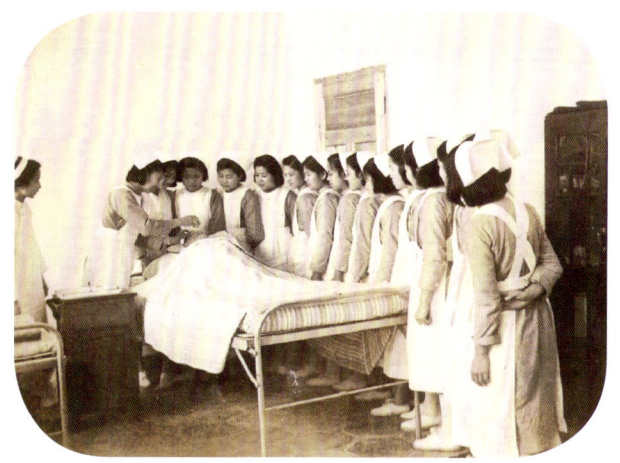

4. 1950年，漳州协和医院仁恕护士学校的护理操作实验课

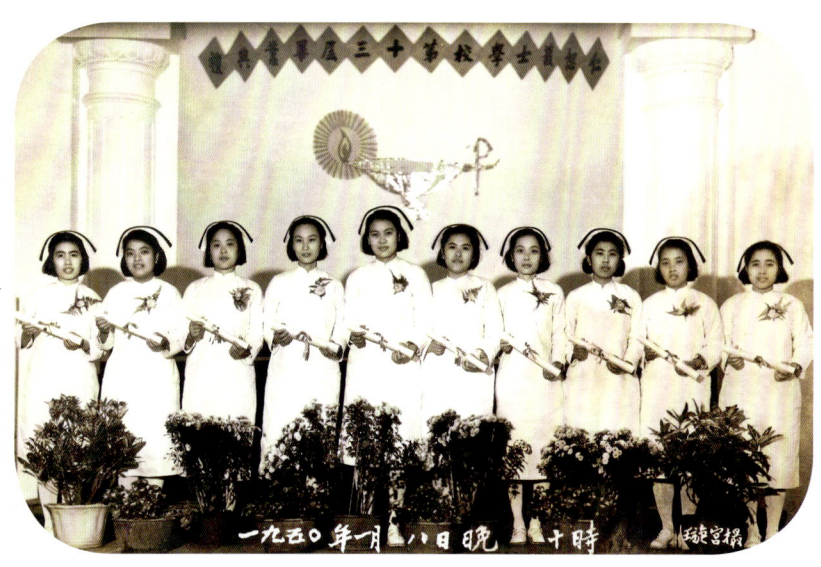

5. 1950年1月，漳州协和医院仁恕护士学校第十三届毕业生合影

历史沿革——漳州协和医院时期（1931—1951年）

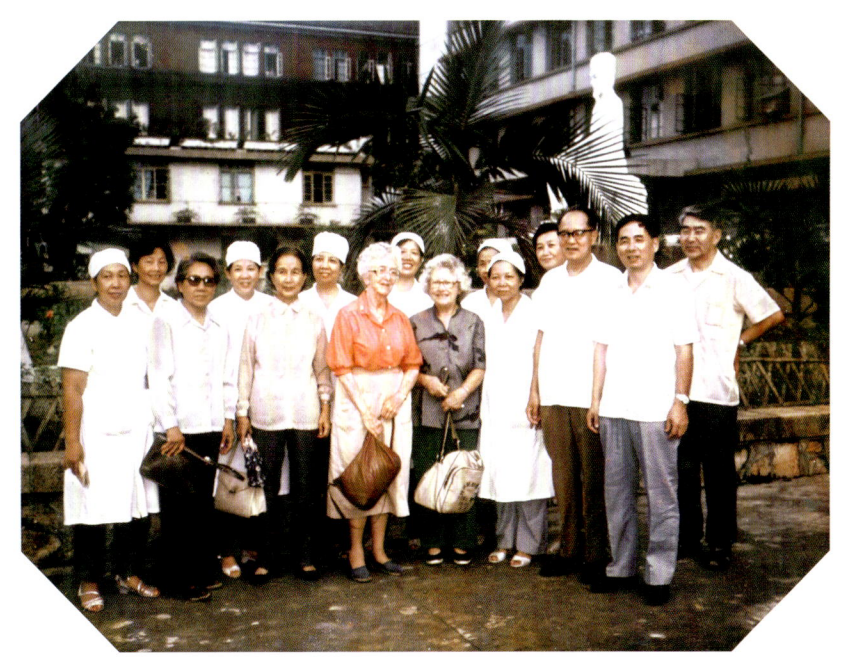

1. 1985年9月6日，原漳州协和医院总护士长、漳州协和医院护士学校校长毕仁恕（前排左四）参观龙溪地区医院

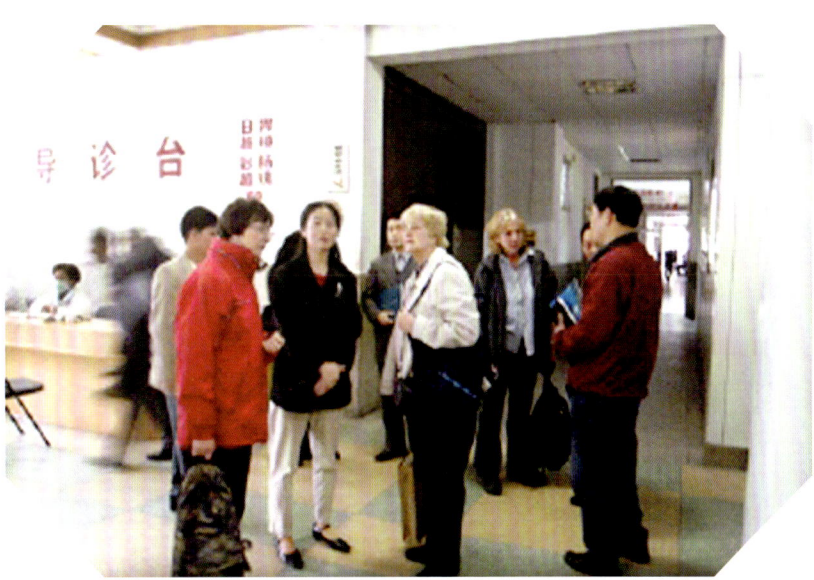

2. 2005年1月26日，原漳州协和医院副院长道格拉斯·赫曼（华曼陀）的儿女克里斯多福兄妹参观漳州市医院

3. 2010年7月23日，原漳州协和医院院长厚士端（Richard Hofstra）的外孙马迪安（美国驻上海总领事馆经济师）携家人参观访问漳州市医院

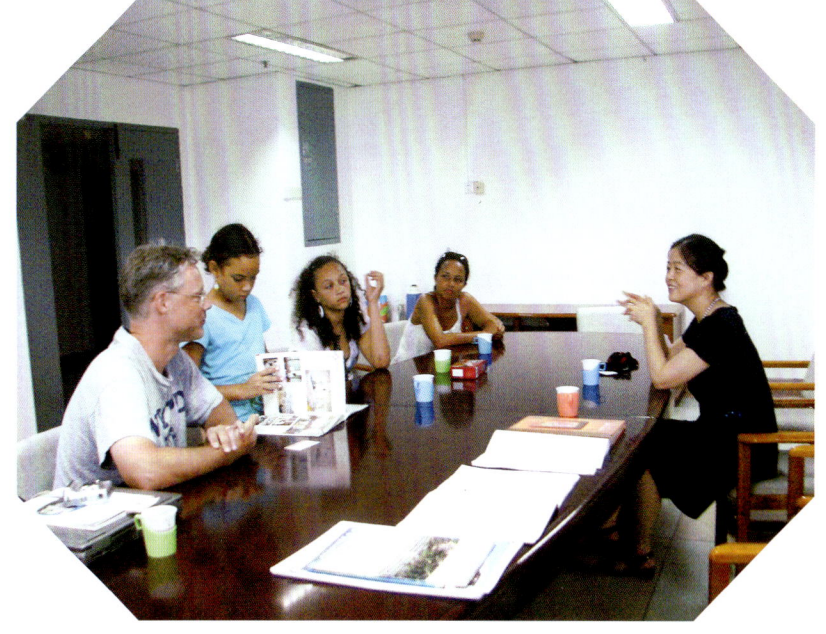

历史沿革——龙溪专区医院时期

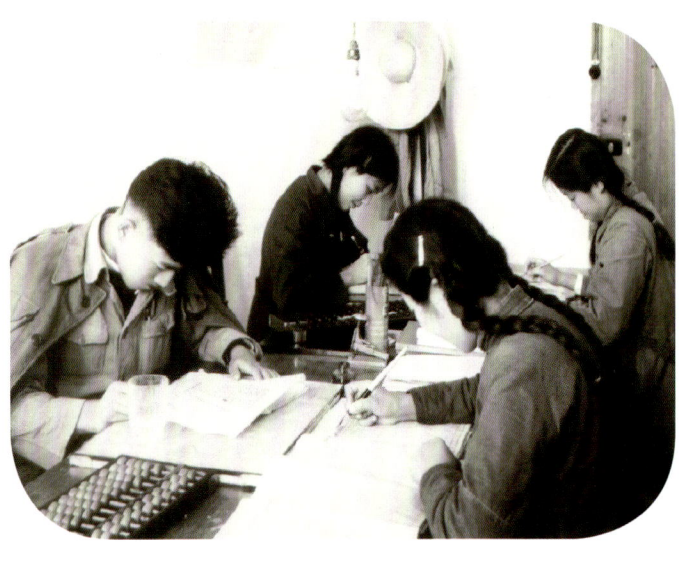

1. 1952年，龙溪专区医院药库工作人员在核对账目

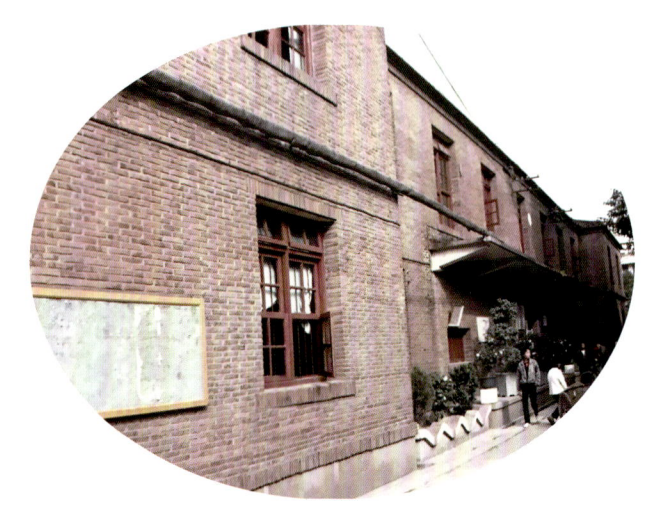

2. 1953年，龙溪专区医院行政办公楼

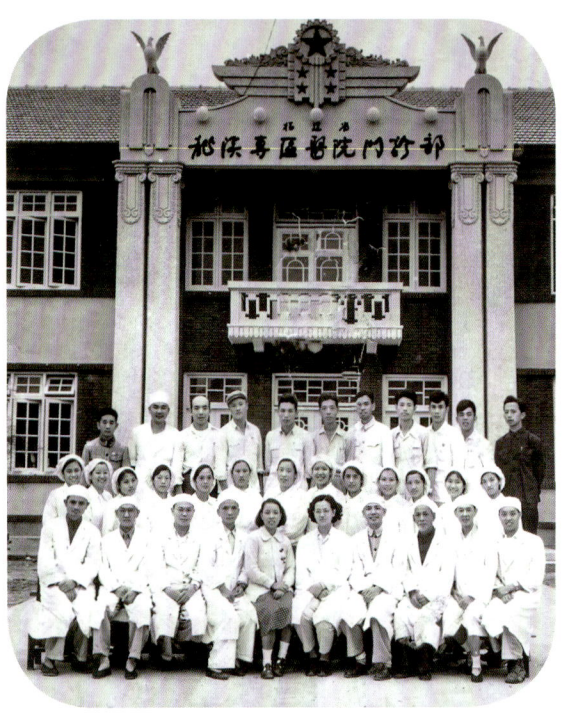

3. 1956年，龙溪专区医院门诊部

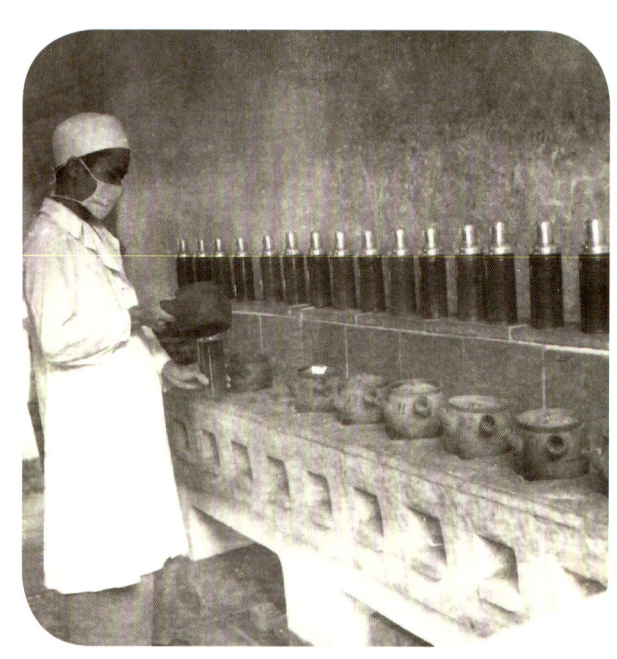

4. 1956年，龙溪专区医院中药代煎室

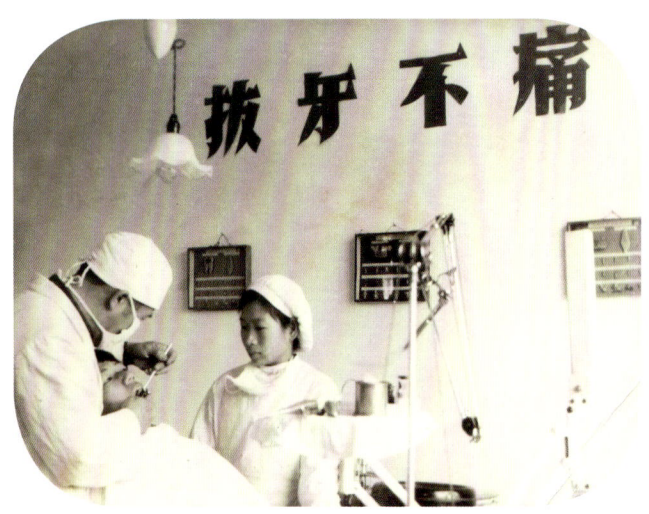

5. 1957年，龙溪专区医院口腔科

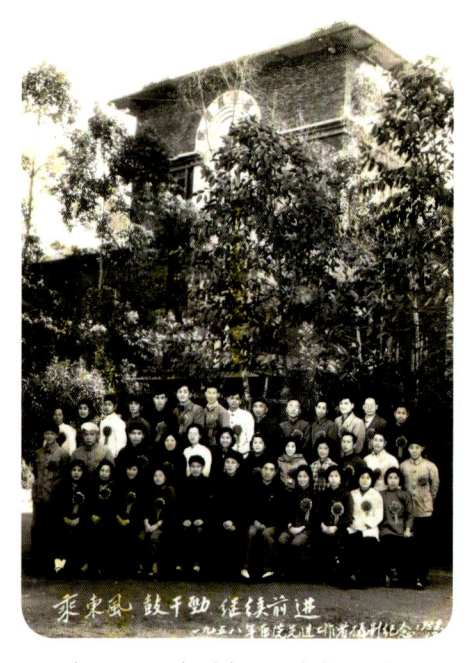

6. 1958年12月，龙溪专区医院先进工作者合影

历史沿革——龙溪专区医院时期

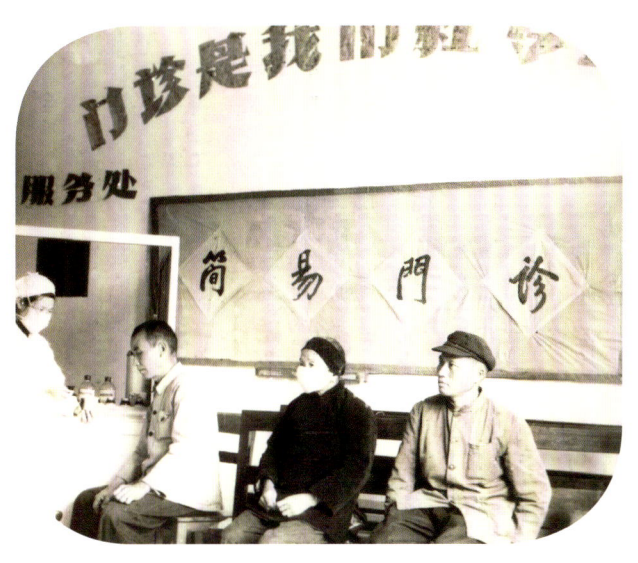

1. 1960年,龙溪专区医院简易门诊

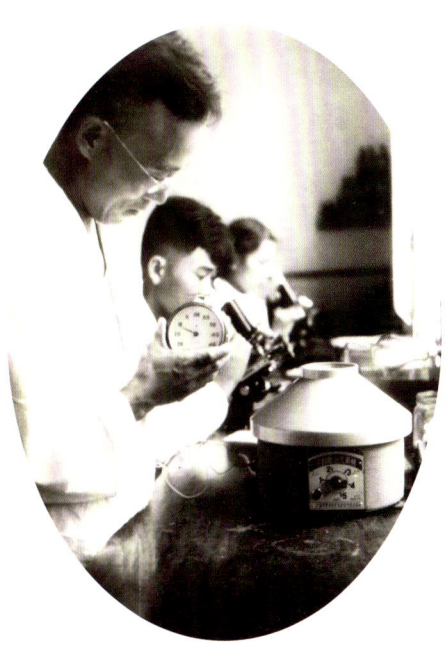

2. 1961年,龙溪专区医院检验科化验室

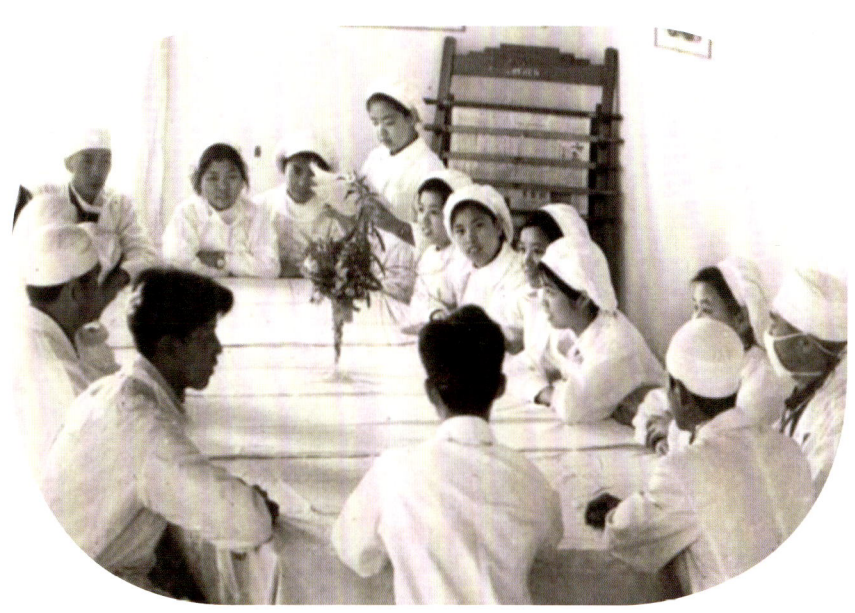

3. 1961年,龙溪专区医院内科病区早会

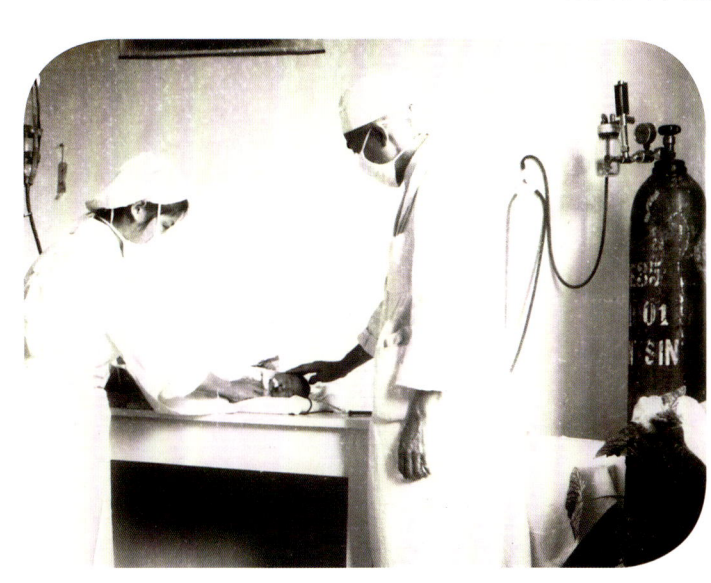

4. 1962年,龙溪专区医院儿科重病室

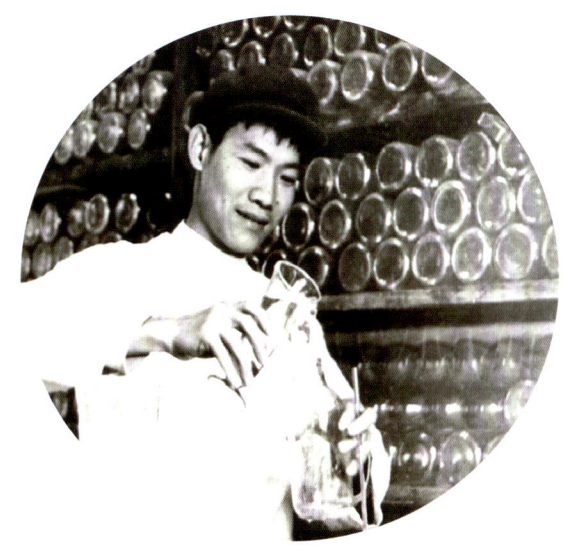

5. 1968年,龙溪专区医院药厂药剂士在配药

历史沿革——龙溪地区医院时期

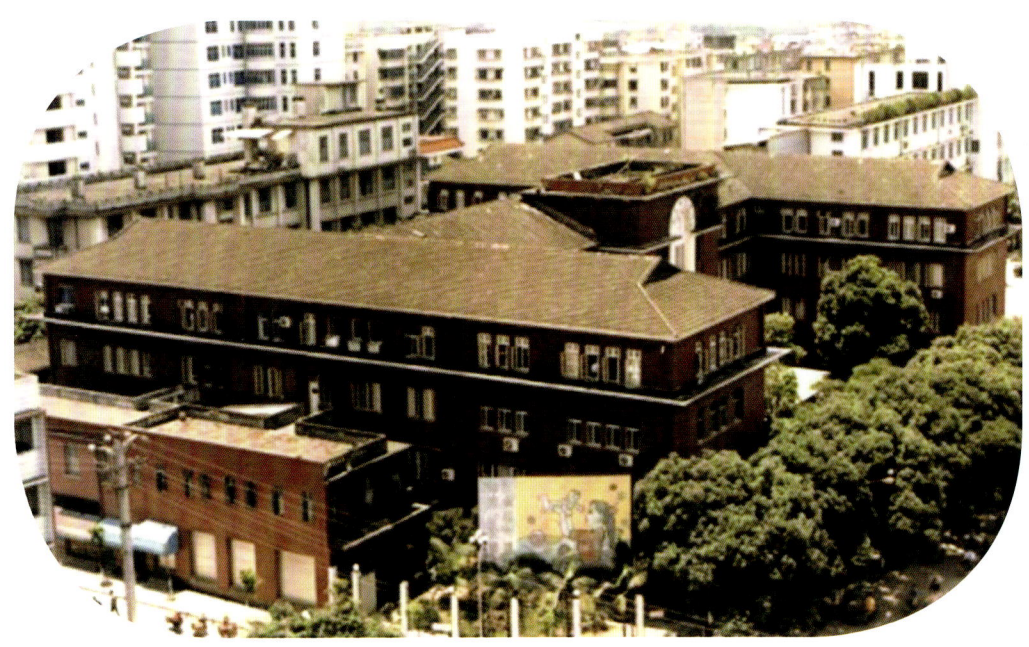

1. 1982年，龙溪地区医院病房楼（原漳州协和医院"工"字形红砖楼）

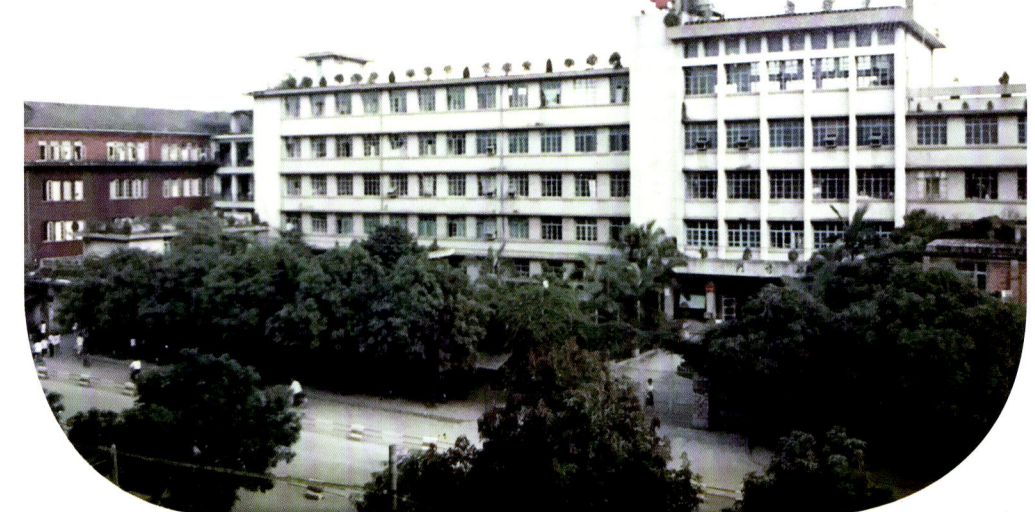

2. 1982年，龙溪地区医院门诊楼

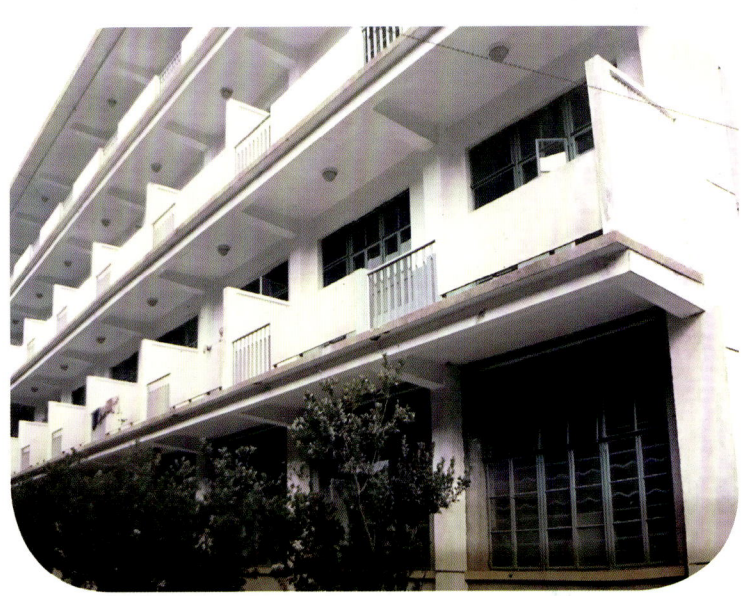

3. 1984年，龙溪地区医院干部病房楼

历史沿革——龙溪地区医院时期

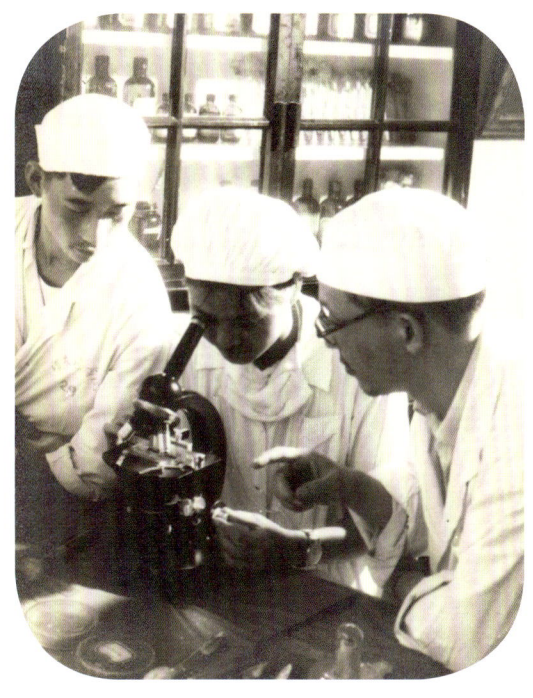

1. 1979年,龙溪地区医院皮肤科临床教学

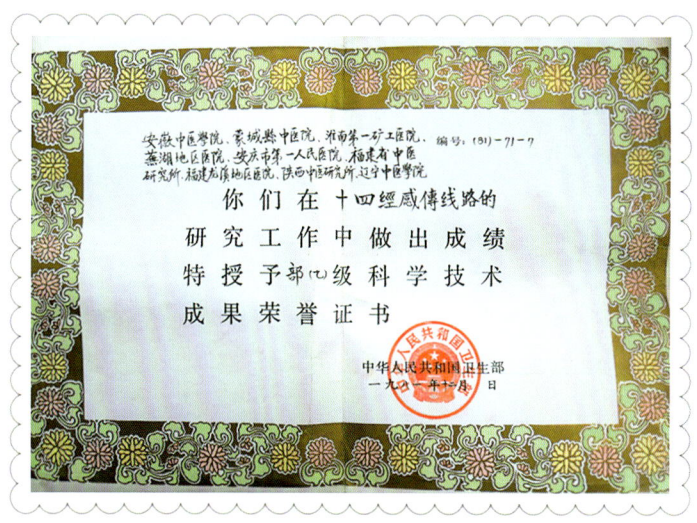

2. 1981年12月,医院参与的十四经感传线路的研究工作获中华人民共和国卫生部授予"部(乙)级科学技术成果荣誉证书"

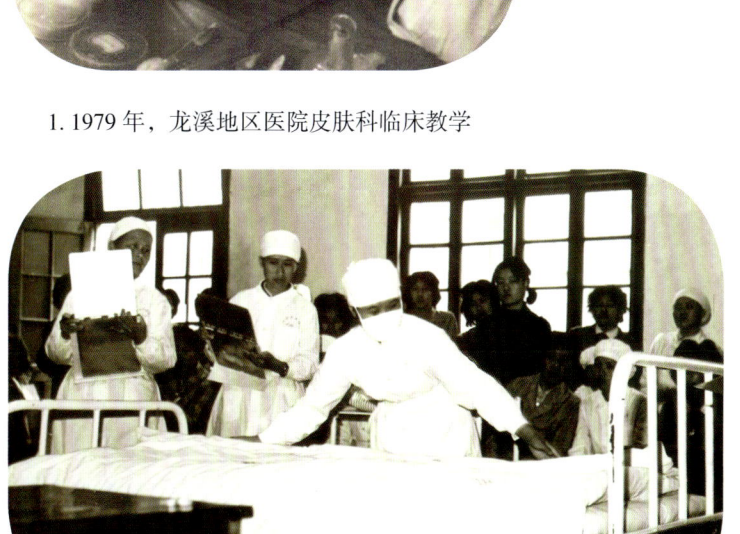

3. 1981年10月,龙溪地区医院护理技能培训与考核

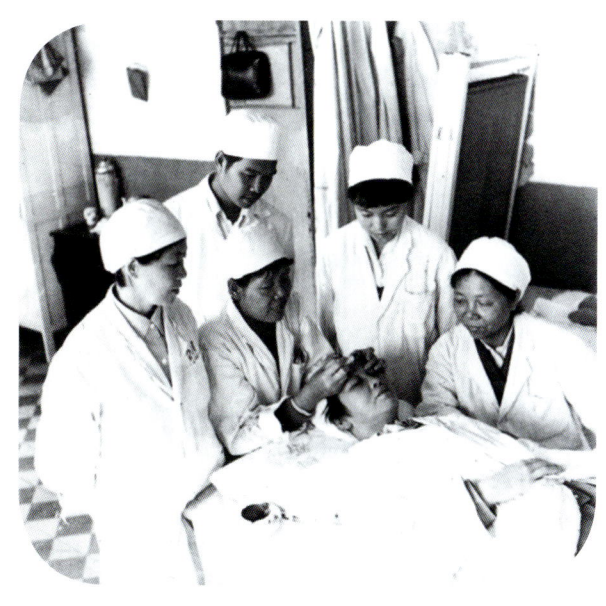

4. 1984年,龙溪地区医院针灸科临床教学

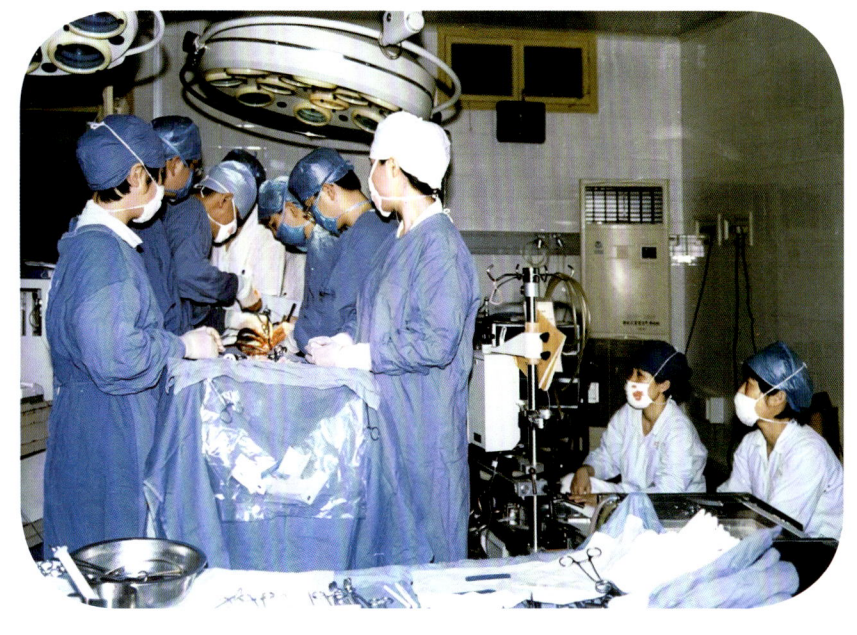

5. 1984年6月,龙溪地区医院外科开展体外循环心内直视修补术

历史沿革——漳州市医院时期

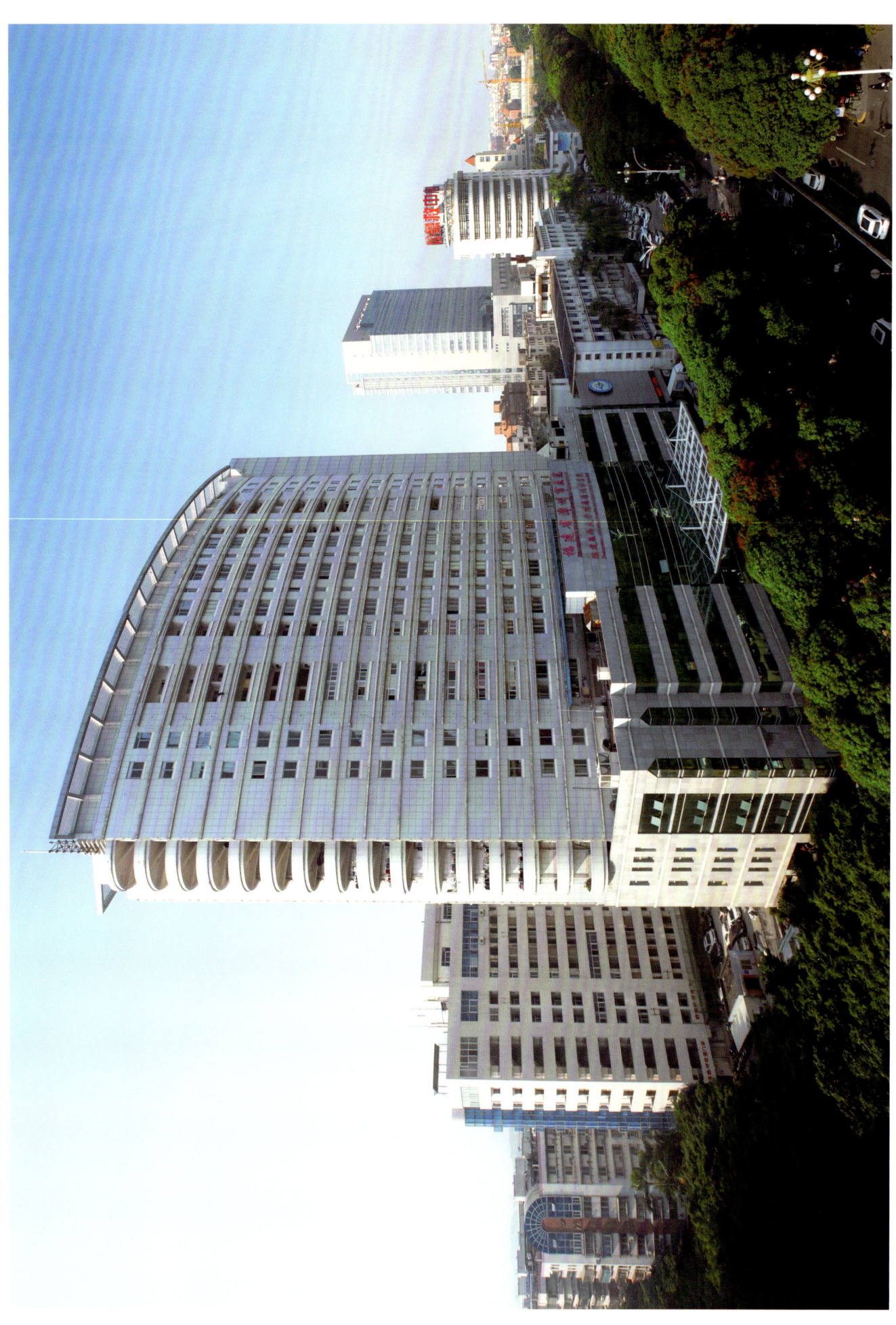

2016年，漳州市医院全景图

基础设施建设

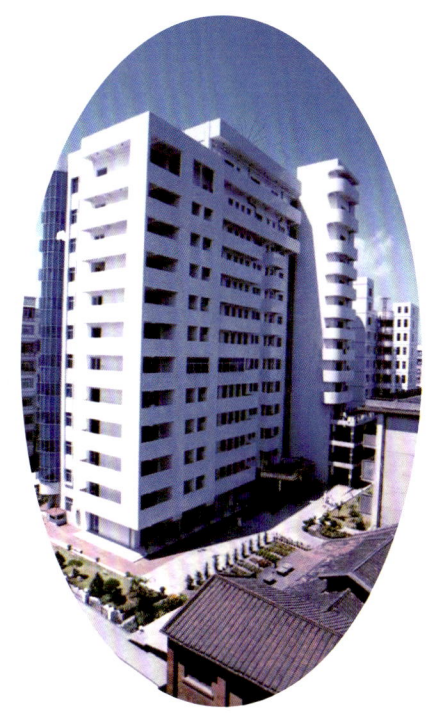

1. 1996年10月,漳州市医院病房楼(2005年改为外科楼)

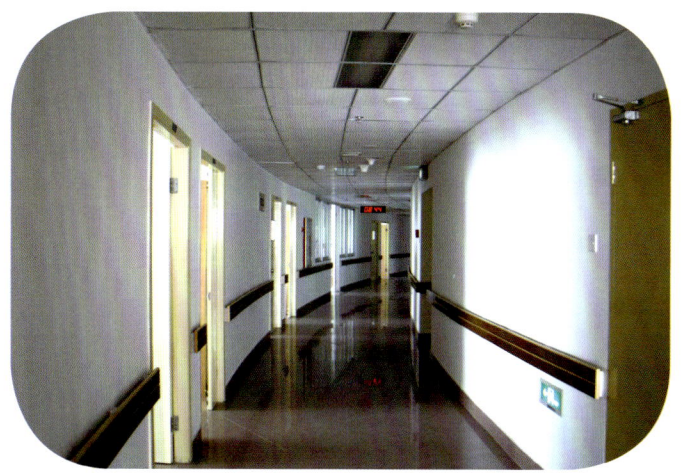

2. 2005年4月,漳州市医院门诊综合楼病区走廊

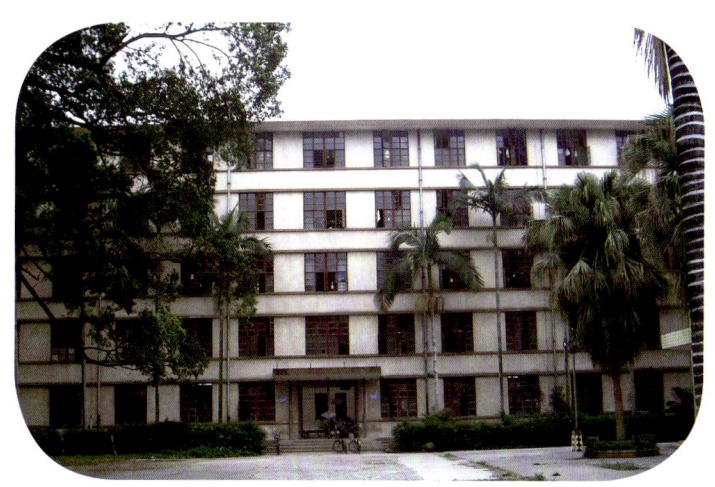

3. 2006年,福建医科大学附属漳州市医院学生宿舍楼

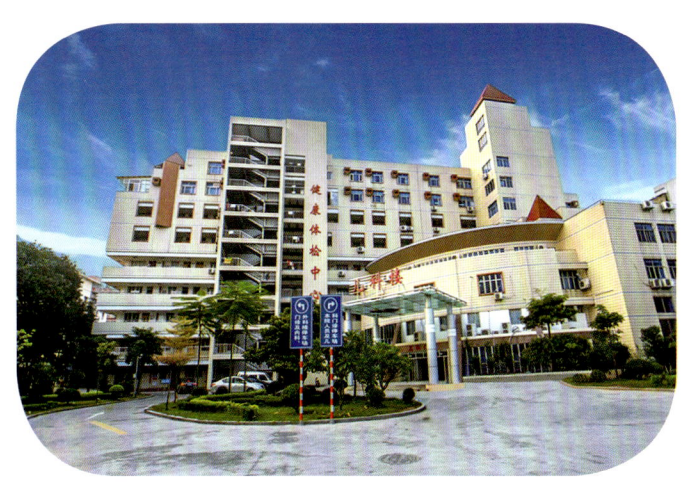

4. 2007年,漳州市医院儿科楼(第二、三层为健康体检中心)

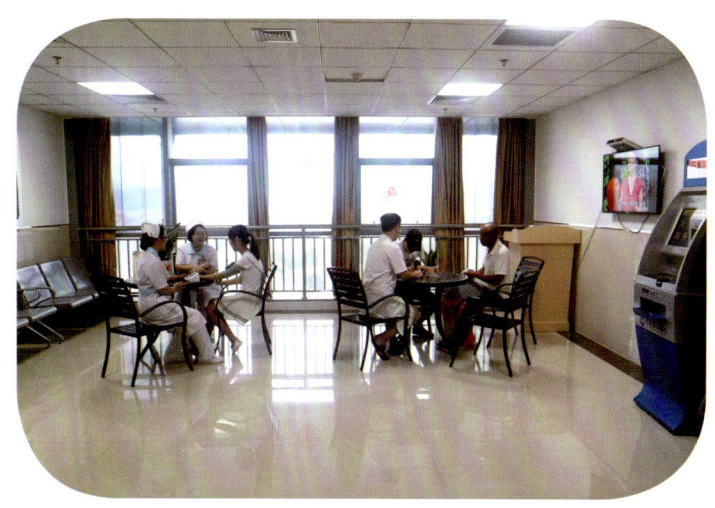

5. 2016年12月,漳州市医院外科大楼病区家属休息区

基础设施建设

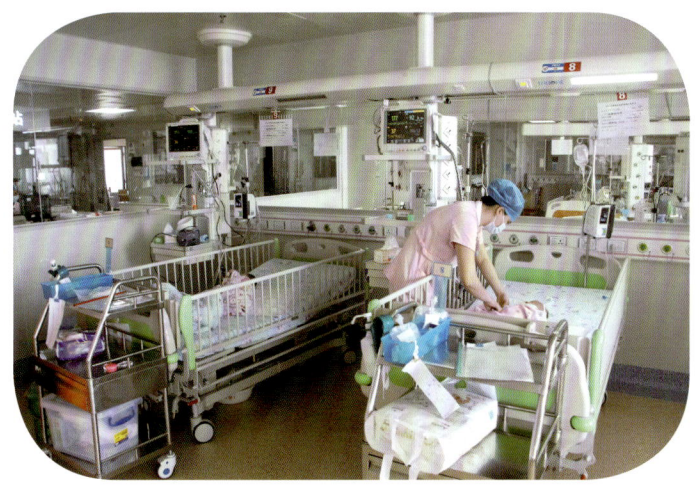

1. 儿童重症监护室（PICU）

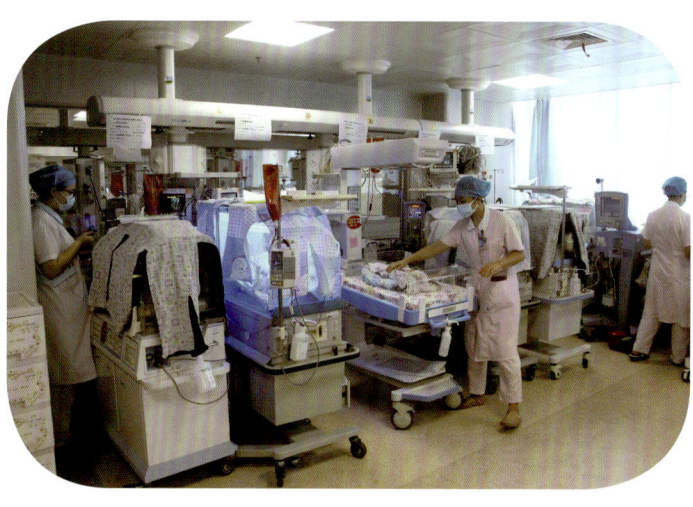

2. 新生儿重症监护室（NICU）

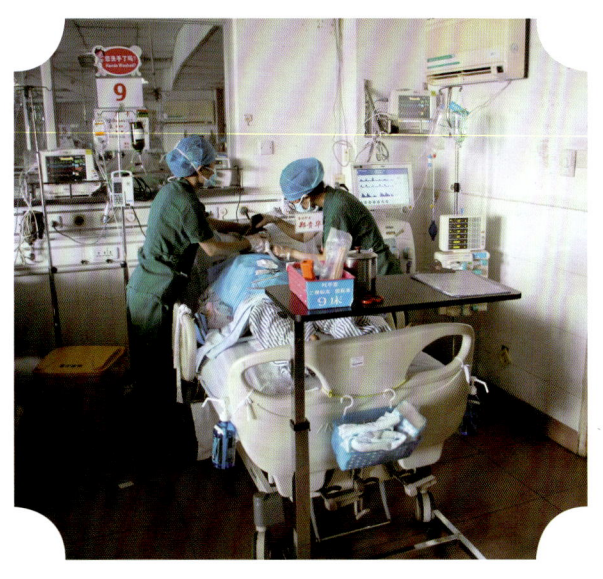

3. 内科重症监护室（MICU）

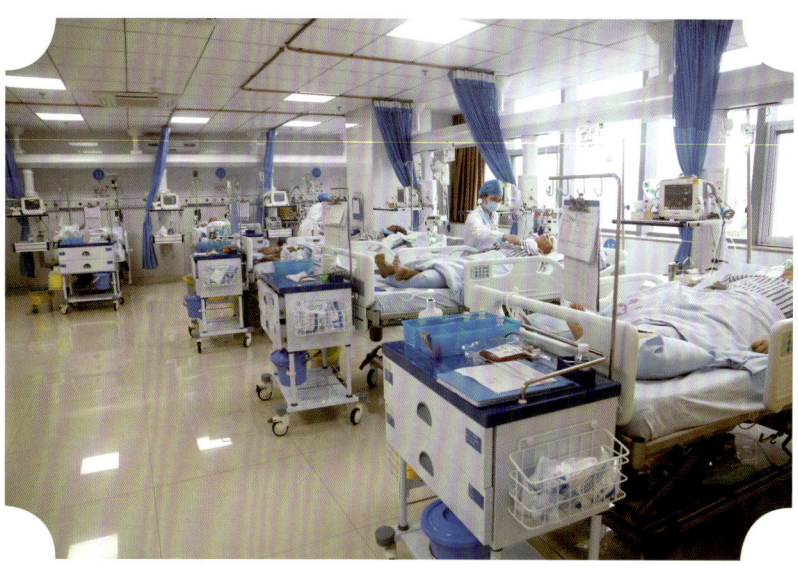

4. 神经外科重症监护室

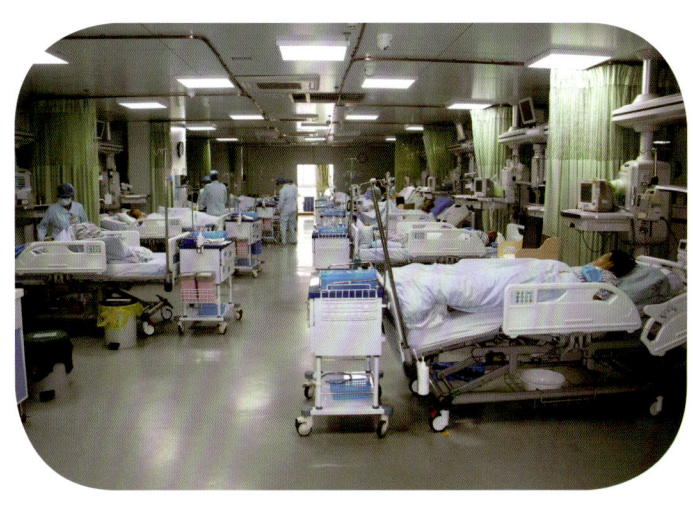

5. 外科重症监护室（SICU）

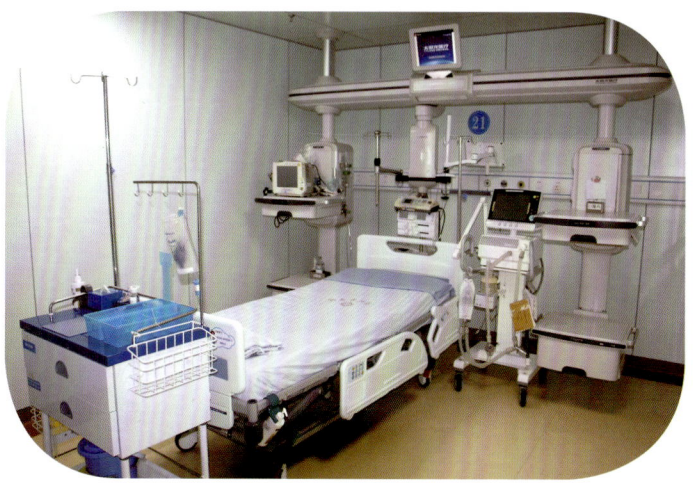

6. 外科重症监护室贝克维多功能床

基础设施建设

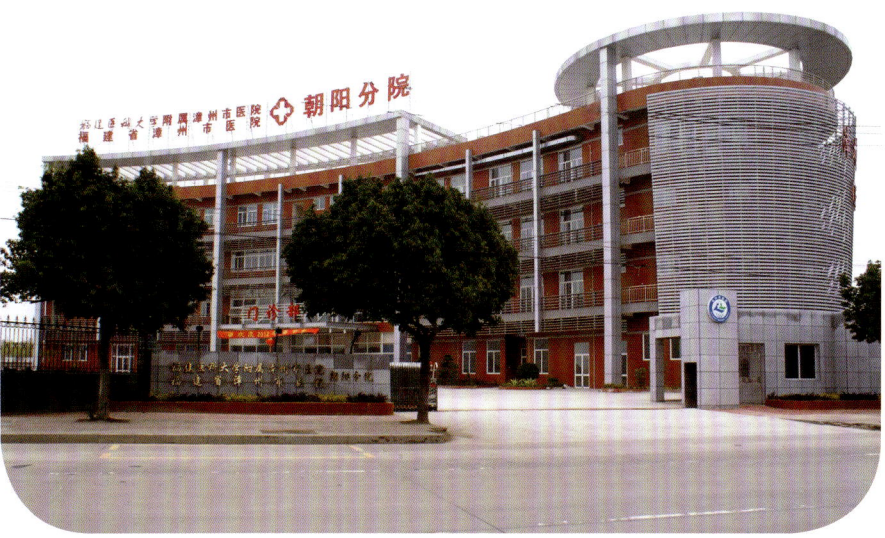

1. 2006年2月,漳州市医院朝阳分院

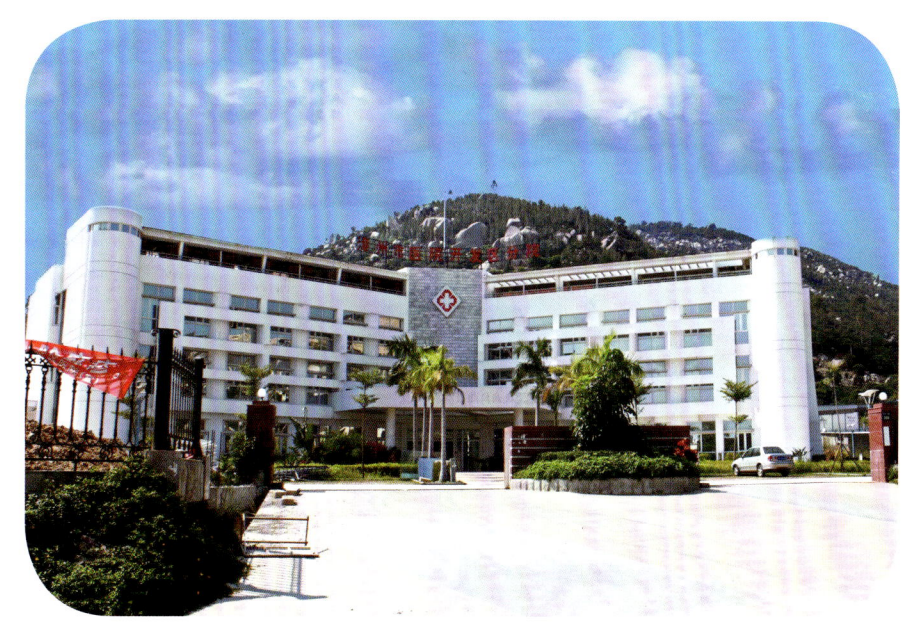

2. 2010年8月,漳州市医院招商局漳州开发区分院

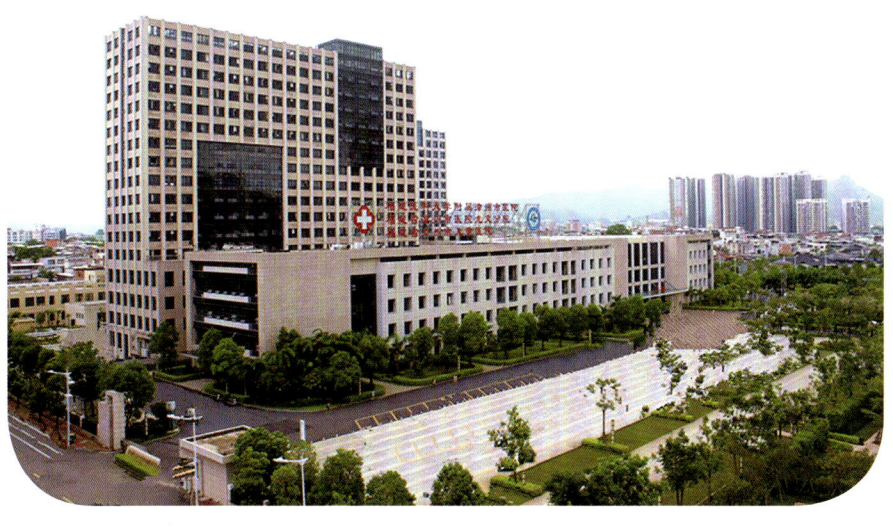

3. 2013年3月,漳州市医院龙文院区

先进医疗设备

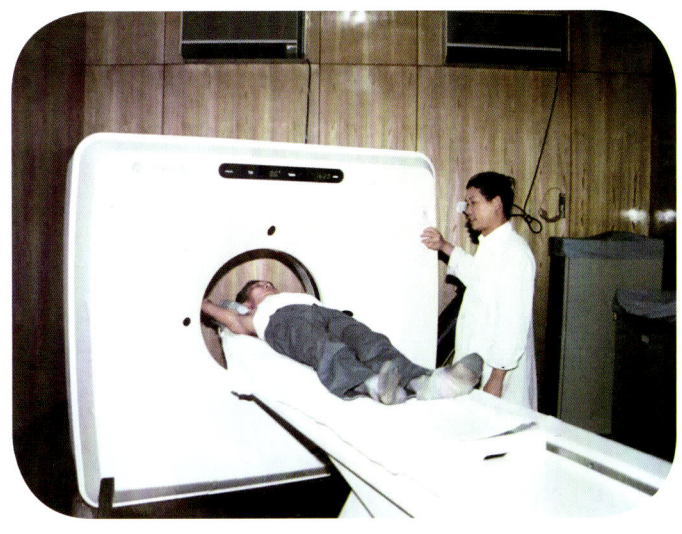

1. 1992年6月，GE公司Sytec-3000型CT扫描仪

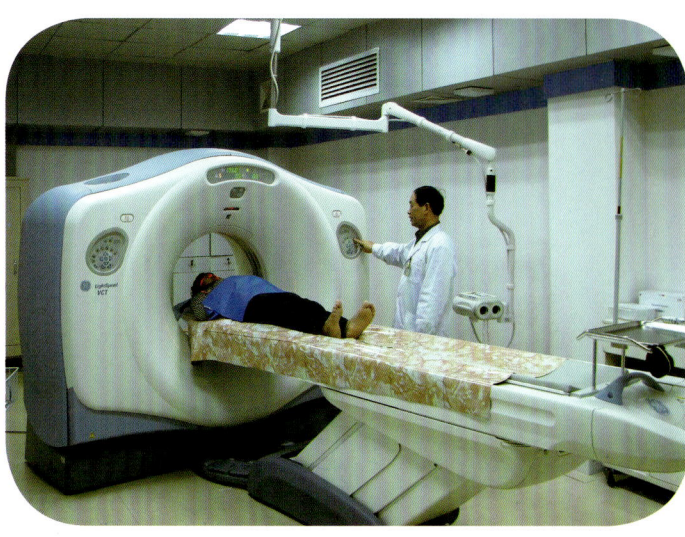

2. 2009年3月，64排128层螺旋CT——LightSpeed VCT

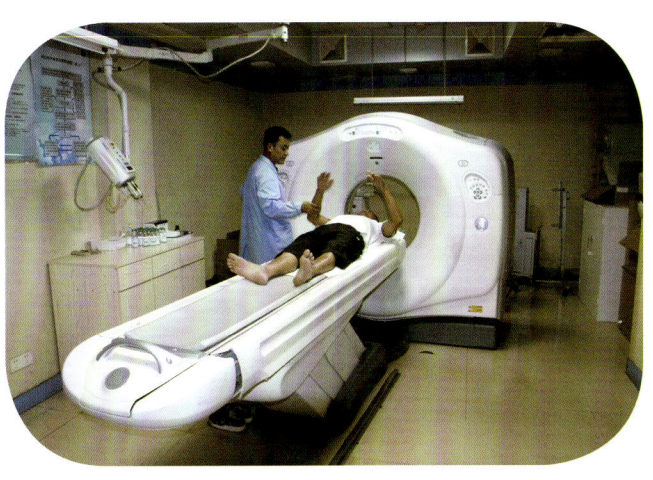

3. 2012年12月，高端螺旋CT—Discovery CT 750 HD（蓝宝石）

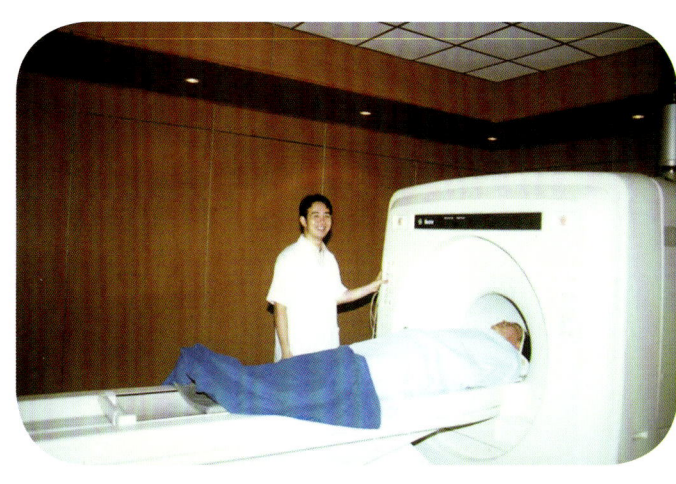

4. 1996年6月，GE Vectra II 0.5T 超导磁共振成像仪

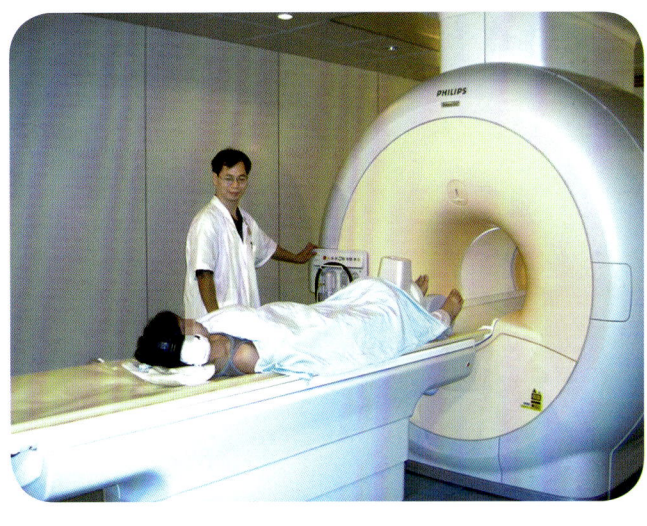

5. 2005年9月，Philips Achieva 1.5T 双梯度MR成像仪

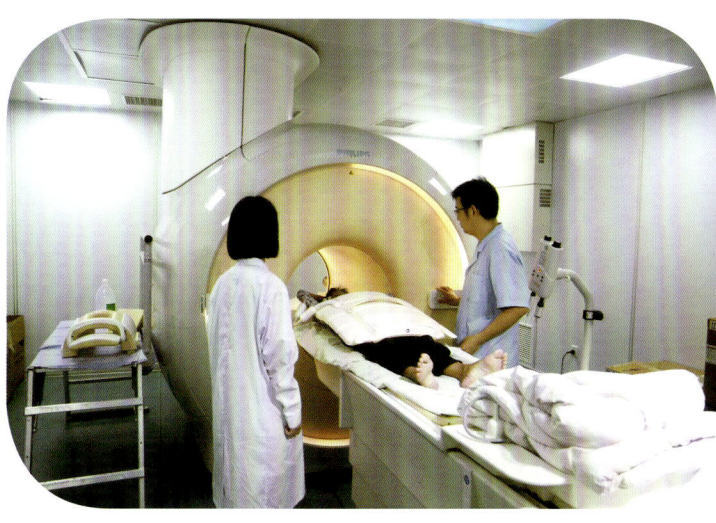

6. 2015年10月，Philips Inginia 3.0T 双梯度MR成像仪

先进医疗设备

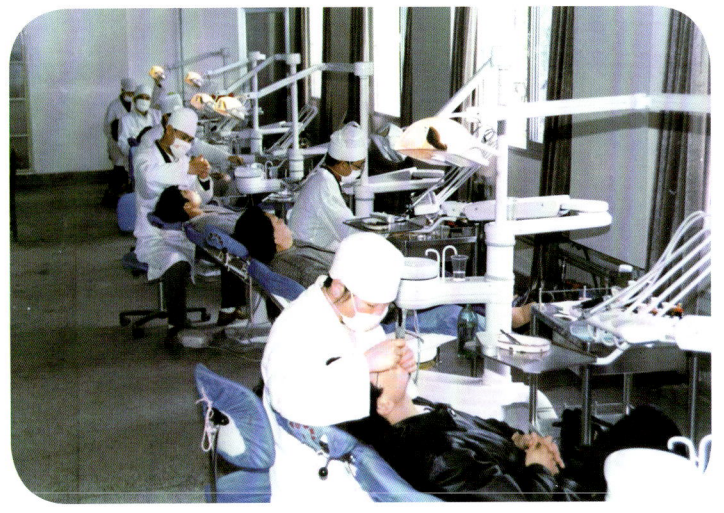

1. 1995年6月，11套芬地特6085A口腔综合治疗台

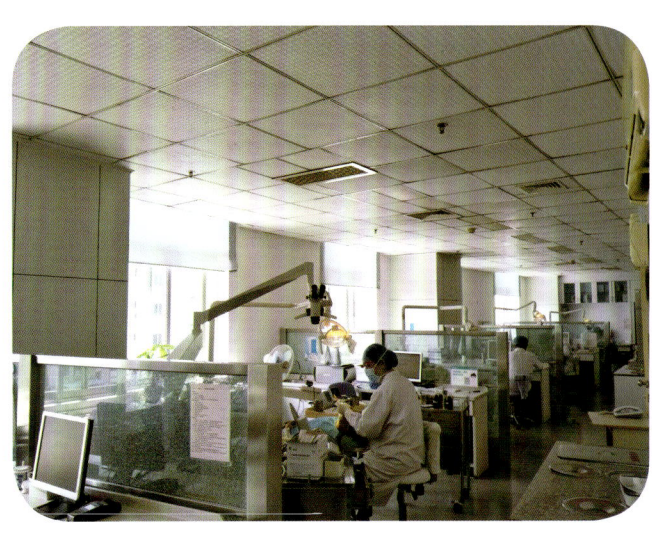

2. 2005年11月，美国A-dec口腔综合治疗台及德国徕卡口腔科手术显微镜

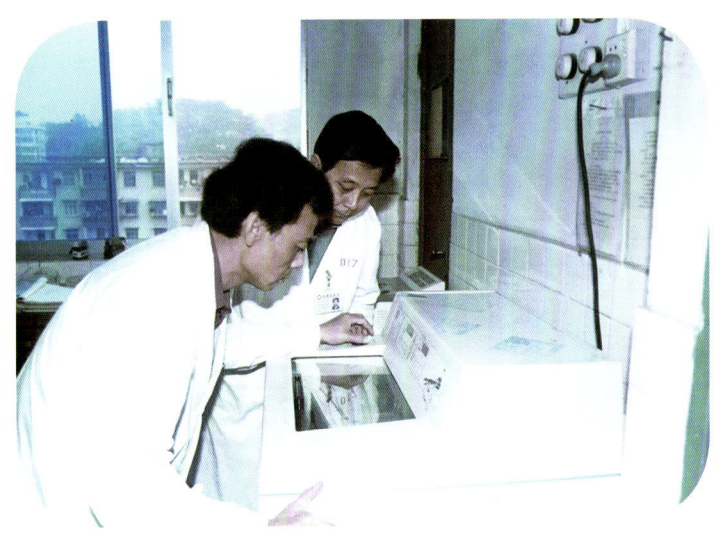

3. 1997年，病理科的山顿牌冰冻切片机

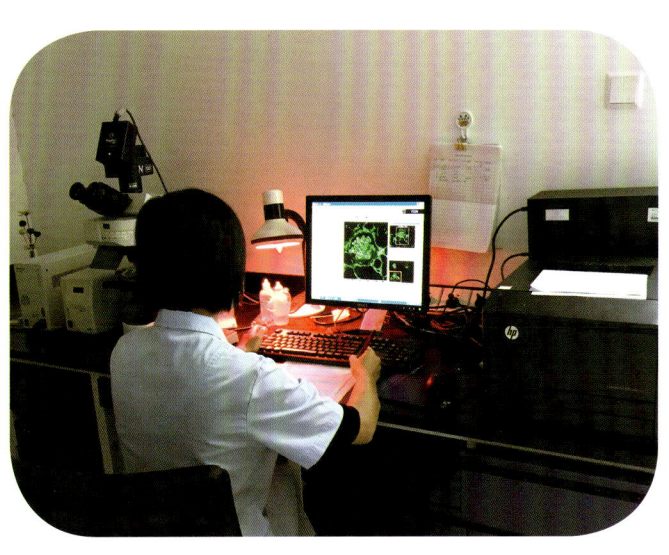

4. 2016年，病理科的免疫荧光室

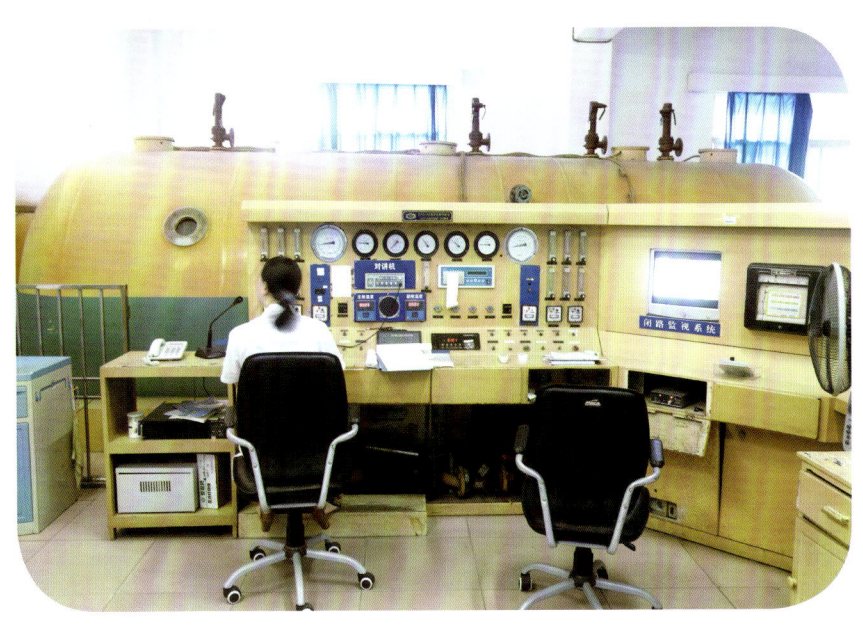

5. 1999年，医院购置使用GYS-12高压氧舱

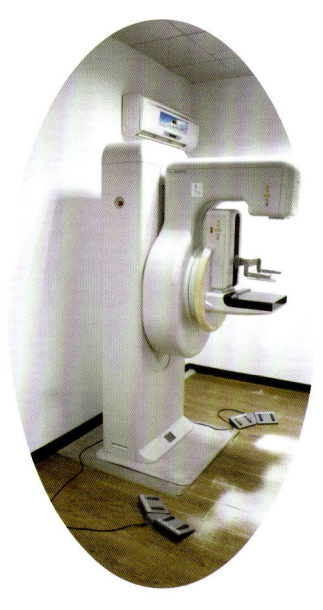

6. 2002年，意大利GIOTTO 40Kv钼靶乳腺机

先进医疗设备

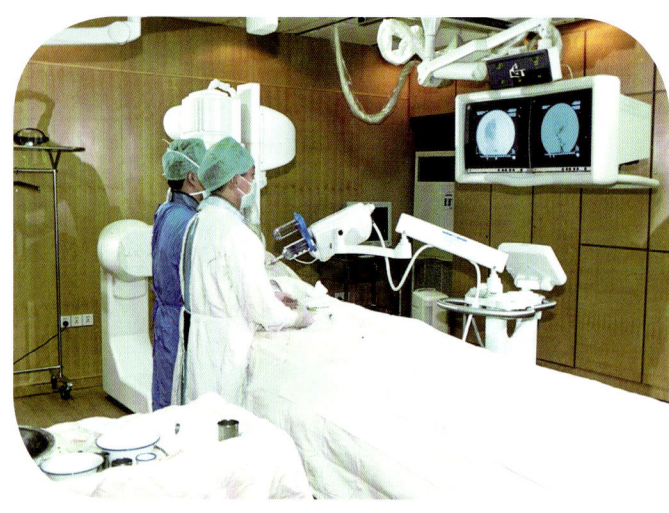

1. 2001年，GE-LCV+ 大型C臂数字减影血管造影机（DSA）大型心脑血管造影机（DSA）

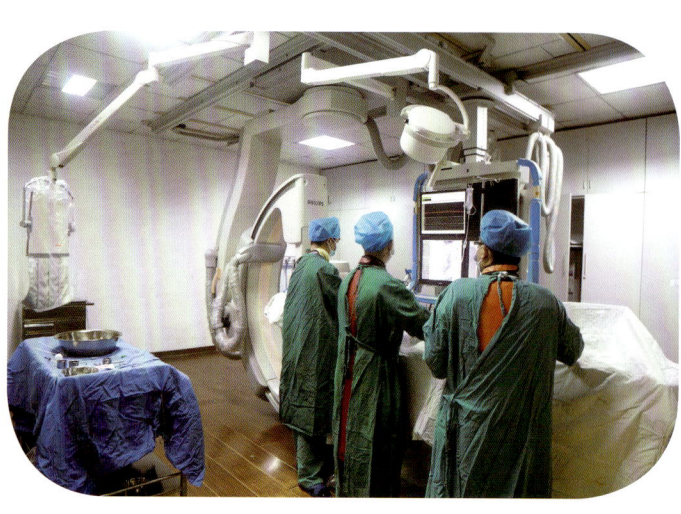

2. 2006年，飞利浦 Allura Xper FD20 数字减影血管造影X线机（DSA）

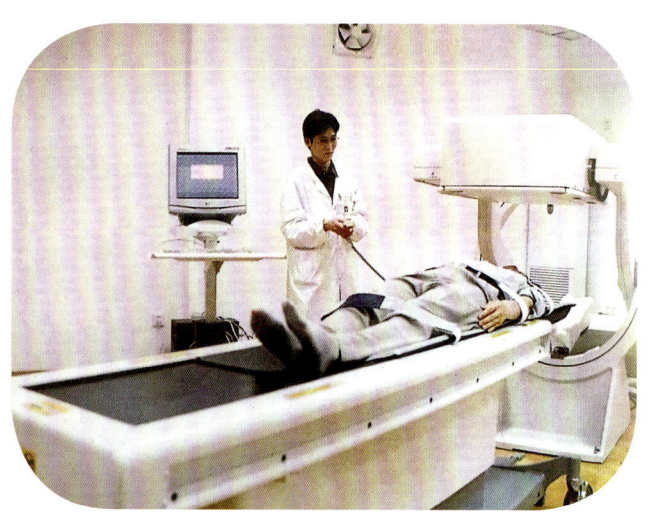

3. 2003年4月，GE公司 MILLENNIUM MPR 单光子发射型计算机断层扫描仪（SPECT）

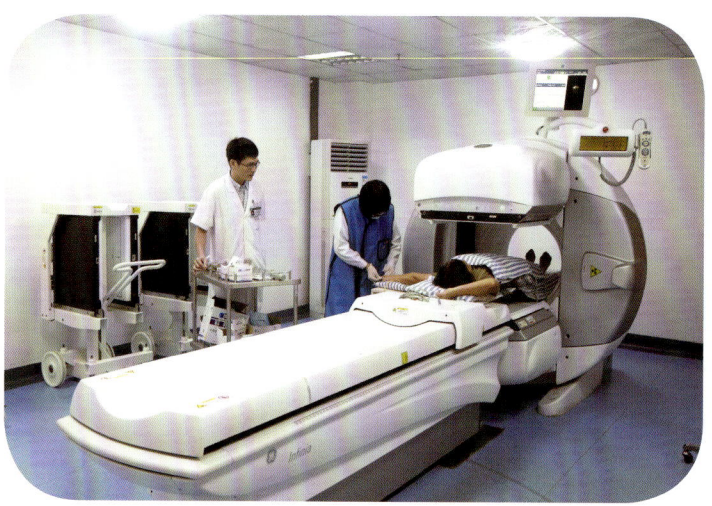

4. 2014年10月，GE公司 INFINIA HAWKEYE4 双探头符合线路 SPECT-CT

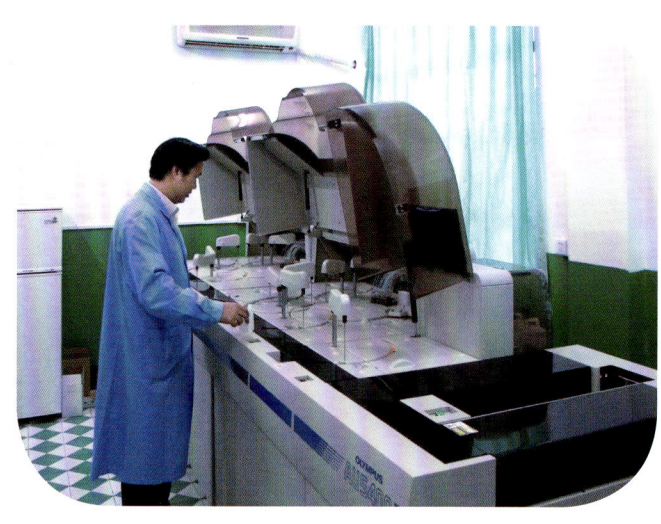

5. 2009年11月，奥林巴斯 AU5400 水剂生化分析仪

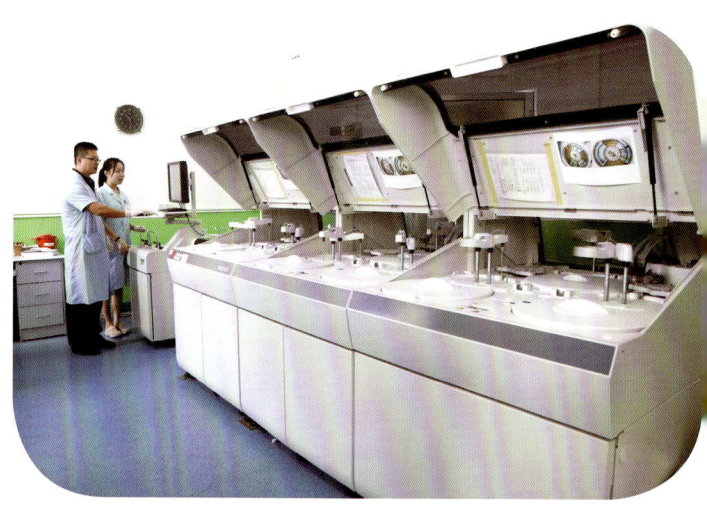

6. 2016年，全自动生化分析仪-AU5800

先进医疗设备

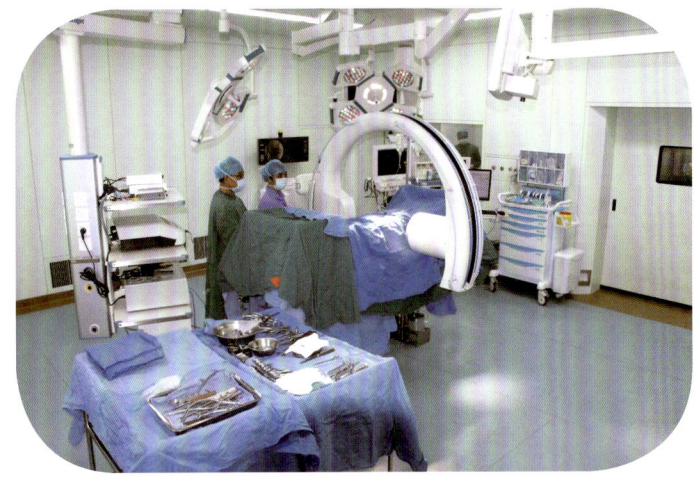

1. 2012年，配置西门子ARCADIS ORBIC 3D C臂机的骨科数字化手术室

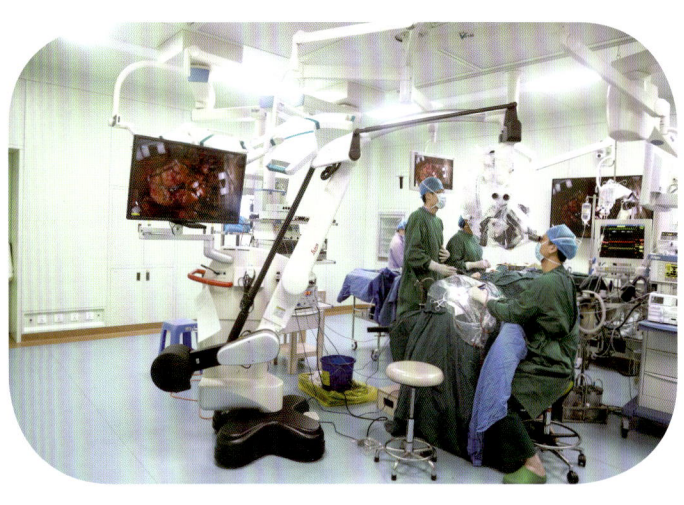

2. 2016年12月，配置莱卡M720 OH5手术显微镜的神经外科数字化手术室

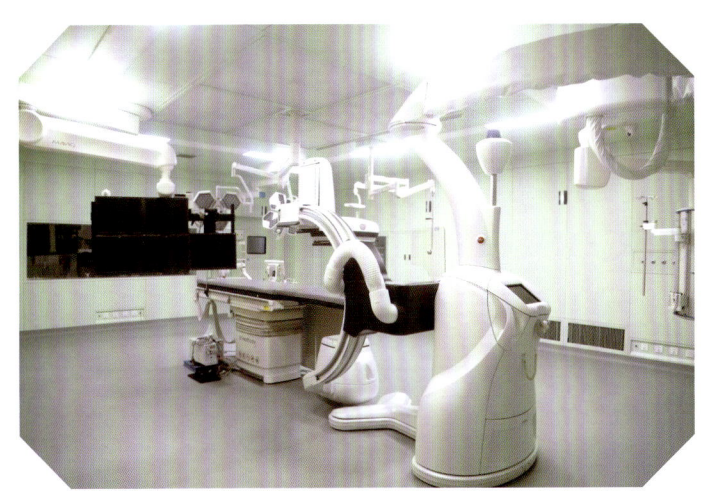

3. 2016年12月，配置GE制造的Discovery IGS-730全数字化平板血管造影系统（DSA）的介入手术室

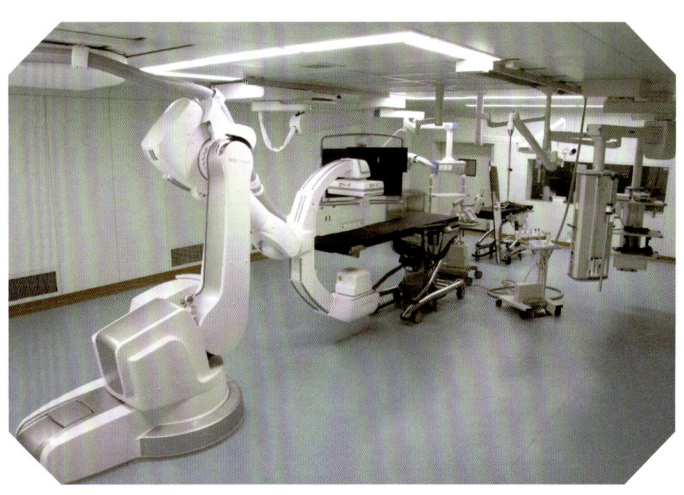

4. 2016年12月，外科一体化复合手术室

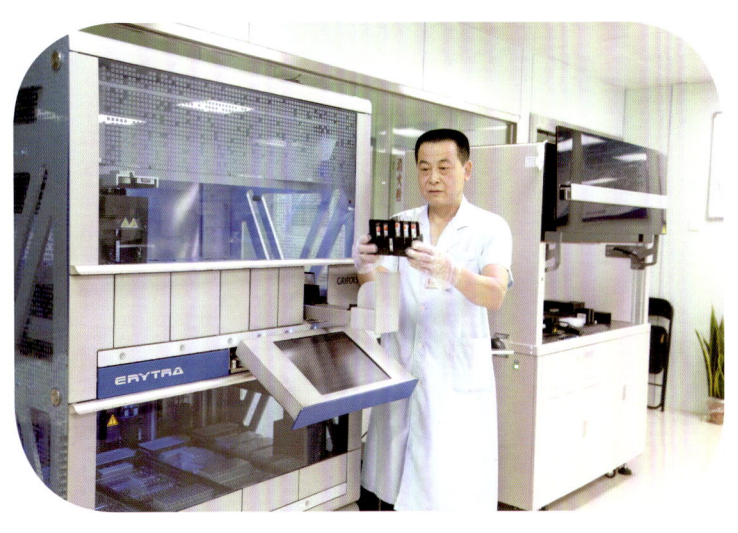

5. 2014年，输血科的全自动血型配血系统ERYTRA

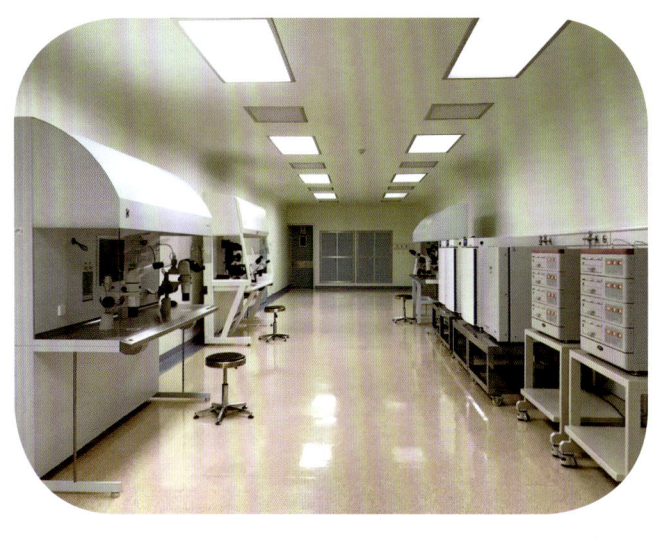

6. 2016年，龙文院区的生殖医学科实验室

先进医疗设备

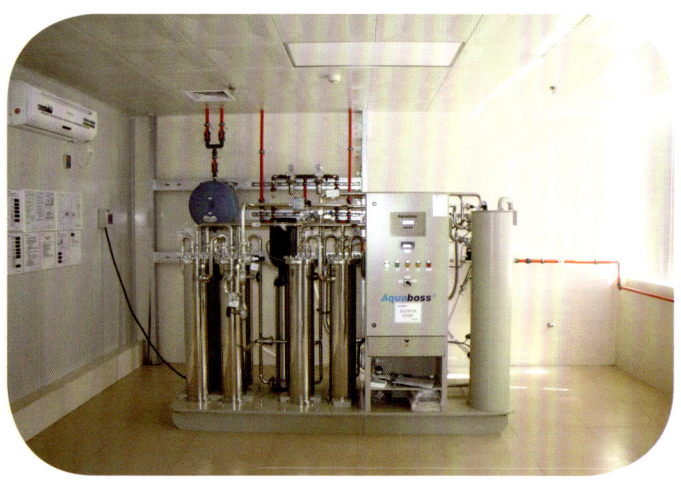

1. 2016年10月，龙文院区血液透析室启用贝朗公司生产的劳尔双极水处理系统（Aquaboss）

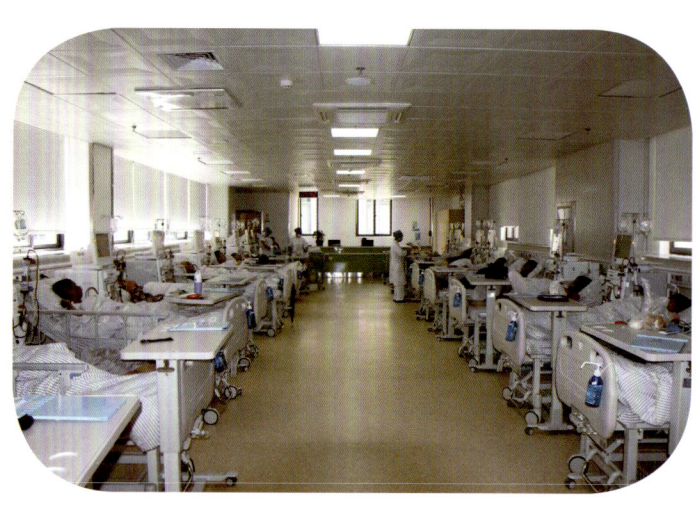

2. 2016年，龙文院区血液透析室配置贝朗和费森尤斯血液透析机73台

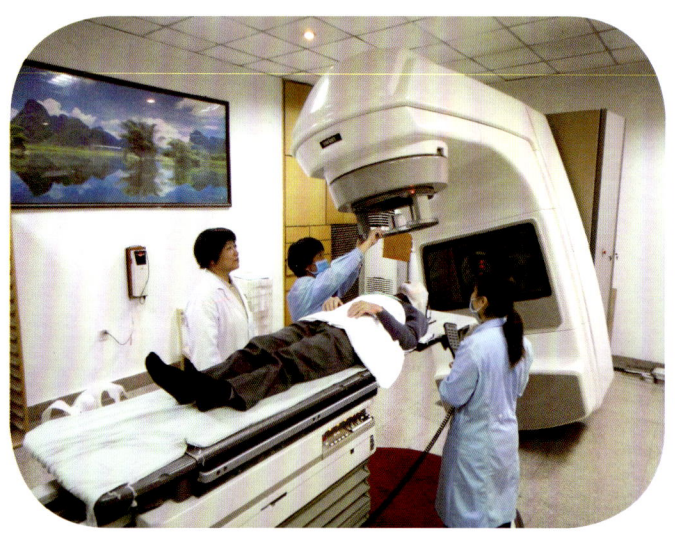

3. 2016年11月，肿瘤放射治疗科的瓦里安 clinac ix 机器投入使用

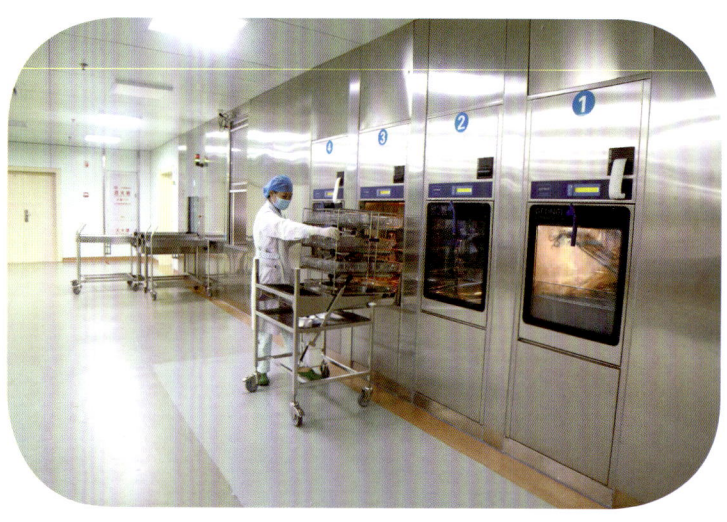

4. 2016年，消毒灭菌供应室的单腔清洗消毒器 Getinge 46-5

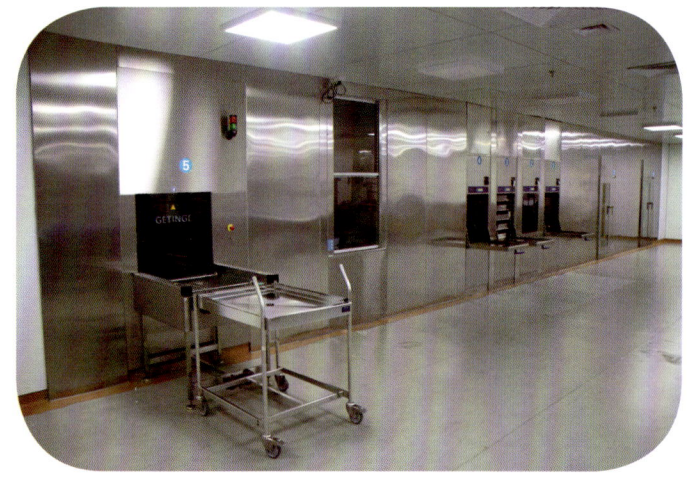

5. 2016年，消毒灭菌供应室的多腔清洗消毒器 Getinge CM320

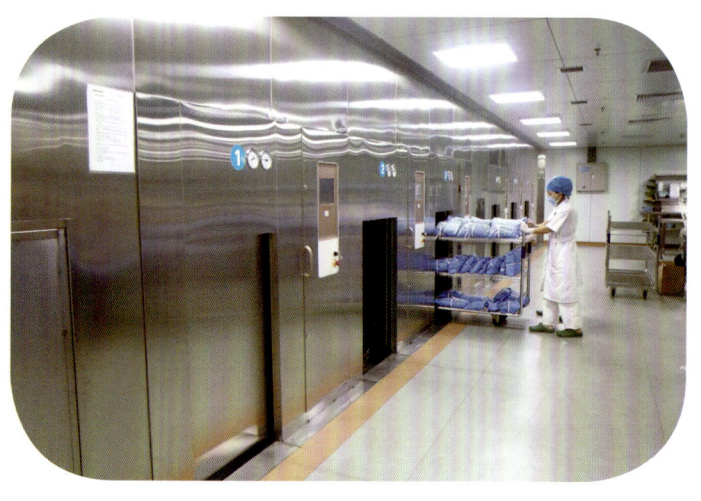

6. 2016年，消毒灭菌供应室的脉动真空压力灭菌器

管理工作

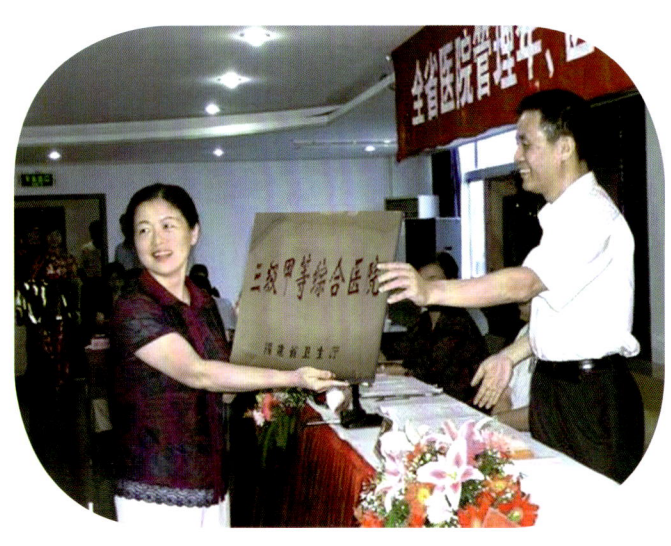

1. 2007年5月,漳州市医院获评"三级甲等综合医院"

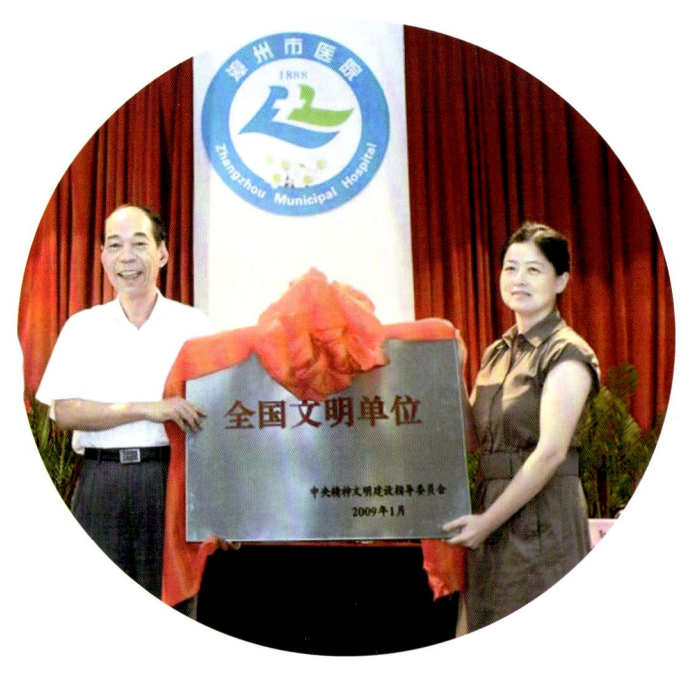

2. 2009年1月,漳州市医院获中央精神文明建设指导委员会授予"全国文明单位"荣誉称号

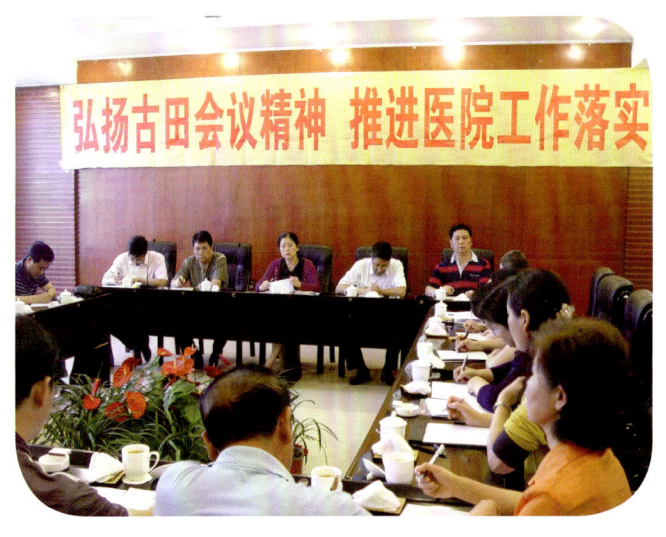

3. 2011年4月28日,漳州市医院党委组织院级领导及职能科室负责人在古田召开工作会议

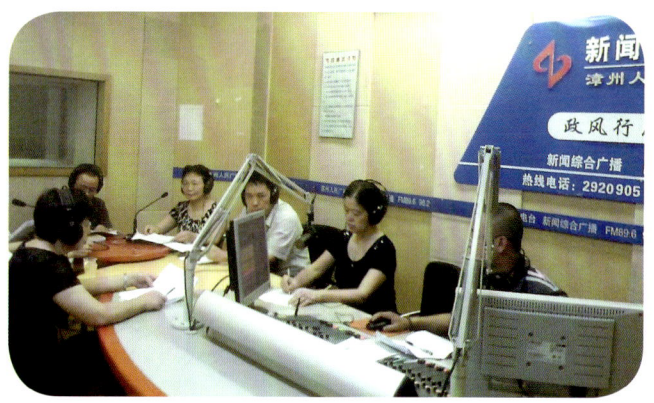

4. 2011年7月27日,漳州市医院党委书记、院长马旭东(右二)参加漳州广播电台"政风行风热线"直播访谈节目

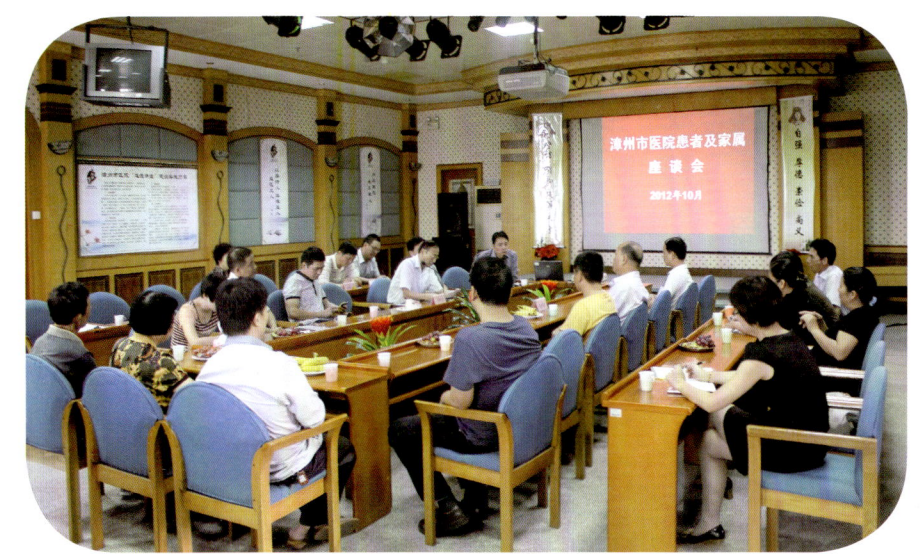

5. 2012年10月26日,漳州市医院患者及家属座谈会

管理工作

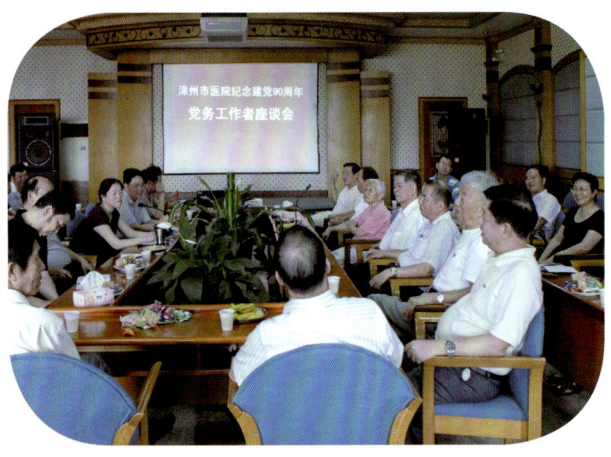

1. 2011年6月13日,漳州市医院纪念建党90周年党务工作者座谈会

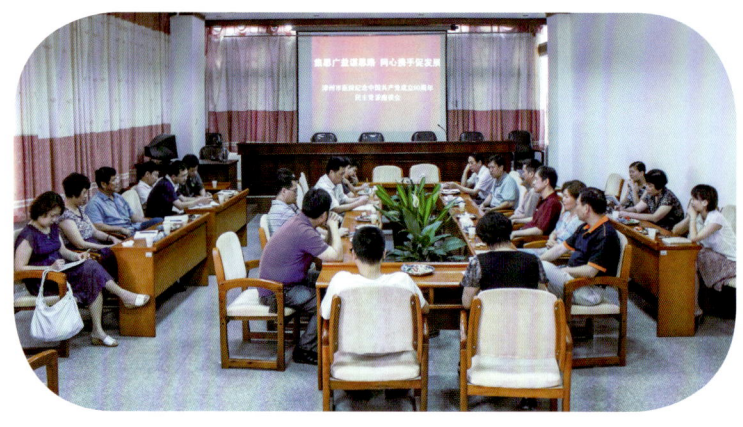

2. 2011年6月16日,漳州市医院纪念中国共产党成立90周年民主党派座谈会

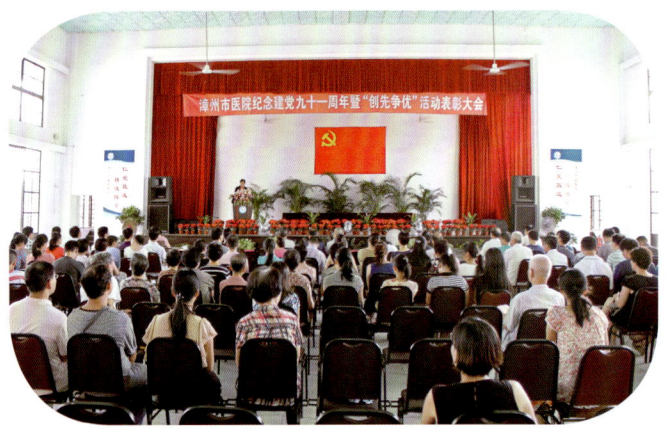

3. 2012年6月29日,漳州市医院纪念建党91周年暨"创先争优"活动表彰大会

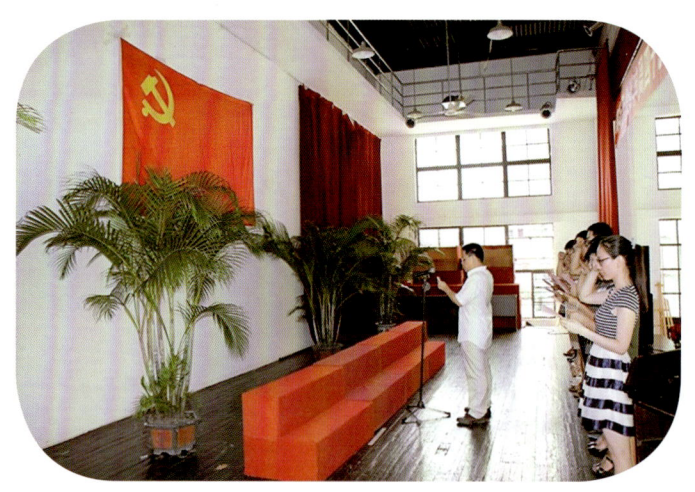

4. 2015年6月30日,漳州市医院纪念建党94周年党员重温入党誓言仪式

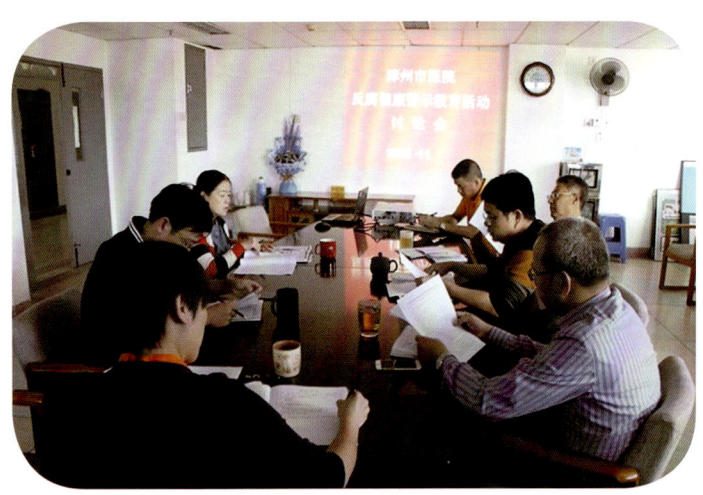

5. 2015年11月,漳州市医院反腐倡廉警示教育活动讨论会

管理工作

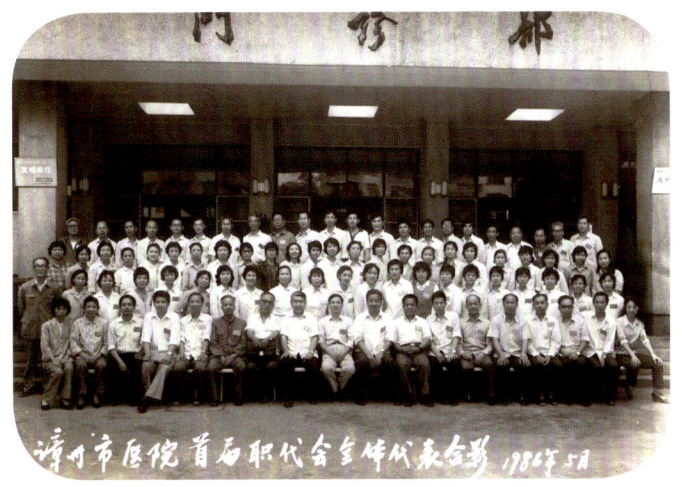

1. 1986年5月，漳州市医院首届职代会全体代表合影

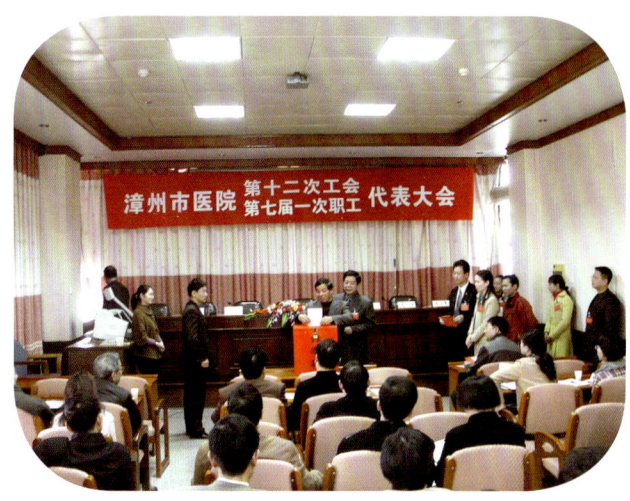

2. 2006年3月3日，漳州市医院第十二次工会第七届一次职工代表大会

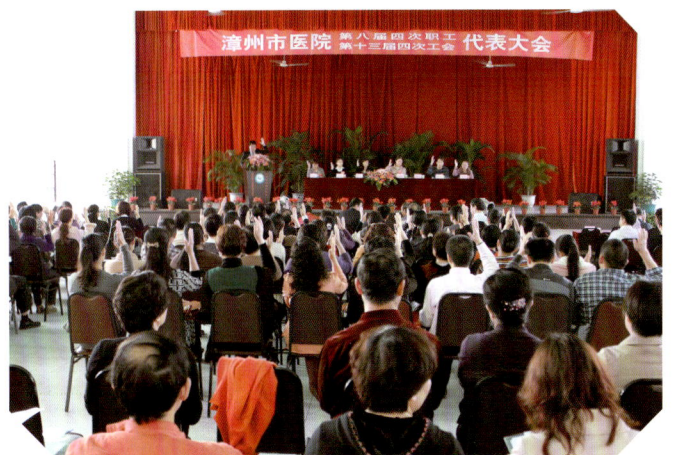

3. 2013年3月16日，漳州市医院第八届四次职工代表、第十三届四次工会代表大会

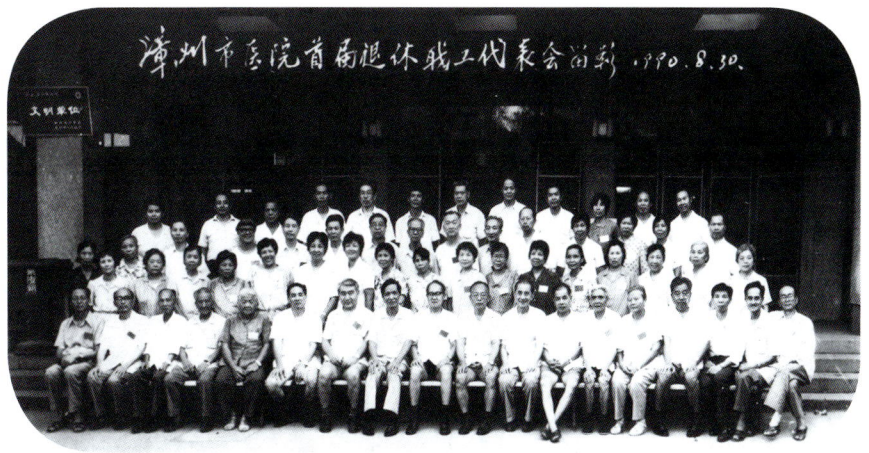

4. 1990年8月30日，漳州市医院首届退休职工代表会合影

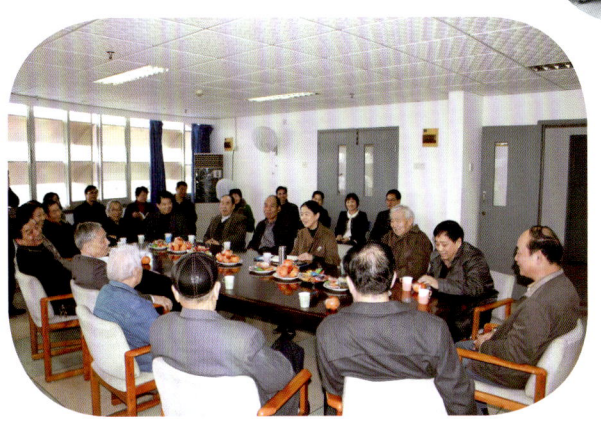

5. 2013年2月21日，离退休院级领导座谈会

管理工作

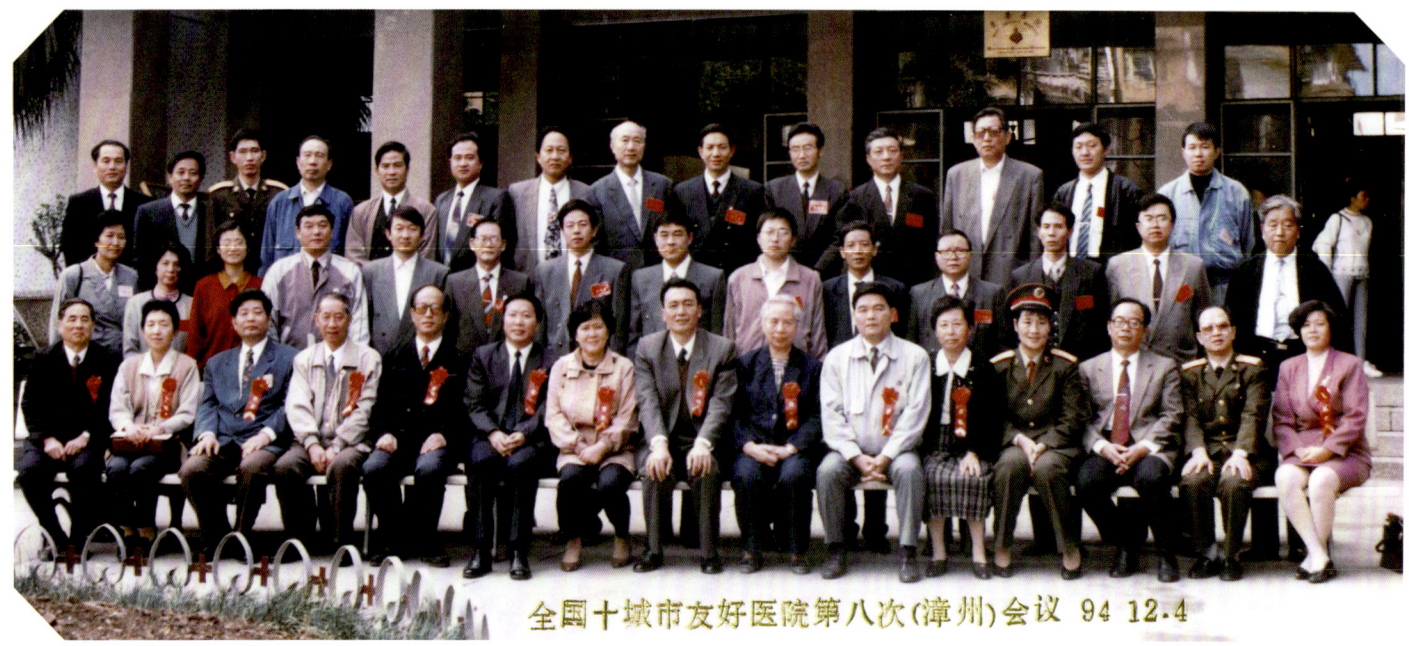

1. 1994年12月4日,漳州市医院主办"全国十城市友好医院第八次工作研讨会"

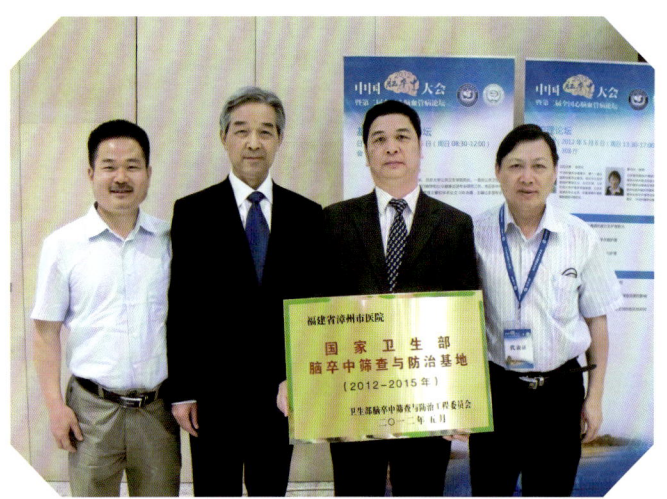

2. 2012年5月,漳州市医院被确定为国家卫生部脑卒中筛查与防治基地

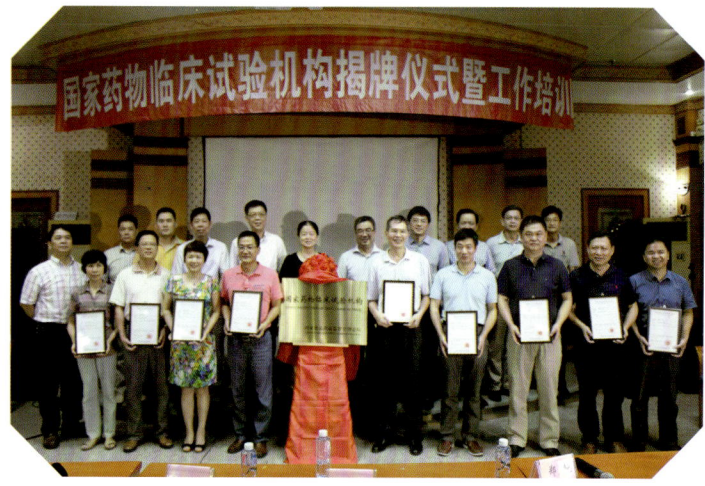

3. 2014年6月5日,漳州市医院取得国家药物临床试验机构资格

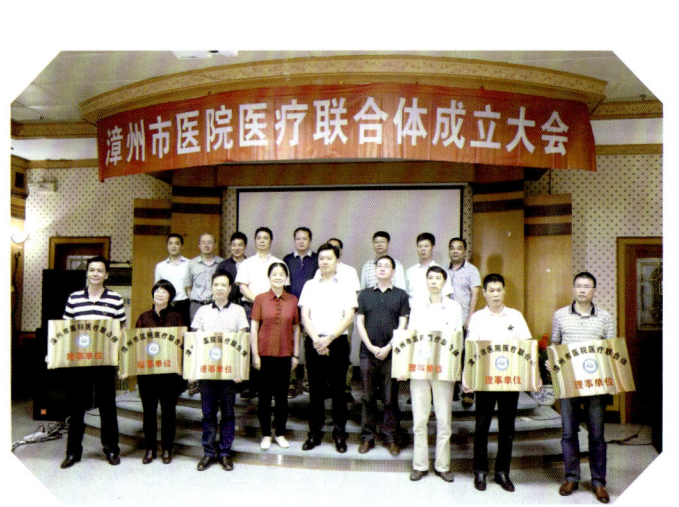

4. 2016年5月10日,漳州市医院成立医疗联合体

管理工作

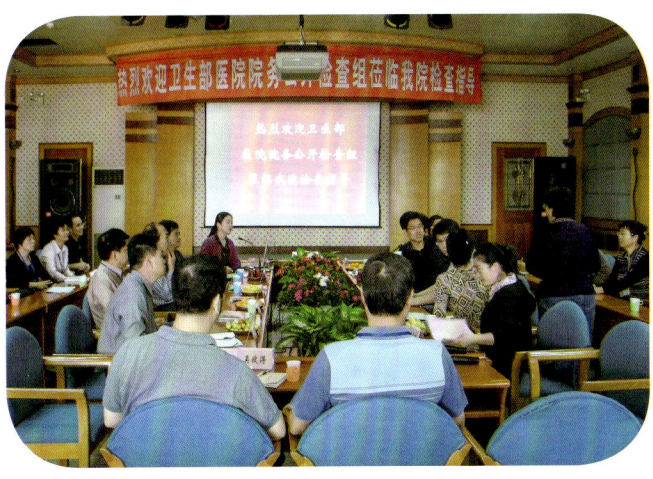

1. 2008年11月17日,卫生部医院院务公开检查组到漳州市医院检查验收

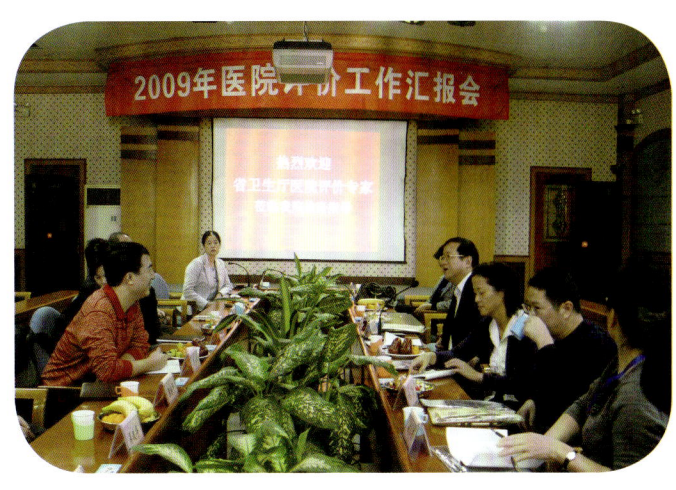

2. 2009年11月27日,福建省卫生厅公立医院评价检查专家组到漳州市医院检查

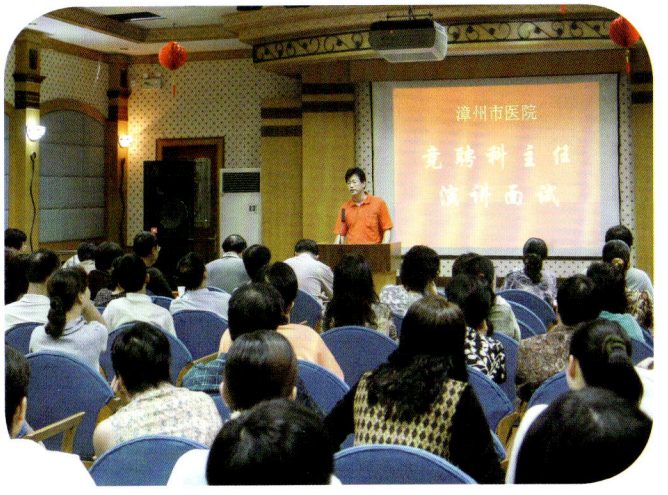

3. 2006年5月,漳州市医院科主任竞聘演讲

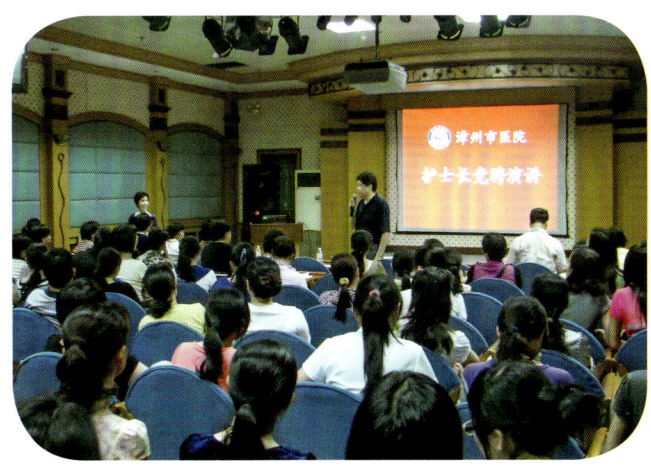

4. 2010年5月,漳州市医院护士长竞聘演讲

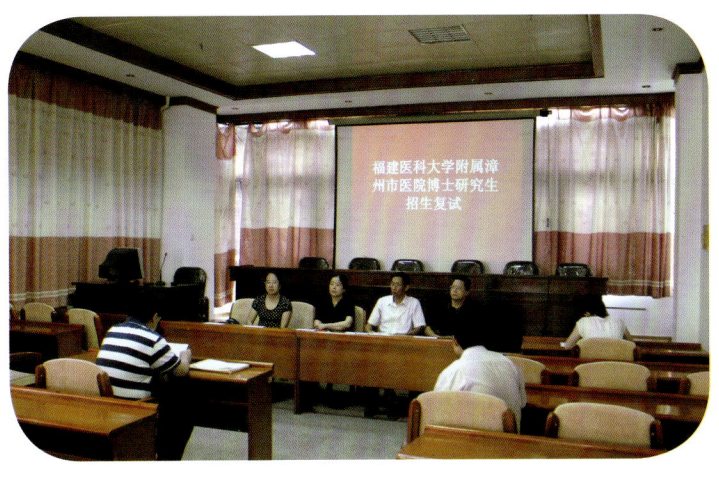

5. 2012年6月4日,福建医科大学附属漳州市医院博士研究生招生复试

医疗、护理技术

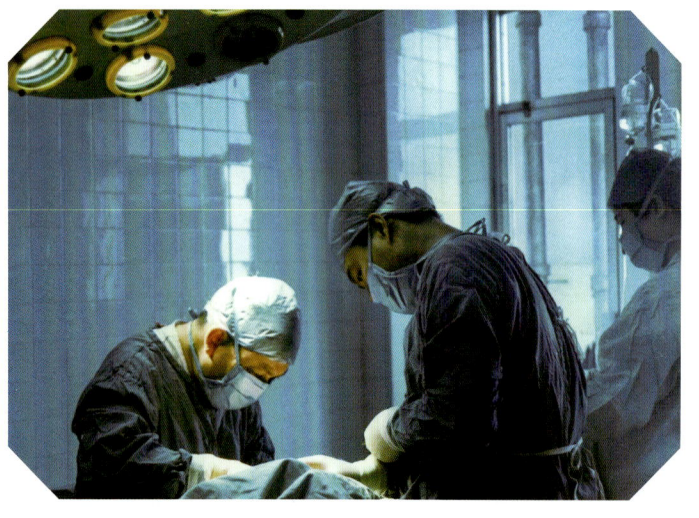

1. 1990年，漳州市医院口腔科开展舌癌切除+全舌再造术

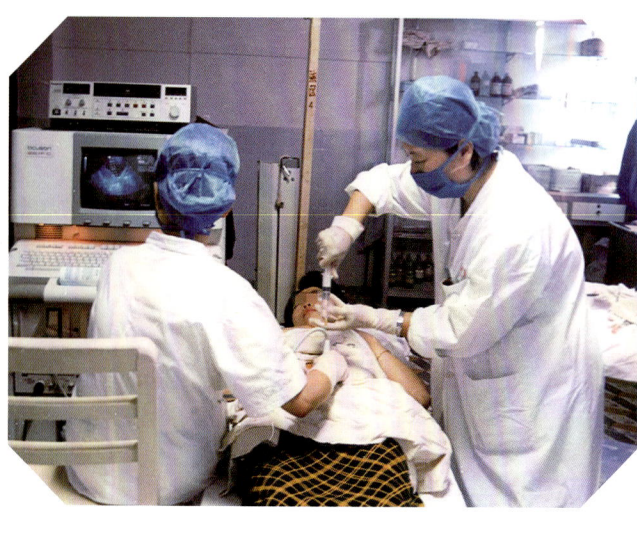

2. 1994年，超声科开展介入治疗

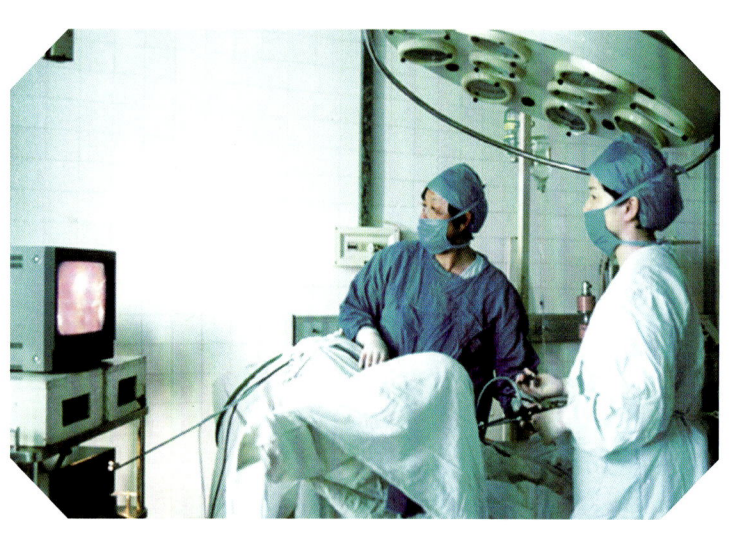

3. 1998年，妇科开展腔镜手术

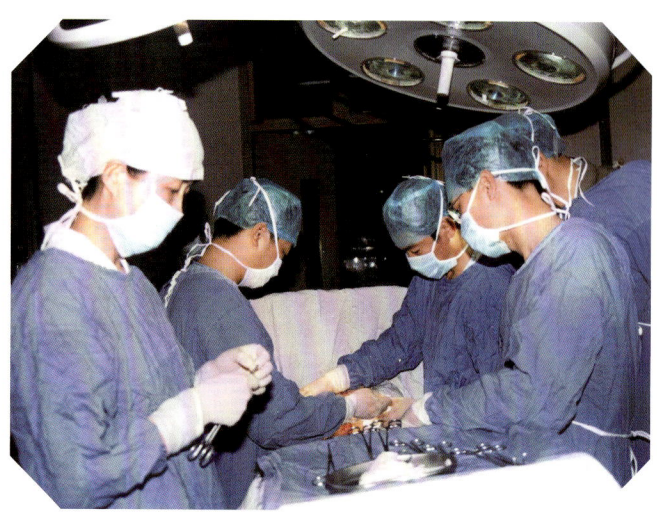

4. 1998年，普通外科开展主动脉瘤切除加人造血管移植术

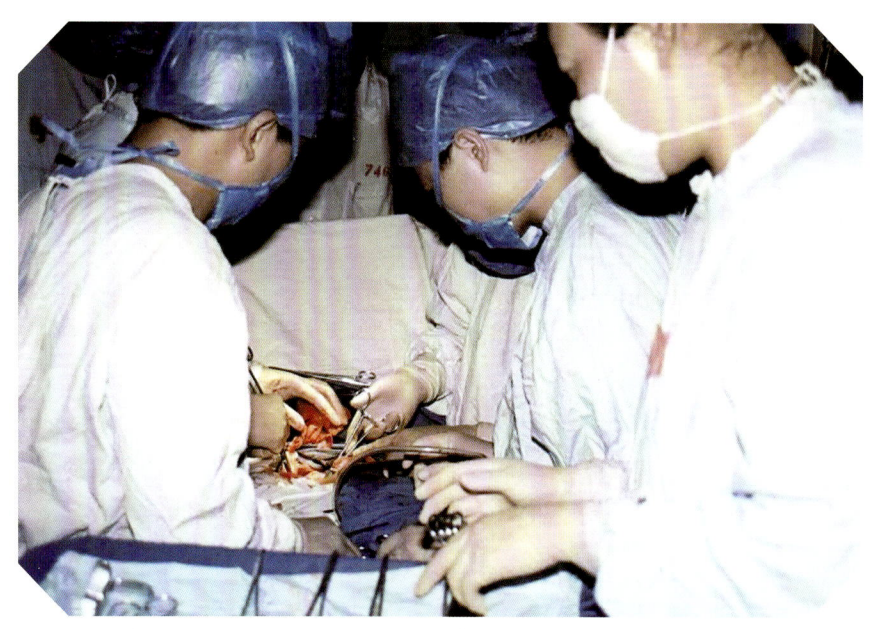

5. 1998年5月，泌尿外科开展同种异体肾脏移植

医疗、护理技术

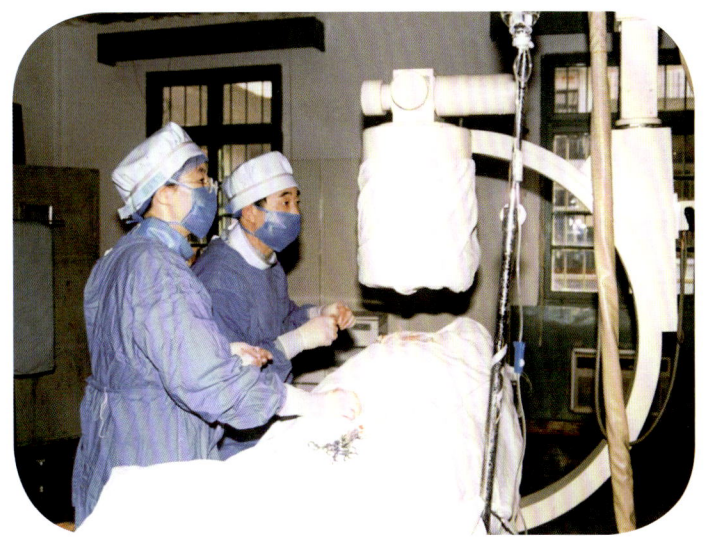

1. 1999年，心血管内科独立成功置入心脏起搏器

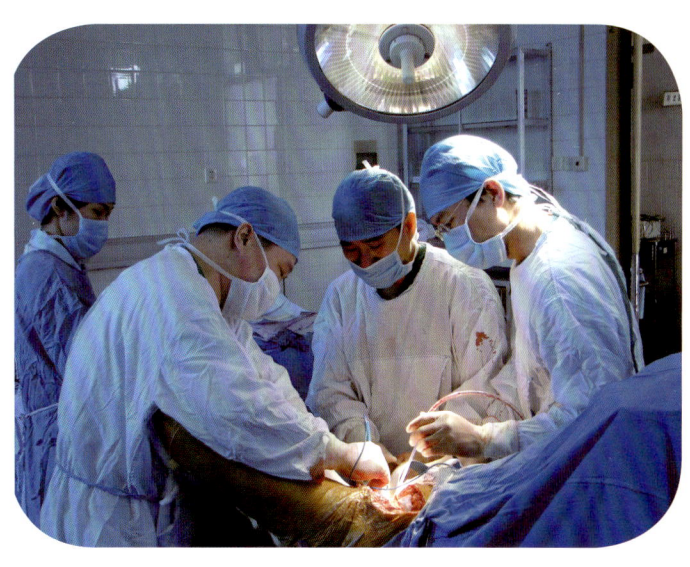

2. 1999年2月，骨科开展双髋关节一期置换术

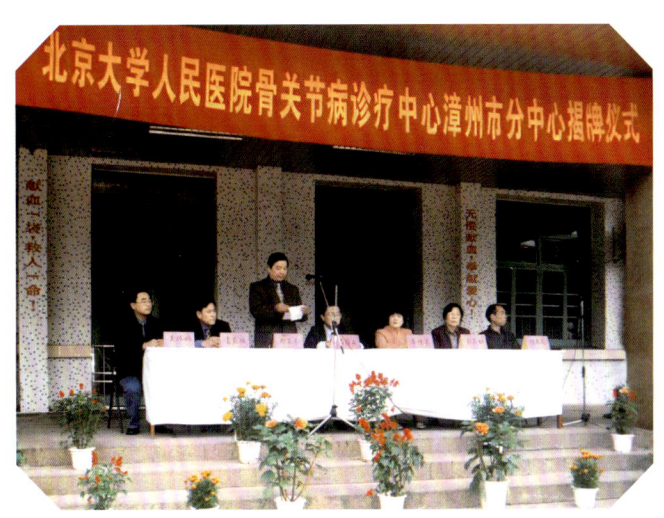

3. 2000年4月30日，"北京大学人民医院骨关节病诊疗中心漳州市分中心"在漳州市医院揭牌成立

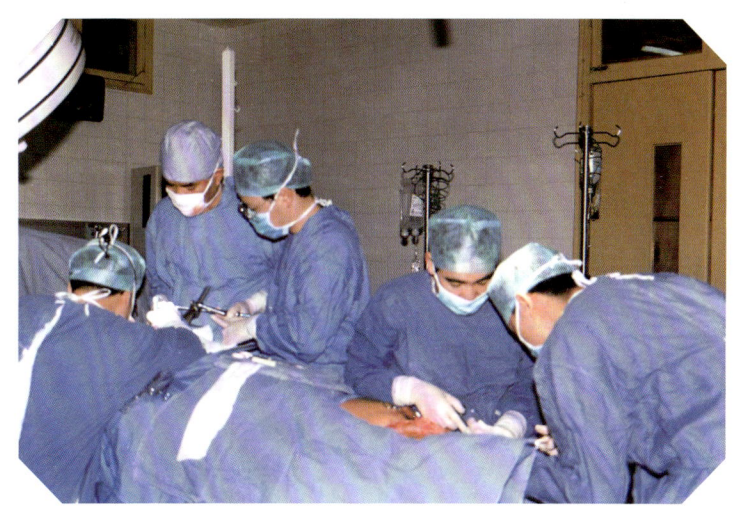

4. 2001年，胸心外科开展冠状动脉搭桥术

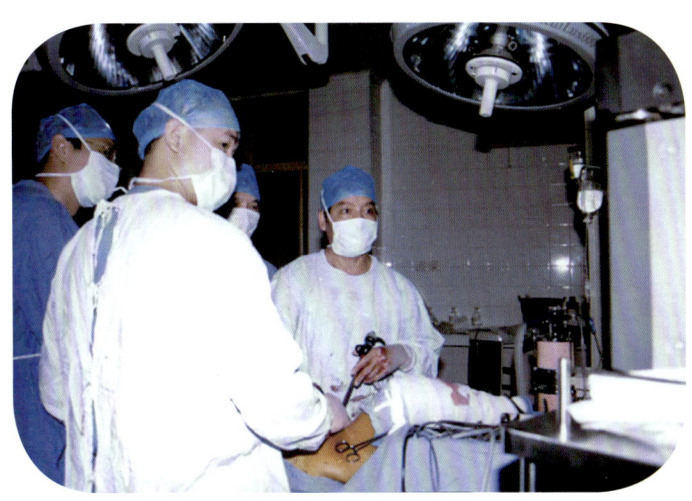

5. 2002年，骨科开展腔镜辅助下脊柱外科手术

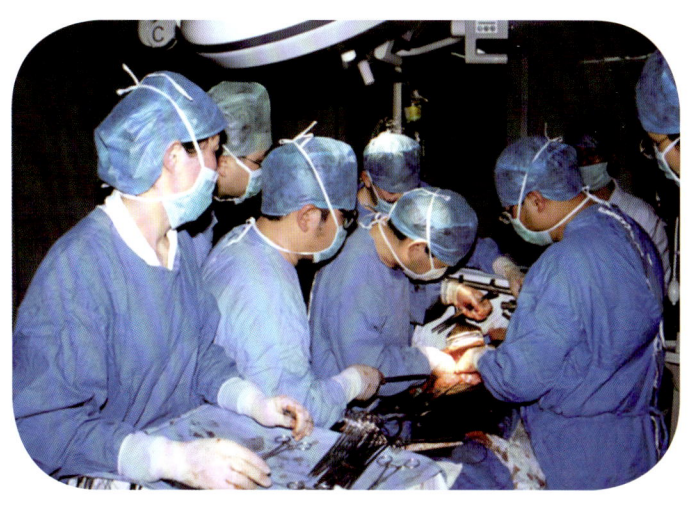

6. 2004年4月，普通外科开展晚期肝癌异体肝移植

医疗、护理技术

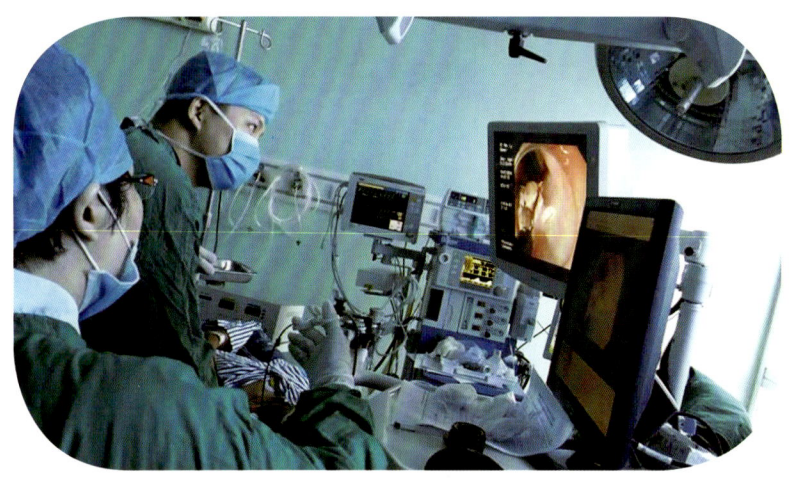

1. 2005年，消化内科开展内镜下黏膜切除术（EMR）

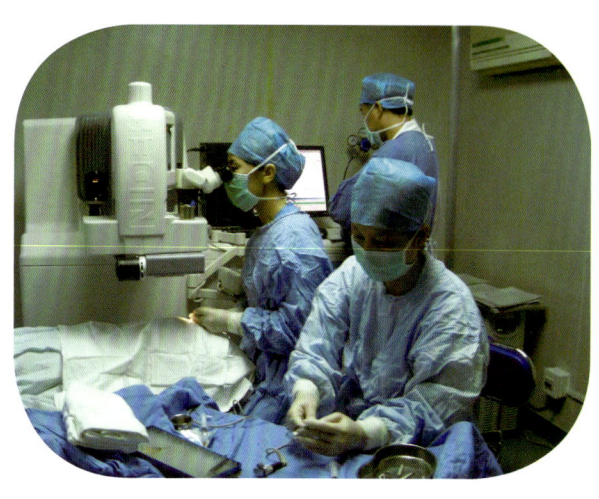

2. 2005年2月，眼科开展准分子激光治疗

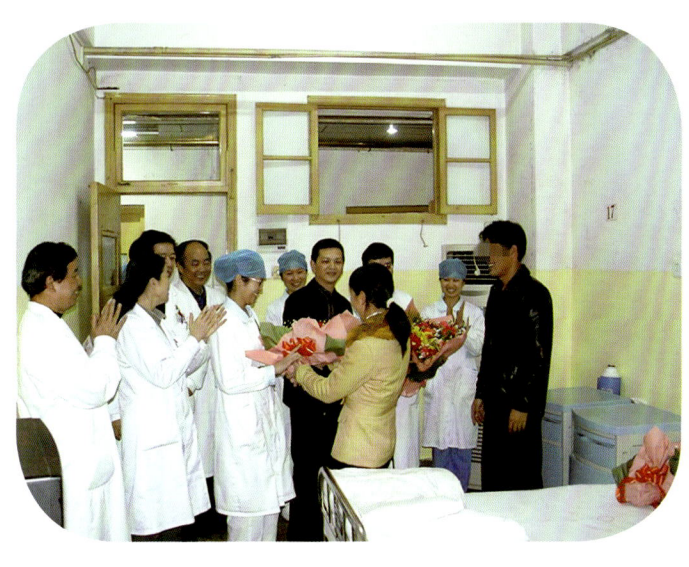

3. 2006年2月21日，福建省第二例人感染高致病性禽流感患者在漳州市医院痊愈出院

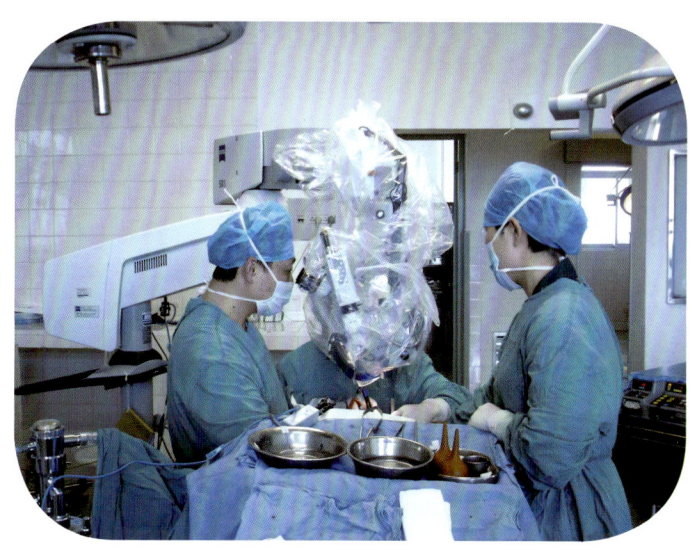

4. 2006年7月，神经外科开展显微镜下经鼻蝶窦垂体瘤切除术

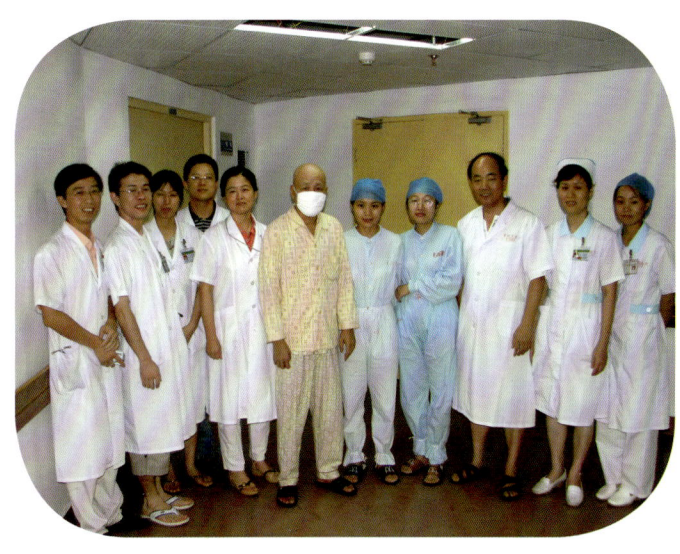

5. 2006年8月，血液内科成功开展异基因外周血干细胞移植术

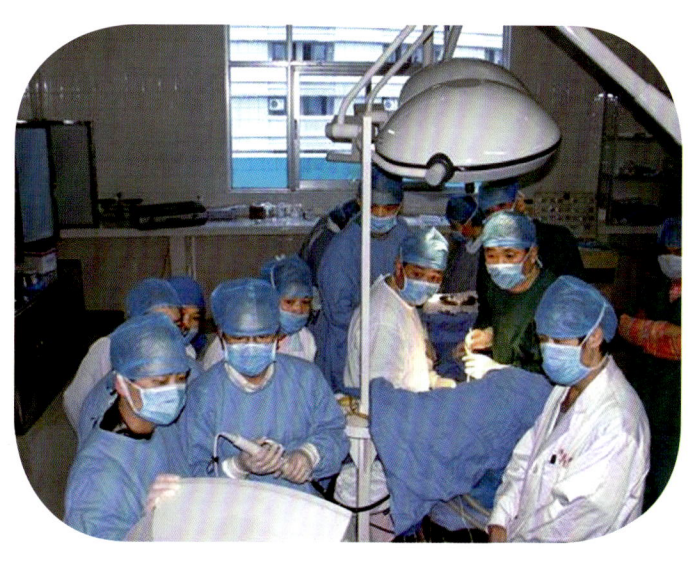

6. 2008年2月，胸心外科开展微创非体外循环房间隔缺损封堵术

医疗、护理技术

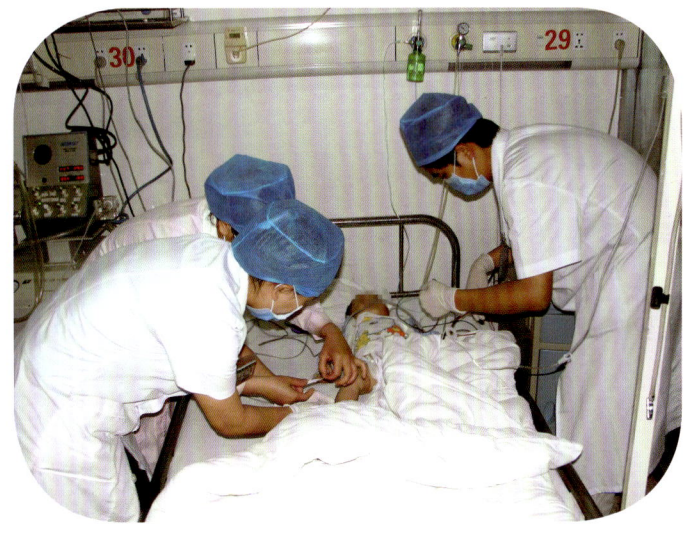

1. 2008年6月,儿科成功抢救重症手足口病患儿

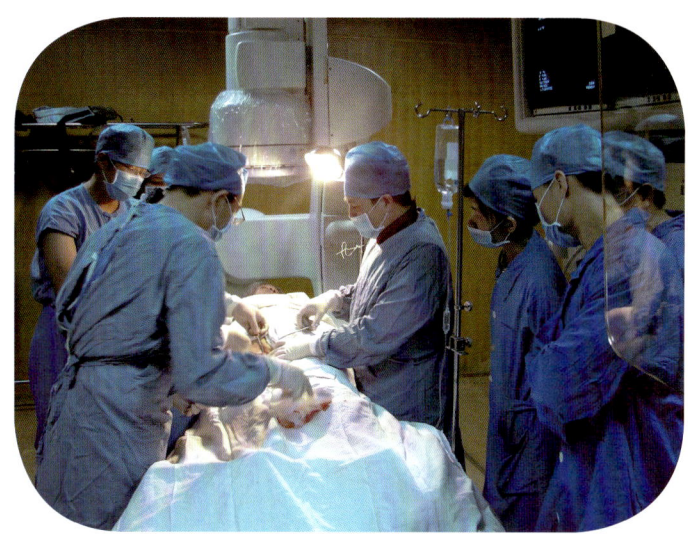

2. 2008年6月14日,放射科开展胸主动脉假性动脉瘤介入治疗——腔内隔绝术

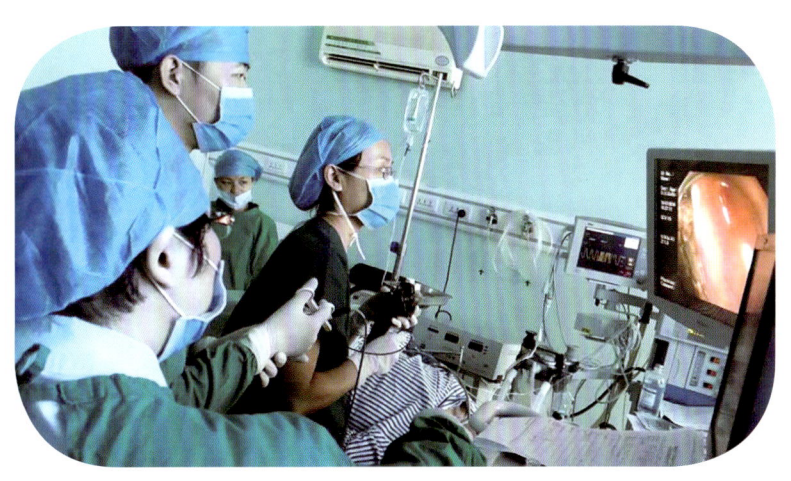

3. 2010年,消化内科开展内镜黏膜下剥离术(ESD)

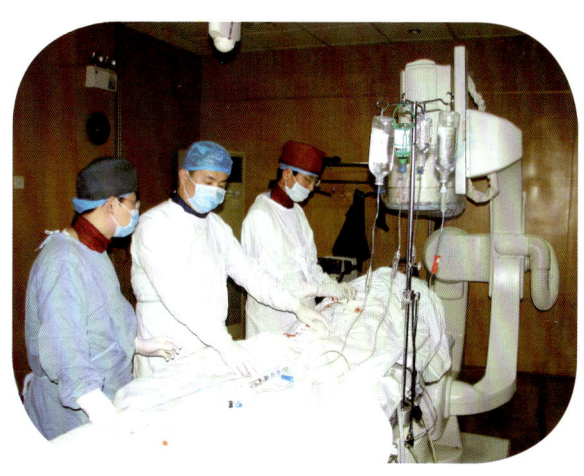

4. 2010年3月,心血管内科独立开展冠状动脉介入治疗术(PCI)

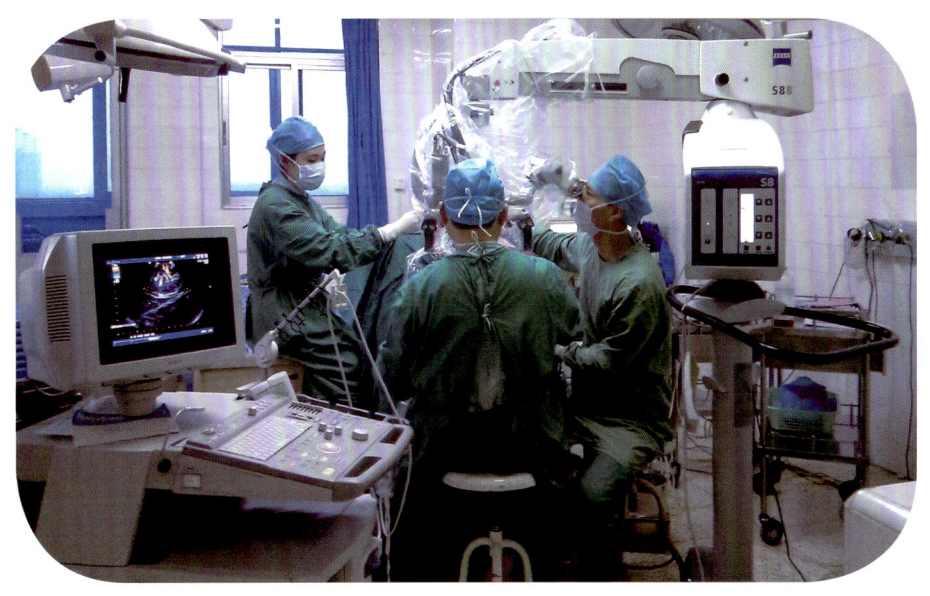

5. 2010年4月,神经外科开展术中实时彩色多普勒超声定位、引导下颅内肿瘤切除术

医疗、护理技术

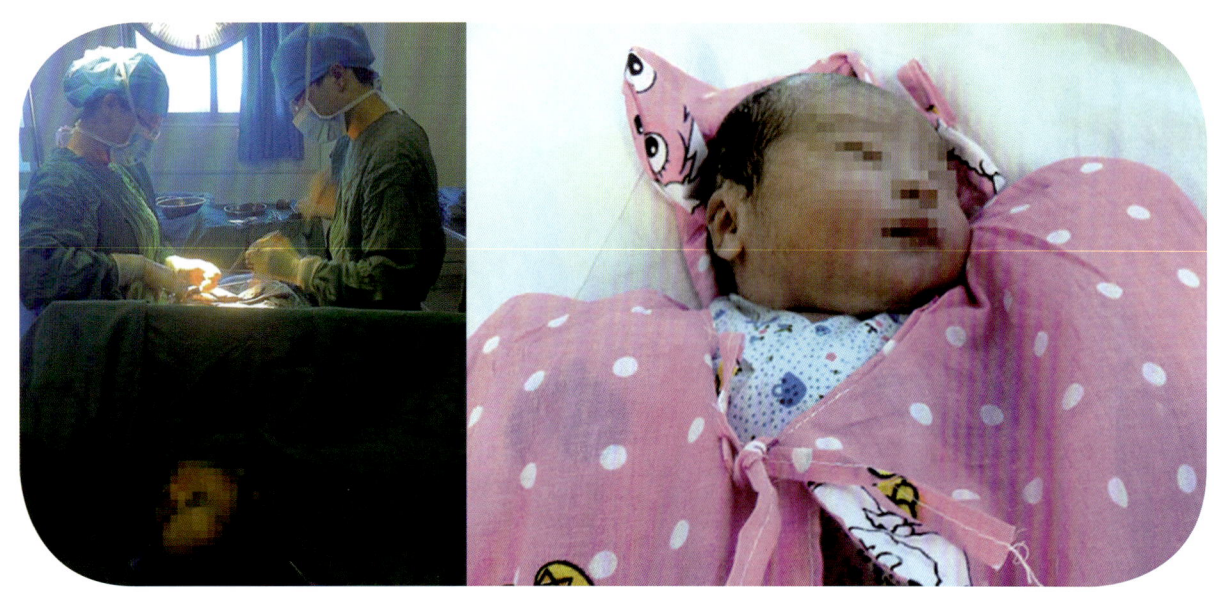

1. 2012年7月4日,漳州市医院首例夫精人工授精者足月分娩

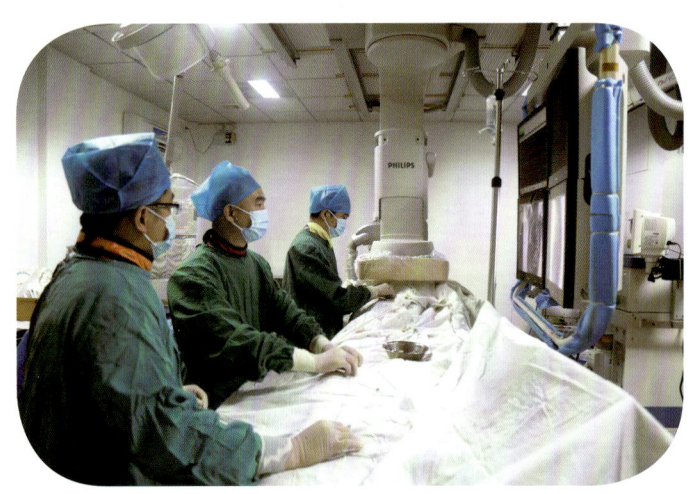

3. 2012年9月,儿科开展小儿先天性心脏病介入诊疗技术

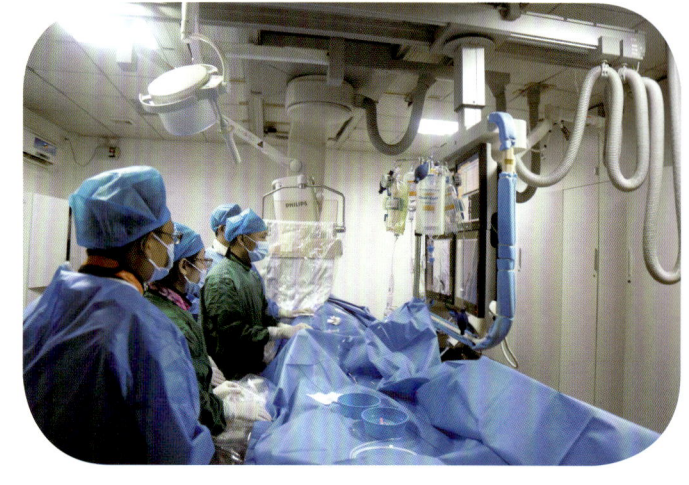

4. 2013年,神经内科开展SOLITAIRE AB型支架取栓术治疗急性脑动脉闭塞

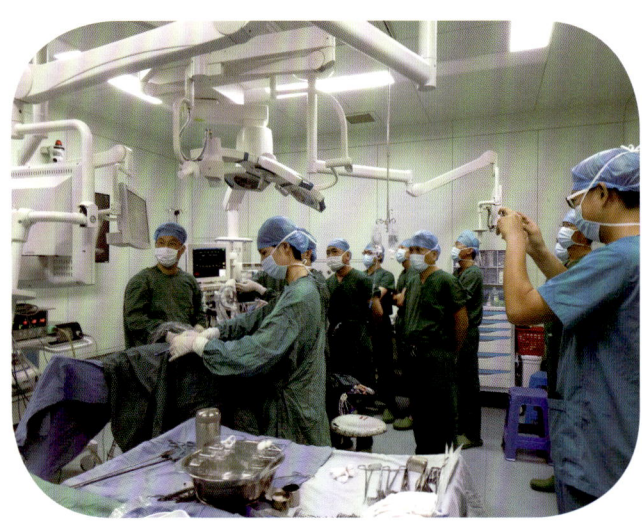

5. 2013年8月,普外三科举办腹腔镜超低位直肠前切除术现场观摩手术培训

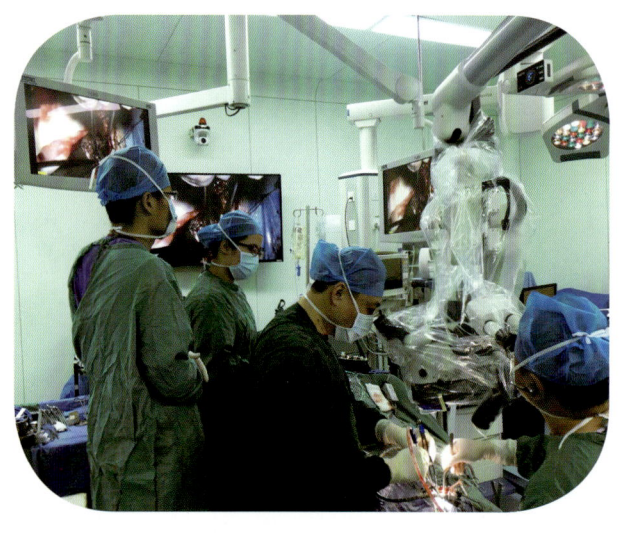

6. 2014年10月,神经外科开展颞浅动脉—脑膜中动脉搭桥及脑—硬脑膜—颞肌融合术

医疗、护理技术

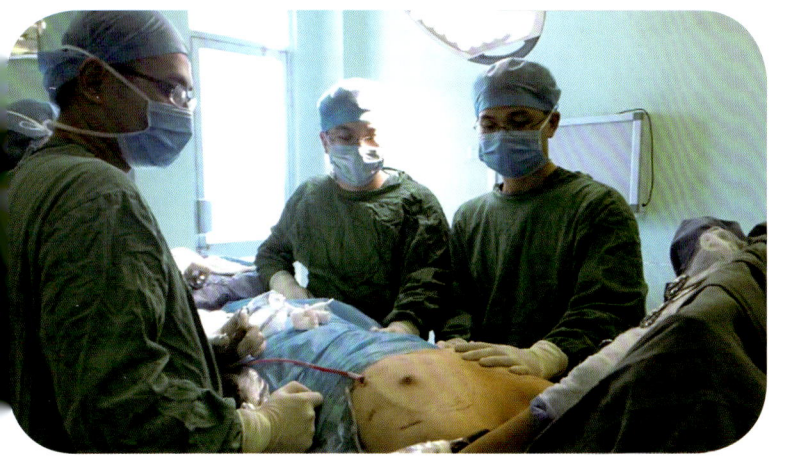

1. 2015年12月，普外三科开展乳腺腔镜手术

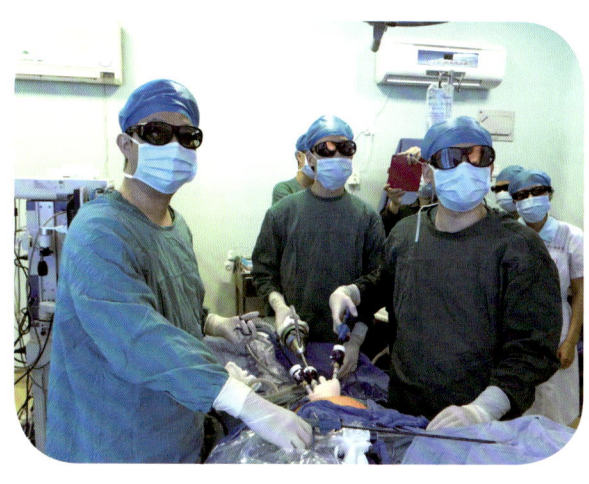

2. 2016年7月27日，普外三科在福建省外科年会上现场视频直播演示应用3D技术施行腹腔镜经括约肌间超低位直肠前切除术

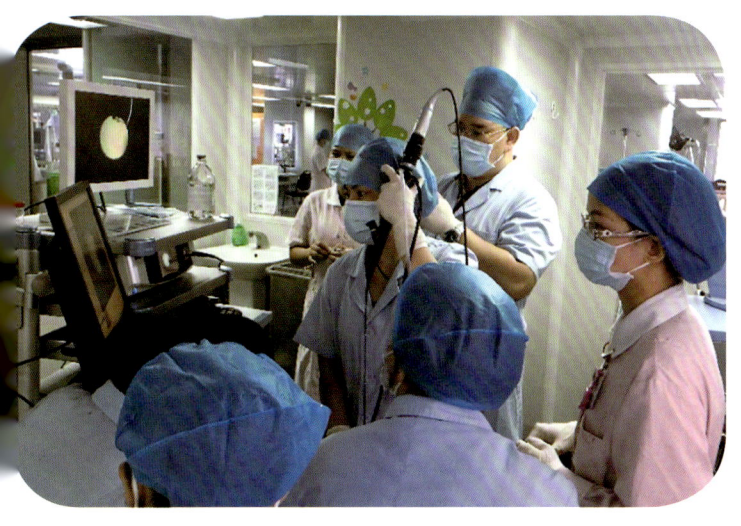

3. 2016年8月，儿科应用纤支镜成功抢救塑型支气管阻塞致肺实变患者

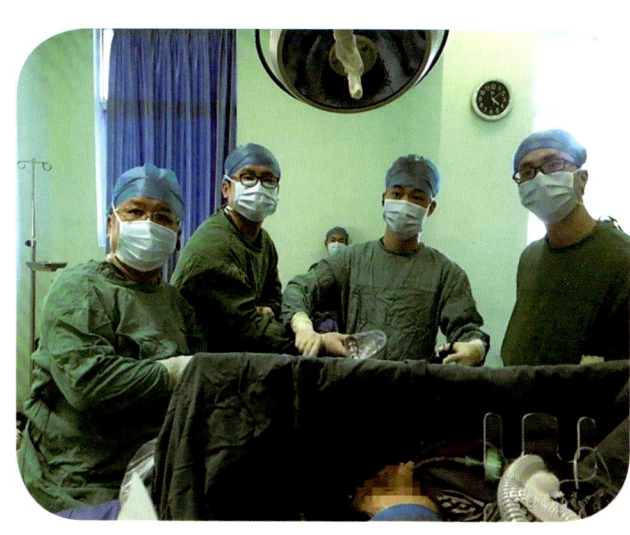

4. 2016年12月，普外一科开展全腹腔镜下胰十二指肠切除术

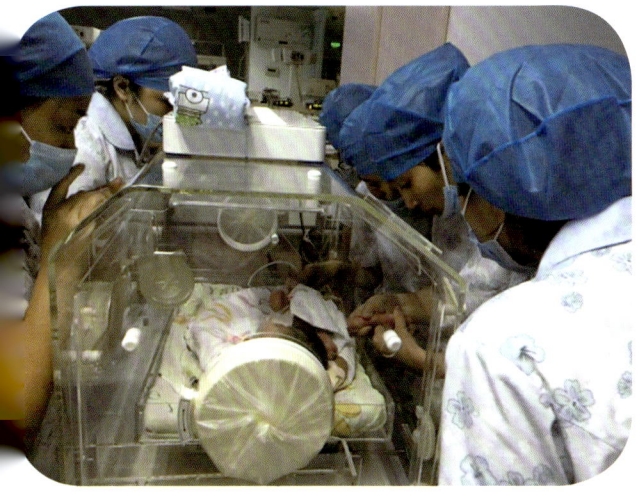

5. 2009年3月，儿科新生儿重症监护室成功开展早产儿、极低出生体重儿经外周静脉置入中心静脉导管（PICC）术

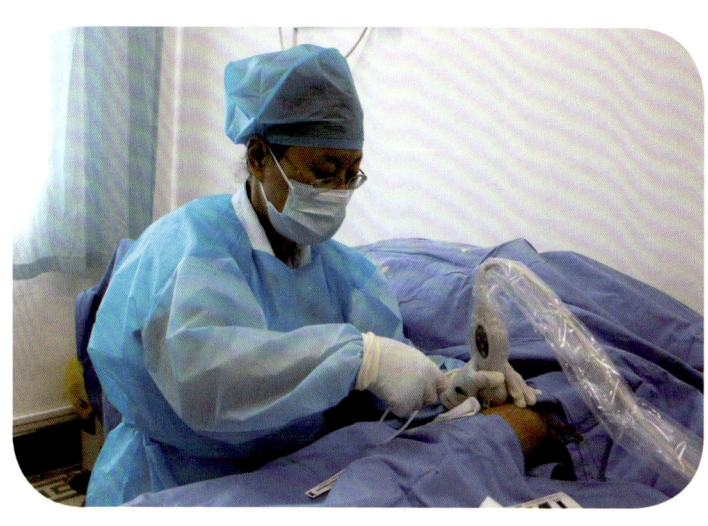

6. 2014年5月6日，血管通路（PICC）专科护理门诊开诊

行政查房及临床查房

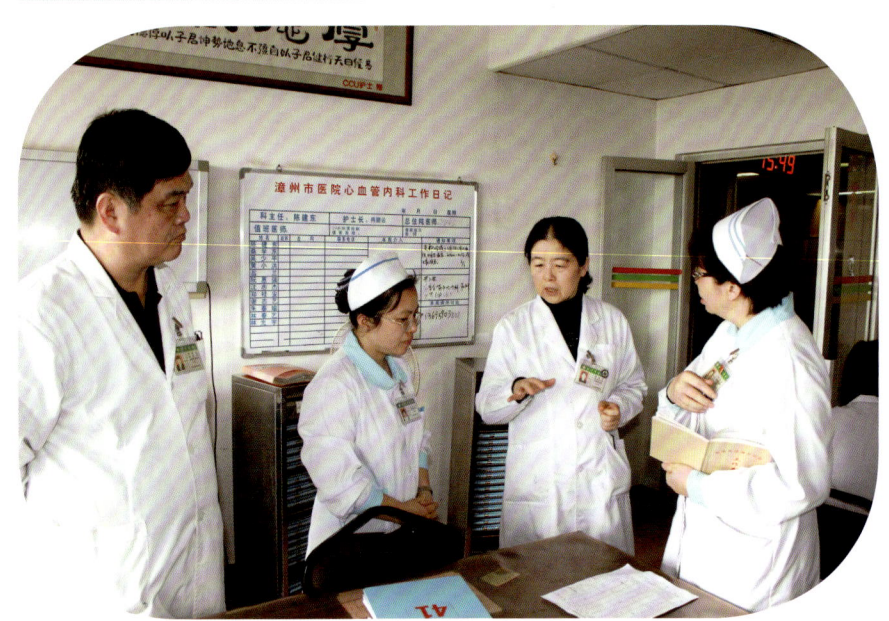

1. 2013年4月23日，院长马旭东（左三）在心血管内科行政查房

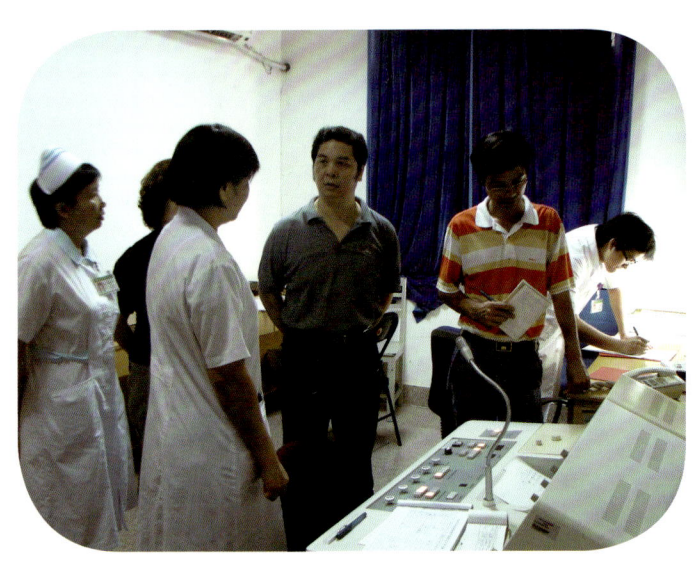

2. 2009年9月15日，副院长吴彼得（左三）在肿瘤放疗科行政查房

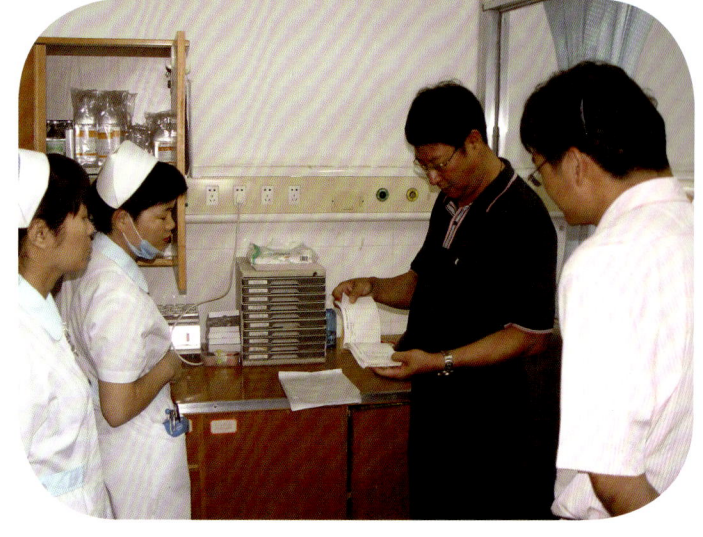

3. 2009年9月15日，副院长韩明瑞（左三）及院长助理郭永林（左四）在急诊科行政查房

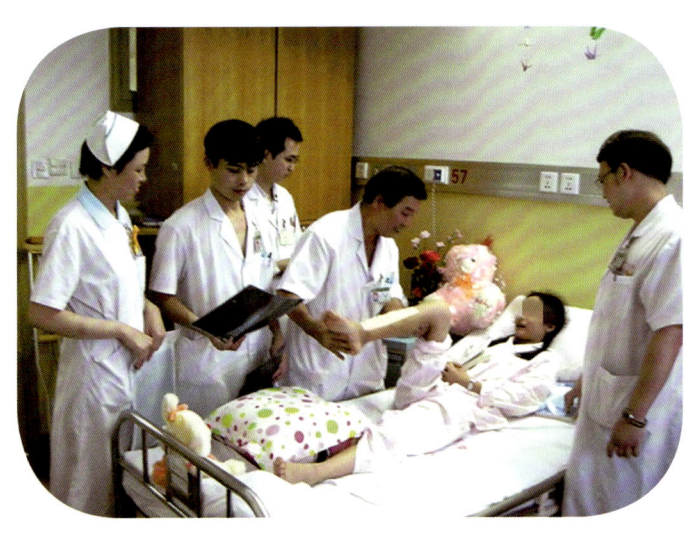

4. 2008年6月，骨科医疗查房

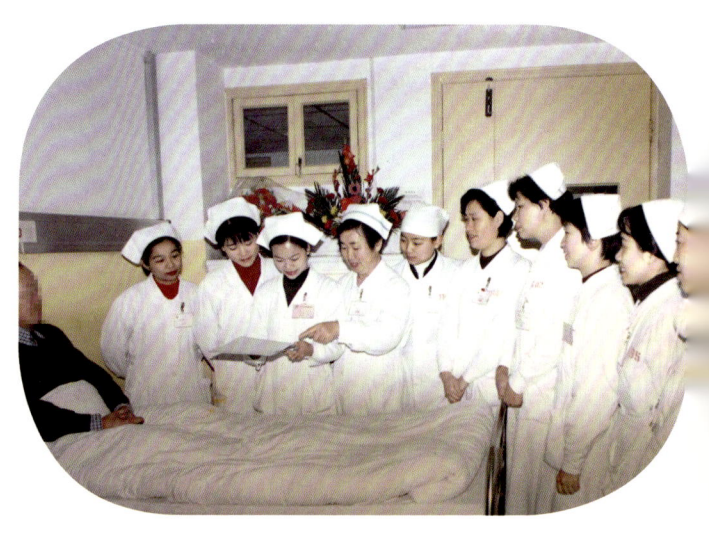

5. 2000年，内科病区护理查房

专题活动

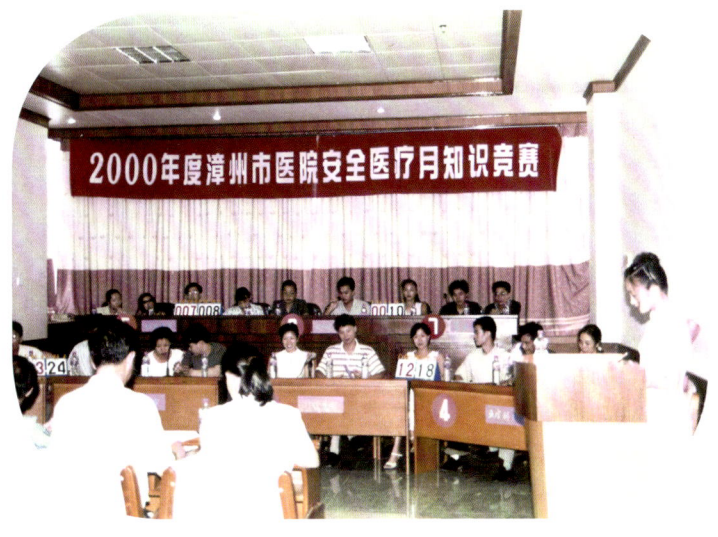

1. 2000年，漳州市医院安全医疗月知识竞赛

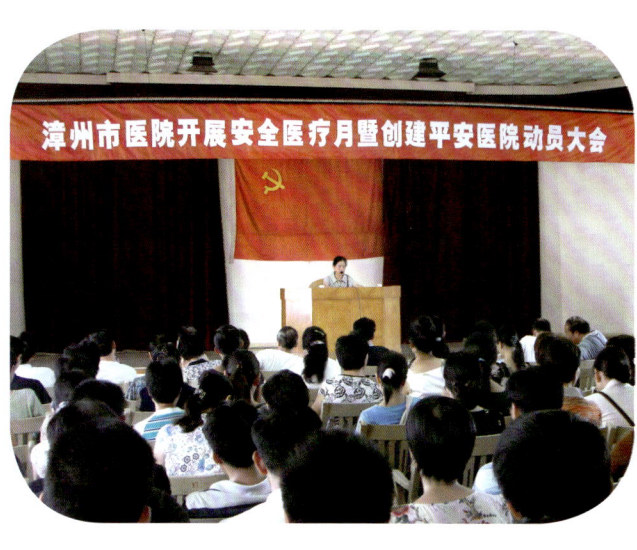

2. 2007年8月17日，漳州市医院开展安全医疗月暨创建平安医院动员大会

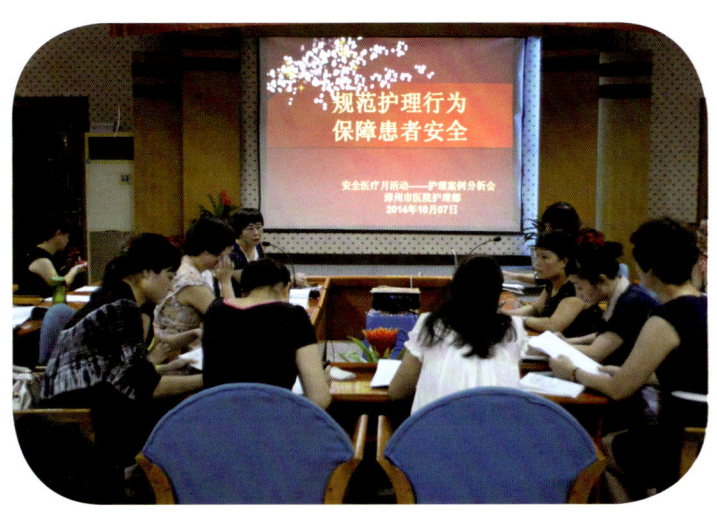

3. 2014年10月，漳州市医院护理案例分析会

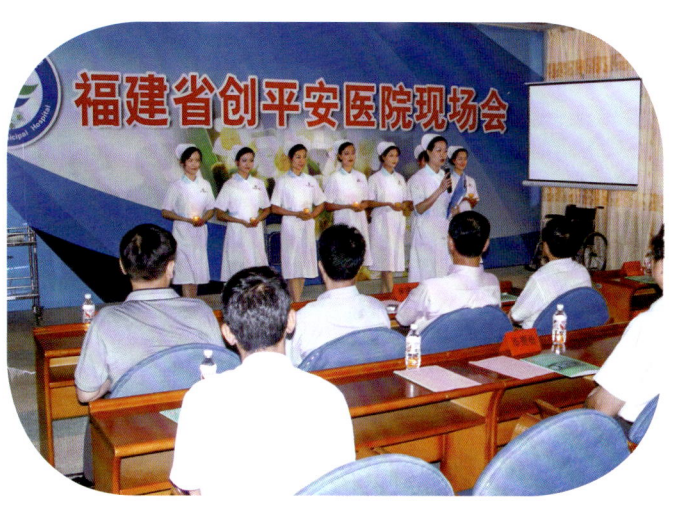

4. 2009年5月21日，福建省创建平安医院现场会在漳州市医院召开

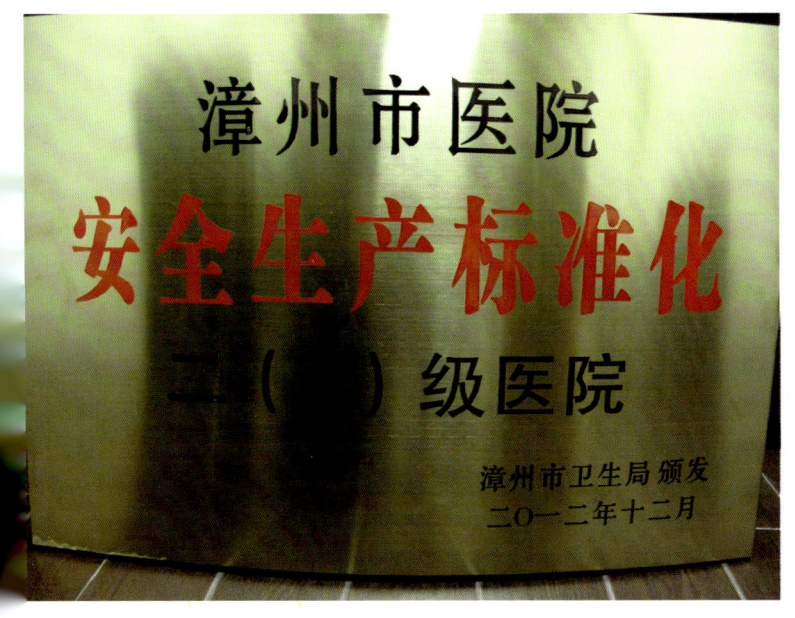

5. 2012年12月27日，医院被漳州市卫生局确认为安全生产标准化二（A）级医院

专题活动

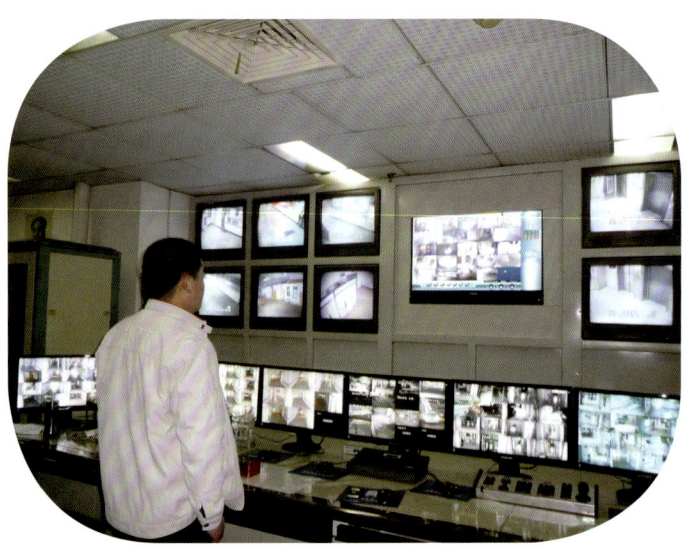

1. 2005年3月,门诊综合楼监控室

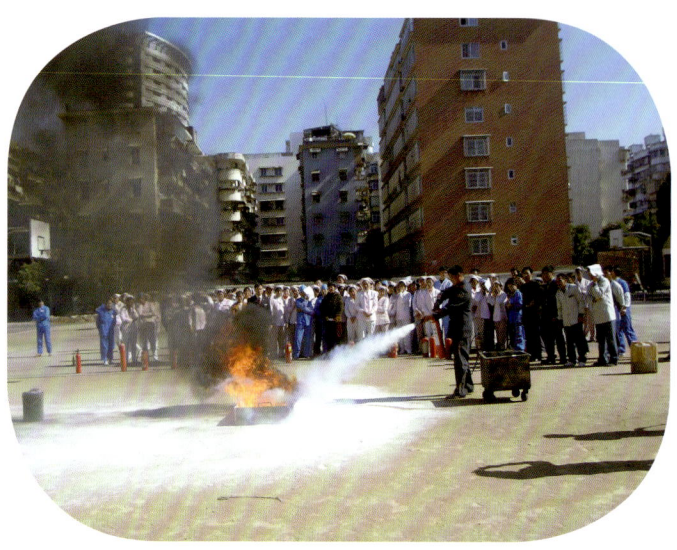

2. 2005年12月23日,医院消防灭火演练

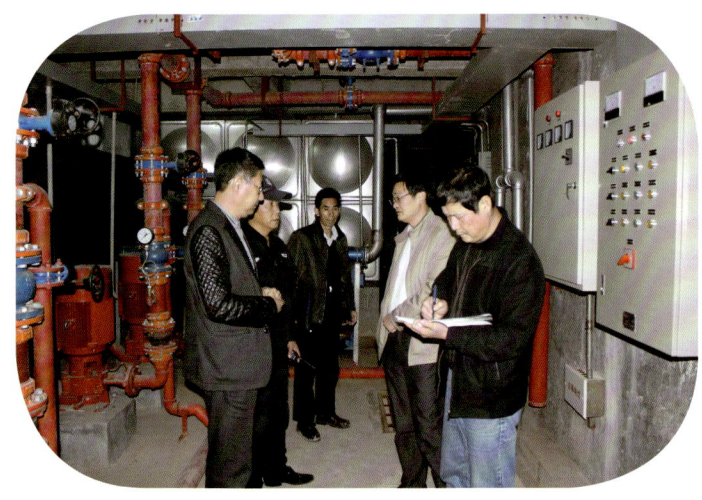

3. 2012年1月16日,医院副院长韩明瑞(左一)、郭永林(右二)检查安全生产

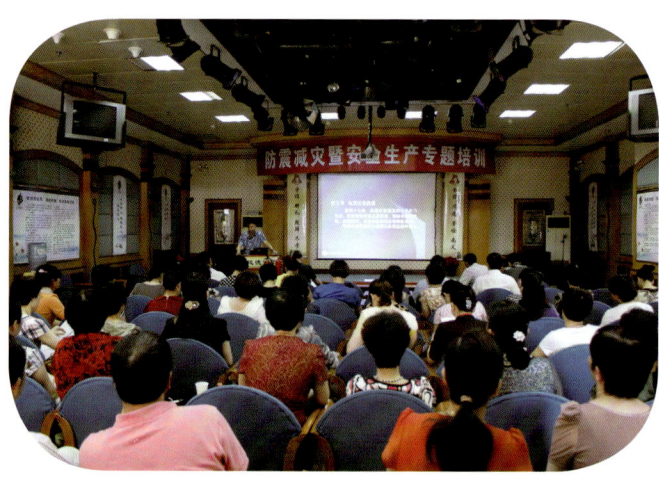

4. 2013年5月17日,医院举办防震减灾暨安全生产专题培训

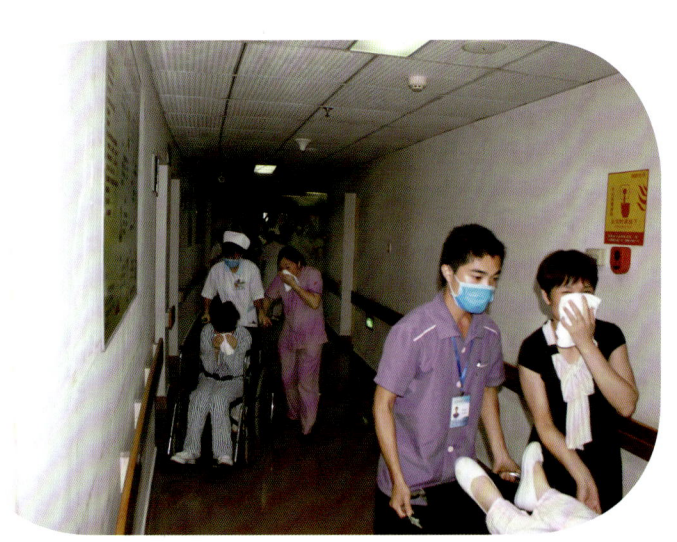

5. 2013年6月14日,门诊综合楼病区室内火灾疏散演练

专题活动

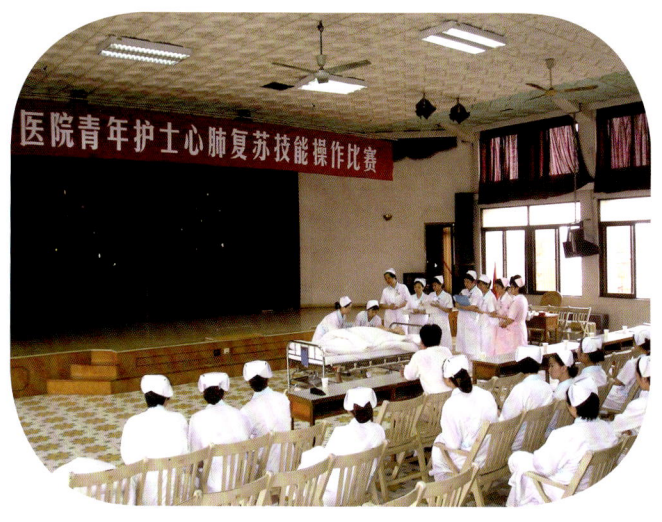

1. 2005年5月16日,漳州市医院青年护士心肺复苏技能操作比赛

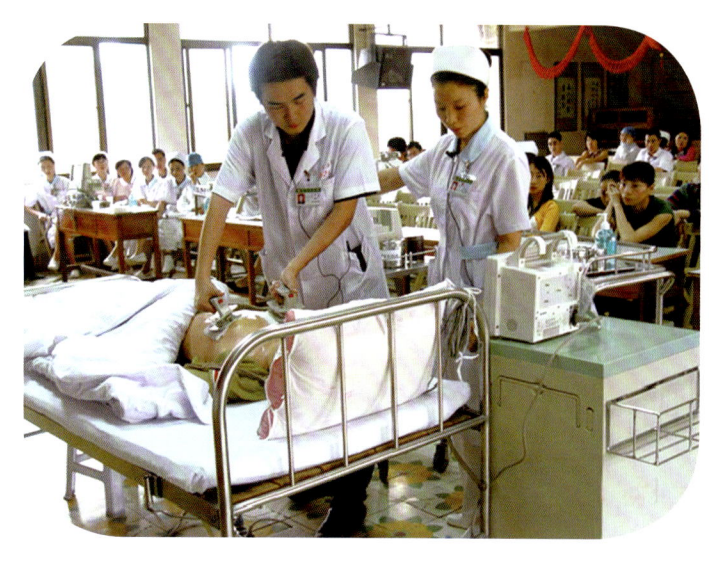

2. 2006年4月,漳州市医院青年医护人员岗位技能比赛

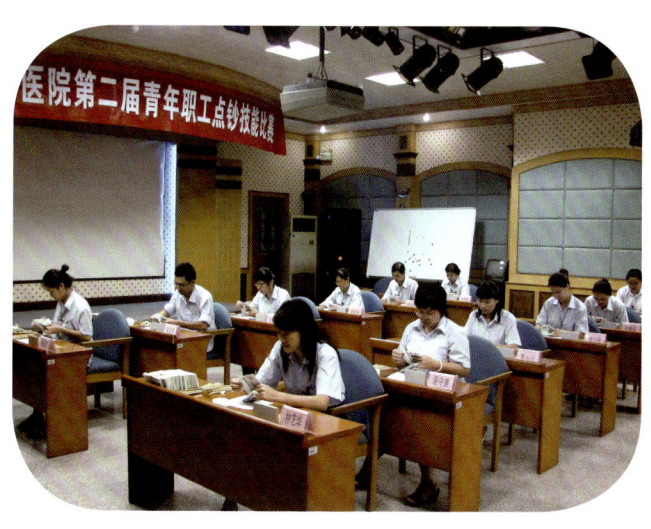

3. 2007年8月14日,医院举办第二届青年职工点钞技能比赛

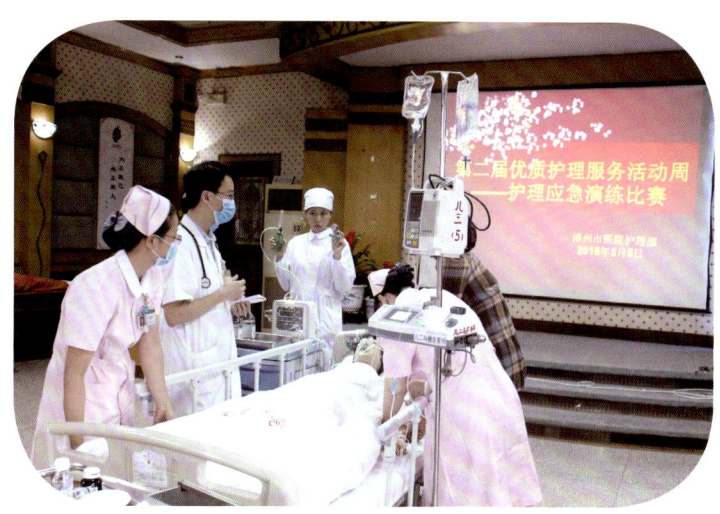

4. 2015年5月5日,漳州市医院第二届优质护理服务活动周——护理应急演练比赛

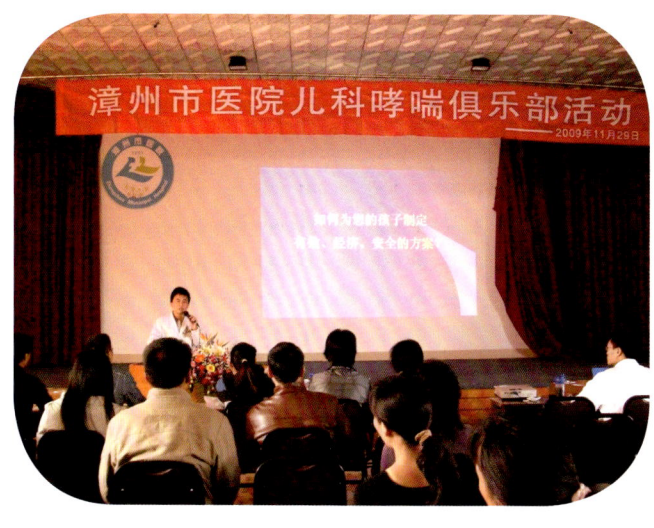

5. 2009年11月29日,儿科哮喘俱乐部活动

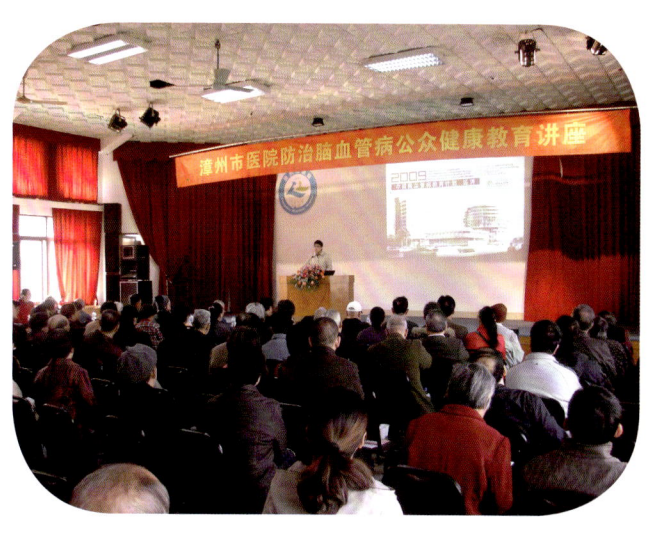

6. 2009年12月19日,防治脑血管病公众健康教育讲座

科研教学

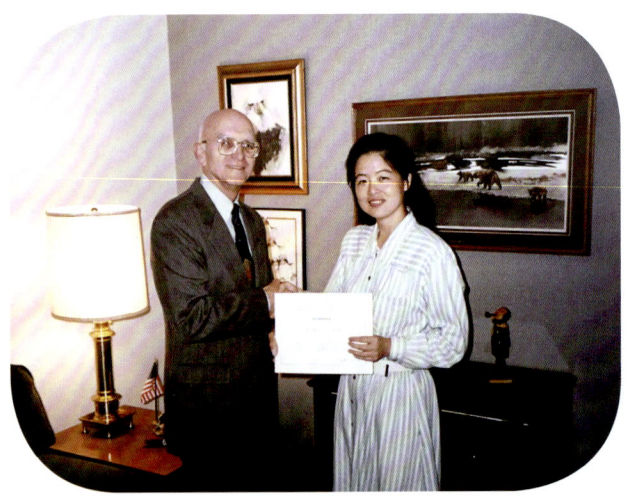

1. 1994年9月至1995年5月，漳州市医院主治医师马旭东作为访问学者在美国休斯敦纪念医疗集团主修医院管理学

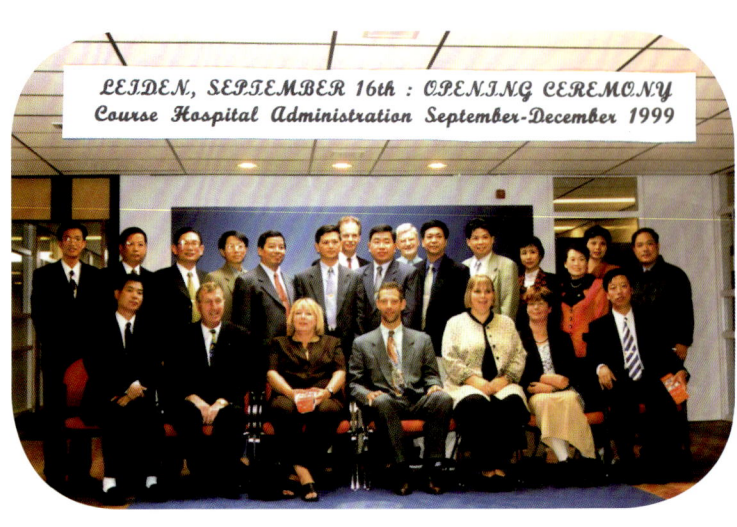

2. 1999年9—12月，漳州市医院院长郑亚才（第二排左五）、副院长黄进顺（第二排左九）在荷兰莱登大学学习医院管理

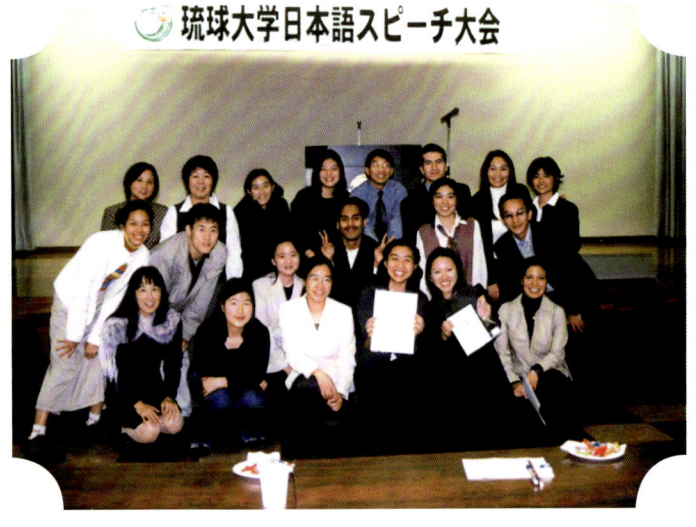

3. 2001年4月至2002年3月，内分泌科主治医师陈锦凤（前排左三）在日本琉球大学交流学习

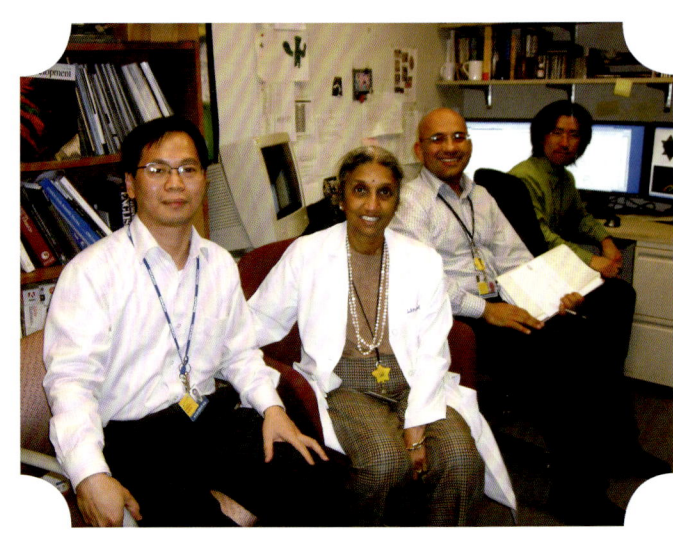

4. 2006年11月至2007年5月，主任医师詹阿来（左一）在美国约翰·霍普金斯大学医学院交流学习磁共振成像与诊断技术

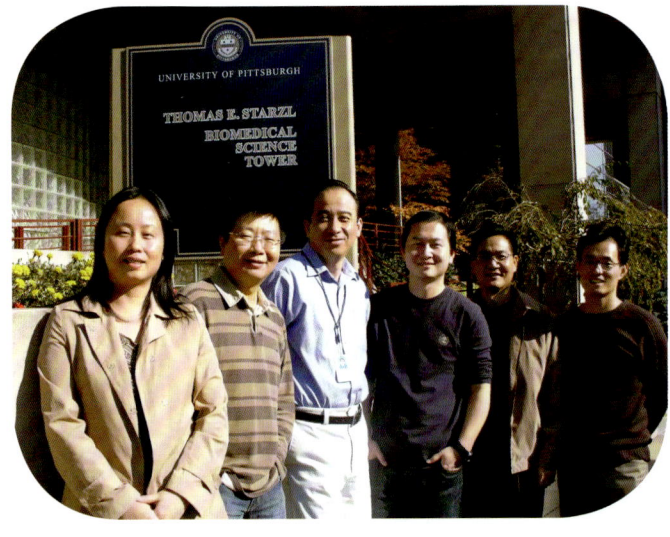

5. 2008年10月至2009年3月，主任医师陈诺琦（左五）在美国匹兹堡大学医学院进修学习

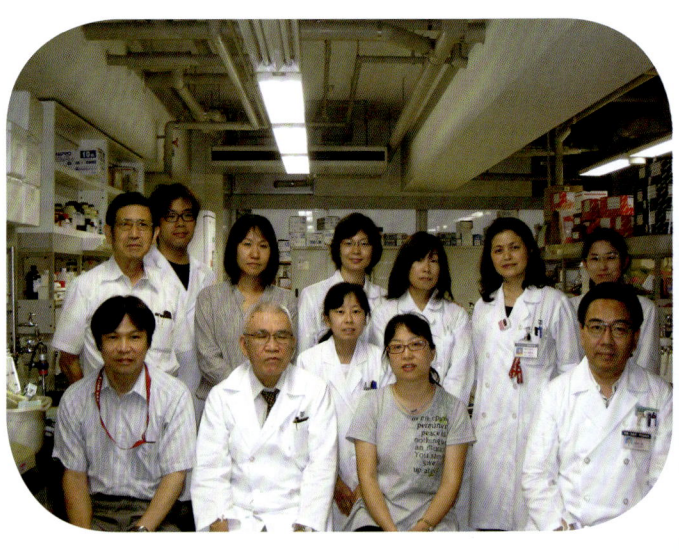

6. 2010年7月至2011年7月，肾内科主治医师周雪丽（前排左三）在日本大学肾脏内分泌研究所进修学习

科研教学

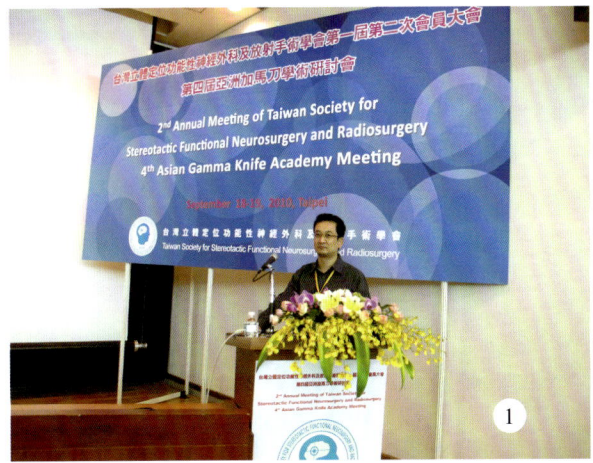

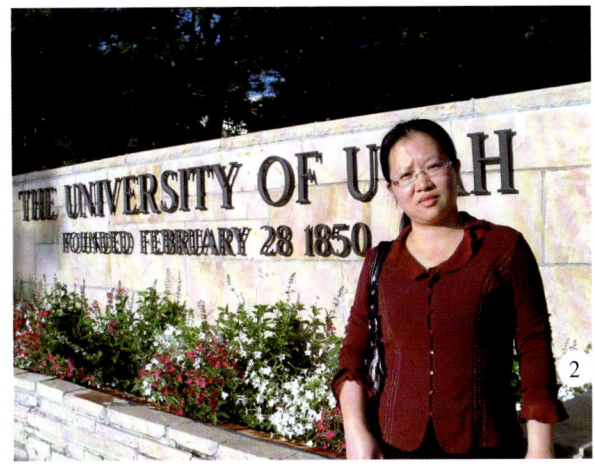

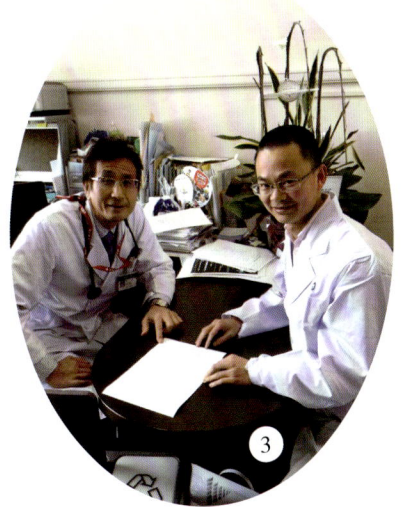

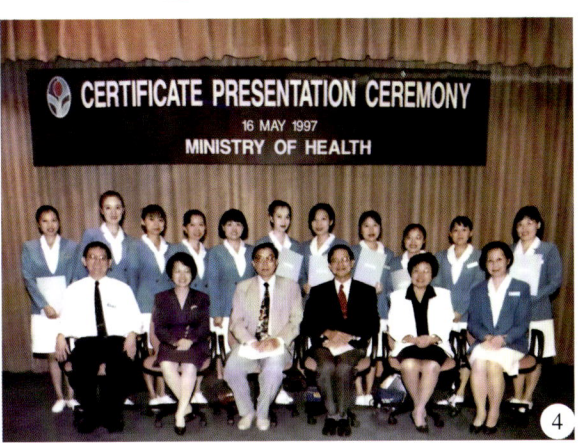

1. 2010年8月至2011年1月，神经外科副主任医师于涛在台湾长庚纪念医院林口总院访学进修

2. 2010年11月至2011年11月，漳州市医院肾内科副主任医师陈珊莹作为高级访问学者在美国犹他州盐湖城大学肾脏病及高血压科进修学习

3. 2014年4月至2015年4月，心血管内科主治医师郑桂安（右一）在日本大学进修学习

4. 1995年6月至1997年6月，护士肖碧云（后排右三）在新加坡樟宜医院参加护理培训

5. 2001年4月至2003年3月，护师李珠梅（后排右一）在新加坡樟宜医院参加护理培训

6. 2001年4月至2003年3月，护士王旭琴（左一）在新加坡中央医院整形外科参加护理培训。

7. 2002年4月至2004年3月，护士郑艺淑（后排左三）在新加坡国家心脏中心参加护理培训

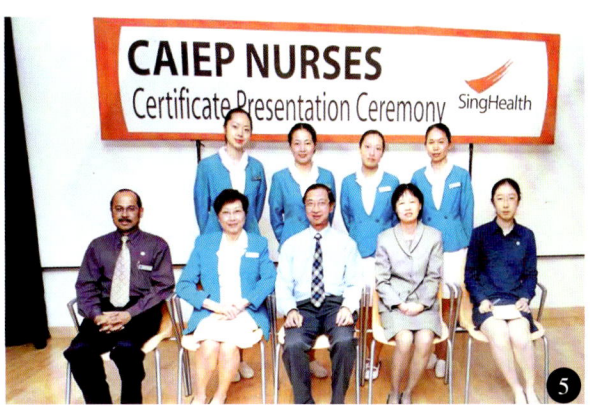

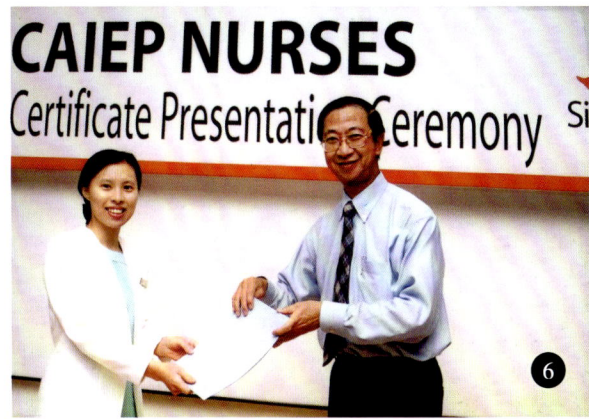

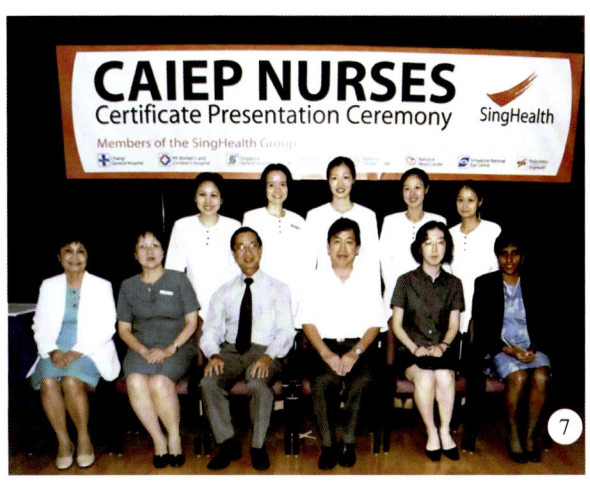

科研教学

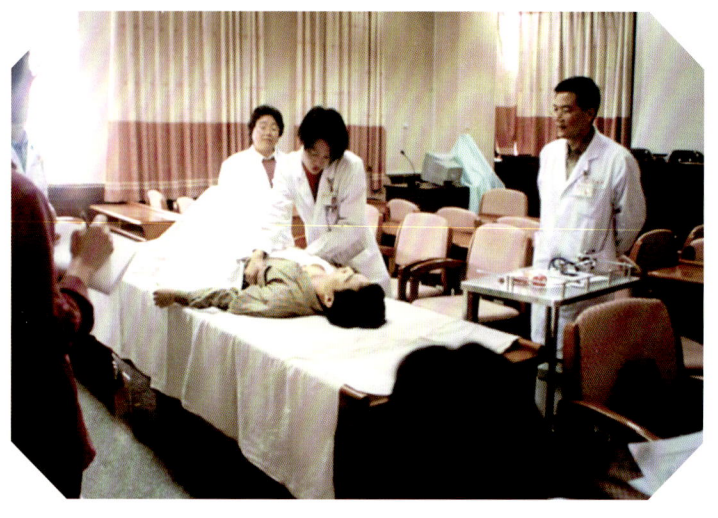

1. 2004年4月，漳州市医院教学骨干技能考核

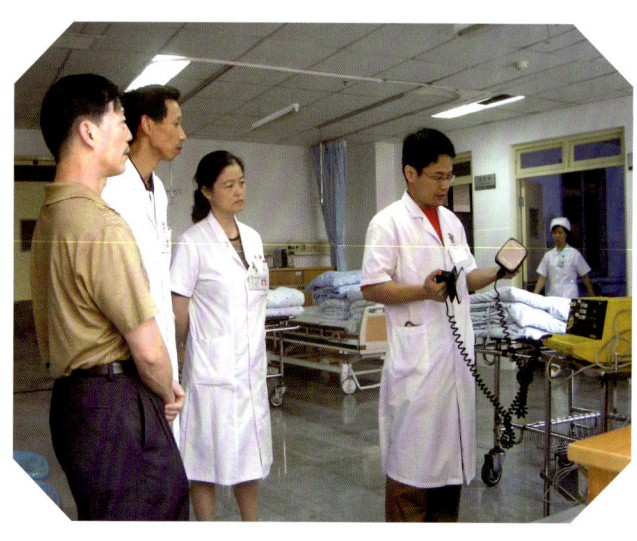

2. 2005年10月，全院医护人员急诊急救技能训练与考核

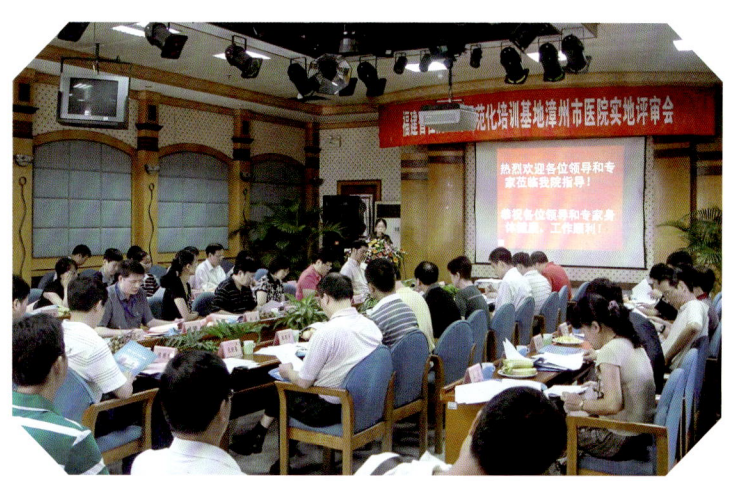

3. 2010年9月，医院13个福建省住院医师规范化培训基地通过评审

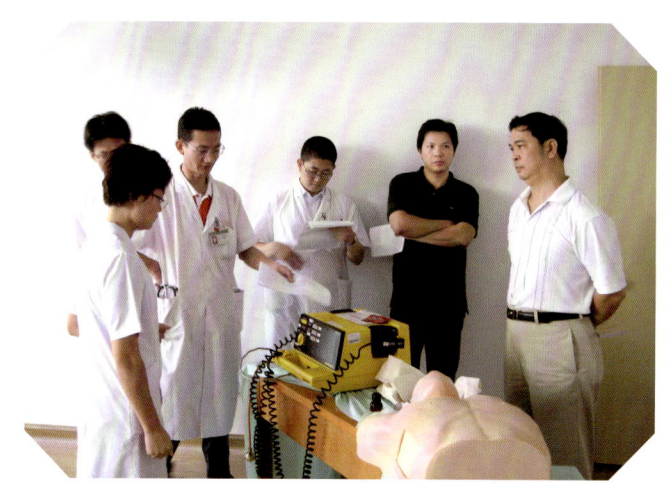

4. 2010年10月，医院强化"三基"培训与考核

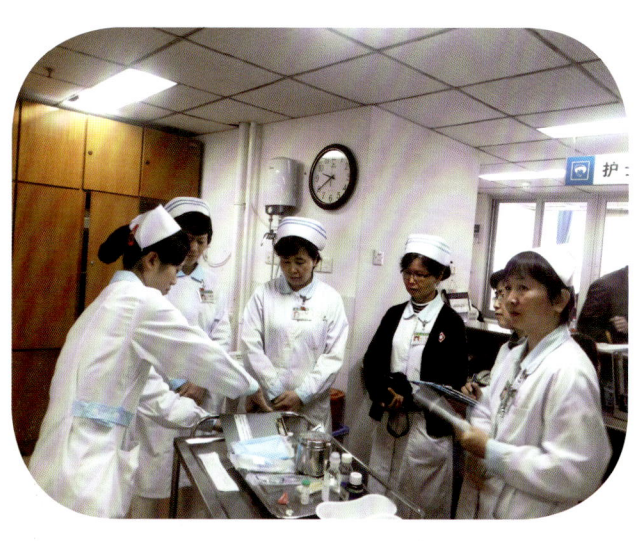

5. 2013年3月，静脉输液技能考核

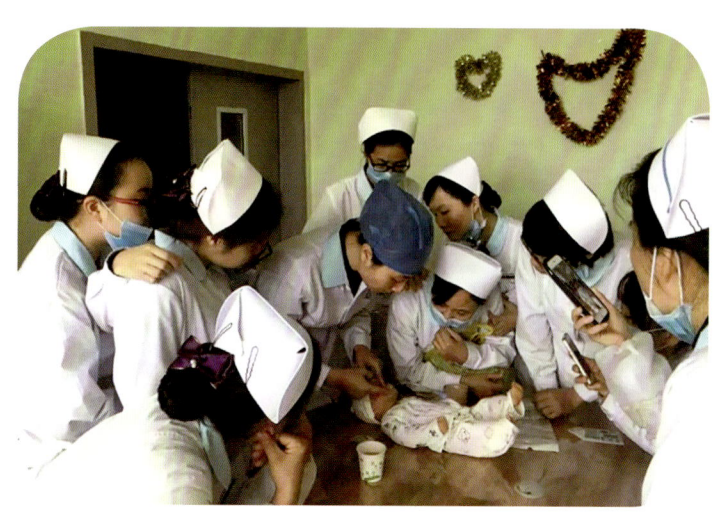

6. 2016年3月，新生儿科专科护理技能培训

科研教学

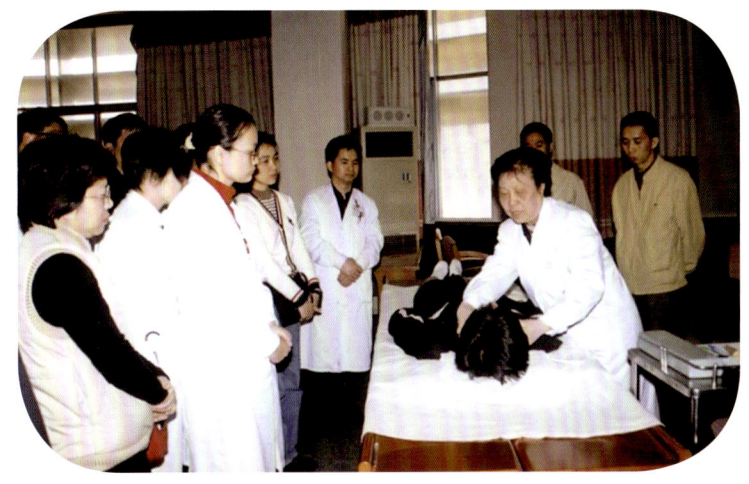

1. 2004年4月,福建医科大学附属第一医院专家到医院示范教学

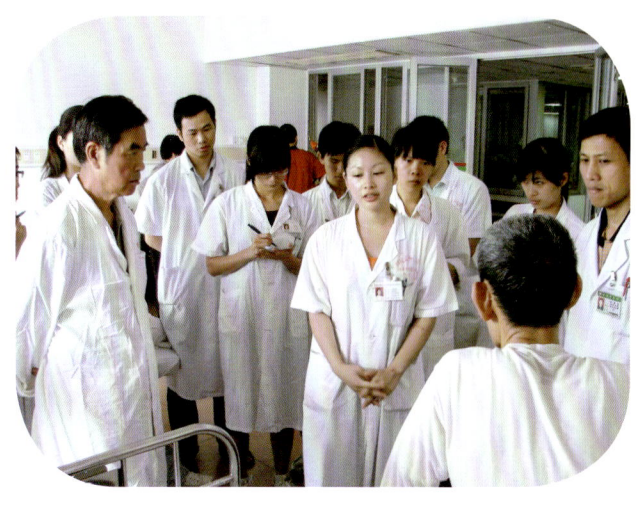

2. 2009年5月,福建医科大学教授到医院示范教学查房和师资培训

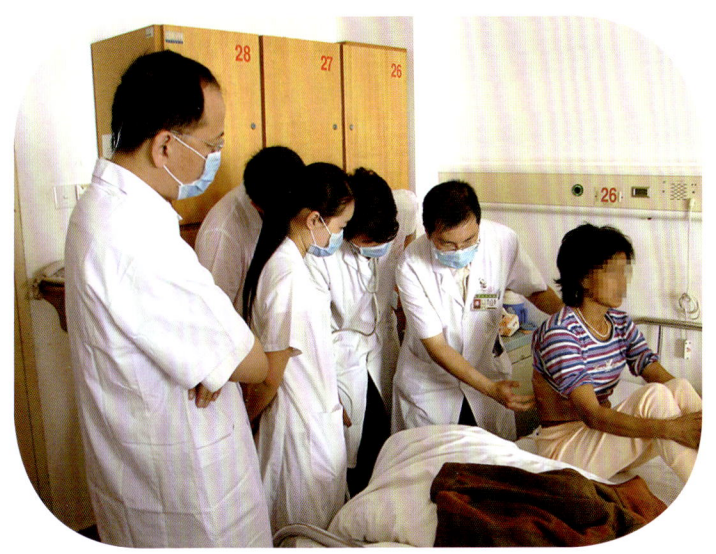

3. 2009年5月,呼吸内科临床教学查房

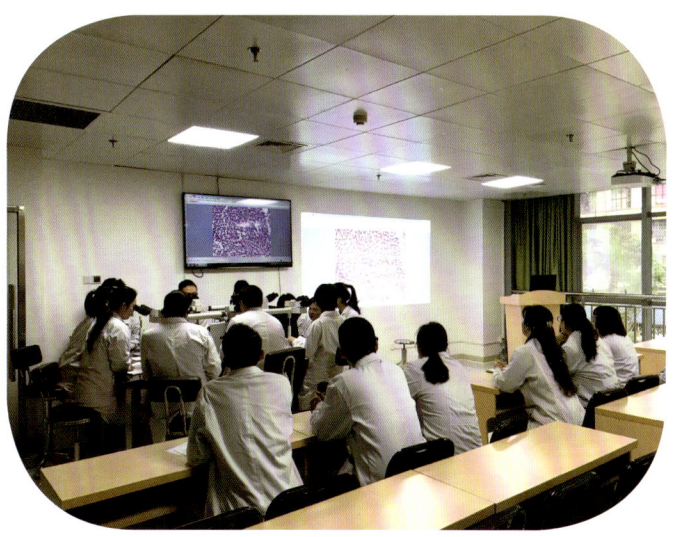

4. 2012年5月,病理科的奥林巴斯U-MD 010 B3显微镜(十人共览)病理阅片教学

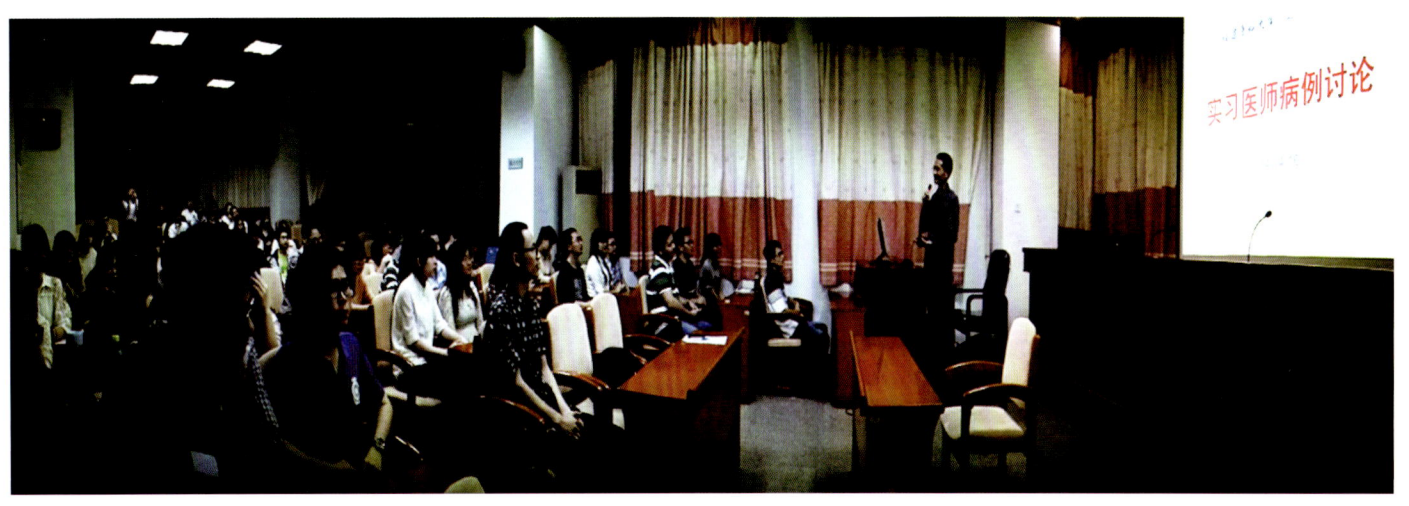

2. 2014年4月16日,晚间实习生理论培训课

科研教学

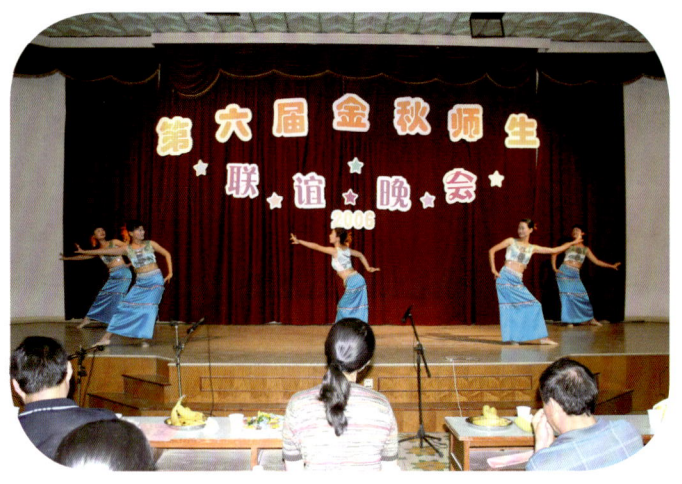

1. 2006年9月28日，漳州市医院第六届金秋师生联谊晚会

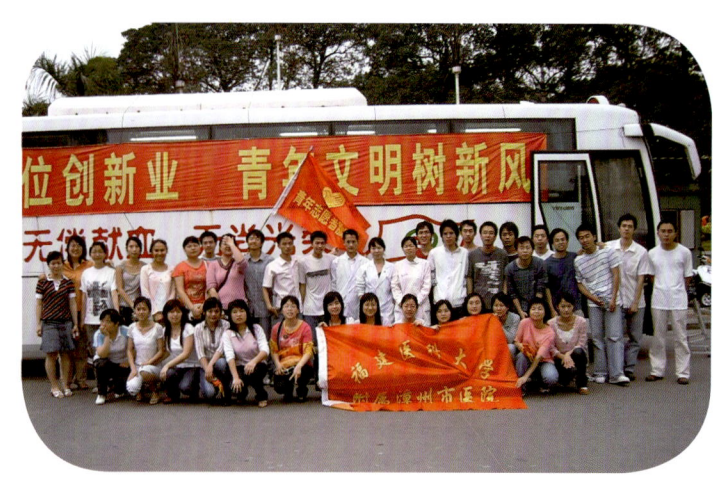

2. 2007年4月1日，福建医科大学附属漳州市医院学生志愿者集体参加无偿献血活动

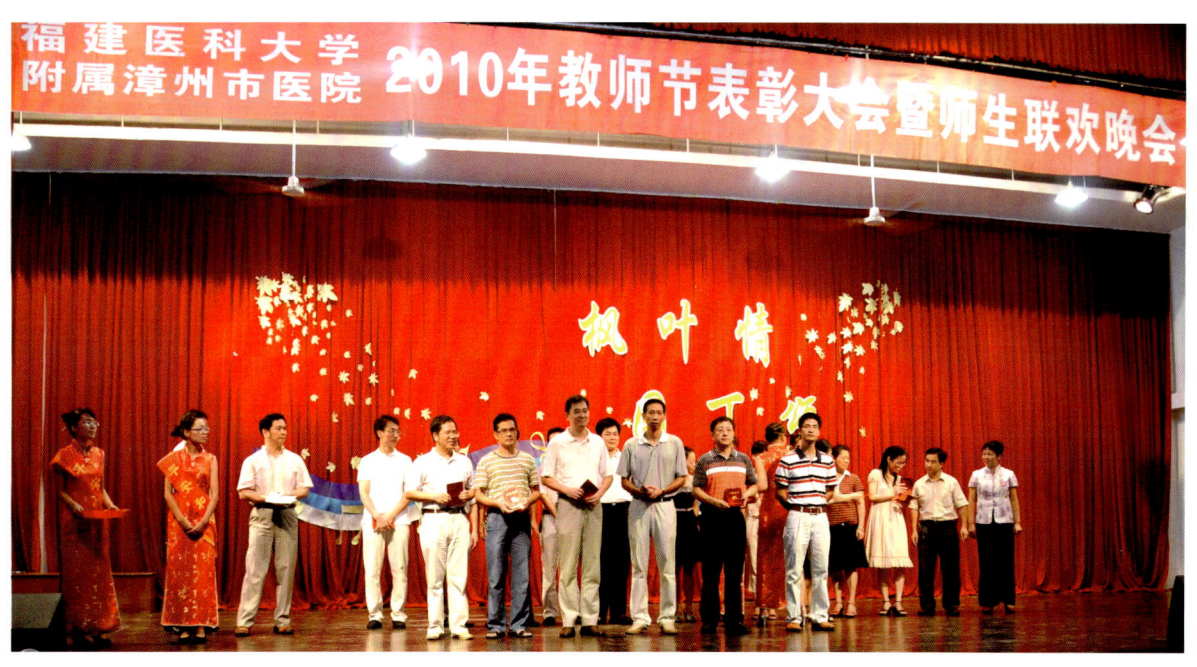

3. 2010年9月10日，福建医科大学附属漳州市医院教师节表彰大会暨师生联欢会

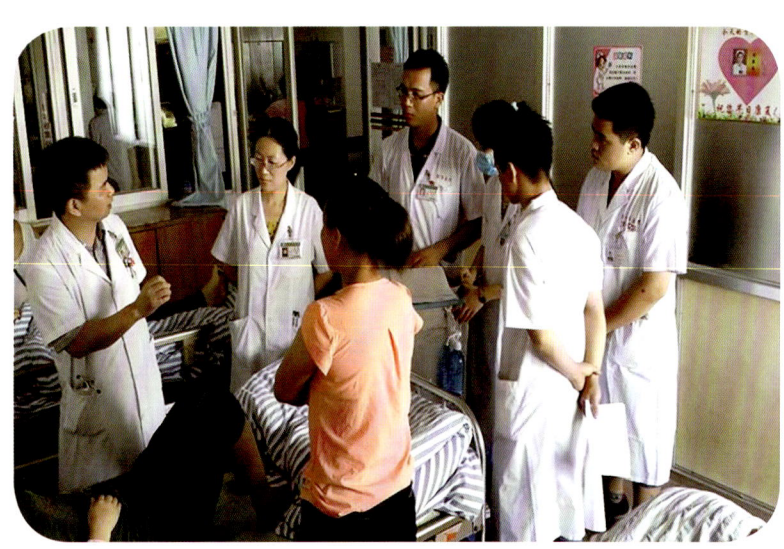

4. 2015年，消化内科临床教学查房

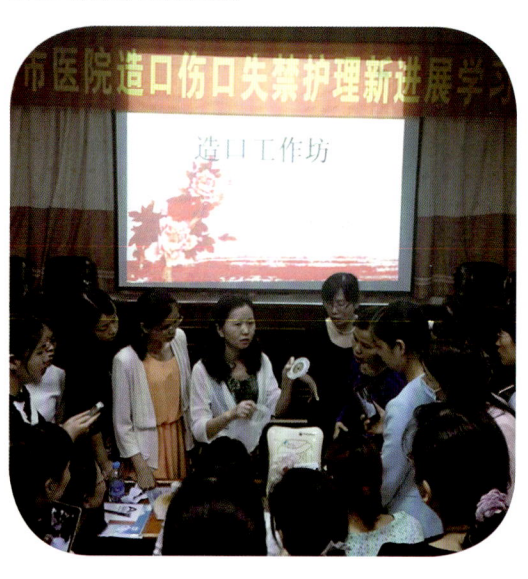

5. 2016年5月21日，漳州市医院造口伤口失禁护理新进展学习班

科研教学

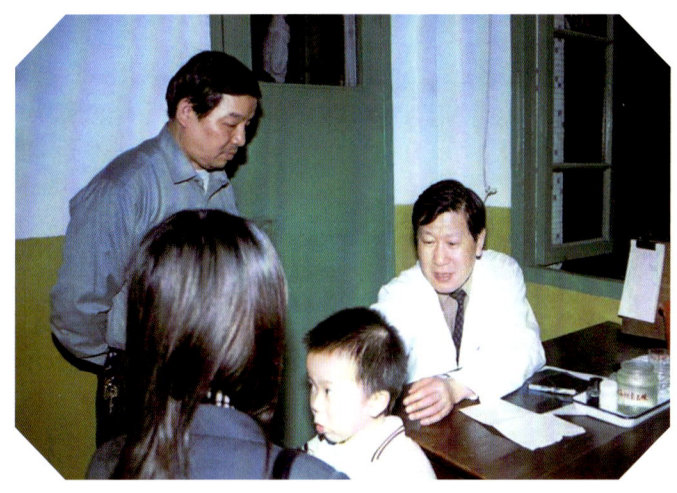

1. 2001年4月2日，中国工程院院士、上海医科大学华山医院手外科专家、"白求恩奖章"获得者、教授顾玉东到漳州市医院讲学、会诊患者

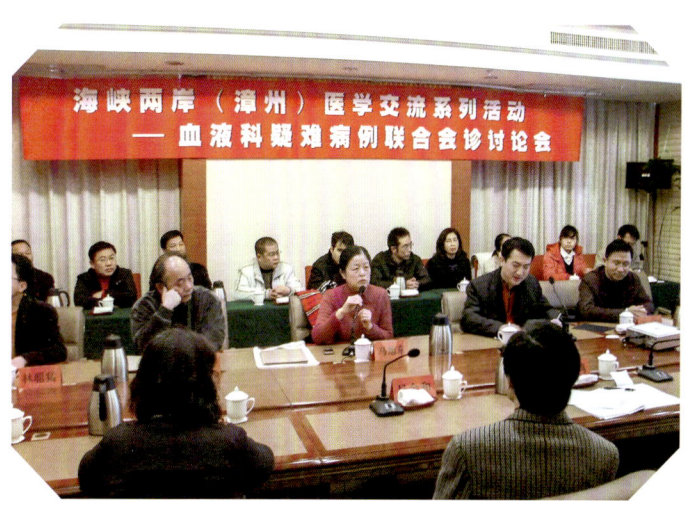

2. 2010年1月13日，海峡两岸（漳州）医学交流

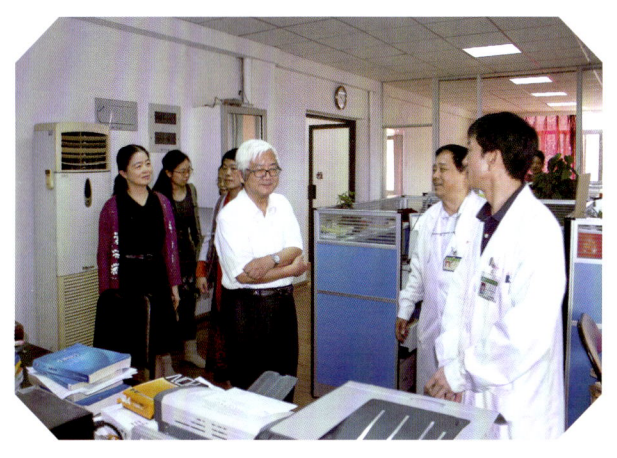

3. 2011年11月30日，中国科学院院士、著名病理生理学家姚开泰到漳州市医院讲学、指导

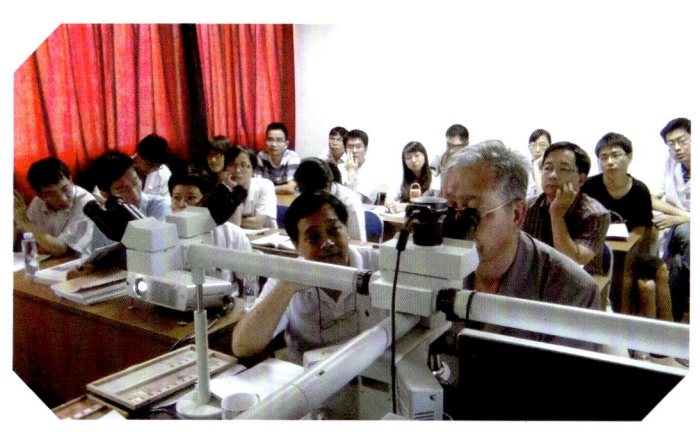

4. 2012年8月25日，著名肾脏病理学家、北京大学医学部病理学系教授邹万忠到漳州市医院指导阅片诊断

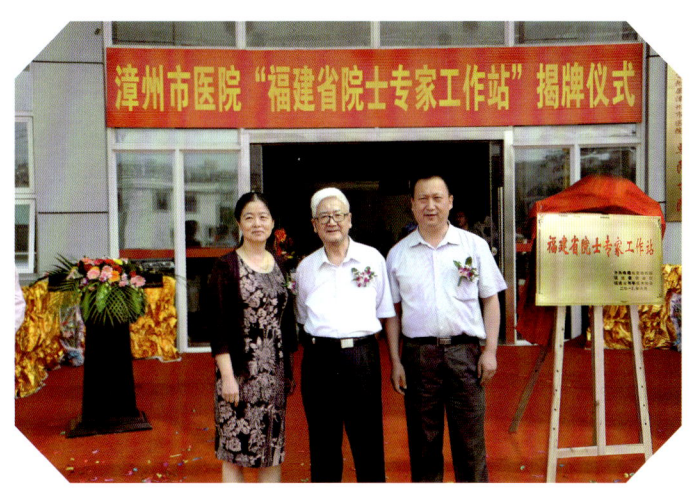

5. 2013年6月，中共福建省委组织部、福建省财政厅、福建省科学技术协会为漳州市医院"福建省院士专家工作站"授牌

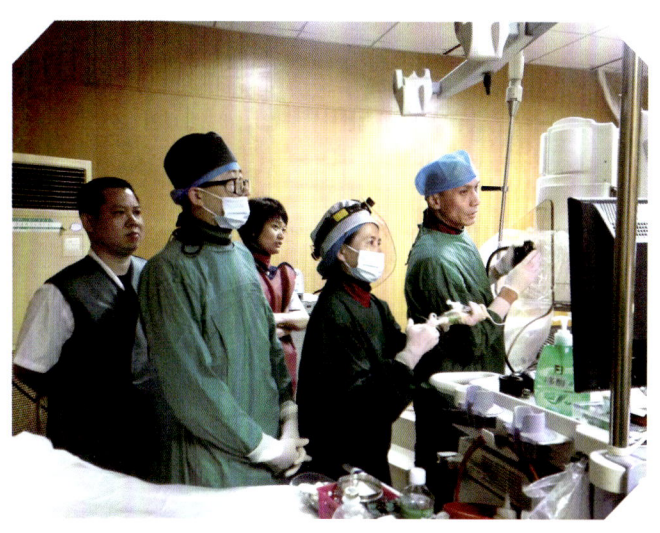

6. 2016年7月11日，香港中文大学威尔斯亲王医院内镜中心副主任、教授张源斌到漳州市医院访问交流

科研教学

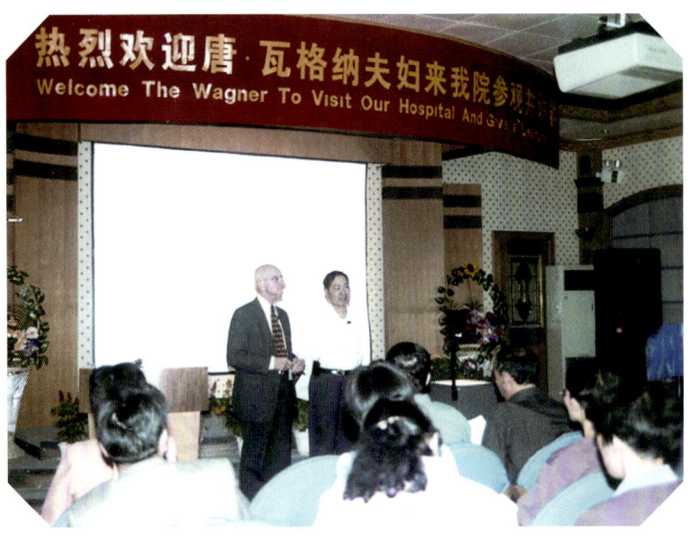

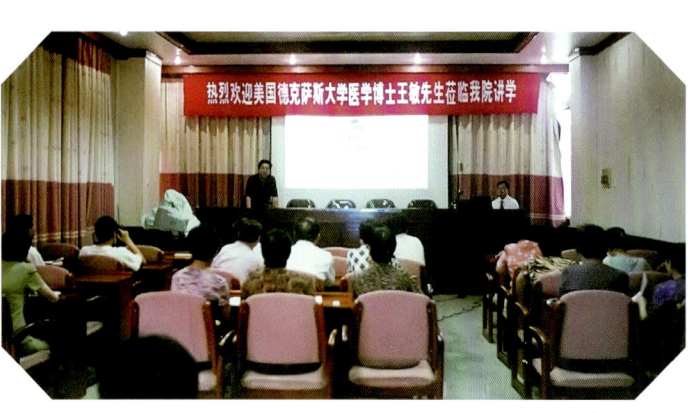

2. 2004年7月7日,美国德克萨斯大学医学博士王敏(右一)到漳州市医院讲学

1. 1995年6月24日,美国休斯顿纪念医疗集团医院管理顾问、原副总裁、休斯顿大学医院管理系教授唐纳德·瓦格纳(左一)到漳州市医院讲学

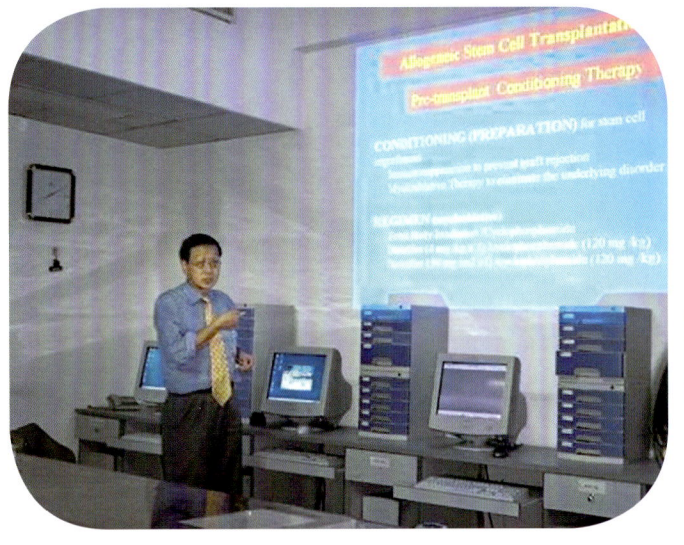

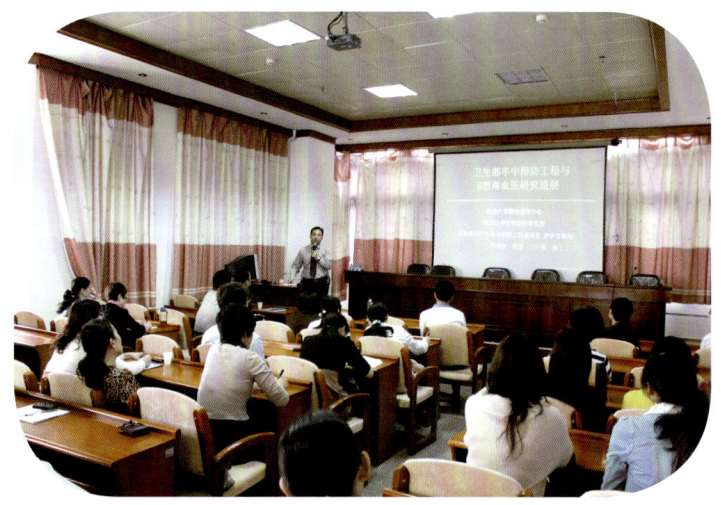

3. 2006年4月29日,纽约大学医学院教授刘德龙到漳州市医院讲学

4. 2012年4月28日,哈佛大学教授王滨燕到漳州市医院讲学

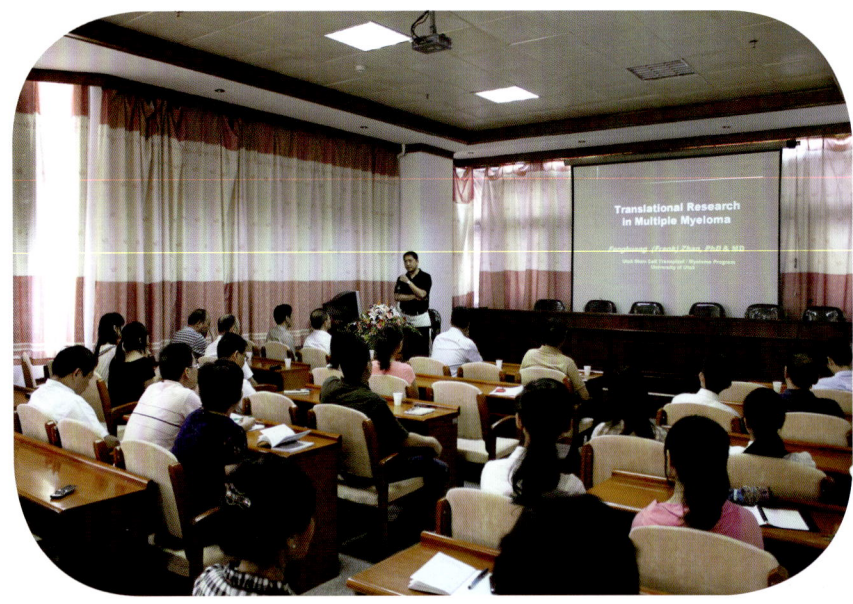

5. 2012年5月23日,美国犹他大学教授、院士工作站专家湛凤凰到漳州市医院做专题讲座

科研教学

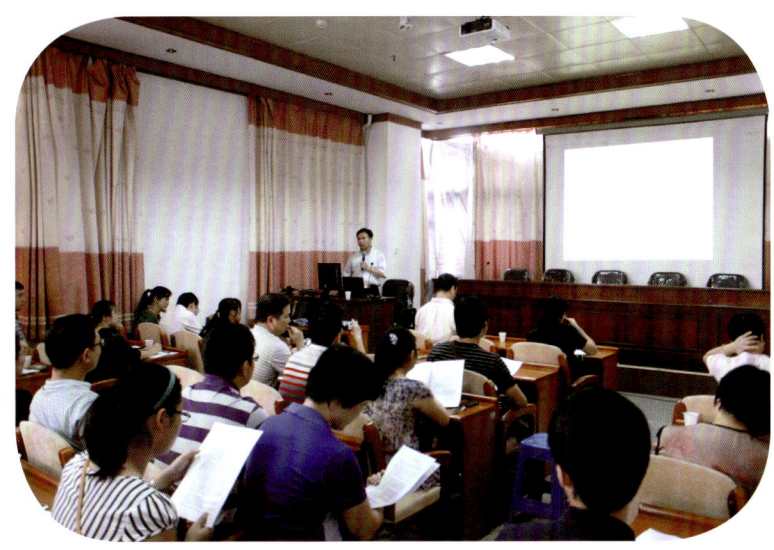

1. 2013年10月14日，哈佛大学专家陈常中到漳州市医院作科研讲座

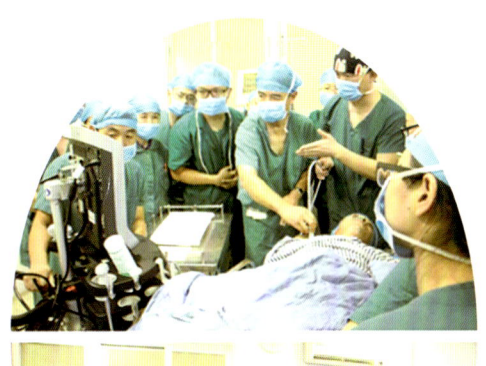

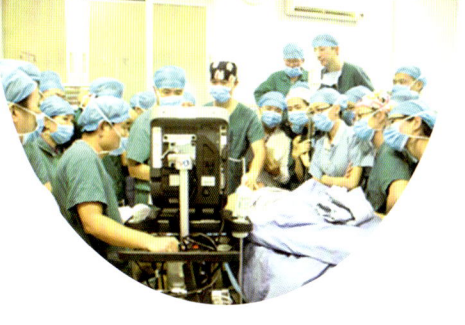

3. 2015年12月9日，美国纽约医学院附属医院教授钱贞洁到漳州市医院指导麻醉技术

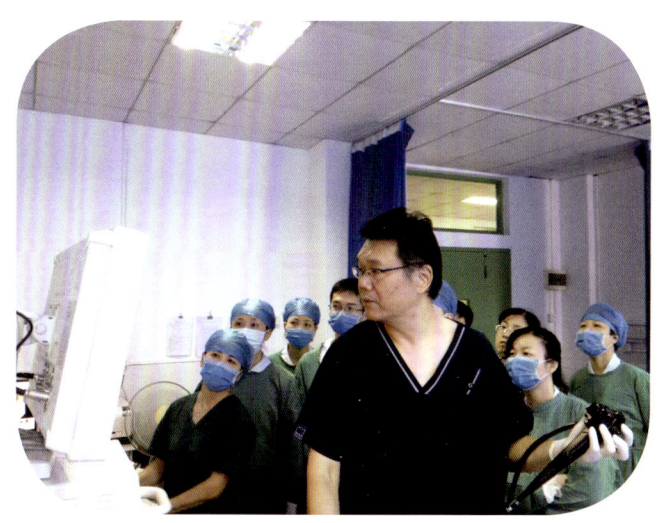

2. 2015年11月9日，日本内镜学家傅光仪教授到漳州市医院讲学和交流

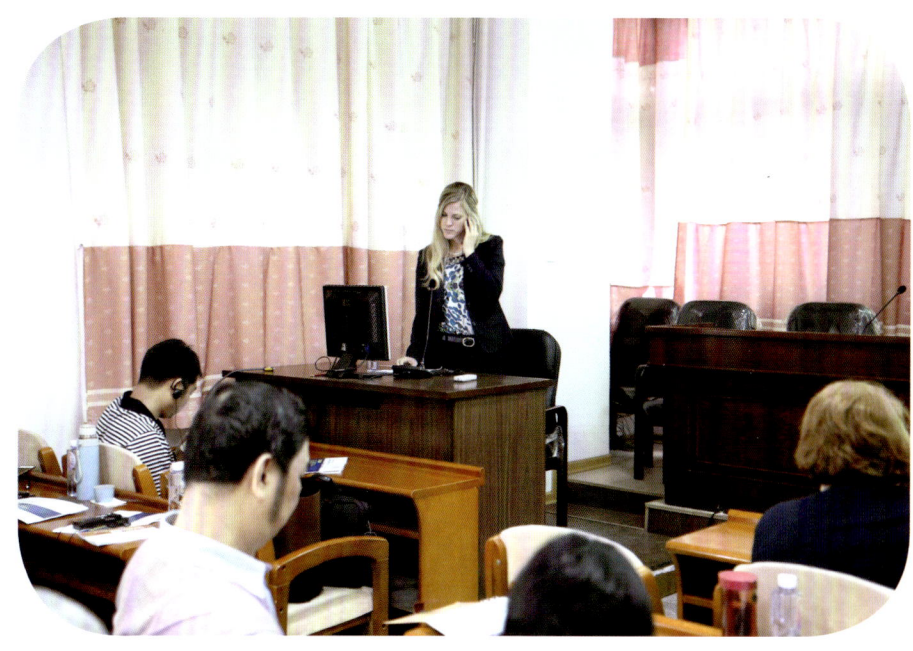

4. 2016年5月19日，美国"梅奥诊所"医院管理专家Anette B Roter（安妮特·罗特）和Nicole Van Ert（妮可·尔特）到漳州市医院讲学

科研教学

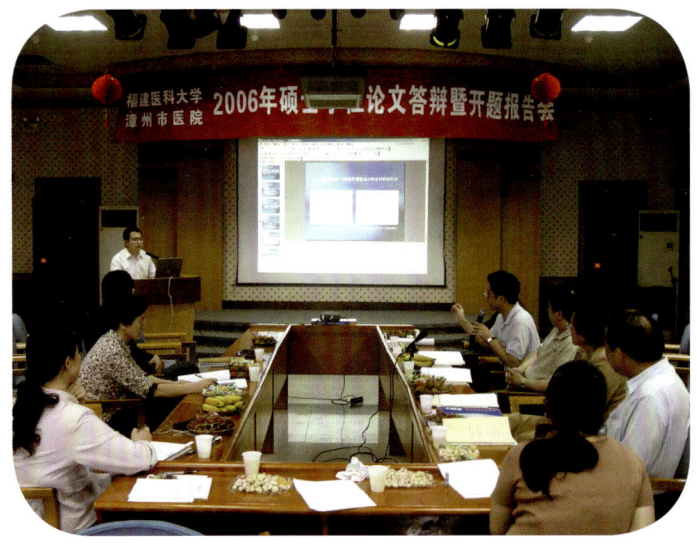

1. 2006年5月,福建医科大学附属漳州市医院硕士研究生论文答辩暨开题报告会

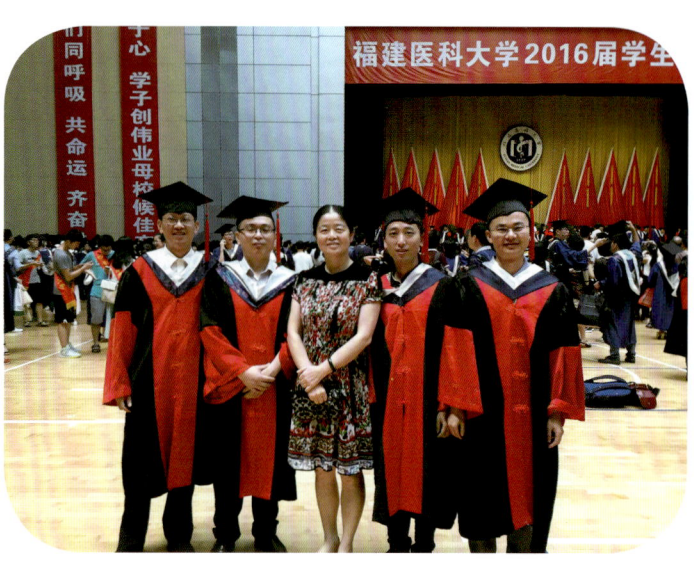

2. 2016年,福建医科大学附属漳州市医院4名博士研究生毕业

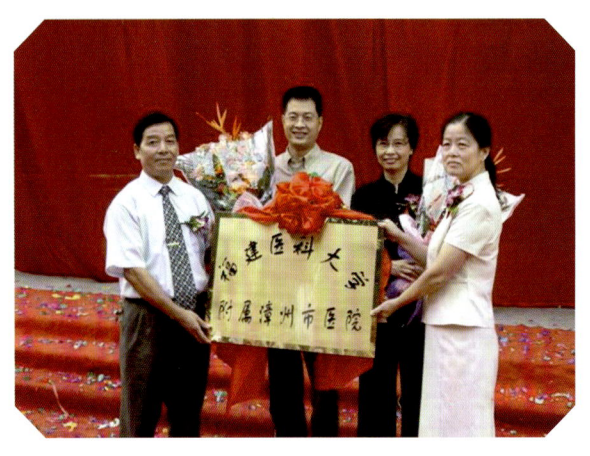

3. 2006年8月24日,漳州市医院成为福建医科大学非行政隶属附属医院

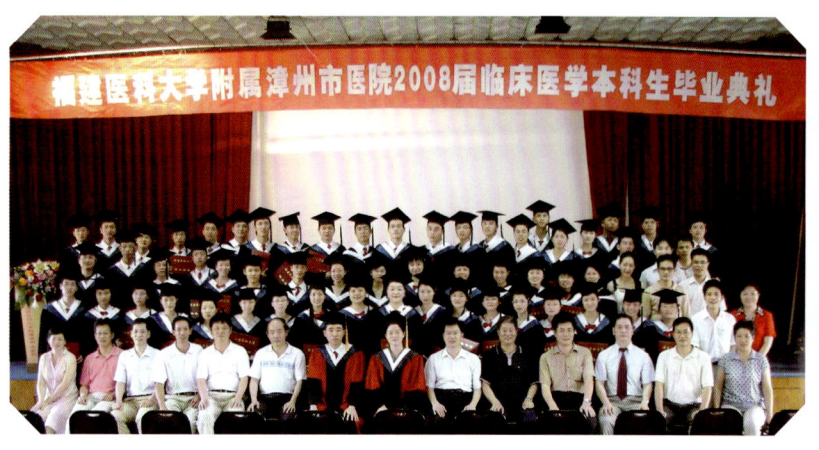

4. 2008年6月30日,2008届临床医学本科生毕业典礼

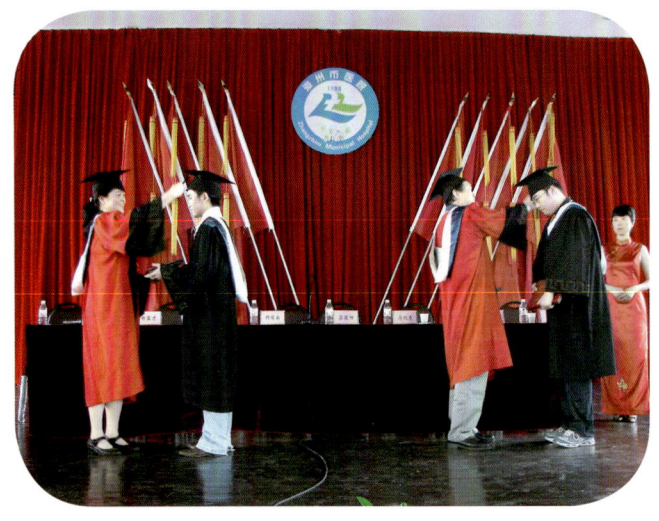

5. 2010年6月7日,2010届临床医学毕业生毕业典礼

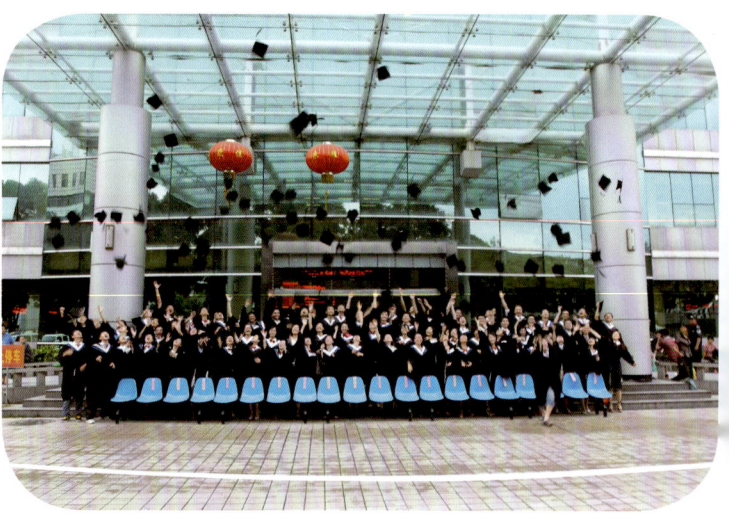

6. 2010年6月7日,2010届临床医学毕业生抛帽欢呼庆毕业

科研教学

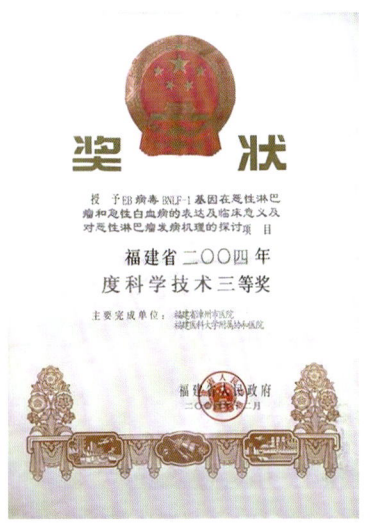

2004年12月,《EB病毒BNLF-1基因在恶性淋巴瘤和急性白血病的表达及临床意义及对恶性淋巴瘤发病机理的探讨》获福建省2004年度科学技术三等奖

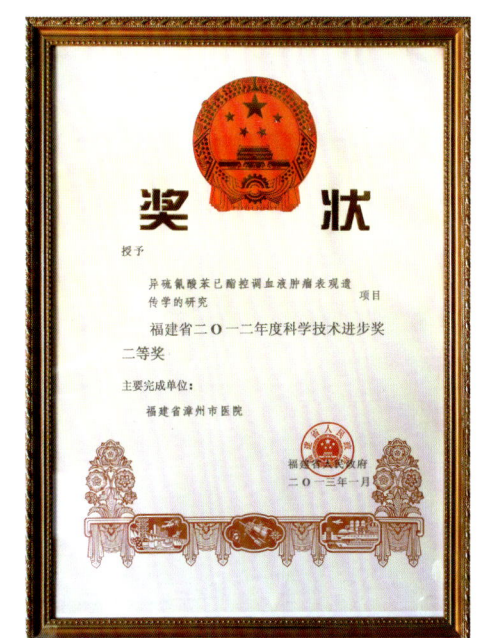

2013年1月,《异硫氰酸苯已酯调控血液肿瘤表观遗传学的研究》获福建省2012年度科学技术进步奖二等奖

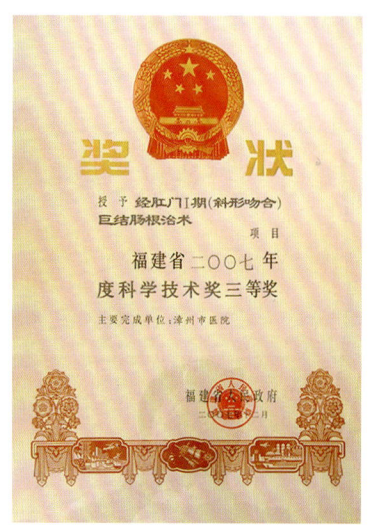

2007年12月,《经肛门I期(斜形吻合)在恶性巨结肠根治术》获福建省2007年度科学技术奖三等奖

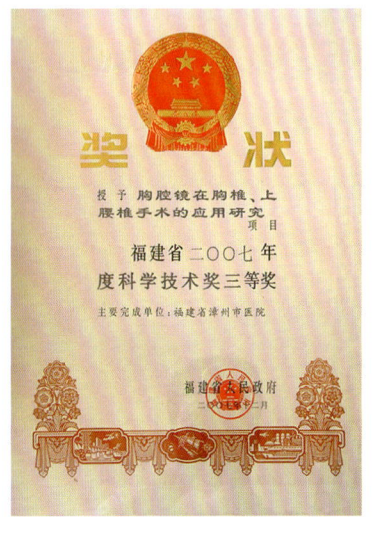

2007年12月,《胸腔镜在胸椎、上腰椎手术的应用研究》获福建省2007年度科学技术奖三等奖

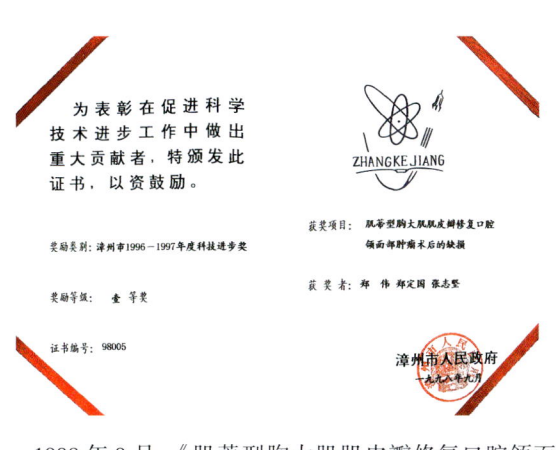

1998年9月,《肌蒂型胸大肌肌皮瓣修复口腔颌面部肿瘤术后的缺损》获漳州市1996—1997年度科技进步奖一等获

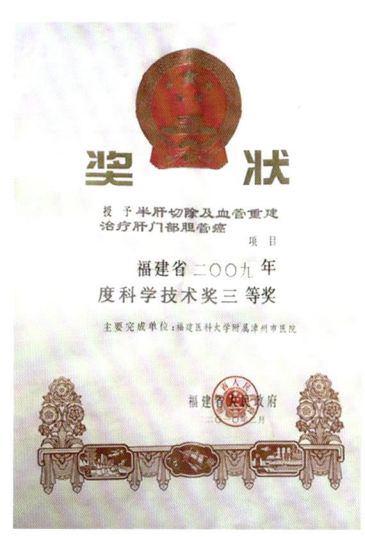

2010年2月,《半肝切除及血管重建治疗肝门部胆管癌》获福建省2009年度科学技术奖三等奖

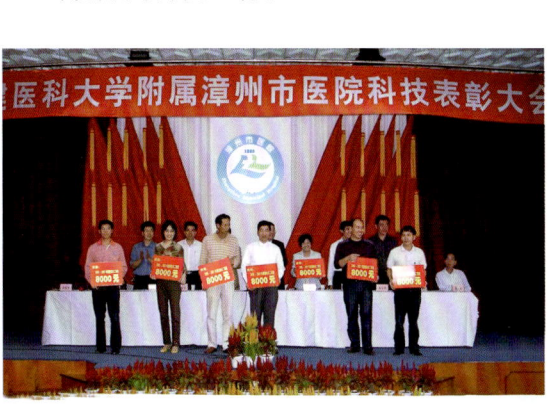

2008年11月14日,福建医科大学附属漳州市医院科技表彰大会

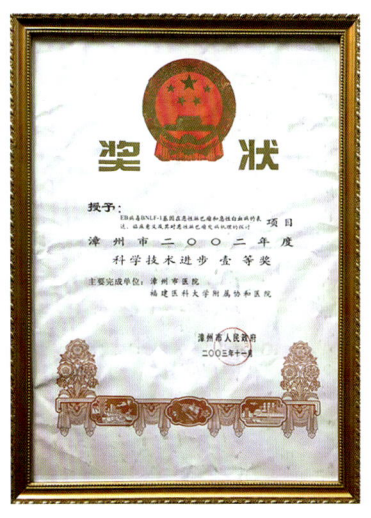

2003年11月,《EB病毒BNLF-I基因在恶性淋巴瘤和急性白血病的表达、临床意义及其对恶性淋巴瘤发病机理的探讨》获漳州市2002年度科学技术进步一等奖

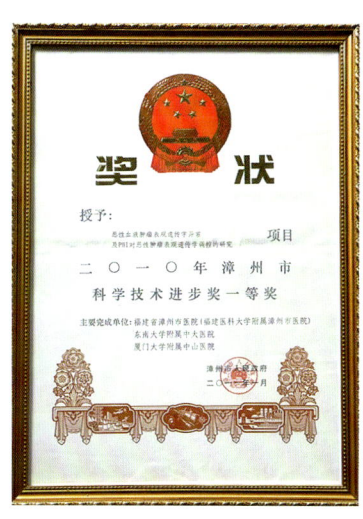

2011年1月,《恶性血液肿瘤表观遗传学异常及PHI对恶性肿瘤表观遗传学调控的研究》获2010年漳州市科学技术进步奖一等奖

医德医风、精神文明

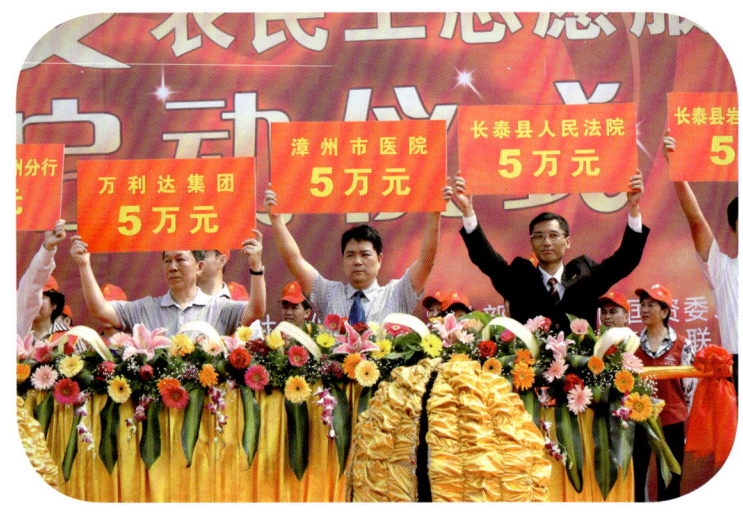

1. 2011年4月,医院参加"关爱农民工"捐款活动

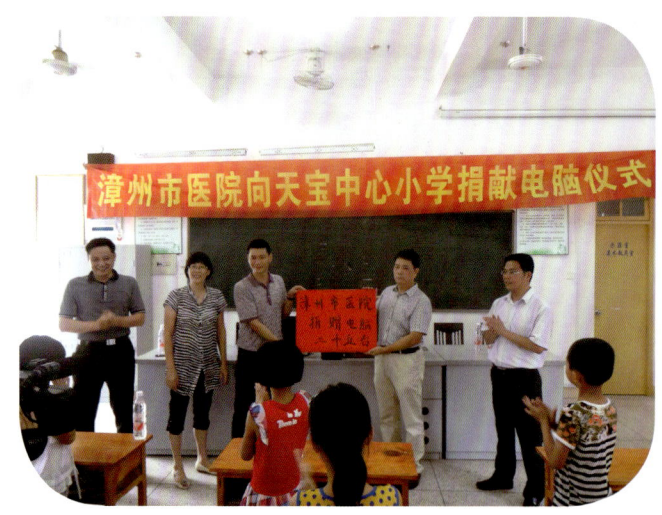

2. 2013年7月24日,医院向天宝中心小学捐赠电脑25台

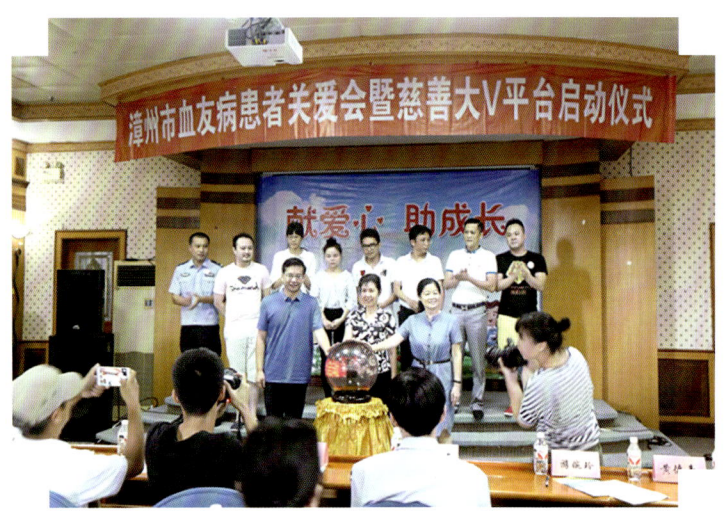

3. 2016年7月5日,"漳州市血友病患者关爱会暨慈善大V平台"启动仪式在医院举行

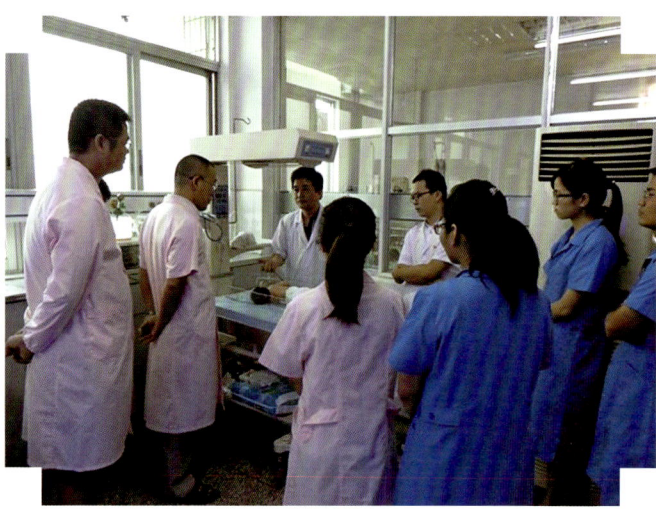

4. 2014年9月6日,漳州市医院儿科到漳浦县基层医院开展医疗帮扶工作

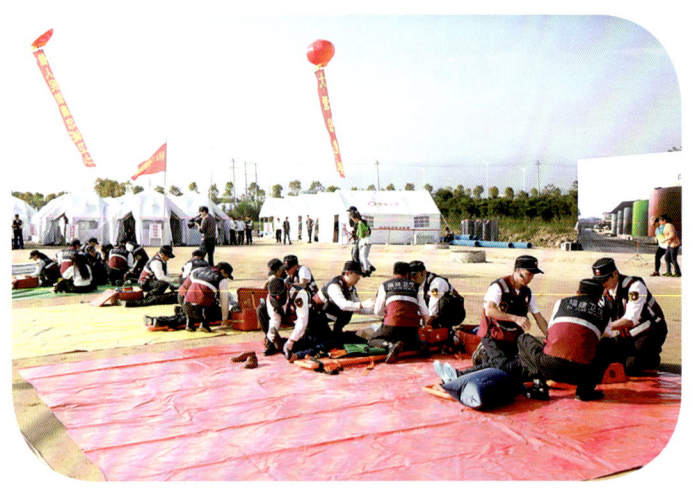

5. 2016年11月30日至12月2日在漳州长泰县古农农场兴家山,医院参加"健康使命—2016"福建省地震灾害紧急医学救援现场处置演练

医德医风、精神文明

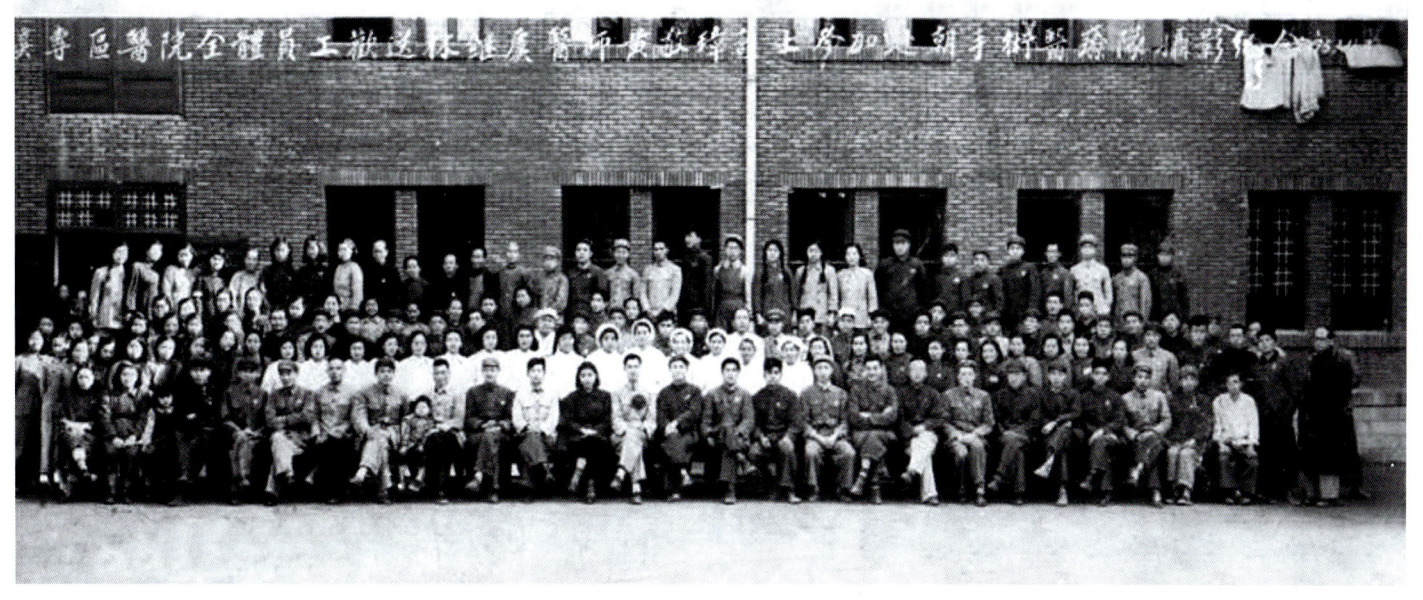

1. 1953年4月，龙溪专区医院领导、工作人员欢送外科医师林继虞（前排左十四）、护士黄敬璋（前排左十三）参加抗美援朝手术队留影

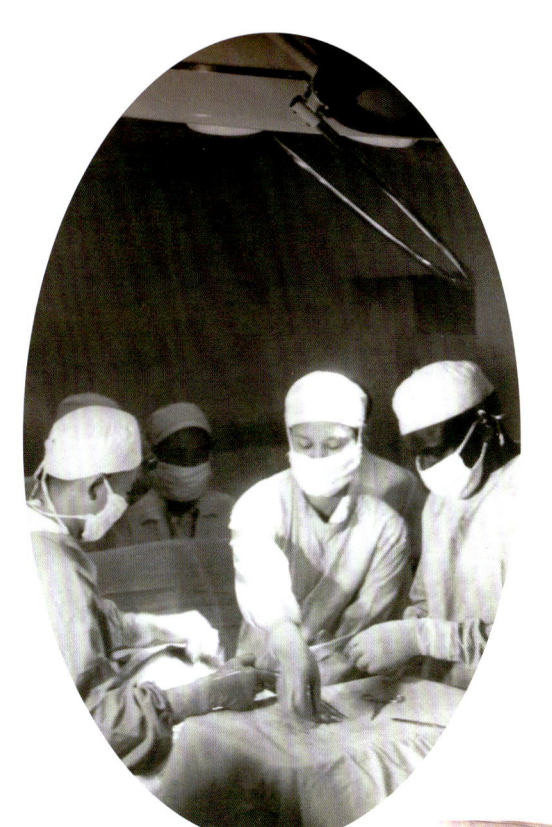

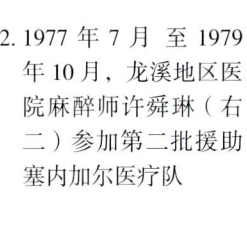

2. 1977年7月至1979年10月，龙溪地区医院麻醉师许舜琳（右二）参加第二批援助塞内加尔医疗队

3. 1981年，第三批援助塞内加尔医疗队、龙溪地区医院眼科医师许淑德（左三）为患者诊疗

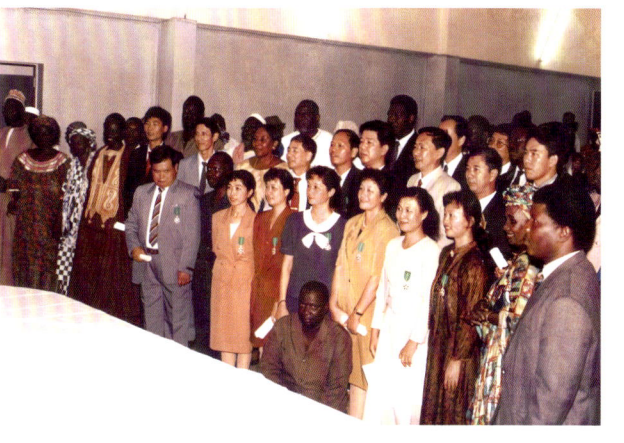

4. 1993年，第九批援塞内加尔医疗队全体队员在塞内加尔参加授勋仪式

医德医风、精神文明

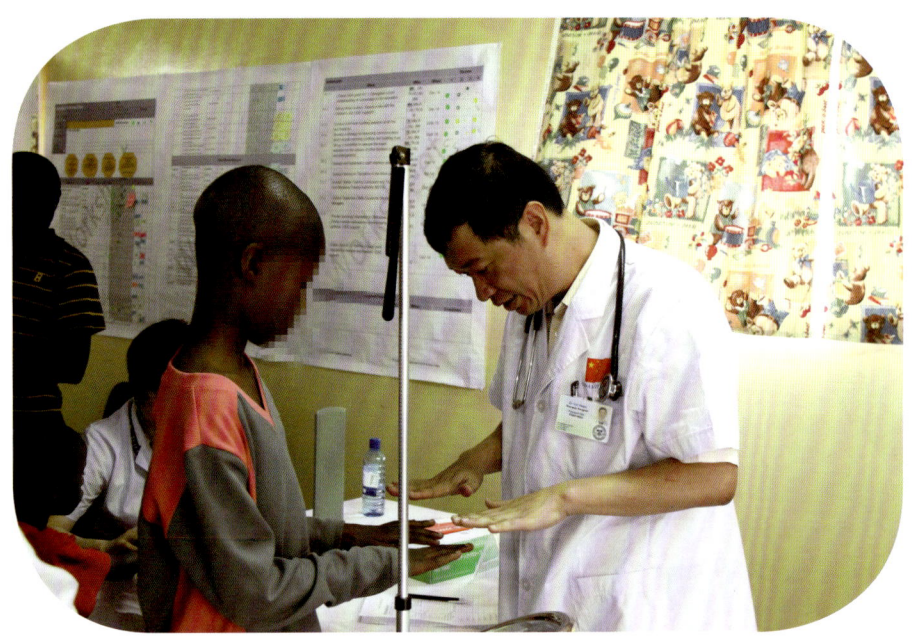

1. 2015年2月28日，福建省第13批援助博茨瓦纳医疗队员、漳州市医院胸心外科副主任医师林益民（右一）在博茨瓦纳仰加圭医院为患者诊疗

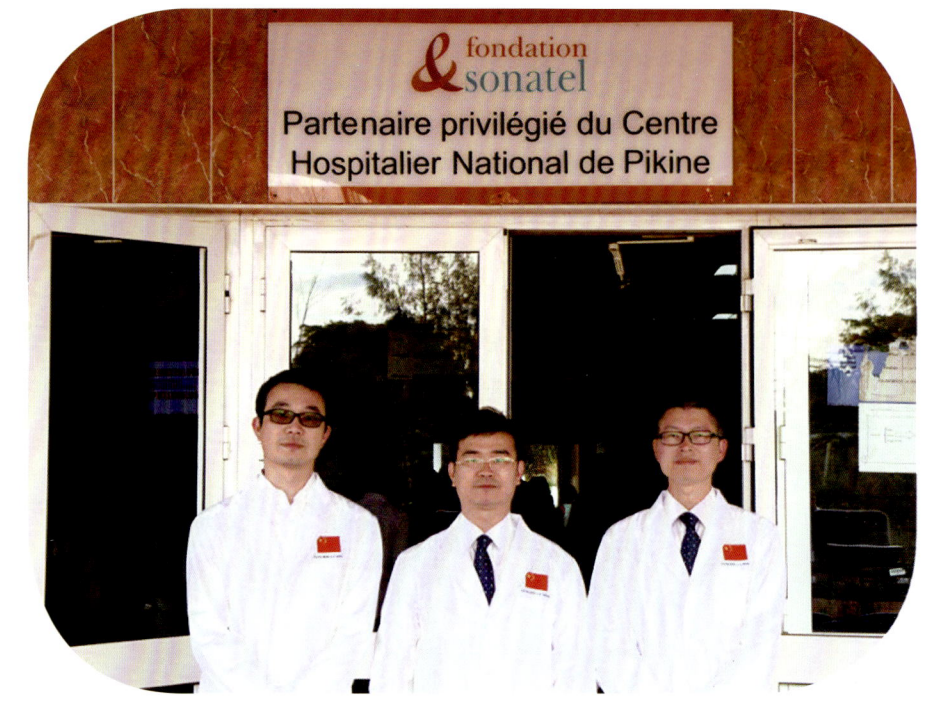

2. 2015年9月1日，漳州市医院普外一科主治医师王渊全（左一）、耳鼻喉科副主任医师方铭达（左二）、麻醉科副主任医师李红喜（左三）参加为期2年的第十六批援助塞内加尔医疗队

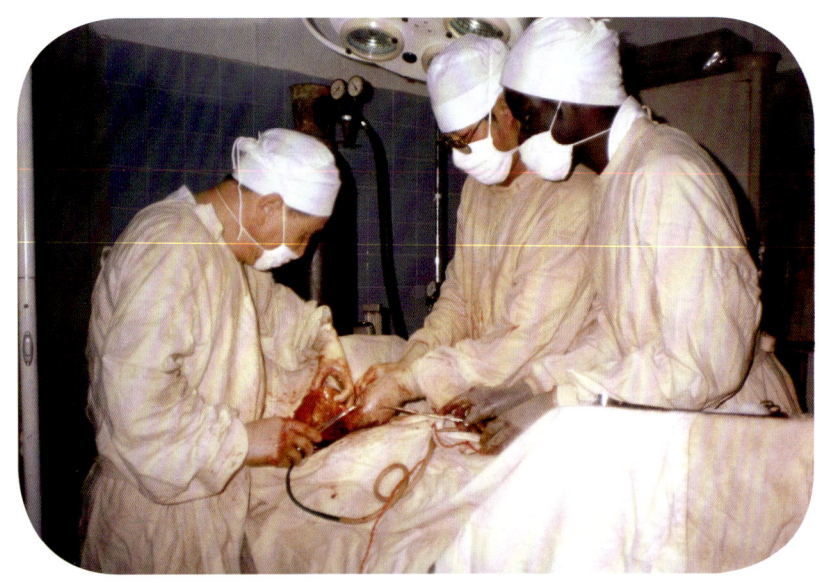

3. 1992年2月，第九批援塞内加尔医疗队队长、漳州市医院院长、主任医师杨祖谦（左一）在施行腹膜后巨大肿瘤摘除术

医德医风、精神文明

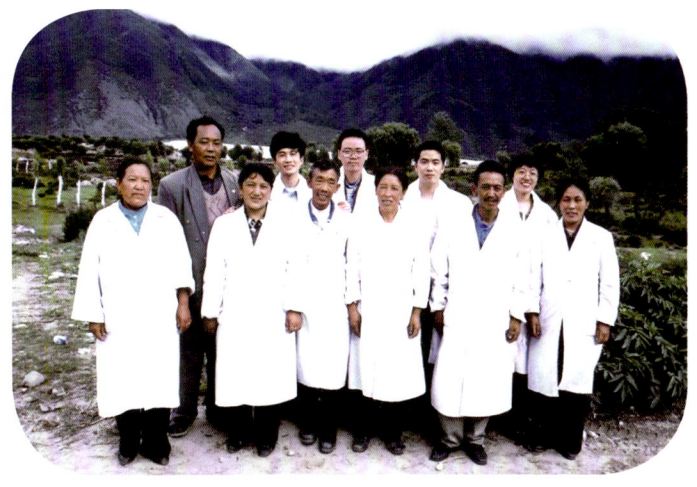

1. 1999年6月，漳州市医院4名骨干医师（后排左二起：张家祥、刘文平、阮敏毅、庄红梅）参加首批漳州市援藏医疗队，在西藏林芝地区米林农场开展医疗援助

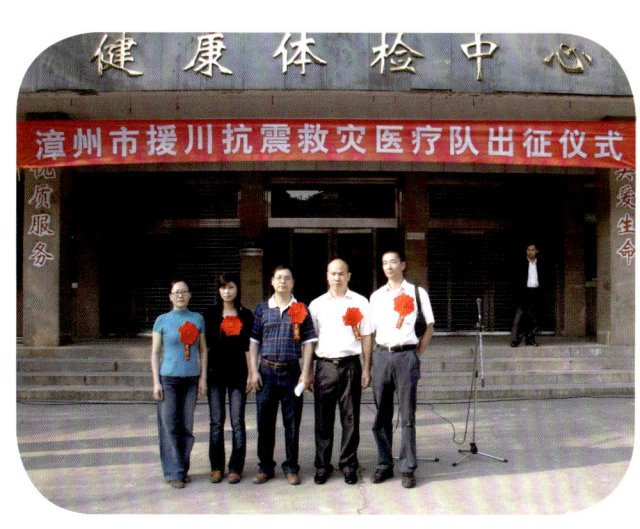

2. 2008年5月15日，医院5名骨干医务人员（左起：李清花、杨凤兰、洪建明、林建聪、陆志伟）参加援川抗震救灾医疗队，出征前合影

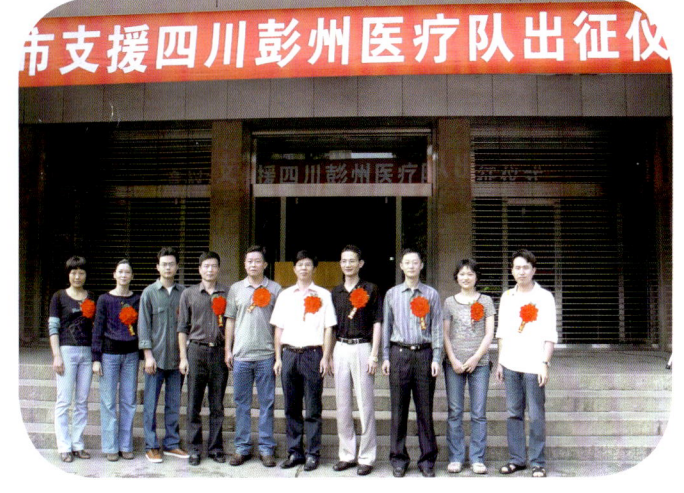

3. 2009年5月，医院7名骨干医师（从左四起：谢建忠、王荆夫、庄志明、黄小洪、蔡友鹏、庄涵虚、李辉）参加漳州市第五批援川医疗队到彭州开展医疗援助，出征前合影

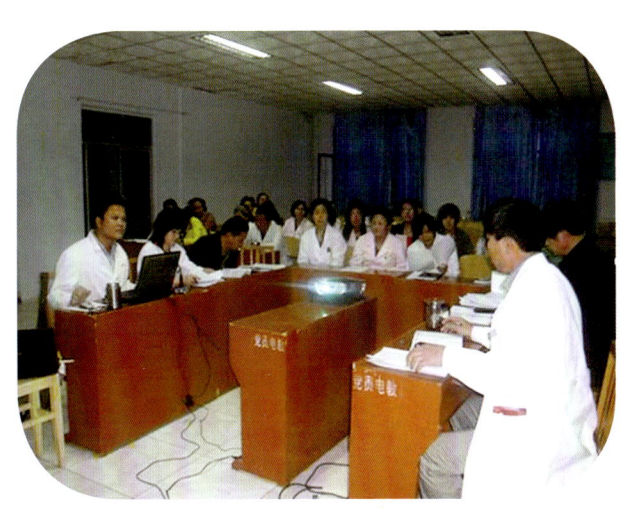

4. 2012年5月，漳州市援疆医疗队、漳州市医院主管药师戴永力（左一）在新疆木垒县医院组织医院处方点评大会

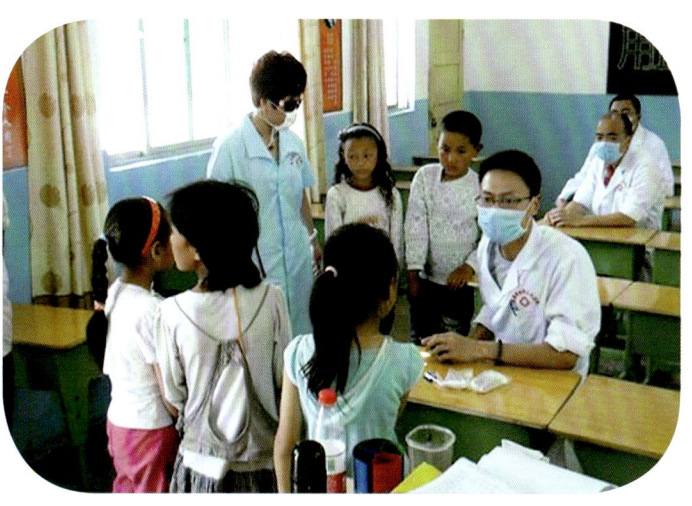

5. 2012年6月，漳州市援藏医疗队、漳州市医院儿科主治医师蔡梦云（右一）在西藏林芝地区墨脱县开展医疗工作

医德医风、精神文明

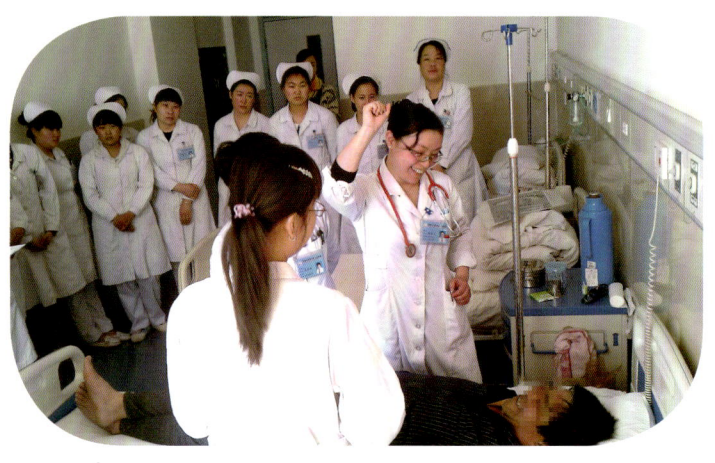

1. 2014年3月，漳州市第二批闽宁对口支援医疗队、漳州市医院神经内科主治医师郑建玲在宁夏惠农区人民医院开展医疗工作

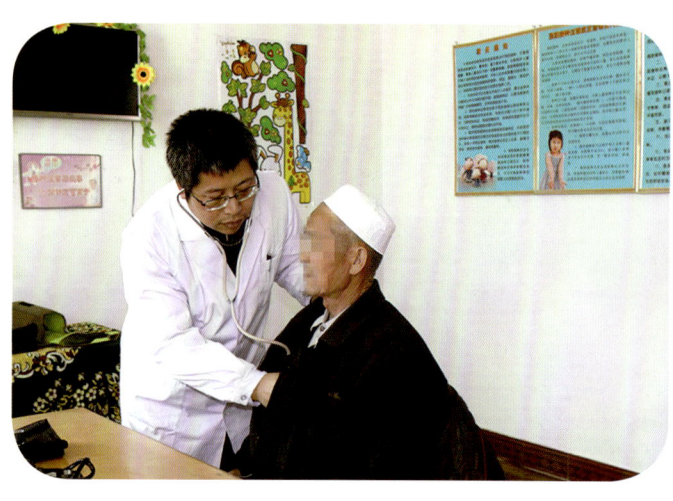

2. 2014年3月，漳州市第二批闽宁对口支援医疗队、漳州市医院消化内科主治医师许秋泳（左一）在宁夏惠农区人民医院开展医疗工作

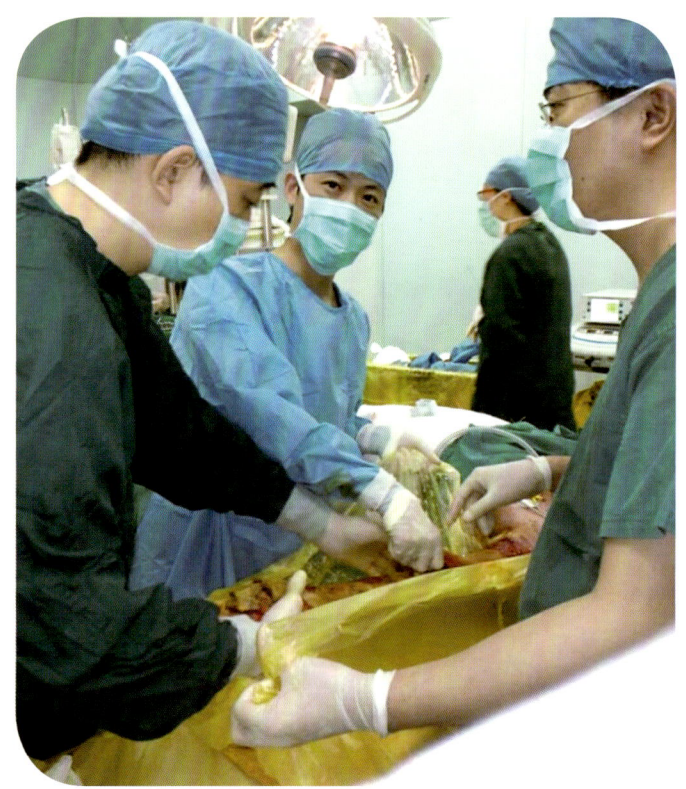

3. 2014年9月，漳州市医院外科主治医师刘源泉（左二）参加8·2江苏昆山大爆炸医疗救援

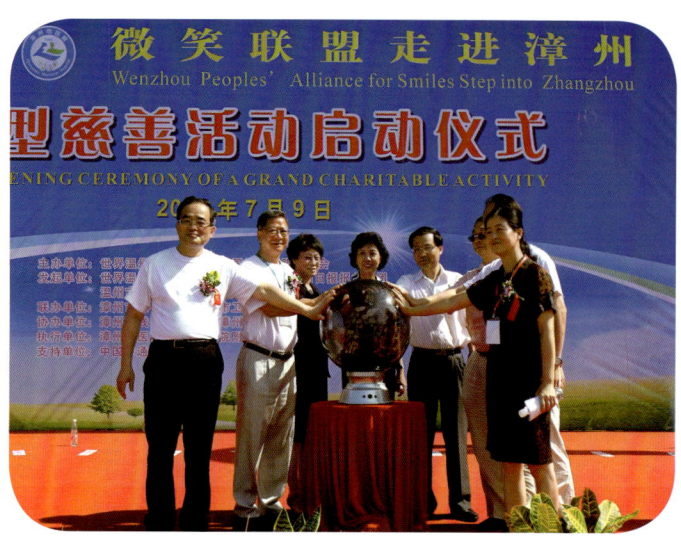

4. 2012年7月10日，院长马旭东（右一）参加微笑联盟走进漳州大型慈善活动启动仪式

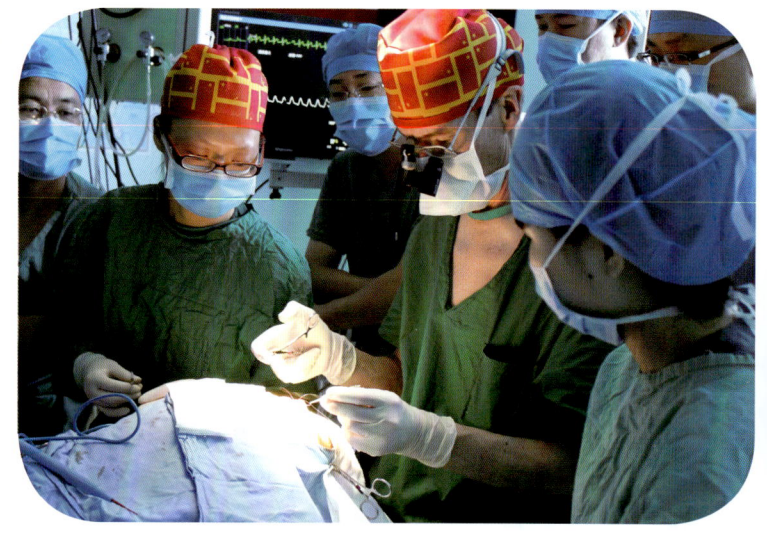

5. 2012年7月13日，微笑联盟医疗团队在漳州市医院开展唇腭裂修复手术

医德医风、精神文明

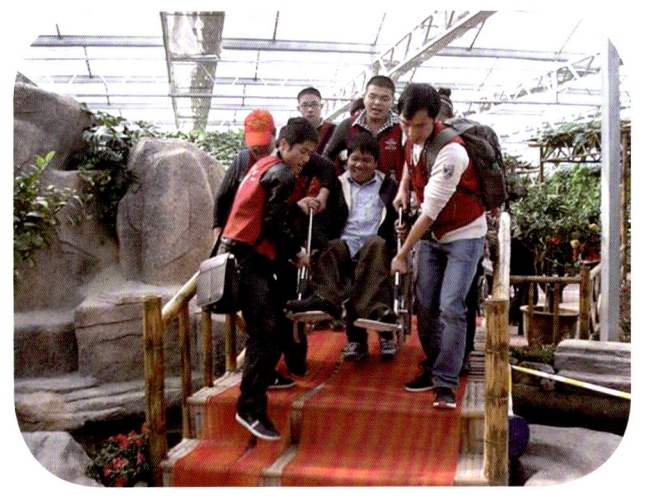

1. 2006年1月1日，医院青年志愿者助残帮扶活动

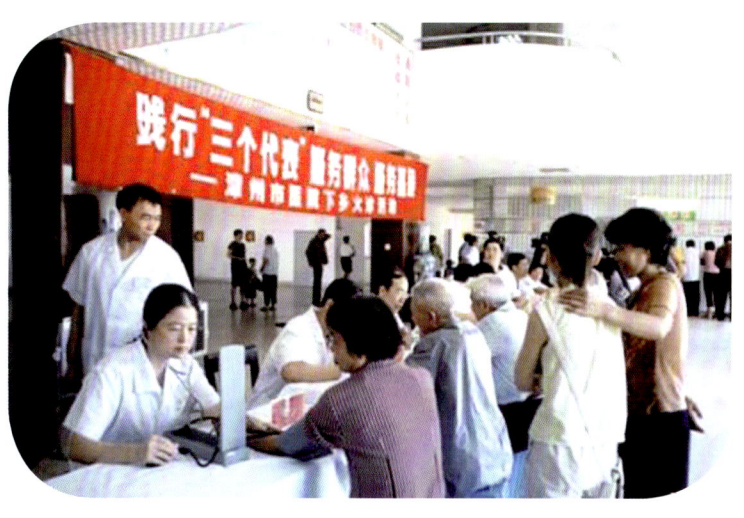

2. 2008年3月，院长马旭东（左一）带领各学科专家到基层医院开展义诊活动

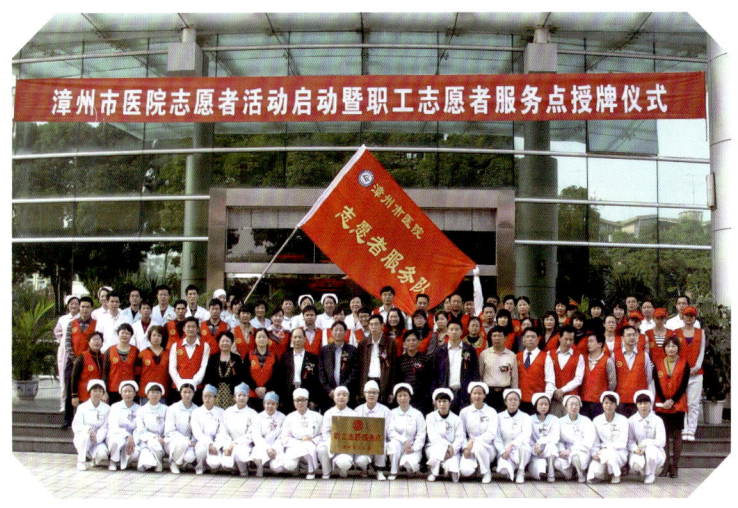

3. 2010年12月2日，漳州市医院志愿者活动启动暨职工志愿者服务点授牌仪式

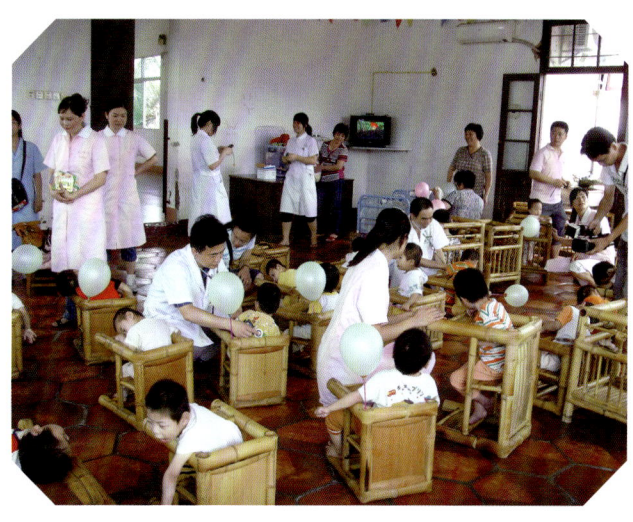

4. 2011年6月19日，儿科支部志愿者医疗队到漳州市福利院开展义诊活动

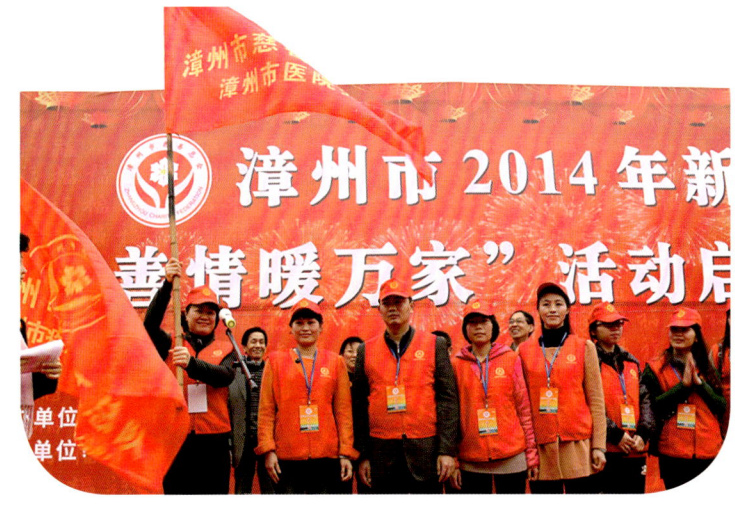

5. 2014年1月9日，医院义工服务分队参加漳州市"情暖万家"活动启动仪式

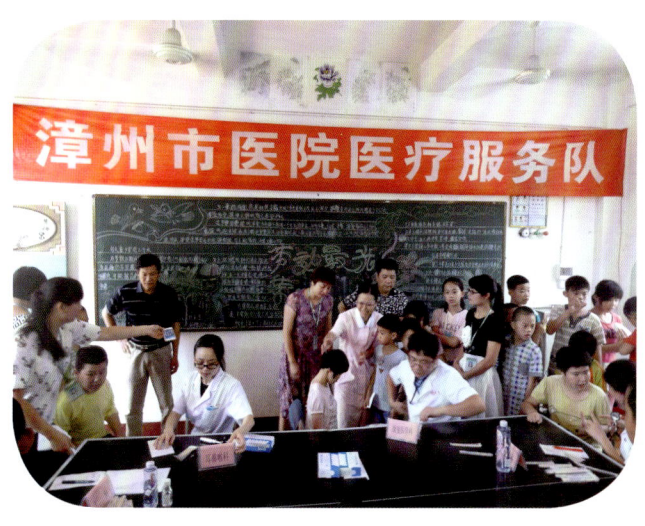

6. 2015年5月30日，医院党委副书记带领医疗服务队到漳浦县特殊教育学校开展义诊活动

医德医风、精神文明

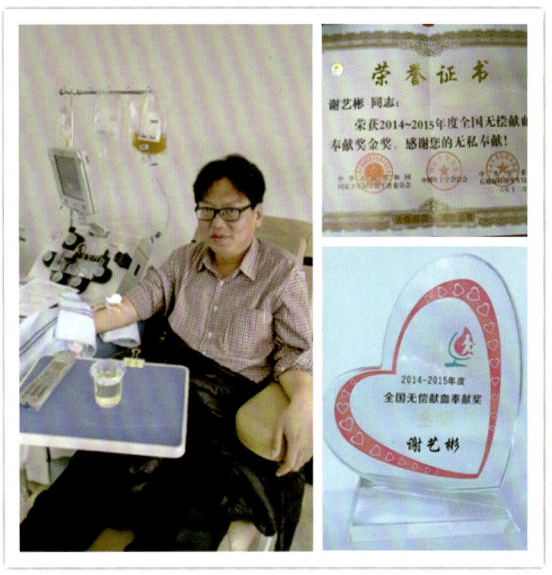

1. 至2016年，医保办职员谢艺彬无偿献血32次，献血总量38400ml

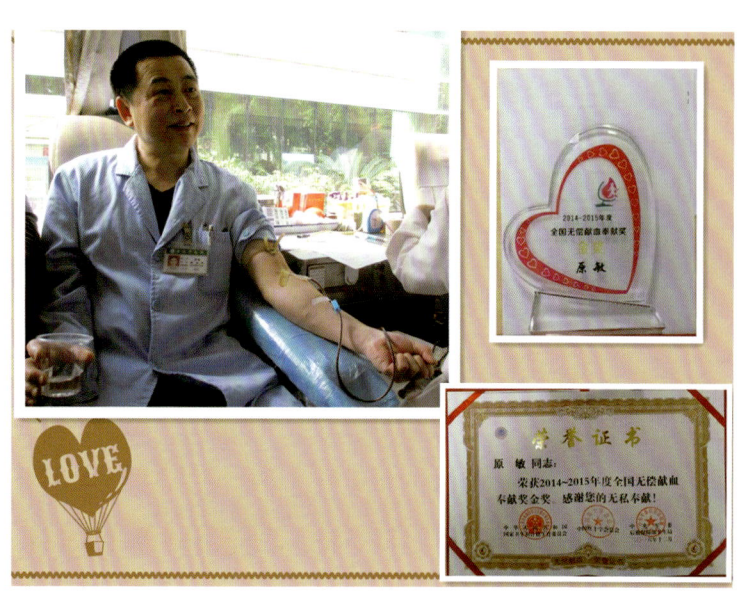

2. 至2016年，输血科主任原敏无偿献血33次，献血总量14450毫升

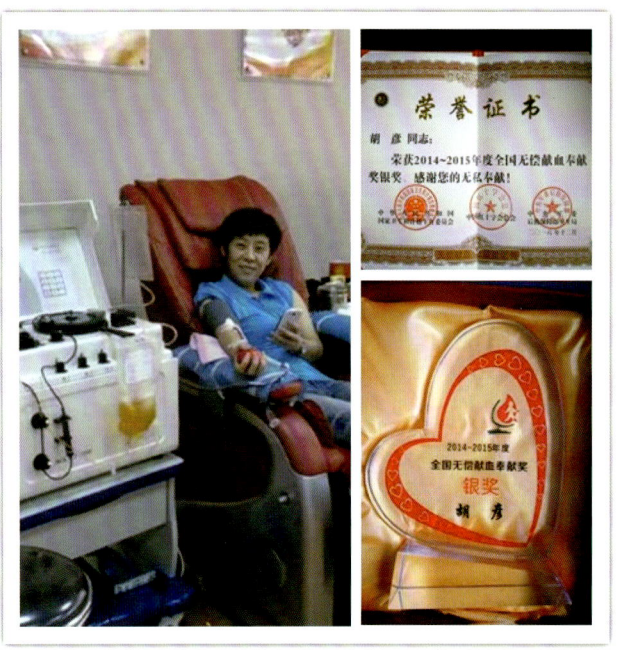

3. 至2016年，心电图室主治医师胡彦无偿献血30次，献血总量12000毫升

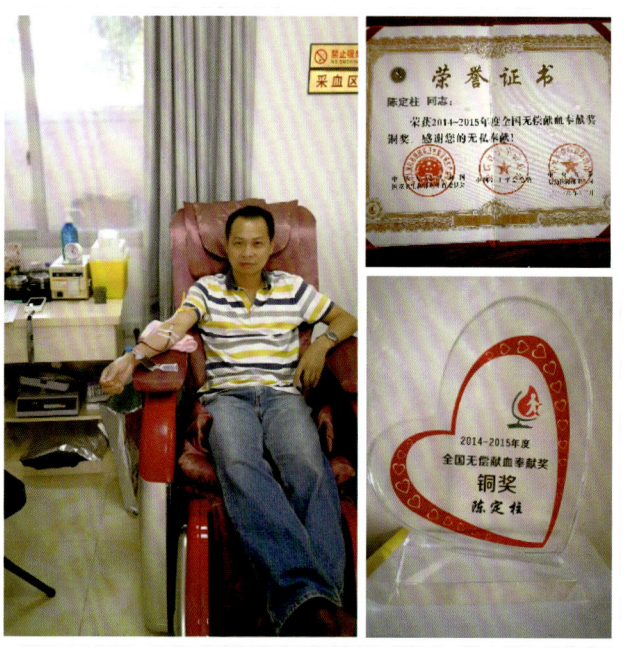

4. 至2016年，胸心外科副主任医师陈定柱无偿献血24次，献血总量12000毫升

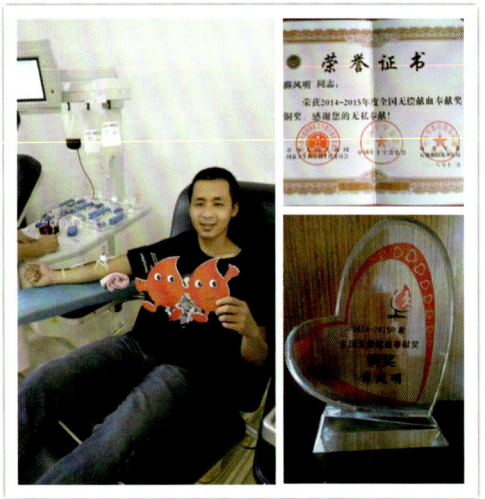

5. 至2016年，介入诊疗科男护士薛凤明无偿献血49次，献血总量42400ml

职工文体活动

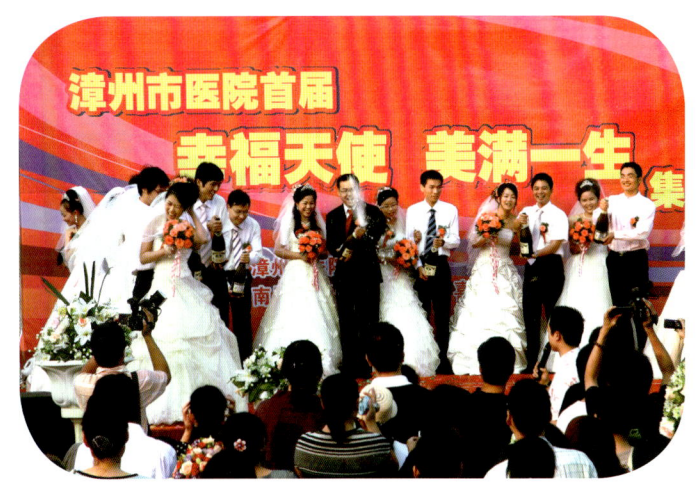

1. 2009年10月18日，医院在云洞岩风景区举办首届集体婚典礼

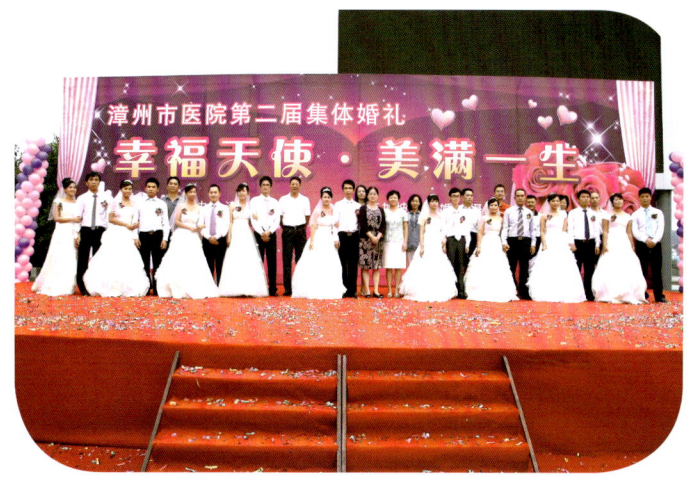

2. 2011年10月6日，医院在江滨公园举办第二届集体婚礼

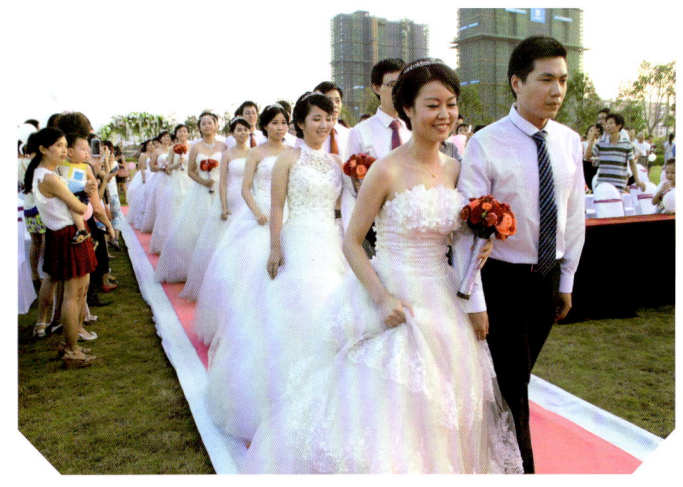

3. 2014年9月7日，医院在碧湖公园举办第三届集体婚礼

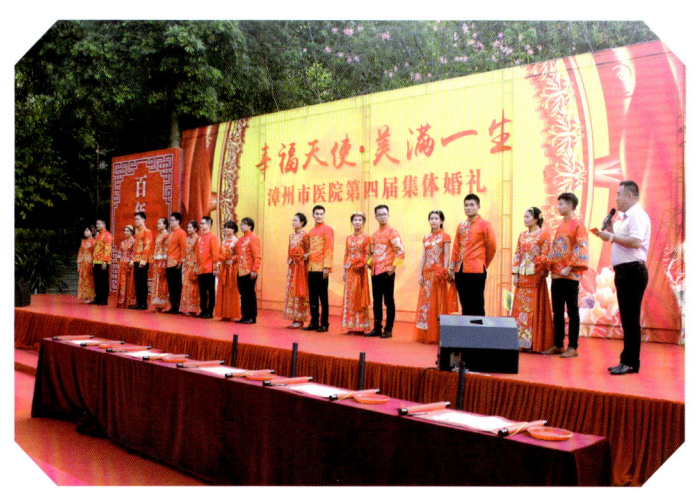

4. 2016年9月24日，医院在芝山公园举办第四届集体婚礼

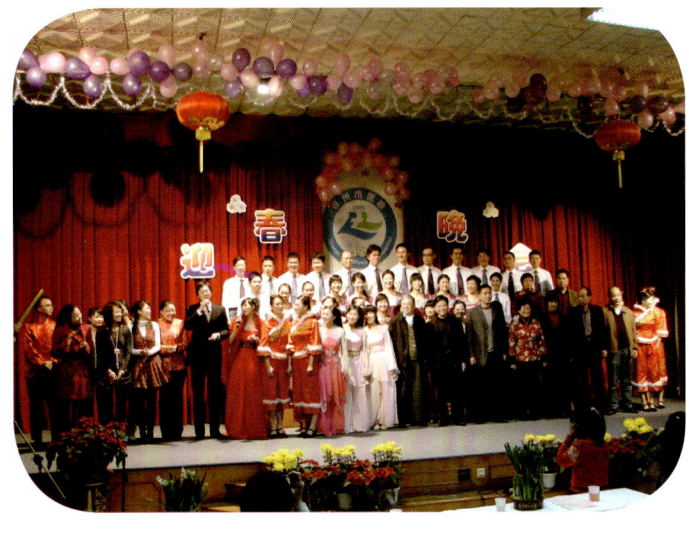

5. 2009年1月16日，医院迎春晚会，图为医院领导与演员合影

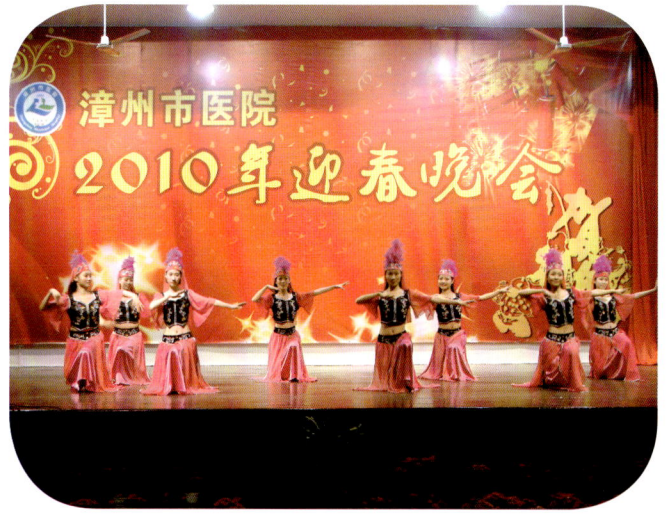

6. 2010年2月5日，医院迎春晚会，图为医院舞蹈队表演新疆舞《旋！旋！旋！》

职工文体活动

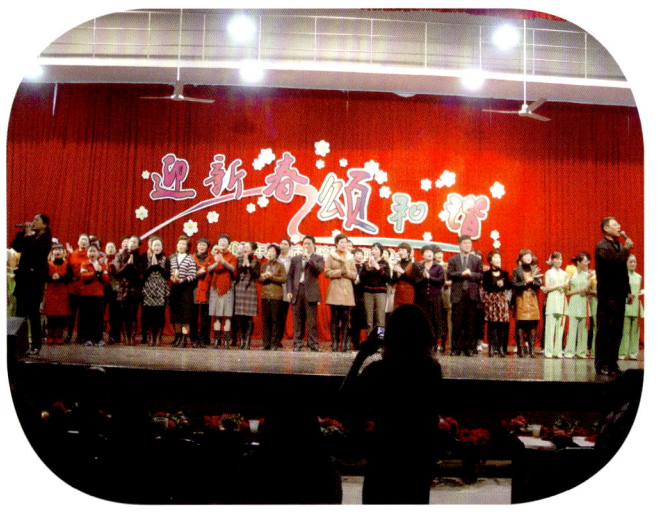

1. 2011年1月28日，医院举行迎春晚会，图为院长马旭东（左一）、副院长韩明瑞（右一）带领全体人员齐唱《难忘今宵》

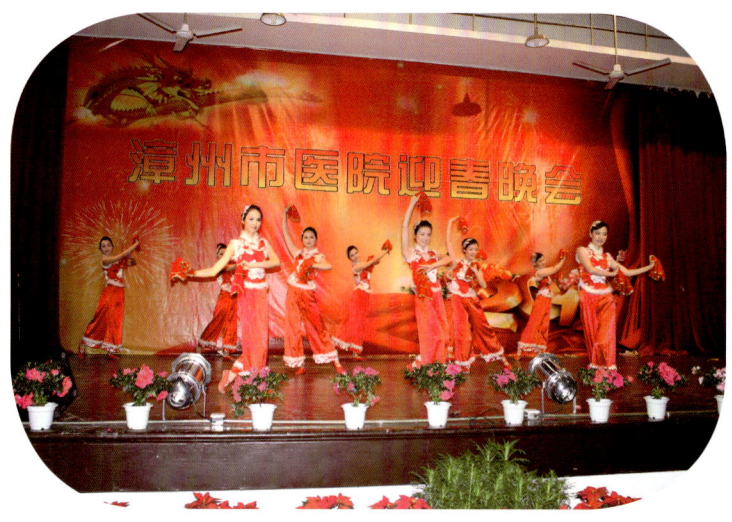

2. 2012年1月6日，医院迎春晚会，图为医院舞蹈队表演舞蹈《欢天喜地》

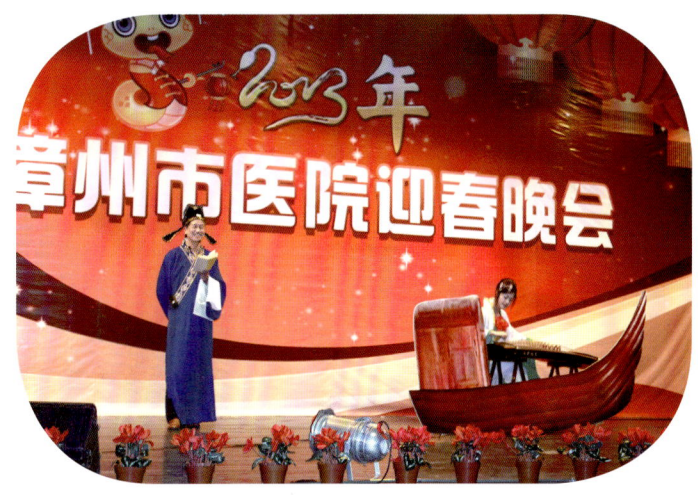

3. 2013年2月4日，医院举行迎春晚会，图为内科方阵表演古筝配乐诗朗诵《春江花月夜》

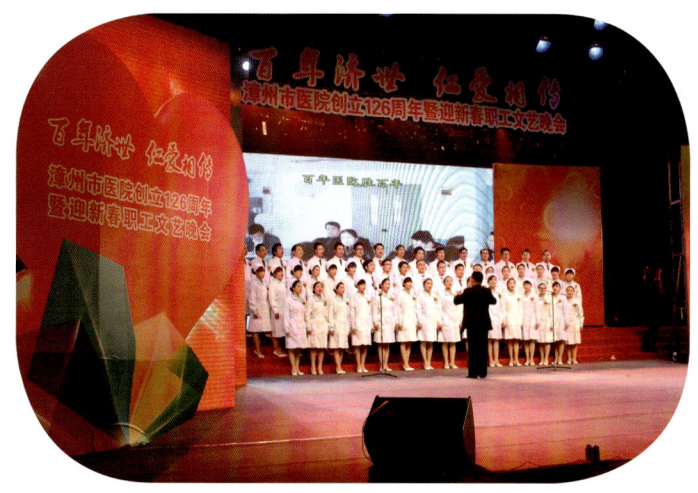

4. 2014年1月23日，医院举行迎春晚会，图为医院合唱团大合唱《百年医院胜百年》

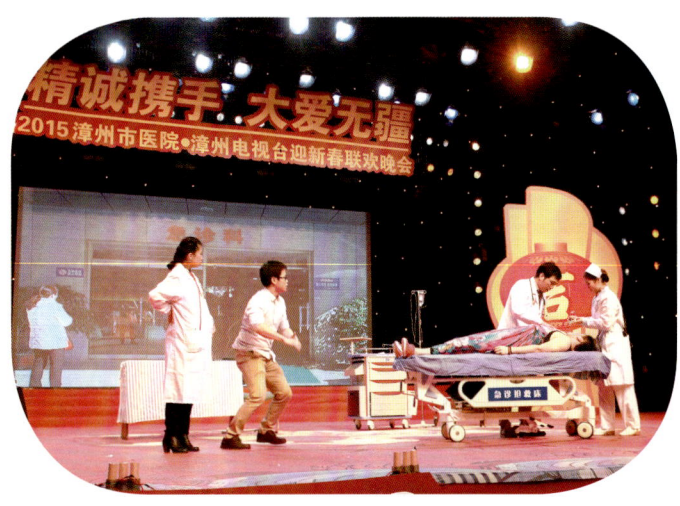

5. 2015年2月6日，医院举行迎春晚会，图为医院"天使"剧社表演小品《急诊科的故事》

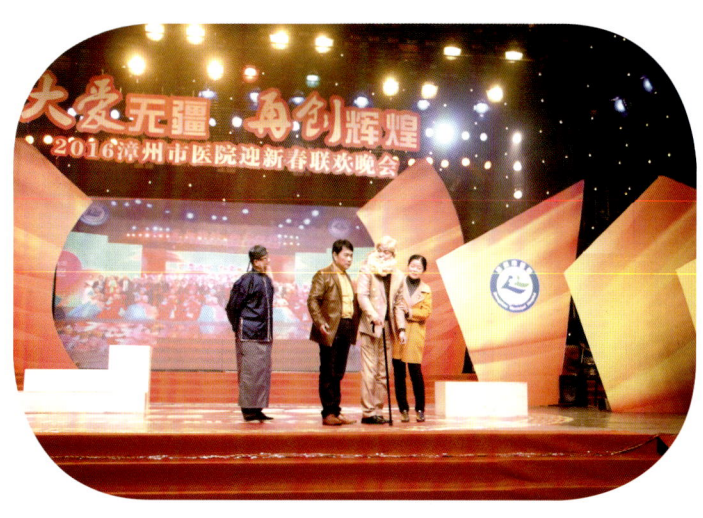

6. 2016年1月25日，医院举行迎春晚会，图为医院"天使"剧社表演情景剧《福音天使还乡记》

职工文体活动

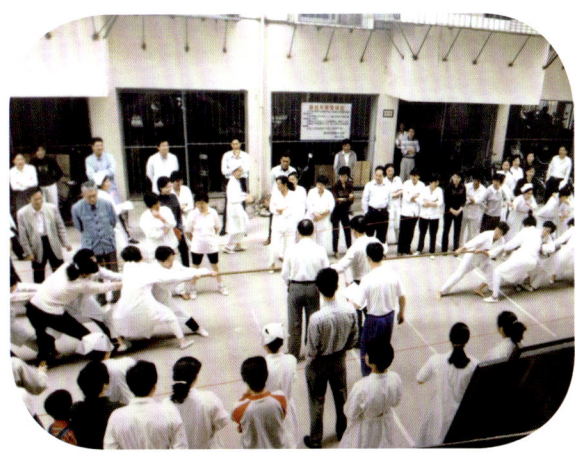

1. 2000年5月，医院举行首届职工运动会——拔河比赛

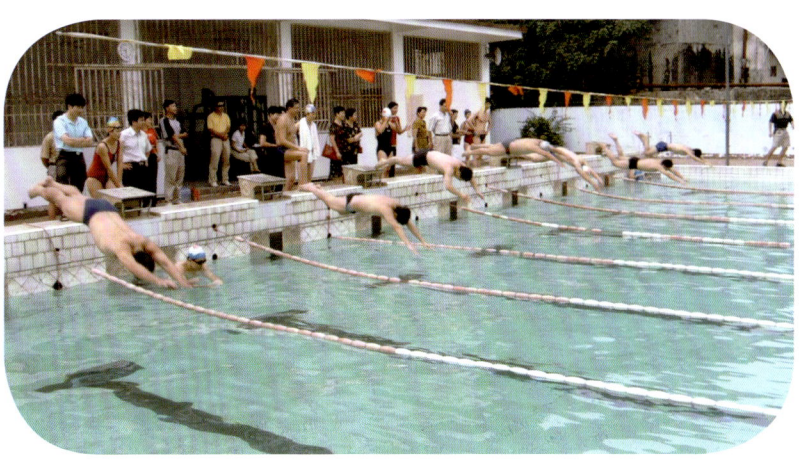

2. 2001年7月，医院举行第三届职工游泳比赛

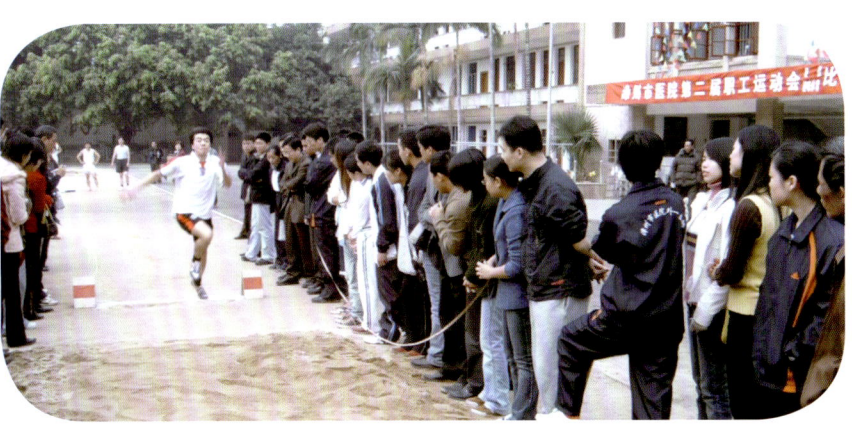

3. 2004年11月，医院举行第二届运动会——跳远

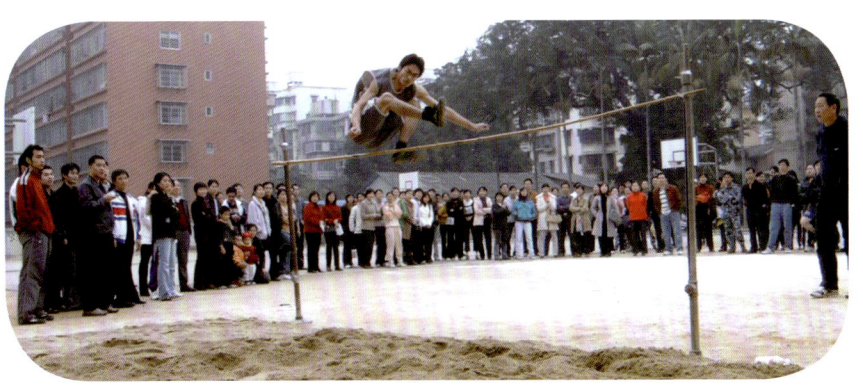

4. 2004年11月，医院举行第二届运动会——跳高

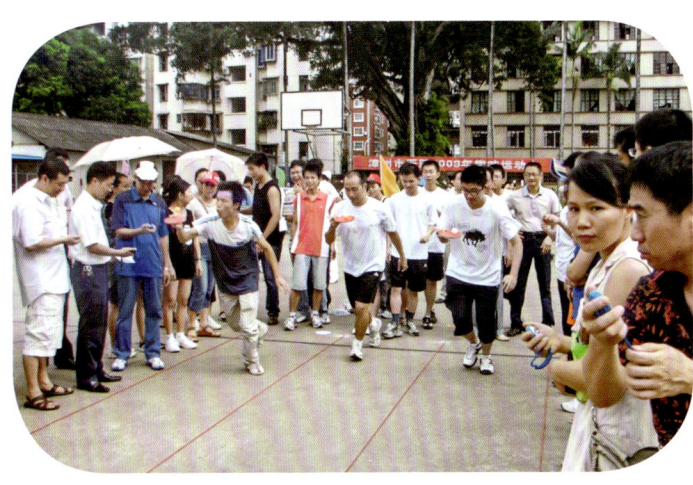

5. 2009年8月，举行职工趣味运动会——托球

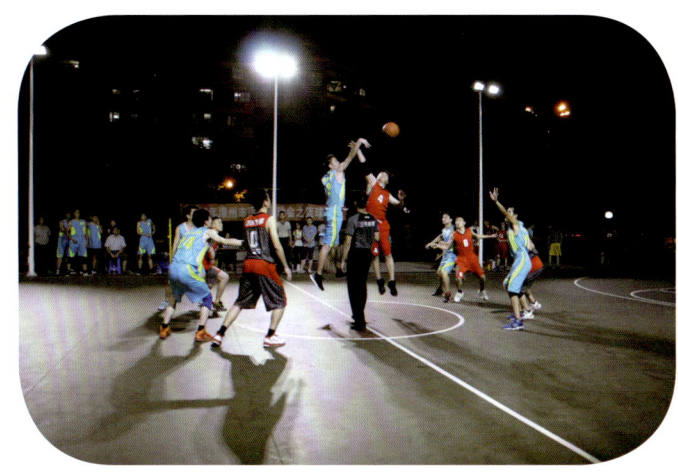

6. 2016年9月，医院举行职工篮球赛

职工文体活动

1. 2000年,漳州市医院"星级"护士表彰大会

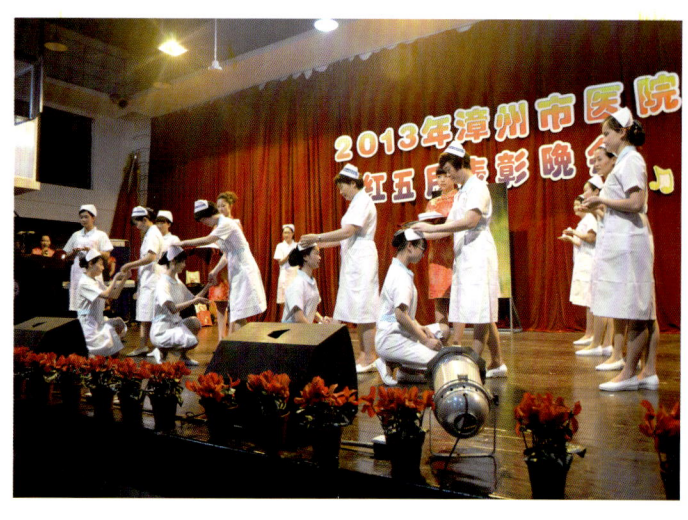

2. 2013年5月10日,医院"红五月"表彰晚会,举行新入职护士授帽仪式

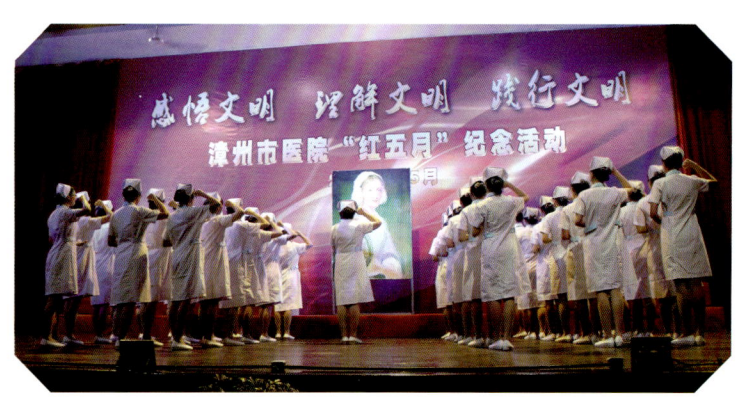

3. 2015年5月12日,医院"红五月"表彰晚会,护理部主任谢丽琴带领护士代表重温入职宣誓

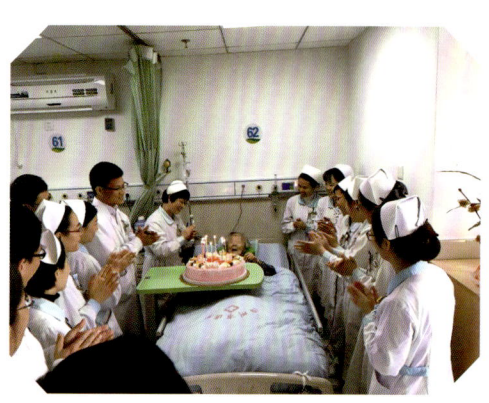

4. 2016年,骨科医护人员为高龄患者庆生

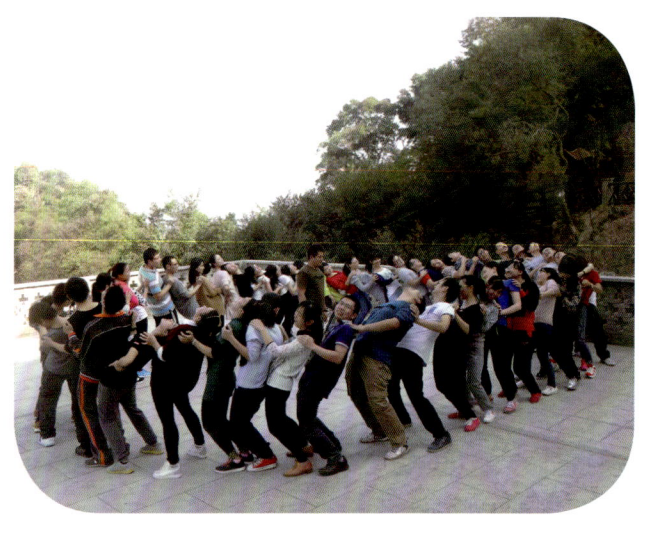

5. 2014年11月22日,医院谈心交友活动

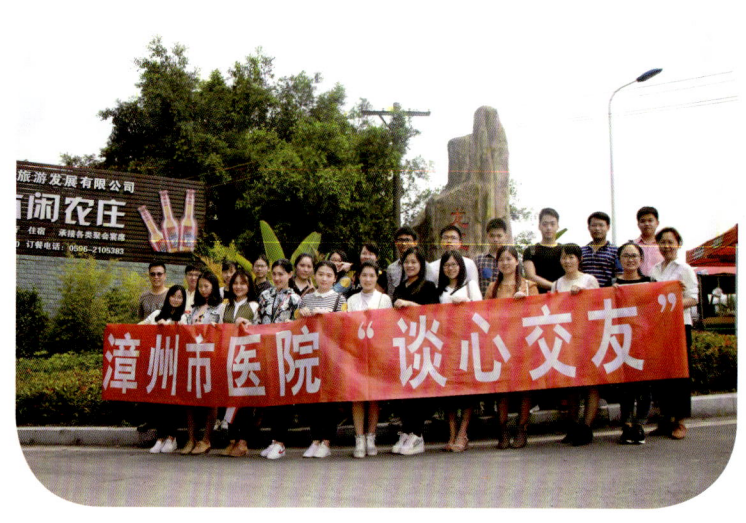

6. 2017年4月8日,医院谈心交友活动

职工文体活动

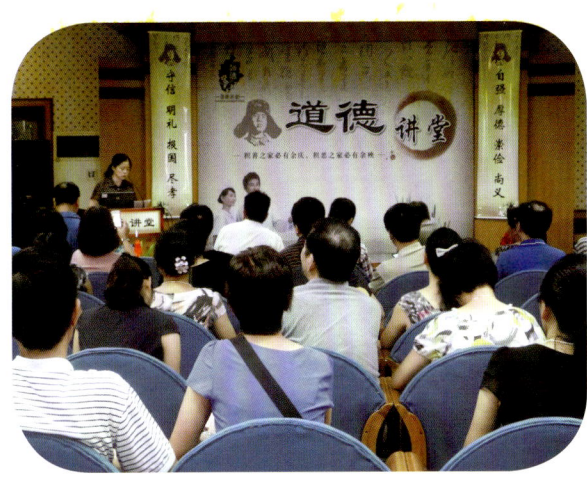

1. 2012年8月6日,医院举行"道德讲堂"开课仪式和首次道德讲座,医院党委书记、院长马旭东做重要讲话

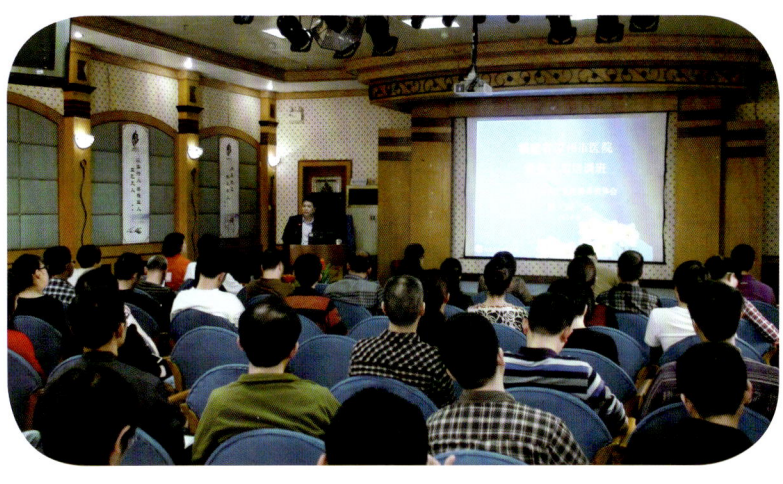

2. 2014年4月8日,医院党委副书记陈同元开讲"关于党性修养的体会"

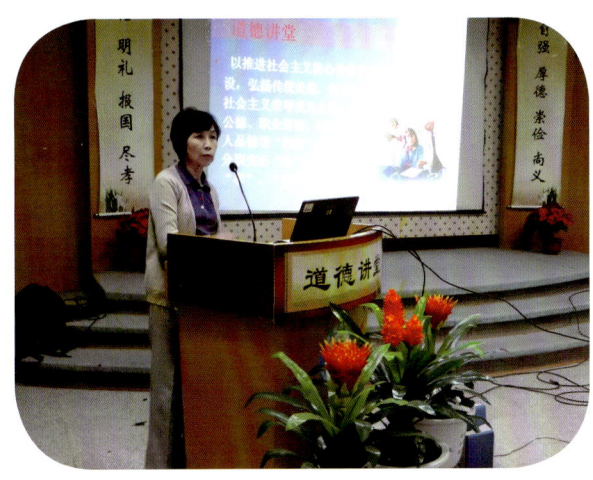

3. 2012年11月21日,麻醉科主任林玉霜开讲"维护医学的圣洁与尊严"

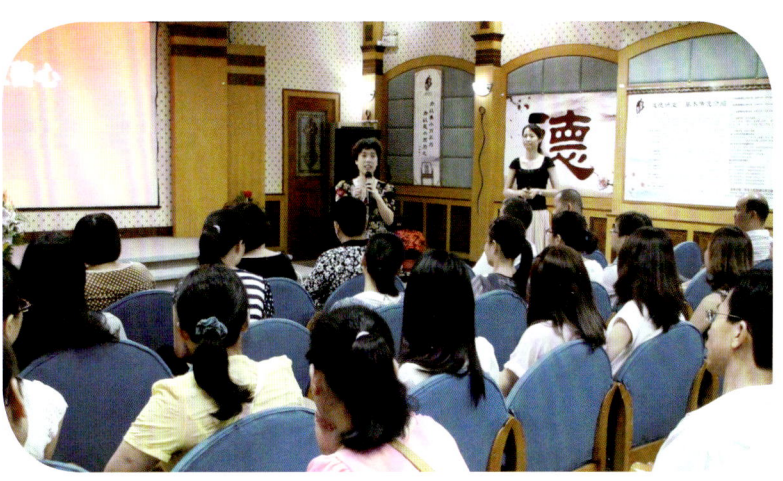

4. 2014年6月25日,外三支部承办主题为"感恩"的道德讲堂活动

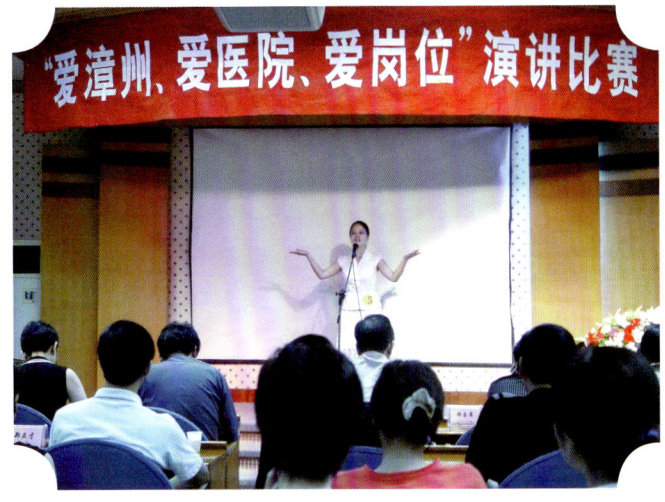

5. 2006年6月21日,医院举办"爱漳州、爱医院、爱岗位"演讲比赛

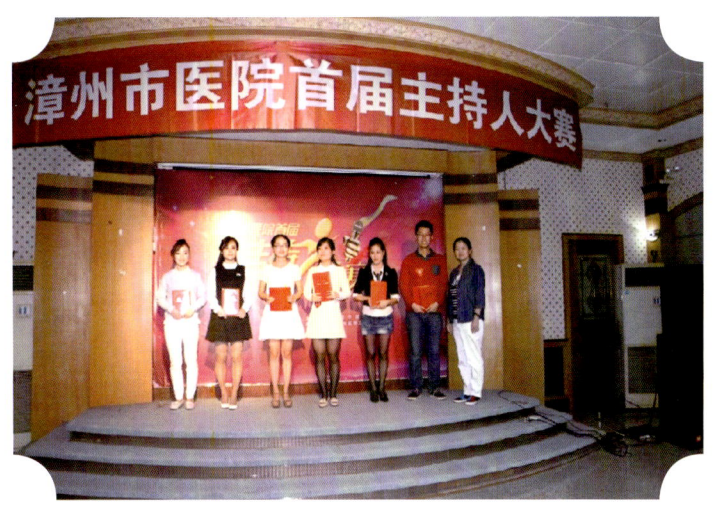

6. 2015年11月3日,医院举办首届主持人大赛,党委书记、院长马旭东与获奖者合影

职工文体活动

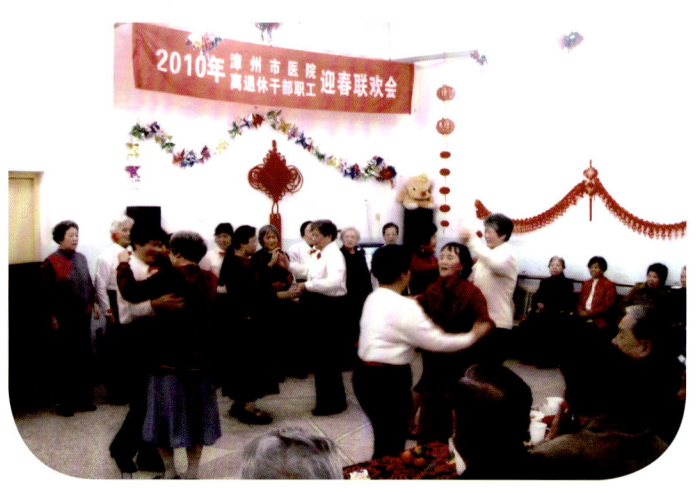

1. 2010年2月医院离退休干部职工迎春联欢会，退休职工表演交谊舞

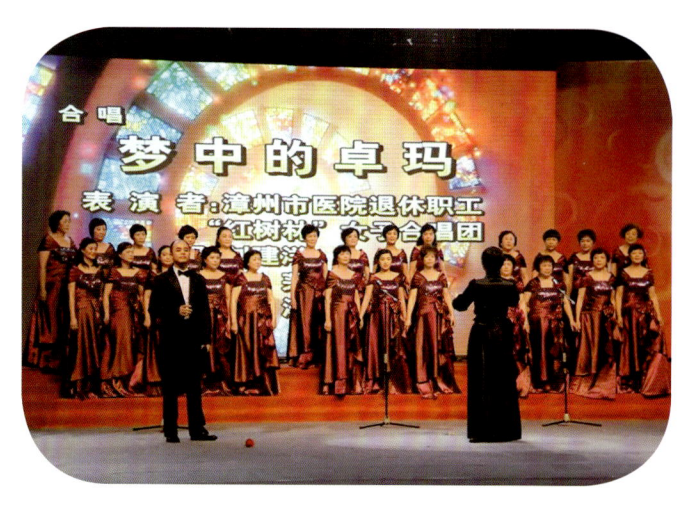

2. 2014年1月26日医院迎春晚会，退休职工"红树林"女子合唱团演唱《梦中的卓玛》

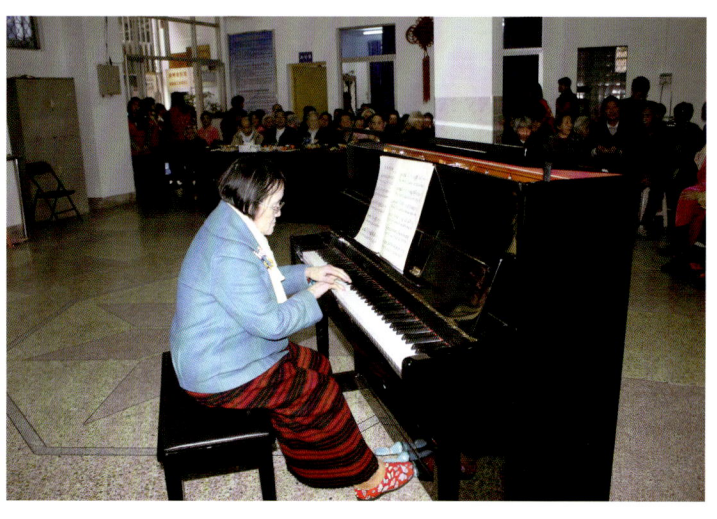

3. 2015年3月3日医院离退休干部职工元宵联欢会，退休职工林秀兰表演钢琴独奏《少女的祈祷》

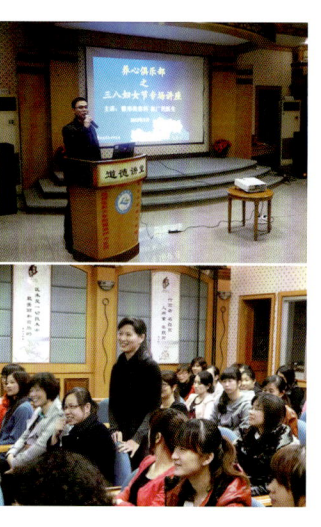

4. 2013年，医院养心俱乐部——"三八妇女节"专场讲座

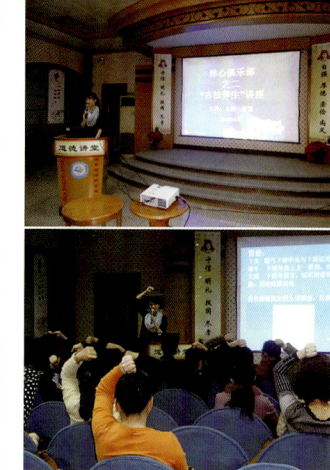

5. 2013年，医院养心俱乐部——"古法养生"讲座

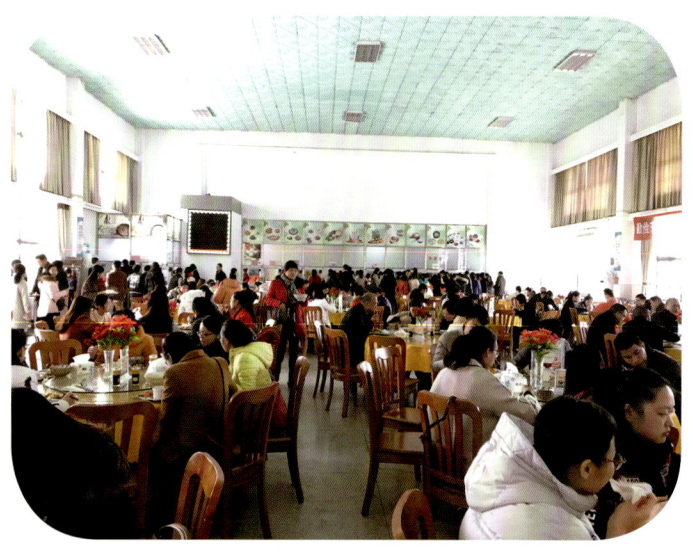

6. 2016年，医院职工食堂（室内）

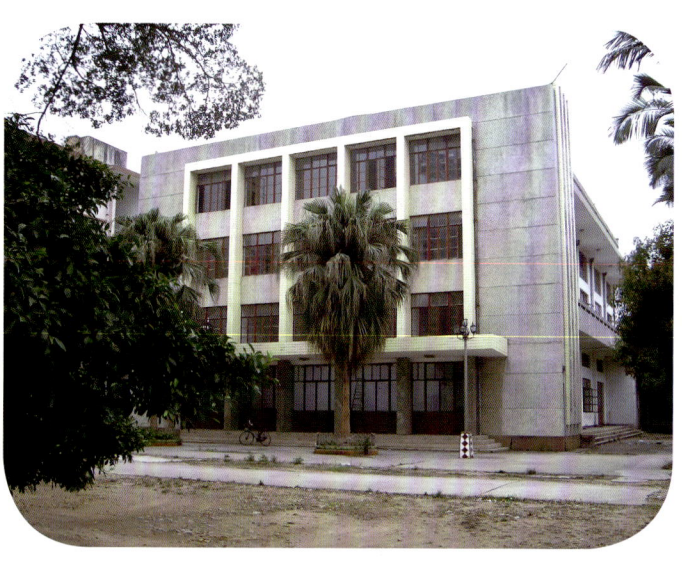

7. 2016年，医院职工食堂（外景）

荣誉

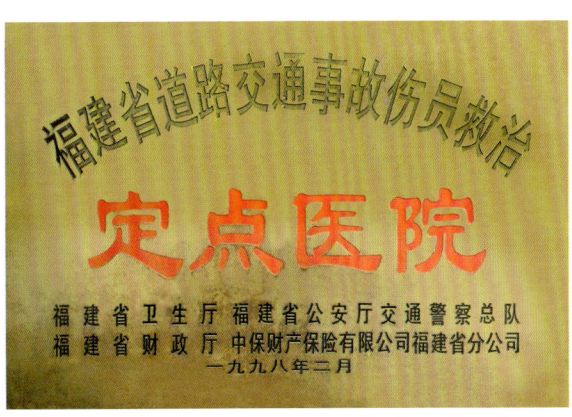
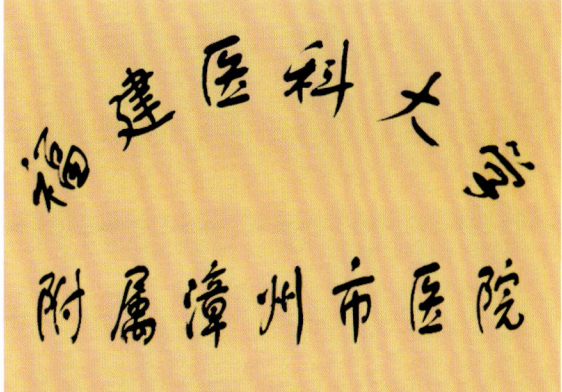
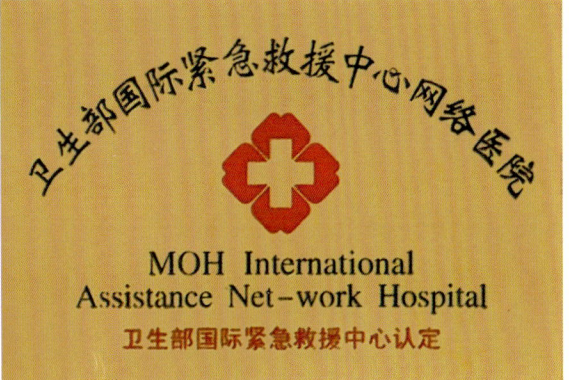
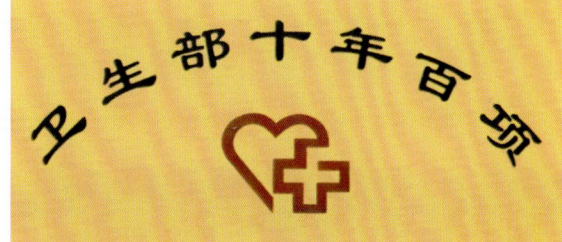

1. 1998年2月，医院被确定为"福建省道路交通事故伤员救治定点医院"
2. 1999年，医院被确定为"卫生部国际紧急救援中心网络医院"
3. 2000年，医院被确定为"健康家园医学科普进万家10年大行动的科普定点医院"
4. 2002年6月，医院被确定为"微笑列车唇腭裂矫治项目定点医院"
5. 2006年8月，医院成为"福建医科大学附属漳州市医院"
6. 2007年5月，医院获评"三级甲等综合医院"
7. 2008年5月，医院被确定为"卫生部十年百项计划中的'血管病变早期检测技术'检测中心"
8. 2010年9月，"漳州市产前诊断机构"在医院揭牌成立

荣誉

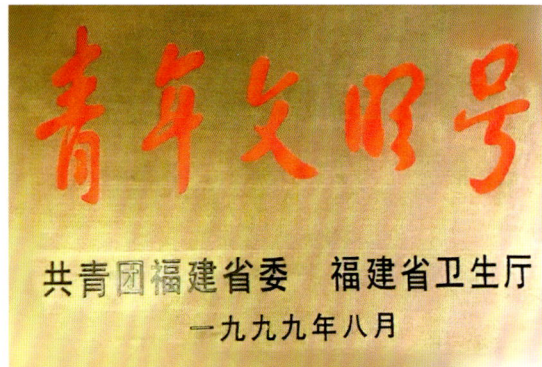
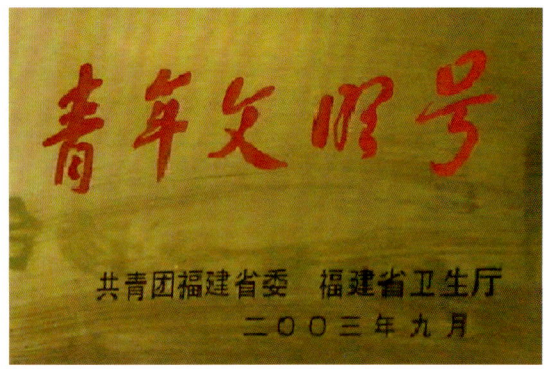
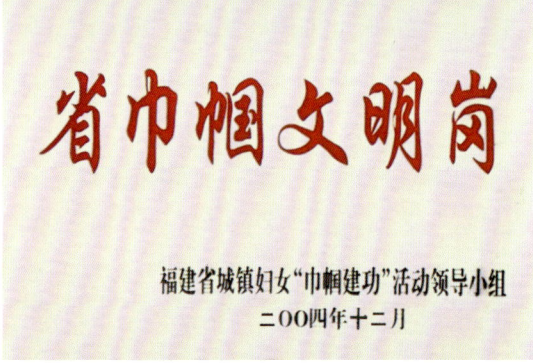
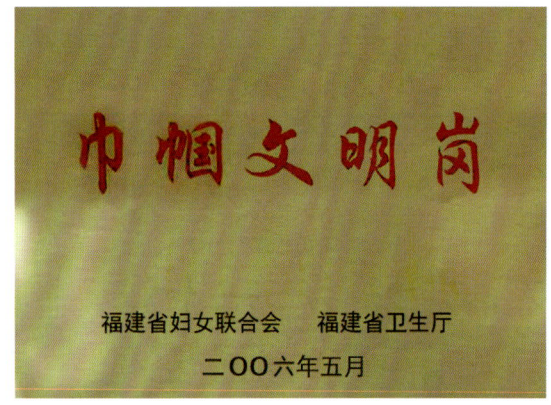
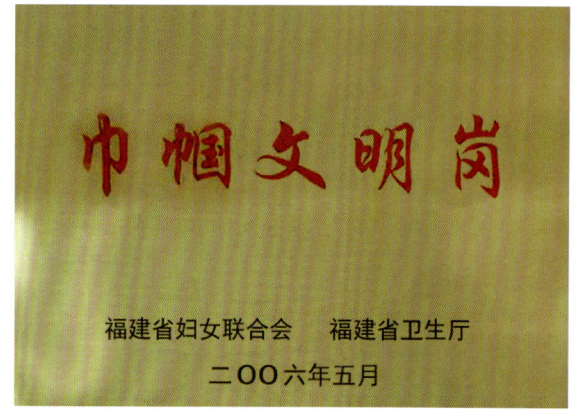
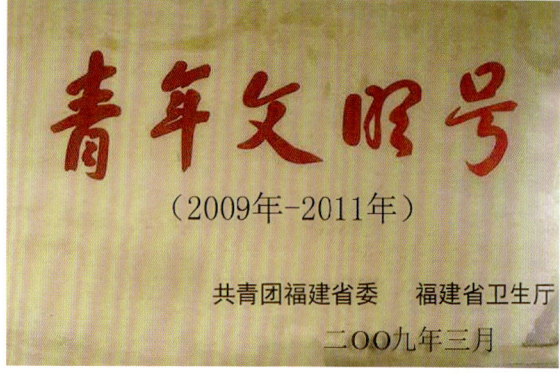
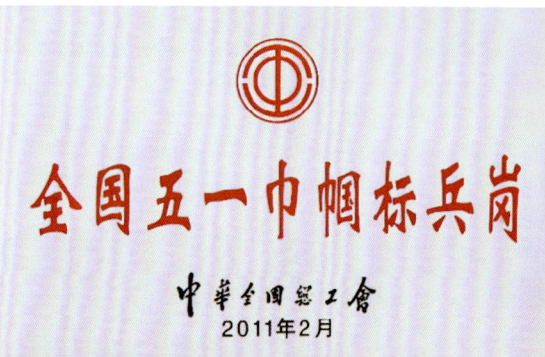
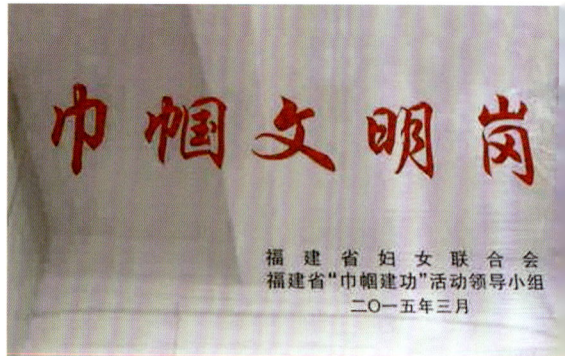

1. 1999年8月，漳州市医院内科四病区获共青团福建省委、福建省卫生厅授予"青年文明号"荣誉称号

2. 2003年9月，漳州市医院急诊科获共青团福建省委、福建省卫生厅授予"青年文明号"荣誉称号

3. 2004年12月，十一病区（干部病房）获福建省城镇妇女"巾帼建功"活动领导小组授予"省巾帼文明岗"荣誉称号

4. 2006年5月，急诊科获福建省妇女联合会、福建省卫生厅授予"巾帼文明岗"荣誉称号

5. 2006年5月，外科重症监护室获福建省妇女联合会、福建省卫生厅授予"巾帼文明岗"荣誉称号

6. 2009年3月，药剂科门诊西药房获共青团福建省委、福建省卫生厅授予"2009～2011年青年文明号"荣誉称号

7. 2011年2月，外科ICU获评"全国五一巾帼标兵岗"

8. 2015年3月，妇科获福建省妇女联合会、福建省"巾帼建功"活动领导小组授予"巾帼文明岗"荣誉称号

荣誉

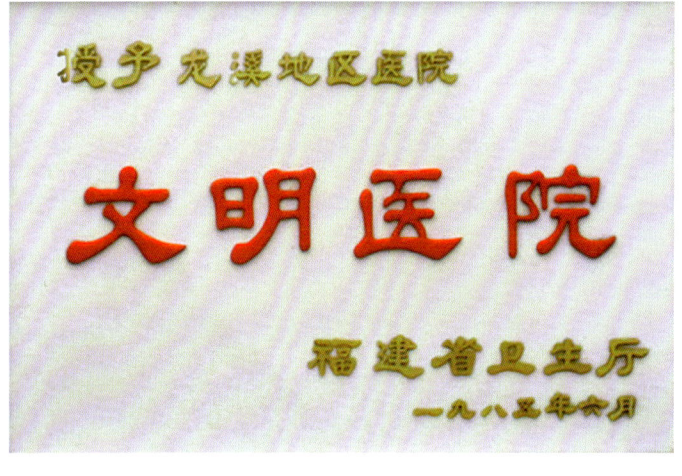
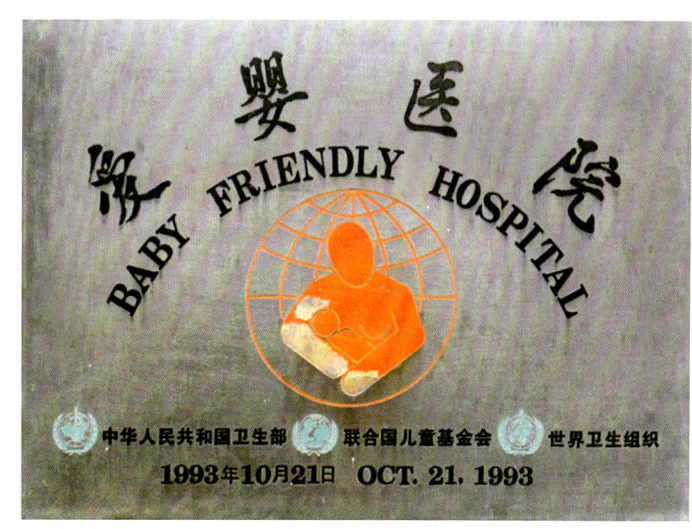
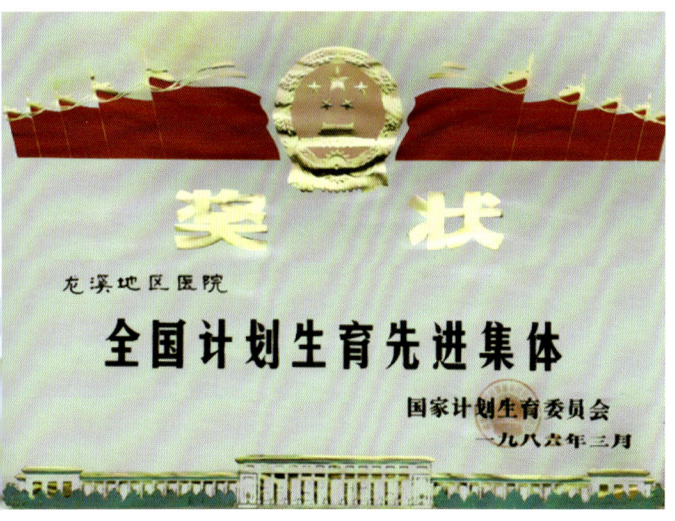
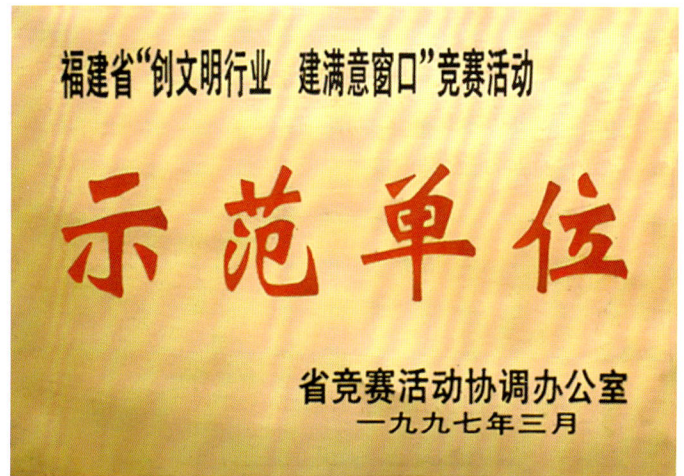
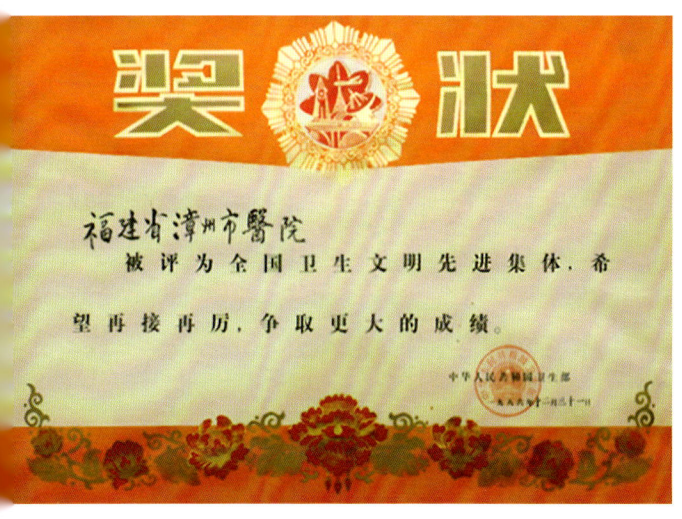

1. 1985年6月，医院获评"福建省文明医院"

2. 1986年3月，医院获评"全国计划生育先进集体"

3. 1986年12月，医院获评"全国卫生文明先进集体"

4. 1993年10月，医院获评"全国爱婴医院"

5. 1997年3月，医院获省竞赛活动协调办公室授予福建省"创文明行业·建满意窗口"示范单位荣誉称号

6. 1997年12月，医院获评"福建省文化科技卫生'三下乡'先进集体"

荣誉

1. 1998年2月，医院获评"福建省第六届（1996—1997年度）文明单位"

2. 1998年2月，医院获评"福建省为老干部提供社会优待服务先进单位"

3. 2000年12月，医院获评"福建省第七届（1998—1999年度）文明单位"

4. 2002年4月，获评"全国药品价格监测定点单位"

5. 2002年12月，漳州市医院内科分工会获评"福建省模范职工小家"

6. 2003年7月，漳州市医院团委会获评"全省防治非典型肺炎工作先进基层团组织"

荣誉

1. 2003年8月，医院获评"福建省第八届（2000—2002年度）文明单位"

2. 2003年8月，医院获评"漳州市防治非典工作先进集体"

3. 2004年，医院被确定为"全国价格监测定点单位"

4. 2004年5月，医院获评"福建省2001—2002年度卫生'三下乡'支农先进集体"

5. 2005年10月，医院获评"全国精神文明建设工作先进单位"

6. 2006年7月，医院获评"福建省（2003—2005年度）创文明行业工作先进单位"

荣誉

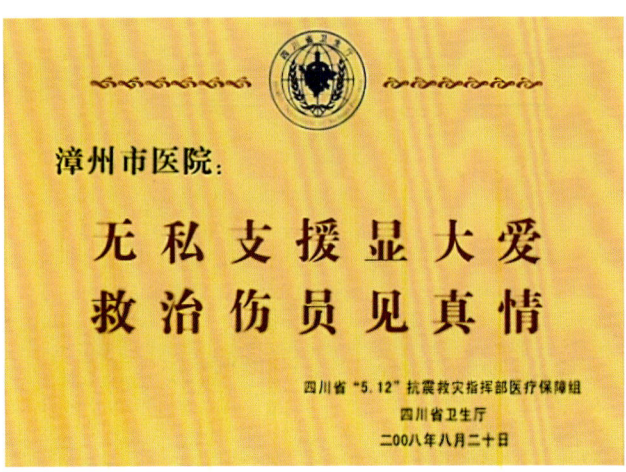

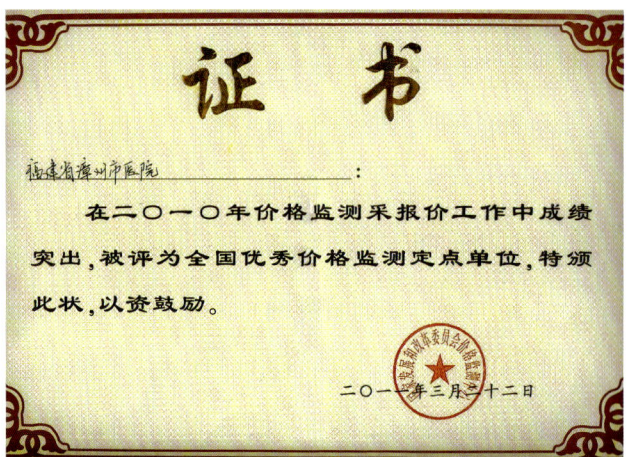

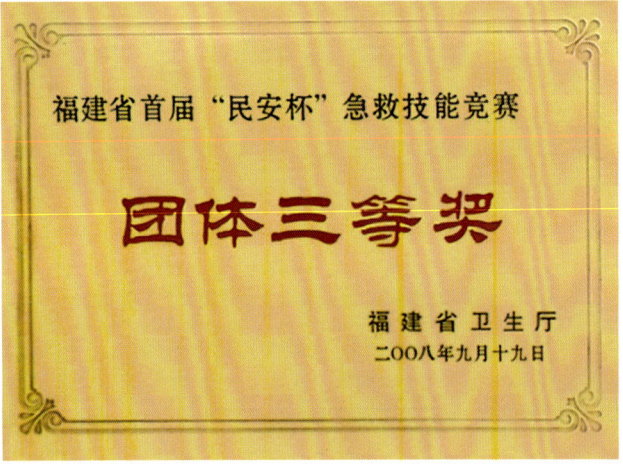

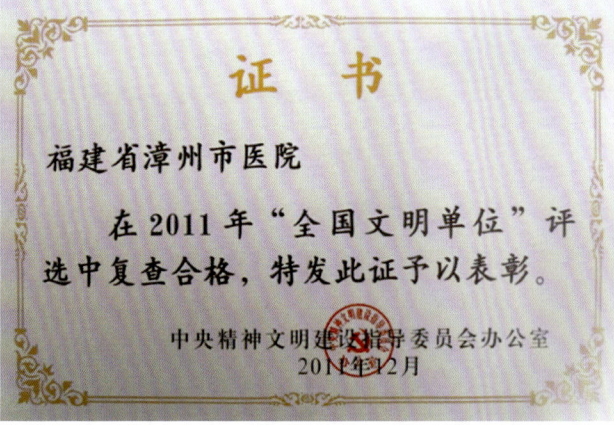

1. 2008年7月，中共漳州市医院委员会获中共漳州市委市直机关委员会授予"先进基层党组织"荣誉称号

2. 2008年8月，医院获四川省"5·12"抗震救灾指挥部医疗保障组、四川省卫生厅授予"无私支援显大爱 救治伤员见真情"荣誉牌匾

3. 2008年9月，医院在"2008年福建省临床护士技能竞赛"中获团体三等奖

4. 2008年9月，医院在福建省首届"民安杯"急救技能竞赛中获团体三等奖

5. 2009年1月，医院获中央精神文明建设指导委员会授予"全国文明单位"荣誉称号

6. 2011年3月，医院获评"全国优秀价格监测定点单位"

7. 2011年12月，医院在"全国文明单位"评选中复评合格，获表彰

序 言

  岁月峥嵘，沧桑巨变，漳州市医院跨越三个世纪时空。1888年1月教会创办漳州福音医院，在简易诊所里西方医术开始传入漳州地域。医院曾多次更名，辗转迁徙，历尽举步维艰、迷惘挫折的困境。1949年11月漳州解放，人民政府成立第六专区人民医院，于1952年春天与接办后的漳州协和医院合并更名为龙溪专区医院。从此，医院伴随着共和国发展历程，甲子轮回，今天的漳州市医院已发展成为临床学科齐全，技术力量雄厚，医疗设备先进，服务功能完善，集医疗、教学、科研、急救、保健和康复于一体的大型三级甲等综合医院。

  当今社会，改革大潮激涌，医疗行业置身于现代化、生态化、数字化时代。漳州市医院各项工作正走上发展的快车道，面临着新的机遇与挑战。2011年，医院启动编修《漳州市医院志》，成立修志机构，把修志工作纳入议事日程。在组织众手修志的同时，聘请专家参与志书编纂全过程。全体修志人员以高度的历史责任感，辛勤笔耕，经六易其稿后终于即将面世。《漳州市医院志》的编纂严格按照地方志体例规范，谋篇布局，详今略古，注重特色，存真求实。由于医院历史源远流长，教会医院时期资料散缺不全，弥足珍贵的是得友人帮助，借阅、翻拍当年存于英国图书馆的建院初期原始档案（英文笔稿、合影），经译文、梳理，补充了这部分资料的不足。虽未能使医院发展足迹纤毫毕现，但为医院寻找历史渊源和厘清发展脉络提供了真实的权威依据。全志80万字长卷里，清晰地再现了前辈医师救死扶伤悬壶济世的身影；字里行间凸显国家医疗事业繁荣发展的轨迹；彰显新时代学术精英在各自领域中锲而不舍、耕耘收获的卓越功绩；讴歌每个平凡而又伟大的医务工作者，他们践行"以病人为中心"的核心价值观，恪守"救死扶伤"的人道主义精神与"精诚博学仁爱至远"的院训，薪火相传，迎难而上，坚韧不拔，开拓奋进，为守护一方民众的健康与生命谱写波澜壮阔的奋斗史。

  《漳州市医院志》的编纂，成功开启了医院修志先河，将成为垂之久远的文化瑰宝，给前者以慰藉，给今者以激励，给后人以启迪。盛世修志，追溯历史，传承文明。以史为鉴，总结经验吸取教训，增强凝聚力，激发正能量，对于社会主义物质文明和精神文明建设具有深远的现实意义。展望未来，新一代医院建设者们任重道远。我们将以昂扬的姿态奋发有为，实施党建、文化、执行力建设、行风建设工程，使医院跨上率先发展、科学发展、内涵发展、和谐发展的新平台，续写更加绚丽恢宏的历史新篇章。

2018年1月1日

凡 例

一、本志政治观点与党的指导思想相一致，符合国家法律法规。全面、系统地记述福建省漳州市医院的历史与现状。使《漳州市医院志》成为资料翔实、行文规范、具有时代特点与行业特色的部门佳志，发挥资政、教化、存史的传统功能，服务当代，激励后人。

二、本志编纂内容上限始于1887年，下限止于2011年12月。大事记下限延至2016年12月，采用编年体辅以记事本末体。志体采用规范语体文记述，详近略远，述而不作，以事系人，力求完整记述事物发展历程；志文重点记述机构设置与管理、党群组织、文化与精神文明、医疗、护理、教学与科研，兼及财务、设备、后勤、基建、人物。力求体现改革与发展的时代特征和漳州市医院特色。

三、本志以志为主体，辅以述、记、传、图、表、录为表述形式，志首设图片、序、概述、大事记；志文横排门类，纵述历史，设7卷21章，章下设63节。目、表、录、专题随文设置。附表下限至2015年；志末附设具有特殊价值文稿、重要文献（原件）和修志始末、参与修志人员名单。

四、本志人物传遵循"生不入传"的原则，传至2012年12月已故主任医师和职能科室主要领导（负责人）以上人员，以及对漳州市医院事业发展有特殊贡献和较大影响的人物32名；人物录至2012年12月在职及离退休医院领导、职能科室主要领导、正高级职称人员173名；人物表列入至2015年12月漳州市医院市级以上先进人物、专业技术拔尖人才、高级职称获得者，市级以上中共代表大会代表、人民代表大会代表、政协委员，2015年12月前离、退休的科室主要领导（负责人）。人物表共列入976人次。

五、本志行文用字、标点、数字书写、计量单位以国家有关规定为准。医学名称一律使用中文和医学术语，部分疾病名称、症状、体征、药物名称、论文等，使用规范外文全称或规范中文译名。

六、本志所用资料主要来自档案、文件、报纸、期刊、专著、实物，知情者调查资料经考证后入志。

目 录

概述

组织建制在发展中充实健全…………… 002
思想政治工作为医院健康发展保驾护航 … 004
医德医风建设成效显著………………… 008
帮扶救助奉献爱心……………………… 010
援外医疗为国争光……………………… 011
医疗护理技术日益精湛………………… 011
临床管理逐步规范……………………… 017
教学科研与时俱进……………………… 020
重点学科建设引领创新发展…………… 023
优化人才队伍保障可持续发展………… 023
基础设施建设显著改善………………… 025

大事记

清 …………………………………………… 030

光绪十三年（1887年）………………… 030
光绪十六年（1890年）………………… 030
光绪二十年（1894年）………………… 030
光绪二十六年（1900年）……………… 030
光绪三十一年（1905年）……………… 031

中华民国 ………………………………… 031

民国元年至2年（1912年至1913年）…… 031

民国3年（1914年）…………………… 031
民国7年（1918年）…………………… 031
民国8年（1919年）…………………… 031
民国17年（1928年）…………………… 031
民国20年（1931年）…………………… 031
民国24年（1935年）…………………… 032
民国26年（1937年）…………………… 032
民国27年（1938年）…………………… 032
民国28年（1939年）…………………… 032
民国29年（1940年）…………………… 032
民国30年（1941年）…………………… 033
民国31年（1942年）…………………… 033
民国33年（1944年）…………………… 033
民国34年（1945年）…………………… 033
民国35年（1946年）…………………… 033
民国36年（1947年）…………………… 033
民国37年（1948年）…………………… 034

中华人民共和国………………………… 034

1949年………………………………… 034
1950年………………………………… 034
1951年………………………………… 034
1952年………………………………… 035
1953年………………………………… 035
1954年………………………………… 035
1955年………………………………… 035
1956年………………………………… 036

1957 年 …………………………… 036	1997 年 …………………………… 049
1958 年 …………………………… 036	1998 年 …………………………… 050
1959 年 …………………………… 036	1999 年 …………………………… 051
1960 年 …………………………… 037	2000 年 …………………………… 052
1961 年 …………………………… 037	2001 年 …………………………… 052
1962 年 …………………………… 037	2002 年 …………………………… 053
1963 年 …………………………… 037	2003 年 …………………………… 054
1964 年 …………………………… 038	2004 年 …………………………… 055
1965 年 …………………………… 038	2005 年 …………………………… 056
1966 年 …………………………… 038	2006 年 …………………………… 057
1968 年 …………………………… 038	2007 年 …………………………… 058
1969 年 …………………………… 038	2008 年 …………………………… 059
1970 年 …………………………… 038	2009 年 …………………………… 060
1971 年 …………………………… 038	2010 年 …………………………… 061
1972 年 …………………………… 039	2011 年 …………………………… 063
1973 年 …………………………… 039	2012 年 …………………………… 064
1974 年 …………………………… 039	2013 年 …………………………… 065
1975 年 …………………………… 039	2014 年 …………………………… 066
1977 年 …………………………… 039	2015 年 …………………………… 068
1978 年 …………………………… 040	2016 年 …………………………… 069
1979 年 …………………………… 040	
1980 年 …………………………… 040	

卷一　机构设置与管理

第一章　机构设置 ………………………… 073

第一节　漳州福音医院时期…………………… 073

第二节　漳州协和医院时期…………………… 073

第三节　福建省龙溪专区医院时期 ………… 075

第四节　福建省龙溪地区医院时期 ………… 077

第五节　福建省漳州市医院时期 …………… 079

第六节　分院概览 …………………………… 092

　一、救世医院 ………………………………… 092

　二、源梁医院 ………………………………… 093

　三、爱华医院 ………………………………… 094

　四、同安医院 ………………………………… 094

　五、漳州市医院小坑头分院 ………………… 094

　六、漳州市医院流传分院 …………………… 095

（续表）

1981 年 …………………………… 041	
1982 年 …………………………… 041	
1983 年 …………………………… 041	
1984 年 …………………………… 042	
1985 年 …………………………… 042	
1986 年 …………………………… 043	
1987 年 …………………………… 043	
1988 年 …………………………… 044	
1989 年 …………………………… 044	
1990 年 …………………………… 045	
1991 年 …………………………… 045	
1992 年 …………………………… 046	
1993 年 …………………………… 046	
1994 年 …………………………… 047	
1995 年 …………………………… 048	
1996 年 …………………………… 048	

七、漳州市医院朝阳分院 ………………… 095
　　八、漳州市医院招商局漳州开发区分院 … 095

第二章　组织管理 ……………………………… 096

第一节　行政管理 …………………………… 096
　　一、行政事务管理 ………………………… 096
　　二、职工队伍管理 ………………………… 099

第二节　医疗管理 …………………………… 111
　　一、门诊　急诊管理 ……………………… 111
　　二、医务管理 ……………………………… 112

第三节　护理管理 …………………………… 123
　　一、机构设置 ……………………………… 123
　　二、主要工作 ……………………………… 123

第四节　教学与科研管理 …………………… 125
　　一、机构设置 ……………………………… 125
　　二、主要工作 ……………………………… 125

第五节　医院感染管理与监控 ……………… 130
　　一、机构设置 ……………………………… 130
　　二、管理与监控 …………………………… 130

第六节　财务管理与审计 …………………… 132
　　一、机构设置 ……………………………… 132
　　二、主要工作 ……………………………… 133

第七节　后勤管理 …………………………… 139
　　一、机构设置 ……………………………… 139
　　二、主要工作 ……………………………… 140

第八节　技术服务支持与管理 ……………… 151
　　一、机构设置 ……………………………… 151
　　二、主要工作 ……………………………… 151

卷二　党群组织

第一章　中国共产党漳州市医院委员会 … 180

第一节　组织机构与队伍建设 ……………… 180
　　一、组织机构建设 ………………………… 180
　　二、队伍建设与管理 ……………………… 182

第二节　主要工作 …………………………… 185
　　一、主题教育活动 ………………………… 185
　　二、民主评议党员与创先争优 …………… 190
　　三、计划生育 ……………………………… 192

第二章　中共漳州市医院纪律检查委员会 …………………………………… 194

第一节　组织机构与队伍建设 ……………… 194
　　一、组织与队伍建设 ……………………… 194
　　二、办事机构 ……………………………… 195

第二节　主要工作 …………………………… 195
　　一、反腐倡廉纠风教育 …………………… 195
　　二、廉洁自律与民主监督 ………………… 198
　　三、专项治理 ……………………………… 201

第三章　福建省漳州市医院工会委员会 … 203

第一节　组织机构与队伍建设 ……………… 203
　　一、组织与队伍建设 ……………………… 203
　　二、办事机构 ……………………………… 205

第二节　代表大会 …………………………… 206

第三节　主要工作 …………………………… 209
　　一、思想政治教育 ………………………… 209
　　二、参与民主管理 ………………………… 211
　　三、文化技术教育 ………………………… 213

第四节　服务与管理 ………………………… 214
　　一、员工生活福利 ………………………… 214
　　二、离退休员工服务与管理 ……………… 216
　　三、关心女职工和职工子女 ……………… 217
　　四、创建活动 ……………………………… 218
　　五、经费收支 ……………………………… 219

第四章　中国共产主义青年团漳州市医院委员会 …………………………………… 222

第一节　组织与队伍建设 …………………… 222
　　一、组织建设 ……………………………… 222
　　二、队伍建设 ……………………………… 223
　　三、办事机构 ……………………………… 225

第二节　代表大会 …………………………… 225

第三节　主要工作 …………………………… 225

一、思想道德与主题教育活动 ……… 225
二、文化教育与知识技能竞赛 ……… 228
三、关心青年与文体活动 …………… 229
四、志愿者服务与社会公益活动 …… 230

卷三　文化与精神文明

第一章　医德医风建设 ……………… 237

第一节　职业道德教育 ………………… 237
第二节　文明行医与优质服务 ………… 239
第三节　医德医风评议与考核 ………… 242
一、民主评议行风 …………………… 242
二、监督与考核 ……………………… 244

第二章　主题创建系列活动 ………… 246

第一节　创建文明单位 ………………… 246
第二节　创建平安医院 ………………… 249

第三章　公德爱心 …………………… 251

第一节　扶贫援助 ……………………… 251
第二节　特殊公共卫生任务 …………… 254
一、国内医疗援助 …………………… 254
二、国际医疗援助 …………………… 255

第四章　医院文化建设 ……………… 256

第一节　院徽、院训、院歌 …………… 256
一、院徽 ……………………………… 257
二、院训 ……………………………… 257
三、院歌 ……………………………… 258
第二节　宣传报道 ……………………… 261
一、网站 ……………………………… 261
二、宣传报道 ………………………… 264
第三节　职工文体活动 ………………… 269

卷四　医疗

第一章　门诊　急诊 ………………… 276

第一节　门诊 …………………………… 276
一、机构设置与队伍 ………………… 276
二、环境改善 ………………………… 277
三、服务改进 ………………………… 278
第二节　急诊 …………………………… 280
一、机构设置与队伍 ………………… 280
二、专业技术发展 …………………… 280
第三节　预防保健 ……………………… 282
一、机构设置与队伍 ………………… 282
二、主要工作 ………………………… 283
第四节　健康体检 ……………………… 285
一、机构设置与队伍 ………………… 285
二、业务发展 ………………………… 285

第二章　临床科室 …………………… 290

第一节　内科 …………………………… 290
一、呼吸内科 ………………………… 290
二、心血管内科 ……………………… 291
三、消化内科 ………………………… 293
四、血液风湿内科 …………………… 295
五、内分泌科 ………………………… 296
六、神经内科 ………………………… 297
七、肾内科 …………………………… 299
八、肿瘤内科 ………………………… 300
九、肿瘤放射治疗科 ………………… 301
十、干部病房 ………………………… 302
十一、内科重症监护室（MICU）…… 303
十二、皮肤科 ………………………… 304
十三、中医科 ………………………… 305
十四、康复科 ………………………… 306
十五、传染科、感染性疾病科 ……… 307
第二节　外科 …………………………… 309
一、普外一科（肝胆胰脾、小儿外科）…… 309
二、普外二科（胃、甲状腺、血管外科）… 310

三、普外三科（结肠、直肠、乳腺、肛肠外科） ……………………………………… 311
　　四、泌尿外科 ……………………………… 313
　　五、烧伤整形科 …………………………… 314
　　六、骨科 …………………………………… 315
　　七、神经外科 ……………………………… 317
　　八、胸心外科 ……………………………… 318
　　九、耳鼻喉科 ……………………………… 320
　　十、眼科 …………………………………… 322
　　十一、口腔科 ……………………………… 323
　　十二、手术室 ……………………………… 324
　　十三、麻醉科 ……………………………… 326
　　十四、外科重症监护室（SICU） ………… 327
第三节　妇产科 ………………………………… 328
　　一、妇科 …………………………………… 328
　　二、产科 …………………………………… 329
第四节　儿科 …………………………………… 331
　　一、机构设置与队伍 ……………………… 331
　　二、专业技术发展 ………………………… 331

第三章　药学　医技科室 …………………… 333

第一节　药学部 ………………………………… 333
　　一、机构设置与队伍 ……………………… 333
　　二、专业技术发展 ………………………… 334
第二节　医技科室 ……………………………… 336
　　一、检验科 ………………………………… 336
　　二、放射科 ………………………………… 338
　　三、病理科 ………………………………… 339
　　四、超声医学科 …………………………… 340
　　五、核医学科 ……………………………… 342
　　六、CT 室 ………………………………… 343
　　七、磁共振室 ……………………………… 344
　　八、输血科 ………………………………… 344

第四章　专题系列创建活动 ………………… 346

创建等级医院活动 ……………………………… 346
　　一、创建三级乙等医院 …………………… 346
　　二、创建三级甲等综合医院 ……………… 349
　　三、三级甲等综合医院复评 ……………… 351
安全医疗月活动 ………………………………… 354
医院管理年活动 ………………………………… 355
医疗质量万里行活动 …………………………… 356

卷五　护理

第一章　机构设置与队伍 …………………… 361

第一节　漳州福音医院、漳州协和医院时期… 361
第二节　龙溪专区医院、龙溪地区医院时期… 362
第三节　漳州市医院时期 ……………………… 363

第二章　组织管理 …………………………… 366

第一节　护理组织管理体系 …………………… 366
第二节　护理管理制度 ………………………… 367
第三节　护理主题活动 ………………………… 369
　　一、技能竞赛活动 ………………………… 369
　　二、评优活动 ……………………………… 371
　　三、竞聘上岗 ……………………………… 371
第四节　护理单元管理 ………………………… 372
　　一、门诊、急诊护理管理 ………………… 372
　　二、病房护理管理 ………………………… 374
　　三、供应室消毒灭菌管理 ………………… 378

第三章　护理技术发展 ……………………… 387

第一节　基础护理与专科护理技术 …………… 387
第二节　急救护理与重症监护技术 …………… 390
　　一、急救护理技术 ………………………… 390
　　二、重症监护技术 ………………………… 392

卷六　教学与科研

第一章　医学生教育 ………………………… 397

第一节　医疗医技教育 ………………………… 397

第二节　护理教育 …………………… 402
　一、学校教学 ……………………… 402
　二、临床教学 ……………………… 403

第二章　毕业后医学教育 …………… 405

第一节　培训 ………………………… 405
　一、住院医师培训 ………………… 405
　二、护士培训 ……………………… 408
第二节　研究生教育 ………………… 410
　一、教育师资 ……………………… 410
　二、招生与培养 …………………… 410
　三、选送教育 ……………………… 411

第三章　继续医学教育 ……………… 412

第一节　院内业务学习 ……………… 412
第二节　学术交流 …………………… 415
第三节　进修培训 …………………… 420
　一、外出进修 ……………………… 420
　二、接收进修 ……………………… 426

第四章　科研与重点学科建设 ……… 429

第一节　科研 ………………………… 429
　一、科研立项 ……………………… 429
　二、科研成果 ……………………… 432
　三、新技术、新项目 ……………… 435
第二节　重点学科建设 ……………… 439

卷七　人物

人物传 …………………………………… 476
人物录 …………………………………… 487
人物表 …………………………………… 542

附录 …………………………………… 575

修志始末 ……………………………… 591

《漳州市医院志》审稿分工一览表 …… 596
《漳州市医院志》科室负责人及资料执笔人
　一览表 ………………………………… 602
参与修志人员名单 ……………………… 604

概 述

福建省漳州市医院坐落于风景秀丽的芝山南麓（今芗城区胜利西路 59 号），占地面积 52246 平方米，总建筑面积 162891.26 平方米。历经漳州福音医院—漳州协和医院—福建省龙溪专区医院—福建省龙溪地区医院，于 1986 年 2 月更名为福建省漳州市医院（简称漳州市医院）。130 年的沧桑巨变，几代人志存高远、栉风沐雨、薪火相传、励精图治，秉承福音、协和"济世救人"的朴素理念，开创"精诚博学·仁爱致远"的院训精神，充分彰显核心价值观和文化品牌特色。进入 21 世纪，漳州市医院已发展成为临床学科齐全、技术力量雄厚、医疗设备先进、服务功能完善，集医疗、教学、科研、急救、保健和康复于一体的大型三级甲等综合医院。

组织建制在发展中充实健全

清光绪十三年（1887 年），旅居英国的埃及人、医学博士巴阿美（Achmed Fahmy）受英国基督教伦敦公会派遣到漳州，得到接官亭礼拜堂牧师的帮助，租用漳州府城东门街元魁庙（今芗城区新华东路 189 号）旁的民宅，创办漳州福音医院（Gospel healing house，Hok-un I-Kuan），于光绪十三年十二月初八（1888 年 1 月 20 日）开业。漳州福音医院为漳州地域史上最早的西医医院。光绪二十年（1894 年），漳州福音医院迁入自己建的位于新兴巷的新院舍（今芗城区中医院所在地）。民国 8-17 年（1919-1928 年），漳州福音医院因首任院长巴阿美退休返居英国而停办。

民国 17 年（1928 年），英国伦敦公会派遣抚安（Wilfred Busby）到漳州福音医院任院长并复办漳州福音医院，因经费等多方面困难，一时难以复办，而后经英国伦敦公会、美国归正教会和漳州接官亭礼拜堂、东坂后礼拜堂、东铺头礼拜堂、下沙礼拜堂、巴阿美纪念基金会等 7 家机构共同协作，在漳州福音医院基础上创办漳州协和医院（Chang Chow Union Hospital），于民国 20 年（1931 年）4 月 1 日开业。民国 23 年（1934 年），漳州协和医院开办漳州协和医院护士学校（Chang Chow Union Hospital Nursing School）。民国 26 年（1937 年）2 月，新成立的中华基督教闽南大会和英国基督教伦敦公会、美国归正教会、英国长老会重组漳州协和医院董事会，决定重组扩大漳州协和医院。之后，平和小溪救世医院、漳浦源梁医院、龙岩爱华医院、厦门同安医院先后归属漳州协和医院管理，成为漳州协和医院的分院。民国 27 年（1938 年），漳州协和医院因院舍老旧拥挤，借用闽南神学院院舍（今中共漳州市委党校所在地）。民国 28 年（1939 年），漳州协和医院利用巴阿美遗孀捐赠款和英、美基督教会拨款赞助购买寻源中学位于芝山南麓的土地，计划建设新院舍。民国 30 年（1941 年），漳州协和医院在中华民国龙溪县政府注册。是年 8 月 18 日，漳州协和医院遭侵华日军飞机轰炸，门诊患者被炸死 20 名，医院和护士学校急速迁避于市郊鸿麓社。民国 31 年（1942 年），漳州协和医院护士学校加入中华护士学会（CAN）。民国 34 年（1945 年），漳州协和医院护士学校更名为漳州协和医院仁恕高级护士职业学校（Chang Chow

Union Hospital Jin-su Nursing School，简称仁恕护士学校），并向中华民国国民政府教育部申请注册。民国35年（1946年）12月，漳州协和医院动工建设位于芝山南麓的新院舍。民国36年（1947年），爱华医院和厦门同安医院先后与漳州协和医院脱离隶属关系。民国37年（1948年），漳州协和医院产权归属中华基督教闽南大会。中华人民共和国成立后的1949年11月12日至12月15日，漳州协和医院迁至芝山南麓自己建设的新院舍（今芗城区胜利西路59号漳州市医院所在地）。

中华人民共和国成立后，百废待兴，各级政府重视发展医疗卫生事业，1949年11月，福建省第六行政督察专员公署成立福建省第六专区人民医院（位于今芗城区新华西路中山公园西门口边段）。1951年1月20日，漳州协和医院董事会开始对所有财产造册登记呈报龙溪区专员公署并办理交接手续。是年12月，龙溪区专员公署全面接管漳州协和医院。同时接管仁恕护士学校，并更名为龙溪护士学校。1952年1月29日，龙溪区专员公署决定漳州协和医院与福建省第六专区人民医院合并，在漳州协和医院成立福建省龙溪专区医院（简称龙溪专区医院）。龙溪区专员公署接管漳州协和医院之后，原漳州协和医院平和小溪分院及漳浦分院先后由平和县、漳浦县人民政府接办。

1953-1955年，龙溪专区医院建立经济管理制度，依据固定财产管理要求，进行财产清点分类，更换旧账目，建立新账目；实行科主任负责制；成立职工福利委员会、爱国卫生运动委员会；设置中医门诊和中医针灸治疗室。医院发展为西医和中医并存发展的综合医院。1959年，龙溪专区医院核定人员编制310名。1960年，龙溪专区医院因精简机构，病床与实际在职医务人员比例为1:0.33。1961年，龙溪专区医院人员总数262名，病床位增至350张。1968年4月，龙溪专区医院人员总数336名。1970年9月，福建省龙溪专区更名为福建省龙溪地区，福建省龙溪专区医院随之更名为福建省龙溪地区医院（简称龙溪地区医院）。

1978年，龙溪地区医院先后成立院务、医务及各项工作委员会和领导小组；恢复党总支领导下的院长分工负责制，各科恢复科主任负责制。1980年，龙溪地区医院按照国家卫生部《综合医院组织编制原则试行草案》规定，重新理顺科室设置：撤销政治处、医务处、总务处，设立院长办公室、人事科、医务科、门诊部、护理部、总务科、财务科、保卫科；行政管理、医疗业务由正、副院长和行政职能科室正、副主任（科长）及临床医技各科主任负责。1983年，龙溪地区医院成立改革领导小组；全院有职工659名（其中医师152名），病床500张。1985年，龙溪地区编制委员会核定龙溪地区医院为副处级地方事业单位。同时，核定医院内部机构设置和人员编制，科室总数增至32个，其中临床科室22个，分为内、外科两大系统及儿科、妇产科，内科分血液、消化、心血管、呼吸、内分泌专业组；外科分普外、骨、烧伤、泌尿、心胸、肿瘤专业组；设专科门诊10个，设心血管、肺心病、消化系、泌尿系、肿瘤协作组；有手术室10间。

1986年2月，福建省龙溪地区医院更名为福建省漳州市医院（简称漳州市医院），时有职工698名，床位500张。1988年6月，漳州市肿瘤研究所成立，挂靠漳州市医院。1989年3月，漳州市编制委员会同意漳州市医院院长办公室、人事科、医务科、门诊部、护理部、总务科、财务科、器械科、预防保健科、党委办公室为行政副科级；增设保卫科为行政副科级。1990年，漳州市医院有职工730名，其中卫生技术人员571名、其他技术人员3名、管理人员35名、工勤人员121名。1992年12月，漳州市医院成为福建医学院教学医院。1993年4月，漳州市经济体制改革委员会同意成立漳州市医院小坑头分院，为法人持股的职工股份制医院，于1996年停办。1993年10月21日，漳州市医院获国家卫生部、联合国儿童基金会、世界卫生组织联合授予"爱婴医院"荣誉称号。1994年，漳州市抗癌协会、漳州市血液病研究所成立，挂靠漳州市医院；是年，漳州市医院成为福建中医学院教学医院。1996年2月，漳州市医院通过福建省三级乙等医院评审。是年，漳州市医院成立医院远程医疗网络会诊中心。1997年1月，漳州市成立中心血站，挂靠漳州市医院，与漳州市医院血库实行两个牌子一个机构；于1999年6月，归属漳州市卫生局管理。1997年，漳州市编制委员会核定漳州市医院床位扩增至700张、病区28个、事业编制人员1050名；漳州市医院设产前咨询专科门诊及孕产妇营养专科门诊。1998年1月，漳州市成立急救中心，挂靠漳州市医院，归属漳州市医院管理，与医院急诊科同步运行；2003年10月，急救中心归属漳州市卫生局管理。1999年，漳州市医院被国家卫生部确定为国际紧急救援中心网络医院，加入国际紧急救援中心网络。2002年4月，漳州市医院获全国价格监测定点单位。2004年7月，漳州市医院获福建省卫生厅确认为福建省新生儿救护网络漳州新生儿救护分中心。2006年2月8日，漳州市朝阳医院归属漳州市医院管理，更名为漳州市医院朝阳分院（简称朝阳分院），为独立法人单位。2006年8月14日，漳州市医院成为福建医科大学非行政隶属附属医院。是年11月，漳州市卫生局成立漳州市医院感染专业质控中心、漳州市病案专业质控中心、漳州市病理专业质控中心，挂靠漳州市医院。2007年5月18日，漳州市医院通过福建省三级甲等综合医院评审。是年8月，漳州市编制委员会同意漳州市医院撤销医教科、预防保健科，设立医务科、科教科、质量管理控制科、医院感染管理科、信息科、审计科为行政副科级。是年，漳州市机构编制委员会核定漳州市医院病床1056张。时医院有人员1584名，其中专业技术人员占各类人员总数的80%、行政管理和工勤人员占各类人员总数的20%。2008年5月，漳州市医院获国家卫生部十年百项血管病变早期检测技术中心。

2010年，漳州市卫生局成立漳州市急诊医学专业质量控制中心和漳州市产前诊断机构，挂靠漳州市医院。8月4日，漳州市医院与招商局中银漳州开发区合作创办漳州市医院招商局漳州开发区分院；2013年9月30日，双方解除合作关系。2011年，漳州市医院辅助生殖机构通过福建省卫生厅验收；福建省漳州市儿童医疗救治分中心成立，挂靠漳州市医院。2013年2月22日，漳州市政府常务会议决定将位于漳州市龙文区水仙大街193号的漳州市妇幼保健院业务用房划分为公共卫生部分（5903平方米）和临床部分（61374平方米），临床部分产权归属漳州市医院，成为漳州市医院龙文院区。

2016年，漳州市医院主院区编制床位2000张，开放床位2074张；有职工2563名，其中卫生专业技术人员2404名；卫生专业技术人员中取得专业技术职务任职资格的主任医师和副主任医师208名、主治医师274名、住院医师303名；主任护师和副主任护师38名、主管护师309名、护师616名、护士364名；主任药师和副主任药师4名、主管药师40名、药师48名、药士8名；主任技师和副主任技师8名、主管技师64名、技师85名、技士41名。

思想政治工作为医院健康发展保驾护航

漳州福音医院和漳州协和医院时期，医院对外行医，对内传播基督福音，用基督的大爱与宽容教育员工，爱患者如亲人。1949年，漳州协和医院有中共党员4名，直属中国共产党龙溪地委会直属机关委员会管理。1952年2月，龙溪专区医院成立后，与龙溪区专员公署卫生科等单位共同成立支部委员会。中国共产党龙溪地直卫生支部委员会经常组织医院员工学习政治理论、时事政策，加强马克思列宁主义思想教育，增强爱国主义思想，提高社会主义思想觉悟，树立为劳动人民服务的观念。

1961年，中国共产党龙溪专区医院成立支部委员会。注重加强自身建设，增强党支部的战斗堡垒作用；组织员工学习八届十中全会精神，学习医疗系统先进模范及雷锋的革命精神，开展社会主义教育，树立全心全意为人民服务的思想，鼓励医务人员钻研业务，推动医院各方面工作的开展。1966年，中国共产党龙溪专区医院成立总支部委员会，建立党建工作"七项制度"。1979年后，加强党支部建设和支部委员的岗位培训，发挥党员的先锋模范作用；贯彻执行党的政治思想路线，组织员工学习党的十一届五中全会精神、党内政治生活若干准则和《中国共产党章程（修改草案）》等，发扬艰苦奋斗精神，为"四化"多做贡献。1982年，中国共产党龙溪地区医院成立委员会（简称医院党委）。医院党委致力于建立健全重大会议规则、决策程序等制度建设；根据党管干部原则，建立干部管理制度；组织党员学习新党章、政治理论和时事政治，开展评比党员先锋岗，举办先进事迹报告会，开展党性、党风、党纪教育等活动。

1986年后，漳州市医院党委贯彻党的路线、方针、政策，在党员中开展学习马克思列宁主义基本理论和党的基础知识教育。1988年，医院党委开展评选"一先二优"活动。1989年后，根据中组部关于开展民主评议党员活动的要求，医院党委实行民主评议党员制度。1991-1998年，医院党委制订中层干部选拔任用办法、后备干部选拔培养办法、党员干部理论学习制度；举办社会主义理论培训班，学习十三届七中全会精神，开展党的基本理论、基本路线和基础知识教育活动和新时期共产党员标准的讨论；开展学传统、讲正气、增党性、做奉献主题活动；在党员中开展我是共产党员佩戴党徽上岗活动。1999-2000年，医院党委在党员领导干部中开展党性、党风教育，提高领导干部学习理论、增强党性锻炼的自觉性，提高管理能力和水平。

2001-2002年，漳州市医院党委组织支部书记学习十五届六中全会精神，举办专题辅导培训班。2003年，医院党委开展牢记两个务必，做合格党员系列教育活动，开展"一个中心，五个表率"的主题实践活动。2005年，医院党委在全体党员中开展保持共产党员先进性教育活动。2006年，医院党委开展以"八荣八耻"为主要内容的社会主义荣辱观教育；开展"喜迎十七大，永葆先进性"主题实践活动；开展纪念建党85周年、红军长征胜利70周年和"爱我漳州"系列活动。2007年，医院党委采取以会代训、经验交流、学习培训、实地参观等形式，健全和完善党支部学习中心组制度，提高党支部书记的工作能力；在全体党员中开展"六比六看"活动；赋予党支部对职工学习进修、评先评优、职称晋升、岗位竞聘等职业道德考察、鉴定和把关等职责，在医院各项活动中突出党组织的战斗堡垒作用。2008-2009年，医院党委围绕党员干部受教育、科学发展上水平、履行使命见成效的总要求，开展讲党性、重品行、作表率主题实践活动；加强党组织自身建设，发挥党组织的战斗堡垒和党员先锋模范作用，为医院建设提供强大的精神动力和思想保证。

2010-2012年，医院党委在党组织和党员中深入开展创先争优活动，制订实施漳州市医院党支部工作年度考核细则和党支部书记工作考核办法，开展党支部创新项目、创建"五好"党支部活动；结合创先争优、创建学习型党组织和作风年建设，开展民主评议党员活动。2010年，医院党委有7个党支部被评为漳州市直"五好党支部"。2013-2015年，医院党委组织党员学习党的十八大报告和十八届三中全会精神，以及党中央《关于改进工作作风、密切联系群众的八项规定》；开展"读书"活动，深入扎实开展党的群众路线教育实践活动和"三严三实"专题教育活动，不断提高党建工作科学化水平。2016年，医院党委开展"两学一做"学习教育年活动，开展系列教育活动，加强和改进党建工作，全面提升文明单位建设水平。是年，漳州市医院党委下设16个支部委员会，有党员760名。

1988年，中国共产党漳州市医院成立纪律检查委员会（简称医院纪委）。医院纪委成立后，以学习党规条例为主要内容，开展新时期党员标准和形象教育活动，落实领导干部廉洁自律的各项规定，建立健全医院内部控制体系。1990-1994年，医院党委、纪委推进党风廉政建设，争创党风建设先进单位。1994年后，医院党委、纪委落实领导干部廉洁自律的各项规定。1999年，医院党委、纪委制订并公开党政领导成员党风廉政建设责任制和承诺，让医院干部职工监督。2002年后，医院党委、纪委开展以权力观为主题的教育活动；制订领导干部廉政行政守则，实行党风廉政建设责任制；制订漳州市医院关于制止医务人员私自接受与业务活动有关的厂家邀请外出参观旅游的通知、漳州市医院关于医务人员应厂家邀请参加学术活动的管理规定，明确岗位责任和职业纪律；实行领导干部在职代会上述职述廉，由职工代表民主评议，强化医院职工对领导干部廉洁自律状况的监督。2005年，医院党委、纪委开展警示教育活动月，教育引导党员、干部、职工特别是领导干部树立正确的权力观、利益观，抵制医疗不正之风。

2006年后，医院党委、纪委加强党风廉政建设，坚持谁主管，谁负责的原则，落实责任，深入开展反腐倡廉教育；组织实施治理医药购销领域商业贿赂专项工作，开展对"红包"、回扣的专项整治，全面开展自查自纠活动；严格执行卫生部"八不准"规定，制订漳州市医院关于建立健全治理医药购销领域商业贿赂长效机制的工作方案的实施意见，健全教育、制度、监督并重的惩治和预防体系。2007年，医院党委获漳州市卫生政风行风工作领导小组授予"漳州市卫生政风行风工作先进单位"荣誉称号。2008年后，医院党委、纪委发布漳州市医院关于开展警示教育活动的通知，对重点岗位实行轮岗制度，完善监督制约机制。2010-2015年，医院党委、纪委建立健全民主集中制的各项具体制度，与中层领导干部签订《漳州市医院中层干部拒绝商业贿赂责任承诺书》，与有关工作人员签订《基建工作廉政承诺书》，进一步明确反腐工作职责，对个别违规人员进行严肃处理；制订漳州市医院党务公开实施方案，被福建省纪委确定为"党务公开"联系点。

2011年后，漳州市医院党委、纪委开展致医院干部职工的一封廉政公开信活动，在节日祝福的同时发送廉政短信提醒广大干部职工不忘廉洁自律；举行主要领导落实党风廉政建设责任制和抓行风述职报告会；以行风廉政建设为中心，坚持标本兼治，惩防并举，深入推进反腐倡廉工作。2016年，医院党委、纪委建立健全惩防长效机制，强化落实党风廉政建设责任制，制订漳州市医院党委党风廉政建设主体责任清单、漳州市医院落实党风廉政建设"两个责任"清单等系列配套文件，明确医院党委、纪委及医院领导班子的责任；落实《中国共产党问责条例》；制订落实漳州市医院谈话制度，分层次、广泛开展谈话提醒、谈话诫勉活动，建立"谈话记录本"，及时掌握思想动态，防患于未然；建立岗位风险点排查制度，认真查找可能产生腐败的关键环节，有针对性制订防范措施；落实中央"八项规定"和医疗卫生行风建设"九不准"；优化满意度信息化评价和投诉信访工作。

1950年，漳州协和医院工会召开第一次会员大会，成立医院工会委员会。医院工会委员会经常组织员工开展政治与业务学习，提高政治思想觉悟和业务工作水平。1953年后，龙溪专区医院工会对全体员工进行爱国主义、集体主义和社会主义思想教育，经常性开展政治理论、时事政策的学习，提高医院员工的政治觉悟，树立为人民群众服务的思想。1979年后，龙溪地区医院工会在医院党委领导下，整顿、健全工会组织，设置福利、女工、文体、离退休等4个工作委员会，设置8个科室工会和31个工会小组；组织职工开展读书演讲活动，支持职工业余时间学习科学文化知识；每年为工会小组订购《工人日报》《福建工人报》等报纸，购买书刊、杂志等让会员借阅学习。

1986年5月，漳州市医院工会召开首届职工代表大会。随即建立职工代表大会制度，依法维护职工合法权益，调动广大职工的积极性，保障职工福利，维护广大职工的民主权利，发挥职工参与医院民主管理、民主决策和民主监督。1989-1991年，医院工会配合医院党委开展党的基本理论和基本路线教育、形势教育及工人阶级优良传统和历史使命教育。1989年，医院获福建省总工会授予"民主管理先进单位"荣誉称号。1989-1998年，医院工会组织职工开展读书活动，举办知识竞赛活动，鼓励职工学习科技文化专业知识，支持职工参加电大、业大、进修和入学深造学习，提高综合素质。1995-1998年，医院工会贯彻落实《工会法》《劳动法》等政策法规，围绕经济建设中心，在服务改革、发展、稳定的大局中发挥工会组织的社会政治团体作用；增强工会组织在参政、议政、民主管理和医院建设发展等重大决策上的积极作用，积极参与讨论和制订医院重大改革与决策；配合医院党委开展职工社会主义、爱国主义、集体主义等教育。

1999年后，漳州市医院建立以工会主席为组长的院务公开监督小组，把关系到行政管理、改革发展和职工切身利益的重要事项内容，多渠道向职工公开，让职工全面地参与医院管理，调动职工积极性和主动性，增强医院的凝聚力。2000年，医院工会被福建省总工会授予"模范职工之家"荣誉称号。2007-2009年，医院工会开展和谐医患、重在沟通、服务创新、科学发展大讨论活动，开展劳动竞赛和技术创新，举办多届青年岗位技能大赛；以创建职工之家、职工小家、巾帼文明岗等系列活动为载体，广泛开展优质服务活动，增强职工责任感、使命感，培养职工良好的政治思想和职业道德。

2010-2016年，漳州市医院工会多形式地开展劳动竞赛和技术创新；结合三级甲等综合医院复评工作，举办有关三级甲等综合医院评审知识竞答活动；通过职工座谈会、问卷调查和职代会提案征集工作等形式，定期听取职工对医院和工会工作的意见建议；开设"养心俱乐部"职工讲坛，促进职工更好地交流沟通、学习借鉴、提升素养；开展"谈心交友"活动，为大龄职工之间以及与兄弟单位职工搭建沟通交流平台。2012年，医院工会组织征集提炼富有医院精神和时代特征的"精诚博学、仁爱致远"的院训。2011年，医院工会获中华全国总工会授予"全国模范职工之家"荣誉称号。2012年，医院获第四届"全国医院（卫生）文化建设先进单位"荣誉称号。2013年，医院工会女职工委员会获福建省总工会女职工委员会授予"福建省女职工组织规范化建设示范单位"荣誉称号。

1952年3月，中国新民主主义青年团龙溪专区医院成立支部委员会，加强对团员的思想政治教育。1954年，医院团支部建立团课制度，让团员接受团课和党课教育。1959年，中国共产主义青年团龙溪专区医院成立总支部委员会，开展社会主义教育活动。1965-1978年，医院团组织开展向解放军、雷锋、王杰同志等学习活动。1981年后，医院团组织成立青年医疗服务队，利用业余时间为各类学校学生义诊与健康咨询服务；利用休息时间参加保护环境，义务植树活动；组织团员青年开展各种文体活动，增强共青团的凝聚力和向心力。1984年1月，中国共产主义青年团龙溪地区医院成立委员会，加强各种教育活动，举办培训班，开设党课，学习党的十二大、十三大精神；开展五讲四美三热爱等活动。

1986年，中国共产主义青年团漳州市医院委员会（简称医院团委）首次举办青年知识竞赛活动。1988年后，医院团委举办医院百科知识竞赛活动；举办团干培训班，学习党、团基础知识，了解社会动态和党中央各项方针政策。1990年后，医院团委开展为贫困失学儿童奉献爱心活动，扶助孤寡老人，让团员青年受教育。1990-1996年，医院团委开展团员评优活动、学雷锋争当四有新人活动、优质服务竞赛活动、接受革命传统教育、组织"庆五四迎香港回归"签名活动等，对团员青年进行潜移默化的教育。1996-2002年，医院团委组织发动广大团员发扬人道、博爱、奉献精神，参与希望工程、"一帮一"结对子、支援灾区人民重建家园、开展无障碍交流助残等各种捐款捐物活动。

1996年后，医院团委把推优工作制度化、规范化。1997-2001年，医院团委组织团员参加理论学习培训，举办党史知识教育，提高团员青年的政治修养和理论水平。1998年，医院团委开展信用建设示范月、青年文明号与您同行、推行承诺服务等活动，拓展青年文明号创建活动内涵。是年，医院团委"120青年突击队"获共青团漳州市委授予"漳州市新长征突击队"荣誉称号。1999年8月，医院内科四病区获共青团福建省委、福建省卫生厅授予"青年文明号"荣誉称号。2002-2008年，医院团委围绕构建平安医院、和谐社会的主题，开展立足本职、促进健康的青年志愿者活动，形成共青团工作的特色和品牌；组织团员学习贯彻党的十七大和共青团十六大精神；开展突出共青团工作特色的主题教育活动和社会主义荣辱观教育实践活动；在团员中开展争当青年岗位能手、青年医生医疗基础知识竞赛、青年医师"医生桌面"电脑操作培训等活动，提高广大团员青年的职业技能和爱岗敬业的意识。2003年，医院团委被共青团福建省委评为"全省防治非典型肺炎工作先进基层团组织"。

2007-2011年，漳州市医院团委在团员青年中开展"和谐医患，重在沟通；服务创新，科学发展"大讨论；鼓励青年职工参加各种在职培训学习，开展岗位技术练兵，提高医疗技术水平。2009-2016年，医院团委组织团员青年参与义诊、健康宣教、助残、关爱未成年人、农民工、空巢老人、文明行走劝导和无偿献血等活动；举办各种主题的团干培训班。2009年3月，医院门诊西药房获共青团福建省委、福建省卫生厅授予"青年文明号（2009-2011年）"荣誉称号。2011-2016年，医院团委以服务社会、传播文明为宗旨，健全完善志愿服务体系；开展以爱国主义与国防教育为主题的系列活动；发扬奉献、友爱、互助、进步的志愿精神，开展快乐康复志愿者行动；坚持志愿服务进社区，进家入户；积极参与漳州市残疾人联合会主办的情系贫困残疾人，扶残助残送服务等志愿活动；加强团组织建设，开通漳州市医院团委微信公众号，积极传播正能量，引导团员青年树立健康积极的心态。2016年，漳州市医院志愿服务驿站获中共福建省委文明办授予"福建省志愿服务示范驿站"。

医德医风建设成效显著

漳州福音医院和漳州协和医院时期，以传播福音引导医务工作者用大爱对待患者、做好医疗服务工作。

1952年，龙溪专区医院成立后，医院开展经常性政治理论教育以提高医务人员为人民服务的思想觉悟；开展社会主义教育活动，强化医护人员"把患者当亲人"服务理念。1963年后，龙溪专区医院加强社会主义教育，提高职工的政治觉悟，改善服务态度。1978年，龙溪地区医院在医务人员中开展学习英模人物，进行爱国主义、社会主义、共产主义教育。1980年后，龙溪地区医院在职工中开展以文明行医、礼貌服务、理想、纪律、医德和社会主义荣辱观为重点的医德医风系列教育；开展学习雷锋、学习白求恩、学习漳州110、学习蔡玲玲、以病人为中心、提供优质服务系列活动，树立以人为本、患者至上的思想，开展以提高医疗服务质量为主题的医院管理年活动，构建和谐医患关系，提高群众满意度；推进平安医院建设，开展创建文明医院、文明卫生行业活动，全面提升医院形象，树立行业新风，实现创建目标。1984年，龙溪地区医院获福建省卫生厅授予1984年度"文明医院"荣誉称号。1985年后，医院通过报刊媒体投稿和院内宣传栏报道医德医风教育成果及各项工作信息。1985-2002年，漳州市医院连续8届获中共福建省委、福建省人民政府授予"文明单位"荣誉称号。1986年，漳州市医院对职工进行理想、纪律教育；是年，漳州市医院获得"全国卫生文明先进集体""福建省卫生工作先进单位""全国计划生育先进集体"等荣誉称号。1986-2002年，漳州市医院连续8届获中共漳州市委、漳州市人民政府授予"文明单位"荣誉称号。1987年后，漳州市医院对职工进行社会主义"五热爱"（爱国家、爱人民、爱劳动、爱科学、爱社会主义）教育。1988年，漳州市医院把医德医风建设纳入医院目标管理的重要内容，重点提高医务人员的职业道德素质和全心全意为人民服务的思想观念。

1989-1992年，漳州市医院开展以加强爱国主义和集体主义教育为主题的医德医风教育，引导职工树立正确的世界观、人生观和价值观，发扬艰苦奋斗、无私奉献、勤业敬业精神。1990年后，漳州市医院创刊《漳州市医院科技信息》，建设医院内部网站，宣传报道精神文明和物质文明建设新成果。1996-1997年，漳州市医院开展以"爱岗敬业、诚实守信、办事公道、服务群众、奉献社会"为内容的职业道德教育，组织职工重新学习医德规范和医院规章制度，强化医务人员的职业法规和职业道德意识。1998-2002年，漳州市医院把医德教育同创建文明医院相结合，从科学管理入手，改善服务工作，提高医疗质量；组织职工学习实践《公民道德实施纲要》，倡导爱国守法、明礼诚信、团结友善、勤俭自强、敬业奉献的公民基本道德规范。2002年，漳州市医院制订医德医风奖惩条例。2003-2004年，漳州市医院开展社会主义荣辱观进医院的实践活动。2004年，医院党委制订中层领导干部医德医风目标管理考核办法，完善漳州市医院医德医风奖惩规定，促进行风建设各项制度的落实；增强职工职业道德、职业纪律、职业责任和法律意识，树立救死扶伤和"以病人为中心"的服务理念。2005年，漳州市医院建立内部局域网，成为集展示医院形象、解读医疗政策、发布各职能科室通知、获取院内文件、传递医疗信息、获取医学文献资料的窗口。2005-2007年，漳州市医院实施创建医德医风示范医院活动实施方案、漳州市医院医德医风条例及奖惩规定；以弘扬白求恩精神，做白求恩式医务工作者为主题，以规范诊疗行为、提高医疗质量、改善服务态度为主要内容，提高干部职工思想道德水平。2005年10月，漳州市医院获"全国精神文明建设工作先进单位"荣誉称号。2007年，漳州市医院获"漳州市创平安医院活动先进单位"荣誉称号。

2008年，漳州市医院开展医德医风集中教育，把医德医风教育纳入日常工作中，落实在工作岗位上。2009-2011年，漳州市医院深化开展职业理想、职业道德、职业责任、职业纪律教育，弘扬行业道德风尚，树立"以患者为中心"的服务理念，倡导良好的医德医风，增强职业责任感和使命感。2008年10月，漳州市医院创办《漳州市医院报》（电子版），每月1期，以图文形式分为4版试行（A4）。2009年，漳州市医院建设漳州市医院文明网（网址：http://syywm.fjzzwm.cn）。6月，创刊《漳州市医院报》（纸质版），刊登医院工作动态、会议、对外交流、科技信息、诊疗信息等。发挥医院文化导向、凝聚、激励、约束和辐射作用，提高医院文化管理的成效。2009年，漳州市医院首次获"全国文明单位"荣誉称号。2011年，漳州市医院第二次获"全国文明单位"荣誉称号。

2012-2016年，漳州市医院实施年度民主评议行风工作实施方案，要求各科室按照五项行风评议议题进行重点整改，确保取得成效；贯彻国家文明委关于道德讲堂建设的精神，举办以身边人讲身边事、身边人讲自己事、身边事教身边人为主题的"道德讲堂"，通过教育与讨论活动提高干部职工道德修养，全年共举办12场讲座；利用重大节日开展丰富多彩的文体活动。2012年，漳州市医院获第四届"全国医院（卫生）文化建设先进单位"称号。2013年，漳州市医院开展医疗卫生事业建设年活动，改善服务态度，提高医疗质量，规范医疗行为，促进医患和谐。2014年，漳州市医院改进和完善短信回访和投诉管理。2015年，漳州市医院把社会主义核心价值观学习教育纳入职工政治学习的重要内容，充分利用道德讲堂、医院网站、LED显示屏、院报、手机短信和微信公众平台进行宣传教育。是年，漳州市医院第三次蝉联"全国文明单位"荣誉称号。2016年，漳州市医院以规范职业素养、加强行业自律、共建和谐医患为主题，举办"中国医师节"纪念活动；提升青年文明号、巾帼建功、星级示范窗口服务能力和服务质量；制订漳州市医院开展评选"敬业奉献之星"活动实施方案，首次评选"敬业奉献之星"6名，并参与市级"敬业奉献之星"评选，获得"四星级""三星级"者有3名。

帮扶救助奉献爱心

漳州福音医院时期，医院常对贫困患者施医赠药。民国29年（1940年），漳州协和医院对于患病而无财力就医者，给予免费治疗，必要时供给车费。全年免费治疗门诊患者593名，为20名住院患者支付部分费用，为2480名贫困者免费接种疫苗。民国30年（1941年）8月，漳州协和医院为贫穷家庭提供大米和食物等物资，到小学为学生提供护理服务和健康建议。民国31-34年（1942-1945年），漳州协和医院派出医生和护士到难民营、救济所为患者治疗并提供免费药品、食物、生活用品。民国35年（1946年），漳州协和医院向教会申请大米和面粉，用面粉袋布料做成衣服，在圣诞节期间把衣服、大米、捐款等捐助贫困百姓。民国35年9月至民国36年（1947年）1月，漳州协和医院护士在教堂、寺庙和集市设施粥场，免费为贫困百姓布施热豆汤，每天接受布施者有200名以上。民国36年11月，漳州协和医院开展感恩行动，共捐献30箱水果、蔬菜、大米、鸡蛋给贫困百姓。民国36-37年（1947-1948年），漳州协和医院公共卫生护士上门接送重症患者到医院接受免费治疗，并为重症患者支付车费；组织医护人员到医院附近乡村出诊38次，为患者检查身体、开药、免费预防接种。1949年，漳州协和医院护士在感恩节和圣诞节期间，用募集的捐款帮助65户贫困家庭购买食品和衣物。

龙溪专区医院时期，医院发挥综合医院的优势，以医疗业务骨干为主组成巡回医疗队和技术指导小组帮助县级医院、乡镇卫生院建立医疗护理常规，指导开展常见病诊疗和常规手术，举办短期培训班；开展医疗技术指导和对口帮扶，培训基层医院医务人员。1980年后，龙溪地区医院与平和县医院签订《支农协议书》，开展对口帮扶工作；与南靖县、平和县（贫困县）、东山县、驻漳部队医院建立协作关系；龙溪地区医院各科室定期组织医务人员到协作医院讲课、会诊、手术，帮助其提高业务技术水平。1990年后，漳州市医院下乡开展医疗咨询和义诊，职工自愿为社教点、贫困山区、灾区群众捐款捐物。1997年，漳州市医院获中共福建省委宣传部、福建省人事厅授予"文化科技卫生'三下乡'活动先进集体"荣誉称号。1999-2011年，漳州市医院选派22名医务人员分7批次赴西藏林芝地区、新疆昌吉州玛纳斯县和木垒县，宁夏同心县、四川彭州市开展医疗援助工作。2002年6月27日，漳州市医院被国际"微笑列车"中华慈善总会确定为微笑列车唇腭裂矫治项目定点医院。

2007-2011年，漳州市医院对口帮扶漳州地区3家县级医院和10家乡镇卫生院，每年派出15-19名医师与县级医院及乡镇卫生院签订帮扶协议，指导开展临床医疗工作，提高县医院及乡镇卫生院医疗技术水平；免费为基层医院培养卫技人员，培训基层医院卫技人员；定期组织专业人员下乡义诊，拓展与县医院合作项目范围，达到优势互补、资源共享、惠及百姓的目的；眼科医护人员利用业余时间下乡开展"白内障复明工程"，为广大农村白内障患者带来光明。2008年，漳州市医院成立救治"5·12"汶川大地震灾区伤员领导小组、医疗专家组和后勤保障组，设立"爱心病房"，以精湛的医术、高尚的医德、优质的服务，使30名灾区伤员短时间全部康复出院。是年8月，漳州市医院获中国科教文卫体工会授予"抗震救灾重建家园工人先锋号先进集体"荣誉称号。2009-2016年，漳州市医院开展下乡帮扶云霄县医院、诏安县医院和常山开发区医院，举办多期腹腔镜培训班，帮扶多家县级医院开展腹腔镜手术；给予云霄县新坡村资金扶持教育事业；先后选派医务人员参加援川医疗队赴彭州市、西藏自治区林芝地区墨脱县人民医院、新疆木垒县人民医院、平潭医院对口医疗支援帮扶工作，把新技术、新项目传授给当地医院。2011年，漳州市医院被福建省卫生厅推荐为"城乡医院对口支援工作先进支援医院"。2012年，漳州市医院与漳州市慈善总会联合举办"幸福微笑——唇腭裂医疗救助"项目，漳州市医院专家与世界各地的专家志愿者共同为唇腭裂患儿进行手术，并提供修复手术、语音训练、牙齿矫正、心理辅导等综合治疗。2015年，漳州市医院建立"爱婴医院"工作长效机制，通过福建省卫生和计划生育委员会"爱婴医院"复核；与龙海市第一医院平和县医院、漳浦县医院、长泰县医院、南靖县医院等签订帮扶协议，并通过VPN方式实现影像远程会诊，逐步建立分级诊疗机制和双向转诊制度。

援外医疗为国争光

1953年，龙溪专区医院医师林继虞、护士黄敬璋参加抗美援朝手术医疗队，均荣立三等功。1977年7月至1979年10月，龙溪地区医院1名麻醉师参加第二批援助塞内加尔中国医疗队，于1993年获中华人民共和国卫生部授予"参加援助塞内加尔医疗队工作并光荣完成任务"荣誉证书。

1993年，以漳州市医院医务人员为主的福建省第九批援助塞内加尔医疗队获福建省政府授予"福建省援外工作先进集体""先进援外医疗队"荣誉称号。时任漳州市医院院长、援助塞内加尔医疗队队长的杨祖谦获塞内加尔共和国授予"塞内加尔共和国狮子勋章"、获中华人民共和国卫生部授予"中国援外医疗队模范队长"、获福建省政府授予"先进援外医疗队"等荣誉称号；漳州市医院的7名医疗队队员均获塞内加尔共和国授予"塞内加尔共和国骑士勋章"。

至2016年，漳州市医院有7批20人次参加援助塞内加尔医疗队、博茨瓦纳医疗队，开展卓有成效的医疗援助工作，为祖国争光，为漳州市医院添彩。

医疗护理技术日益精湛

漳州福音医院创办初期，规模小，医务人员少，医疗设备简陋，医院在为患者诊治的同时，进行传教布道和施医赠药。清光绪二十年（1894年），漳州福音医院仅设内科、外科、儿科、妇产科、耳鼻喉科、皮肤科，只能诊治一般常见病，由修女兼职护理工作。漳州协和医院时期，随着西方医疗护理技术逐渐传入，诊治范围有所扩展，技术水平相应进步；有注册护士开展护理工作和病房管理，以基础护理为主，如注射、给药、换药、配合手术等常规护理技术；药房以西药为主，无药剂专业人员，由护士配药和发药；内科可诊治心血管、呼吸、消化道、血液及内分泌系统的部分常见病、多发病；可开展腰椎穿刺术，进行脑脊液检查和释放脑脊液行减压治疗流行性脑脊髓膜炎（流脑）。当时常有传染病流行，漳州协和医院开设临时隔离病房，收治流脑、疟疾、伤寒、副伤寒、细菌性痢疾和阿米巴痢疾等患者。民国30年（1941年），漳州协和医院始设公共卫生服务部，提供家庭访视及公共卫生服务，开展传染病的预防接种和隔离治疗。民国32年（1943年）夏，漳州地区发生洪水灾害致霍乱大流行，漳州协和医院与当地政府卫生所合作建立隔离病房收治霍乱患者。民国34年（1945年），漳州协和医院有X线透视机和摄片诊断技术；开展淋病奈氏球菌的尿道分泌物涂片、白喉杆菌、瘟疫、疟疾等检验。1949年，漳州协和医院通过乡村流动诊所开展巡回医疗。

中华人民共和国成立初期，漳州协和医院有X光机、200MA菲利普X射线仪、手提式X射线摄片仪、9.5千瓦和3.5千瓦的电子发电机各1台；化验室（检验科）能做血、尿、粪常规检验和胃液分析，阴道分泌物涂片检查，麻风等传染病菌检测。采用分光光度计法定量检测谷丙转氨酶（ALT）、谷草转氨酶（AST）、"二浊二絮"等项目；外科开展阑尾切除术、疝气修补术、腿部溃疡、肝脓肿、肌间脓肿、腹部创伤和肠穿孔、胃次全切除术、胃肠吻合术、剖腹探查术、皮下浅静脉曲张切除术、大隐静脉低位切除术、小肠切开及残端吻合术、肠穿孔修补术、腹水皮下引流术、脓肿切开排脓术、颈部囊肿切除术、胸腔、腹腔穿刺技术等；妇产科手术由外科医师承担和指导，产科门诊主要开展产前宣传和产后护理指导，多数产妇选择家庭分娩，个别产妇住院分娩；妇科可治疗宫颈疾病、前庭大腺囊肿、输卵管炎及痛经等疾病，开展腹式子宫切除术、卵巢肿瘤摘除术、剖宫产术和人工流产技术；皮肤科治疗皮炎、湿疹、疥疮、梅毒、尖锐湿疣等疾病；口腔科开展龋齿的治疗、拔牙术、颌面部小手术；眼耳鼻喉科治疗沙眼、结膜炎、睑内翻、慢性上颌窦炎、中耳炎等疾病。

龙溪专区医院初期，医院贯彻"学习中医"政策和"预防为主"的卫生战略，保护和发扬祖国医学，建立中医针灸疗法室和中医科，开展中西医结合治疗和中医护理，应用中医针灸疗法和中西医结合治疗老年性白内障、化脓性中耳炎、浮肿、痔疮、肛瘘、慢性肾炎等疾病；部分护士掌握针灸手法和穴位注射、无痛注射、局部封闭注射、静脉输血法；学习和引进苏联的管理经验，开展组织疗法、封闭疗法、气管内滴药和无痛分娩等先进疗法；手术室添置万能手术台、无影灯及常用的手术器械；化验室配置细菌培养设备，开展显微镜检、细菌培养、生化检验等业务；产科添置婴儿床、保暖箱；内科应用肺结核分类法，结合临床和放射学进行诊断；改进百克氏滤线器摄像技术，解决深部X线摄像问题；应用12.5%碘化钠开展泌尿系造影和女性生殖器造影；静脉注射垂体后叶素治疗大咯血；开展外伤性脾破裂脾脏切除术、甲状腺次全切除术、成人肠套叠手术治疗；开展分级护理。1955年，龙溪专区医院开展胆囊切除及胆总管切开术；脾脏切除术应用于门脉高压症、脾机能亢进症、血小板减少性紫癜的治疗。1956-1957年，龙溪专区医院开展胃大部切除术、腰椎间盘突出髓核摘除术等脊柱手术及膝、髋等关节结核病灶清除术、低温麻醉；开展支气管、膀胱、胆囊、盆腔、子宫、输卵管、肾盂等造影；应用大剂量异烟肼治疗结核性脑膜炎，应用促肾上腺皮质激素治疗哮喘；开展十二指肠引流术、肝脏活体组织穿刺术，提高胆囊疾病的诊断水平；采用抗毒素及中药或手术治疗白喉；采用脐带夹处理新生儿脐带，推行新生儿出生6小时开始哺乳；开展流行性乙型脑炎（简称"乙脑"）、Q热病和恙虫病的诊治，通过接种疫苗、加强环境卫生和灭蚊运动预防和控制"乙脑"的传播与流行；设传染病隔离室，预防院内交叉感染。1958-1959年，龙溪专区医院添置心电图机、基础代谢测定器、低温冰箱、血库冰箱、胃镜及各种理疗仪器等医疗器械；

开展单导联常规心电图、硬式胃镜等检查以及钩端螺旋体培养、Q热补体结合试验、内分泌检查及其他高级生化检验、血型和配血检验、部分病毒分离工作；开展分层摄影、髓核造影和动脉造影；开展淋巴结病理穿刺检查；外科开展空肠双腔合一代胃术、回肠膀胱成形术、动静脉瘘结扎术、动脉吻合术、胆总管胃吻合术等；妇产科开展经膀胱修补膀胱阴道瘘、采用皮内缝合法缝合会阴破裂技术；口腔科研制"破化学金水"，用于化合金固定桥修复后的拆除；儿科和内科在省流行病研究所的协助下发现可萨奇病毒性脑膜炎，在临床早期诊断上获得经验；各科建立重病室，提高重症患者的抢救和护理水平；开展鼻饲技术、烧伤专科护理技术。

1960年后，龙溪专区医院不断提高各科室技术水平，已发展成为综合医院。购置使用A型超声波诊断仪、"双钱牌"病理切片机，开展超声波检查和病理活体检查、细胞学检查、多种特殊染色、尸体解剖检查、死亡病例尸体解剖临床病理讨论等业务；采用滤线器代替快速换片机，开展脑室、脑血管和气脑造影、腮腺造影和右心导管检查；开展传染性肝炎、肺结核病诊治的系统性研究；开展蛋白电泳纸上分析、血氨测定、脑炎病毒分离及初步组织培养工作等项目；开展针灸经络研究与普及工作；开展二尖瓣分离术、肝脏、胰腺小肿物摘除术、高位硬膜外麻醉、慢性脓胸纤维板剥脱术、脓性心包炎切开引流术、淋巴管造影术、经皮肝穿胆道造影术、内植法鼓膜修补术（第Ⅰ型）、乳突根治术、鼻咽部肿瘤摘除术、胃癌根治性胃次全切除术；采用结肠癌术后肠腔插管给药和外阴癌股动脉插管给药等化学疗法。外科专科护理技术也有所提高。

1971-1977年，龙溪地区医院内科开展胸腔闭式引流治疗自发性气胸、中西医结合治疗"乙型脑炎"和中毒性痢疾、急腹症；眼科开展针拨术、针拨套出术及吸出术治疗白内障；外科先后开展左进路食管癌根治术、胸腹联合切口贲门癌根治术、乳腺、胃、结肠直肠等部位肿瘤的根治术、采用直肠后壁肌层切除或切开术治疗先天性巨结肠、肾上腺嗜铬细胞瘤切除手术、烧伤后期整形治疗；麻醉科开展连续硬膜外低位麻醉和神经阻滞麻醉；口腔科开展牙再植术、下颌骨折的牙间结扎固定术、牙齿根管治疗术；妇产科开展中西医结合治疗恶性葡萄胎和绒毛膜上皮癌+子宫次广泛切除三联序贯疗法；放射科开展断层摄片，支气管造影。1974年，龙溪地区医院成立同位素室，开展同位素的脏器扫描、肾图及摄^{131}I率测定。

1978年起，龙溪地区医院重新整顿医疗秩序，把工作重点转移到"以医疗为中心、提高医疗质量"上。随着改革开放的不断深入，医院的学科建设和医疗技术迅速发展。至1985年，龙溪地区医院增设神经科、麻醉科、病理科、内窥镜室、血化室、血液透析室、心脏病重症监护室（CCU）和胸心外科重症监护室等多个业务科室，各学科建立专业治疗组，添置各种先进仪器，大力开展新技术、新项目；添置Olympus GIF-K型纤维胃镜、Olympus CF-IBW纤维结肠镜，开展纤维胃镜、结肠镜检查和内镜下高频电切、电灼，钳取大肠肿物；添置阿洛卡（ALOKA）SSD-202二维超声诊断仪，开展二维超声诊断、M型超声心动图检查；添置岛津1250毫安心血管X线诊断系统和800毫安胃肠X线诊断系统，开展腹腔选择性动脉造影术；检验科开展甲状腺激素、胰岛素等放射免疫分析、血液病相关检查、同位素169Yb—DTPA脊髓蛛网膜下腔扫描、免疫球蛋白测定和H—玫瑰花结形成试验、血红蛋白电泳、乙型肝炎表面抗体测定；内科开展血液透析治疗、心导管检查；外科开展急性出血坏死性胰腺炎手术治疗、体外循环心内直视手术、断肢（指）再植术、吻合血管的组织瓣移植术及髋关节置换术、脑室—膀胱分流术、碘油脑室造影术、高血压脑出血开颅手术治疗；耳鼻喉科开展夹层法鼓膜修补术；口腔科开展保留面神经腮腺及肿瘤切除术、唇颊部鳞癌原发病灶切除+舌骨上淋巴结清扫术、大型小儿口底部淋巴管瘤切除术；妇产科自制电子测环取环钩，用于探测和取出宫内金属节育环，应用腹阴联合切口及腹膜瓣或子宫浆膜瓣插入法治疗膀胱阴道瘘及膀胱子宫瘘，开展子宫颈糜烂冷冻疗法；眼科开展眼震电图、眼底荧光血管造影等检查技术。护理工作得到重视，护士掌握头皮针静脉输液、微量灌注泵静脉输液技术，开展血液透析护理和重症监护技术。1985 年，检验科获国家卫生部临床检验中心授予"全国临床生化检验间质量评价成绩优良单位"荣誉证书。

1986-1990 年，漳州市医院深化横向技术协作、外引内联、共同发展的科学理念，努力提高医疗技术水平。与北京医科大学第三医院联合建立成形外科诊疗中心，开展整形手术；与上海瑞金医院建立内科 5 个专业的技术协作关系；与北京阜外医院建立心血管外科医疗协作关系。添置使用生化自动分析仪、支气管镜、十二指肠镜，引进加拿大 780-C 钴 60 治疗机、日本 Olympus CHF-P10 型纤维胆道镜、BD8828 型超声定位式体外震波碎石机等设备。开展右心室造影、肝动脉造影、逆行性胰胆管造影（ERCP）、全脑造影；开展病理细胞学的诊断、内镜下组织活检、幽门螺杆菌检查及食道调搏、24 小时动态心电图检查；应用 B 超扫描检查协助诊断颅内占位性病变；开展体外冲击波碎石治疗各种泌尿系统结石。成立肿瘤科，开展常见恶性肿瘤的放射治疗、化学治疗和外科手术治疗；内科血液病治疗组首次使用维甲酸治疗急性早幼粒细胞白血病、心血管治疗组首次开展永久性心脏起搏器（VVI 型）置入技术；神经科开展联合化疗与鞘内给药治疗结核性脑膜炎、床边快速脑室钻洞引流术、枕大池穿刺逆行椎管内造影术后行高颈位脊髓肿瘤手术、巨大颅骨动脉瘤性骨囊肿手术；骨科开展左侧第二趾移植再造拇指术、背阔肌皮瓣吻合血管移植修补足背软组织缺损术；胸心外科成功摘除重 275 克的右心房巨大粘液瘤、开展心脏瓣膜置换术；普外科开展间位空肠人工套叠瓣膜胆管十二指肠吻合术、门静脉高压行脾肾静脉吻合分流及肠腔静脉"H"形架桥分流手术、胰岛素瘤、甲状旁腺瘤切除术、原发性肝癌的介入治疗；妇科开展宫体癌、宫颈癌、子宫内膜癌根治术、药物流产术；口腔科开展带状肌瓣修复口腔颌面缺损手术、晚期舌癌舌颌颈联合根治术、全舌再造术、光固化牙体美容修复术；耳鼻喉科开展自体组织压薄片在鼓室成形术、喉癌垂直半喉或次全喉切除术后颈皮瓣外加肌瓣修复发音重建术、以雌激素及局部反复硬化注射治疗鼻咽血管瘤、采用耳道扩大及术野内自体组织移植术治疗慢性中耳炎；眼科开展显微手术、白内障人工晶体植入术。1990 年，漳州市医院在开展白内障复明手术、小儿麻痹症矫治术、聋儿语训等三项康复工作中，获"福建省'三康'先进单位"荣誉称号；护士掌握桡动脉穿刺和眼部注射技术、硅胶管周围静脉置管输液技术，开展胎心监护、气管切开护理。护理质量逐渐提高，在全省护理质量检查评比中获评护理质量优胜单位。

1991-1995 年，漳州市医院以医疗为中心，开创医疗技术新局面，全力争创等级医院。建立医院感染监测网络，严格控制医院感染的发生；按照等级医院标准，添置ＣＴ、高压氧舱、除颤仪、心电监护仪、机械呼吸机、麻醉机、酶标仪、心室膜电位等医疗设备，利用芬兰贷款购置芬地特 6085A 口腔设备 11 套；引进智能化照相新技术，使核医学检查从静态图像升级到动态显像；开展内窥镜检查和治疗，掌握十二指肠乳头切开术（EST）、内镜下食管静脉曲张破裂出血注射硬化剂止血术、食管贲门吻合口狭窄和贲门失弛缓症的扩张治疗等新技术；开展免疫组化新技术、膝关节注气造影、经股动脉置管肝动脉栓塞治疗；开展人造血管移植术、眼角膜移植术、血液透析滤过、无肝素血液透析、腮腺深叶肿瘤（波及软腭、咽侧壁）切除术；妇产科与外科协作开展显微外科输卵管复通术和两性畸形矫形术、自体卵巢移植术，多学科协作成功抢救钢钎自左上腹穿入经横膈贯穿胸腔自肩背部穿出的贯通伤患者，神经外科采用置换脑脊液疗法治疗蛛网膜下腔出血，开展脑血管疾病的介入治疗和桥小脑角、鞍区、枕骨大孔区、高颈段延髓侧等部位肿瘤的切除术。护理开展母婴同室、母乳喂养、中心静脉穿刺置管输液化疗、体外循环灌注技术与术中配合，推广使用静脉套管针，保证术中输血、输液的方便与安全。1993年，漳州市医院建立儿科重症监护室，开展低温氧疗法及新生儿皮下坏疽的诊疗、简易CPAP治疗新生儿呼吸衰竭、高压氧治疗新生儿缺氧缺血性脑病。1994年，漳州市医院成立内科无菌层流病房，添置Haemonetic V50Plus型血细胞分离机，开展治疗性血浆置换术；引进现代化的血库设备，开展血液成分分离、成分输血技术。

1996-2000年，漳州市医院在巩固与发展三级乙等医院成果基础上，加强学科建设，医疗技术水平再上新台阶。尤其外科手术日渐精细，突显专业特色和技术优势，显微外科技术加快发展，已逐步发展为集传统手术、腔镜微创手术、血管介入治疗等诊疗技术为一体的现代新型外科。投入磁共振成像仪、电子内镜、神经外科显微镜、冰冻切片机、多功能呼吸机、多功能数字X线机、中央监护系统，全自动微量分析及血液培养系统、全自动免疫分析系统等大型医疗设备，为新技术、新项目的开发奠定物质基础。开展部分病毒、支原体病原学检测；开展同种异体肾脏移植、巨大肝癌肝大部切除术、下腔静脉、门静脉瓣膜狭窄球囊扩张术、腹主动脉瘤切除加人造血管移植术、低位直肠癌保肛手术、回肠储袋式造口术应用于全大肠切除术、右颈胸二切口行胸中段食管癌切除术、小切口乳腺癌根治术及一期重建手术、鞍结节脑膜瘤全切除术、重度脑干嵌入性肿瘤切除术；开展显微神经外科手术治疗颅内肿瘤、动静脉畸形、脊髓肿瘤；内科开展超声引导下自动活检枪经皮肾穿刺活检技术、肺功能测定、纤维支气管镜引导下气管内支架放置术、气管切开后呼吸道管理，置入临时性和永久性心脏起搏器技术日趋成熟；眼科开展激光治疗、超声乳化等技术；新生儿科开展救治早产儿及肺透明膜病、极低体重早产儿。护理技术紧跟医疗技术步伐向更专业化发展，护士掌握新生儿桡动脉置管术、中心静脉持续微量泵、体内埋置泵（输液港）化学治疗与维护、静脉高营养3升袋（营养大袋）的配制和应用、术中自体血液回输技术与护理、新生儿疾病筛查和新生儿二次断脐的护理、顽固性呃逆穴位注射治疗的观察与护理。2000年，"北京大学人民医院骨关节病诊疗中心漳州分中心"在漳州市医院挂牌成立。

2001-2005年，漳州市医院引进瓦里安直线加速器、多层螺旋CT扫描仪、GE-LCV+大型C臂数字减影血管造影机（DSA）、GIOTTO 40Kv钼靶乳腺机、骨密度检测仪DPX-NT，充分发挥先进设备的优势作用，开展等中心放疗、螺旋CT的血管成像与三维技术、冠状动脉造影、经皮穿刺腔内冠状动脉成形术（PTCA）、快速型心律失常的射频消融治疗、全脑血管造影和脑血管疾病的介入治疗、乳腺疾病普查、全身骨密度测定，应用多肿瘤标志物蛋白芯片检测仪开展早癌检测，应用荧光定量DNA分析仪开展病原体DNA分析等新项目。开展RH配型、正定、反定血型检测。开展非何杰金氏恶性淋巴瘤单克隆抗体治疗、连续性肾脏替代疗法（CRRT）、冠状动脉搭桥术、马凡氏综合征矫治术、胸腔镜下肺叶切除术、巨大脑膜瘤血管内栓塞术后显微切除术、立体定向开放性颅脑手术、经单鼻孔蝶窦垂体瘤切除术、三件套膨胀型阴茎假体植入术、胸腔镜动脉导管未闭结扎术、腹腔镜小儿外科、超高频电波刀（LEEP刀）宫颈环切及腹腔镜下筋膜内子宫切除术、鼻内镜下经鼻腔蝶窦垂体瘤切除术、胸腔镜下胸段、上腰段脊柱前路手术、腹腔镜下胃癌根治术。2003年，漳州市医院建立呼吸睡眠功能监测室，开展睡眠呼吸障碍性疾病的研究和诊治；成立新生儿重症监护室（NICU），开展外周静脉同步换血疗法治疗新生儿高胆红素血症、极低出生体重儿静脉营养治疗，早产儿、极低体重儿的抢救技术日益提高；添置Millennium MPR单光子发射型计算机断层显像仪（SPECT），开展各项核素诊断，核素显像从单纯平面进入断层显像时代。2004年，漳州市医院成功开展肝移植手术、肝胆胰十二指肠切除及门静脉重建术治疗肝门部巨大胆管癌合并胰头癌、小儿先天性心脏病室间隔缺损（VSD）介入治疗术。2005年，漳州市医院开展腹腔镜辅助下巨脾切除术及肝门部胆管癌根治术、胸段气管肿瘤、气管袖状切除吻合术、喉咽癌切除加带蒂肌瓣修复术、鼻内镜下经鼻腔蝶窦垂体瘤切除术、准分子激光治疗近视、特发性黄斑裂孔的玻璃体切割+内界膜切除术。深化护理改革，推行整体护理，开展小儿静脉留置针穿刺置管术、经外周静脉置入中心静脉导管（PICC）技术与护理、患者居家腹膜透析指导与护理，全面开展健康教育活动。

2006-2010年，漳州市医院各学科拓宽诊疗技术领域，引进应用高精尖技术，跻身福建省首批三级甲等综合医院行列，加快发展腔镜、微创、介入技术，提高突发事件的应急抢救综合实力和医疗技术水平。2006年，漳州市医院成功救治省内第2例禽流感患者、2例疑似人感染猪链球菌患者；成功开展首例同胞全相合异基因外周造血干细胞移植治疗急性髓细胞白血病。2007-2010年，漳州市医院相继成立内科重症监护室（MICU）、神经外科重症病房、儿童重症监护室（PICU），为急诊和重症患者的及时抢救充实先进的设备和技术力量。2009年，漳州市医院成功治愈漳州市首例甲型H1N1流感患者；开展肾动脉狭窄支架植入术、神经内镜辅助下经鼻蝶脑垂体瘤切除术、输尿管镜及经皮肾镜技术、腹腔镜全膀胱切除术+回肠原位膀胱再造术、晚期喉癌者施行全喉切除+发音重建安装发音钮术、三维适形放疗技术、主动脉夹层和腹主动脉瘤腔内隔绝术、膀胱颈悬吊术（TVT-O）手术；应用三维心电生理导航系统CARTO 3为持续性心房纤颤患者施行双肺静脉隔离术；开展颅内外动脉狭窄支架置入术及动脉溶栓治疗、复发性肝癌射频热消融术；妇科为先天性阴道闭锁的患者实施自体口腔微粒粘膜移植再造阴道术；消化内科开展胶囊内镜、超声内镜、单气囊小肠镜检查和内镜下粘膜剥离术（ESD）；骨科先后开展脊椎肿瘤全脊椎切除人工椎体重建术、巨大骶骨肿瘤切除、骨盆重建术、半骨盆切除术、上颈椎前后路手术、严重脊柱侧凸矫正术等高难度手术。超声医学科开展三维成像技术、引进术中实时彩色多普勒超声技术。2010年，漳州市医院成立辅助生殖中心，开展夫精人工授精技术、产前诊断技术，首例人工受精产妇于2012年7月4日足月分娩1名女婴；儿科护士成功开展早产儿、极低出生体重儿经外周静脉置入中心静脉导管（PICC）术。

2011-2016年，漳州市医院的学科建设进入蓬勃发展阶段，高端的医疗设备、精湛的医疗护理技术促进医疗质量的不断提高，增强医院的核心竞争力。添置GE公司Discovery CT 750 HD高端螺旋CT、西门子ACUSON S2000 ABVS全自动乳腺全容积成像系统和ACUSON S3000弹性成像系统、GE公司Infinia Hawkeye4双探头符合线路SPECT/CT、飞利浦Ingenia 3.0T和西门子Skyra 3.0T磁共振成像仪，核素显像由单光子显像步入正电子显像及图像融合时代。开展胸腔镜联合腹腔镜下食管癌根治术、腔内修复微创治疗Ⅲ型主动脉夹层、盆底重建手术治疗女性盆底器官脱垂；应用一体式分叉型覆膜支架腔内治疗腹主动脉瘤、应用纵隔镜开展肺癌术前分期和不明原因纵隔淋巴结肿大的诊断、应用开颅多发动脉瘤夹闭、动脉瘤包裹加固术治疗颅内多发动脉瘤并蛛网膜下腔出血、应用主动脉内气囊反搏（IABP）成功抢救急性心梗并心源性休克、多发恶性心律失常患者；开发体外溶血试验疑难配血技术；开展同胞半相合异基因造血干细胞移植术、Solitaire AB型支架取栓术治疗急性脑动脉闭塞、全腹腔镜先天性胆总管囊肿根治切除+肝总管空肠ROUX-Y吻合术、超声引导下射频消融术治疗甲状腺良性肿瘤、TACE联合射频消融治疗肝脏恶性肿瘤、经脐单孔腹腔镜在肝胆外科的应用（TUSILS）、关节镜技术微创治疗和胸腔镜下肺段、全肺、袖式切除术；开展显微支撑喉镜下声带癌激光切除术、微创经皮椎间孔镜下腰椎髓核摘除术、右侧脑桥海绵状血管瘤切除术、颞浅动脉—脑膜中动脉搭桥及脑—硬脑膜—颞肌融合术、完全腹腔镜下膀胱癌根治+原位回肠新膀胱术；开展首例完全腹腔镜下半肝切除术、儿科纤维支气管镜检查。开设血管通路（PICC）专科护理门诊、糖尿病专科护理咨询门诊、造口门诊；开展常规随访、专科随访和专病随访相结合的延伸护理服务，举办大型医生、护士、患者健康教育联谊会，全面推行健康教育和优质护理服务。2012年，漳州市医院整合放射医学科，成立放射影像科和介入诊疗科。2013年，漳州市医院建立病理科PCR实验室，开展非小细胞肺癌EGFR基因、肠癌KRAS基因及宫颈液基细胞学HPV检测等肿瘤分子基因检测。2014年，朝阳分院设置应急病区，在负压病房成功抢救漳州市首例人感染H7N9禽流感极危重患者。2015年，漳州市医院开设脑卒中筛查门诊。

临床管理逐步规范

漳州福音医院时期及漳州协和医院早期，医院的医疗、护理、药品等各方面均未设立专门的管理机构，医院临床工作主要依靠院长及其助手进行管理。民国35年（1946年），漳州协和医院制订早查房制度；护士部参照欧式管理办法，定期组织讨论确定新的护理工作方法。

龙溪专区医院初期，医院制订各种制度、规则及工作职责。由科室负责人与主管医师重点讨论新住院患者病情和诊疗方案，召开病例讨论会。病房护理建立查对制度；开始实行死亡病例讨论；对肺结核病进行分类诊断、治疗和病案管理；内科病房首先试行医师、护士、工人包干责任制，逐步在各科室推行。1954-1956年，龙溪专区医院实行科主任负责制，组织学习苏联经验，推行保护性医疗，建立病房管理制度；推行计划治疗，进行以预防为主的医学思想教育；完善医疗记录，减少药品浪费，药房实行协定处方；建立消毒灭菌供应室工作制度。1957年后，龙溪专区医院的内、外科建立住院医师、主治医师、主任医师三级制，试行分级负责、分级培养，逐步提高主治医师及住院医师的业务技术能力；采取预约券挂号制，建立门诊转科制度；制订门诊管理制度、门诊病案管理办法，加强门诊病案记录管理。1958年，龙溪专区医院建立护理检查评比及护理人员工作守则，持续改进护理质量。1962年，龙溪专区医院定期召开护士长例会。重新划分病区护理单元，加强病房管理。1963年，龙溪专区医院实行住院医师24小时负责制。1974年，龙溪地区医院实行医护共同查房、共同研究讨论、共同抢救治疗的制度。1978-1979年，龙溪地区医院按照全国医院工作条例规定健全必要的规章制度和业务学术活动制度。以岗位责任制为中心，建立和健全临床各科室重病室的医疗护理规章制度，各项医疗护理管理制度相继恢复或重新建立，医院管理工作逐步走上正轨。

1980年后，龙溪地区医院根据国家有关法律法规制订相应的医疗管理制度，不断提高医疗管理质量，为患者提供良好的医疗护理服务；规范各级医师的手术范围及审批权限，建立疑难病例讨论会、危重病例讨论会、术前讨论会、死亡病例讨论会、临床病例讨论会、临床病理讨论会制度；实行住院医师、主治医师、主任医师三级查房制及毕业后3年以内住院医师24小时负责制；制订病历书写制度和病历书写质量评分标准；严格执行各项技术操作常规，坚持业务、行政查房制度和手术审批权限及医疗差错事故等级制度；实行病房护士周班制和8小时工作制；建立护理业务学习管理制度、护理人员考核制度、护理文件书写制度、护理病历书写质量评分标准、护理技术操作规程、病房管理质量标准、各级护理人员岗位职责、各班次工作职责和护士长总值班制度；完善护理查房制度，建立计划护理管理制度，临床护理实施计划护理模式。

1989年，漳州市医院建立以院长、副院长、医务科长、护理部主任等人员组成的医疗质量管理控制领导小组，对医疗质量开展系统管理，形成有标准、有控制、有考核、有奖惩、有反馈的质量管理系统，使医院管理水平和医疗服务质量不断提高；重新调整和组建医疗事故技术鉴定委员会、学术委员会、药事管理委员会、医疗护理质量管理委员会和医院感染管理委员会。1990年后，漳州市医院按照等级医院标准加强科学管理，抓好首诊负责制，制订14种常见病、多发病质量控制办法。实行全员、全面、全过程质量管理，按照医院分级评审标准，实行全程优质服务，增加和完善专病、专科医疗服务，实行专家挂牌门诊；各科室建立健全三级查房制度，认真做好传、帮、带，在加强三基训练的同时，抓好病案建设，提高病历质量；建立院内感染管理制度，加强对医院感染率、漏报率的调查统计分析及抗菌药临床使用与细菌耐药监测，为临床合理用药提供重要依据；进行医院感染监测与管理的培训和考核。1994年，漳州市医院按照三级乙等医院的要求，健全一、二级专科设置；建立或重新修订以岗位责任制为中心的各项规章制度和各级各类人员岗位职责；建立护理人员进修学习、轮转培训、岗前培训、入职3年后定科、继续教育等管理制度；对护理人员实施分层级护理教育和业务技能考核；定期考评病历书写、急症抢救、术前讨论、查房、查对、交接班、疑难病历讨论、死亡病历讨论等关键性制度实施情况。1995年，漳州市医院成立输血管理委员会，规范管理、监督和指导临床用血。1997年，漳州市医院实施《福建省三级综合医院评审标准实施细则》，健全和完善规章制度、三级医疗质控体系、三基培训制度、医院感染管理体系，医院管理工作纳入科学化、规范化管理轨道；健全和完善危重患者抢救制度；落实门、急诊首诊负责制；成立药品不良反应监察小组（简称ADR小组），建立医院药品采购领导小组，规范药品管理和购销工作。1998年后，漳州市医院每年开展不同主题的"安全医疗月"系列活动，深入剖析医疗工作中的不安全因素；举行安全医疗知识竞赛，进行岗位职责、医疗规章制度、《执业医师法》及《医疗事故处理办法》等培训，提高医务人员防范医疗差错事故的自觉性，强化临床诊疗中的法律意识，增强质量意识、安全意识和服务意识。

  2002-2004年，漳州市医院开展以零投诉、零距离服务、医疗零缺陷、安全医疗、优质服务等为主题的安全教育活动，掀起学法、懂法、知法、执法的热潮。2005年，漳州市医院进行学科三级分科，专科技术精益求精，许多项目达到省内外先进水平。2005-2008年，漳州市医院开展医院管理年活动，推动医疗质量和安全持续改进，提高医疗质量和服务水平；制订患者安全目标管理规定、使用"腕带"识别标识制度、"危急值"报告制度、患者手术部位及术式确认制度；执行医务人员准入制度，对医护人员依法进行注册，持证上岗；规范科室命名，按照诊疗科目规范执业；严格执行新技术准入审批制度；完善三级质控网络，重点加强对核心制度、围手术期及合理用药的管理，执行医疗技术操作规范和常规；建立临床医技相互评价机制，把医疗质量指标与评先、评优、绩效等挂钩；建立"三基三严"培训档案；实行护理质量三级管理体系，实施三级护理查房，开展科室间护理会诊，提高临床护理质量；实行护理文书的三级考评制度，定期进行护理记录缺陷分析与改进，促进护理质量持续改进；开展临床药师查房工作，指导临床合理用药；制订《漳州市医院药物临床应用暂行规定》，加强对临床合理用药的管理和指导，对药品使用情况进行跟踪监控，将合理用药纳入科室质量考核和科主任目标管理，与评先、评优挂钩。

  2005年，漳州市医院成立医院感染管理科，制订医务人员手卫生实施规范、抗感染药物合理使用管理制度、消毒管理措施、呼吸机管道的消毒管理措施、禽流感职业暴露人员职业防护原则、禽流感医院消毒措施以及医疗废物收集、运送、储存流程图等制度，落实医院感染管理工作。2006年，漳州市医院成立质量管理控制科，对医疗质量、安全、费用进行全面的监控管理；根据等级医院和医院管理年活动的要求，加大合理检查、合理用药、合理治疗的监控力度；建立大型检查审批制度、超生命警戒值报告制度，把医疗质量指标与评先、评优、绩效挂钩。2009-2011年，漳州市医院开展"医疗质量万里行"活动，依法执业，规范医疗行为，完善临床医技双向反馈和评价体系。落实年度患者安全目标和医疗技术临床应用管理办法，制订漳州市医院医疗技术准入管理制度、医院处方管理制度、医院麻醉药品及第一类精神药品管理规定；根据三级甲等综合医院评价标准，加强对重点部门的管理与督查；扎实开展环境卫生与消毒灭菌效果监测、感染病例监测，积极开展耐药菌株监测，为临床合理用药提供有效依据；制订漳州市医院临床路径实施方案、手术安全核查和风险评估制度；建立科主任对临床及医技科室实施夜查房制度、手术分级管理制度、医疗服务行为公示制度；制订优质护理服务示范工程实施方案，确定干部病房、骨科、内科重症监护室、外科重症监护室等14个病区为优质护理服务示范病区。

2012-2014年，漳州市医院落实三级甲等综合医院标准和公立医院评价要点，建立医院统一的诊断、手术名称编码库，制订临床医师医疗质量评分标准，加大核心制度的执行力。在安全医疗月活动中，开展以医院服务标准化、医院管理制度化、以规范诊疗行为保障患者安全为主题的活动；制订术前见证制度并建立相应的工作流程，对围手术期管理各项规章制度的执行情况进行常态化督导、检查，保障手术安全；制订医院2012年度抗菌药物管理方案，开展抗菌药物专项整治活动；制订漳州市医院抗菌药物临床应用责任追究制度；建立科护士长负责制；制订推广优质护理服务活动方案，将优化的护理模式及成功经验向全院推广。2013年，漳州市医院举办医院感控宣传周活动；改革护理排班模式，统一实行APN三班排班模式；成立医保管理委员会，开展医保、新农合政策宣传月活动；对19种重大疾病实行"临床路径"管理，率先在漳州市开展按病种付费工作。2014年，漳州市医院成立质量与安全管理委员会，推行主诊医师负责制并在部分科室试行；建立危急值报告网络系统，优化报告流程；制订年度优质护理服务工作方案，修订护理人员绩效考核方案；将常规随访、专科随访和专病随访相结合，建立科室电话回访为主的回访制度；启用医院感染实时监控系统（NIS）。

2015-2016年，漳州市医院推进主诊医师负责制，整合医疗资源，推进多学科协作诊疗。2016年，医院路径病种数137个，路径数212个，实施临床路径管理病例数28284人次；落实医改新政策，升级改造信息系统；把质控措施细化到主诊组。建立微信群等互联网平台，拓宽与临床科室的沟通渠道；建立神经影像、肝癌、肺癌、胃癌、胃间质瘤等多学科诊疗讨论机制，提高医院综合诊疗能力，促进优势学科发展；开展以强化急危重症处理、保障医疗安全、合理用药、规范诊疗、提高质量、保障安全为主题的医疗安全月系列活动；推进癌痛规范化治疗示范病房专项活动；举办新注册医师处方权培训及麻醉药品、精神药品全员培训；建立医师执业考核制度，健全考核档案管理；建立不良事件分析反馈机制，规范医疗纠纷处理；开展优质护理服务，落实护理安全管理和责任制整体护理；探索医护一体化的责任制团队模式，建立三级护理质量控制体系；修订护理质量与安全管理组织架构图，明确护理质量管理责任，开展延伸护理服务；实行重点部门及重点环节的院感管理与考核；应用医院感染实时监控系统，规范开展重症监护室三管相关感染、Ⅰ类手术切口感染、多重耐药菌等目标性监测；推进结构化电子病历建设，建立医院自定义诊断名称库；成立漳州市医院医疗联合体，与6家医联体理事单位签约，共同推进分级诊疗、医疗资源共享、医疗资源纵向整合。

教学科研与时俱进

光绪三十一年（1905年），漳州福音医院以师带徒的形式，招收少数华人基督教徒及其子弟，传授临床经验和医学基本知识，培养漳州区域内首批西医人才。民国24年（1935年），漳州协和医院开办护士学校（Nursing School），培养护理人员。民国33年（1944年）后，漳州协和医院开始接收医学院校临床专业实习生，采用传、帮、带的教学模式培养医学人才。

1952年后，龙溪专区医院成为省内高等、中等医学院校的临床教学基地，接收院校临床见习生、临床实习生和毕业实习生，由高年资医护人员按教学大纲的要求负责临床带教；受政府委托举办各类培训班和学习班，支援下级医疗机构建设；在开展业务进修和在职教育的同时，承担基层医疗机构、部队医院医生进修和委托培训任务。1955-1959年，龙溪专区医院举办助理护士、检验员培训班；开设"西医学习中医班"，承担漳州医学专科学校部分教学任务；医务人员撰写的临床经验总结、综合论著及病例报告、改进医疗用具等文稿刊于学术性杂志；指导县级医院业务技术，接收县级医务人员参加临床病案讨论会及学术报告会；举办县级医院护士长训练班。1956-1965年，龙溪专区医院开展血吸虫、血丝虫、乙型脑炎、恙虫病的调查研究；进行钩端螺旋体培养及动物接种以及钩端螺旋体、Q热补体结合试验，对地方性疾病进行摸底与研究；组织高年资医师定期进行教学查房、手术示教、病案讨论、新资料介绍、护理讲座等活动，邀请县级医院、兄弟医院医务人员参加；高年资医师到县医院巡回医疗，进行常见疑难病处理及基础理论的培训；普及中医知识，完成中医带徒培养。1960年，龙溪专区医院添置大量图书资料，其中业务书籍达1.5万册。1962年，龙溪专区医院成立科研委员会。1963年，龙溪专区医院落实"三基三严"（基础知识、基本理论、基本技能，严格要求、严谨态度、严肃作风）训练，各科拟定"三基"培训规划，加强住院医生培训和低年资医生在各专业轮转培训。

1971年，龙溪地区医院的"防治肿瘤的研究"项目获福建省革命委员会卫生局1971-1972重点医学科研项目；受龙溪地区革命委员会委托开办龙溪地区医院卫生学校，招收试点班学员63名，承担临床专业课教学任务。1971-1977年，龙溪地区医院参与福建省医药卫生科研技术重点项目的研究12项。1973年，龙溪地区医院与龙溪地区卫生学校联合开办龙溪地区医专班。1975年，龙溪地区卫生学校委托龙溪地区医院开设护理分班，采用医教结合形式办学，至1983年共培养4届毕业生163名。

1978年后，龙溪地区医院逐步形成请进来、走出去的学术交流制度，促进理论和实践的融合；引进和开展新技术、新项目，提升医疗技术水平；邀请福建省内及国内著名专家、教授到医院讲学，结合会诊或手术进行技术指导；选派人员到北京、上海、杭州、武汉、广州、福州等地医院进修、培训、观摩，或参加短期培训班、学术交流会议；先后与北京医科大学第三医院、上海第二医科大学附属肿瘤医院、瑞金医院和福州等地医院建立医疗协作关系；举办外语学习班，鼓励年轻护士参加高等自学考试等多措并举提高业务人员技术水平；内科的"鲊苔珠硼散治疗食管癌梗阻"项目获1980年福建省科技大会授奖。1978-1981年，龙溪地区医院恢复低年资医生轮转培训和定期专项培训制度。1981年，龙溪地区医院推广新技术、新疗法项目共96项。1982年，龙溪地区医院设立医学科技成果评奖办法等奖励制度。1985年，龙溪地区医院成立学术委员会和技术顾问小组；皮肤科的"研制香附注射液治疗扁平疣"项目获福建省医药卫生科技成果二等奖；与上海医科大学附属肿瘤医院联合开设肿瘤诊疗中心；鼓励助理护士、护士参加成人高考进入龙溪地区卫生学校护理专业职工班和福建医科大学医学系护理干部专修科专业全脱产学习，毕业后任医院护士和高级护理人员。至1988年，漳州市医院获福建省医药卫生科学研究项目中标课题、第一批重点医学科学研究项目、中医药、中西医结合科研课题立项的有4项。1978—1989年，漳州市医院获市厅级以上科研立项有9项、市厅级以上奖项的科研项目有24项。1986年，漳州市医院与北京医科大学第三医院联合建立成形外科诊疗中心。

1990—1999年，漳州市医院获市厅级以上科研立项有5项、市厅级以上奖项的科研项目有31项。1992年，漳州市医院成为福建医学院教学医院，成立教学组，设医院教学领导小组，选派临床教师讲授临床专业课，完成过程考核和出科考核等工作，结合临床开展教学方法和医学教学研究；实行新入职护士岗前培训，在各专科轮转培训合格后再行定科。1994年，漳州市医院成为福建中医学院教学医院；1995年后，漳州市医院设立科技成果和引进技术奖、论文奖，制订科研教学经费管理规定，建立鼓励知识创新和技术创新的激励机制，在资金上向科研项目和人才培养倾斜，激发医务人员学知识、学技术、搞科研的积极性和创造性。1997年，漳州市医院口腔科的"肌蒂型胸大肌肌皮瓣修复口腔颌面部肿瘤术后缺损"科研课题首获漳州市1996—1997年度科技进步奖一等奖。1996—1999年，漳州市医院参与研究上海科技成果"急性白血病诱导分化疗法的临床与实验研究"项目；根据福建省临床住院医师进行规范化培训试行办法，对新入职医师进行岗位培训，确定本科毕业后的临床住院医师进行为期5年分3个阶段的培训；1999年12月，漳州市医院高等院校临床教学基地通过福建省卫生厅和教育厅评估验收。

2001年，漳州市医院制订漳州市医院临床实习生教学查房规定及漳州市医院教学管理制度，健全和完善教学查房制度，完成构建医院教学组织机构和管理制度框架。2002年9月，漳州市医院成为华中科技大学同济医学院教学医院，开始研究生的临床实践教学；有2名专家获福建医科大学硕士研究生导师任职资格。2003—2007年，漳州市医院完善健全科教管理制度，学校教育、住院医师规范化培训、继续医学教育、科研和重点专科等各项工作走向规范化、制度化；选派内科、外科、儿科、妇产科教研组成员参加福建医科大学师资培训；医院成为福建省临床教学基地、住院医师规范化培训试点医院；实行"一带一"的临床带教模式。2006年，漳州市医院成为福建医科大学非行政隶属附属医院，成立医院教学委员会，设立教学办，按照福建医科大学的教学管理制度和教学大纲标准进行医学生教育；开展临床教学工作，促进医务人员提高医学理论和教学质量；与漳州医学职业护理学院联合教学，承担《护理学基础》部分理论授课任务。2007年，漳州市医院制订教学管理制度，落实临床教学与实践教学工作，逐步形成规范化、制度化；开始接收大学本科护理实习生，并承担毕业论文指导与鉴定工作。是年，漳州市医院高级医师获高校教师任职资格者3名，其中被福建医科大学聘为副教授者1名；被福建医科大学聘为兼职教授、副教授者有35名；被莆田学院医学院聘为兼职教授、副教授者有17名；医院有硕士研究生导师5名。2008年，漳州市医院举行福建医科大学附属漳州市医院首届临床医学本科生毕业典礼，获得临床医学本科毕业证书和学士学位证书者有58名；血液风湿内科的"急性白血病表观遗传学调控的研究"项目获卫生部科学研究基金—福建省卫生教育联合攻关项目。2009年，漳州市医院调整医学伦理委员会；拓宽科研申报渠道，使用计算机管理科研成果档案及文本资料归档，建成临床技能培训室、科研实验室；成立卫生部内镜专业技术培训基地4个；成立护理教研室。

2010年，漳州市医院接收福建医科大学公共事业管理专业医院管理方向的实习生；经福建省卫生厅实地评审，成立13个省级住院医师规范化培训基地并接收院外培训对象；建立在职护士培训考核机制，加强五年规范化培训，划分不同层次护士培训及考核标准，从"三基三严"、专科护理能力、教学能力、科研能力等方面进行培训及考核。是年，血液风湿内科的"恶性血液肿瘤表观遗传学异常及PHI对恶性肿瘤表观遗传学调控的研究"项目获漳州市科技进步奖一等奖。2011年，漳州市医院血液风湿内科与厦门市中山医院合作的"抑制Notch信号逆转多发性骨髓瘤化疗耐药及其分子机制的研究"项目获得国家自然科学基金立项；血液风湿内科"丙戊酸钠治疗急性白血病和骨髓瘤的实验研究"及"舒适护理系列研究"项目获得漳州市科技进步奖三等奖。2012年，漳州市医院被国家卫生部脑卒中筛查与防治工程委员会确定为"国家卫生部脑卒中筛查与防治基地"；印发《药物临床试验相关法规汇编》和编写"药物临床试验质量管理规范（GCP）培训材料"，举办一系列相关专题讲座，邀请药物临床试验研究领域及国家级、省级药政管理部门的知名专家到院授课、指导6人次，培训对象获国家级GCP培训合格证书者120名，获院内GCP培训合格证书者39名。是年，漳州市医院1项科研项目获福建省科技进步奖二等奖。2013年，经中共福建省委组织部、福建省财政厅、福建省科学技术协会联合批准，福建省院士专家工作站在漳州市医院挂牌成立。是年，漳州市医院获福建省自然科学基金项目1项、福建省卫计委青年科研课题4项、福建医科大学科研专项基金4项、漳州市科技计划项目5项、福建省科技进步奖二等奖1项、漳州市科技进步奖三等奖1项；成为福建省急诊急救专科护士培训基地、临床药师培训基地；内分泌专业和心血管专业面向全国培养临床药师。2014年，漳州市医院制订卫技人员培训和考核细则，实现培训对象网络登记管理及指导老师网络审核；18个专科培训基地获国家卫生和计划生育委员会批准为"第一批住院医师规范化培训基地"，其中全科专业规范化培训基地获2013年国家全科医学建设专项经费；获国家药物临床试验机构资格认定。是年，漳州市医院有16项科研课题获得市厅级及以上立项；有1名专家获福建医科大学教授任职资格。2015年，漳州市医院与福建医科大学联合举办临床教学师资培训班；制订学时管理制度，设置首批教学秘书岗位；是年，漳州市医院获2014年度漳州市科技进步奖三等奖2项。2016年，漳州市医院实施《漳州市医院医疗技术临床应用管理制度》，对新技术进行精细化管理；开展4项护理新技术和47项医疗新技术，获得省部级立项8项。

至2016年，漳州市医院作为福建医科大学非行政隶属附属医院，承担福建医科大学临床医学专业本科的理论授课和实习教学任务；作为福建省住院医师规范化培训基地、福建省全科医师规范化培训基地及漳州市医师定期考核定点机构，承担兄弟单位及乡镇卫生院医务人员的培训任务；作为福建中医药大学的教学医院和泉州医学高等专科学校、莆田学院、厦门医学高等专科学校、福建卫生职业学院、漳州卫生职业学院等院校的实习医院，承担大、中专医学院校临床医学、医学影像、医学检验、病理、护理等专业的学生临床见习、临床实习和毕业实习任务；承担漳州卫生职业学院护理专业实验课的教学辅导与理论授课任务；获省部级科技进步奖6项、市厅级科技进步奖91项；获省部级科研课题立项18项、市厅级科研课题立项126项；发表在SCI论文54篇，发表在CSCD-C或Medline论文278篇；有教授1名、副教授17名、博士生导师1名、硕士生导师10名。

重点学科建设引领创新发展

1995年，漳州市医院开始重点专科建设，确定血液专业、胸心外科专业、骨科等学科为医院重点专科，对重点专科进行财力、物力、人力上重点扶持，定期检查评估重点专科的发展情况。2000年后，漳州市医院加强科学管理，建立优势学科群体，发展血管外科、微创外科、新生儿科、放射介入、口腔颌面外科、血液透析等特色技术和医疗优势，引进国际先进医疗设备和技术，全面提高医疗技术水平。2001年，漳州市医院确定血液风湿内科、骨科、胸心外科、神经外科、肾内科等学科为重点专科，于2005年进行总结评选，血液风湿内科、骨科获漳州市医院"优秀重点专科"称号。2005年，漳州市医院从13个申报重点专科的科室中选拔骨科、普外一科、神经外科、胸心外科、血液风湿内科、肾内科、心血管内科、放射科介入诊断治疗专业等学科为重点专科。

2006年，漳州市医院参照三级甲等综合医院评审标准，制订漳州市医院重点学科管理办法、漳州市医院重点学科建设专项资金管理办法，建立各项规章制度。是年，漳州市医院首次承办国家级继续医学教育项目——全国周围神经操作与修复暨手外科新技术学习班。2007年，漳州市医院根据三级甲等综合医院评审标准，重新遴选血液风湿内科、骨科、肾脏内科、普通外科、神经外科、放射介入科等学科为重点专科；制订漳州市医院重点学科带头人选聘和管理制度；落实重点学科3年发展规划及人才梯队建设和培养计划。2009年，血液风湿内科获漳州市医院"优秀重点专科"称号。

2010年，漳州市医院根据医院管理年和福建省三级综合医院评审实施方案的要求，从11个申报重点专科的科室中选拔出血液风湿内科、肾脏内科、普通外科、产科、骨科、泌尿外科、神经外科等学科为重点专科；形成优势学科和特色学科，带动医院多学科的共同发展。2012年，漳州市医院承办第二届海峡西岸肾脏病高峰论坛；获批准正式运行夫精人工授精技术工作。2014年12月，漳州市医院根据福建省2014年遴选重点学科评分标准，制订漳州市医院重点学科评分标准，选拔血液风湿内科、泌尿外科、肾脏内科、儿科、普外二科、神经外科、消化内科、超声医学科等学科为重点学科。

优化人才队伍保障可持续发展

1950年后，龙溪专区医院把培养和教育干部作为人才队伍建设的重点，根据编制人数进行人员调配和人力储备，提高干部队伍素质；选送优秀干部报考各级卫生学校及工农速成中学，为国家培养输送人才；尊重知识和知识分子的劳动，赋予知识分子工作职责和相应的权力，鼓励其大胆负责，提高责任感。1958年，龙溪专区医院儿科主任郑明祥获卫生部授予"医药卫生技术革命先锋"荣誉称号。至2016年，医院员工有63人次获省、部级以上荣誉称号。1960年后，龙溪专区医院鼓励业务人员发奋自学、刻苦学习专业知识，拟定各专科高级医师温课研究计划，提高医务人员综合素质，促进医疗质量的提升。

1978年后，龙溪地区医院以政治素质高、医术精湛、医德医风好、结构合理为专业人才队伍建设目标，根据医疗业务需要，制订在职培养规划，邀请省级以上医院专家、教授到医院讲学。

1978-1985年，龙溪地区医院共选派中青年专业骨干138人次到北京、上海、广州、杭州、武汉、福州等地医院进修学习。1980年，龙溪地区医院把人才队伍建设和管理作为人事工作重点，通过员工评议和组织推荐，经地区学术鉴定委员会考核批准，晋升主治医（药）师36名。1984年，龙溪地区医院认真贯彻尊重知识、尊重人才的知识分子政策，落实卫生系统技术职务聘任制试点工作；开始考核调整干部队伍，中层干部队伍年轻化、专业化。是年，龙溪地区医院选拔27名高、中级知识分子担任院、科领导。1985年，龙溪地区医院鼓励在职护士参加成人高考和高等教育自学考试，提高理论水平和综合素质。

1986年，漳州市医院被确定为福建省卫生系统实行技术职务聘任制5个试点单位之一，开始实行卫生专业技术职务评聘结合制度。至2016年，漳州市医院获正高级专业技术职务任职资格者164名，获副高级专业技术职务任职资格者468名。1992年后，漳州市医院开展人才选拔培养，列入双向目标管理。是年，福建省第九批援助塞内加尔共和国中国医疗队队长、外科主任医师杨祖谦获国务院授予"1992年享受国务院政府特殊津贴"专家荣誉称号。至2016年，漳州市医院有2名专家享受国务院政府特殊津贴，获市级以上专业技术拔尖人才称号的有81人次。1993年，漳州市医院首次实行卫生专业技术人员岗位职责年度考核，医院内部实行特别优秀的年轻专业技术人员低职高聘。1994年，漳州市医院主治医师马旭东被选送作为访问学者到美国休斯敦纪念医疗中心主修医院管理学。至2016年，漳州市医院各类优秀专业人员被选送到美国、日本、新加坡、荷兰、意大利、澳大利亚等国培训、交流、进修、学术访问等共有22人次。

1996年，漳州市医院制订临床医技在职人员继续教育、医学教育的有关规定，经职代会审议通过执行；在职人员首次参加全省中、初级职称英语统考。1997-2001年，漳州市医院制订职工参加成人教育审批手续与假期及经费的暂行规定，鼓励职工参加在职学习，提高业务水平；根据漳州市医院科技发展规划的战略目标，重视和加速人才培养，有计划地培养跨世纪人才和学科带头人。1998年，漳州市医院获福建省卫生厅"跨世纪学术和技术带头人"后备入选人3名；首次实行卫生专业技术职务评聘分开的用人制度。1999-2004年，漳州市医院制订在职人员外出参加继续教育、学术交流、学习班的有关规定，在经费上支持科研、教学人才外出参加学术交流、培训等活动；进行用人制度改革，对大专及以下学历的专业技术人员采用考试加考核的方法自行招聘，编制外管理，变"单位人"为"社会人"，首次"打破铁饭碗"，畅通人员进出渠道，激活用人机制；参照上级人才选拔培养办法，采用公开、公平、竞争、择优的原则进行选拔，确定首批院管拔尖人才9名、市管专业技术拔尖人才7名、福建省第四批"百千万人才工程"第三层次人选5名，实行3年动态目标管理。在学习经费、科研经费等方面给予政策倾斜。2000年，漳州市医院被中共漳州市委宣传部、漳州市人事局、漳州市卫生局确定为全市卫生事业单位人事改革试点单位，在专业技术职务评聘时，实行高职低聘、解聘、待聘等措施，破除干部专业技术职务终身制，优化专业技术队伍结构；逐步实行卫生系列医、护、药、技各专业的中、初级专业技术任职资格以考代评、与执业准入制度并轨的考试制度；高级专业技术任职资格采取考试和评审相结合的办法；首次实行医院内部护士长岗位公开竞聘上岗。此后，逐步实行医院内部中层干部选拔任用竞聘上岗，改革中层干部管理制度。2001-2004年，漳州市医院制订人事制度改革意见、人事制度改革实施方案、全员聘用制实施办法、工资分配制度改革方案，加快人事制度改革步伐；医院招聘人员考试由漳州市人事局组织，向社会公开招聘本科及以上学历人员，采用专业知识考试、面试等程序，择优录用，编制内管理。2002年，漳州市医院重新修订临床医技在职人员继续医学教育的有关规定、职工参加成人教育的有关规定，扩大职工在职继续学习教育范围。2003年，漳州市医院按照中共漳州市委、漳州市人民政府《关于引进高层次人才和青年专业人才的若干规定》，以特殊优惠条件引进博士、硕士研究生。2004年，漳州市医院制订中层干部目标管理考核方案，实行目标管理责任制，探索建立科学管理的长效机制；举办科主任管理知识学习班，加强中层干部的作风建设，提高科主任管理和服务水平。2005年，漳州市医院有计划地选派聘任时间满5年的主治医师下乡指导帮助基层卫生院，提高医务人员自身的思想业务素质和业务技术水平。

2006年后，漳州市医院加强专业技术人才队伍建设，建立择优竞争的人才使用长效机制。制订并落实学科3年发展规划及人才梯队建设与培养计划；制订漳州市医院重点学科带头人选聘和管理制度，对重点学科带头人实行动态管理；重新修订职工考研和参加成人教育的有关规定。2008年，漳州市医院考核市管拔尖人才，签订新一轮双向目标管理责任书。2009年，漳州市医院有74名专家入选《漳州名医录》，有26名医务人员入选漳州市《白衣天使风采录》；制订岗位设置方案和实施细则，开展岗位设置与聘任管理工作；首次实行本科学历人员编制外人事代理。2010年，漳州市医院首次实行护士长轮岗，激活用人机制；制订人力资源管理规定和返聘专业技术人员的管理规定。2012-2016年，漳州市医院根据福建省医疗机构设置规划和三级综合医院评审标准，加强人力资源储备管理工作；持续推荐市级优秀人才、优秀青年科技人才；探索医生成长路径和职业生涯规划工作；制订卫技人员培训和考核细则；修订职能科长考核办法，提升管理理念和管理水平；鼓励职工在职读博读研；推荐青年高层次人才和急需紧缺专业技术人才培训访学进修、国内访问学者；报送福建省引智项目评委库专家、漳州市卫生专业系列副高级职称评审委员库入库委员。2016年，漳州市医院有专业技术人员2501名，占全院人员的97.6%。

基础设施建设显著改善

清光绪十三年十二月初八（1888年1月20日），漳州福音医院开业，租赁漳州府城东门街元魁庙旁民宅为院舍。光绪十六年（1890年），漳州福音医院院长巴阿美在漳州五权路新兴巷购地建筑院舍。光绪二十年（1894年），漳州福音医院迁入位于漳州五权路新兴巷的新院舍，为西式2层楼房。民国24年（1935年）漳州协和医院创办护士学校，校址设在漳州五权路新兴巷漳州协和医院内。民国27年（1938年），漳州协和医院建筑陈旧拥挤，借用闽南神学院院舍。民国28年（1939年），漳州协和医院购买美国归正教会所属的寻源中学位于漳州府城芝山南麓地皮13539.86平方米，计划建设新院舍；于民国35年（1946年）12月开工建设，至中华人民共和国成立后的1949年11月12日，3层混合结构的"工"字形红砖楼基本完工，附建厨房、膳厅、宿舍、洗衣房、锅炉房、礼堂、平屋及太平间；漳州协和医院从闽南神学院迁入芝山南麓新院舍。1963年，龙溪专区医院增建"工"字形红砖楼第四层。

1953年，龙溪专区医院建设行政办公楼，建筑面积1450平方米。1955年，龙溪专区医院建设门诊楼，建筑总面积1632平方米，于1956年竣工投入使用。1959年，龙溪专区医院建设第一医村第一、第二、第三幢职工宿舍楼，至1981年共建设7栋，总建筑面积3757.2平方米；于1994年被芗城区列入旧城改造拆迁项目；1996年，被拆迁职工大部分回迁入住瑞京花园北区，小部分安置于龙江新村。1963-1964年，龙溪专区医院修建礼堂、传染病房，改造水井、改建厕所。

1972年，龙溪地区医院建设第二医村第一幢职工宿舍楼，至1991年，共建设11栋职工宿舍楼，总建筑面积10642.3平方米；建设药厂、传染科门诊用房。1978年，龙溪地区医院建设洗衣房、布类供应室、汽车房。1979年，龙溪地区医院开工建设门诊楼，于1982年竣工投入使用，占地面积1826平方米，建筑面积8545平方米，安装首部JBJ1000/0.5-XH交流双速继电器控制电梯；该门诊楼于2005年更名为医技楼。1980年，龙溪地区医院建设烧煤锅炉房和电话总机房。1982年，龙溪地区医院手术室、超声波室、口腔科、妇产科、眼科等科室配置分体式空调及窗式空调。1984年，龙溪地区医院建设干部病房楼，建筑面积2859平方米；该楼于1999年更名为儿科病房楼，2007年3月拆除；是年，建设污水处理站，采用广州军区提供次氯酸钠发生器。1985年，龙溪地区医院建设心血管造影室、观察室和3层钢混框架结构的天桥；投入使用39个氧嘴的中心给氧及中心吸引设备。

　　1986年，漳州市医院建设核医学楼，于1990年加建核医学楼第三层，用于肿瘤放射治疗科住院病房；该楼房于2014年5月更名为肿瘤放射治疗中心楼。1989年，漳州市医院建设中心供应楼和大制剂室。1994年，漳州市医院安装250千瓦发电机组，确保医疗供电充足与安全；动工建设病房楼，于1996年竣工投入使用，占地面积1300平方米，总建筑面积17090平方米；该楼于2005年更名为外科楼。是年，漳州市医院内科无菌层流病房正式投入使用，为福建省内同级医院首家拥有。1995年，漳州市医院正式运行凯特医院信息管理系统门诊子系统，医疗信息管理进入计算机管理时代；购置新式焚烧炉集中处置医疗垃圾，医院感染管理更加规范化。1997年，漳州市医院首次在病房楼安装中央空调系统。1998年，漳州市医院建设漳州市急救中心大楼，于1999年竣工投入使用，占地面积553.44平方米，总建筑面积7503.56平方米。

　　2000年4月，漳州市医院拆除"工"字形红砖楼，用于建设门诊综合楼，于2002年9月开工建设，2004年12月竣工，2005年3月14日投入使用，占地面积2200平方米，总建筑面积31876平方米，总投资9188.59万元。2004年，漳州市人民政府划拨位于漳州市医院西侧的原漳州卫生学校部分国有土地（20065.78平方米）使用权、房屋（建筑面积19574.25平方米）所有权归属漳州市医院，由漳州市医院补偿漳州卫生学校建筑物评估价3273万元。2005年，漳州市医院门诊主要科室首次安装就诊排队叫号系统。2006年，漳州市医院改造原漳州卫生学校的教学楼、实验楼和宿舍楼，用于医院物流楼、供应室、洗衣房、肿瘤放射治疗科病房、儿科病房、健康体检中心及福建医科大学在院学生宿舍楼；重新规划医院网络结构，实现医院主要楼群的千兆主干网络传输，完成检验管理信息系统的全面升级，在门诊部试运行条形码应用技术。2007年，漳州市医院正式启用医学影像传输（PACS）系统，实现数字医学影像的获取、管理、传输和调阅。是年，漳州市医院占地面积5.198万平方米，总建筑面积9.8865万平方米。

　　2011年9月，漳州市医院开工建设西区外科大楼，于2016年12月25日投入使用，占地面积3312.6平方米，建筑总面积54548.98平方米，投资25719万元。2012年，漳州市医院加强网络安全防护，建立容灾归档备份系统，确保信息网络安全运行；启用亿能达全成本核算系统；完成与居民健康网对接。2013年，漳州市医院完成首期无线移动医护查房建设，有7个病区实现移动医疗查房和6个病区实现移动护理查房；完成1000千伏安用电增容工程，满足全院用电需求。2014年10月，漳州市医院在门诊及住院部各楼层安装83台自助终端设备。至2016年，漳州市医院在门诊、病房及医技科室共投放自助终端124台，启动银医自助系统，完善自助服务模式。2015年3月，漳州市医院建立患者管理平台，实行免费预约；同年10月16日，启用医生专属二维码预约挂号、就医咨询服务。是年，漳州市医院启用银医直联财务一体化系统、医疗卫生信息资源平台、物资综合管理系统。

2016年，漳州市医院开工建设西大门、南大门，拓通西通道和南通道，于当年底竣工通车；开工建设配电楼，占地面积450平方米，建筑面积1316.4平方米；规范医院信息管理系统、影像归档和通信系统、电子病历管理系统、实验室信息系统建设，通过福建省网络与信息安全测评中心的信息系统安全等级三级测评。是年，漳州市医院拥有新型、大型先进医疗设备和齐全的常规检查设备，百万元以上的设备有122台（套），总价值35006万元；医院资产总值122227万元，其中房屋总值54018万元、专用设备总值57318万元、其他设备总值10891万元；医院主院区占地面积52246平方米，总建筑面积162891.26平方米；朝阳分院占地面积33333平方米，总建筑面积13599平方米；龙文院区占地面积68000平方米，总建筑面积75114平方米（其中医疗综合楼约6000平方米归属市妇幼保健院，未正式分割产权）。

大事记

清

（1644 年至 1911 年）

光绪十三年（1887 年）

旅居英国的埃及人、医学博士巴阿美（Achmed Fahmy）受英国基督教伦敦公会派遣，到漳州考察创办福音医院事宜。得接官亭礼拜堂牧师的帮助，租用漳州府城东门街元魁庙（今福建省漳州市芗城区新华东路 189 号）旁的大民宅为院舍，创办漳州福音医院（Gospel healing house，Hok-un I-Kuan）。

十二月初八（1888 年 1 月 20 日），漳州福音医院开业，英国基督教伦敦公会任命医学博士巴阿美为院长。医院设有病房 7 间，其中 1 间为女病房；共有病床 35 张。另有药房、诊室、手术室和学生宿舍各 1 间。当年，巴阿美接诊患者及前来咨询者 10874 人次（其中女性患者 643 人次），住院患者 441 人次、手术 409 人次。

光绪十六年（1890 年）

医学博士、院长巴阿美在漳州五权路新兴巷（今福建省漳州市芗城区中医院所在地）购地建设漳州福音医院院舍。

光绪二十年（1894 年）

漳州福音医院迁入位于五权路新兴巷落成后的新院舍，设内科、外科、儿科、妇产科、耳鼻喉科、皮肤科、检验室，有病床 53 张。

光绪二十六年（1900 年）

漳州福音医院成立护士部。

光绪三十一年（1905年）

漳州福音医院招收学徒，传授医术。

中华民国

（1912年1月1日至1949年9月30日）

民国元年至2年（1912年至1913年）

医学博士、院长巴阿美回英国期间，漳州福音医院关闭。

民国3年（1914年）

医学博士、院长巴阿美再到漳州，漳州福音医院重新开业。

民国7年（1918年）

12月，漳州福音医院举行建院30周年纪念大会。

民国8年（1919年）

医学博士巴阿美退休返居英国，漳州福音医院再次停业。

民国17年（1928年）

英国基督教伦敦公会派遣抚安（Wilfred Busby）到漳州复办漳州福音医院并任院长。因经费等多方面困难，一时难以复办；至民国20年（1931年）抚安在接官亭礼拜堂接诊病人。

民国20年（1931年）

英国基督教伦敦公会、美国归正教会和漳州接官亭礼拜堂、东坂后礼拜堂、东铺头礼拜堂、下沙礼拜堂、巴阿美纪念基金会等7家机构协同修缮漳州福音医院，并更名为漳州协和医院（Chang

Chow Union Hospital），于 4 月 1 日开业；由上述共同出资的 7 家机构成立漳州协和医院董事会，共同管理医院，推举抚安担任院长。

是年，漳州协和医院招收护士 2 名（其中男护士 1 名）。

民国 24 年（1935 年）

漳州协和医院在院内创办护士学校（Nursing School），首届招生 2 名。

民国 26 年（1937 年）

2 月，新成立的中华基督教闽南大会和英国基督教伦敦公会、美国归正教会、英国长老会重组漳州协和医院董事会，漳州接官亭礼拜堂、东坂后礼拜堂、东铺头礼拜堂、下沙礼拜堂、巴阿美纪念基金会等 5 家的董事由中华基督教闽南大会替代。漳州协和医院董事会等有关人士聚集于厦门鼓浪屿召开联席会议，对闽南基督教医院机构进行调整，扩大漳州协和医院，设病床 50 张；决定将周边区域的几个基督教医院归属漳州协和医院管理。

是年，护士学校（Nursing School）更名为漳州协和医院护士学校（Chang Chow Union Hospital Nursing School）。

是年，由美国归正教会厦门支会创办、设址于平和小溪镇的救世医院归属漳州协和医院，成为漳州协和医院分院。

是年，由英国基督教长老会创办、设址漳浦县西大街新路尾基督教堂旁的源梁医院归属漳州协和医院，更名为漳州协和医院漳浦分院。

民国 27 年（1938 年）

是年，漳州协和医院因建筑陈旧拥挤，借用闽南神学院院舍（今中共漳州市委党校所在地）。

民国 28 年（1939 年）

4 月 9 日，美国归正教会派遣医学博士厚士端（Richard Hofstra）接任漳州协和医院院长职务。抚安卸任，于 10 月回英国。

是年秋，漳州协和医院接办龙岩爱华医院，更名为漳州协和医院龙岩分院。

是年，漳州协和医院购买芝山南麓地皮（今福建省漳州市芗城区胜利西路 59 号福建省漳州市医院所在地），计划建设新院舍。

民国 29 年（1940 年）

漳属地域流行伤寒、流行性脑脊髓膜炎等传染性疾病，漳州协和医院设立乡村门诊，开展免费预防接种疫苗。

民国 30 年（1941 年）

8月18日，漳州协和医院院舍遭侵华日军飞机轰炸，门诊患者被炸死20名，医院和护士学校急速迁避于市郊鸿麓社。

8月底，漳州协和医院提供家庭访视及公共卫生服务。

是年，漳州协和医院在中华民国龙溪县政府注册。

民国 31 年（1942 年）

是年，漳州协和医院接办同安医院。

是年，漳州协和医院护士学校在中华民国国民政府卫生署和中华护士学会注册。

民国 33 年（1944 年）

6月，医学博士、院长厚士端回美国休假，由闽南神学院英籍教授力戈登（L.Gordon phillips）担任医院执行负责人。

10月，侵华日军暴行日益猖獗，漳州沿海地区深受其害，漳州协和医院遵照中华民国国民政府命令，大部分工作人员和护士学校的师生携可动资产撤离到漳平县（今福建省漳平市）永福里。民国34年（1945年）抗日战争胜利后，8月至9月撤离人员返回漳州，继续借用闽南神学院院舍，各项工作恢复正常。

民国 34 年（1945 年）

是年，漳州协和医院护士学校更名为漳州协和医院仁恕高级护士职业学校（Chang Chow Union Hospital Jin-Su Nursing School，以下简称仁恕护士学校），并向中华民国国民政府教育部申请注册。

民国 35 年（1946 年）

12月，厚士端回漳州协和医院履任院长。

12月，漳州协和医院在芝山南麓开工建设新院舍。

民国 36 年（1947 年）

3月，漳州协和医院添置X光线设备及发生器、暗室设备。

5月，漳州协和医院接受英国红十字会捐赠汽车1辆。

10月，漳州协和医院龙岩分院与漳州协和医院脱离隶属关系。

是年，隶属漳州协和医院的同安医院重新归属厦门鼓浪屿医院。

民国 37 年（1948 年）

12 月，漳州协和医院接受国际贫困救济委员会 IRC 和 UNRA 组织捐赠 200MA 的菲利普 X 射线仪和暗室设备、3.5 千瓦和 9.5 千瓦发电机、手提式 X 射线仪和新病床等物资。

是年，漳州协和医院产权归属中华基督教闽南大会。

中华人民共和国

（1949 年 10 月 1 日成立）

1949 年

11 月，漳州协和医院位于芝山南麓的新院舍"工"字形 3 层混合结构的红砖楼基本完工，附建厨房、膳厅、宿舍、洗衣房、锅炉房、礼堂、平屋及太平间；11 月 12 日，漳州协和医院从闽南神学院搬迁至芝山南麓新院舍；至 12 月 15 日完成全部搬迁工作。

1950 年

4 月，漳州协和医院成立首届工会委员会。

11 月，厚士端卸任院长离开漳州。

12 月 31 日，遵照中华人民共和国中央人民政府政务院财字第 412 号命令，福建省龙溪县人民政府下发财字第 2051 号训令，对漳州协和医院财产进行管制清查、登记造册并呈报。

1951 年

1 月 2 日，漳州协和医院召开职工大会，推选董事组成新的董事会。

3 月，漳州协和医院工会委员会及员工代表与董事会商讨聘任原董事、五官科医师蔡晸汝为院长。

3 月，漳州协和医院办理专门资产登记，充实调整各部门人员，依法组织第一届院务委员会、经济委员会、医务委员会、膳食委员会、治安委员会、纠察队、防空救护队；各部门采取民主集中制，实行民主管理；会计报表及各文字说明由英文改用中文，依法执行当时会计制度及现金管理。

12 月 12 日，福建省第六专员公署接办工作组开始接办漳州协和医院及仁恕护士学校；接收工作至 1952 年 1 月 5 日结束。

是年，根据龙溪专员公署卫政字第 404 号令，漳州协和医院（小溪）分院由平和县人民政府接管。

1952 年

1月29日，漳州协和医院与福建省第六专区人民医院合并，成立福建省龙溪专区医院（以下简称龙溪专区医院）。

2月，福建省龙溪专员公署任命福建省军区漳州军管会军代表、龙溪专署卫生科科长王国琛兼任龙溪专区医院院长。原漳州协和医院院长蔡崱汝离任。

2月，福建省第六专员公署接管漳州协和医院仁恕高级护士职业学校，更名为龙溪护士学校。

2月，龙溪专区医院成立秘书处。

3月，经中国共产主义青年团福建省龙溪专区委员会同意，成立中国共产主义青年团福建省龙溪专区医院支部委员会。

3月，遵照1951年12月21日福建省人民政府卫生厅政令，漳州协和医院漳浦分院由漳浦县人民政府接管。

5月，龙溪专区医院开设门诊急诊室。

10月，龙溪专区医院眼科、牙科与五官科分离，独立建科。

10月，龙溪专区医院改医务部、秘书室、事务股为医务处、秘书处、总务股。

是年，龙溪专区医院建立经济管理制度，采取核对传票凭据和使用二联单等管理方法。

是年，龙溪专区医院开办托儿所和哺乳室，经费从医疗业务收入中支出。

1953 年

4月，龙溪专区医院医师林继虞、护士黄敬璋参加抗美援朝手术医疗队；1954年各立三等功。

10月，龙溪专区医院改总务股为总务处。

是年，龙溪专区医院改牙科为口腔科。

是年，龙溪专区医院设图书室。

是年，龙溪专区医院建设2层砖木结构的行政办公楼，建筑面积1450平方米。

1954 年

8月，龙溪专区医院医务处主任朱浴沂作为特邀代表出席福建省首届政治协商会议。

是年，龙溪专区医院成立放射科。

是年，龙溪专区医院推行苏联式保护性医疗制度和计划医疗制度，实行科主任负责制；门诊部实行分病门诊，部分预约挂号。

是年，龙溪专区医院成立爱国卫生运动委员会。

1955 年

1月，龙溪专区医院进行财产清点分类，更换旧账目，建立新账目。

7月，龙溪专区医院开展中医针灸疗法。

12月，龙溪专区医院开设中医门诊和中药房。

是年，龙溪专区医院开工建设位于英雄路北侧的2层砖木结构门诊楼；1956年竣工投入使用，建筑面积1935平方米；1982年，改为女职工集体宿舍楼和托儿所用。

1956年

8月，龙溪专区医院院长王国琛调离。

8月，福建省龙溪专员公署任命龙溪专区医院副院长孟国忠为龙溪专区医院第二院长主持工作，免去王国琛院长职务。

是年，龙溪专区医院执行工资制度改革，重新评定工资等级的医务人员有130名。

是年，龙溪专区医院接收首批福建医学院医疗系实习生。

1957年

是年，龙溪专区医院设门诊手术室。

1958年

是年，龙溪专区医院撤销秘书处、医务处，设立院长办公室、政工科、护理部，改总务处为总务科。

是年，龙溪专区医院创办制药厂。

是年，龙溪专区医院组织医务人员到龙溪专区各县巡回医疗。

是年，龙溪专区医院儿科主任郑明祥获中华人民共和国卫生部授予的"医药卫生技术革命先锋"荣誉称号。

1959年

1月，龙溪专区医院成立科学技术研究室。

3月15日，龙溪专区医院成立中医科，床位30张。

6月，福建省龙溪专员公署任命龙溪专区医院第二院长孟国忠为龙溪专区医院院长。

9月3日，经中国共产主义青年团福建省龙溪专区委员会同意，成立中国共产主义青年团龙溪专区医院总支部委员会，下设3个团支部。

10月，经福建省龙溪专区编制委员会核定，龙溪专区医院编制数为310名。

是年，龙溪专区医院建立肺科、针灸理疗科、病理科、心电图室。

是年，龙溪专区医院开展传染病普查防治工作。

是年，龙溪专区医院位于英雄路南侧的职工宿舍楼（第一医村）开建；至1981年共建设7幢，总建筑面积3757.2平方米。

是年，龙溪专区医院儿科主任郑明祥获中共福建省委授予的"福建省教育和文化、卫生、体育、新闻方面社会主义建设先进工作者"荣誉称号。

1960 年

2月26日，龙溪专区医院成立预防保健科。

5月，龙溪专区医院正式成立急诊室，设急诊抢救室，有观察床20张。

6月9日，漳州地区发生特大洪水灾害，龙溪专区医院全体人员全力投入抗洪抢险医疗救援，抢救受灾患者848名。

7月，龙溪专区医院成立超声波室，开展A型超声波检查。

是年，龙溪专区医院改革挂号收费制度，采用分区挂号、收费、发药，采取一次挂号收费，多次看病治疗的方法。

1961 年

7月，中共龙溪地委宣传部任命龙溪专区医院副院长韩俊如为龙溪专区医院院长，免去孟国忠院长职务。

9月21日，经中国共产党福建省龙溪地委会直属机关委员会同意，成立中国共产党龙溪专区医院支部委员会，院长韩俊如任书记。

11月7日，龙溪专区医院撤销政工科、总务科，成立人事科、行政科。行政科负责财务工作，下设财务、总务、生活福利组。

1962 年

1月6日，龙溪专区医院预防保健科更名为干部保健科，在龙溪专区干部医疗所（今瑞京路东铺头小学前）附设干部医疗门诊部。

5月17日，龙溪专区医院住院病房划分7个病区，床位300张。

8月，龙溪专区医院修订《护理常规手册》。

10月18日，中共龙溪地委宣传部任命韩俊如为中国共产党龙溪专区医院支部委员会书记，免去韩俊如院长职务；任命朱浴沂为龙溪专区医院院长。

是年，龙溪专区医院设传染病房、干部病房。

1963 年

3月，福建省第六专员公署出资15万元增建龙溪专区医院"工"字形红砖楼第四层，大楼建筑总面积7285平方米；2000年4月，大楼被拆除。

是年，龙溪专区医院成立病案质量管理委员会；成立计划生育领导小组，设计划生育专科门诊和展览室。

是年，龙溪专区医院成立财务科。

是年，龙溪专区医院撤销行政科，恢复总务科。

1964 年

是年，龙溪专区医院建立病案室。

1965 年

3月17日至5月5日，龙溪专区医院成立巡回医疗队，医疗队由内、外、儿、妇、中医、五官、针灸等科室共11名人员组成，到山区革命老根据地漳浦县石榴公社山城大队设点开展巡回医疗。

1966 年

4月19日，经中国共产党龙溪地直机关委员会同意，成立中国共产党龙溪专区医院总支部委员会，龙溪专区医院党支部书记韩俊如任党总支书记。

1968 年

4月29日，经中国人民解放军福建省龙溪军分区党委会同意，成立龙溪专区医院革命委员会，刘文轩任第一副主任主持工作。

5月，龙溪专区医院党总支书记韩俊如、院长朱浴沂离任。

1969 年

8月5日，福建省龙溪专区革命委员会任命毕可智为龙溪专区医院革命委员会主任。

1970 年

6月，毕可智调离龙溪专区医院。

8月，福建省龙溪专区革命委员会任命张成俊为龙溪专区医院革命委员会主任。

9月，福建省龙溪专区更名为福建省龙溪地区，福建省龙溪专区医院随之更名为福建省龙溪地区医院（以下简称龙溪地区医院）。

1971 年

2月，经中国共产党福建省龙溪地区革命委员会核心小组同意，恢复建立中国共产党龙溪地区医院总支部委员会，于春泉任书记。

6月，受福建省龙溪地区革命委员会委托，开办龙溪地区医院卫生学校；1972年下半年，移交龙溪地区卫生学校管理。

1972年

1月22日，中共龙溪地区委员会任命中国共产党龙溪地区医院总支部委员会副书记魏英堂为中国共产党龙溪地区医院总支部委员会书记；免去于春泉党总支书记职务。

11月22日，中共龙溪地区委员会任命中国共产党龙溪地区医院总支部委员会副书记张成俊为中国共产党龙溪地区医院总支部委员会书记；免去魏英堂总支书记职务。

是年，龙溪地区医院开工建设职工宿舍楼（第二医村）；截至1991年，共建设11幢楼，总建筑面积10642.3平方米。

1973年

1月，根据龙溪地区生产指挥处（72）龙革产字第255号通知，龙溪地区医院与龙溪地区卫生学校联合开办龙溪地区医学专科班，学制2年。

9月6日，中共龙溪地区委员会任命中国共产党龙溪地区医院总支部委员会副书记张征夫为中国共产党龙溪地区医院总支部委员会书记；免去张成俊总支书记职务。

是年，龙溪地区医院建设药厂，建筑面积373平方米。

1974年

是年，龙溪地区医院设同位素室。

是年，龙溪地区医院建设传染科门诊用房，单层砖木结构，建筑面积387平方米。

1975年

是年，龙溪地区卫生学校扩大招生，龙溪地区专员公署委托龙溪地区医院开设龙溪地区医院卫生学校护士班，按照中等专业学校标准统招统配。1983年2月，龙溪地区医院停办龙溪地区卫生学校护士班。

1977年

6月6日，龙溪地区医院临时领导小组成立。

7月至1979年10月，龙溪地区医院麻醉师许舜琳参加第二批援助塞内加尔中国医疗队；1993年，许舜琳获中华人民共和国卫生部授予"参加援塞内加尔医疗队工作并光荣完成任务"荣誉证书。

12月6日，中共龙溪地委组织部任命龙溪地区医院革命委员会副主任韩俊如为中国共产党龙溪地区医院总支部委员会书记、龙溪地区医院革委会主任；免去张征夫总支书记、革委会主任职务。

1978 年

7月7日，经中国共产主义青年团福建省龙溪地区委员会同意，恢复建立中国共产主义青年团龙溪地区医院总支部委员会。

11月2日，中共龙溪地委组织部重新任命龙溪地区医院领导班子，韩俊如任中国共产党龙溪地区医院总支部委员会书记，朱浴沂任龙溪地区医院院长。

12月，龙溪地区医院奠基门诊楼；1979年开工建设，砖混结构，地上建筑5层，建筑总面积7694.75平方米，占地面积1826平方米；1982年竣工并投入使用；2005年，改称医技楼。

是年，龙溪地区医院恢复党总支领导下的院长分工负责制；行政科室设政治处、医务处、总务处；临床科室恢复主任负责制；建立定期专科门诊制度。

是年，龙溪地区医院对1966年以后毕业的低年资医生进行轮转培训和定期专项培训。

1979 年

7月1日，根据中华人民共和国卫生部、财政部关于加强医院经济管理的文件精神，龙溪地区医院成立经济管理小组，加强经济管理，实行经济核算；药品管理从"以存定销"改为"金额管理、数量统计、实耗实销"。

9月1日，龙溪地区医院改革门诊病历卡和处方笺。

10月1日，龙溪地区医院物品管理实行三联单计价领用，各科室的医疗设备、医技检查、药品消耗、办公用品等所有开支全部列入科室成本支出进行核算，以促进增收节支。

12月，龙溪地区医院院长朱裕沂当选中共福建省第三次代表大会代表；口腔科主任洪秉章当选福建省第五届人民代表大会代表。

12月至1981年12月，龙溪地区医院眼科医师许淑德、检验科检验师赵士亮、手术室护士林石花参加第三批援助塞内加尔中国医疗队；1981年许淑德、赵士亮、林石花获塞内加尔共和国授予"塞内加尔共和国骑士勋章"荣誉称号。

是年，龙溪地区医院内科开展纤维胃镜检查。

是年，龙溪地区医院建职工澡堂；安装自来水设施。

1980 年

2月1日，龙溪地区医院成立神经科、传染科、麻醉科、病理科、营养室；门诊手术室和病房手术室合并成立综合手术室。

5月，龙溪地区医院成立医务科，管理医疗、教学、科研工作。

11月，龙溪地区医院首次实行职称评审，晋升正、副主任医（技）师7名、主治医（药）师36名。

是年，龙溪地区医院规范各级医师的手术范围及审批权限。

是年，龙溪地区医院成立治安保卫委员会、职工保健工作委员会、调解委员会；实行奖金分配制度。

是年，龙溪地区医院建设烧煤锅炉房和电话总机房，单层混合结构，建筑面积分别为148平方米和312平方米；1992年，位于制剂室楼西侧建设燃油锅炉房，建筑面积275平方米；1993年，烧煤锅炉房改造为职工食堂。

是年，龙溪地区医院位于"工"字形红砖楼西侧的传染病房恢复作为行政办公楼。

1981年

5月15日，龙溪地区医院重新成立护理部。

5月，龙溪地区医院修订《护理人员工作守则》。

是年，龙溪地区医院建立重大手术和开展新手术的术前讨论和审批制度。

是年，龙溪地区医院建立各类人员的定期考核制度；建立干部技术档案。

是年，龙溪地区医院建立药检室。

是年，龙溪地区医院在参与《十四经感传线路》的研究中获中华人民共和国卫生部（乙）级科学技术成果荣誉证书与奖励。

是年，龙溪地区医院成立基建领导小组。

1982年

3月，龙溪地区医院外科副主任杨祖谦、总务科职工郑宗恩、护理部副主任张惠贞获福建省人民政府授予"卫生先进工作者"荣誉称号。

5月，龙溪地区医院获福建省人民政府授予"福建省卫生工作先进单位"荣誉称号。

12月6日，经中国共产党龙溪地直机关委员会同意，成立中国共产党龙溪地区医院委员会；12月，中共龙溪地委组织部任命中国共产党龙溪地区医院总支部委员会书记韩俊如为党委书记；1983年1月20日，启用"中国共产党龙溪地区医院委员会"印章。

是年，龙溪地区医院内科建立消化内窥镜室，开展纤维结肠镜检查。

是年，龙溪地区医院成立医疗器械科、保卫科。

是年，龙溪地区医院制定《医学科技成果评奖办法》。

是年，龙溪地区医院手术室、超声波室、口腔科、妇产科、眼科等科室配置分体式空调及窗式空调。至2016年空调形式主要有中央空调、恒温恒湿精密空调、分体式空调。

1983年

3月，龙溪地区医院获福建省卫生厅授予"医疗卫生系统建设社会主义精神文明先进单位"荣誉称号。

4月，龙溪地区医院口腔科主任洪秉章当选福建省第六届人民代表大会代表。

5月，龙溪地区医院获福建省人民政府授予"1982年度计划生育工作先进单位"荣誉称号。

5月，龙溪地区医院党委副书记陈坚、妇产科医师郑世璜获福建省人民政府授予"计划生育先进工作者"荣誉称号。

是年，龙溪地区医院成立急诊护理单元。

是年，龙溪地区医院开展自体肾脏移植手术。

是年，龙溪地区医院内科开展内镜下大肠息肉高频电凝电切术。

是年，龙溪地区医院开设特诊室，接诊外国人、外籍华人、港澳台同胞和行政14级以上离休老干部。

是年，龙溪地区医院成立经济管理委员会和改革领导小组。实行定员定额，以劳计奖；科室奖金固定，个人奖金不封顶；减员不减奖，增员不增奖的"按劳记奖"办法。

是年，龙溪地区医院总务科职工郑宗恩获中华人民共和国卫生部授予"全国卫生先进工作者"荣誉称号。

1984年

1月5日，经中国共产主义青年团福建省龙溪地区委员会同意，成立中国共产主义青年团龙溪地区医院委员会（以下简称龙溪地区医院团委）。

1月30日，中共龙溪地委组织部任命龙溪地区医院外科副主任杨祖谦为龙溪地区医院院长，免去朱浴沂院长职务。

4月23日，龙溪地区医院实行星期日不休息全天门诊制。

5月，龙溪地区医院获福建省人民政府授予"1983年度计划生育工作先进单位"荣誉称号。

6月5日，龙溪地区医院内科建立心脏病重症监护室（CCU）、外科建立重症监护室（ICU）。

6月15日，龙溪地区医院胸心外科成功开展体外循环心内直视修补术。

是年，龙溪地区医院内科心血管组成功开展心导管检查术。

是年，龙溪地区医院建立血液透析室，添置天津产平板血透器。

是年，龙溪地区医院建设干部病房楼，4层混合结构，建筑面积2868平方米；1999年改称儿科病房楼；2007年3月拆除该楼房。

是年，龙溪地区医院建设污水处理站，建筑面积183.4平方米。

1985年

1月，龙溪地区医院成立劳动服务公司；于2000年6月解散。

2月，龙溪地区医院财产清理小组重新清查全院固定资产，建立财产分类明细账目及管理制度。

3月15日，龙溪地区医院与上海医科大学附属肿瘤医院联合开设的肿瘤诊疗中心开诊。

3月，龙溪地区医院获龙溪地委、行政公署授予"1984年度先进文明单位"荣誉称号。

5月18日，龙溪地区医院添置日本岛津1250毫安心血管X线诊断系统，放射科在上海中山医院专家指导下，首次成功开展腹腔选择性动脉造影术。

5月20日，北京医科大学第三医院副院长党耕町、教授王大玫应邀到龙溪地区医院讲学，指导整形外科手术。

6月8日，龙溪地区医院于第二医村第10幢职工宿舍楼北面旷地上打机井1口，深16米、内径0.75米、静水位6米，解决医院自供用水。

6月，龙溪地区医院获福建省卫生厅授予"文明医院"荣誉称号。

6月，龙溪地区医院内科支部副书记、副护士长邱雪英当选中共福建省第四次代表大会代表。

7月5日，龙溪地区医院取得《国家外汇管理局核准收取外汇兑换券许可证》（85）汇管券字第027号，在中国银行漳州市分行开立外汇券账户。

8月14日，龙溪地区医院中心供氧设备（共装39个供氧嘴）投入使用。

8月19日，美国卫理教会旅游团参观原漳州协和医院旧址。

9月6日，漳州协和医院仁恕护士学校校长毕仁恕（时82岁）等美国朋友参观漳州协和医院旧址。

12月3日，龙溪地区医院胸心外科在福建省立医院心脏外科专家、教授李温仁的指导下，成功完成体外循环巨大左心房黏液瘤摘除术。

是年，中国共产党龙溪地区医院委员会成立党委办公室（以下简称党办）。

是年，龙溪地区医院成立学术委员会和技术顾问小组。

是年，龙溪地区医院检验科获中华人民共和国卫生部临床检验中心授予"全国临床生化检验间质量评价成绩优良单位"荣誉证书。

是年，龙溪地区医院主治医师杨清秀获中共福建省委授予"优秀共产党员"荣誉称号。

是年，龙溪地区医院建设心血管造影室、观察室和3层钢混框架结构的天桥。

是年，龙溪地区编制委员会核定龙溪地区医院为副处级地方事业单位，同时核定内部机构设置和人员编制。

1986年

2月，福建省龙溪地区医院更名为福建省漳州市医院（以下简称漳州市医院）。

3月1日，漳州市医院与北京医科大学附属第三医院联合建立成形外科诊疗中心。

3月，漳州市医院获国家计划生育委员会授予"全国计划生育先进集体"荣誉称号。

4月，漳州市医院骨科成功开展移植足趾再造手指术。

5月10日至14日，漳州市医院召开首届一次职工代表大会。

5月25日，漳州市医院撤销传染科病房，保留传染科门诊。

6月，漳州市医院安装钴60治疗机，验机合格投入使用。

8月，漳州市医院成立肿瘤科，设肿瘤内科、肿瘤外科、肿瘤放射治疗3个专业组，病床40张。

12月31日，漳州市医院获中华人民共和国卫生部授予"全国卫生文明先进集体"荣誉称号。

是年，漳州市医院建设核医学楼。2014年5月，改称肿瘤放射治疗中心楼。

是年，漳州市医院在福建省卫生厅组织的漳州、厦门、泉州、莆田等市级医院固定资产检查评比中获第一名。

1987年

4月4日，漳州市医院获中共福建省委、福建省人民政府授予"福建省1985–1986年度文明单位"荣誉称号。

4月，漳州市医院添置钴60治疗机配套模拟定位机。

6月7日,漳州市医院开设退休主任医师挂牌门诊。

7月,漳州市医院内科与上海瑞金医院建立协作关系。

8月1日,漳州市医院内科心血管组在福建省立医院专家指导下,首次为缓慢型心律失常患者成功安装永久性心脏起搏器(VVI型)。

10月31日,中共漳州市委任命中国共产党龙溪地区医院委员会书记韩俊如为中国共产党漳州市医院委员会书记。

12月31日,漳州市医院院长、主任医师杨祖谦获中华人民共和国卫生部授予"全国卫生文明建设先进工作者"荣誉称号。

是年,漳州市医院内科副主任医师施至乾获中共福建省委授予"福建省优秀共产党员"荣誉称号。

1988 年

1月17日,漳州市医院院长、主任医师杨祖谦当选福建省第七届人民代表大会代表。

1月22日,漳州市医院建设大制剂室,为医院首次向社会公开招标的建筑工程;1989年9月16日开工,4层框架结构,建筑面积1569平方米;1993年1月竣工投入使用。

3月31日至4月3日,中国共产党漳州市医院召开第一次代表大会,选举产生中国共产党漳州市医院第一届委员会(简称院党委)和中共漳州市医院第一届纪律检查委员会(简称院纪委);院党委设委员7名,其中书记1名、副书记2名,韩俊如续任党委书记;院纪委设委员5名,其中书记1名、副书记1名,蔡进来任纪委书记。

4月28日,漳州市医院内科副主任医师施至乾获福建省人民政府授予"福建省劳动模范"荣誉称号。

5月13日,漳州市医院神经科护士长蔡玲玲获中华人民共和国卫生部授予"全国模范护士"荣誉称号。

6月1日,福建省漳州市肿瘤研究所成立,挂靠漳州市医院。

6月15日,漳州市医院获中共漳州市委、漳州市人民政府授予"漳州市(1986–1987年度)文明单位"荣誉称号。

6月27日,漳州市医院妇产科获中华人民共和国卫生部"全国出生缺陷监测工作"表彰及荣誉证书。

6月,漳州市医院添置加拿大AECD公司780-C钴60治疗机。

7月30日,漳州市医院获福建省卫生厅授予"全省公费医疗管理先进集体"荣誉称号。

1989 年

1月,漳州市医院添置WD-8828型超声定位式体外冲击波碎石机;2月,建立体外冲击波碎石室,开展干式体外震波碎石治疗泌尿系结石。

2月23日,漳州市医院成立医疗护理质量管理委员会、药事管理委员会、医院感染管理委员会、医疗事故技术鉴定委员会。

3月6日，漳州市医院主治医师杨清秀获中华人民共和国卫生部授予"全国卫生文明建设先进工作者"荣誉称号。

3月21日，漳州市编制委员会批复漳州市医院院长办公室、人事科、医务科、总务科、财务科、门诊部、护理部、器械科、防保科、保卫科、党委办公室为行政副科级。

5月1日，经漳州市卫生局、物价委员会、财政局批准，漳州市医院实施新的收费标准。

5月11日，漳州市医院获福建省卫生厅授予"文明医院"荣誉称号。

5月30日，漳州市医院院长、主任医师杨祖谦获国务院侨务办公室和全国归侨联合会授予"全国归侨侨眷优秀知识分子"荣誉称号；9月，获国务院授予"全国先进工作者"荣誉称号。

10月1日，漳州市医院位于"工"字形红砖楼北面的灯光喷水池竣工投入使用，占地面积615平方米。

是年，漳州市医院中心供应室楼投入建设，建筑面积733平方米。该基建项目为漳州市"全优工程"。

1990年

5月26日，漳州市医院获中共福建省委、福建省人民政府授予"保留省级文明单位称号"和"1988-1989年度省级文明单位"荣誉证书。

5月28日，漳州市医院口腔科成功施行全舌切除再造术。

6月，中国共产党漳州市医院委员会书记韩俊如获中共福建省委、福建省人民政府授予"1988-1989年度社会主义精神文明建设积极分子"荣誉称号。

8月27日至29日，漳州市医院召开首届离退休职工代表大会，选举产生离退休干部工作委员会。

9月10日，漳州市医院成立职称改革领导小组。

9月30日，漳州市医院获中共漳州市委、漳州市人民政府授予"保留市级文明单位称号"和"1988-1989年度市级文明单位"荣誉证书。

10月，漳州市医院副院长、副主任医师游慧萍当选中共福建省第五次代表大会代表。

11月，漳州市医院获福建省卫生厅、财政厅授予"1989年度公费医疗管理先进单位"荣誉称号。

1991年

3月23日，漳州市医院获福建省残疾人联合会、福建省卫生厅授予"三康"（白内障复明手术、小儿麻痹症矫治术、聋儿训语康复）先进单位荣誉称号。

7月22日，漳州市医院财务科获福建省卫生厅授予"全省卫生系统计财工作先进集体"荣誉称号。

8月22日，漳州市医院首次聘请医德医风社会监督员协助医院监督和促进医德医风建设。

11月，漳州市医院获福建省人民政府、福建省老龄工作委员会授予"省老年工作先进集体"荣誉称号。

11月，中国共产党漳州市医院委员会书记韩俊如获中共福建省委、福建省人民政府授予"省老年工作先进个人"荣誉称号。

12月至1993年12月，漳州市医院院长、外科主任医师杨祖谦、内科副主任医师郑恬、外科主治医师韩明瑞、妇产科主治医师高红月、麻醉师林玉霜、手术室护士李君钊、药剂师陈青青、检验师蓝雅恭参加第九批援助塞内加尔中国医疗队；1993年，队长杨祖谦获塞内加尔共和国授予"塞内加尔共和国狮子勋章"荣誉称号，全体医疗队员获塞内加尔共和国授予"塞内加尔共和国骑士勋章"荣誉称号；4月，杨祖谦获得中华人民共和国卫生部授予"援外医疗队模范队长"荣誉称号；医疗队获福建省人民政府授予"先进援外医疗队"荣誉称号。在杨祖谦援外期间（1991-1993年），由中国共产党漳州市医院委员会书记韩俊如代行院长职责。

是年，漳州市医院工会主席、主治医师黄进顺获中共福建省委授予"农村社会主义思想教育工作优秀工作队员"荣誉称号。

是年，漳州市医院成立离退休职工管理工作领导小组，下设办公室，建立离退休职工活动室。

1992年

1月18日，中国共产党漳州市医院委员会书记、漳州市医院代理院长韩俊如获中华人民共和国卫生部授予"全国卫生系统模范工作者"荣誉称号。

1月29日，漳州市医院驾驶班获福建省卫生厅授予"福建省卫生系统后勤工作先进集体"荣誉称号。

6月，漳州市医院成立CT室，使用GE公司Sytec-3000型CT扫描仪开展全身各部位CT平扫及增强扫描检查。

6月，漳州市医院获中共漳州市委、漳州市人民政府授予"1991年度计划生育工作先进单位"荣誉称号。

7月，漳州市医院成立血液净化中心。

8月25日，漳州市医院获中共漳州市委、漳州市人民政府授予"保留市级文明单位称号"和"1990-1991年度市级文明单位"荣誉证书。

10月1日，漳州市医院院长、主任医师杨祖谦获国务院颁发"享受国务院政府特殊津贴"荣誉证书。

10月7日，美国民间医学交流团罗伯特·克拉克等2名新生儿科专家到漳州市医院举办"新生儿复苏强化训练班"并赠送新生儿复苏仪1台。

10月，漳州市医院添置杭州新颖氧舱制造厂生产的YYC1800B-8型医用高压氧舱；11月，成立高压氧治疗室，开展高压氧治疗。

12月30日，漳州市医院成为福建医学院教学医院。

是年，漳州市医院病案室使用ICD-9疾病编码对病因和死亡进行标准化分类统计。

1993年

3月10日，漳州市卫生局同意开办漳州市医院小坑头分院（股份制），床位100张，行政归属漳州市医院领导，实行董事会领导下的院长负责制；4月1日，经漳州市经济体制改革工作委员会同意，漳州市医院成立小坑头股份制医院；10月23日，小坑头分院正式开诊；1996年6月停办。

3月19日，香港国佳实业有限公司董事长兼总经理、著名爱国企业家郭国耀赠送漳州市医院皇冠JZS133L-AEMCF3.0轿车1部。

4月，漳州市医院骨科开展医院首例膝关节全关节置换手术。

5月1日，漳州市医院成立整形美容科。

5月28日，中共漳州市委任命中国共产党漳州市医院委员会书记韩俊如续任中国共产党漳州市医院委员会书记。

7月，漳州市医院获福建省标准计量局、福建省卫生厅授予"全省医疗卫生计量工作先进单位"荣誉称号。

10月21日，漳州市医院获中华人民共和国卫生部、联合国儿童基金会、世界卫生组织联合授予"爱婴医院"荣誉称号。

11月14日，漳州市医院多学科协作，成功抢救建筑钢钎自左上腹穿入经横膈贯穿胸腔自肩背部穿出的贯通伤患者。

11月15日，漳州市医院病房楼奠基，占地面积1300平方米，楼高46.30米，地面13层，地下1层，总建筑面积17090平方米；1994年1月28日开工建设；1996年10月竣工投入使用；2005年，改称外科楼。

11月，漳州市医院开始执行漳州市政府关于社会养老保险制度的决定，为医院职工办理社会养老保险。

12月11日，漳州市医院开通中外合资上海国际数字电话设备有限公司生产的ISDX-L400程控电话用户交换机（院内电话总机），于1999年并入漳州市话网。

是年，漳州市医院建设儿科重症监护室。

是年，漳州市医院出院病案开始使用计算机单机管理。

1994年

2月14日，香港泽辉实业有限公司董事、总经理陈泽源赠送漳州市医院2辆救护车。

3月，漳州市医院成为福建中医学院教学医院。

4月27日，漳州市抗癌协会成立，挂靠漳州市医院。

5月1日，漳州市血液病研究所成立，挂靠漳州市医院。

5月4日，漳州市医院成立创"三级乙等医院"领导小组；1996年8月12日通过福建省三级乙等医院评审；8月16日挂牌。

7月13日，原漳州协和医院（小溪）分院护士马安宁的儿子、美国佛蒙特大学地理学系教授、哲学博士米家龙到漳州市医院参观访问。

8月8日，漳州市医院获中共漳州市委、漳州市人民政府授予"保留市级文明单位称号"和"1992-1993年度市级文明单位"荣誉证书。

8月，漳州市医院主任医师游慧萍获福建省人民政府授予"福建省劳动模范"荣誉称号。

9月8日，漳州市医院开工建设内科无菌层流病房。

9月至1995年5月，漳州市医院主治医师马旭东作为访问学者到美国休斯敦纪念医疗集团主修医院管理学。

11月，漳州市医院小坑头分院与漳州市芗城区芝山镇古塘村合资创办漳州市宇昌制氧厂，日产200瓶医用氧气（100升/瓶）；1997年12月9日，该厂停办。

12月5日，漳州市医院主办全国10城市（上海、重庆、宁波、无锡、丹东、芜湖、烟台、九江、柳州、漳州）友好医院工作第八次研讨会。

12月，中共漳州市委任命中国共产党漳州市医院委员会副书记张永成为党委书记；免去韩俊如党委书记职务（退休）。

12月，中共漳州市委宣传部任命部队专业干部陈生枝为中共漳州市医院纪律检查委员会书记，免去蔡进来纪委书记职务（退休）。

是年，漳州市医院完成810名职工的工资改革。

1995年

1月14日，漳州市人民政府任命漳州市医院副院长郑亚才为漳州市医院院长；免去杨祖谦院长职务（退休）。

4月4日，漳州市医院成立输血管理委员会。

4月，漳州市医院原院长、主任医师杨祖谦获中华人民共和国卫生部授予"第四届全国医院优秀院长"荣誉称号。

5月21日，漳州市医院眼科成功开展医院首例眼角膜移植术。

6月11日，中国工程院院士顾玉东到漳州市医院为臂丛神经损伤患者会诊、治疗，并作学术讲座。

6月24日，漳州市医院邀请美国休斯敦纪念医疗集团医院管理顾问、原副总裁、休斯敦大学医院管理系教授唐纳德·瓦格纳（Don Wagner）到院讲学。

6月，漳州市医院首次利用芬兰政府贷款添置芬地特6085A口腔设备11套。

8月，漳州市医院获福建省卫生厅、福建省人事局授予"首届福建省卫生系统学习白求恩创'双十佳'活动先进集体"荣誉称号。

11月2日，漳州市医院正式运行凯特医院信息管理系统门诊子系统，首次运用计算机管理门诊收费。

12月7日，漳州市医院获中共福建省委、福建省人民政府授予"福建省第五届（1994-1995年度）文明单位"荣誉称号。

12月，漳州市医院获福建省总工会授予"全省工会财会工作先进集体"荣誉称号。

是年，漳州市医院妇产科开展显微外科自体卵巢移植术。

是年，漳州市医院设信息科、审计室、康复科、电教室以及医院感染监控室；改急诊室为急诊科。

是年，漳州市医院内科添置Haemonetic V50Plus型血细胞分离机，开展治疗性血浆置换术。

1996年

1月17日，漳州市医院添置GE Vectra Ⅱ 0.5T超导磁共振成像仪（MR）1台；6月6日，成立磁共振室。

1月25日至27日，中国科学院院士、中国中西医结合学会会长、世界卫生组织传统医学顾问、内科教授陈可冀视察漳州市医院。

3月1日，漳州市医院运行凯特医院信息管理系统住院子系统，首次运用计算机管理住院收费；10月，门诊子系统由DOS版本升级为WINDOWS版本，支持门诊就诊、刷卡就诊模式；12月，住院子系统DOS版本升级为WINDOWS版本。

4月25日，漳州市医院获漳州市人民政府授予"1994–1995年度分散按比例安排残疾人劳动就业工作先进单位"荣誉称号。

5月9日，漳州市医院首次举行护士执业证书颁发仪式。

5月17日，漳州市医院首批扶贫医疗队赴平和县长乐乡、九峰乡等山区为群众义诊，同时捐赠价值5000元的药品、衣服700件及赞助款2000元。

5月18日，漳州市医院眼科开展小切口无缝线人工晶体植入术。

5月23日，世界卫生组织疫苗管理处博士傅尔与中华人民共和国卫生部、福建省卫生厅有关领导和专家到漳州市医院考察计划免疫工作。

7月12日，中国工程院院士顾玉东再次应邀到漳州市医院指导手术并作专题讲座。

9月25日，漳州市医院开工建设高压配电楼，4层混合结构，占地面积130平方米，建筑面积519平方米；12月19日，通过验收并投入使用。

10月3日，漳州市医院成立电脑中心。

10月18日，漳州市医院成立远程医疗网络会诊中心，与上海、南京两地专家进行远程会诊。

11月18日，漳州市医院财务科获福建省卫生厅授予"福建省卫生系统先进计财工作集体"荣誉称号。

11月19日，漳州市医院获中共漳州市委、漳州市人民政府授予"漳州市第五届（1994–1995年度）文明单位"荣誉称号。

11月，漳州市医院成立科教科。

12月9日，漳州市医院举行中共党员佩戴党徽上岗活动仪式。

12月28日，漳州市医院举办首届职工"迎新卡拉OK大奖赛"活动；每4年举办1届，2012年后每2年举办1届，并升级为职工"好声音比赛"，至2016年共举办6届。

是年，漳州市医院成立继续教育指导小组，制定《临床医技在职人员继续教育的有关规定》，实行学分制管理。

1997年

1月，漳州市医院主任医师薛丽珠获中华人民共和国卫生部授予"全国妇幼工作先进个人"荣誉称号。

1月，漳州市中心血站成立，挂靠漳州市医院。

3月，漳州市医院获福建省竞赛活动协调办公室授予"福建省'创文明行业·建满意窗口'竞赛活动示范单位"荣誉称号。

6月6日，漳州市医院成立房改工作领导小组，下设房改工作办公室。

6月，中国共产党漳州市医院委员会获中共漳州市委授予"先进基层党组织"荣誉称号。

7月9日，漳州市医院成立药品不良反应监察小组。

11月，漳州市医院拆除位于"工"字形红砖楼西侧的行政办公楼。

12月，漳州市医院获中共福建省委宣传部、福建省人事厅授予"福建省文化科技卫生'三下乡'活动先进集体"荣誉称号。

12月，漳州市医院获福建省人民政府残疾人工作协调委员会、中共福建省委宣传部、福建省人事厅授予"1997年省委、省政府为民办实事项目'复明工程'先进单位"荣誉称号。

是年，漳州市医院口腔科副主任医师郑伟主持的"肌蒂型胸大肌肌皮瓣修复口腔颌面部肿瘤术后缺损"项目为医院首次获漳州市（1996-1997年度）科技进步奖一等奖。

是年，漳州市医院引进PCR技术进行部分病毒、支原体病原学检测。

是年，漳州市医院建设位于外科楼西侧附属综合楼和天桥，综合楼为9层框架结构，占地面积600平方米，总建筑面积5044平方米；1998年竣工，附属综合楼作为单身职工宿舍和职工营养食堂使用。

是年，漳州市医院向武夷房地产开发公司购买瑞京花园北区2号楼商品房36套，解决部分职工住房和改善托儿所环境。

1998年

1月12日，漳州市医院开工建设漳州市急救中心大楼，地面12层，地下1层，占地面积553.44平方米，总建筑面积7503.56平方米，总投资1000万元；1999年6月，大楼竣工投入使用，第一至四层作为漳州市医院急诊科用房，第五至七层作为漳州市中心血站办公用房，第八至十二层作为漳州市医院行政办公用房。

1月24日，漳州市急救中心成立，挂靠漳州市医院。加入"漳州110"社会服务联动网络，开通"急救生命绿色通道"和漳州市芗城区、龙文区"120"急救电话专线。

1月，漳州市医院主任医师卢明福当选福建省第九届人民代表大会代表；副主任医师沈长福当选福建省政协委员会第八届常务委员。

2月26日，漳州市医院获中共福建省委、福建省人民政府授予"福建省第六届（1996-1997年度）文明单位"荣誉称号。

2月，漳州市医院获中共福建省委组织部、中共福建省委老干部局授予"为老干部提供社会优待服务先进单位"荣誉称号。

2月，漳州市医院被福建省卫生厅、福建省公安厅交通警察总队、福建省财政厅、中保财产保险有限公司福建省分公司确定为"福建省道路交通事故伤员救治定点医院"。

3月23日，祖籍平和的台胞赖英乾赠送漳州市医院川澄PHX2100型血液透析机1台。

3月，漳州市医院骨胸科护理小组获福建省妇联、福建省卫生厅授予"福建省巾帼文明号"荣誉称号。

4月28日，漳州市医院获中共漳州市委、漳州市人民政府授予"漳州市第六届（1996-1997年度）文明单位""漳州市首届'创文明行业·建满意窗口'先进单位"荣誉称号。

4月，漳州市医院实行总住院医师责任制。1年后，首批结业总住院医师12名。

5月23日，漳州市医院泌尿外科在同济医科大学同济医学院肾移植中心专家指导下，开展医院首例同种异体肾脏移植手术；9月5日，再次成功开展肾移植手术1例。

5月，中共漳州市委宣传部任命中国共产党漳州市卫生学校总支部委员会副书记康基顺为中共漳州市医院纪律检查委员会书记，免去陈生枝纪委书记职务（调离）。

7月，漳州市医院内科肾病组成功开展超声引导下自动活检枪经皮肾穿刺活检技术。

10月1日，漳州市医院共青团员和青年职工在《中华人民共和国献血法》正式实施第一天，举行无偿献血活动和签名仪式。

10月，漳州市医院成立外科重症监护室（SICU）。

11月，中国共产党漳州市医院召开第二次代表大会，选举产生中国共产党漳州市医院第二届委员会和中共漳州市医院第二届纪律检查委员会；院党委设委员7名，其中书记1名、副书记2名，张永成续任党委书记；院纪委设委员5名，其中书记1名、副书记1名，康基顺续任纪委书记。

12月，漳州市医院获中共漳州市委、漳州市人民政府授予"漳州市1996-1998年残疾人就业工作先进单位"荣誉称号。

是年，漳州市医院为职工办理基本医疗保险。

是年，漳州市医院成立医疗服务价格管理委员会。

是年，漳州市医院血管外科开展下腔静脉、门静脉瓣膜狭窄球囊扩张术，主动脉瘤切除加人造血管移植术；放射科开展介入放射治疗。

是年，漳州市医院首次实施专业技术职务评聘分开的用人制度。

1999年

2月25日，漳州市医院儿科监护室成功抢救医院首例"极低体重"早产儿。

2月，漳州市医院外科主任、主任医师朱元佑获中华医学会、中华医院管理协会、《健康报》授予"全国首届百名优秀医生"荣誉称号。

2月，漳州市医院内科肾病组成功开展腹膜透析技术。

4月，漳州市医院首次采用理论笔试和技能考核的方法，自主招聘大专及以下学历的专业技术人员并进行编制外管理。

6月，挂靠漳州市医院的漳州市中心血站，归市卫生局直接管理。

8月，漳州市医院获中共漳州市委、漳州市人民政府授予"1998年度重点建设先进单位"荣誉称号。

8月，漳州市医院内科四病区获共青团福建省委、福建省卫生厅授予"青年文明号"荣誉称号。

9月，漳州市医院实行后勤社会化管理，医院托儿所和哺乳室停办。

9月至12月，漳州市医院院长、党委副书记、外科主任医师郑亚才和副院长、主治医师黄进顺作为访问学者，到荷兰王国莱登大学公共管理系学习医院管理专业。

12月，漳州市医院通过福建省卫生厅教学基地评估验收。

是年，漳州市医院财务工作由手工记账向电算化过渡，采用手工和计算机双向记账方式。

是年，漳州市医院被中华人民共和国卫生部认定为"卫生部国际紧急救援中心网络医院"。

是年，漳州市医院向武夷房地产开发公司购买瑞京花园南区1号楼商品房70套，作为职工房改用房。

是年，漳州市医院添置江西九江造船厂制造的GYS-12型高压氧舱。

2000年

1月10日，漳州市医院获中共漳州市委、漳州市人民政府授予"漳州市第七届（1998-1999年度）文明单位"荣誉称号。

2月24日，漳州市医院成立招标管理工作委员会。

3月20日，漳州市医院成立医疗保险工作管理小组。

4月30日，漳州市医院成立北京大学人民医院骨关节病诊疗中心漳州分中心。

5月11日，漳州市医院获中共漳州市委、漳州市人民政府授予"第二届（1998-1999年度）满意服务先进单位"荣誉称号。

5月，漳州市医院工会获福建省总工会授予"模范职工之家"荣誉称号。

7月，漳州市医院使用实达病案统计软件，组建病案统计室局域网，对病案和统计工作进行网络化管理。

7月，漳州市医院建立综合档案室，经福建省档案局评审，被评为"福建省一级综合档案室"。

9月6日，漳州市医院门诊综合楼奠基；2002年9月10日开工建设，2004年12月竣工，2005年3月14日投入使用。综合楼占地面积2200平方米，地上建筑20层，地下1层，楼高77.35米，抗震烈度8，总建筑面积31876平方米，总投资9188.59万元。

9月，漳州市医院成立院务公开工作领导小组和院务公开督查小组。

10月6日，漳州市医院成立制剂质量管理小组。

11月20日，漳州市医院与漳州市医疗保险管理中心签订《城镇职工基本医疗保险定点医疗机构医疗服务合同书》，实现门诊、住院收费与市医保中心结算对接。

12月24日，漳州市医院获中共福建省委、福建省人民政府授予"福建省第七届（1998-1999年度）文明单位"荣誉称号。

12月，漳州市医院骨科病区获福建省卫生厅授予"整体护理优秀病区"荣誉称号。

是年，漳州市医院健全院、科两级成本核算，全院划分为92个核算单位，每个单位设核算员，实行"成本核算、质量控制、效益奖励"的管理办法，制定科室收入与成本支出核算细则；完善计算机管理系统，加强收费稽核。

是年，漳州市医院首次实行护理管理岗位中层干部竞聘上岗。

是年，漳州市医院建设吊唁堂，占地面积400平方米，建筑面积780平方米；2014年拆除吊唁堂。

2000-2005年，漳州市医院院长、主任医师郑亚才任福建省医学会骨科学分会副主任委员。

2001年

1月，漳州市医院获中共漳州市委、漳州市人民政府授予"1999-2000年度漳州110社会服务联动先进集体"荣誉称号。

2月13日，北京天坛医院院长赵继宗指导漳州市医院神经科、中心实验室等参与国家重点基础研究发展规划 973 课题"心脑血管疾病发展和防治的基础研究"项目和"高血压易患脑卒中风的分子机制"的研究，并签订合作协议书。

4月12日，漳州市医院成立健康教育领导小组。

4月，漳州市医院开设脑瘫门诊及男科门诊。

4月至2002年3月，漳州市医院内分泌科主治医师陈锦凤到日本琉球大学交流学习。

6月1日，漳州市医院添置GE-LCV+大型C臂数字减影血管造影机（DSA）；添置GE公司Lightspeed Q/I 4排螺旋CT扫描仪。

7月30日，漳州市医院成立计算机信息化管理领导小组。

7月，漳州市医院承接中华慈善总会开展的"微笑列车"服务，为唇腭裂患者免费手术。

7月，漳州市医院120急救中心获福建省精神文明建设指导委员会授予"全省创文明行业·建满意窗口竞赛活动示范点"荣誉称号。

9月，漳州市医院副院长、主任医师马旭东当选中共福建省第七次代表大会代表。

9月，漳州市医院添置瓦里安2300C/D直线加速器治疗机，开展等中心放疗。

12月4日，漳州市医院与华中科技大学同济医学院附属同济医院建立协作关系。

是年，漳州市医院成立肿瘤放射治疗科。

是年，漳州市医院泌尿外科成功开展3件套膨胀型阴茎假体植入术；内科心血管组成功开展医院首例冠状动脉造影术（CAG）、冠状动脉介入治疗术（PCI）、射频消融治疗室上性心动过速；胸外科成功开展医院首例冠状动脉搭桥术。

是年，漳州市医院血液净化中心添置BM-25型血液透析床旁机，开展床边连续性血液过滤技术即持续肾脏替代疗法（CRRT）。

是年，漳州市医院添置武汉中国船舶总公司第701研究所制造的YLC 0.5/1.2型婴儿高压氧舱。

是年，漳州市医院账务工作实现全面电算化。

是年，漳州市医院建设完成医院内部网站；2003年10月正式发布医院对外网站（网址：http://www.zzfh.com）。

2002年

4月24日，漳州市医院获国家发展计划委员会授予"全国药品价格监测定点单位"荣誉称号。

6月27日，漳州市医院被国际"微笑列车"中华慈善总会确定为"微笑列车唇腭裂矫治项目定点医院"。

6月，漳州市医院普外一科开展腹腔镜下先天性巨结肠根治术。

6月，漳州市医院病案室使用ICD10编码对出院患者进行疾病编码。

8月，漳州市医院120急救中心获福建省人事厅、福建省110社会联动工作办公室授予"2000-2001年度福建110社会联动先进集体"荣誉称号。

9月，漳州市医院成为华中科技大学同济医学院教学医院，开始接收临床医学专业本硕连读7年制实习生；2008年停止接收。

9月2日，漳州市急救中心大楼产权分离，第一至四层楼产权归属漳州市急救中心，第五至七层楼产权归属漳州市中心血站，第八层以上及地下室的产权归属漳州市医院。

12月21日，漳州市眼科中心成立，挂靠漳州市医院。

12月，中国共产党漳州市医院召开第三次代表大会，选举产生中国共产党漳州市医院第三届委员会和中共漳州市医院第三届纪律检查委员会；院党委设委员7名，其中书记1名、副书记2名，张永成续任党委书记；院纪委设委员5名，其中书记1名、副书记1名，康基顺续任纪委书记。

12月，漳州市医院内科工会获福建省总工会授予"模范职工小家"荣誉称号。

是年，漳州市医院实行临床科室主任岗位中层管理干部竞聘上岗。

是年，漳州市医院副院长、主任医师马旭东主持的"EB病毒BNLF-I基因在恶性淋巴瘤和急性白血病的表达、临床意义及其对恶性淋巴瘤发病机理的探讨"获2002年度漳州市科技进步奖一等奖；获2004年度福建省科技进步奖三等奖。

2003年

1月28日，漳州市人民政府同意划拨英雄路北侧土地面积2322.8平方米作为医院病房楼建设用地，使用权归属医院。

1月，漳州市医院添置东芝X线模拟定位机，提高定位准确性。

1月，漳州市医院内科主任医师沈长福当选为福建省政协委员会第九届常务委员。

4月21日，漳州市医院检验科基因扩增实验室（PCR）通过中华人民共和国卫生部检查组检查验收。

4月，漳州市医院添置GE公司Millennium MPR单光子发射型计算机断层显像仪（SPECT），开展各项核素诊断。

4月，漳州市医院成立抗"非典型肺炎"医疗救治专家组，同时设立发热门诊、隔离病房、医学留观病房。

4月，漳州市医院妇产科主任医师高红月获全国总工会授予"五一劳动奖章"和中共福建省委、福建省人民政府授予"先进工作者"荣誉称号。

6月14日，漳州市医院有13名医师取得福建医科大学兼职教授、副教授资格。

7月，漳州市医院团委获共青团福建省委授予"全省防治非典型肺炎工作先进基层团组织"荣誉称号。

8月19日，漳州市医院获中共福建省委、福建省人民政府授予"福建省第八届（2000-2002年）文明单位"荣誉称号。

8月，漳州市医院获中共漳州市委、漳州市人民政府授予"漳州市防治非典工作先进集体"荣誉称号。

8月，漳州市医院对自聘人员实行编制外人事代理管理和社会养老保险。

9月30日，漳州市医院成立信息网络安全领导小组。

10月，漳州市医院成立新生儿重症监护室（NICU）。

10月，漳州市医院启用天健军卫医院信息系统住院部分模块；12月启用门诊部分模块。

10月，挂靠漳州市医院的漳州市120急救中心，归漳州市卫生局直接管理。

10月至2004年12月，漳州市医院副院长马旭东作为高级访问学者，到美国纽约医学院血液肿瘤科进行肿瘤组蛋白调控的相关研究。

11月5日，荷兰专家到漳州市医院参观指导。

是年，漳州市医院整合检验系统的单机数据采集和中文报告系统，升级为网络版检验信息管理（Lis）系统，实现全院检验数据共享。

是年，漳州市医院执行《漳州市级医疗单位服务收费项目及标准》《部分新增医疗收费项目》等规定，对收费项目进行整理，规范收费行为；财务科、器械科、总务科等相关科室对固定资产进行账物核查；调整修购基金提取办法和提取比例。调整绩效工资发放提取比例，实现成本核算和质量控制相结合的绩效工资分配办法，把工作量、服务态度及管理要素、技术要素、责任要素纳入分配原则。

是年，漳州市医院成立住院医师规范化培训考核小组。

是年，挂靠漳州市医院的漳州市120急救中心获中共漳州市委、漳州市人民政府授予"第三届（2000-2002年度）创文明行业工作先进单位"荣誉称号。

2004年

2月，漳州市医院开设心理卫生门诊。

4月2日，世界银行与中华人民共和国卫生部联合督导团官员到漳州市医院检查血库工作。

4月6日，漳州市医院普外科在华中科技大学附属同济医院专家指导下，为晚期肝癌患者施行同种异体肝脏移植手术。

4日，漳州市医院普外科开展肝胆胰十二指肠切除及门静脉重建术治疗肝门部巨大胆管癌合并胰头癌。

5月29日，漳州市医院内科呼吸组开展单侧全肺灌洗术治疗肺泡蛋白沉积症。

5月，漳州市医院获福建省卫生厅授予"2001-2002年度卫生'三下乡'支农乡先进集体"荣誉称号。

7月7日，漳州市医院邀请美国德克萨斯大学医学博士王敏为中层干部及相关人员作题为"医疗法制与风险处理"的学术讲座。

7月20日，漳州市医院被福建省卫生厅确认为福建省新生儿救护网络漳州新生儿救护分中心。

9月6日，漳州市医院儿科开展小儿先天性心脏病室间隔缺损（VSD）介入治疗术。

10月，漳州市医院主办全国10城市（上海、重庆、宁波、无锡、丹东、芜湖、烟台、九江、柳州、漳州）友好医院工作第十八次研讨会。

11月，漳州市医院成立感染性疾病科。

11月，漳州市医院总务科获福建省卫生厅授予"福建省卫生系统后勤工作先进单位"荣誉称号。

12月，漳州市医院第十一病区获福建省城镇妇女"巾帼建功"活动领导小组授予"福建省巾帼文明岗"荣誉称号。

是年，漳州市医院同位素室更名为核医学科，开展核素治疗。

是年，漳州市医院被福建省物价局确定为"全国价格监测定点单位"。

是年，漳州市医院成立装备管理委员会、生物安全管理委员会。

是年，漳州市医院调整和完善医院绩效工资分配方案，增加科室质量管理指标、利润考核指标和药品使用情况等考核指标，有效控制药品费用。

是年，漳州市医院修订《漳州市医院职工医疗补贴基金管理办法》等规定。

是年，漳州市医院实现医疗收费管理系统化。

是年，漳州市医院成为福建省首批医学临床教学基地及福建省住院医师规范化培训试点医院；邀请福建医科大学教授陈玉丽、陈世良作教学示范。

是年，漳州市医院对总住院医师实行"导师制"和"双向目标管理责任制"。

是年，根据漳政〔2004〕综140号文批复，漳州市医院获原漳州卫生学校部分行政划拨国有土地使用权、房屋所有权；房屋建筑面积19574.25平方米，按评估价补偿3273万元，土地面积20065.78平方米。

2005 年

1月26日，原漳州协和医院副院长华曼陀的子女克里斯多福兄妹到漳州市医院参观寻访。

3月20日，漳州市医院门诊综合楼的保洁、运送等后勤服务由美国光华股份产业（中国）有限公司承包。

4月，漳州市医院内科、外科建立三级学科，神经科分为神经内科和神经外科。

4月，漳州市医院被福建省卫生厅确认为"新生儿听力诊断机构和新生儿听力筛查诊断中心"。

5月9日，漳州市医院成立医院管理年活动领导小组。

5月12日，漳州市医院成立健康体检中心。

5月，漳州市医院获福建省卫生厅授予"2003-2004年继续护理教育先进集体"荣誉称号。

6月1日，漳州市医院启用引进的"超星"全文电子图书数据库。

7月1日，漳州市医院启用福建省漳州市市区医疗机构通用门诊病历。

8月，漳州市医院成立医院感染管理科。

9月，漳州市医院心血管内科开展埋藏式心脏自动除颤复律器（ICD）植入术，治疗扩张型心肌病并持续性室速。

9月，漳州市医院磁共振室添置PHILIPS Intera 1.5T双梯度MR成像仪。

10月26日，漳州市医院获中央精神文明建设指导委员会授予"全国精神文明建设工作先进单位"荣誉称号。

12月至2008年12月，漳州市医院外科ICU护师庄丛参加福建省第十一批援助博茨瓦纳医疗队，完成医疗援助任务。

是年，漳州市医院门诊大厅安装电子显示屏，公开院务、药品及医疗服务项目价格；门诊主要科室安装排队叫号系统。

是年，漳州市医院修订《财务工作制度》《成本核算制度》《漳州市医院加强维修管理的规定》等财务工作规章制度；启用财产物资管理系统和全成本核算系统，进一步完善成本核算工作。

是年，漳州市医院成立防治人感染高致病性禽流感（H7N9）领导小组及专家小组、投诉处理领导小组和消防监控中心。

是年，漳州市医院成为漳州市执业医师实践技能考试基地，首次承办漳州市执业医师实践技能考试。

是年，漳州市医院急诊科获中共漳州市委、漳州市人民政府授予"漳州市创建青年文明号优秀组织奖"荣誉称号。

是年，漳州市医院设立急诊留观病房。

是年，漳州市医院引进设备改造院内专用管道，开始扩建改造污水处理系统。

2006 年

1月3日，漳州市医院普外科成功开展腹腔镜下巨脾切除及胆囊切除术，治疗地中海贫血伴胆囊多发性结石。

1月16日，漳州市医院隔离病房收治省内第2例人感染高致病性禽流感（H7N9）患者；2月21日康复出院。

2月8日，漳州市政府常务会议决定漳州市朝阳医院归属漳州市医院管理，更名为福建省漳州市医院朝阳分院（简称朝阳分院），独立法人单位。5月，漳州市卫生局颁发医疗机构执业许可证。朝阳分院是漳州市传染病防治定点医院，属于非营利性综合性医院，承担漳州市传染病治疗任务，以及住院医师传染病防治规范化培训任务和福建医科大学临床传染病防治教学、见习、实习任务。2007年6月26日试行营业；2012年2月16日正式开业。

3月14日，漳州市医院举办Achieva 1.5T磁共振临床应用国际研讨会，美国约翰霍普金斯大学教授Peter、德国波恩大学教授Winlinek等应邀出席。

3月31日，漳州市医院重建心脏病重症监护室（CCU）竣工投入使用。

3月，漳州市医院心血管内科成功开展肾动脉狭窄支架植入术。

4月28日，漳州市医院麻醉科副主任医师林玉霜获全国总工会授予"全国五一劳动奖章"。

4月29日，漳州市医院邀请纽约大学医学院血液肿瘤科教授刘德龙到院讲学。

5月5日，漳州市医院成立输血科。

5月，漳州市医院成立质量管理控制科，建立院、科二级医疗质控体系。

5月，漳州市医院病案首页管理系统与HIS系统融合。

5月，漳州市医院急诊科、外科重症监护室获福建省妇女联合会、福建省卫生厅授予"巾帼文明岗"荣誉称号。

6月，漳州市医院耳鼻喉科成功为晚期喉癌患者施行全喉切除+发音重建安装发音钮术。

7月28日，漳州市医院神经外科成功开展显微镜下经鼻蝶窦垂体瘤切除术治疗脑垂体瘤。

7月，漳州市医院获福建省卫生系统精神文明建设办公室授予"（2003-2005年度）创文明行业工作先进单位"荣誉称号。

8月3日，漳州市医院内科成功开展异基因外周血干细胞移植术。

8月24日，经福建省卫生厅、福建医科大学专家组评估，漳州市医院成为福建医科大学非行政隶属附属医院；2014年12月通过复评。

8月，漳州市医院妇产科建立三级学科，分为妇科和产科。

8月，漳州市医院首次承担福建医科大学（2003级）临床医学系60名本科生的临床医学课程教学；2008年6月，漳州市医院举行福建医科大学附属漳州市医院医学生毕业典礼。

8月，漳州市医院门诊综合楼、外科楼、医技楼、西区楼房实现千兆主干网络传输，全面升级检验管理信息系统。

10月，漳州市医院常务副院长马旭东当选中共福建省第八次代表大会代表。

11月19日，漳州市人民政府任命漳州市医院常务副院长马旭东为漳州市医院院长，免去郑亚才院长职务。

11月30日，漳州市医院感染专业质控中心、漳州市病案专业质控中心、漳州市病理专业质控中心成立，挂靠漳州市医院。

11月至2007年5月，漳州市医院主任医师詹阿来作为高级访问学者到美国约翰·霍普金斯大学医学院进修。

12月2日，漳州市医院泌尿外科成功开展腹腔镜下肾蒂淋巴管结扎术治疗重度乳糜尿。

12月31日，中共漳州市委宣传部任命中共漳州市委宣传部机关委员会副书记、中共漳州市委宣传部机关纪律检查委员会书记陈同元为中共漳州市医院纪律检查委员会书记，免去康基顺纪委书记职务。

是年，漳州市医院添置瓦里安治疗计划系统（TPS）、CT扫描定位装置、全自动切割机、德国PTW计量仪，开展三维适形放疗技术。

是年，漳州市医院成立医疗安全管理委员会、教学委员会。

是年，漳州市医院制定《漳州市医院外地专家会诊费用管理办法》，规范管理专家费用；修订绩效工资分配方案，将工作量及经济管理等指标纳入考核内容；制定《漳州市医院接受厂家捐赠的若干规定》。

是年，漳州市医院朝阳分院完成病房主楼装修、院内污水处理排污管道、用地边界的挡土墙等工程。

是年，漳州市医院改造西区原漳州卫生学校教学楼、实验楼、学生宿舍楼、食堂等建筑为西区儿科楼、物流中心楼、福建医科大学学生宿舍及全科医生培养基地学员宿舍楼、职工礼堂。

是年，中国工程院院士顾玉东等6名骨科专家、教授在漳州市医院首次承办的国家级继续医学教育项目——全国周围神经操作与修复暨手外科新技术学习班上作专题讲座。

2007年

1月5日，漳州市医院获福建省卫生厅授予"2006年全省院务公开示范单位"荣誉称号。

2月，漳州市医院儿科迁至西区儿科楼，分为儿一科、儿二科，床位增至139张，其中新生儿床位40张。

2月，漳州市医院获福建省推行办事公开制度领导小组授予"推行办事公开制度省级示范单位"荣誉称号。

2月，漳州市医院成立内科重症监护室（MICU）。

3月，漳州市医院开工建设门诊综合楼消防环形通道。

5月15日，漳州市医院通过福建省三级甲等综合医院评审。

5月，漳州市医院启用医学影像传输（PACS）系统，实现数字医学影像的获取、管理、传输和调阅。

8月6日，中共漳州市委机构编制委员会同意漳州市医院预防保健科更名为医院感染管理科；25日，中共漳州市委机构编制委员会同意漳州市医院增设科教科、审计科、信息科、质量管理控制科，机构级别为行政副科级。

8月9日，漳州市医院获福建省卫生厅授予"2007年福建省临床医师技能竞赛团体二等奖"。

10月，漳州市医院启用厦门智业医院信息系统门诊部分模块；12月，启用住院部分模块，代替天健军卫医院信息系统。

11月19日，中华人民共和国卫生部、公安部"平安医院"创建工作调研组及全省创建"平安医院"活动领导小组成员在漳州市领导的陪同下到漳州市医院调研。

11月23日，漳州市医院泌尿外科成功应用腹腔镜为膀胱多发肿瘤盆腔淋巴结转移患者行根治性全膀胱切除+原位回肠代膀胱术。

是年，漳州市医院向全院职工、社会各界公开征集院徽、院歌和院训的设计创作方案；11月，正式启用院徽作为医院的标志。

是年，漳州市医院主任医师郑亚才主持的"胸腔镜在胸椎、上腰椎手术的应用研究"课题获得福建省科技进步奖三等奖；主任医师李建国主持的"经肛门I期（斜形吻合）巨结肠根治术"课题获得福建省科技进步奖三等奖。

是年，漳州市医院成立医师定期考核委员会、医学伦理委员会、应急管理委员会。

是年，漳州市医院院长、主任医师马旭东和副院长、主任医师吴彼得及普外一科主任、主任医师李建国为该院首批获得高校教师资格者；其中马旭东为该院首位获得福建医科大学副教授任职资格者。

是年，漳州市医院修订财务管理制度和会计控制制度。

是年，中共漳州市委机构编制委员会确定漳州市医院床位数为1056张，人员编制核定为1584名。

2008年

1月7日，漳州市医院院长、主任医师，福建医科大学副教授马旭东获中华人民共和国人事部、卫生部和国家中医药管理局授予"全国卫生系统先进工作者"荣誉称号。

1月，漳州市医院院长、主任医师，福建医科大学副教授马旭东当选为福建省第十一届人民代表大会代表。

1月，漳州市医院副院长、主任医师吴彼得当选为中华医学会福建省肾脏病分会副主任委员。

1月，漳州市医院耳鼻喉科成功开展"咽胃吻合术"下咽癌、全喉全食道切除术。

2月20日，漳州市医院邀请美国波士顿大学医学院人类遗传学中心研究员黄新力到院作"医学遗传学临床和产前诊断技术进展概况"讲座。

2月27日至28日，中国共产党漳州市医院召开第四次代表大会，选举产生中国共产党漳州市医院第四届委员会和中共漳州市医院第四届纪律检查委员会；院党委设委员7名，其中书记1名、副书记2名，张永成续任党委书记；院纪委设委员5名，其中书记1名、副书记1名，陈同元续任纪委书记。

4月6日，漳州市医院呼吸内科首次成功应用胸腔镜检查胸膜腔疾病。

5月3日，漳州市医院举行"卫生部十年百项计划血管病变早期检测技术漳州市医院检测中心"授牌仪式。

5月6日，漳州市医院成立手足口病医疗救治专家小组。

5月16日，漳州市医院职工向四川省汶川地震灾区捐款22.5万元。

6月1日，漳州市医院收治四川省汶川特大地震灾区伤员30名；7月27日，最后一批伤员康复出院。

7月，漳州市医院心血管内科成功应用三维心电生理导航系统CARTO 3开展持续性心房纤颤双肺静脉隔离术。

8月20日，漳州市医院获四川省"5·12"抗震救灾指挥部医疗保障组、四川省卫生厅授予"无私支援显大爱，救治伤员见真情"荣誉奖牌。

9月19日，漳州市医院分获福建省卫生厅授予福建省首届"民安杯"急救技能竞赛团体三等奖荣誉证书、"2008年福建省临床护士技能竞赛团体三等奖"荣誉证书。

9月，漳州市医院获中国科教文卫体工会委员会授予"抗震救灾重建家园工人先锋号"先进集体荣誉称号；漳州市医院援助四川抗震救灾医疗队获福建省总工会授予"五一先锋号"荣誉称号。

10月18日，福建医科大学2008级硕士研究生课程班在漳州市医院开课，来自泉州、厦门、龙岩、漳州4地学员共52名参加学习。

10月至2009年3月，漳州市医院主任医师陈诺琦作为高级访问学者到美国匹兹堡大学医学院进修学习。

11月25日，漳州市医院泌尿外科成功开展经闭孔途径经阴道尿道中段无张力悬吊术（Transobturator vaginaltape，以下简称TVT-O手术）。

11月，漳州市医院获中华人民共和国卫生部授予"全国院务公开示范点"荣誉称号。

12月9日，漳州市医院获福建省卫生厅授予"2006年度成绩较为突出的新生儿疾病筛查采血机构"荣誉称号。

12月，漳州市医院将急诊留观病房改为急诊病房。

是年，漳州市医院引进厦门智业医院管理信息系统，使用就诊卡模式，全面开通门诊预约服务。

是年，漳州市医院对招聘的非研究生学历毕业生实行编制外管理。

是年，漳州市医院外科副主任医师洪建明、麻醉科副主任医师陆志伟、外科主治医师林建聪、骨科护士长副主任护师林羡枝、外科主管护师李清花、手术室护师杨凤兰分别获中共福建省委、福建省人民政府授予"福建省抗震救灾先进个人"荣誉称号。

是年，漳州市医院副院长、主任医师吴彼得和普外一科主任、主任医师李建国获福建医科大学副教授任职资格。

是年，漳州市医院完成污水处理中水回收工程。

2009年

1月23日，漳州市医院普外一科成功开展腹腔镜下婴儿食道裂孔疝修补术。

1月，漳州市医院获中央精神文明建设指导委员会授予"全国文明单位"荣誉称号。

3月6日，漳州市医院普外一科成功开展复发性肝癌射频热消融术。

3月20日，漳州市医院妇科为先天性阴道闭锁的患者实施自体口腔微粒黏膜移植再造阴道术。

3月29日，漳州市医院儿科护士成功开展早产儿、极低出生体重儿经外周静脉置入中心静脉导管（PICC）术。

3月，漳州市医院门诊西药房获共青团福建省委、福建省卫生厅授予"青年文明号（2009-2011年）"荣誉称号。

3月，漳州市医院普通外科、泌尿外科、耳鼻喉科、消化内科等4个中华人民共和国卫生部内镜专业技术培训基地，通过中华人民共和国卫生部内镜专业技术培训基地专家组验收。

3月，漳州市医院核医学科开展 ^{131}I 治疗甲状腺癌。

3月，漳州市医院添置 GE 公司 64 排 128 层 VCT。

3月，漳州市医院与漳州市中心血站协商，由漳州市医院补偿漳州市中心血站120万元，位于漳州市急救中心大楼第五至七层楼的漳州市中心血站办公用房产权归属漳州市医院。

4月21日，漳州市医院院长、党委副书记、福建医科大学副教授马旭东获国务院颁发"享受国务院政府特殊津贴"荣誉证书。

5月，漳州市医院外科主管护师李清花获中华人民共和国卫生部、全国妇联授予"全国卫生系统护理专业巾帼建功标兵"荣誉称号。

6月，漳州市医院成为"福建省全科医生规范化培养基地"。

7月21日，漳州市医院神经外科重症病房正式投入使用。

8月28日，漳州市医院朝阳分院隔离病房收治漳州市首例甲型H1N1流感患者，经诊治住院7天后康复出院。

10月18日，漳州市医院举办首届"幸福天使·美满一生"集体婚礼，有12对青年职工参加；至2016年9月24日，漳州市医院共举办4届"幸福天使·美满一生"集体婚礼，共有43对青年参加。

11月，漳州市医院设立临床技能培训室，首期添置临床模拟训练设备投入使用并开始二期建设。

11月，漳州市医院完成实施纳龙心电网络信息系统，启用厦门智业医院电子病历系统，实现电子病历计算机归档。

12月，漳州市医院启用门诊排队叫号系统。

12月，漳州市医院启用厦门智业医院物资和固定资产管理系统。

12月，漳州市医院成立岗位设置与聘用委员会。

12月，漳州市医院建立静脉用药集中调配中心，统一配送儿科和肿瘤放射治疗科的静脉用药。

12月，漳州市医院获福建省卫生系统精神文明建设领导小组授予"福建省2006-2008年度创建文明行业工作先进单位"荣誉称号。

是年，漳州市医院外科主任医师，福建医科大学副教授、硕士研究生导师李建国主持的"半肝切除及血管重建治疗肝门部胆管癌"课题获福建省科技进步奖三等奖。

是年，中国共产党漳州市医院离退休支部委员会获中共福建省委组织部、省委老干部局授予"先进离退休干部党支部"荣誉称号。

是年，漳州市产前诊断机构在漳州市医院试运行，挂靠漳州市医院。2010年7月6日，漳州市产前诊断机构通过福建省卫生厅产前诊断质控中心评审验收。

2010 年

3月26日，漳州市医院根据中华人民共和国卫生部关于2010年"优质护理服务示范工程"活动方案的通知精神，全面开展优质护理服务。

3月，漳州市医院心血管内科成功开展冠状动脉介入治疗术（PCI）。

4月，中共漳州市委任命漳州市医院院长、党委副书记马旭东为中国共产党漳州市医院委员会书记，免去张永成党委书记职务（退休）。

5月，中国共产党漳州市医院委员会书记、漳州市医院院长，福建医科大学副教授马旭东当选为福建省医学会血液学分会副主任委员。

6月23日，原漳州协和医院院长厚士端的外孙、美国驻上海总领事馆经济师马迪安携家人到漳州市医院访问。

6月29日，漳州市医院成立儿童重症监护室（PICU）。

6月，漳州市医院成立继续医学教育管理委员会、毕业后医学教育领导小组和专家小组。

7月，漳州市医院启用华海病理信息管理系统及麻醉信息管理系统。

7月至2011年7月，漳州市医院肾内科主治医师周雪丽作为访问学者到日本大学肾脏内分泌研究所进修学习。

8月4日，漳州市医院与招商局中银漳州开发区合作创办漳州市医院招商局漳州开发区分院；10月26日试营业，11月8日正式营业。2013年9月30日，双方解除合作关系。

8月，漳州市医院磁共振室添置PHILIPS Achieva 1.5T双梯度MR成像仪。

11月10日，漳州市医院开始实施《福建省住院医师规范化培训实施意见（试行）》《福建省住院医师规范化培训实施细则（试行）》，医院申报的内科、外科、儿科、妇产科、急诊科、神经内科、眼科、耳鼻喉科、麻醉科、医学影像科、病理科、口腔科、全科医学科等13个培训基地获得住院医师规范化培训基地招生培训资格。

11月29日，漳州市医院泌尿外科成功开展单孔后腹腔镜肾囊肿去顶减压术。

11月，漳州市医院消化内科成功开展经皮穿刺内镜下胃造瘘术。

11月至2011年11月，漳州市医院肾内科副主任医师陈珊莹作为高级访问学者到美国犹他州盐湖城大学肾脏病及高血压科进修学习。

12月2日，漳州市总工会职工志愿者服务点在漳州市医院启动，漳州市医院被确定为漳州市职工志愿者服务点并举行授牌仪式。

12月2日，漳州市医院志愿者服务活动启动，全院中层以上干部及职工代表参加启动仪式；2011年，漳州市医院成立志愿者活动管理部。

12月28日，漳州市医院西区外科大楼奠基；2011年9月10日开工建设，2016年9月26日竣工验收，12月25日投入使用。大楼占地面积3312.6平方米，投资25719万元，建筑总面积54548.98平方米。大楼地上建筑23层，高度98.5米，建筑面积49286.14平方米；地下建筑1层，建筑面积3262.84平方米。设神经外科、胸心外科、骨科、普外一科、普外二科、普外三科、泌尿外科、妇科、耳鼻喉科、外科重症监护室（SICU）和特需病房等病房单元，床位800张；配套设中心手术室、医疗供应室、输血科、病理科等科室。

12月，漳州市医院通过福建省卫生厅三级甲等综合医院复核评审专家组复评。

12月，漳州市医院完成医院信息系统与福建省社会保障金融IC卡及电子钱包接口工作，确保漳州市社会保障卡在该院首发；全面实施城镇居民医保，新农村合作医疗推行"实时结算"制度。

12月，漳州市医院成立辅助生殖中心；2011年5月19日，获福建省卫生厅批准试运行夫精人工授精技术。

是年，漳州市医院烧伤整形科成功开展封闭创伤负压引流技术（VSD）。

是年，漳州市医院构建全院心电网络系统及卫星24小时动态心电图（Holter）。

是年，漳州市医院血液净化中心添置贝朗血液透析滤过机6台、费森尤斯血液透析滤过机2台。

是年，漳州市医院成立临床路径管理委员会、医疗器械临床使用安全管理委员会。

是年，漳州市医院儿科主任、主任医师叶小玲获中华人民共和国卫生部、国家食品药品监督管理局、国家中医药管理局授予"全国医药卫生系统先进个人"荣誉称号。

是年，福建省第九批援助塞内加尔医疗队获福建省对外贸易经济合作厅、福建省公务员局、福建省人力资源开发办公室授予"福建省援外工作先进集体"荣誉称号。

2011年

1月18日，漳州市医院被福建省卫生厅确认为福建省漳州市儿童医疗救治分中心。

2月，漳州市医院外科ICU获中华全国总工会授予"全国五一巾帼标兵岗"荣誉称号。

3月22日，漳州市医院获国家发展和改革委员会价格监测中心授予"全国优秀价格监测定点单位"荣誉称号。

4月1日，漳州市医院电脑中心更名为信息科，撤销原信息科，统计室归入新的信息科，图书室归入科教科，病案室归属质量管理控制科。

5月1日，漳州市医院获福建省红十字会授予"红十字人道荣誉奖"荣誉称号。

8月22日，漳州市医院添置使用GE公司生产的数字减影血管造影系统（Allura Xper PD20）。

8月，漳州市医院添置使用PHILIPS Achieva 1.5T双梯度MR成像仪。

9月，漳州市医院启用医院综合管理信息平台，实现行政办公管理自动化、无纸化、规范化；收费窗口启用患者满意度电脑测评系统。

10月，漳州市医院工会获中华全国总工会授予"模范职工之家"荣誉称号。

10月，漳州市医院成立药物临床试验机构伦理委员会、药物临床试验机构专家技术委员会。

10月，漳州市医院妇科辅助生殖中心成功开展医院首例夫精人工授精术；2012年7月4日，首例夫精人工授精孕妇足月分娩。

12月，漳州市医院获中央精神文明建设指导委员会颁发的"2011年全国文明单位复查合格"荣誉证书。

是年，漳州市医院朝阳分院门诊医技楼竣工验收并投入使用。

是年，漳州市医院添置铱源后装近距离治疗机，开展妇科后装腔内放疗；添置瓦里安600EX直线加速器治疗机，开展调强放疗。

是年，漳州市医院药事管理委员会更名为药事管理与药物治疗学委员会；药剂科更名为药学部。

是年，漳州市医院放射诊疗业务通过福建省卫生厅验收并取得放射诊疗开业许可证。

是年，中国共产党漳州市医院委员会书记、漳州市医院院长，福建医科大学副教授马旭东成为该院首位福建医科大学博士生导师。

是年，漳州市医院骨科护士长、主管护师姚秀娥获中华人民共和国卫生部、中国人民解放军总后勤部卫生部授予"卫生部优质护理服务考核优秀个人"荣誉称号。

是年，漳州市医院建设门诊综合楼二期人防地下室。

2012 年

1月10日，漳州市医院普外二科成功应用一体式分叉型覆膜支架腔内治疗腹主动脉瘤。

2月16日，漳州市医院胸心外科成功应用纵隔镜开展肺癌术前分期和不明原因纵隔淋巴结肿大的诊断。

3月3日至2015年6月6日，漳州市医院胸心外科副主任医师林益民参加福建省第13批援助博茨瓦纳医疗队，完成医疗援助任务并获博茨瓦纳卫生部嘉奖。

3月8日，漳州市医院神经外科成功应用开颅多发动脉瘤夹闭、动脉瘤包裹加固术治疗颅内多发动脉瘤并蛛网膜下腔出血。

3月9日，漳州市医院胸心外科独立完成胸腔镜联合腹腔镜下食管癌根治术。

4月6日，共青团漳州市医院委员会获共青团福建省委授予"福建省五四红旗团委标兵"荣誉称号。

4月中旬，漳州市医院成立介入诊疗科、放射影像科。

4月23日，漳州市医院邀请美国犹他大学教授湛凤凰作"多发性骨髓瘤的转化医学研究（Translational Research in Multiple Myeloma）"专题讲座并指导。

5月3日，漳州市医院获中华人民共和国卫生部脑卒中筛查与防治工程委员会确定为"国家卫生部脑卒中筛查与防治基地"。

5月25日，漳州市医院药学部获共青团福建省委、福建省青年联合会授予"第九届福建省青年五四奖章集体"荣誉称号。

6月4日，漳州市医院输血科发现医院首例"类孟买A型"罕见血型。

7月，漳州市医院内科ICU首次应用主动脉内气囊反搏（IABP）成功抢救急性心梗并心源性休克、多发恶性心律失常患者。

8月6日，漳州市医院举行"道德讲堂"开课仪式和首次道德讲座。

8月10日，经福建省卫生厅批准，漳州市医院正式运行夫精人工授精技术。

8月25-26日，漳州市医院主办第二届海峡两岸免疫性肾脏病及慢性肾脏病高峰论坛，中科院院士侯凡凡、爱尔兰教授Harry Holthofer等10多名国内外医学知名专家、教授作学术报告。会议期间，国内著名肾脏病理学家、北京大学医学部病理学系教授邹万忠到漳州市医院病理基地指导工作并开展临床病理讨论会。

9月13日，漳州市医院康复医学科病房迁至朝阳分院，并建立运动治疗室、作业治疗室、脑瘫康复室、物理治疗室及传统康复治疗室等诊室。

11月3日，漳州市医院主办闽西南首届腹腔镜结直肠微创外科论坛。

11月19日，漳州市医院干部病房被福建省卫生厅确定为"福建省第一批优质护理示范病房"。

12月25日，漳州市医院首次应用心脏三维电生理导航系统（CARTO 3），独立开展阵发性室上性心动过速（室上速）和频发室性早搏的射频消融术。

是年，漳州市医院执行新《医院财务会计制度》，调整绩效奖金分配方案，提高夜班补贴标准，完善薪酬分配制度。启用亿能达全成本核算系统。

是年，中国共产党漳州市医院委员会获福建省卫生系统创先争优活动指导小组授予"全省卫生系统创先争优活动先进集体"荣誉称号。

是年，漳州市医院消化内科主任、副主任医师赖亚栋获全国医药卫生系统创先争优活动指导小组授予"全国医药卫生系统创先争优活动先进个人"荣誉称号。

2013 年

1月14日，漳州市医院输血科成功开发体外溶血试验疑难配血技术，为自身免疫性溶血性贫血患者配血。

1月24日，漳州市医院引进Bio-logic公司生产的128导数字化视频脑电系统。

1月，漳州市医院神经内科成功开展Solitaire AB型支架取栓术治疗急性脑动脉闭塞。

2月22日，漳州市政府常务会议决定将位于漳州市龙文区水仙大街193号的漳州市妇幼保健院业务用房划分为妇幼保健（公共卫生5903平方米）和临床（61374平方米）两部分，临床部分产权归属漳州市医院，成为漳州市医院龙文院区。

3月，漳州市医院完成首期无线移动医护查房建设；6月，7个病区实现移动医疗查房，6个病区实现移动护理查房。

5月28日，漳州市医院成立医保管理委员会，制定医保、新农合体系管理文件。

5月，漳州市医院内分泌科主任、副主任医师赖鹏斌赴美国密歇根大学作为期半年的课题研究。

5月，漳州市医院护理部在全院推行APN（三班）排班模式，增加异常班值班人员，落实责任制护理。

6月14日，经中共福建省委组织部、福建省财政厅、福建省科学技术协会联合批准，在漳州市医院设立福建省院士专家工作站。此后，中国科学院院士姚开泰、南方医科大学基础医学院院长黄文华多次到站指导工作。

6月，漳州市医院朝阳分院成功救治重症H1N1流感患者1例。

7月1日，漳州市医院建立入、出院服务站，为入、出院患者提供联系床位和住院宣教、护送患者入病区、出院带药、复诊预约、满意度调查、医疗保险和新农合相关资料的审核与盖章等"一站式"服务。

7月23日，中国共产党漳州市医院委员会书记、漳州市医院院长、博士生导师马旭东主持的"异硫氰酸苯已酯调控血液肿瘤表观遗传学的研究"项目获得2012年度福建省科技进步二等奖。

8月2日，漳州市医院实现检查申请单无纸化和检查报告电子签名。

8月3日，漳州市医院内科成功开展同胞半相合异基因造血干细胞移植术。

9月23日，漳州市医院普外一科成功开展全腹腔镜先天性胆总管囊肿根治切除+肝总管空肠ROUX-Y吻合术。

10月7日，漳州市医院成立老干部科，加强对离退休员工的服务管理工作。

10月23日，漳州市医院与中华医学会《白血病·淋巴瘤》杂志社联合主办海峡两岸血液肿瘤高峰论坛暨第九届全国难治性白血病学术研讨会、第五届全国难治性淋巴瘤学术研讨会、第五届全国多发性骨髓瘤学术研讨会（全国血液肿瘤诊治继续医学教育学习班），中华医学会血液学分会主任委员、教授沈志祥，台湾大学医学院附设医院教授周文坚，北京协和医院教授沈悌，哈尔滨血液肿瘤研究所教授马军等知名专家应邀到会讲学。

11月，漳州市医院获福建省卫生厅批准为福建省急诊急救专科护士培训基地。

12月16日，漳州市医院获中华人民共和国卫生和计划生育委员会（以下简称卫计委）批准为临床药师培训基地，内分泌专业和心血管专业面向全国培养临床药师。

12月，漳州市医院普外二科成功开展超声引导下射频消融术治疗甲状腺良性肿瘤。

是年，漳州市医院建立病理科PCR实验室，开展非小细胞肺癌EGFR基因、肠癌KRAS基因及宫颈液基细胞学HPV检测等肿瘤分子基因检测。

是年，漳州市医院完成1000千伏安用电增容工程，满足全院用电需求；进行地面硬化改造院内停车场，增加停车位105个；完成医技楼DSA机房改扩建工程、改造体检中心贵宾室、儿童输液室及儿童抢救室并投入使用。

是年，漳州市医院执行事业单位绩效工资制度，按规定规范津补贴，取消过节费、交通补贴及市长基金等项目。

是年，中国共产党漳州市医院委员会书记、漳州市医院院长，福建医科大学博士研究生导师马旭东当选福建省第十二届人民代表大会代表。

是年，妇产科主任、主任医师李玲获中共福建省委、福建省人民政府授予"福建省先进工作者"荣誉称号；呼吸内科主治医师李浩获中共新疆维吾尔自治区委员会、新疆维吾尔自治区人民政府授予"第七批省市优秀援疆干部人才"荣誉称号。

是年，漳州市医院工会女职工委员会被福建省总工会女职工委员会评为"福建省女职工组织规范化建设示范单位"。

2014年

1月1日，中国共产党漳州市医院委员会书记、漳州市医院院长、博士生导师马旭东为该院首位获得福建医科大学教授任职资格者。

1月19日，漳州市医院首次在漳州电视台演播厅举行以"百年济世·仁爱相传"为主题的漳州市医院创立126周年暨迎新春职工文艺晚会，并连续4年在漳州电视台演播厅举行不同主题的迎新春职工文艺晚会。

1月31日，漳州市医院朝阳分院在负压病房成功抢救漳州地区第一例人感染H7N9高致病性禽流感极危重患者，并设置应急病区。

3月3日至4日，中国共产党漳州市医院召开第五次代表大会，选举产生中国共产党漳州市医院第五届委员会和中共漳州市医院第五届纪律检查委员会；院党委设委员7名，其中书记1名、副书记2名，马旭东续任党委书记；院纪委设委员5名，其中书记1名、副书记1名，陈同元续任纪委书记。

3月20日，漳州市医院召开防腐倡廉工作专题会议。

4月24日，漳州市医院推行按病种付费，实现全市新农合门诊特殊病种即时结报。

4月，漳州市医院耳鼻咽喉科成功开展显微支撑喉镜下声带癌激光切除术。

4月，漳州市医院制定《漳州市医院经济合同会签制度》，确保医院财产和资金安全。

4月至2015年4月，漳州市医院心血管内科主治医师郑桂安到日本大学进行为期1年的访学进修。

5月6日，漳州市医院开设血管通路（PICC）专科护理门诊。

5月，漳州市医院临床护理岗位实行以岗位系数、层级系数、考核系数为主要分配指标的绩效考核方案。

5月，漳州市医院核医学科开设核医学门诊；10月，添置GE公司Infinia Hawkeye4双探头符合线路SPECT/CT，核素显像由单光子显像步入正电子显像及图像融合时代。

6月5日，漳州市医院获得国家药物临床试验机构资格认定。

6月23日，漳州市医院泌尿外科成功应用输尿管软镜联合钬激光治疗肾结石。

7月1日，漳州市医院规范城镇职工基本医疗保险参保人员外伤审批管理；9月1日，规范新型农村合作医疗参保人员的外伤审批管理。

7月9日，漳州市医院启用医院感染实时监控系统（NIS），强化过程监控与管理，实现医院感染预警报告、前瞻性与动态监测。

7月9日，漳州市医院骨科成功开展微创经皮椎间孔镜下腰椎髓核摘除术。

7月27日，漳州市医院调整充实平安医院创建活动领导小组；8月8日，制定《漳州市医院2014年创建"平安医院"活动实施方案》。

8月1日，漳州市医院成立护理员管理领导小组和医疗陪护中心；10月20日，与福建省瑞泉护理服务有限公司签署医院护理员委托协议。

8月25日，漳州市医院制定《漳州市医院公务接待管理规定》，规范接待形式、程序和结算制度，严格执行公务用车制度。

8月31日，漳州市医院神经外科成功开展右侧桥脑海绵状血管瘤切除术。

8月31日至9月3日，加拿大蒙特利尔皇家维多利亚医院心胸外科专家教授岑颖干到漳州市医院作义诊手术。

9月26日，漳州市医院18个专科培训基地获中华人民共和国卫生和计划生育委员会认定为"第一批住院医师规范化培训基地"，其中全科专业规范化培训基地获2013年国家全科医学建设专项经费500万元，漳州市医院与省立医院协同建设肿瘤放疗科培训基地。

10月8日，漳州市医院泌尿外科成功开展完全腹腔镜下膀胱癌根治＋原位回肠新膀胱术。

10月10日，漳州市医院神经外科成功开展颞浅动脉—脑膜中动脉搭桥及脑—硬脑膜—颞肌融合术。

10月19日，漳州市医院神经外科首次成功应用球囊扩张技术辅助覆膜支架（Willis covered stent）植入技术治疗颅内动脉（ICA）复杂多发夹层动脉瘤。

10月24日，漳州市医院开设糖尿病专科护理咨询门诊。

10月25日，漳州市医院护理礼仪表演队代表福建省卫生和计划生育委员会方阵参加福建省第十五届运动会开幕式入场仪式，获方阵比赛一等奖。

10月，漳州市医院在门诊及住院部各楼层安装83台自助终端设备。至2016年，漳州市医院在院本部门诊、医技科室、病房共投放自助终端124台，在龙文院区投放28台。启动银医自助系统，完善自助服务模式。

11月20日，漳州市医院制定《漳州市医院医药购销廉洁协议书》，与药品、医疗器械、医用卫生材料等医药产品单位签订行风自律协议书。

12月3日，漳州市医院通过福建医科大学非行政隶属附属医院资格复评。

12月23日，漳州市医院成立临床心理科。

是年，漳州市医院成立质量与安全管理委员会。

是年，漳州市医院财务科获福建省总工会授予"2013年度工会财会工作先进单位"荣誉称号。

2015年

3月20日，漳州市医院建立"患者管理平台"，实行免费预约。

3月，漳州市医院输血科副主任、副主任技师原敏和心电图室主治医师胡彦分获中华人民共和国卫计委、中国红十字会总会、中国人民解放军总后勤部卫生部授予"2012-2013年度全国无偿献血奉献奖"（银奖、铜奖）荣誉称号。

3月，漳州市医院妇科获福建省妇女联合会、福建省"巾帼建功"活动领导小组授予"巾帼文明岗"荣誉称号。

4月6日，漳州市医院制定《漳州市医院医疗纠纷与医疗事故处理及责任追究制度》。

4月28日，中国共产党漳州市医院委员会书记、漳州市医院院长，福建医科大学教授、博士生导师马旭东获国务院授予"全国先进工作者"荣誉称号。

4月28日，漳州市医院第三次蝉联"全国文明单位"荣誉称号。

6月18日，漳州市医院成立省级卫生应急队伍装备建设项目领导小组。

6月25日，漳州市医院普外一科开展医院首例完全腹腔镜左半肝切除术；11月23日，成功开展完全腹腔镜下右半肝切除术。

6月26日，漳州市医院成立公立医院改革领导小组。

7月1日，漳州市医院落实公立医院改革工作，执行新的医疗服务价格标准，药品、耗材零加价政策；启用现金管理主机直联系统，实现网络化付款、对账，提高工作效率和准确性。启用物资综合管理系统，根据医改政策调整奖金分配方案。

7月2日，漳州市医院开设营养学门诊。

7月27日，漳州市医院开设脑卒中筛查门诊。

7月30日，漳州市医院儿科开展纤维支气管镜检查。

8月28日，漳州市卫生和计划生育委员会重新调整成立新一届市级医疗质量控制中心19个，其中漳州市急诊医学专业质控中心、漳州市临床用药专业质控中心、漳州市护理专业质控中心、漳州市病理专业质控中心、漳州市肿瘤化疗专业质控中心、漳州市血液透析专业质控中心、漳州市医院感染专业质控中心、漳州市麻醉医学专业质控中心、漳州市超声医学专业质控中心、漳州市病案专业质控中心、漳州市临床检验专业质控中心、漳州市重症医学专业质控中心、漳州市人工关节置换质控中心、漳州市感染性疾病质控中心、漳州市脑卒中质控中心等15个专业质控中心挂靠漳州市医院。

9月1日，漳州市医院耳鼻喉科副主任医师方铭达、麻醉科副主任医师李红喜、普外一科主治医师王渊全参加为期2年的第十六批援助塞内加尔医疗队。

9月至2016年4月，漳州市医院肾内科副主任医师陈珊莹到意大利Mario Negri药理研究所罕见病临床研究中心进修学习。

10月16日，漳州市医院启用"医生专属二维码"预约挂号、就医咨询服务。

10月，漳州市医院磁共振室添置飞利浦Ingenia 3.0T和西门子Skyra 3.0T各1台。

11月9日，漳州市医院邀请日本消化内镜专家、教授傅光义到院讲学。

12月，漳州市医院超声医学科采用SonoVue（声诺维）造影剂开展3D/4D超声声诺维输卵管造影技术。

12月，漳州市医院与漳州市芗城区东铺头社区卫生服务中心签订对口帮扶协议，启动家庭医生签约服务试点工作，开设专家门诊，构建互联互通转诊平台。

是年，漳州市医院启用银医直联财务一体化系统。

是年，漳州市医院启用医疗卫生信息资源平台。

是年，漳州市医院引进自动化药品分包装机。

2016年

1月4日，漳州市医院首次开展评选"敬业奉献之星"活动，制定《漳州市医院开展评选"敬业奉献之星"活动实施方案》；2月5日，对评选出的6名"敬业奉献之星"予以表彰，并推荐参与市级评选。

1月7日，漳州市医院制定《漳州市医院临床用血评价及公示制度》，每月公示临床用血情况，评价结果纳入临床科室质控考核及医师个人医疗质量档案体系。完成输血系统与His系统对接，实现临床用血信息化管理。

1月25日，漳州市医院修订《临床科室质量管理季度考核标准》，增加考核项目或调整相应项目分值。

1月，漳州市医院推进主诊医师负责制，建立主管医生与主诊组的系统对应机制；外科系统增加"手术类型构成比"考核指标。

2月5日，漳州市医院改造装修的职工食堂正式投用，设有职工餐厅、家属餐厅、治疗饮食配餐区及快餐售卖点，为职工、患者、患者家属提供安全、优质的膳食服务。

2月26日，漳州市医院创建"漳州市医院党建"微信公众号，加强网络文明志愿者传播工作，积极参与文明网的文明传播，当年累计发表文明博客、微博2000条。

3月3日，漳州市医院胸心外科主任医师林益民获中华人民共和国国家卫生和计划生育委员会授予"2012年3月3日至2015年6月17日参加中国援博茨瓦纳医疗队圆满完成任务"荣誉证书。

3月14日，漳州市医院成立医院临床安全用药监测领导小组。

3月29日，漳州市医院开始进行结构化电子病历建设，制定600余份病历模板，建立医院自定义诊断名称库，规范3万余个临床疾病/手术名称与编码，在病历关键环节设置质控节点与数据提取点。10月31日，医生病历模板全部启用；11月29日，护理病历模板全部启用。实现医疗质量信息化管理，提高病历基础质量与数据提取的准确性、便捷性。是日，漳州市医院信息管理系统、影像归档和通信系统、电子病历管理系统、实验室信息系统通过福建省网络与信息安全测评中心的信息系统安全等级三级测评，符合率90%；实施虚拟化服务器平台建设方案，完成检查集中预约方案论证及招标采购；重新梳理系统统计功能及用户权限，采用三段用户密码管理，防止统方行为。

4月，漳州市医院洗衣房搬迁至龙文院区。

5月10日，漳州市医院成立医疗联合体，与医联体理事单位——龙海市第一医院、漳浦县医院、南靖县医院、东山县医院、平和县医院、东铺头社区卫生服务中心医院签订协议书，共同推进分级诊疗、医疗资源共享、医疗资源纵向整合。

5月30日，漳州市医院获中共福建省委宣传部授予"全省文化科技卫生三下乡活动先进集体"荣誉称号。

6月24日，漳州市医院举行主题为"规范职业素养、加强行业自律、共建和谐医患"的"中国医师节"纪念活动，为2015年新入职的48名医师授予白大褂，为从医30周年及以上的174名医师颁发纪念章。

6月24日，漳州市医院制定《重症医学科室质量管理季度考核标准（2016版）》，于7月1日实施。

6月，中国共产党漳州市医院委员会书记、漳州市医院院长、福建医科大学教授、福建医科大学博士生导师马旭东获中共福建省委授予"优秀党务工作者"荣誉称号。

6月，漳州市医院获福建省疾病预防控制中心授予"福建省2014-2015年食品安全风险监测先进集体"荣誉称号。

7月，漳州市医院志愿服务驿站获中共福建省委文明办授予"福建省级志愿服务示范驿站"荣誉称号。

7月，漳州市医保、新农合"人工稽核+智能审核"并行模式于7-9月在漳州市医院试运行，10月1日正式上线运行。

7月，漳州市医院完善院区总体规划及交通组织方案，拆除西区原漳州市卫生学校第6幢职工宿舍楼、西区物流中心楼、配电室。

8月2日，漳州市医院开工建设新的配电楼，建筑面积1316.4平方米，占地面积450平方米。

9月1日，漳州市医院辅助生殖中心更名为生殖医学科。

10月2日，漳州市医院开工建设医院西大门、南大门、西通道、南通道及改造连廊等项目。

10月20日，漳州市医院西区外科大楼防空地下室工程及手术室二次装修工程竣工验收合格。

11月28日，漳州市医院重新修订优秀论文评选办法，当年共发表论文275篇，其中发表于SCI18篇、CSCD23篇。

12月1日至3日，漳州市医院卫生应急队伍参加在长泰举办的福建省"健康使命–2016"紧急医学救援演练并完成演练任务，为漳州地区应对突发紧急事件的救援处置奠定基础。

12月，漳州市医院医疗保险管理办公室干部谢艺彬获中华人民共和国国家卫生和计划生育委员会、中国红十字会总会、中央军委后勤保障部卫生局授予"2014-2015年度全国无偿献血奉献奖金奖"荣誉证书。

是年，漳州市医院添置瓦里安clinac ix机器，开展影像引导放疗和容积调强放疗。

是年，漳州市医院病理科通过国家级PCR室间质控测评合格。

卷一　机构设置与管理

清光绪十三年（1887年），旅居英国的埃及人、医学博士巴阿美（Achmed Fahmy）得接官亭礼拜堂牧师的帮助，租用漳州府城东门街元魁庙（今芗城区新华东路189号）旁的民宅，创办漳州福音医院（Gospel healing house，Hok-un I-Kuan），为漳州史上首家西医医院。光绪十六年（1890年），在漳州五权路新兴巷购地建设漳州福音医院院舍。光绪二十年（1894年），漳州福音医院迁入位于新兴巷的新院舍（今芗城区中医院所在地）。民国8年（1919年），巴阿美退休返居英国，医院停业。民国17年（1928年），英国基督教伦敦公会派遣抚安到漳州复办漳州福音医院，因经费不足等多方面困难，一时难于复办，经英国基督教伦敦公会、美国归正教会和漳州接官亭礼拜堂、东坂后礼拜堂、东铺头礼拜堂、下沙礼拜堂、巴阿美纪念基金会等7家机构共同协作，于民国20年（1931年）在漳州福音医院基础上创办漳州协和医院（Chang Chow Union Hospital）。民国26年（1937年）2月，新成立的中华基督教闽南大会和英国基督教伦敦公会、美国归正教会、英国长老会重组漳州协和医院董事会。民国30年（1941年），漳州协和医院在中华民国龙溪县政府注册。民国35年（1946年）12月，漳州协和医院于芝山南麓动工建设新院舍（今芗城区胜利西路59号漳州市医院所在地），直至中华人民共和国成立后的1949年11月建成使用。1952年1月29日，漳州协和医院与福建省第六专区人民医院合并，改称福建省龙溪专区医院（简称龙溪专区医院）。1970年、1986年先后更名为福建省龙溪地区医院（简称龙溪地区医院）、福建省漳州市医院（简称漳州市医院）。

漳州福音医院和漳州协和医院时期，医疗业务以门诊患者为主，为漳州民众提供西医医疗服务及基督教传经服务。龙溪专区医院成立后，制定各项管理制度，完善科室设置和病房配备，实行科主任负责制；成立职工福利委员会、爱国卫生运动委员会；发展医疗事业，服务人民群众。

1978年后，龙溪地区医院实行党总支领导下的院长负责制。医务人员队伍得到充实发展。1980年，开展专业技术职务的评聘工作和实施落实医务人员的工资待遇等政策，激发医务人员的工作积极性，促进医疗与服务质量的提高。1994—1995年，漳州市医院按照福建省创建三级综合医院的要求，充实调整7个管理委员会，调整业务科室设置，完善基础设施，配备高科技医疗设备。1996年8月，漳州市医院通过福建省三级乙等医院评审。2004年7月，获福建省卫生厅确认为福建省新生儿救护网络漳州新生儿救护分中心。2007年5月，通过福建省三级甲等综合医院评审。2010年12月，通过福建省三级甲等综合医院复评。2011年1月，福建省漳州市儿童医疗救治分中心成立，挂靠漳州市医院。是年，漳州市医院各类管理委员会（领导小组）有9个，行政职能科室15个、临床科室31个、医技科室9个、病区28个、后勤班组11个。开放床位1407张。职工总数1830名，其中事业编制942名、集体编制3名、编制外自聘人员733名、退休返聘专业技术人员44名、临时聘用专业技术人员108名。医院主院区占地面积5.22万平方米，总建筑面积9.5万平方米。

第一章　机构设置

第一节　漳州福音医院时期

19世纪中叶，英国基督教伦敦公会、美国归正教会、英国基督教长老会鱼贯而入中国传教。清同治三年（1864年）至光绪二年（1876年），英国基督教伦敦公会派遣传教士进入漳州府城先后于少司徒（今芗城区北京路）、东门街元魁庙旁开设福音讲堂传播基督教。光绪十三年（1887年），旅居英国的埃及人、医学博士巴阿美受英国基督教伦敦公会派遣，到漳州考察创办漳州福音医院事宜，得接官亭礼拜堂牧师的帮助，以年租金100美元租用东门街元魁庙旁的大民宅作为漳州福音医院院舍，英国基督教伦敦公会委任医学博士巴阿美为院长。光绪十三年十二月初八（1888年1月20日），漳州福音医院开业。医院有病房7间，其中1间为女病房；共有病床35张。另有药房、诊室、手术室各1间。是年，漳州福音医院院长巴阿美接诊病者及前往咨询者10874人次，其中女性患者643人次、住院患者441人次、手术409人次。除医治患者身体疾病外，医院人员每天早晚集合患者进行传道和读经活动。

光绪十六年（1890年），漳州福音医院院长巴阿美在漳州草仔寮购地建房居住，并在附近的漳州五权路新兴巷购地建设院舍，为西式二层楼建筑，院舍门前即是新兴巷。光绪二十年（1894年），漳州福音医院迁入新兴巷的新院舍。新址有礼堂、学生宿舍及药房、诊室、手术室。设内科、外科、儿科、妇产科、耳鼻喉科、皮肤花柳科、检验室，设病床53张。民国元年至2年（1912-1913年）巴阿美回英国期间，漳州福音医院关闭。民国3年（1914年），巴阿美重返漳州，漳州福音医院重新开业。民国8年（1919年）8月，巴阿美退休返居英国，由于经费困难，无人承接致医院再次关闭。院舍为基督教华英小学借用。

第二节　漳州协和医院时期

民国17年（1928年），英国基督教伦敦公会派遣抚安（Wilfred Busby）到漳州复办漳州福音医院并任院长。因经费不足等多方面困难，医院一时难以复办，至民国20年（1931年）抚安在接官亭礼拜堂看门诊。后经抚安多方联系，英国基督教伦敦公会、美国归正教会和漳州接官亭礼拜堂、东坂后礼拜堂、东铺头礼拜堂、下沙礼拜堂、巴阿美纪念基金会等7家机构协作，在漳州福音医院基础上共同创办漳州协和医院，于民国20年（1931年）4月1日开业，由上述共同出资的7家机构成立漳州协和医院董事会，共同管理医院，推举抚安担任院长。

民国 24 年（1935 年），漳州协和医院开办漳州协和医院护士学校（ChangChow Union Hospital Nursing School），招收学生，培养为护士。

民国 26 年（1937 年）2 月，新成立的中华基督教闽南大会和英国基督教伦敦公会、美国归正教会、英国基督教长老会等有关人士聚集于厦门鼓浪屿召开联席会议，对闽南基督教医院机构进行调整，重组漳州协和医院。讨论决定以漳州协和医院为中心医院，接收平和小溪救世医院和漳浦源梁医院为分院，漳浦源梁医院更名为漳州协和医院漳浦分院。分院行政经济独立，总院给予技术上的协助。

民国 27 年（1938 年），漳州协和医院因建筑陈旧拥挤，借用闽南神学院院舍（今中共漳州市委党校所在地），把集体宿舍改造为体检室和单人病房，教室作为病房用，共设病房 21 间（其中普通病房 4 间），共置病床 85 张。普通病房、妇产科病房、礼堂、教室设于同一栋楼；治疗室、药房、手术室、特别病房（个人病房）设于同一栋楼；护士学校学生与护士宿舍设在同一栋楼。

民国 28 年（1939 年）4 月 9 日，美国归正教会派遣医学博士厚士端（Richard Hofstra）接任漳州协和医院院长职务。10 月，抚安回国。是年，漳州协和医院利用巴阿美遗孀捐赠款和英、美基督教会拨款赞助购买寻源中学位于芝山南麓的地皮，计划筹建新院舍，由于日本侵华战争、交通不便、原料紧缺等原因，新院舍建设未着手进行；接收龙岩爱华医院为分院，改称漳州协和医院龙岩分院。

民国 29 年（1940 年），漳州协和医院设有医务部、护士部、传教部、总务部，其中医务部有医师 4 名，药剂师、实验诊断技师各 1 名；护士部有护士长、副护士长各 1 名，护士 17 名，护士生 20 名；传教部有传教师、女传道各 1 名；总务部负责人、总务、司账、挂号、庶务各 1 名，工友（临时工）30 名。6 月，由医师陈伍爵负责指导各分院事宜和开设乡村施诊所。

民国 30 年（1941 年）8 月，漳州协和医院遭侵华日军飞机轰炸，门诊患者被炸死 20 名，受伤多名。为躲避轰炸，门诊时间改为清晨和傍晚；始设公共卫生服务部，提供家庭访视及公共卫生服务。接着医院急速迁避于市郊鸿麓社。是年，漳州协和医院在中华民国龙溪县政府注册。

民国 31 年（1942 年），福建同安 E.Blauvelt Memoria 医院归属漳州协和医院管理。漳州协和医院护士学校在中华护士学会（N.A.C）登记注册。

民国 33 年（1944 年）6 月，漳州协和医院院长厚士端回美国休假，由闽南神学院英籍教授力戈登（L.Gordon.phillips）担任医院执行负责人，医师杨振亨担任医疗负责人。10 月，侵华日军暴行日益猖獗，漳州沿海地区深受其害，漳州协和医院遵照中华民国国民政府命令，医院绝大部分工作人员和全部可动资产及漳州协和医院护士学校迁到漳平县永福里（今福建省漳平市）进修小学。

民国 34 年（1945 年），抗日战争胜利，8-9 月，在永福里的漳州协和医院护士学校师生和医院员工陆续回迁漳州，继续借用闽南神学院院舍，各项工作恢复正常。是年，学校更名为漳州协和医院仁恕高级护士职业学校（ChangChow Union Hospital Jin-Su Nursing School，简称仁恕护士学校），向中华民国国民政府教育部申请注册。

民国 35 年（1946 年）7 月，力戈登回国。12 月，厚士端休假结束回漳州协和医院履任院长，在芝山南麓动工兴建新院舍。

民国 36 年（1947 年），同安医院、龙岩爱华医院与漳州协和医院脱离隶属关系。

民国 37 年（1948 年），漳州协和医院产权归属中华基督教闽南大会，由中华基督教闽南大会派任董事11名，由董事推选聘任地方人士2名，组成13名的董事会。院长为自然董事，但无表决权。漳州协和医院设置内科、外科、小儿科、妇产科、眼耳鼻咽喉科、皮肤花柳科、护士部、传教部、检验室、乡村施诊所、X光室。

1949年，漳州协和医院建立中心供应室；在教会阅读室和教堂开设免疫接种门诊。4月，在天宝教堂设流动医疗门诊。11月12日至12月15日，漳州协和医院从闽南神学院院舍迁出，入住芝山南麓新院舍。在新院舍主楼（"工"字形红砖楼）第一层设门诊部和办公室、图书馆、X光室、教室、实验室、储藏室，第二层设病房，有床位77张，第三层设手术室及职工和护士学校学生宿舍，设置"封建门"隔开男、女宿舍。

1950年，漳州协和医院有院长兼医师1名，专职医师3名，兼职半工医师2名，事务人员7名，护士及助产士18名，药剂员2名，化验员2名，X光技术员1名，附设的仁恕护士学校师生67名，医院及学校勤杂人员25名。病房有单人病房（特别病房）床位19张、普通病房床位58张，共77张，其中内科40张、外科32张、妇产科5张。另有传染病房床位17张。男女病房分开，10岁以下男性患者收住女病房，特别病室可以有陪护家属1名。

1950年12月31日，福建省龙溪县人民政府遵照中央人民政府政务院财字第412号命令，对漳州协和医院财产进行管制清查、登记造册并呈报。

1951年1月2日，漳州协和医院召开职工大会，推选董事并组成新一届董事会。1月20日，漳州协和医院董事会开始对所有财产造册登记呈报政府并办理交接手续。3月，漳州协和医院充实调整各部门人员，医院工会委员会及员工代表与董事会商讨聘任原董事、五官科医师蔡崶汝为院长。依法组织第一届院务委员会、经济委员会、医务委员会、膳食委员会、治安委员会、纠察队、防空救护队，各部门采取民主集中制管理。病房床位87张，其中个人房床位20张、普通病房床位52张、传染病房床位15张。

第三节　福建省龙溪专区医院时期

1951年12月12日，龙溪区专员公署根据中央人民政府政务院《关于处理美国津贴的文化教育救济机关及宗教团体的方针的决定》和《处理美国津贴的医疗机构实施办法》文件精神，委派龙溪区专员公署卫生科科长、福建省第六专区人民医院院长王国琛等人组成工作组代表政府接办漳州协和医院和仁恕护士学校；根据龙溪区专员公署政字363号公函报送福建省人民政府卫生厅，12月17日接批复同意王国琛带领福建省第六专区人民医院60名医疗骨干到漳州协和医院开始接办工作，重新调整病房、宿舍、办公室，门诊划分为内科、外科、产妇科、小儿科、防保科、五官科，各科选负责人管理，并制定各种制度。接办工作至1952年1月5日结束。

1952年1月29日，接办后的漳州协和医院与福建省第六专区人民医院合并，成立福建省龙溪专区医院（简称龙溪专区医院）。是日，召开龙溪专区医院成立大会。2月，福建省龙溪区专员公署任命福建省军区漳州军管会军代表王国琛为龙溪专区医院院长。原漳州协和医院院长蔡崶汝离任。当时，龙溪专区医院人员编制120名，其中院长1名、秘书1名（缺员）、医务主任1名、科室主任4名、医师10名、技术员9名、护士主任2名、护士44名（实际人数43名）、公共卫生护士1名、行政人员16名、工友31名。床位编制150张。设医务部与行政部，行政部有秘书室（负责人事、文书、文印和保安工作）、事务股（负责会计、出纳、住院收费、咨询、庶务和物品供应工作）；医务部有内科（附设化验室）、外科（附设手术室、敷料室）、妇产科、小儿科、五官科、预防保健科、护理室、化验室、营养室、病房室、图书室。病房室负责统计和挂号工作；消毒供应工作归护理室管理；开办托儿所和哺乳室。2月，成立秘书处。5月，建立门诊急诊室。10月，眼科、牙科从五官科分科独立。改医务部、秘书室、事务股为医务处、秘书处、总务股。12月，医院职工增至166名。是年，仁恕护士学校改称龙溪护士学校，行政归属龙溪区专员公署。

1953年，龙溪专区医院设图书室；改牙科为口腔科；9月，成立职工福利委员会；10月，改总务股为总务处。

1954年，龙溪专区医院成立放射科；设内科肺结核系，由专人负责治疗肺结核病；成立爱国卫生运动委员会。

1955年7月，龙溪专区医院设门诊中医针灸疗法室；12月，设中医门诊和中药房。

1956年，龙溪专区医院建立布类供应室、门诊中药代煎室、病房配餐间。

1957年，龙溪专区医院建立门诊手术室。

1958年，龙溪专区医院精简编制，撤销秘书处、医务处，成立院长办公室、政工科、护理部，改总务处为总务科；是年，创办制药厂。

1959年3月15日，龙溪专区医院成立中医科，病房床位30张。10月10日，福建省龙溪专区编制委员会核定职工编制310名，其中包括行政人员29名、工友61名。是年，成立肺科、针灸理疗科、病理科、心电图室。

1960年1月5日，龙溪专区医院成立业余文工团；2月26日，预防保健科有负责人1名、医师1名、护士2名、护理员1名；4月8日，重整民兵组织，院党支部书记兼院长1名任指导员、副院长1名兼任连长。5月，建立急诊室，增加急救设备和人员，设置观察病床20张；8月，成立中西结合综合快速疗法领导小组，院党支部书记任组长，设临时病房为试点。成立青草科，设病床5张，聘请民间中医3名，指定各科西医跟师学习，推广应用中医中药治疗；恢复设皮肤科；外科设立烧伤病房，病床12张；是年，福建省龙溪专区编制委员会核定龙溪专区医院编制330名，其中医师60名、护士124名、其他技术人员50名、行政人员30名、勤杂人员66名。

1961年11月7日，中共龙溪专区宣传部同意龙溪专区医院撤销政工科、总务科，成立人事科、行政科。行政科设财务、总务、生活福利组，保卫工作归属行政科管理。任命副科长1名兼管总务工作，任命事务长1名，设财务负责人1名。12月14日，龙溪专区医院病床位数为内科100张、外科100张、妇产科60张、儿科35张、五官科25张、中医科30张，共350张。

1962年1月6日，福建省龙溪专区编制委员会同意龙溪专区医院预防保健科更名为干部保健科，在专区干部医疗所（今瑞京路东铺头小学前）附设干部医疗门诊部，人员编制10名。5月17日，龙溪专区医院为加强病房管理，重新确定各科床位，划分为7个病区。8月15日，福建省龙溪专区编制委员会同意龙溪专区医院托儿所和哺乳室职工另列编制，按入托儿童数比例，托儿所6:1、哺乳室4.5-5:1配备，经费由业务收入开支。12月底，龙溪专区医院职工编制320名，实际人数311名，其中管理人员32名，业务人员239名，工勤人员40名。是年，龙溪专区医院建立传染病房、干部病房，成立科学研究委员会，院长任主任委员，副院长2名任副主任委员，学术秘书1名，其他委员11名，分针灸经络研究小组、民间草药研究小组、肿瘤研究小组、病毒研究小组、传染性肝炎研究小组、心血管病研究小组。

1963年，福建省龙溪专区编制委员会核定龙溪专区医院职工编制305名；龙溪专区医院成立计划生育领导小组，设计划生育专科门诊及展览室；龙溪专区医院成立病案质量管理委员会。

1964年4月，龙溪专区医院按照中央统一部署开展"五反"（反行贿、反偷税漏税、反盗骗国家财产、反偷工减料、反盗窃国家经济情报）运动。成立"四清"（清政治、清经济、清思想、清组织）小组，设组长1名，小组成员5名，分专业组4个，配合运动，开展工作。

1965年3月17日至5月5日，龙溪专区医院成立巡回医疗队，党支部书记任队长兼政治指导员，医疗队组成成员有内、外、儿、妇、中医、五官、针灸各科人员共11名，其中主任医师4名、主治医师1名、医师3名及护士、检验士3名。到山区革命老根据地漳浦县石榴公社山城大队设点开展巡回医疗。12月，龙溪专区医院有职工326名，其中专业技术人员239名、行政管理人员32名、工勤人员55名。

1968年4月29日，中共福建龙溪军分区委员会同意成立龙溪专区医院革命委员会，设第一副主任1名、副主任2名、成员9名。组织机构实行连队编制。是年，医院有职工336名，其中卫生技术人员237名、行政管理人员29名、工勤人员70名。

1970年8月，福建省龙溪专区革命委员会任命张成俊为龙溪专区医院革命委员会主任。

第四节　福建省龙溪地区医院时期

1970年9月，福建省龙溪专区更名为福建省龙溪地区，医院随之更名为福建省龙溪地区医院（简称龙溪地区医院）。

1971年2月，中共龙溪地区革命委员会生产指挥处核心小组批准成立中国共产党龙溪地区医院总支部委员会。6月，龙溪地区革命委员会委托龙溪地区医院在龙溪卫生学校原址开办龙溪地区医院卫生学校，由龙溪地区医院党总支副书记兼任学校队长，有政治指导员、副队长、一排长、二排长各1名，为学校主要管理人员；开设医士专业试点班，招收学员63名，其中医院委培生2名。

1972年4月，经龙溪地区革命委员会生产指挥处领导小组研究决定，撤销连队建制，恢复设置科、室。龙溪地区革命委员会生产指挥处通知决定委托龙溪地区医院与龙溪地区卫生学校联合举办龙溪地区医专班。是年，龙溪地区医院职工358名，其中卫生技术人员255名、行政管理人员33名、工勤人员70名。

1974年，龙溪地区医院成立同位素室，行政归属门诊部；各科室相应成立教学指导小组，制定教学指导计划。

1975年，龙溪地区卫生学校扩大招生，龙溪地区专员公署委托龙溪地区医院开设护士班，按照中等专业学校要求实行统招统配。至1983年2月停办护士班，共培养4届毕业生163名。

1977年6月6日，根据中共福建省委文件精神，中共龙溪地委发文成立龙溪地区医院临时领导小组，设组长1名，副组长2名，组员8名。

1978年11月2日，中共龙溪地委组织部重新任命龙溪地区医院领导班子，任命龙溪地区医院革命委员会副主任朱浴沂为龙溪地区医院院长。是年，龙溪地区医院恢复党总支领导下的院长分工负责制，设院长1名，副院长2名；行政科室设政治处、医务处、总务处。各处配置正、副主任和工作人员若干名；各科恢复科主任负责制。

1979年，根据中共中央和中共福建省委文件精神，制定《执行省革委会闽革〔1979〕32号文件补充规定》，调整充实医院计划生育领导小组。是年，成立经济管理小组，成员由领导干部、医务、药剂、财务人员共9名组成，负责拟定试行方案和解决实施中的具体问题。建立药检室；年底，编制内职工428名，计划外用工44名。病床400张，其中中医病床30张。根据龙溪地区卫生局通知，龙溪地区医院自8月20日起启用"福建省龙溪地区医院"印章，同时停止使用"福建省龙溪专区医院革命委员会"印章。

1980年2月1日，龙溪地区医院按照中华人民共和国卫生部有关综合医院组织编制原则试行草案规定，重新理顺科室设置，结合医院实际情况，成立神经科（神经内、外科），负责人1名、医师3名、病床20张，与骨科病房设同一个病区；传染科独立，负责人1名、医师5名、病床45张；麻醉科独立，门诊手术室和病房手术室合并为综合手术室，麻醉科与手术室行政归属外科；病理科、同位素室、营养室等科室独立；肿瘤化疗患者收住内科，病床10张，由内科血液治疗组医师负责。5月，根据中华人民共和国卫生部关于《综合医院组织编制原则试行草案》和中华人民共和国卫生部、财政部、国家劳动总局《关于加强医院经济管理试点工作意见的通知》，经龙溪地区医院党总支研究撤销政治处、医务处、总务处，改设院长办公室、人事科、医务科、总务科、财务科、保卫科、门诊部、护理部，人员编制由医院编制内解决。行政管理、医疗业务由正、副院长和行政职能科室正、副主任（科长）及各科主任负责，内科、外科、妇产科、儿科设科室秘书（总住院医师）协助科室主任处理日常行政事务；成立龙溪地区医院学术委员会，设主任1名、副主任3名、委员6名；调整龙溪地区医院爱国卫生运动委员会，设主任1名、副主任2名、委员6名；调整龙溪地区医院计划生育领导小组，设组长1名、副组长2名、组员6名；调整龙溪地区医院经济管理小组，设组长1名、副组长3名、组员5名；成立龙溪地区医院劳动竞赛评比领导小组，设组长1名、副组长2名、组员10名；成立龙溪地区医院病房管理小组，设组长1名、副组长2名、组员11名；成立龙溪地区医院治安保卫委员会，设主任、副主任各1名、委员9名；成立龙溪地区医院保健小组，设组长、副组长各1名，组员6名。龙溪地区医院人员485名，在编人员455名，集体编制人员30名；卫生技术人员368名，行政管理人员42名，工勤人员73名，其他人员2名。

1981年，龙溪地区医院成立院级抢救小组，由分管副院长负责，小组成员由各科主任医师组成；龙溪地区医院成立基建领导小组，统筹规划安排医院基建修缮。

1982年，龙溪地区医院成立医疗器械科；龙溪地区医院成立心血管协作小组、消化病协作小组、泌尿系协作小组、肺心病协作小组。年底，龙溪地区医院有职工577名，其中，集体所有制人员29名、卫生技术人员433名、行政管理人员38名、工勤人员77名。

1983年，龙溪地区医院成立医院改革领导小组。开设病人服务部；成立急诊室护理单元；保健科开设家庭病床，设病床59张；在地区干休所开设老干部医疗所，由龙溪地区医院抽调医师2名、护士1名负责诊疗工作；设置特诊室，负责外国人、外籍华人、港澳台同胞及离休行政级别14级以上老干部的诊疗工作。是年，龙溪地区医院有职工659名（其中医师152名），病床500张。

1984年1月，中共龙溪地委组织部任命龙溪地区医院外科副主任杨祖谦为龙溪地区医院院长，免去朱浴沂院长职务。是年，龙溪地区医院根据创建文明单位的要求和中共龙溪地委的部署，制定《院级领导分工意见》，明确责任包干；成立医院"五四三"（五讲四美三热爱）活动领导小组，制定开展创建文明单位规划和家庭病床实施计划与制度，设专科、专职医生管理，家庭病床增至203张；设住院部（住院办理处），负责联系、安排住院患者床位。制定科研成果奖励制度，鼓励医务人员开展新技术、新疗法，根据贡献大小发放奖金30-1000元。

1985年，龙溪地区编制委员会核定龙溪地区医院为副处级地方事业单位，核定内部机构设置和人员编制。1月30日，龙溪地区医院成立医院学术委员会技术顾问小组，在院长领导下负责评定专业技术职务、审评学术论文、鉴定科技成果和审定差错事故等工作。1月，龙溪地区医院成立劳动服务公司，负责经营简易旅社、小卖部和第二食堂。3月7日，龙溪地区医院成立肿瘤协作组，成员以内科、外科为主，并及部分有关科室，设肿瘤门诊。3月15日，龙溪地区医院与上海医科大学附属肿瘤医院联合开设的肿瘤诊疗中心开诊。是年，龙溪地区医院科室总数增至32个，临床科室有儿科、血液、消化、心血管、呼吸、内分泌专业组，妇产、普外、骨、烧伤、泌尿、胸心、肿瘤专业组；设专科门诊10个，设心血管、肺心病、消化系、泌尿系、肿瘤协作组；手术室10间。

第五节　福建省漳州市医院时期

1986年2月5日，根据漳州市卫生局通知，福建省龙溪地区医院更名为福建省漳州市医院（简称漳州市医院），全院职工698名，其中集体所有制人员34名，卫生技术人员535名，管理人员35名，工勤人员128名。床位500张，其中中医床位28张。3月1日，漳州市医院与北京医科大学附属第三医院联合设立成形外科诊疗中心。8月，漳州市医院成立肿瘤科，设病床40张。

1987年5月，漳州市医院设门诊输液室。

1988年6月，漳州市卫生局批准成立福建省漳州市肿瘤研究所，挂靠漳州市医院，在漳州市卫生局和漳州市医院领导下开展工作，业务接受福建省卫生厅指导，实行一套人马两块牌子，其人员编制、经费等由医院调整解决。

1989年，漳州市医院有床位500张。有职工706名，其中集体所有制人员36名、卫生技术人员544名、管理人员33名、工勤人员127名。2月23日，漳州市医院发文重新调整和组建医疗事故技术鉴定委员会、学术委员会，成立医院感染管理委员会、药事管理委员会、医疗护理质量管理委员会。3月21日，漳州市编制委员会同意漳州市医院院长办公室、人事科、医务科、总务科、财务科、门诊部、护理部、器械科、预防保健科、党委办公室为行政副科级；增设保卫科为行政副科级。是年，漳州市医院成立医疗质量管理控制领导小组，由院长、医务科长、护理部主任等组成，对医疗质量实行系统管理，形成医院内部质量控制网络；成立漳州市医院病历评比领导小组。建立体外冲击波碎石室。

1990年11月16日，根据国务院颁布的有关统一实行法定计量单位的规定，漳州市医院成立计量管理小组，负责医疗卫生计量管理工作。漳州市医院调整充实医疗质量管理控制领导小组，各科室设病历质量控制检查小组，制定14种常见病、多发病质量控制办法；漳州市医院成立产科抢救领导小组，加强高危孕产妇保健工作；漳州市医院调整医院感染管理委员会，医院感染监测监控室配专职护士，各科设医院感染监控小组，加强消毒隔离工作，防止医院感染。是年，漳州市医院有职工730名，其中卫生技术人员571名，其他技术人员3名，管理人员35名，工勤人员及其他人员121名。

1991年，漳州市医院成立离退休职工管理工作领导小组，下设办公室，建立离退休职工活动室。

1992年2月28日，漳州市医院成立社会主义思想教育领导小组，设组长1名、副组长2名、成员4名；下设办公室，设主任、副主任、干事各1名。6月1日，漳州市医院CT室开诊。7月，医院建立血液净化中心。11月，漳州市医院成立高压氧治疗室。12月30日，漳州市医院成为福建医学院教学医院。是年，漳州市医院与芗城区音像发行站合办医院录像站，为院内职工宿舍开通闭路电视节目。

1993年4月1日，漳州市经济体制改革委员会批准成立小坑头股份制医院，设址漳州市芗城区小坑头，床位100张。5月1日，漳州市医院烧伤整形科从普外科独立分科，设立烧伤整形科门诊，病床设于小坑头分院。8月，漳州市医院院级领导成员有党委书记1名、院长1名、副书记2名、副院长5名。党群机构有党委会、纪律检查委员会、党委办公室、工会、团委会。临床科室共17个；另设供应室，医技科室13个；行政职能科室有院长办公室、人事科、医务科、护理部、门诊部、预防保健科、总务科、财务科、器械科、保卫科共10个。医院编制内职工764名，其中医务人员588名，有正、副主任医师50名，中级技术人员120名。医院占地面积36917平方米，建筑面积42418平方米，其中业务用房19421平方米、生活用房17158平方米、辅助用房5619平方米。9月11日，漳州市医院发文为加强专业技术职务经常化评聘工作领导，调整并充实漳州市医院职称改革领导小组，设组长1名、副组长2名、成员7名。

1994年3月24日，漳州市医院成为福建中医学院教学医院，并举行挂牌仪式。4月27日，漳州市科学技术委员会同意成立漳州市抗癌协会，挂靠漳州市医院，主要从事抗癌知识宣传、普及、开展学术交流，开展抗癌知识咨询，培训专业人士，促进肿瘤防治研究和新技术推广应用。5月1日，漳州市科学技术委员会同意成立漳州市血液病研究所并挂靠医院。9日，漳州市医院根据福建省卫生厅关于医院分级管理的要求，成立争创三级乙等医院领导小组，下设办公室；设组长、副组长各1名、成员13名。办公室设主任、副主任各1名，工作人员4名。

1995年，漳州市医院调整充实职称改革领导小组、医德医风领导小组、医院改革领导小组、院务委员会、医疗护理质量管理委员会、医疗抢救小组、药事管理委员会、医院感染管理委员会、公费医疗管理小组和保健小组、疫情报告领导小组、病案质量管理委员会、计量管理小组、爱婴医院领导小组、医疗事故技术鉴定委员会、计划生育领导小组。4月4日，该院发文贯彻落实中华人民共和国卫生部《关于加强输血管理的紧急通知》《关于加强血液管理的通知》《关于整治采供血机构和血源队伍的通知》等文件精神，成立漳州市医院输血管理委员会，负责管理、监督、指导临床用血工作。8月11日，理顺科室建制，其中烧伤整形科归属外科、高压氧治疗室归属理疗科、CT室归属放射科、门诊痔疮科归属外科、体外冲击波碎石室归属外科门诊、门诊传染科归属门诊部，图书室、病案室、统计室归属信息科。18日，调整安全保卫委员会。9月8日，调整爱国卫生运动委员会。11月16日，调整医院关心下一代工作委员会。12月25日，根据福建中医学院通知要求，漳州市医院成立临床教研组，由8名临床教师组成；按照创建三级乙等医院的要求，规范急诊科、信息科、审计室、康复科、电教室及医院感染监控室，健全一、二级专科的设置；调整充实院务委员会、医疗护理质量管理委员会、医院感染管理委员会、药事管理委员会、病案质量管理委员会、医疗事故技术鉴定委员会、爱国卫生运动委员会。

1996年8月12日，漳州市医院通过三级乙等医院评审。10月18日，漳州市医院成立远程医疗网络会诊中心，与上海、南京两地专家进行远程会诊。调整医疗抢救小组，由分管副院长负责。是年，成立科教科、电脑中心。

1997年1月，经漳州市编制委员会同意，漳州市医院床位由500张扩增至700张，暂定事业编制1050名；漳州市卫生局成立漳州市中心血站，挂靠漳州市医院，与漳州市医院血库实行两个牌子一个机构，设站长1名、工作人员6名。3月20日，根据中共福建省委、福建省人民政府《关于在公民中开展法制宣传教育中的第三个五年规划的通知》《漳州市卫生系统开展法制宣传教育的第三个五年规划的通知》等文件精神，成立普法领导小组，设组长、副组长各1名，成员8名。5月12日，根据漳州市保密局《关于做好保密要害部门（部位）确定和管理工作的通知》精神，确定医院党委办公室、院长办公室、人事科、信息科、文印室为医院保密要害部门，成立医院保密工作领导小组，设组长、副组长各1名，组员6名。病区增至16个。是年，门诊痔疮科更名为"肛肠科"。

1998年1月，漳州市急救中心成立，挂靠漳州市医院。漳州市医院调整充实院前抢救领导小组，设组长、副组长各1名，成员6名。开通院内"急救生命绿色通道"，对急危重患者实行先施救后办手续的制度。5月，医院成立物价管理委员会，设主任、副主任各1名，委员5名。6月，调整职工住房分配委员会，设主任、副主任各1名，委员11名。7月25日，调整充实妇产科质量领导小组，加强医院产科质量检查与领导，设组长1名，副组长3名，组员6名。7月，调整医院改革领导小组，设组长、副组长各1名，成员12名，下设办公室，设主任1名，副主任2名。8月，成立创建三级甲等综合医院领导小组，由院长任组长、业务副院长1名任副组长，成员有副院长2名、党委副书记1名，下设创建三级甲等综合医院办公室，设主任、副主任各1名，工作人员14名；调整充实院务委员会，设主任委员1名，副主任委员3名，委员11名；调整计划生育领导小组成员，设组长、副组长各1名，成员9名（其中专职人员1名）。为加强医疗护理质量的管理与领导，充实调整医疗护理质量管理委员会，设主任1名，副主任2名，委员8名。8月5日，先后调整充实医院感染管理委员会、病案质量管理委员会、医疗事故技术鉴定委员会，各委员会设主任1名，副主任2名。8月8日，调整学术委员会，设主任委员1名，副主任委员2名，委员10名，秘书1名；调整房改工作领导小组，设组长1名，副组长2名，成员3名，下设办公室，有主任1名、工作人员4名；调整职称改革领导小组，设组长、副组长各1名，成员6名。8月11日，调整爱国卫生运动委员会，设主任委员、副主任委员各1名，成员8名；调整医技考评领导小组，设组长、副组长各1名，成员5名；调整肾移植协作小组，设组长1名，副组长2名，成员9名。8月15日，成立公费医疗管理小组（保健小组），设组长1名，副组长2名，组员5名；调整院医疗抢救小组，设组长、副组长各1名，组员10名；成立疫情报告领导小组，设组长、副组长各1名，组员7名。8月16日，调整充实输血管理委员会，设主任1名，副主任2名，成员6名；重新组建医德医风领导小组，设组长、副组长各1名，成员10名，下设办公室，有主任、副主任各1名。8月17日，调整卫生技术初级职务评审委员会，设主任委员1名，副主任委员2名，委员10名。8月18日，调整院前抢救领导小组，设组长、副组长各1名，成员6名。8月20日，调整安全保卫委员会、调解委员会、义务消防队。安全保卫委员会设主任1名、副主任2名、委员24名。调解委员会设主任、副主任各1名，成员5名。义务消防队设队长1名，副队长2名，成员10名。8月22日，调整关心下一代工作委员会，设顾问5名，主任2名、副主任2名，秘书长、副秘书长各1名，委员5名；调整充实人民防空专业队伍并成立领导小组，设组长、副组长各1名，成员4名，战伤医疗救护小分队6个，由分管业务副院长任队长，医务科长任副队长。9月，调整职工住房分配委员会，设主任、副主任各1名，委员11名；调整交通事故伤残鉴定小组，设主任、副主任各1名，成员8名；成立医院教学领导小组，设组长1名，副组长2名，下设内科教研室、外科教研室、儿科教研室、妇产科教研室；充实调整药事管理委员会，设主任1名，副主任2名，委员6名，中药房、西药房、药库各列席1名。10月，成立外科重症监护室。12月3日，成立"青年文明号"活动创建领导小组，设组长1名，副组长2名，成员10名。是年，调整采购领导小组，设组长1名，副组长2名，成员5名。

1999年，漳州市医院被中华人民共和国卫生部确定为国际紧急救援中心网络医院，加入国际紧急救援中心网络。6月，漳州市中心血站归属漳州市卫生局。

2000年2月，漳州市医院成立招投标管理工作委员会，具体负责药品、器械、基建及大宗物品采购招标工作，院长任主任，医院党委副书记兼纪委书记及2名副院长任副主任，成员6名。下设办公室，主任、副主任各1名，工作人员3名。3月20日，成立医院医疗保险工作管理小组，设组长1名，副组长2名，成员8名。下设办公室，主任、副主任各1名，工作人员3名。4月，漳州市医院撤销中医科病房。7月26日，心电图室、内窥镜室归属内科管理，脑电图室、体外冲击波碎石室、高压氧治疗室以及肛肠科、皮肤科、中医科、门诊传染科、烧伤整形科等科室在行政上归门诊部管理，业务上归相应专业科室管理，经济上实行独立核算。9月30日，成立院务公开工作领导小组，设组长、副组长各1名，成员8名；成立院务公开督查小组，设组长、副组长各1名，成员7名。10月6日，医院成立制剂质量管理小组，院长任组长、药剂科主任任副组长，成员4名。

2001年4月12日，漳州市医院成立健康教育领导小组，设组长、副组长各1名，成员4名，秘书1名。7月30日，医院成立计算机信息化管理领导小组，设组长1名，副组长3名，成员9名。

2002年12月2日，漳州市医院成立远程医疗建设工作小组，设组长、副组长、联系人各1名，成员5名。

2003年3月4日，漳州市医院成立固定资产清理领导小组，设组长1名，成员4名。4月2日，制订《漳州市医院2003-2004年非典型肺炎防治工作预案》《关于传染病和突发卫生事件管理报告的有关规定》《医疗废物安全处置制度》《医疗废物泄漏、发生意外事故的应急方案》等规章制度，投入300万元建设发热门诊、隔离病房、医学留观病房，购置相应的医疗设备和药品，组建抗非典医疗救治小分队4支，人员共94名，做到人员、设备、物资到位。9月2日，中共漳州市委机构编制委员会办公室发文同意医院内设机构医务科更名为医教科。9月30日，成立医院信息网络安全领导小组。为加强对新生儿疾病的防治与救护，降低新生儿发病率、致残率及死亡率，根据福建省卫生厅有关新生儿救护网络建设项目实施方案的精神，在医院成立福建省新生儿救护网络漳州新生儿救护分中心筹建小组，设组长、副组长各1名，成员4名；成立放射防护、安全管理领导小组，设组长、副组长各1名，成员5名。

2004年7月20日，漳州市医院获福建省卫生厅确认为福建省新生儿救护网络漳州新生儿救护分中心。

2005年，漳州市医院成立医院管理年活动领导小组，设组长1名，副组长4名，成员13名。成立防治人感染高致病性禽流感领导小组及专家小组，组织全院医护人员进行防治禽流感的知识培训和应急演练；成立医院感染管理科，配备副主任医师1名担任科长，专职医师1名，主管护师2名；建立新生儿听力诊断机构和新生儿听力筛查诊断中心。

2006年2月，漳州市政府决定漳州市朝阳医院归属漳州市医院管理，更名为福建省漳州市医院朝阳分院（简称朝阳分院），为独立法人单位，作为漳州市传染病定点医院。5月，成立质量管理控制科，建立院、科二级医疗质量控制管理体系。8月24日，福建省卫生厅同意医院作为福建医科大学非行政隶属附属医院，医院原领导体制、经费渠道和隶属关系不变。11月2日举行授牌仪式。11月30日，漳州市卫生局成立相关医学专业质控中心，其中漳州市医院感染专业质控中心、漳州市病案专业质控中心、漳州市病理专业质控中心靠挂漳州市医院。

2007年1月，中共漳州市委机构编制委员会重新确定漳州市医院病床1056张，核定职工编制1584名。各类人员的结构比例为专业技术人员80%，行政管理、工勤人员20%。5月15日，漳州市医院经福建省等级医院专家评审组检查评审、现场考核以及福建省医院评价和评审领导小组审核批准，首批通过福建省三级甲等综合医院的等级评审。8月，中共漳州市委机构编制委员会同意，漳州市医院调整设置内设机构，预防保健科更名为医院感染管理科，为行政副科级不变；同意医院增设科教科、审计科、信息科、质量管理控制科，为行政副科级。9月30日，中共漳州市委机构编制委员会同意，漳州市医院医教科更名为医务科，为行政副科级不变。是年，漳州市医院有行政管理科室15个、病区28个、临床和医技科室40个。医院员工总数1352名，其中卫技人员1199名，床位与卫技人员比例为1∶1.37；医生422名，床位与医生比例为1∶0.5；护士590名，床位与护士比例1∶0.7；医院占地面积51980平方米，建筑总面积98865平方米。

2008年3月24日，漳州市医院成立霍乱、细菌性痢疾防治工作领导小组，设组长1名，成员14名；制定《漳州市医院2008年霍乱、细菌性痢疾防治工作实施方案》。5月，医院成立手足口病防控工作领导小组和医疗救治专家小组，制定《漳州市医院关于手足口病防治应急预案》，开设临时传染病房；医院成立救治四川汶川地震伤员领导小组、医疗专家组和后勤保障组，设置"爱心病区"。9月，漳州市医院根据漳州市卫生局的通知精神，启动突发公共卫生事件紧急预案，成立食用含三聚氰胺奶粉婴幼儿泌尿系统结石诊疗专家组，抽调专职医护人员进行疾病筛查和诊疗。10月，漳州市医院根据《2008年福建省医院评价要点》的要求，成立医院安全隐患排查治理工作领导小组，设组长1名，副组长2名，成员14名，分医疗安全、护理安全、公文保密、人事档案、财务安全、医疗器械、后勤安全、治安消防、信息网络、学生（进修）、门诊管理、医院感染管理、朝阳分院共13个小组，各职能科室负责人为小组责任人，落实责任制和责任追究制度，坚持谁主管谁负责的原则，各职能科室按照职责范围加强安全管理，及时排除安全隐患，每季度将排查治理情况报院长办公室后汇总上报。

2009年4月，漳州市医院根据福建省卫生厅《关于加强甲型H1N1流感防控应对和应急准备工作的紧急通知》精神，成立甲型H1N1流感防控工作领导小组及救治专家组，制定工作方案、应急预案和工作流程，强化医务人员防控知识培训，于朝阳分院设立隔离病区，专门收治甲型H1N1流感疑似病例及确诊病例的患者。5月，漳州市医院成立中层干部管理考核工作领导小组，设组长、副组长各1名，成员10名；修订《漳州市医院中层干部管理考核办法》，加强和完善中层管理干部政治业务素质和履行职责的评价。

2010年7月,漳州市产前诊断机构成立,挂靠漳州市医院,与福建省产前诊断中心及各县(市、区)形成三级产前诊断网络。根据福建省儿童医疗救治体系建设为民办实事项目方案和漳州市儿童医疗救治体系建设为民办实事项目实施计划的通知,漳州市医院成立漳州市儿童医疗救治分中心领导小组,设组长1名,成员9名。10月26日,与招商局中银漳州开发区合作创办的漳州市医院招商局漳州开发区分院试行营业;11月8日,正式营业。是年,漳州市医院实际开放床位1370张,有职能科室16个,临床、医技科室40个,病区28个。

2011年1月,漳州市儿童医疗救治分中心通过福建省卫生厅验收。2月28日,漳州市医院遵照国家中医药管理局、中国人民解放军总后勤部卫生部有关医疗机构药事管理规定的精神,医院药事管理委员会更名为药事管理与药物治疗学委员会,药剂科更名为药学部。4月1日,电脑中心更名为信息科,撤销原信息科,统计室归入新的信息科,图书室归入科教科,病案室归属质量管理控制科管理。5月6日,漳州市医院成立精神文明建设办公室,挂靠医院党委办公室,实行一套人马两个牌子。8月22日,医院增设抗菌药物管理工作组,医院党委书记兼院长任组长,成员15名。8月24日,医院成立电子病历管理领导小组,医院党委书记兼院长任组长,副组长3名,成员13名;下设办公室,设主任、副主任各1名,成员3名。贯彻落实《电子病历基本规范》,加强规范电子病历系统建设和电子病历的临床应用。8月25日,根据国家传染病防治的法律法规和福建省2011年县及县级以上医疗机构主要公共卫生任务书的通知要求,医院成立公共卫生管理领导小组,医院党委书记兼院长任组长,副组长1名,成员9名;下设办公室,主任、副主任各1名。9月19日,根据药物临床试验质量管理规范和药物临床试验资格认定标准的要求,确保药物临床试验在医院依法、规范进行,医院成立药物临床试验组织管理机构,医院党委书记兼院长任主任委员,副院长1名任副主任委员;下设办公室,主任、副主任各1名,成员1名。成立药物临床试验机构伦理委员会,由科教科科长任主任委员,委员10名,秘书1名。成立药物临床试验机构专家技术委员会,医院党委书记兼院长任主任委员,副院长1名任副主任委员,委员19名,秘书1名。是年,漳州市医院开放床位1407张。职工总数1830名,其中事业编制942名、集体编制3名、自聘人员733名、退休返聘专业技术人员44名、临时聘用专业技术人员108名。有职能科室15个、临床科室31个、医技科室9个、病区28个、后勤班组11个。

表1-1 漳州福音医院与漳州协和医院历任院长名表

医院名称	院长	任职时间
漳州福音医院	巴阿美(Achmed Fahmy)	光绪十三年十二月至民国8年8月(1888.01-1919.08)
漳州福音医院	抚安(Wilfred Busby)	民国17年至民国20年3月(1928-1931.03)
漳州协和医院	抚安	民国20年4月至民国28年4月(1931.04-1939.04)
漳州协和医院	厚士端(Richard Hofstra)	民国28年04月至民国33年6月(1939.04-1944.06)
漳州协和医院	力戈登(L.Gordon.phillips)(执行负责人)	民国33年06月至民国35年07月(1944.06-1946.07)
漳州协和医院	厚士端	民国35年12月至1950年11月(1946.12-1950.11)
漳州协和医院	蔡曧汝	1951年3月至1952年2月

表1-2 1952-2015年医院历任行政领导名表

机构名称	院　长	任职时间（年月）	副院长	任职时间（年月）
龙溪专区医院	王国琛（专署卫生科科长兼任）	1952.02-1956.08	陶明路	1952.02-1952.06
			陶明路（第二院长）	1952.06-1956.08（1955.08-1956.08于中共中央第三中级党校学习）
			朱浴沂	1956.05-1958.08
	孟国忠（第二院长主持工作）	1956.08-1959.06	朱浴沂	1958.08-1959.06
			韩俊如	1958.09-1959.06
	孟国忠	1959.06-1961.07	韩俊如	1959.06-1961.07
			朱浴沂	1959.06-1961.07
			许兆荣	1960.06-1961.07
	韩俊如	1961.07-1962.10	朱浴沂	1961.07-1962.10
			许兆荣	1961.07-1962.10
			邱亚关	1961.10-1962.10
	朱浴沂	1962.10-1968.05	许兆荣	1962.10-1968.05
			邱亚关	1962.10-1968.05
	刘文轩（革委会第一副主任主持工作）	1968.05-1969.08	陈坚（革委会副主任）	1968.05-1969.08
			唐树荣（革委会副主任）	1968.05-1969.08
	毕可智（革委会主任）	1969.08-1970.06	张成俊（革委会第一副主任）	1969.08-1970.08
			陈坚（革委会副主任）	1969.08-1970.06
			唐树荣（革委会副主任）	1969.08-1970.08
			刘文轩（革委会副主任）	1969.08-1970.08
龙溪地区医院	张成俊（革委会主任）	1970.08-1973.09	陈坚（革委会副主任）	1970.08-1973.09
			刘文轩（革委会副主任）	1970.08-1973.09
			凌岫云（革委会副主任）	1970.08-1972.01
			韩俊如（革委会副主任）	1972.01-1973.09
			陈业光（副主任军转人员）	1972.01-1973
	张征夫（革委会主任）	1973.09-1977.12	朱浴沂（革委会副主任）	1973.09-1978.11
			韩俊如（革委会副主任）	1973.09-1977.12
			林继虞（革委会副主任）	1973.09-1977.12
			陈坚（革委会副主任）	1973.09-1977.12
			刘文轩（革委会副主任）	1973.09-1977.12
	韩俊如（革委会主任）	1977.12-1978.11	李文行（革委会副主任）	1977.12-1978.11
			李文行（革委会副主任）	1977.12-1978.11

续表

机构名称	院　长	任职时间（年月）	副院长	任职时间（年月）
漳州市医院	朱浴沂	1978.11–1984.01	李文行	1978.11–1984.01
			张宜顺	1978.11–1984.01
			林继虞	1980.03–1980.07
			徐思俊	1980.03–1984.01
			邱亚关	1980.11–1984.01
	杨祖谦	1984.01–1995.01	徐思俊	1984.01–1985.09
			邱亚关	1984.01–1991.05
			游慧萍	1984.01–1994.02
			洪永寿	1984.01–1995.01
	韩俊如（代理院长）	1991.12–1993.12	林传成	1993.07–1995.01
			郑亚才	1993.07–1995.01
			黄进顺	1993.07–1995.01
	郑亚才	1995.01–2006.11	洪永寿	1995.01–1998.04
			林传成	1995.01–1998.04
			黄进顺	1995.1–2006.11
			吴文乔	1997.02–2002.05
			马旭东（院长助理）	1995.11–1998.05
			马旭东	1998.05–2005.01
			马旭东（常务副院长）	2005.01–2006.11
			叶宝国	2003.01–2006.11
			林万枝	2006.08–2006.11
			韩明瑞（院长助理）	2006.02–2007.10
			吴彼得（院长助理）	2006.02–2007.10
	马旭东	2006.11–	黄进顺	2006.11–2010.10
			叶宝国	2006.11–2012.12
			林万枝	2006.11–2010.06
			吴彼得	2007.10–
			韩明瑞	2007.10–
			刘文平（院长助理）	2010.07–2011.12
			刘文平	2011.12–
			郭永林（院长助理）	2010.07–2011.12
			郭永林	2011.12–
			蔡铭智	2013.05–

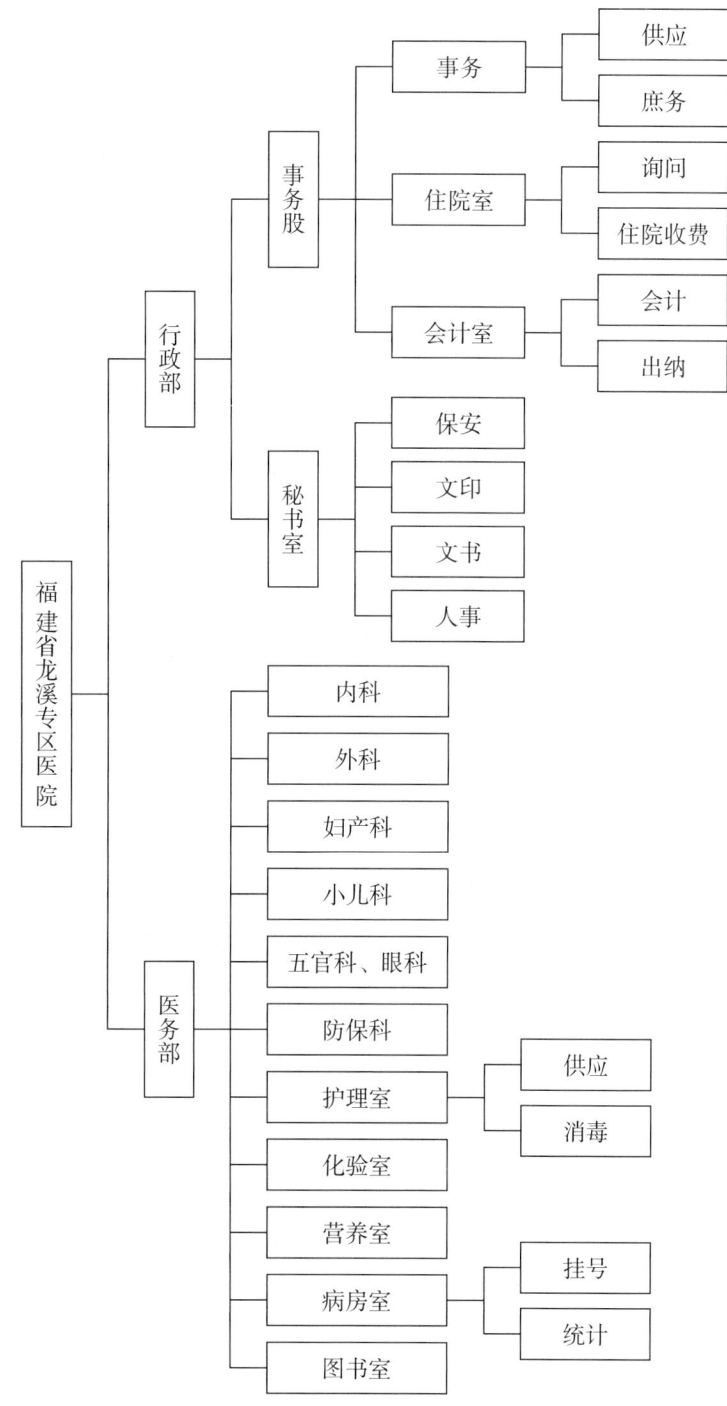

图 1-1 1952 年福建省龙溪专区医院组织系统示意图

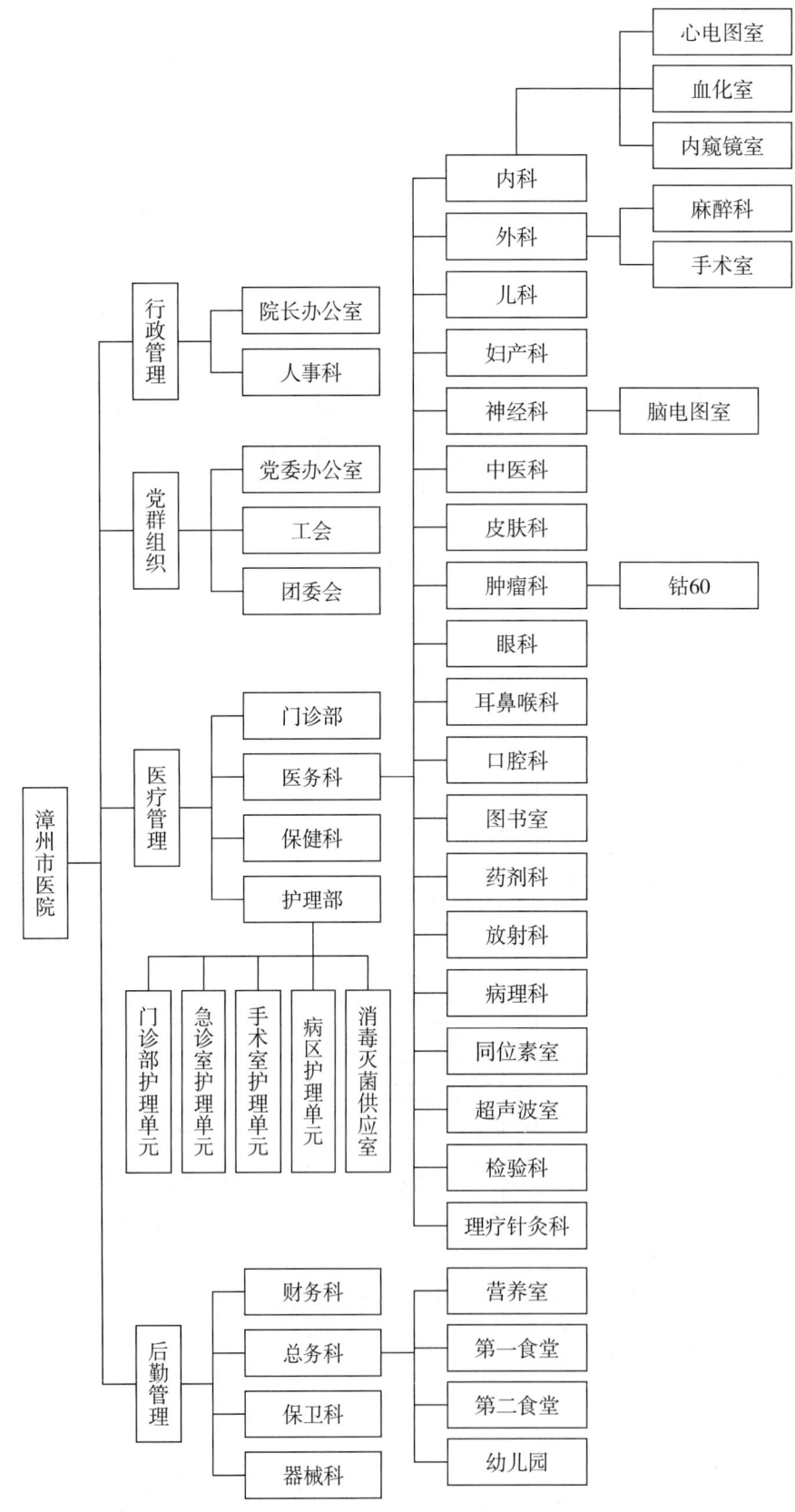

图1-2　1986年福建省漳州市医院组织机构设置示意图

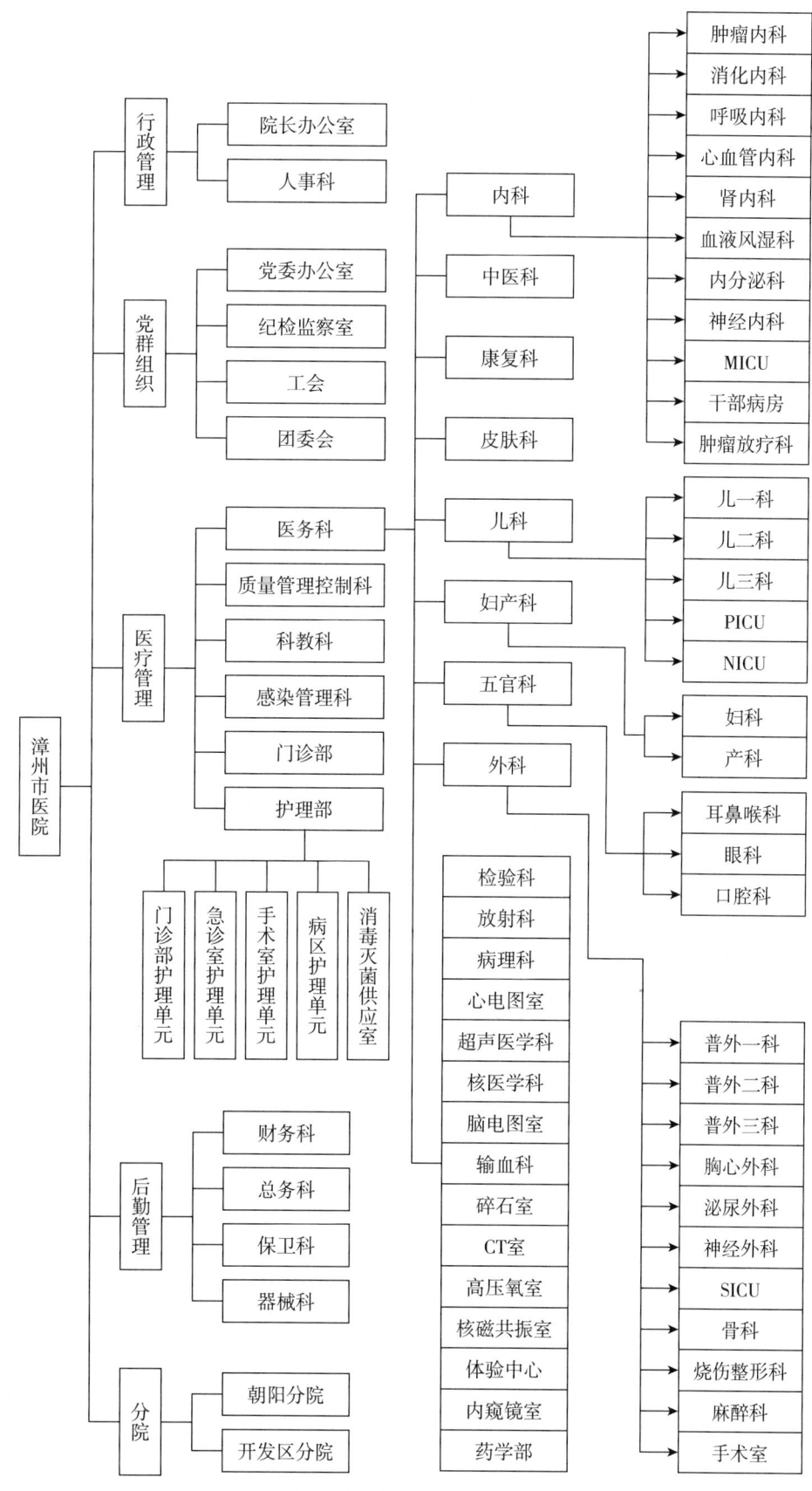

图1-3 2011年福建省漳州市医院组织机构设置示意图

表1-3　2015年漳州市医院各类专门委员会成员一览表

机构名称	成立时间（年）	主任（姓名）	副主任（姓名）	委员（姓名）
院务委员会	1951	马旭东	叶宝国 吴彼得 韩明瑞	刘文平、郭永林、蔡东锋、杨娇玲、沈炳荣、陈诺琦、叶小玲、张秀芬、康亚婵、陈吴南、张跃能、游煌、李鸿州
爱国卫生运动委员会	1954	韩明瑞	游煌	蔡东锋、沈炳荣、朱小燕、游煌、李鸿州、叶小玲、张秀芬、李继红、陈诺琦、朱粉趆、张丽华
病案质量管理委员会	1963	叶宝国	吴彼得 刘文平	沈炳荣、陈诺琦、康亚婵、郑素珠、张秀芬、郑周达、许向农、陈建东、陈跃鸿、李玲、庄红梅、林玉霜、张家祥、朱少波、黄清华
计划生育管理委员会	1963	马旭东	陈同元	杨娇玲、沈炳荣、朱小燕、蔡东锋、李继红、李鸿州、郑周达、林永玲
学术委员会	1980	马旭东	吴彼得 叶宝国 韩明瑞	刘文平、陈诺琦、沈炳荣、叶小玲、许向农、郑周达、庄红梅、陈跃鸿、蔡铭智、庄鹏、詹阿来、李碧峰、吴阿阳、谢丽琴
职工保健工作委员会	1980	吴彼得	杨娇玲 沈炳荣	郭永林、康亚婵、陈诺琦、陈建东、庄红梅、吴佳滨
治安保卫委员会	1980	韩明瑞	李鸿州 游煌	朱小燕、陈素玉、陈立群、姚秀娥、郑凤萍、蔡惠贞、肖碧云、朱喜琴、郭培琴、蔡红灵、林英、方美蓉、葛志华、姚亚葱、陈开珠、江美雅、黄丽珠、郑荣花、孙燕华、王美玉、林羡枝、杨秋香、江燕琼、郭亚白、谢丽琴、高旭华、张月葵、邱淑琴、张宝羡、柯专叶、王琳、李碧峰、吴阿阳、郭永林、张跃能、沈晓元、刘文平、沈炳荣、郑义春、蒋辉
调解委员会	1980	陈同元	韩明瑞	刘文平、李鸿州、游煌、康亚婵、李继红、蔡东锋、沈炳荣
经济管理委员会	1983	马旭东	叶宝国 陈同元 吴彼得 韩明瑞	刘文平、郭永林、李继红、杨娇玲、李鸿州、康亚婵、蔡东锋、沈炳荣、叶小玲、游煌、许向农、郑周达、詹阿来、李碧峰、蔡铭智、郑素珠
医院感染管理委员会	1989	吴彼得	叶小玲	沈炳荣、康亚婵、游煌、张跃能、许向农、郑周达、朱少波、庄红梅、吴佳滨、陈永辉、吴阿阳、林羡枝、陈素玉、江燕琼、黄丽珠、郑义春
医疗护理质量管理委员会	1989	韩明瑞	康亚婵	谢丽琴、朱小燕、郑素珠、柯专叶、陈素玉、黄丽珠
药事管理委员会	1989	马旭东	陈同元 叶宝国 吴佳滨	吴彼得、韩明瑞、刘文平、沈炳荣、康亚婵、叶小玲、许向农、郑周达、李玲、陈跃鸿、许慎
离退休干部工作委员会	1989	陈同元	叶宝国	郭永林、杨娇玲、李继红、游煌、许淑芬
输血管理委员会	1995	叶宝国	韩明瑞	刘文平、沈炳荣、叶小玲、郑素珠、许向农、郑周达、林玉霜、游旭闽、吴阿阳、林聪猛、原敏

续表

机构名称	成立时间（年）	主任（姓名）	副主任（姓名）	委员（姓名）
医疗服务价格管理委员会	1998	马旭东	韩明瑞	郭永林、蔡东锋、沈炳荣、康亚婵、张跃能、游煌、李鸿州、吴佳滨、阮志军
精神文明建设领导小组	1999	马旭东	陈同元	叶宝国、吴彼得、韩明瑞、刘文平、郭永林、杨娇玲、李继红、蔡东锋、朱小燕、游煌、李鸿州、许淑芬
招标管理工作委员会	2000	马旭东	吴彼得 韩明瑞 陈同元	郭永林、杨娇玲、游煌、陈吴南、张跃能、李碧峰、蔡东锋、李继红
信息化管理委员会	2001	马旭东	叶宝国	刘文平、郭永林、陈吴南、沈炳荣、郑素珠、张秀芬、张跃能、游煌、李碧峰、蔡旭杰
装备管理委员会	2004	马旭东	吴彼得 陈同元	刘文平、沈炳荣、张跃能、游煌、康亚婵、李碧峰
生物安全管理委员会	2004	马旭东	叶宝国	刘文平、叶小玲、吴阿阳、邹宗楷、原敏、张跃能、游煌、李鸿州、洪理伟、高海闽
医疗质量管理委员会	2005	马旭东	叶宝国 吴彼得 韩明瑞	刘文平、沈炳荣、陈诺琦、叶小玲、康亚婵、蔡东锋、杨娇玲、游煌、张跃能、许向农、郑周达、李玲、林玉霜、詹阿来、杨舒萍、李碧峰、吴阿阳、张月葵
投诉处理领导小组	2005	马旭东	陈同元 叶宝国 韩明瑞	郭永林、蔡东锋、杨娇玲、李继红、沈炳荣、康亚婵、李鸿州、张秀芬、张跃能
医疗安全管理委员会	2006	马旭东	韩明瑞（常务副主任）叶宝国 吴彼得 陈同元	刘文平、郭永林、沈炳荣、陈诺琦、叶小玲、康亚婵、张秀芬、张跃能、陈吴南、游煌、李鸿州、蔡东锋、李继红、杨娇玲
教学委员会	2006	马旭东	吴彼得 叶宝国 韩明瑞	陈诺琦、朱小燕、叶小玲、李玲、詹阿来、许向农、郑周达、陈永辉、李兆生、庄鹏、周火旺
医师定期考核委员会	2007	马旭东	吴彼得	刘文平、沈炳荣、陈诺琦、蔡东锋、李继红、杨娇玲
医学伦理委员会	2007	马旭东	陈同元	叶宝国、吴彼得、韩明瑞、陈诺琦、沈炳荣、谢丽琴、蔡东锋、李继红、许向农、郑周达、叶小玲、李玲、庄红梅、杨舒萍、薛贵滨、苏晓鹏、章小燕
应急管理委员会	2007	马旭东	叶宝国 吴彼得 韩明瑞 陈同元	刘文平、郭永林、沈炳荣、康亚婵、张跃能、吴佳滨、蔡东锋、李鸿州、游煌
岗位设置与聘用委员会	2009	马旭东		陈同元、叶宝国、吴彼得、韩明瑞、刘文平、郭永林、杨娇玲

续表

机构名称	成立时间（年）	主任（姓名）	副主任（姓名）	委员（姓名）
继续医学教育管理委员会	2010	吴彼得	叶宝国 韩明瑞	陈诺琦、杨娇玲、朱小燕、叶小玲、李玲、郑周达、许向农、刘丽莎、吴阿阳、李碧峰
临床路径管理委员会	2010	刘文平	蔡铭智	蒋少红、阮敏毅、陈开珠、许向农、郑周达、李玲、叶小玲、黄慧萌
医疗器械临床使用安全管理委员会	2010	蔡铭智	刘文平	阮敏毅、蒋少红、叶小玲、谢丽琴、陈吴南、蔡美芬、郭亚白、江燕琼、李咏梅、李玲、郑周达、严康宁、林瑞生、许向农、陈建东、庄鹏、吴阿阳、刘丽莎、詹阿来、杨秋香、黄雨燕
药物临床试验机构伦理委员会	2011	陈诺琦		马旭东、吴彼得、陈同元、李碧峰、叶小玲、许慎、林玉霜、戴学清、薛贵滨、陈锦凤
药物临床试验机构专家技术委员会	2011	马旭东	吴彼得	叶宝国、韩明瑞、刘文平、郭永林、陈诺琦、沈炳荣、蔡东锋、李碧峰、郑周达、叶小玲、陈跃鸿、林瑞生、蔡铭智、许慎、赖亚栋、郑素珠、刘丽莎、詹阿来、吴阿阳
药事管理与药物治疗学委员会	2011	韩明瑞	黄小红	马旭东、吴彼得、刘文平、阮敏毅、陈诺琦、叶小玲、许向农、连家坚、郑周达、李玲、陈跃鸿、蔡友鹏、蒋少红、林英、陈同元
医保管理委员会	2013	刘文平	郭永林 阮敏毅	许向农、洪鹭蓉、李咏梅、郑周达、叶小玲、李玲、李碧峰、陈开珠、郭亚白、杨秋香、戴永万、谢艺彬、蔡旭杰
质量与安全管理委员会	2014	马旭东	吴彼得 韩明瑞 刘文平 蔡铭智 郭永林	阮敏毅、蒋少红、陈诺琦、叶小玲、谢丽琴、蔡美芬、李鸿州、蔡东锋、黄慧萌、李咏梅、沈炳荣

第六节　分院概览

一、救世医院

民国 10 年（1921 年），美国归正教会厦门支会创办救世医院，设址平和小溪镇。

民国 26 年（1937 年），小溪救世医院归属漳州协和医院管理，仍沿用原院名作为协和医院的分院。漳州协和医院负责配备医务人员和发放器械药品。

平和小溪分院主治疟疾、脾肿大、肺炎、肺结核、麻风等疾病。医疗器械设备简陋，主要有听诊器、外科手术常用器械如手术刀、钳、手术床，其他有产床、普通病床、显微镜、玻璃仪器、气灯、分析天秤等。药品剂型有粉剂、片剂、针剂，主要药品有定脾丸、抗生素。

民国 28 年（1939 年），美国归正教会拨款 2000 银圆，美国慈善人士资助 510.6 银圆，全年收入总额 25992.52 银圆。门诊 4494 人次，住院患者 462 名。

民国 29 年（1940 年），平和小溪分院有代理院长 1 名、护士长 1 名、护士 1 名、实验诊断室技师兼药剂师 1 名、助产士 3 名、助理士 3 名、炊事员 1 名、门卫和清洁员各 1 名。

民国 31 年（1942 年），平和小溪分院开展预防接种。民国 33 年（1944 年），医生楼因年久失修而拆除。民国 34 年（1945 年），平和小溪分院每逢星期二、星期五开诊的同时，向患者发放食品、衣物等联合国总部和国际红十字会的援华物资，医院对经济困难的患者给予免费医疗；住院患者入院时住院费 1 银圆，住院期间每星期收生活费 1 银圆，医、药免费；门诊患者医药费一律收铜板 2 枚。

民国 35 年（1946 年），平和小溪分院内科、外科床位各 19 张、产科 2 张。门诊改为天天开诊，除助产医师出诊接生，医院不开展出诊业务。医院开支大部分靠医疗收入维持，人员薪金低，护士月薪法币 20 万元，医生月薪法币 50 万元。

平和小溪分院医疗收费标准参照《福建省各市县私立医院诊所费限制办法》执行。其中挂号费（诊费在内）初诊为法币 30 元，复诊为法币 20 元；出诊每次法币 200 元，离城 5 里加倍，车轿船费由病家支付；皮下或肌内注射每次法币 50 元，静脉注射每次法币 100 元，接生费法币 100 元；住院费每人/日/法币 200-500 元。

平和小溪分院培养的学生，大多数为基督教徒的子女或亲属。学生入学时交纳书籍费 20 元，生活费用由医院支付，教学上采取半工半读形式，即上午随医生实习换药、注射等临床操作，下午课堂学习，主要有生理学、解剖学、组织学、细菌学、内科学、儿科学、产科学和英语等学科。学生毕业后，多数自行开业行医，个别留院任医生。护士和助产士大部分是漳州仁恕护士学校毕业的学生，有少数是美国人。

平和小溪分院常设教士向患者布道。每逢开诊日，除急诊患者外，患者都要到传道室颂读圣经，听教士布道，才可接受诊疗。医务人员每天早上亦须先行颂读圣经，然后开始医疗活动。

1949 年，平和小溪分院无外来资金捐助。是年，有护士 3 名、传教士 1 名和挂号员兼出纳员 1 名；住院患者 471 名，门诊患者 6180 人次。

1951 年，龙溪区专员公署卫政字第 404 号令平和分院由平和县人民政府接管。

二、源梁医院

光绪十五年（1889 年），英国基督教长老会在漳浦创办源梁医院。设址漳浦县城西大街新路尾基督教堂旁。初期设门诊，有医生 4 名。

民国 26 年（1937 年），源梁医院归属漳州协和医院管理，成为漳州协和医院漳浦分院（简称漳浦分院）；经济来源、药品、医疗器械主要依靠漳州协和医院划拨、救济总署救济款及英国基督教会每年补助 50 英镑；设置内科、外科、妇婴科，其中外科能开展阑尾切除、疝修补、截肢等中小型手术；医院占地面积 646 平方米，房间 33 间，住院病床 23 张。

民国 30 年（1941 年），漳浦分院有住院患者 241 名，门诊患者 14900 人次。

民国 37 年（1948 年），漳浦分院内科病床 11 张（其中单人房病床 1 张）、外科病床 11 张（其中单人房病床 1 张）、妇产科单人病房床位 1 张。

1949 年 9 月，漳浦县解放，漳浦分院经济来源主要是诊疗收入，未获得任何经济捐助。是年，漳浦分院有院长 1 名、医生 8 名、护士 2 名、实验室技术员 1 名、传教士 1 名和挂号员兼出纳员 1 名；有住院患者 184 人次、门诊患者 4047 人次。

1952 年 3 月，遵照 1951 年 12 月 21 日福建省人民政府卫生厅政令，漳浦县人民政府接管漳浦分院。

三、爱华医院

民国10年（1921年），美国归正教会派遣夏礼文（Halemarv）在龙岩创办爱华医院。于县城91路翁家花园开设门诊，租用城西虎岭山顶及山麓土地十余亩兴筑院舍（今龙岩第一中学对面），民国11年（1922年）建成，翌年迁入开业。因设立及建筑的经费由美国渥爱华州耕正教牧师费格（Fagg）遗产所捐赠，所以医院英文名"Fagg memorial hospital"，意译纪念费格医院，中文译名爱华医院。

民国18年（1929年）至民国27年（1938年）夏，医院停办，民国27年秋至翌年春，爱华医院重新开办，遇多方困难。民国28年（1939年）秋，美国归正教会拨款修缮院舍，由漳州协和医院接办爱华医院，更名为漳州协和医院龙岩分院，漳州协和医院院长厚士端兼任爱华医院院长，医师韩得成主持日常院务。经费开支及大部分药品由厦门救世医院拨给，人事等事务由漳州协和医院管理。是年，龙岩分院有主持院务兼医生1名，医生2名，护士2名，职员5名，传道2名，工友10名。民国29年（1940年）2月，龙岩分院以中华基督教龙岩教会所属医院名义，在中华民国龙岩县国民政府注册。是年，龙岩分院有床位50张，住院患者总计459名，门诊患者17565人次。

民国35年（1946年），龙岩分院的院务及保管、出纳、会计均由代院长1名兼任。是年，住院患者总计397人次，门诊患者12424人次。内科床位13张，个人房3间；外科床位13张，个人房3间；妇产科个人房1间。

民国36年（1947年）10月，漳州协和医院龙岩分院与漳州协和医院脱离隶属关系。

四、同安医院

民国30年（1941年）前，同安医院属于厦门鼓浪屿医院的分院。民国30年（1941年）秋天，由于日本侵华战争，鼓浪屿医院关闭。民国31年（1942年），同安医院归属漳州协和医院管理，成为漳州协和医院同安分院。民国36年（1947年），同安医院重新归属鼓浪屿医院。

五、漳州市医院小坑头分院

1993年2月，漳州市医院成立小坑头分院暨漳州市小坑头股份制医院（简称小坑头分院）筹委会，设主任、副主任各1名，成员6名，开始进行分院筹建工作。3月，漳州市卫生局同意漳州市医院和医院工会委员会出资组建开办漳州市医院小坑头分院（股份制），设址漳州市芗城区小坑头村。4月初，漳州市经济体制改革委员会同意漳州市医院成立小坑头分院，为法人持股的职工股份制医院。根据国家体制改革委员会关于有限责任公司规范意见及有关规定进行运作，具有独立法人资格，实行自主经营、自负盈亏、独立核算、照章纳税，小坑头分院注册资金为人民币110万元，由股东依章程以现金和固定资产折价入股构成。实行董事会领导下的院长负责制，董事长为法定代表人。4月21日，小坑头分院试行营业。5月1日，开设整形美容科住院病房。10月23日，小坑头分院挂牌开诊。

小坑头分院设床位100张，设置内科、妇产科、儿科、肿瘤科门诊，收治术前待床，术后康复以及需要住院观察治疗患者，医疗专家定人、定期轮流开展门诊与手术，医护人员、医疗器械、食品由漳州市医院相应管理科室抽调、配置，配置有X光机、B超机、心电图机、救护车等医疗设备。

1996年6月，小坑头分院停办。

六、漳州市医院流传分院

1995年7月，漳州市医院与郭氏基金会合作筹办漳州市医院流传分院（简称流传分院），设址龙海市角尾流传村。1996年4月，流传分院试行门诊。

郭氏基金会出资提供流传分院医疗、办公设备和每月2万元人民币活动经费；漳州市医院分管副院长1名兼任流传分院院长，派出医务人员轮流驻点负责医疗事务。流传分院设病房，床位10张。

流传分院临床科室设置内科、外科、儿科、妇产科；医技科室设B超室、心电图室、放射科、胃镜室、检验科、药房；诊疗范围为内科、外科、儿科、妇产科疾病；24小时开放急诊。

1996年5月，漳州市医院与流传分院脱离关系，移交龙海政府管理。

七、漳州市医院朝阳分院

2003年11月25日，漳州市政府批准成立漳州市朝阳医院，为财政核拨医疗事业单位，开始筹备建设。2004年12月25日，漳州市朝阳医院举行传染病房楼正式开工奠基典礼。

2006年2月8日，漳州市政府常务会议决定漳州市朝阳医院归属漳州市医院管理，更名为漳州市医院朝阳分院（简称朝阳分院）。5月，漳州市卫生局颁发医疗机构执业许可证。朝阳分院是漳州市传染病防治定点医院，属于非营利性医院，承担漳州市传染病治疗任务，以及住院医师传染病防治规范化培训任务和福建医科大学临床传染病防治教学、见习、实习任务。

2007年4月，朝阳分院完成病房楼建设，建筑面积4009平方米。6月26日，朝阳分院传染病房和传染病门诊开始试营业。有医务人员28名，其中医生7名、护士11名、医技人员5名，行政后勤人员5名，有病房床位编制40张。共享漳州市医院完善的医疗设备，顺利开展各项诊疗活动，完成政府下达的各项医疗任务。

2009年8月，朝阳分院完成负压病房建设。8月28日，启用收治首例甲型H1N1流感患者。在甲型H1N1流感期间，朝阳分院共收治确诊患者32例，重症1例，疑似留观患者101例，均顺利康复，无出现死亡病例。10月，门诊医技楼开工建设，建筑面积8898平方米。

2011年9月，朝阳分院门诊医技楼建设竣工通过验收，药房、超声和检验等医技科室及行政后勤迁至门诊医技楼。12月，传染病房床位编制增加至70张。设有行政办公室、临床科室。医技科室有药房、超声室、检验室、心电图室、病案室、收费室。有专业技术人员34名，其中主治医师4名、医师5名、主管护师1名、主管技师1名、主管药师1名、护师5名、护士10名、药师4名、检验师2名及超声医师1名。

八、漳州市医院招商局漳州开发区分院

2010年8月4日，漳州市医院与招商局中银漳州开发区签约，合作创办漳州市医院招商局漳州开发区分院（简称漳州开发区分院）。漳州开发区分院占地2000平方米，建筑面积5340平方米，业务用房4500平方米。第一批进驻人员46名，其中从漳州市医院派4名管理人员组成分院组织机

构,分别为分院领导、行政、后勤及护理部门,派临床医疗、医技医生9名,退休返聘护理人员1名,后勤人员2名,自聘人员21名(医师5名,护理12名,检验1名,药剂2名,收费1名),临时合同人员4名(药剂1名,收费2名,护工1名),食堂厨师2名,驾驶员2名,保洁1名;其中硕士学历者1名,本科学历者17名,大普学历者1名,专科学历者14名,中专学历者8名。

2010年10月26日,漳州开发区分院试营业,11月8日,举行揭牌仪式正式营业。按合作创办协议要求设置内科、外科、妇产科、儿科、耳鼻喉科、眼科等临床科室;医技科室有放射科、B超室、心电图室、检验科等,诊治各种常见疾病。财务管理由漳州市医院财务科统一管理并派1名财务人员长驻开发区分院;后勤主要负责医院物资管理、食堂管理、卫生管理、驾驶员及车辆管理、水电工管理,水、电、气、暖的供应及设施的日常保养和维修,院容院貌、环境卫生、绿化美化等方面的管理。11月15日起,食堂开始提供职工就餐。

2011年1月12日,漳州开发区分院开通网络信息平台,实现与漳州市医院联网。3月,成立物资、医疗、设备、耗材二级库,负责总务、器械等物资的入出库管理。4月11日,开设专家门诊。同月18日,开设病房,床位编制50张。5月,成为漳州市医保定点医疗机构并开通体检系统;成立医院工会、共青团支部。医疗设备有心电监护仪、呼吸机、洗胃机、除颤仪、电动吸引器、微量汞、电动分娩床、手术无影灯、电动人流吸引器、多功能手动手术床、高频电刀、一体化信息监护仪、麻醉机、电池式耐高压电钻各1台;开颅器械1套;五官科微波治疗仪、验光仪、裂隙灯各1台;SIEMENS多功能一体化多普勒彩色B超机1台;心电工作站1套、心电图机1台;新岛津DR数字化透视及摄片系统(蓝韵数字化工作站、富士数字激光打印胶片机)1套;XS-800i五分类血球仪、US-200尿液分析仪、Nikon显微镜、TD3低速离心机、RT-600酶标分析仪、PW-812全自动酶标洗板机、数显电热恒温箱、AU-480全自动生化仪、L-530离心机、BE半自动血凝仪各1台;XGQ25F全自动洗涤脱水机、新华台式灭菌器、多功能封口机各1台;口腔治疗台1台;OLYMPUS胃肠镜一体机及配套消洗系统1套。实行24小时诊疗制,开展门急诊、公共卫生社区服务、预防接种、健康体检、专家门诊、病房住院业务,承担招商局中银漳州开发区辖区"120"院前急救、抢救任务。

第二章 组织管理

第一节 行政管理

一、行政事务管理

(一)机构设置

院长办公室 1952年,龙溪专区医院成立秘书处,有行政秘书1名,负责文件、信函和印鉴管理等事务。1958年，龙溪专区医院成立院长办公室。1968年，龙溪专区医院成立革命委员会，院长办公室被撤销。1980年5月，龙溪地区医院根据中华人民共和国卫生部《关于综合医院组织编制原则试行草案》，设院长办公室，有副主任、干事各1名。1989年3月，漳州市编制委员会同意漳州市医院院长办公室为行政副科级。至2011年，院长办公室有人员7名，其中主任1名，科员3名，文印室、收发室、通讯室人员各1名。

（二）工作职能

漳州市医院院长办公室的工作是在院长直接领导下，作为医院决策层的参谋和助手，负责全院的文秘工作；负责安排全院行政会议，并组织贯彻落实；统一管理印鉴及文印、外勤、联络、群众来信来访工作登记及处理工作；负责对外接待工作；负责医院行政文件的接收、登记、传阅、存档等统一管理；负责档案管理，定期收缴不同载体（纸制、电子拷贝等）文件、报表、资料、图片、声像材料，按规定整理编目、立卷归档；管理总值班室；办理院长或副院长工作指令；负责订阅医院报刊及分配（业务杂志由图书室订阅）；负责公用信函、电报、包裹的发送、拆转；负责医院作息时间的变更及通知重要会议；负责协调医院各科室工作；负责院务公开工作，协助信息科做好医院网站建设和信息上网审核。

依法执业 1995年始，漳州市医院遵照中华人民共和国卫生部《医疗机构管理条例》进行执业登记、变更、校验等工作；将医疗机构执业许可、诊疗科目、诊疗时间和收费标准在门诊大厅上墙张榜公布；每年按规定完成医院相关证件（法人代表、组织机构代码）的年审、校验工作，做到依法执业。

信访工作 1980年后，龙溪地区医院贯彻落实中华人民共和国卫生部有关文件精神，制定《漳州市医院关于信访投诉首接负责制暂行办法》《关于进一步做好和规范信访工作的实施意见》《漳州市医院关于做好病人投诉处理工作的实施办法》等规章制度，信访工作成为医院接受社会监督，创建和谐医患关系，保护患者及维护医院职工合法权益的重要组成部分；设立投诉中心，挂靠院办、党办，制定投诉中心工作职责、信访工作程序和内容，执行信访接待、登记、转办、督办、归档制度；在医院网站和公开栏上公开医德医风建设和服务承诺、医患沟通制度、投诉处理工作制度等规章制度，公开投诉电话、举报信箱、院长接待日，接受群众监督；实行投诉首接负责制度、投诉接待值班制度、投诉处理负责制度、投诉处理反馈制度、院长接待日制度、科主任、护士长接待制度，建立健全责任制和责任追究制，坚持"谁主管、谁负责"的原则，登记接待投诉，凭证处理投诉，记录投诉反馈结果，建立投诉档案以备查询；医院对投诉属实的行为，按照有关规定，严肃处理相关责任人并通报，同时将投诉处理情况纳入卫生技术人员年度职业道德考核内容，与医务人员年度考核、职务（职称）晋升、聘任、奖惩挂钩；坚持以事实为依据，以规章制度为准绳进行查处。2002-2010年，漳州市医院针对来信来访逐一进行调查、核实，对实名举报投诉经查实均答复举报投诉人，件件有反馈，有处理。

院务公开 2000年9月，漳州市医院根据中华人民共和国卫生部、福建省卫生厅《关于深化院务公开的意见》精神，制定《漳州市医院关于深化院务公开工作实施意见》《漳州市医院关于院务公开实施意见及实施细则》《漳州市医院关于开展创建院务公开示范单位活动的实施意见》《漳州市医院关于印发院务公开目录的通知》等文件，成立院务公开领导小组和院务公开监督查小组，分别制定工作职责和责任制，完善医院院务公开的内容、实施细则和具体要求，制作向社会公开和向职工公开的专栏，把院务公开的内容让群众和职工知道，接受监督；院务公开内容有医疗服务质量、药品价格、医疗服务信息、医患沟通、药品、医疗器械和一次性医疗用品等物资招标采购、行风评议、职工切身利益事项、突发公共卫生事件应急救治措施、重大决策过程、违纪处理情况等。2007年，漳州市医院获福建省省卫生厅授予"全省院务公开示范单位""推行办事公开制度省级示范单位"荣誉称号。2008年获中华人民共和国卫生部授予"全国院务公开示范点"荣誉称号。

宣传工作 1985年后，漳州市医院收集新技术、新项目开展信息，于《闽南日报》《福建卫生报》《健康报》《医院报》等报刊宣传报道医院引进开展新技术、医德医风建设、好人好事等；与福建电视台、漳州电视台合作，制作播放医院的专题片，宣传医院临床医疗、教学科研的新成果，新业务，宣传医院医德医风的先进事迹和个人，树立医院良好的形象和提升医院的知名度。1999年、2000年、2005年漳州市医院先后获漳州市卫生局授予"漳州卫生信息先进单位"荣誉称号。2011年11月，漳州市医院获中国药学会授予"2011年度信息工作先进单位"荣誉称号。

协调工作 1980年后，龙溪地区医院由分管副院长组织定期召开职能科室会议，进行具体分工，各职能科室深入临床第一线，及时为临床和患者解决难点、热点问题；及时了解新技术、新项目的开展应用、科室的好人好事等，听取职工意见和反映的问题，及时给予协调解决，为群众排忧解难，对不能解决的问题及时向院领导汇报，充分发挥桥梁和纽带作用。掌握第一手资料，为领导决策提供科学依据。2006年，漳州市医院落实院长行政查房制度，制定每月一次院长查房安排表，根据院领导的要求，拟出查房主题和需要解决问题，通知相关科室，根据行政查房发现的问题，督促相关科室提出整改措施并落实。2009年后，漳州市医院建立职能科室联席会议制度，每月召开职能科室会议，对需要各科室互相配合的问题进行协调，减少推诿、扯皮现象，明确工作职责，做到既分工又合作，从而提高职能科室工作效率，推动落实完成医院的决策和任务。

档案、文印、收发工作 1998年，漳州市医院档案库房设于行政办公楼第十一层，库房面积560平方米。2000年7月，漳州市医院建立综合档案室，收集整理医院文书、会计、基建档案，经过福建省档案局评审，被评为福建省一级综合档案室；有专职档案员1名，兼职档案员11名，全面负责医院档案工作，集中统一管理文书档案、会计档案、科研档案等。至2011年，漳州市医院共存有文书档案1256卷、会计档案5238卷、科技档案32卷。

1976年，龙溪地区医院设立文印室，负责院部及职能科室的材料打印工作。1980年，龙溪地区医院设立收发室，负责做好全院的报纸、杂志订阅、收发工作。2011年，漳州市医院订阅《中国医院管理》《中华护理杂志》《中华医院管理杂志》等杂志398种；《健康报》《福建卫生报》《福建日报》《闽南日报》等报纸14800份。1998-1999年、2001-2006年漳州市医院先后8次获中共漳州市委宣传部、漳州市邮电局授予"漳州卫生信息工作先进集体"荣誉称号。

会议室、礼堂管理 会议室、礼堂作为医院大型会议、重要学术活动和职工文娱活动的公共场所，各职能部门使用礼堂须填写礼堂使用申请，院长办公室根据礼堂使用情况、设备状况统筹安排。

1980年，龙溪地区医院设专用会议室。1982年，医技楼第五层设置礼堂。1993年，漳州市医院改造装修礼堂。1998年，行政办公楼建成投入使用，行政办公楼第十二层设会议室1间，建筑面积210平方米，有座椅100张；设多功能厅1间，建筑面积140平方米，有座椅100张，可作会议、学术报告及舞厅使用。2009年4月，改造礼堂为病理科用房及教学培训基地；12月，改造食堂第二层作为医院礼堂，建筑面积300平方米，有座椅400张，供医院召开职工大会、大型学术报告及举办文艺晚会使用。

二、职工队伍管理

(一)机构设置

人事科 1952年,龙溪专区医院秘书处有人事工作人员1名。1958年,龙溪专区医院成立政工科,负责人事工作,有工作人员3名。1961年11月,中共龙溪地委宣传部部务会研究决定医院撤销政工科,成立人事科,有工作人员2名。1964年,人事科有工作人员3名。1971年,龙溪地区医院人事科更名为政工组,有工作人员3名。1978年,龙溪地区医院政工组更名为政治处,有工作人员3名。1980年,龙溪地区医院政治处再次更名为人事科,有工作人员4名。1989年3月,漳州市编制委员会同意漳州市医院人事科为行政副科级。1995年,人事科有正、副科长、科员各1名。1997年11月,人事科有科长1名、科员2名。2005年,人事科长代管审计室。2011年,人事科有科长1名、科员2名,其中具备本科学历者2名、专科学历者1名。

(二)主要工作

1952年,龙溪专区医院人事工作主要是制作各种人事表册,建立登记、研究、交办、检查、催办及归档制度。审查和整理干部在各次运动中的鉴定及结论,建立干部档案。

1953年,龙溪专区医院根据"整顿巩固,重点发展,提高质量,稳步前进"的文教方针,结合医院干部思想和工作情况,重点在于培养和教育干部,提高干部队伍质量,抓政治和业务学习,提高全体工作人员政治觉悟和技术水平。根据编制人数进行人员调配和人力储备,干部人数从1952年的122名增至162名。

1954年,龙溪专区医院实行科主任负责制,人事科负责选拔考核中层管理干部工作,考核内科、外科、妇产科、儿科等4个科室的主任4名、副主任1名,为医院任命中层管理干部提供依据。贯彻党对知识分子"团结、教育、改造"的政策开展干部审查工作,针对受审查人员,派专人前往原籍居住地了解情况,核实材料;选送优秀干部报考各级卫生学校及工农速成中学为国家输送培养人才;举办初级卫生人员开办业余文化补习班;根据上级调资政策精神调整工作人员工资等级待遇,对行政、医务、勤杂人员进行评比,广泛征求意见,确定调整人员34名。

1955年,龙溪专区医院重视中、高级卫生技术人员的团结和统战工作。尊重高级知识分子的知识和劳动,使之在工作上有职有权,大胆负责,提高责任感。

1956年,龙溪专区医院选拔副院长1名,护士长、副护士长4名,行政副股长1名。

1959年,龙溪专区医院贯彻党对知识分子团结、教育、改造政策,培养又红又专的卫生干部,选派医师3名、护士11名、其他技术人员3名、行政人员7名下乡劳动锻炼,参加巡回医疗;按德才标准,提拔副主任3名、主治医师4名、护士长1名、副护士长5名、护士2名、技术员3名。是年,医院知识分子共有178名,占医院职工总数的62.8%,其中主治医师以上职称者19名。1960年,龙溪专区医院病床与工作人员比例为1:0.5,病床与医务人员比例为1:0.45,病床与实际在职医务人员比例为1:0.33。10月,按照上级指示精神,龙溪专区医院精简机构,大力支援农业,派出人员25名支援农业第一线,占医院职工总数的8.06%,其中行政、勤杂人员10名,占行政勤杂总数11.2%,医务人员15名,占医务人员总数6.8%。先后下放59名医务人员到公社、大队协助指导除"四害"灭病,培训公社医疗技术人员43名。医务人员上山下乡最多时达110名,占医务人员总数的38.9%。

1980年,龙溪地区医院根据中华人民共和国卫生部颁发的《卫生技术人员职称及晋升条例(试行)》的规定，经龙溪地区卫生技术评定委员会考核鉴定、福建省卫生厅和龙溪地区卫生局批准，有卫生专业技术人员7名晋升高级职称、36名晋升中级职称。

1982年，龙溪地区医院人事工作重点转移到医院人才队伍建设和管理上。1984-1988年，医院落实卫生系统技术职务聘任制试点工作。

1990年，漳州市医院成立职称改革领导小组和初级职称评委会。

1993年，漳州市医院根据《福建省卫生技术人员年度考核办法》和中共漳州市委组织部、漳州市人事局《关于机关事业单位工作人员年度考核工作的通知》精神，首次实行卫生技术人员年度考核。成立以医院党委书记任领导小组组长和支部书记任支部考核小组组长的院、科两级考核组，制订考核方案，参照医院各级人员的岗位职责，分解细化和量化专业理论知识、吸收应用新技术的能力、解决复杂疑难技术问题的能力和工作成绩等4个指标，赋予相应的分值，通过个人总结、科室互评、支部考评等环节进行客观、公正的评价职工的工作。

1998年，漳州市医院加大人事制度改革力度，对行政后勤部分班组进行以事定岗，以岗定人，减员分流。在保质保量完成工作的基础上，共调整岗位10个，有效地控制临时工队伍的增长。医院按照国家档案法和干部档案管理条例规定，规范档案管理工作，收集整理历年文书档案资料、各类人事档案材料，整理录入医院职工及离退休人员的入伍时间、工作年限、学历、职务、职称、调级、调职、晋升、工资等信息资料，建立员工电子信息档案，使医院的档案管理工作逐步规范化、制度化。

2001-2004年，漳州市医院遵照中央、福建省、漳州市一系列人事制度改革文件精神，制定漳州市医院人事制度改革意见、关于人事制度改革实施方案、全员聘用制实施办法、工资分配制度改革方案等文件，加快医院人事制度改革步伐。

2005年，漳州市医院建立人事信息化管理系统，逐步实现人事管理工作信息化，为人员调配、提拔、配备、使用、晋升、奖惩、调资等提供依据。按照上级有关部门要求，开展各种人事、劳动等统计报表及中华人民共和国卫生部卫生网络信息直报系统。

2008年，漳州市医院根据《福建省医务人员医德考评实施办法(试行)》文件精神，制订《漳州市医院医务人员医德考评实施办法》，医务人员医德考评工作首次纳入人事科管理，建立职工个人医德考评电子档案。根据医院实际，修订完善《职工假期管理规定》《漳州市医院职工考研和成人教育暂行规定》，制定《漳州市医院计划生育工作管理制度》，医院与中层管理干部签订计划生育工作责任书。

2009-2010年，漳州市医院根据中共福建省委办公厅、福建省人民政府办公厅《关于印发〈福建省事业单位岗位设置管理实施意见(试行)〉的通知》和中共漳州市委办公室、漳州市人民政府办公室《关于印发〈漳州市事业单位岗位设置管理实施意见(试行)〉的通知》要求，制定《漳州市医院岗位设置方案》《漳州市医院岗位设置实施细则》等文件，首次开展岗位设置与聘任管理工作。人事科负责拟定医院人事工作条规和管理办法；管理医院的机构设置、人员编制和用人规划、年度进人计划、人员招聘、调动、辞职、退休、因公因私出境出国等工作；负责职工的考勤、考核、鉴定和奖惩工作及全院职工人事档案、专业技术人员业务档案的管理工作；负责医院职工的工资、福利、津贴、遗属补助等的管理、调整工作；负责干部、劳动工资、人事等各方面的统计工作；宏观控制和管理临时用工。2009年12月，完成岗位设置与聘任工作。

2011年，人事科配合医院综合信息平台办公自动化(OA)系统建设，提供人力资源管理信息化基础信息，对系统的员工档案管理、考勤管理、日常管理等设置提出意见建议，对医德考评系统设置多次提出修改意见，实现人事工作信息化管理。是年，制定《漳州市医院人力资源管理规定》《漳州市医院返聘专业技术人员的管理规定》，修订《漳州市医院临时聘用人员管理规定》。

职工招聘 1952-1978年，龙溪专区医院人员结构及编制由上级直接下达。

1978年后，龙溪地区医院按照中华人民共和国卫生部综合医院组织编制原则（试行草案）和三级综合医院评审标准要求为依据配置，人员以满足临床工作需要为原则。

1999年，漳州市医院首次"打破铁饭碗"，进行用人制度改革，对大专及以下学历的专业技术人员采用考试考核的方法自行招聘，进行编制外管理，变"单位人"为"社会人"，畅通人员进出渠道，激活用人制度。是年，招聘编制外应届中专毕业生23名，本科及以上的毕业生仍由上级分配。

2000年，漳州市医院根据中共中央组织部、中华人民共和国人事部、卫生部《关于深化卫生事业单位人事制度改革的实施意见》精神，结合医院实际，制订《漳州市医院人事制度改革试点工作实施意见》和《编制外用工管理暂行规定》。

2001-2004年，由漳州市人事局组织招聘考试，漳州市医院向社会公开招聘本科以上人员，通过理论考试、面试等程序，择优录用，编制内管理。2003年，根据不同学历采用不同方式补充各专业所需人员，即研究生以上采用考核聘用方式，本科生采用考试录用方式，大中专生采用考试聘用等不同方式补充人员。注重引进高层次人才和急需专业人才，经与各高校多方联系，考核引进博士1名、硕士3名；考试录用本科生26名；考试聘用大中专毕业生40名。规范用人制度，制定《关于编外用工管理暂行规定》，为1999-2002年编制外专业技术人员办理人事代理和养老保险。通过办理人事代理，医院和劳动者双方签订聘用合同，由漳州市人才交流中心管理人事档案，办理转正定级、职称、档案工资变动等手续，完善用人制度，保护劳动者的权益。2004年，根据医院业务发展需要，面向社会考聘本科生24名，招考聘用大中专毕业生60名（编制外）。对新补充工作人员进行岗前培训。完善编制外人员管理制度，对工作满1年的编制外人员进行全面考核，合格者给予办理人事代理并签订聘用合同，办理养老保险。是年12月起，为编制外合同工和勤杂工办理养老保险。根据漳州市人才交流中心关于做好代理单位专业技术人员年度考核工作的通知精神，对代理人员进行年度考核。

2005年，漳州市医院根据业务发展需要，接收研究生5名；由漳州市卫生局统一组织人员招聘工作，面向社会公开考试聘用大中专毕业生111名，首次为编制外自聘人员办理医疗保险。

2006年，漳州市医院按照中共漳州市委机构编制委员会《漳州市委机构编制委员会办公室会议纪要》决定，以实际开放床位为基础，人员编制的标准按照从2005年12月1日至2006年11月30日，每月实际开放床位数累计后的月平均数为实际计算床位，床位与人员编制的比例标准按1：1.5测算；各类人员的结构比例为卫生专业技术人员的比例不低于75%，行政管理、工勤等人员不高于25%；由中共漳州市委机构编制委员会同漳州市卫生局、市财政局于每年12月进行定编核定。是年，制定《漳州市医院自聘（不占编）专业技术人员招聘和管理暂行规定》《编外工勤人员聘用管理的暂行规定》和《漳州市医院编外工勤人员劳动合同书》，首次为自聘编制外专业技术人员办理缴纳住房公积金；根据国家人事部、财政部《关于印发事业单位工作人员收入分配制度改革方案的通知》等文件精神，实行收入分配改革，全员聘用制，完成签订全院编制内在职人员838名聘用合同。

2007年，漳州市医院专业技术人员占职工总数的比例为80%，行政管理、工勤人员占各类人员的比例为20%。根据《中华人民共和国劳动法》和《中华人民共和国劳动合同法》规定，完善用人制度，对医院编制外工勤人员（指不通过统一组织考试、不办理人事代理的临时聘用人员，含临时聘用的专业技术人员）进行摸底，对工资标准、福利待遇等进行重新核定，按照不同用工类别，修订《漳州市医院编制外工勤人员劳动合同书》和《漳州市医院编制外工勤人员工资标准》，组织劳动者学习《中华人民共和国劳动合同法》，发放员工手册，履行告知义务，规范劳动用工制度。

2008年1月，漳州市医院根据《中华人民共和国劳动合同法》，完成全院198名编制外工勤人员劳动合同续签和工资调整。5月，外科楼等保洁工作由爱玛客服务产业（中国）有限公司承担，大部分工勤人员劳动关系转移到爱玛客服务产业（中国）有限公司，部分医院留用，部分辞职，人事科及时做好耐心细致的思想工作，稳定工勤人员队伍，按规定办理解聘手续及退工费等，保证保洁工作的顺利交接。是年，漳州市医院招聘工作人员59名（在编19名、自聘40名）。为进一步推行卫生事业人事制度改革，建立适应社会主义市场经济体制要求的基本用人制度，结合医院工作实际，医院修订《漳州市医院（不占编）专业技术人员招聘和管理暂行规定》。为医院全体员工办理工伤保险和生育保险。

2009年，漳州市医院面向全省公开招聘考试研究生学历毕业生进入编制，研究生以下学历人员全部实行编制外人事代理，首次实行本科学历人员编制外人事代理。是年，漳州市医院招聘硕士研究生入编11名，编制外人事代理70名。完善岗前教育制度，对新招聘的职工进行岗前教育，内容包括市医院的发展史和基本概况、规章制度、医疗卫生工作政策法规、安全医疗、医院感染知识、医德医风、消防安全等。

2010年，漳州市医院根据西区外科大楼兴建计划和专业发展趋势，做好人力资源储备工作，面向社会公开招聘研究生、临床医疗和其他专业人员共130名，其中朝阳分院4名。对新入职人员进行岗前培训，制定《漳州市医院临时聘用人员管理规定》，再次修订《漳州市医院自聘人员招聘和管理暂行规定》；首次为漳州市医院招商局漳州开发区分院招聘工作人员19名。

2011年，漳州市医院有在职人员1678名，其中专业技术人员1583名，管理人员34名，工勤人员61名。专业技术人员中有卫生专业技术人员1520名，其他专业技术人员63名。专业技术人员占医院全体人员的94.34%，卫生专业技术人员占医院全体人员的90.58%。是年，漳州市医院新增人员186名（在编招聘研究生26名、自聘157名、外单位调入3名）；朝阳分院新增6名；开发区分院招聘14名。漳州市医院统一对新入职人员进行岗前培训。制订《关于调整新招人员和新调入人员绩效资金发放办法》，完善医院用人制度和工资分配机制并按照文件规定落实有关人员的工资福利待遇。新聘正高级职称人员4名、副高级职称人员34名、中级职称人员75名、助理级职称人员64名。制定《漳州市医院人力资源管理规定》，进一步明确人力资源配置原则，完善队伍培训、职称聘任、考核考评、调进调出、干部任职、退休及返聘等规定，加强人力资源管理工作。全年办理人员调进4名、调出1名、辞职7名，办理退休人员22名。11月，审核6名符合申报参加2011年度卫生系列高级实践技能考试资格人员。考核聘期期满的129名自聘人员，续签聘用合同。考核2010年进医院见习期满的自聘人员，考核合格人员109名，给予办理人事代理。

干部竞聘上岗 1978年后，龙溪地区医院推进干部人事制度改革，坚持党管干部原则，任人唯贤、德才兼备原则，群众公认、注重实绩原则，公开、平等、竞争、择优原则，民主集中制原则。

1984年，龙溪地区医院对老化的干部队伍进行考核和调整，任命中层管理干部25名。提出年龄60岁以上的业务科主任一般不再保留行政职务，只从事专业技术工作，调整后的中层管理干部队伍平均年龄从57岁下降至48.8岁。

2000年，漳州市医院首次实行护理管理岗位中层干部竞聘上岗，成立竞聘领导小组，制定竞聘方案、公布竞聘岗位、条件，经过个人报名、资格审查、演讲答辩、民主测评、组织考察、任前公示、任命等程序。此后，临床医技科室干部任免全部通过竞聘上岗的方式产生。

2002-2003年，漳州市医院通过竞争上岗，在中层管理干部中引入竞争机制，拓宽用人视野，完善干部选拔任用的制度，加强中层领导干部管理。分三批对未转正职或聘期已到的护士长19名和科主任23名进行全面考核，按照"德、能、勤、绩、廉"的内容制定评价标准，让每个中层管理干部所在科室职工进行评价打分。考核合格者给予续聘，副职转为正职护士长有7名，不称职者1名予解聘，重新参加竞聘；对缺编临床医技科室中层管理干部岗位全部实行竞聘上岗，通过竞聘，有2名护士被聘任为护士长，平均年龄31岁；3名竞聘科主任人选，经竞聘考核后认为条件尚不够成熟，先担任负责人。2003年，医院全面考核中层管理干部，通过个人述职报告、民主测评打分、征求群众意见、报院党委审批，继续聘用16名，其中转正职科主任、护士长7名，负责人聘为科室副主任2名。

2004-2005年，漳州市医院对全部18名护士长进行全面考核，合格者继续聘用。向医院公开竞聘15个护士长岗位，有42名护士报名参加竞聘，通过理论考试、演讲面试、群众测评推荐等程序，选聘15名，年龄均在40岁以下，最小者30岁，为医院的干部队伍输入新鲜血液，增添生机与活力，为门诊综合楼投入使用、增加科室、病区做好人才储备工作；面向全院公开竞聘9个科主任岗位，共有16名医生报名参加竞聘，经过竞聘程序，有9名年轻医生走上中层管理岗位，平均年龄42岁。制定《漳州市医院中层干部目标管理考核方案》，签订《漳州市医院科主任目标管理责任书》，实行目标管理责任制，明确中层管理干部主要职责和工作目标，并与绩效工资挂钩。通过目标管理考核，探索建立科学管理的长效机制。举办科主任管理知识学习班，提高科主任管理意识、责任意识和管理能力，了解掌握新时期的卫生政策法规，增强领导管理综合素质，不断提高管理和服务水平。

2006年，漳州市医院根据《漳州市医院中层干部目标管理考核方案》文件精神，对15名任职期满的中层管理干部及部分科室负责人进行考核，经过个人述职、民主测评、组织考察、党委研究，给予续聘有14名。11月，组织对全院63名科主任、护士长进行年终目标管理考核，通过个人述职、职工测评，共有53名获得91分以上优秀等级，10名获得称职等级；继续实行中层管理干部竞聘上岗，面向全院公开竞聘9个科主任岗位及1个护士长岗位，10名优胜者走上中层管理岗位。

2007年11月，漳州市医院对全院66名在岗科主任、护士长进行年终目标管理考核，通过个人述职、职工测评等，共有13名获得91分以上优秀等级，53名获得称职等级。

2008年，漳州市医院加强中层干部目标管理考核，改进考核内容、考核细则、赋分标准、考核办法，重视平时考核，明确各职能科室在考核工作中的职责，签订目标管理责任书，考核结果作为续聘、评先评优和绩效奖金发放的主要依据；实行中层管理干部竞聘上岗常态化，通过竞聘走上中层管理岗位者有8名。

2009-2010年，漳州市医院完善并签订中层干部目标管理责任书，明确责、权、利及考核奖惩办法，完善管理绩效奖励与扣罚标准，提高中层干部的管理意识和责任意识。2010年，对当年考核合格和新聘任的中层管理干部重新签订目标管理责任书，进一步提高中层干部的管理意识和责任意识；根据工作需要，考核提拔护士长1名，公开竞聘3个病区护士长，把有能力、素质高者充实到管理岗位并加强科室管理，首次实行护士长轮岗，激活用人机制；加强朝阳分院管理力度，考核指定2名负责人。

2011年1月，漳州市医院对血液内科、开发区分院病区护士长岗位和儿科、骨科、产科病区副护士长岗位实行竞聘上岗。5月，对急诊科、消化内科、外科ICU科主任岗位实行竞聘上岗，同时对神经外科、检验科副主任进行任期管理能力考核和群众测评，考核结果提交院党政会议讨论通过，提任为科主任。另外，配合漳州市卫生局做好干部考核和测评推荐工作；继续做好中层干部目标管理考核工作，把考核结果反馈给各位中层管理干部，并与中层管理干部的任免、奖惩、评先等待遇挂钩，促进改进工作。对新竞聘上岗的中层管理干部按照《漳州市医院中层干部目标管理考核方案》签订目标管理责任书和计划生育责任书。

后勤服务社会化改革　1998年，漳州市医院加大管理改革力度，对行政后勤一些班组进行以事定岗，以岗定人，共减员分流10人，合理有效的配置人力资源。

2000年，漳州市医院根据《福建省卫生厅关于医院后勤服务社会化改革若干意见的通知》精神，探索医院后勤社会化的新路子，开始有计划、有步骤地将医院后勤服务推向社会。营养食堂、职工食堂、医院汽车停车场、摩托车寄存处实行承包租赁，为医院节约资金共100万元，提高医院经济效益。实行减员增效，压缩临时工队伍，将每病区保洁员从5名减少为3-4名；环境卫生和绿化实行承包，对全院编制外用工实行规范化管理，签订劳动合同，明确双方的责、权、利。

2002年，漳州市医院在原有后勤社会化改革的基础上，对电梯、停车场、洗衣房等管理岗位实行承包经营，岗位承包后涉及14名职工安置问题，根据条件给予办理内退11名，转岗1名，待岗2名。

2008年3月，由美国光华股份产业（中国）有限公司承担漳州市医院门诊综合楼的保洁、运送后勤服务。配合相关职能科室做好临时聘用人员解聘的思想工作，按规定办理解聘手续及补偿金等事宜，与美国光华股份产业（中国）有限公司顺利交接保洁工作。根据工作需要向社会招聘合同人员，对个别未实施后勤服务社会化的工勤岗位和部分技术岗位，按照《中华人民共和国劳动法》和《中华人民共和国劳动合同法》规定与劳动者签订劳动合同，完善《漳州市医院临时聘用人员管理规定》，按岗定酬，给予办理社会保险和医疗保险等，规范用工，保障劳动者正当权益。

选拔与培养专业技术人才　1992年，漳州市医院院长、第九批援助塞内加尔共和国中国医疗队队长杨祖谦获国务院授予"1992年享受国务院政府特殊津贴"专家荣誉称号。漳州市医院外科主治医师郑亚才、黄文献获漳州市第一批市管中青年专业技术人才称号。1993年，漳州市医院院长杨祖谦、内科副主任医师游慧萍获漳州市第二批市管专业技术拔尖人才称号。1994年，漳州市医院获漳州市第二批市管中青年专业技术人才称号人员共4名。9月，漳州市医院选派内科主治医师马旭东前往美国休斯敦纪念医疗集团参加医疗卫生管理专业的培训，是漳州市医院首个选送到国外培训医疗卫生管理专业的人才。

1996年，漳州市医院获漳州市第三批市管专业技术拔尖人才称号人员2名。为鼓励在职人员继续学习，首次制定《漳州市医院临床医技在职人员继续教育　医学教育的有关规定》，并经职代会讨论通过执行；举办青年英语初、中级学习班，参加全省中、初级统考，第一次参加考试人员有148名，第二次参加考试人员有38名，考试及格率高于全省平均水平。

1997-2001年，漳州市医院制定《关于职工参加成人教育审批手续，假期及经费的暂行规定》，鼓励职工参加在职学习，提高业务水平。根据《漳州市医院科技发展规划》的战略目标，重视和加速人才培养，有计划地培养跨世纪人才和学科带头人，参加在职研究生学习4名，自学高级护理93名，护士年培训率20.9%。1997年，获得第三批市管中青年专业技术人才称号人员2名。1999年，列入福建省第四批百千万人才工程第三层次人选1名；获得专业技术拔尖人才称号并列入中共漳州市委组织部管理的第三批市管专业技术拔尖人才1名；获得第四批市管专业技术拔尖人才称号4名；获得漳州市第二批优秀青年科技人才称号2名；参照上级人才选拔培养办法，制订《院管中青年专业技术人才的决定》，采用"公开、公平、竞争、择优"原则进行选拔，确定首批院管拔尖人才9名，与市管专业技术拔尖人才和福建省四批百千万人才工程第三层次人选5名一起实行3年动态目标管理。对上述各类人才在学习经费、科研经费等方面给予政策倾斜。是年9-12月，2名院级领导脱产到荷兰王国莱登大学公共管理系学习医院管理专业。2001年，经漳州市医院推荐，主管部门审核，漳州市人事局、漳州市科学技术委员会研究决定，列入漳州市第四批市管中青年专业人才人员4名；列入福建省第五批百千万人才工程第三层次人选1名。

2002年，漳州市医院重新修订《漳州市医院临床医技在职人员继续教育 医学教育的有关规定》，形成《漳州市医院关于职工参加成人教育的有关规定》，扩大职工在职继续学习教育范围，明确参加学习期间请假手续和待遇；选派人员出国出境短期培训4名，赴新加坡培训护士2名，参加出国培训前的外语学习护士1名。

2003年，漳州市医院获漳州市第五批市管专业技术拔尖人才称号6名。按照中共漳州市委、漳州市人民政府《关于引进高层次人才和青年专业人才的若干规定》，首次引进博士研究生1名、硕士研究生3名，给予特殊优惠条件，由医院部分出资给每位研究生购买商品房，配置必要的生活设施，为2名研究生配偶办理随调手续。

2004年，漳州市医院列入福建省第六批百千万人才工程第三层次人选1名；

2005年，漳州市医院根据《福建省卫生厅城市医生晋升前到农村服务，农村卫生技术人员晋升前进修学习的意见》的文件精神，有计划地选派聘任时间满5年的主治医师20名，下乡指导帮助基层卫生院技术人员提高技术水平，通过到农村了解民情，提高自身的思想业务素质。

2006年，漳州市医院保留原有专业技术拔尖人才荣誉称号继续列入中共漳州市委组织部管理人员9名，获漳州市第六批市管专业技术拔尖人才称号人员1名，获漳州市第四批优秀青年科技人才称号人员1名。

2007年，漳州市医院根据职工参加继续教育情况，修订《漳州市医院关于职工参加成人教育的有关规定》，制定《漳州市医院关于职工考研和成人教育的有关规定》。

2008年，漳州市医院根据中共漳州市委组织部《关于开展漳州市优秀人才和优秀青年科技人才选拔以及对原有市管拔尖人才进行考核的通知》精神，对医院10名市管拔尖人才进行考核，签订新一轮双向目标管理责任书；根据上级文件精神，做好第二届漳州青年科技奖候选人推荐评选工作，推荐并获第二届漳州青年科技奖人员3名；组织报送全市卫生系统人才库人选48名，推荐报送全省卫生专业高级职务评委库入库委员人选24名。

2009年，漳州市医院加强人才培养与管理工作。组织报送国内访问学者3名，赴台访问学者1名，国外访问学者2名；经上级重新确定和批准，原专业技术拔尖人才获得漳州市优秀人才称号，继续列入双向目标管理人员9名；获漳州市第一批优秀人才称号人员8名；获漳州市第五批优秀青年科技人才称号人员8名；院长、党委副书记、副教授马旭东获国务院授予"享受国务院政府特殊津贴"专家荣誉称号。医院有74名专家入选《漳州名医录》，其中在职41名，离退休28名，已故5名；有26名在职医务人员入选漳州市《白衣天使风采录》。

2010年，漳州市医院列入福建省卫生系统第四批学术技术带头人第三层次后备人选2名；选派访问学者赴美国、日本进修学习2名。

2011年,漳州市医院获第三届漳州青年科技奖候选人5名;推荐参加福建省高层次人才学习进修1名。7月,加强医院退休返聘专家的管理工作,修订《漳州市医院退休专业技术人员返聘管理暂行规定》,加强与各科主任沟通,对各位返聘专家门诊及查房时间进行明确,完成返聘协议续签,返聘人员共42名,进一步规范退休返聘工作。8月,根据漳州市人事局要求,对2006年7月至2009年11月工资改革后至医院首次岗位设置完成期间退休的专业技术人员52名,按照《漳州市医院岗位设置实施方案》相关规定,在审核有关资料基础上对其中符合调级条件的人员25名,办理调级及退休费调整手续。

评聘专业技术职务 1956年,中华人民共和国卫生部制订《卫生技术人员职务名称及晋升暂行条例》(草案)。1963年,卫生部修订《卫生技术人员职务名称及晋升暂行条例》。至1965年,龙溪专区医院参照该条例试行职称评聘工作。

1980年3月17日,龙溪地区医院晋升主治医(药)师36名。

1981年,龙溪地区医院在职称晋升工作中严格标准,实事求是,共晋升、定职人员56名,其中初级晋中级人员12名、护师定职人员5名、检验主管技师定职1名,中级晋升高级人员32名、高级医师定职6名。

1986年后,龙溪地区医院根据中华人民共和国卫生部《卫生技术人员职务试行条例》,实行卫生专业技术职务评聘结合制度。明确卫生技术职务分为医、药、护、技四类,主任(副主任)医(药、护、技)师为高级技术职务,主治(主管)医(药、护、技)师为中级技术职务,医(药、护、技)师(士)为初级技术职务,技术职务不再包括员级。根据中华人民共和国国务院《关于延长高级专家离退休若干问题暂行规定的通知》等有关人事工作的文件精神,结合医院的实际情况,提出关于人事管理的意见,经职工代表大会讨论通过并执行。是年,漳州市医院被确定为福建省卫生系统实行技术职务聘任制5个试点单位之一。

1988年,漳州市医院评定卫生技术任职资格人员246名。其中高级技术职务任职资格人员40名、中级81名、初级125名。

1990年,漳州市医院根据福建省卫生厅《关于进一步做好技术职务评聘工作》精神,成立医院职称改革领导小组和初级评委会。院长任职称改革领导小组组长,党委副书记任副组长,初级评委会主任人员3名,负责职称的评聘工作。

1991年,漳州市医院按照福建省卫生厅有关医技人员晋升考核规定做好职称晋升工作,晋升专业技术职务医技人员25名,其中晋升高级职称人员11名。

1992年,漳州市医院按福建省卫生厅有关医技人员晋升考核规定,晋升中级职称人员48名、初级职称人员86名;确定大中专毕业生技术职称人员45名。

1993年7月,漳州市医院首次实行内部低职高聘,其中副主任医师职称相应高聘任职人员5名。

1994年,漳州市医院晋升主任医师13名、副主任医师10名、中级职称42名、定初级职称52名。

1995年,漳州市医院晋升高级职称15名、中级职称7名、初级职称55名。

1996年,漳州市医院晋升高级职称12名、中级职称14名、初级职称55名。

1997年,漳州市医院晋升中级职称20名。

1998年,漳州市医院首次实行评聘分开的用人制度,对个别不能胜任本职工作的医护人员给予调离岗位或低聘。是年,晋升高级职称27名、中级职称51名、初级职称45名。至12月取得正高专业资格 12 名、聘任 6 名;取得副高专业资格 48 名、聘任 46 名;取得中级专业资格 181 名、聘任 139 名。

1999 年,漳州市医院根据岗位工作需要,晋升符合条件的高级职称 20 名、中级职称 34 名、初级职称 37 名。

2000 年,根据中共中央组织部、中华人民共和国卫生部、人事部联合印发《关于深化卫生事业单位人事制度改革的实施意见》,明确提出的要按照评聘分开、强化聘任的原则,实行专业技术职务聘任制精神。漳州市医院全年新聘高级职称人员 19 名,中级职称人员 37 名。对聘期已满需续聘人员,由科主任、护士长提出意见,报党政会议研究决定,对不履行岗位职责人员给予待岗。续聘高级职称人员 49 名,中级职称人员 127 名,低聘人员 2 名,待岗人员 3 名。是年,医院被中共漳州市委宣传部、漳州市人事局、漳州市卫生局确定为全市卫生事业单位人事改革试点单位。

2001 年,漳州市医院落实中华人民共和国人事部、卫生部推行卫生专业技术资格考试制度。实施以考代评与执业准入制度并轨的卫生系列医疗、药剂、护理、医技等专业的中级、初级专业技术资格考试制度,以及采取考试和评审结合的高级专业技术资格评审办法。漳州市医院首次报名参加中级考试 45 名,初级考试 53 名,考试成绩合格 86 名,合格率 87.8%。

2002 年,漳州市医院制定《漳州市医院人事制度改革意见》《漳州市医院人事制度改革实施方案》《漳州市医院职工聘用实施办法》等改革文件,实行全员聘用制,以门诊部护理岗位为试点单位,公开 27 个岗位和条件,面向全院护士招聘,共报名竞聘人员 31 名,经竞聘演讲、双向选择等程序,通过竞聘上岗人员有 24 名。初步形成职务能上能下,待遇能升能降的用人机制。

2004 年,漳州市医院继续实行评聘分开,聘任正高级职称 4 名、副高级职称 3 名、中级职称 28 名、士晋师级 36 名、士级 2 名。

2005 年,漳州市医院根据福建省人事厅、福建省卫生厅关于做好 2005 年度卫生专业技术资格考试的通知,组织 132 名符合条件的卫生人员参加中、初级资格报名考试,有 108 名取得任职资格证书,考试合格率 81.8%。推荐 45 名专业技术人员参加晋升高级技术职务评审,其中正高级职称 22 名,副高级职称 23 名。

2006 年,漳州市医院根据漳州市人事局《关于开展专业技术职务评聘分开 竞争上岗的实施意见》精神,进一步推行专业技术职务评聘分开、竞争上岗的用人制度,晋聘高一级专业技术职务 137 名,其中聘任高级职称 17 名,聘任中级职称 34 名,聘任初级职称 86 名。

2007 年,漳州市医院经过评审和全国统考,取得正高级专业技术职务 10 名,取得副高级专业技术职务 44 名,取得中级专业技术职务 29 名,取得初级专业技术职务 96 名。根据工作需要,聘任主任医师 27 名,主任护师 2 名;聘任副主任医师 21 名,副主任护师 8 名;聘任中级职称 86 名;聘任初级职称 41 名。

2008 年,漳州市医院通过评审和全国统考,有 7 名取得副高级专业技术职务;57 名取得中级专业技术职务;78 名取得初级专业技术职务。

2009 年,漳州市医院根据中共中央组织部、中华人民共和国卫生部、人事部《关于深化卫生事业单位人事制度改革的实施意见》和中共漳州市委办公室、漳州市人民政府办公室《关于印发〈漳州市事业单位岗位设置管理实施意见(试行)〉的通知》等有关文件精神,结合医院实际,开展岗位设置管理工作。专业技术人员结构按核准比例为:高级、中级、初级岗位之间的结构比例 2∶4.2∶3.8,正、副高级岗位之间结构比例 3.5∶6.5,高级、中级、初级岗位内部不同等级岗位之间的结构比例：二、三级、四级岗位之间的结构比例为1：3：6，五级、六级、七级岗位之间的结构比例为2：4：4，八级、九级、十级岗位之间的结构比例为3：4：3，十一级、十二级岗位之间的结构比例为5：5。工勤技能岗位二、三、四、五级结构比例2：33：50：15。人员结构比例超过上述结构比例的科室，通过自然减员、调出、低聘或解聘等办法，逐步达到规定的结构比例。全院共聘专业技术人员954名，签订三年聘任合同。其中新聘高级职称35名，中级职称75名，调整级次426名。组织推荐26名卫技人员参加高级专业技术职务评审，通过评审取得资格25名，组织参加2009年全国卫生专业技术资格考试196名，其中取得中级任职资格92名，初级任职资格72名。是年12月，完成岗位设置与聘任工作。

2010年，漳州市医院根据岗位设置及聘任情况，完善聘期管理和考核办法，制定符合医院实际的管理、专业技术、工勤技能三类岗位不同等级人员管理办法和考核细则，制定《漳州市医院岗位设置与聘用暂行办法》和评分标准，推行以考核为依据的聘任制度。根据岗位工作需要，对职称聘任进行个别调整。完善人员管理规章制度，制定《漳州市医院离岗人员管理暂行规定》，修订《漳州市医院临时用工管理规定》和《漳州市医院自聘人员招聘和管理暂行规定》。

2011年1月，漳州市医院组织卫技人员237名报名参加2011年全国卫生专业中、初级资格考试，取得中级任职资格71名，初级任职资格123名。通过评审，取得正高任职资格1名，取得副高任职资格8名；参加全国卫生资格考试合格，中级人员67名、初级人员109名；专业技术人员聘任副高级职称2名，中级职称7名，初级职称12名。完善《漳州市医院岗位设置与聘用暂行办法》和评分标准，为新一轮聘任做好充分准备。做好2010年度卫生专业高级专业技术职务的评审推荐工作，经过个人申报、院领导研究同意，推荐卫技人员13名参加评审高级专业技术职务。

截至2011年，漳州市医院专业人员取得高级任职资格400人次、中级任职资格891人次、初级任职资格1891人次，聘任高级职称164名，中级职称306名。

在编职工工资　1954年，龙溪专区医院在1952年评薪及1953年个别调整基础上进行工资调整，医院全体员工共224名，医务技术人员140名（半日医生4名），行政干部31名，勤杂人员53名，确定调整34名，其中医务技术人员27名。

1956年，龙溪专区医院落实国家工资改革政策，医院员工总人数215名，其中医务技术人员130名重新评定等级；行政人员33名，调整等级的9名；工友52名调整提级的18名。改革后工资较前显著提高者72名，特别是科主任以上的高级知识分子工资提高最多的有44.82元，最少的有23.96元，医院工资总数比1955年12月份总工资数增长12.7%。工资改革后每年平均增加工资数比1955年增加6923元。

1980年，龙溪地区医院参加调资职工数为384名，调资指标数为184名，升级面为47.6%。调资结果：主治医师以上57名，升级34名，占59.6%；其他医务人员226名，升级106名，占46.8%；行政人员36名，升级17名，占47%；工人65名，升级26名，占40%。

1985年6月4日，龙溪地区医院按照中共中央、中华人民共和国国务院关于对国家机关和事业单位工作人员的工资制度进行改革的精神，将等级工资制度改为以职务工资为主要内容的结构工资制度。按照工资的不同职能，分为基础工资、职务工资、工龄津贴、奖励工资四部分。

1993年9月30日，漳州市医院列入事业工资改革范围的在册工作人员共765名，符合套改765名，从1993年10月至1994年10月止，一次性补发1107880元。

1994年，漳州市医院继续推进工资制度改革。专业技术人员实行五种不同类型的工资制度；管理人员实行职务等级工资制度；技术工人、普通工人实行技术等级工资制和等级工资制；工作人员工资由职务（等级）工资和津贴两部分构成。随后相应实行地区津贴制度、建立正常增资制度、改革奖金制度、整顿津贴等改革。

2006年7月，漳州市医院根据《福建省事业单位工作人员收入分配制度改革实施意见》规定，实行岗位绩效工资制度。岗位绩效工资由岗位工资、薪级工资、绩效工资和津贴补贴四部分组成。列入事业工改范围的在册工作人员共945名。月增资总额268652元，其中：管理人员18名，平均月增资294元；专业技术人员807名，平均月增资294元；工勤人员75名，平均月增资230元；见习期人员45名，平均月增资188元；从2006年7月至2006年12月，一次性补发1597049元。

2010年，漳州市医院实施绩效工资与规范津贴补贴相结合，根据漳州市人事局文件规定进行调整档案工资。

2011年，漳州市医院根据漳州市人事局有关文件规定调整绩效工资水平。继续执行医院原有的绩效奖金发放办法，根据文件规定调整档案工资，将调整增加的金额在绩效奖金中发放。

自聘职工工资 漳州市医院自聘人员工资根据岗位工作性质、工作风险、工作责任、技术含量等确定，主要由基本工资和绩效工资组成。根据漳州市职工工资水平和医院实际情况进行调整。2011年10月，漳州市医院修订《漳州市医院自聘人员招聘和管理暂行规定》，根据规定调整自聘人员绩效工资。

临时聘用职工工资 漳州市医院临时聘用人员工资根据岗位工作性质、工作风险、工作责任、技术含量等确定，主要由基本工资、浮动工资、工龄工资和绩效工资四部分组成。结合漳州市职工工资水平和医院实际情况多次进行调整。2011年，根据漳州市城镇职工最低生活费标准的调整，根据岗位不同对全院临时聘用人员的工资和绩效奖金进行较大幅度的调整，提高临时聘用人员的福利待遇。

离退休职工工资 1993年后，漳州市医院离退休人员的离退休费按本人职务（技术等级）工资与津贴之和的一定比例计发。在职人员调整工资标准时，离退休人员相应增加离退休费。同时发放生活补助费、市补等相关津补贴。1993年9月30日前离、退休和已达到离、退（职）休年龄的人员162名，月增资总额29736元（月增资总额包括保留30元）。其中：离休13名，月增资2547元。9月30日前到龄未办理离休1名，月增资338元。退休138名，月增资25472元。9月30日前到龄未办退休7名，月增资1184元。退职3名，月增资195元。

2005年，漳州市医院根据上级有关政策规定，调整离休干部和"5·12"退休干部统一福利补贴。

2006年后，漳州市医院在职人员调整工资标准时，离退休人员相应增加离退休费。2006年7月，离退休人员321名，月增资总额101208元，其中：离休13名，平均月增资454元；退休305名，平均月增资308元；退职3名，平均月增资170元；从2006年7月至2006年12月，一次性补发614708元。

2010年，漳州市医院根据漳州市人事局文件规定，对退休人员发放补贴，同时，将省、市、县（区）原对退休人员发放的各种津贴补贴统一归并，纳入新的退休人员补贴中。

2011年，漳州市医院根据漳州市人事局文件规定，调整离退休人员生活补贴标准。

职工奖励 1952年后，龙溪专区医院向上级推荐思想素质高、职业道德好、业务技术过硬的各级各类先进职工，加强宣传，弘扬正气、鼓舞士气。1954年，立功和评选为模范共有7名，其中在参加抗美援朝中立三等功2名，在支前修建公路工作中被评为劳动模范4名，在推广先进工作经验上被评为市卫生工作者1名，被评为医院先进工作者2名。1955年，参加国防建设、鹰厦铁路建设及下乡参加兵役体检工作的医务人员被评为模范或功臣11名。1956年，开展评选先进工作者活动，评选出院级先进工作者31名，积极分子3名。1959年，开展树立标兵插红旗活动，全院评选出先进工作者49名，标兵53名。评选出龙溪专区除害灭病积极分子4名、龙溪专区文化革命积极分子2名、龙溪专区储备分子3名、龙溪专区治安保卫工作标兵2名、文化革命先进工作者2名，专区机关青年标兵6名；龙溪地区医院集体在参加修防洪堤劳动中受到营部、连部表扬，被评为红旗班，其中被评为好干部3名，标兵17名，积极分子20名。

1963年，龙溪地区医院院开展以"五好"（政治思想教育好、医疗质量好、服务态度好、团结互助好、勤俭办院好）工作者为中心的"学、赶、比、帮"评比运动，各科室评选出"五好"工作者53名，其中科室主任、医生、护士长各8名，护士10名，技术人员3名，行政人员4名，勤杂人员12名。

1979年，龙溪地区医院开展以提高医疗质量为中心内容的评奖比赛活动。

1980年，龙溪地区医院开展年终总结评比活动，重点总结个人的劳动态度，包括医疗（工作）质量、服务态度、遵守各项规章制度和如何正确处理国家、集体、个人三者关系。在总结的基础上，评出院级先进工作者90名，工作积极分子143名。

1984年，龙溪地区医院评选出先进工作者68名，积极分子143名，25名护士被评为优秀护理工作者。

1986年，漳州市医院评选出先进工作者44名，积极分子112名。

1989年，漳州市医院开展评选优秀护士活动，评选出福建省优秀护士2名、漳州市优秀护士7名、院优秀护士27名。全院评出先进工作者38名，积极分子124名。

1994年，漳州市医院在全院评出"十佳"先进个人10名，先进工作者45名，积极分子144名，治安保卫积极分子5名。

1995年，漳州市医院开展评选医院优秀护理工作者活动，全院评出优秀护理工作者16名。

1996-2001年，漳州市医院共评出先进工作者297名；工作积极分子951名；治安保卫工作积极分子38名。

2002年，漳州市医院在全院职工中开展先进工作者、优秀管理奖、文明服务奖、优秀带教奖、优秀病历奖等评选活动。是年，全院评出先进工作者20名，优秀管理奖8名，优秀带教奖10名，优秀病历奖10名，文明服务奖19名，治安保卫工作积极分子5名。

2003-2004年，漳州市医院共评出先进工作者56名，优秀管理奖24名，文明服务奖66名，优秀带教奖19名，优秀病历奖20名，治安保卫工作积极分子15名。

2005年，漳州市医院开展评选医德标兵活动，是年，全院评出医德标兵10名。先进工作者34名，优秀管理奖14名，文明服务奖31名，优秀带教奖10名，治安保卫工作积极分子10名。

2006-2007年，漳州市医院共评出先进工作者82名，优秀管理奖34名，文明服务奖87名，优秀带教奖15名，治安保卫工作积极分子21名。

2008-2010年，漳州市医院共评出先进工作者176名，文明服务奖221名，治安保卫工作积极分子46名。

2011年，漳州市医院在全院职工中开展先进工作者、文明服务奖、优秀志愿者等评选活动。全院评出先进工作者66名，文明服务奖84名，治安保卫工作积极分子15名，优秀志愿者37名。

职工惩戒 1951-1966年，龙溪专区医院职工思想作风、工作作风、生活作风在社会改革、政治运动中整顿教育。1964年10月，龙溪专区医院根据龙溪专署 第0336号、0337号文件，开除3名品质不好、违法乱纪的工作人员。中共十一届三中全会以后，龙溪地区医院逐步建立健全各项规章制度。对5名有经济问题的人员（其中贪污挪用公款千元以上、粮票千斤以上的，贪污挪用公款百元以上、粮票百斤以上的2名）进行审查后，作分期退赔处理。

1981-1989年，医院对违反职业道德的2名医务人员分别给予行政警告处分和行政记大过处分。对违反国家计划生育政策的2名职工给予开除和开除留用等处理。1名工作人员犯贪污罪被移送司法机关判处有期徒刑2年，缓刑3年，缓刑期间留院工作。1名职工犯流氓活动罪被移送司法机关判处有期徒刑7年，根据国家劳动人事部规定，给予开除处理。

1992-1999年，漳州市医院分别给予对患者不负责任的6名医务人员行政降级、行政记大过、行政记过、行政警告等处分；给予违反社会主义道德的1名中共党员开除党籍、撤销科主任职务处理。

2000-2011年，漳州市医院对收受耗材回扣、药品回扣的违纪医生给予追缴回扣款，其中3名中共党员分别受留党察看、严重警告处分，2名科主任被撤销职务；1名工作人员犯贪污罪被移送司法机关判处有期徒刑1年6个月，缓刑2年，缓刑期间留院工作。2名工作人员触犯国家刑法被移送司法机关判处有期徒刑3年和13年，开除公职、党籍。

第二节 医疗管理

一、门诊 急诊管理

（一）机构设置

门诊部 1954年，龙溪专区医院建立门诊部管理办公室，有负责人1名。1960年，有门诊部副主任1名。1962年，由分管副院长兼任门诊部主任。1973年，龙溪地区医院有门诊部主任1名。1979年，门诊部定为行政职能科室。1989年3月，漳州市编制委员会同意漳州市医院门诊部为行政副科级，门诊部主任由副主任医师以上职称者担任。

（二）管理职责

漳州福音医院和漳州协和医院时期，门诊除了为患者诊疗疾病外，还通过施医赠药向患者传教布道。1952年，龙溪专区医院门诊医疗业务由各临床科室各自管理，推行医疗一贯制。1954年，门诊管理办公室负责管理门急诊日常事务，协调和增强各科之间的联系与配合；维护门诊秩序，处理医疗事件，减少医疗纠纷。1959年，加强门诊管理，实行门诊三班制，同时取消急诊挂号费；科主任每周门诊时间不少于10小时，业务院长也参加门诊。1962年，制订门诊管理制度，按规章制度对门诊工作人员及各专业业务进行考核和督查；照顾门诊老弱患者优先诊治；采取预约挂号；根据就诊人数消长的规律，合理安排人员，增设诊室，增加收费、发药窗口，执行协定处方，缩短取药时间；开设专科门诊，坚持高级医师下门诊制度，帮助解决疑难病症的诊疗；制定门诊病历管理办法，在门诊病历中增设专科记录卡。健全急诊制度，增加急诊设备，加强急诊室和观察床管理。1978年，龙溪地区医院建立定期专科门诊制度。1979年，抓好专科门诊及科主任、主治医师定期下门诊制度的执行，提高门诊医疗质量。

1980年后，龙溪地区医院规定主任医师每周有1/6的时间下门诊，主治医师有1/3及以上人数从事门诊工作，主治医师接诊患者，复诊3次疗效不佳患者须请主任医师会诊；制定各科门诊时间表，由门诊部主任负责监督、考勤。1981年，院党委书记、院长以及机关工作人员每天轮流到门诊协助维持诊疗秩序；加强挂号室工作，健全门诊病历统一管理制度；急诊实行分科急诊。1987年，漳州市医院开设退休主任医师挂牌门诊，实行优质优价服务。1989年，实行门诊首诊负责制，加强门诊病历管理，高级医师下门诊次数列入季度考核内容。1992年，增加和完善专病、专科医疗服务，实行专家挂牌门诊，满足不同层次的医疗保健需求。健全门、急诊的岗位责任制，提高专科、专家门诊的医疗质量和急诊应急能力。1996年，完善急诊科的《抢救报告制度》等管理制度。落实门、急诊首诊负责制。在重点窗口科室开展文明服务活动，公开服务公约。1997年，简化就诊流程，实行挂号、划价、收费、取药、办卡联网管理。

1999年，漳州市医院实行门诊值班主任制度。2000年，强调首问和首诊负责制。2003年，开通专家、专科就诊预约电话，口腔门诊实行初诊与复诊分开预约。2004年，门诊科室实行弹性排班，挂号室工作人员提前1小时上班，门诊护士提前15分钟到岗，专家、专科门诊医师准时开诊。2005年，改善门诊设施，安装电子排队叫号系统，实行一医一患就诊制度；制定门诊、急诊患者就诊流程，完善就医指南，公布专家门诊一览表，方便患者择医就诊。2006年，门诊各楼层增设建筑平面图和路标。2007年，改进服务流程，完善便民服务处。2008年，引进"健康之路"预约平台，完善门诊导医、导诊、预约挂号等服务，安装电子自助取号系统、电子查询系统，门诊挂号、收费实行一站式服务。2011年，完善专家门诊电话预约、网上预约、现场预约、自助预约机预约和医生工作站预约的平台建设，实行错峰服务和分时段诊疗，增设节假日门诊和儿科夜间门诊，以满足群众就医需求。

二、医务管理

（一）机构设置

医务科 漳州福音医院时期至民国28年（1939年），医院由院长直接管理医疗工作。民国29年（1940年），漳州协和医院设医务部。1952年，龙溪专区医院设医务处。1954年，有医务主任、副主任各1名。1958年，撤销医务处。1978年，龙溪地区医院复设医务处。1980年5月，撤销医务处，改设医务科分管医疗、教学、科研工作。有科长1名，科员2名。1989年3月，漳州市编制委员会同意漳州市医院医务科为行政副科级。1996年11月，成立科教科，医疗行政管理与教学科研工作分开。由院长助理兼任医务科科长。2003年5月，医务科与科教科合并，成立医教科，有科长1名，医疗行政管理副科长1名，教学与科研工作副科长1名；9月，中共漳州市委机构编制委员会办公室同意医务科更名为医教科。2006年8月，从医教科抽调医务人员3名组建质量管理控制科。2007年5月，医疗与科研、教学再次分开管理，分别成立医务科和科教科，医务科负责全院医疗质量的监管、医患纠纷的处置和医疗保险的管理。至2011年，医务科有科长1名，科员4名。

质量管理控制科（质控科） 2006年8月，漳州市医院成立质量管理控制科，由医教科副科长兼任负责人，成员由临床医学、药学专业人员构成，从医教科抽出部分人员专职监控管理医疗质量。2007年，漳州市编制委员会同意增设质控科，为行政副科级，有科长1名，科室轮转人员有副主任医师 1 名，主治医师 2 名，主管药师 1 名。2006 年 8 月至 2007 年 3 月，漳州市医院创三级甲等综合医院办公室挂靠质控科，抽调医院感染管理科护士、信息科馆员各 1 名充实到科室开展工作。科室轮转医务人员有药剂科主管药师、胸心外科主治医师、神经内科主治医师、公共卫生管理专业人员各 1 名。2008 年，科室轮转医务人员先后有药剂科主管药师、神经外科主治医师、肾内科主治医师、骨科主治医师、血液内科主治医师、公共卫生管理专业人员各 1 名。2009-2010 年，科室轮转人员为药剂科药剂师、麻醉科主治医师各 1 名。2010 年 3-10 月，三级甲等综合医院复评期间，医院成立"等级办"挂靠质控科，抽调血液内科主治医师、药剂科主管药师各 1 名。2011 年，质量管理控制科有科长 1 名，公共卫生管理专业科员 1 名，临时抽调人员 3 名。

（二）医疗管理与质量控制

漳州福音医院早期，医疗设备简陋，只能医治一般常见病。医生临床诊治以传教布道并存。漳州协和医院时期，制定早上查房制度。每天早晨 7-8 时，医师准时查房，并向患者传播基督福音。

1952 年初，龙溪专区医院制定 23 种制度、18 种规则及 37 项的工作职责，经过全体员工大会讨论通过后在工作中执行 3 个月，再反复修正确定；制定《每日大事表》，各科室每日向院部汇报工作情况；订立考勤簿、记录簿、点名簿、请假登记簿、签到簿；制定检查细则，由各部门按期检查后向院部汇报，便于掌握情况随时整改。建立集体学习制度，每天 14 时，由科室负责人与主管医师重点讨论新住院患者病情和诊疗方案。19 时召开病例讨论会，改进治疗方法，提高病床周转率。10 月，开始实行死亡病例讨论。

1953 年，龙溪专区医院内科病房首先试行医师、护士、工人包干责任制，并在各科相继推行。1954 年，实行科主任负责制。组织学习苏联先进医疗经验，推行保护性医疗，重视心理治疗，改善工作态度，提高医疗质量；推行计划治疗（即患者入院 3 天内根据患者具体情况制定出治疗计划，包括一般检查、住院日预计、主要药品和辅助用药及其他治疗，可能发生的并发症和预防治疗等，由实习医师填写，主治医师审查，在治疗过程中，根据病情变化随时修正治疗方案）；进行以预防为主的医学思想教育。

1955 年，龙溪专区医院设立各种记录本，完善医疗记录，实行计划治疗，减少药品浪费，药房实行协定处方；建立夜班小组责任制，加强小组管理。

1957 年，龙溪专区医院内科、外科建立医师三级制，实行分级负责、分级培养，以培养和提高主治医师及住院医师的业务技术能力。建立内科、外科定期联合讨论转科病例制度。

1962 年，龙溪专区医院试行中华人民共和国卫生部颁发的《综合医院工作制度及综合医院工作人员职责》。建立各科重病室，组织住院医师学习内科 17 种危重疾病诊疗，加强基本训练，提高对危、急、重症的处理能力，有计划地安排住院医师轮值重病室、急诊室，要求各种病例记录做到"及时、完整、准确"。

1963 年，龙溪专区医院规定科主任每天巡查重症患者，及时指导诊疗。建立危重患者报告制度；成立病历检查小组，建立病历书写规范；实行住院医师 24 小时负责制。

1974 年，龙溪地区医院儿科在中西医结合方面做到固定人员、固定床位、固定病种，实行共同查房、共同研究讨论、共同抢救治疗的制度。

1978 年，龙溪地区医院按照中华人民共和国卫生部颁发的《全国医院工作条例试行方案》规定，建立健全差错事故登记制度、产房婴儿室制度、科主任定期查房及下门诊制度、交接班制度、查对制度、进修实习制度、药品管理制度、财务制度等以及政治学习和业务学术活动制度，使医院管理工作逐步走上正轨，提高工作效率和医疗护理质量。1979年，以建立和健全岗位责任制为中心，建立和健全临床各科室重病室的医疗护理规章制度。开展互相检查、全院性大检查和讲评，提高病历质量。全院治愈好转率为88.2%，比上一年提高0.5%，死亡率为3.8%，比上一年下降0.7%。特别是外科医疗质量有较明显的进步，治愈好转率比上一年提高2.8%，死亡率比上一年下降2%，小儿科治愈好转率比1978年提高2.2%。全院诊断符合率为96.1%。

1980年，龙溪地区医院规范各级医师的手术范围及审批权限。对危重患者、大手术后患者进行随时巡视。较大较复杂的手术，由主任医师或副主任医师担任主刀，并做好术前讨论和术后小结。脏器切除及截肢等手术必须经院长批准方可施行。建立疑难病例讨论会、术前讨论会、死亡病例讨论会、临床病例讨论会、临床病理讨论会等"五会"制度。实行住院医师、主治医师、主任医师三级查房制度及毕业后5年以内住院医师24小时负责制。患者入院24小时内必须完成病历书写，上班后2小时内要开完医嘱，上级医师对病历要审阅、批改和签字。

1981年，龙溪地区医院执行疑难、危重、死亡、术前、病理、临床病例讨论等六会制度；严格执行三级查房制度。实行3年以内的住院医师24小时负责制、病房护士周班制和实行8小时工作制。制定《病历书写制度》和《病历书写质量评分标准》。定期检查评比病历书写质量和门诊处方，公布不合格病历和处方。

1982年，龙溪地区医院执行《福建省预防和处理医疗事故暂行规定的若干意见》及《外科系统手术分级及批准权限》，实行手术分级管理，差错事故登记、处理，病例讨论、会诊，专科门诊，主任、主治医师下门诊，病历书写，临床护理等制度。

1983年，龙溪地区医院进行医疗管理制度化、基本设置规格化、日常工作程序化和基本功训练。严格执行各项技术操作常规，坚持业务、行政查房制度和手术审批权限及医疗差错事故等级制度；制定《关于低年资医师（士）实行24小时住院医师负责制具体规定》。

1984年，龙溪地区医院实行行政"四线值班制度"，即院级领导周班制、机关人员总值班、医务科护理部人员值班、总务后勤人员值班。确保非办公时间医疗工作的顺利进行。

1989年，漳州市医院建立由院长、医务科长、护理部主任等组成的质控领导小组，健全各个质量管理环节和制度，形成医院内部质量控制网络。建立医疗服务质量信息反馈制度，对质量指标和文明建设任务提出具体要求。把考评与职工经济利益挂钩，修订《定额管理 超额提成 质量控制 评绩计酬》的质量管理办法。成立医院病历评比领导小组，每季度评比检查一次，并举行优劣病历巡回展览；落实门诊首诊负责制度。

1995-1996年，漳州市医院修订规章制度140项、技术操作规程70项、护理常规51项、单病种质量控制标准63项、岗位职责144项，编印《医院工作制度及工作人员职责》《技术操作常规》《病种质量控制标准》等管理小册，再次明确岗位职责和工作制度。加强质量管理，建立健全院科两级的质量管理组织，建立定期检查分析、评价和反馈等机制，加强职工的医疗质量与安全教育，把质量指标列入科室的综合目标管理考核，形成"自控、科控、院控"三级质量控制网络。1996年，根据福建省卫生厅《病历书写规范》重新修订病历书写要求。

1997年，漳州市医院以三级甲等综合医院质量管理要求为标准，开展质量管理工作。健全《抗生素药物使用管理办法》，强化因病施治，合理用药的意识，将合理使用抗生素纳入质量考评范畴。1998-2000年，完善病案管理的相关规定，将病历质量与科室考核和个人晋升晋级挂钩。

2001年，漳州市医院重新修订术前检查、手术记录、术前谈话等相关规定，加强手术管理；强化危重抢救病历、纠纷病历、死亡病历、ICU病历、疑难病历的管理。根据《中华人民共和国执业医师法》要求，组织医师执业资格考试和执业注册工作。是年，完成执业医师注册工作的有 234 名，至 2011 年，医院共有注册执业医师 509 名。强化病历质量管理，对医院各病区 72 小时住院病历完成情况进行不定期抽查，核实病史内容和体检资料的真实性与准确性，并将检查结果及时通报，与季度考核、绩效工资挂钩，开展优秀病历评选活动，促使科室加强病案管理和提高病历质量。

2002 年，漳州市医院建立医院、职能部门、科室三级质控网络，将监控指标及监控措施具体化，制订各级质控人员的工作职责与权限、防范措施、质量控制的内容与监控方法。加强对疾病证明书、肿瘤患者放、化疗前谈话、输血前检查的管理。对重点部门进行监测，设立抗生素用量排行榜，杜绝不合理用药和开大处方的现象。

2003 年，漳州市医院实施国家医疗事故处理条例，制定《漳州市医院医疗事故防范预案》《漳州市医院医疗事故处理预案》《漳州市医院 2003-2004 年非典型肺炎防治工作预案》《关于传染病和突发卫生事件管理报告的有关规定》《医疗废物安全处置制度》《医疗废物泄漏、发生意外事故的应急方案》等规章制度。

2004 年，漳州市医院成立由麻醉科、外科、手术室相关人员组成围手术期管理协作小组，负责对外科各临床科室相关内容进行检查，每月汇总上报医教科，作为年度考核指标之一。

2006 年，漳州市医院根据《医院管理年活动方案》及《福建省三级综合性医院管理评价实施细则》要求，修订医疗质量与安全管理制度 43 项，医疗技术管理制度 6 项，传染病及院感管理制度 20 项，医疗各部门特别是重点部门及关键环节的管理制度 125 项，编印发《漳州市医院管理制度汇编》和《漳州市医院工作人员岗位职责》，使各项诊疗行为更制度化、规范化。根据中华人民共和国卫生部颁发的《处方管理办法（试行）》，制定《漳州市医院处方管理制度》。2006 年 8 月至 2007 年 3 月，根据《三级甲等综合医院评审标准》，开展创三级甲等综合医院的各项工作。

2007 年，漳州市医院根据中国医院协会提出的《2007 年度患者安全目标》，结合医院实际情况制订《漳州市医院患者安全目标管理规定》《使用腕带识别标识制度与措施》《危急值报告制度》《患者手术部位及术式确认制度》等规章制度。2007 年 12 月 1 日正式启用厦门智业医院信息系统住院医师工作站。

2008 年，漳州市医院结合《患者安全目标管理》的相关制度重新修订《围手术期管理办法》《围手术期质量责任追究制度》，完善围手术期管理体系；贯彻中华人民共和国卫生部关于进一步加强抗菌药物临床应用管理的精神，制定《漳州市医院药物临床应用暂行规定》，对药品使用情况进行监控，采取暂停使用、限制使用和重点监控等措施促进规范用药；修订医技科室的考核与评价方案，落实临床医技双向反馈制度，建立临床医技相互评价的机制；参照福建省卫生厅临床合理用血调查情况及相关内容的要求，编写《临床输血质量》手册，在全院普及输血知识，促进合理用血。

2009 年，漳州市医院制定《漳州市医院医疗技术准入管理制度》等文件，加强医疗技术和人员资格准入管理。加强围手术期抗菌药物使用的监管，规范外科围手术期预防性抗生素的使用。启用电子病历医生工作站、电子病历管理系统、电子病历病案系统、电子病历质控系统等模块，制定《电子病历书写暂行规定》，规范临床电子病历书写。内科重症监护室、外科重症监护室、干部病房纳入重点质控范围。

2010 年，漳州市医院制定《漳州市医院处方管理制度》《漳州市医院麻醉药品、第一类精神药品管理规定》，编辑《处方集》《漳州市医院基本用药目录》，加强处方管理，落实处方点评分析制度。每季度随机抽查每个科室各50张处方进行检查、评价，努力提高处方合格率。规范使用药品处方通用名，严格规范医疗服务行为，强调合理用药，合理治疗，建立健全合理用药检查制度，每月对运行病历，归档病历进行药物合理使用专项检查，定期抽取大金额病历，组织专家分析讨论，发现问题及时反馈给科室，限期整改。建立药品用量动态监测和超常预警机制，开展抗菌药物临床应用监测和细菌耐药监测，开展对肿瘤治疗辅助用药等重点药物使用情况的监控。加强临床药学工作，在门诊设立用药咨询室，为临床合理用药提供信息支持与咨询服务，开展环胞素A、丙戊酸钠、甲氨蝶呤等7种血药浓度监测，保障患者用药安全。开展临床药师查房工作，指导临床合理用药。实行临床路径管理，制定《漳州市医院临床路径实施方案》。结合《2010年患者安全目标管理》《三级综合性医院评审实施方案》等相关要求，制定《手术安全核查和风险评估制度》。3-10月，根据《三级甲等综合医院评审标准》，开展迎接三级甲等综合医院复评的各项工作。

2011年，漳州市医院根据福建省卫生厅关于《医疗机构间医学检验、医学影像检查互认的若干意见》要求，制定《漳州市医院医学检验和影像检查结果互认制度（试行）》，医院与福建省范围内三级综合性医院及三级专科性医院互认相应医学检验和影像检查结果。结合医院实际制定临床路径电子管理方案，4月，医院信息系统住院医生工作站嵌入临床路径功能模块，21个病种实现临床路径电子化管理。7月，成立医院肿瘤化疗质量控制管理小组，根据《福建省肿瘤化疗质量控制病历检查标准》，制定《漳州市医院肿瘤化疗病历检查表》，定期对肿瘤化疗病历进行质控检查，规范诊疗行为。8月至翌年3月，围绕中华人民共和国卫生部《全国抗菌药物临床应用专项整治活动方案》开展工作，院长与科主任签订《抗菌药物目标管理责任状》。是年，制定《手术安全核查和风险评估制度》，加强对手术开始时间、手术部位标记、手术安全核查、手术风险评估、术中用血用药规范等的管理；成立临床路径管理委员会、临床路径指导评价小组、科室路径管理小组，对临床进行相关培训并确定39个病种试运行临床路径管理。

（三）病案管理

1964年，龙溪专区医院建立病案室。1970年9月，龙溪地区医院病案室人员有3名。1976年，龙溪地区医院病案室人员增至5名。1982-1990年，龙溪地区医院病案室按患者姓名、疾病名称、手术名称进行归类，建立手工索引卡，以便查询。1992年，漳州市医院病案室使用ICD-9疾病编码对病因和死亡进行标准化分类统计。1993-1999年，使用Foxpro病案统计管理系统。1993年，出院病案开始使用计算机单机管理。1994年，使用电脑信息化管理住院病案，电脑录入病案首页。1995年8月，病案室归属信息科。2000年7月，组建病案统计室局域网，使用实达病案统计软件，对病案和统计工作进行网络化管理。2002年6月，病案统计软件升级至ICD-10疾病分类。2004年1月，病案统计局域网并入医院网络。2008年1月，由质控科科长兼任病案室负责人。2009年，启用电子病历病案系统。

2011年4月，漳州市医院病案室归属质控科管理。是年，病案室有人员12名，其中中级职称者1名，初级职称者11名。共保存60万份病案档案资料，电脑录入病案首页40万份。能及时、准确提供病案供临床、教学、科研使用；为医疗保险、医疗纠纷处理提供依据。

（四）诊疗统计管理

1953年后，龙溪专区医院统计工作主要记录医院门诊、住院、医技部门工作量及相关诊疗情况，统计手段借以算盘手工计算为主，统计项目以台账形式按项目功能、年份记录医院医疗数据；统计资料以台账方式保存,由单纯记录门诊量、急诊量发展为记录与医疗有关的各种率指标,如诊断符合率与病种有关的不同病种相关指标。

1990年,漳州市医院按照国际惯例对出院患者的诊断进行ICD-9疾病编码,实行标准化的病因和死亡分类统计,使统计信息精细化、标准化,有利于医院间、科室间及专业组之间数据的比较,为单病种管理提供统计数据。

2005年,漳州市医院依托医院内网建立统计室的科室网站,数据发布全部以网页形式发布,添加资料检索功能。

2008年7月,漳州市医院统计工作主要从事信息咨询功能和监督功能,内容涉及医疗管理和财务管理,并为医务人员的科研论文进行数据统计分析。

2011年,漳州市医院依靠医院电子病历系统、HIS系统与病案系统开展收集有关医疗工作质量和费用指标、收集整理有关患者诊疗方面的基础资料并形成数据库;为医务人员的科研论文提供统计数据;为医院的日常管理工作提供资料;根据上级医疗主管部门规定及其提供的统计表格来完成医疗统计业务,每季度统计门诊、住院患者人数、各科各病种等上报卫生厅。

(五)医疗纠纷防范与处理

漳州福音医院和漳州协和医院时期,医疗水平局限,群众对医学科学了解肤浅,医护人员在治疗护理患者的同时传播基督教精神,人们的思想单纯,疾病治愈率寄托于医生的妙手和基督教的福音以及命运的安排,医院未设专门的行政部门处理医疗纠纷。

1952年,龙溪专区医院加强医疗管理,建立业务学习制度,提高医疗技术水平;开展整党建党学习,重视员工的思想教育,加强查对和医护配合,改善服务态度,提高患者对医院的信任度,减少发生医疗事故和医疗纠纷。

1954年,龙溪专区医院改革门诊管理办法,门诊管理办公室统一管理门诊医疗秩序,及时沟通和处理医患矛盾;推行保护性医疗制,设立群众意见反馈本;推行科主任负责制,定期召开工休座谈会,密切医患关系,医疗纠纷明显减少,未发生医疗事故。

1955年,龙溪专区医院处理医疗差错1345起,医疗事故10起。1956年处理医疗差错563起,医疗事故7起。1957年处理医疗差错407起,医疗事故4起。

1958年起,龙溪专区医院通过加强门诊工作,便利群众就医,建立良好的医患关系;临床各科组建安全医疗小组,推行医疗工作查对制度和安全输血3人核对制度。是年,共处理医疗差错415起,医疗事故5起。

1963年起,龙溪专区医院开展安全医疗运动,发扬大协作的精神,强调辅助科室紧密配合;临床各科室建立重病室,充实抢救设备,24小时值班制;科主任每天巡查重症患者,及时指导正确的诊疗和抢救。是年,处理麻醉事故1起。

1980年,龙溪地区医院整顿医疗秩序,加强医疗护理差错和事故的管理,建立差错、事故登记、汇报、处理制度。全面清理历年发生的差错、事故,发动全院职工进行大讨论,找出原因,吸取经验教训,提出预防措施。印发典型病例8个,分发各科室进行讨论、鉴别、定性。对当年发生差错事故的当事者进行批评教育,同时扣发部分奖金。

1982年,龙溪地区医院贯彻执行《福建省预防和处理医疗事故暂行规定的若干意见》,制定《外科系统手术分级及批准权限》《护理技术操作规程》和《各级护理人员工作程序》,采取及时检查、及时报告、及时治疗、主动发送报告、主动为疑难病例会诊、主动随访患者、主动核对检查诊断结果等措施。全年处理护理差错53起，差错率比1981年下降1.1%。未发生医疗纠纷。

1983-1984年，龙溪地区医院开始创建文明医院工作，开展优质服务竞赛活动，增设便民设施，制定《文明服务公约》，改善服务态度，加强三基训练，提高医疗技术，未发生医疗事故和较大的医疗纠纷。

1985年，龙溪地区医院发生差错9起，分别给予通报批评和扣发奖金处理。

1986年，漳州市医院开展创先争优活动，员工佩带工作牌上岗，增设群众监督电话、意见箱，分发《住院患者征求意见书》，主动接受群众监督，及时解决患者合理需求，减少发生医疗矛盾。

1987年，漳州市医院针对急诊住院床位紧张易发生医疗纠纷问题，成立急诊抢救小组，提高应急能力，实行分科急诊，加强抢救工作，坚持节假日不停诊和24小时应诊制，增加急诊室观察床，缓解住院难的矛盾。

1988-1989年，漳州市医院加强安全医疗管理，处理一般差错47起、严重责任差错4起、纠纷38起。

1990年，漳州市医院深化改革，整顿医疗秩序，加强劳动纪律管理，提高医疗服务质量，严肃查处医务人员责任心不强、服务态度差、对待患者冷淡、态度生硬、收受患者红包或礼品等现象。处理重大医疗事故2起、调解纠纷37起。

1991-1996年，漳州市医院处理医疗差错5起、医疗纠纷2起。

1997年，漳州市医院举办普法教育活动，把普法内容与医疗工作紧密结合起来，提高员工的法律意识和法制观念，增强安全医疗意识，杜绝医疗差错，避免医疗纠纷。

1998年起，漳州市医院每年开展安全医疗月活动，举办安全医疗知识竞赛，组织优秀病历评选活动，提高医务人员防范医疗差错事故的自觉性；组织学习岗位职责、医疗规章制度和《中华人民共和国执业医师法》《医疗事故处理办法》等医疗行政法规，明确各自的职责范围。1998年处理医疗纠纷4起，在中层管理干部会议上通报处理决定，在全院职工会议上进行医疗纠纷原因分析，总结教训，强调安全医疗工作。

1999年，漳州市医院门诊部实施门诊值班主任制度，负责检查、督促门诊各岗位工作运行情况，及时协调解决存在的问题；加强门急诊工作，规定急诊内科、外科、儿科、妇产科、神经科值班医生坐诊时间至21时；医院上午上班时间提早半小时，方便患者就诊；加大职能科室检查、督促、管理力度，定期组织行政查房、病历检查、夜查房，及时发现和改进问题；整改医技检查排长队、检验报告不及时、后勤服务不到位等问题，有效减少发生医患之间的矛盾和纠纷。处理医疗纠纷4起。全年无发生医疗事故。

2000-2001年，漳州市医院落实漳州市卫生局《关于在全市医疗机构开展医疗安全质量年活动的通知》精神，邀请北京华卫律师事务所主任郑雪倩作《医疗纠纷的防范》专题讲座，强化医务人员在临床诊疗中的法律意识和自我保护意识，树立病人第一、质量第一的观念；举办安全用血知识竞赛活动。共处理医疗纠纷7起。无发生医疗事故。

2002年，漳州市医院开展以"无缺陷服务"和"零投诉"为主题的安全医疗月系列活动；举办全院性《医疗事故处理条例》学习讲座，邀请医院法律顾问童文英作《举证责任例置新规则对医院和医务人员的要求》专题讲座；组织医护人员学习《医疗事故处理条例》《中华人民共和国执业医师法》《中华人民共和国护士管理办法》《中华人民共和国药品管理法》等医疗行政法规；各科室组织自查自纠，剖析讨论医疗纠纷案例，查找安全隐患，制定整改措施和进一步落实规章制度的具体办法，树立"病人第一、质量第一、安全第一"的观念，规范医疗行为，提高依法行医和防范医疗事故的自觉性。处理医疗纠纷13起。

2003年起，漳州市医院与中国人民财产保险股份公司签订医疗责任保险。是年，建立医疗缺陷管理制度，追踪分析群众投诉和日常医疗活动中发现的医疗缺陷，提出针对性的整改措施，制定不合格服务反馈表，对不合格服务发生的原因及纠正措施进行全程跟踪；完善医疗质量责任追究制度，医疗缺陷与科室、个人绩效工资挂钩。邀请福建省卫生厅原医政处处长陈敬波和福建医科大学附属第一医院心理学专家郑健民分别作《如何防范医疗纠纷》《从患者心理学角度谈如何防范医疗纠纷》专题讲座，提高防范医疗缺陷的自觉性，确保医疗质量的稳步提高。处理医疗纠纷14起。

2004年，漳州市医院邀请专家作《医疗事故鉴定中适用法律法规》《在医疗事故鉴定中医院存在的问题分析》《抗菌素的合理使用与管理措施》等专题讲座，增强医疗安全意识；采用"回头看"的办法，共同讨论剖析医疗纠纷病例，分析纠纷患者诊治经过，从中查找薄弱环节，针对安全隐患，制定整改措施。处理医疗纠纷31起。

2005年，漳州市医院围绕"质量、安全、服务、费用"为主题的医院管理年活动，加强医疗质量的全程管理，重新修订临床医技科室考核方案，健全和完善院科二级质控体系，重点加强单病种质控、住院前5位病种监控、围手术期管理、用药和治疗合理性，以及检验科的质量管理。医教科每季度组织专项检查，关键环节重点检查，定期或不定期抽查处方、运行院病历、归案病历等，及时发现问题，及时整改。全院开展多形式健康教育活动，提高患者对疾病治疗信心和综合满意度。加强患者术前术后的指导，履行告知义务，尊重患者的知情权和选择权。加强岗位练兵，开展技能竞赛。是年，处理当年度发生和以往累积的医疗纠纷79起，有60起结案后整理材料向财产保险公司申请医疗责任险理赔。

2006年，漳州市医院处理遗留以及年度新发生的医疗纠纷共42起，参加医疗事故鉴定7起，参加诉讼4起，有20起结案后向财产保险公司申请医疗责任险理赔。

2007年，漳州市医院结合创建平安医院活动、医院管理年活动，提高医疗质量，查找薄弱环节，落实工作责任，减少医患矛盾，建立医患纠纷第三方调解机制，成立警务室和人民调解工作室，东铺头派出所派警官驻点。当年共处理遗留以及新发生的医疗纠纷共30起，参加医疗事故鉴定4起，参加诉讼6起，进行尸检的3起，有23起结案。

2008—2009年，漳州市医院强化医疗安全管理，落实患者安全目标，加强引导和监控管理，落实高危药品管理、"危急值"报告、使用"腕带"识别标识等安全措施，医疗纠纷率比去年同期降低30.9%。2009年，制定重大医疗过失行为和医疗事故防范预案和处置预案，规定及时报告重大医疗过失行为和医疗事故，报告率100%，及时分析、整改、妥善处理医疗纠纷。2008—2009年，接到医疗投诉53起，经沟通解释患者、家属表示理解的16起，纠纷有14起。

2010—2011年，漳州市医院加强医疗技术临床应用管理，落实医疗技术和人员资格准入管理制度；建立健全医疗技术风险预警机制，及时收集、处理、报告风险信息，并对风险进行分析，总结经验教训，减少医疗缺陷、医疗差错、医疗投诉及医疗纠纷，维护患者安全；举办全院住院医师、主治医师缺陷病历点评会，分析往年医疗纠纷事件，探讨如何避免医疗纠纷，提出防范措施。共接到医疗投诉92起，经沟通解释患者、家属表示理解的45起，已结案的纠纷有28起，待处理的较大纠纷有19起。

（六）公共卫生任务管理

1. 预防接种

1949年，漳州协和医院开展流动诊所工作，派出医护人员20次到天宝村，为901名群众提供医疗服务和卫生指导。举行内容涉及沙眼病、疥螨病、伤寒、霍乱、天花、结核病、个人卫生、白喉病、疟疾和虱虫病的卫生讲座。对患者和小学生进行748人次的疫苗免费接种。漳州协和医院承担计划免疫工作，如卡介苗，每年为婴幼儿服用糖丸1次预防脊髓灰质炎。1950-1952年，预防天花、鼠疫及霍乱、伤寒的发生。龙溪专区医院为2000多名专区直属机关干部及其家属每年按期接种疫苗1次，协助专区直属各县重点检查急性流行传染症的发生情况并向专员公署卫生科汇报。

1959年，龙溪专区医院为东铺头中心医院及瑞京、县后街道965户作医疗预防。通过放映幻灯片、挂图、模型展览，结合群众大会、演戏、口头宣传及标语等多种方式，教育群众认识除害灭病的重要意义及简易防病知识，举办炊事员、保育员、卫生员训练班，健全督导队轮值打扫卫生制度，修订食堂卫生公约，建立幼儿园学生晨检制度等等，按传染病流行季节用中西药预防流行性脑膜炎、白喉、麻疹、流感等疾病，据统计，1959年麻疹发病率比1958年降低30%，白喉发病率降低100%，其他急性传染病也基本控制。1984年，龙溪专区医院应用划痕法接种卡介苗。1986年，漳州市医院开展乙肝疫苗注射，至1990年由1名护士专职负责该项工作。2003年，开展预防非典型肺炎的宣传，对从疫区来的人员进行隔离，为医院职工分发预防药品。2004年后，新生儿预防接种工作由产科负责。2010年，停止接种卡介苗工作。

2. 传染病和突发事件管理

1958-1959年，龙溪专区医院配合防疫部门做好除害灭病工作，组织医师、化验员参加漳州市（县级）开展丝钩虫普查普治，共完成73468名。研究在普查中发现阳性7216例的流行病学调查，分析临床症状，总结大剂量短程治疗的疗效，观察100例斑氏丝虫微丝蚴生长周期与某些疾病的关系，写成经验总结分发各县，为普查普治丝虫工作提供指导意见。在控制急性传染病预防工作上，及时做好疫情报告，派员长期配合市防疫站开展大规模防疫接种工作和传染病普查，有效地控制麻疹、乙型脑炎的流行。1960年2月，医院成立预防保健科（防保科），加强传染病和突发卫生事件的管理。

1988年，漳州市医院重视和加强疫情报告工作，使疫情漏报率由32.2%下降为19.1%。1990年后，保持每年传染病零漏报记录。

2003年，漳州市医院根据《中华人民共和国传染病防治法》及网络直报疫情要求，制定传染性非典型肺炎（SARS）（非典）防范控制预案，设立隔离病房、观察病床及发热门诊。根据漳州市防治非典型肺炎指挥部办公室要求，组建4支应急小分队，对应急小分队成员及全院医务人员进行专项培训；制定《漳州市医院非典型肺炎防范控制预案》《关于传染病和突发事件管理报告的有关规定》。4-12月，共接诊发热患者4105人次，其中5名患者留院医学观察，经过专家组诊治后全部排除非典型肺炎，痊愈出院。

2004年，漳州市医院设立感染性疾病科，完善肠道门诊，制定《漳州市医院2004年霍乱病防治工作实施方案》《漳州市医院关于传染病和突发卫生事件管理报告的有关规定》，举办重点传染病知识培训班和专题讲座，提高医务人员预防传染病的防护意识，维护医务人员的职业安全。根据福建省卫生厅、漳州市卫生局有关要求，漳州市医院作为福建省流感样病例监哨测点医院，每周通过网络向上级主管部门报告发热病例数；执行霍乱疫情零漏报，共报告142次，疑似病例1例；发现肺结核病例，进行网络直报。

2005年，漳州市医院重新改造感染性疾病科，设置隔离病房，制定《漳州市医院2005年非典型肺炎及流感防治工作预案》《漳州市医院2005年霍乱防治工作实施方案》《漳州市医院人禽流感疫情应急处理预案》等制度，成立防治人禽流感领导小组及专家小组，组织全院医护人员进行禽流感防治知识培训和演练，提高医院处理突发公共卫生事件的应急能力。

2006年，漳州市医院根据《卫生部办公厅关于进一步加强肺结核疫情报告和病人管理的通知》《肺结核病人转诊和追踪实施办法（试行）》以及《芗城辖区以上医院肺结核可疑症状者转诊办法（试行）》的要求，制定《漳州市医院肺结核管理报告办法》，明确肺结核发现、报告、转诊的程序及各科室责任并建立登记本等。制定《漳州市医院2006年霍乱病防治工作实施方案》《漳州市医院人禽流感疫情应急处理预案》《漳州市医院艾滋病疫情监测管理制度》等规定，做好霍乱、禽流感等传染病防治工作。9月，医院组织医护人员进行人感染高致病性禽流感应急演练，加强预防控制禽流感应急工作，提高对疾病的处置能力。是年，漳州市医院收治重症人禽流感患者1例、疑似人感染猪链球菌患者2例，经过治疗，均痊愈出院。

2007年，漳州市医院强化传染病管理，重新修订《漳州市医院传染病疫情和突发公共卫生事件管理报告规定》《漳州市医院肺结核管理报告办法》，严格执行传染病登记报告制度，由医务科与保健科的专职人员共同负责各项公共卫生管理和疫情监测与报告工作。

2008年，漳州市医院根据福建省卫生厅《加强手足口病防治工作的通知》，制定《漳州市医院关于手足口病防治应急预案》。4月1日至11月30日，医院共收治手足口病患儿600例，其中2例为重症手足口病患儿。是年，加强传染病报告管理，开通内网邮箱收集报告卡，方便医生填报传染病报告卡；做好突发公共卫生事件的应急医疗救治工作，设置爱心病房，接收四川地震伤员30名。

2009年8月28日至12月23日，漳州市医院朝阳分院共收治甲型H1N1流感确诊病例25例，通过治疗均治愈出院，为医院一线医务人员注射甲型H1N1流感疫苗1145支，保障临床一线的医护人员的医疗安全。是年，共收治手足口病住院患儿248例，其中7例为重症手足口病患儿，经过治疗均康复出院。

2010年，漳州市医院完善突发公共卫生事件医疗救治体系建设。做好甲型H1N1流感、手足口病等传染病和突发公共卫生事件的医疗救治工作。落实中华人民共和国卫生部《国家突发公共卫生事件应急预案》，重新修订《各类应急预案汇编》，下发科室组织医务人员学习和演练。3月，根据中华人民共和国卫生部、福建省卫生厅关于加强防治手足口病的精神，召开专题会议进行部署，改进就诊流程，制定工作方案，强化医务人员防控知识的培训，提高诊疗水平和自我保护意识；儿科抢救重症手足口病患儿78名；漳州市医院朝阳分院1-12月份门诊患者3263人次，收治住院患者1056人次，其中手足口病642例，重症154例，甲型H1N1流感确诊患者4例，破伤风4例，水痘11例，抢救危重患者170多例。

2011年，漳州市医院共救治手足口病患儿830例，其中危重症手足口病患儿15例，同时做好疫情报告工作；做好39种法定传染病疫情报告工作，其中甲类传染病2小时内网络直报国家疾病控制中心并电话报告漳州市疾病控制中心，对乙类、丙类传染病24小时内网络直报；按时统计死亡病例，分析死亡原因，进行死因监测，并直报国家疾病控制中心网络。

（七）城镇职工基本医疗保险管理

1952年，龙溪专区医院根据政务院发布的《关于全国各级人民政府、党派、团体及所属事业单位的国家工作人员实行公费医疗预防的指示》规定，实行公费医疗预防制。医疗费用由上级人民政府领导的卫生机构按照单位编制人数比例分配，统收统支。门诊、住院所需的诊疗费、手术费、住院费、门诊费或住院期间的药费等，由医疗费拨付，住院的膳食费、就医的路费由个人负担。

1998年起，漳州市医院根据中华人民共和国国务院发布《关于建立城镇职工基本医疗保险制度的决定》，实行基本医疗保险，基本医疗保险费由用人单位和职工共同缴纳，其中用人单位缴费率控制在职工工资总额的6%左右，职工缴费率一般为本人工资收入的2%。

2000年3月20日，漳州市医院成立医疗保险工作管理小组，实施漳州市城镇职工基本医疗保险制度，由院长任组长，副组长2名，小组成员8名。下设办公室，由分管副院长兼任办公室主任，并配备兼职人员3名负责职工基本医疗保险管理工作。11月20日，医院与漳州市医疗保险管理中心（简称医保中心），签订《城镇职工基本医疗保险定点医疗机构医疗服务合同书》。按照《福建省公费医疗用药报销范围（第二版）》履行自费药品和《漳州市城镇职工基本医疗保险若干问题的补充规定》第二十四条规定的知情告知签署，有效落实医保政策。

2001年后，漳州市医院组织学习医改实施方案及配套文件，掌握有关规定，做到因病施治，合理检查，合理治疗。2003年，为加强医保对象的医疗、费用管理，指派专人负责医保对象在医院就诊期间的管理工作，指定专人负责医保费用的核对、统计及医院收费项目与医保项目的核对工作，保证医保费用准确、及时、足额拨款。各临床科室按需检查、按需用药，合理安排，缩短住院时间，降低住院费用，严格控制自费药品使用，使用自费药品应事先征得患者或家属同意。

2004年7月，漳州市医院共完成漳州市医保患者申报材料2013人次，其中审批贵重药品、大型检查及超长住院共901人次，检查出院小结1472人次，病历抽查298人次，门诊行政级别处级干部、高血压糖尿病特殊病种审批201人次。大型检查阳性率统计136人次，异地就诊申请113人次，外伤调查17名，铁路医保申报128人次。9月，接受漳州市医保门诊特殊病种在市医院直接刷卡结算。

2005年，漳州市医保中心加大对漳州市医院审批的考核管理，每月抽查60份病历，全年共抽查病历784份，报送大型检查2457人次，住院时间超长病例371人次，贵重药品申请784人次，提供出院小结2204人次。医院加强与漳州市医保中心的沟通，争取合理统筹基金。是年，平均每月有出院医保患者200名，每月收入统筹基金80万元。接待异地就诊患者403人次，为福州铁路医保中心提供资料121人次，接受各县区参保人员病历资料复印的申请及对医保相关政策的咨询。

2006年，漳州市医院全年报送住院患者大型检查2226份（特殊检查申请、住院时间超长、CT、MR、ECT），出院小结2674份。门诊特殊病种大型检查787份（CT、MR、ECT、彩超、动态心电图），处级干部门诊大型检查201份。配合市医保中心随机抽查、提供需要查阅的医疗档案及有关资料545份。接待异地参保人员申请异地就诊701名，接待大量县级参保人员申请所需住院材料。为福州铁路医保提供结算出院小结172份。

2007年，漳州市医院配合漳州市医保中心抽查病历、审批大型检查5274份，出院小结4534份，接受本地参保人员申请异地就诊701名，为新农合参保人员提供所需住院资料，进行严格的管理和给予良好的服务。

2008年，漳州市医院加强与漳州市医保中心的沟通，及时反馈抽查项目，向全院医务人员宣传医保政策，共同维护医保基金良好运行。漳州市医保中心平均每月支付统筹基金270万元。

2009年，漳州市医院全年医保患者门诊量128975人次，出院4775人次，配合漳州市医保中心抽查病历、审批大型检查 2387 份，出院小结 3986 份，接受本地参保人员申请异地就诊 843 名。

2010 年，漳州市医院向漳州市医保中心提供出院小结 6086 份，住院核对表 6086 份，住院患者病历抽查反馈 648 份，把关审批 2387 份（CT、MR、ECT、彩超、动态心电图）等门诊特殊病种大型检查，提供各县（市）新农村合作医疗资料报销、结算材料。配合漳州市卫生局新农合办积极推进新型农村合作医疗患者住院的即时结报工作，患者交纳自付费部分就可以办理出院手续，方便新农合患者医疗费用的报销。

2011 年，漳州市医院成立医疗保险管理办公室（简称医保办），由医务科指派专职人员 2 名，信息科、财务科各指定兼职人员 1 名。是年，向漳州市医保中心提供出院小结 10788 份，住院核对表 10788 份，住院患者病历抽查反馈 8448 份；配合漳州市卫生局新农合办公室积极推进新农合患者住院的即时结报工作，提供漳州市属各县（市）新型农村合作医疗报销、结算材料 2.4 万份。

第三节　护理管理

一、机构设置

护理部　光绪二十六年（1900 年），漳州福音医院成立护士部。民国 28 年（1939 年），漳州协和医院护士部有总护士长 1 名。民国 29 年（1940 年），护士部有正、副总护士长各 1 名。1952 年后，龙溪专区医院设护理室，有护士主任 2 名。1958 年，龙溪专区医院成立护理部，有正、副总护士长各 1 名。1981 年 5 月 15 日，龙溪地区医院重新组建护理部，由业务副院长分管，时有护理部副主任 2 名、护理干事 1 名。1986 年 2 月，漳州市医院护理部有主任 1 名、副主任 2 名。1992 年，漳州市医院护理部有主任、副主任、干事各 1 名。1995 年，漳州市医院护理部有主任 1 名、副主任 2 名、干事 1 名。2004 年，漳州市医院护理部有主任、副主任、干事各 1 名。2008 年，漳州市医院护理部有主任 1 名、科护士长 2 名、干事 1 名。2011 年，护理部有主任 1 名、科护士长 3 名、干事 1 名。

二、主要工作

光绪二十六年（1900 年），漳州福音医院护士部由院长直接领导，主要工作是在护理患者的同时传播基督教福音。民国 28 年（1939 年），漳州协和医院护士部逐渐建立各项护理管理制度和制定部分护理常规，重视基础护理和病房管理，组织护理人员业务学习，严格管理和带教护理学生，使护理水平有所提高。

1952 年后，龙溪专区医院护理室下辖各科临床护理工作和消毒供应室。1958 年，龙溪专区医院护理部加强对临床护理的管理。举办护士长管理培训班和护理技术讲座，与县级医院建立护理业务指导关系。选派护理骨干参加医院医疗下乡巡回队，协助诏安、漳浦、云霄、东山等县医院建立护理常规，改进护理工作。1959 年，龙溪专区医院选派护士参加龙溪县流行性乙型脑炎的防病灭病预防接种、漳州市麻风病的普查工作。1962 年，龙溪专区医院护理部定期召开护士长例会，加强病区护理单元管理，建立护理查房制度和"以老带新"的临床护理带教方法，定期组织护理业务学习。1963-1965年，龙溪专区医院规定护士长查房每天3次，并加强陪护家属和探视的管理，护理部定期和不定期抽查护理质量，组织全院疑难病例护理讨论和护理会诊。实行护士跟随医师查房制度。定期举办护理知识讲座，组织护理学术交流，举行护理操作考试每年2次。

1981年，龙溪地区医院实行护理部主任负责制。护理部定期组织护理大检查，开展护理技术操作比赛和护理质量评比，制定和改进护理措施；实行护士长夜间护理管理制度。注重对护理人员政治、业务素质的培养和护理理论、专业技术水平的提高，每月1次组织全院性的护理业务学习，邀请资深医师、护士长或护理骨干讲课；选派护理骨干到上级医院进修学习新知识、新技术；加强新入职护士的"三基"（基本理论、基本知识、基本技能）"三严"（严格要求、严谨态度、严肃作风）训练。建立护理人员业务考核技术档案，作为晋职提级的参考依据。是年，在地区卫生局和护理学会组织的全区护理工作评比中，龙溪地区医院被评为护理工作先进单位。

1983年，龙溪地区医院护理部举办初级护理人员理论补习班。对初级和1976年以后毕业的护士分批进行护理理论和技术操作考试。举办医院"护理基础知识智力竞赛"和护理流动红旗季度评比竞赛活动。负责管理、调配和训练病区保洁人员。1984年，龙溪地区医院护理部制定"护士长评分标准"，量化评价各科护士长的工作能力和管理能力。重新修订和完善医院各项护理工作制度和护理岗位职责。1985年，护理部实行按年龄分段进行分层考核护理理论和技术操作。是年，选派护士参加漳州市护理学会举办的护理理论知识竞赛获得第二名。1986年，漳州市医院护理部举办护士长管理学习班，学习《医院护理管理学》，交流护理管理经验，提高护士长的管理能力。是年，医院护理工作在漳州市卫生系统护理检查评比中获第一名。1989年，漳州市医院护理工作在漳州市护理对口检查评比中获第一名，在福建省护理质量检查评比中被评为护理质量优胜单位，获得福建省卫生厅奖励进口气垫床1张。护士代表参加漳州市护理知识智力竞赛获第二名。1992年，护理部举办新入职护士岗前培训医德医风、文明礼貌、医院感染管理知识。选派护理骨干到上级医院进修、学习先进的专科护理技术，提高专科护理技能。联合医院团委会开展"优质服务活动月"竞赛。1993年，护理部加强护理人员的职业道德教育，严格执行新入职护士的转正前基础理论和基础操作技术的全面考核，以及在各科轮岗2年后定科。护理部以福建省医院护理质量考评手册为标准，对医院护士进行每季度1次的业务考核，列入科室季度检查评比总分；组织人员参加漳州市的护理技术操作示范表演。护理部联合医院工会举办外语、生理学、药理学等学习班6期，有207名护士参加学习。1994年，护理部按照《福建省护理工作质量标准》和三级乙等医院的评审标准，重新修订和完善医院的各项护理规章制度和各类各级护理人员工作职责。1995年，护理部制订"护士长工作手册"和"护理质量控制分析表"，定期检查工作进度和护理质量，提高和改进护理措施。

1996年，护理部举行外出进修、培训护理人员座谈会，采用"以点带面"的方式，举办新知识、新技术的业务培训班，由外出进修后回医院的护理人员主讲。对护理人员继续医学教育实行学分制管理。1997年，护理部落实医院规章制度，强化岗位责任制和责任护理，加强质量监督和劳动纪律检查。1998年，护理部继续推进护理模式改革，指导建立整体护理模式病区，全面落实以病人为中心的整体护理。联合医务科举办安全医疗知识竞赛和安全医疗月活动。1999年，护理部组织护理人员学习岗位职责和医疗行政法规，增强法制意识和工作责任感。实施新入职护理人员在临床各科轮岗3年后定科。举办医院首期重症监护室护理骨干培训班，实行护士长轮流到重症监护室培训的制度。2001年，护理部组织全院性护理查房和科室间的护理会诊。举办"星级护士"评选活动。2002年，护理部重新修订新入职护理人员的定科办法，根据临床科室的综合考核评价和录用意向，结合轮岗护理人员个人意愿，采取双向自主选择方式定科定岗，提高轮岗护理人员的学习积极性和主动性。2004年，护理部规范临床护理教学工作，实施临床带教教师教学质量考核方法。

2005年，漳州市医院护理部按照三级甲等综合医院评审要求，补充修订医院各项护理工作制度和护理岗位职责。确定"心肺复苏术"为每年年终业务考核必考项目，组织护理人员岗位大练兵，全员通过强化急救技能训练。2006年，护理部实施新入职护士5年规范化培训制度。2007年，护理部制定患者安全目标管理措施，抓住重点环节保障患者安全。2008年，护理部成立护理科研兴趣小组，组织护理科研交流学习活动。承担大学本科护理实习生的毕业论文指导工作。2009年，护理部根据每季度对临床带教教师的教学质量考核结果，进行绩效工资的倾斜分配和作为翌年重新选拔聘任的参考依据。组织全院性的护理缺陷讨论会，进行护理缺陷点评、分析、讨论、总结，提出整改措施。成立造口护理小组、静脉留置针穿刺术护理小组、经外周静脉置入中心静脉导管（PICC）护理小组，培养护理技能研究兴趣和提高专科护士专业技术水平。2010年，护理部开展优质护理服务示范工程活动，推行优质整体护理责任制。2011年，护理部实施护理人员分阶段规范化培训和手术室、急诊科、血液净化中心等专科护理培训。与漳州卫生职业技术学校建立"双师型"的教学模式，选派临床护理带教教师承担学校的部分理论授课任务。

第四节　教学与科研管理

一、机构设置

科教科　1996年，漳州市医院成立科教科，有科长1名，配备专职和兼职人员各1名。2003年5月，进一步加强医疗、教学、科研统一管理，漳州市医院决定医务科与科教科合并为医教科，有科长1名，分管医疗质量和科研与教学工作的副科长2名，有专职和兼职人员各1名，沿用原科室印章。2006年9月，科教科内设教学办，有专职教务员和辅导员各1名，负责福建医科大学非行政隶属附属医院的有关工作。2007年5月，漳州市医院撤销医教科，恢复设置医务科和科教科，均为行政副科级。科教科有科长1名，配备专职人员2名。2011年4月，图书室归入科教科。2011年，科教科有科长1名、专职人员3名；教学办有专职人员2名；图书室有专职人员3名。

二、主要工作

（一）岗位培训与学术研究

漳州福音医院和漳州协和医院时期，招收基督教徒子弟传授医术。中华人民共和国成立后，医院受政府委托举办各类培训班和学习班，支援下级医疗机构建设。1979年后，龙溪地区医院定期派送护士外出进修，每年对全院护士进行"三基"（基本理论、基本知识、基本技能）考核。1994年，初步形成系统的科教管理体系。1996年，对新分配和刚调入人员进行岗位培训，执行《福建省临床住院医师进行规范化培训试行办法》，住院医师规范化培训对象32名，其中13名临床住院医生实行24小时负责制。是年，贯彻执行《福建省专业技术人员继续教育条例》及《福建省继续医学教育工作意见》精神，制订《临床医技在职人员继续教育的有关规定》，实行学分管理。

1997年，漳州市医院投资4万元添置电教设备。是年，建立技术档案管理，将"三基"训练考核成绩纳入技术档案，严格要求，作为职称晋升的条件。

1998年，漳州市医院建立健全住院医师规范化培训，实行24小时住院医师负责制，着重抓好完整病历、技术操作考核、英语考试，提高住院医师"三基"及外语水平；是年，部分临床科室实行总住院医师强化培训，首期结业12名，通过总住院医师培训提升高年资住院医师专业理论知识和业务技术操作、急危重患者抢救、医疗行政管理等能力，评选出内科、外科系统优秀总住院医师各1名。至2011年，共组织15批总住院医师培训。

1999年，漳州市医院实施2批共35名总住院医师强化培训；投资63万元用于医技人员的进修培训；奖励1998年开展应用的67项新技术、新项目及6篇优秀论文作者，颁发奖金3万元。

2000年，漳州市医院进一步完善《住院医师规范化培训方案》，制定临床住院医师必须经过5年2个阶段的培训规定。是年，培训总住院医师10名，用于人才培养专项经费107万元。

2001年，漳州市医院开始对2000年毕业的住院医师实行为期2年的24小时岗位负责制。当年培训住院医师21名，总住院医师8名；奖励1999-2000年开展应用的90项新技术、新项目，其中一等奖13项、二等奖23项、三等奖54项，颁发奖金3.6万元；根据医学院非直属临床学院教学工作要求，投资20万元建成多媒体视听室，建立内、外、儿、妇、神经科等教室及教研室、语音室，添置投影仪、桌椅等教学设施。

2002年，漳州市医院邀请复旦大学肿瘤医院、北京安贞医院、福建省人民医院专家到院讲课，参加听课346人次；完成2001年度继续医学教育验证720名，完成率95.88%；接收各医学院、校实习生258名，接收外单位进修医师69名；全院共有100项新业务、新技术应用于临床；根据学科发展的需要，逐步健全二级分科；根据各专业发展的需要，选派副高级职称以上技术骨干前往武汉同济医院进行为期三周的短期培训学习，借鉴医院先进的技术水平和管理经验，促进和提高医院的管理及业务技术水平，第一批人员共8名；邀请福建省内外专家来院会诊、讲学、指导高难度手术及开展新项目。

2003年，漳州市医院按照《福建省临床住院医师规范化培训试行办法》，对临床医师实施内科或外科系统轮转培训，为期2年；对本科学历的培训对象按量化考核成绩进行二次定科，培养对象依据培训期间的成绩高低依次选定亚专科。

2004年，漳州市医院成为福建省首批临床教学基地及福建省住院医师规范化培训试点医院，住院医师规范化培训工作与福建省卫生厅的工作要求接轨，第一阶段住院医师规范化培训的轮转时间由2年改为3年；自2004年起具有本科学历临床医师报考主治医师时，必须取得住院医师规范化培训合格证；是年，开始对总住院医师实行《双向目标管理责任制》。

2005-2009年，漳州市医院对具有硕士研究生学历的临床医师实行导师制。开始承办漳州市执业医师实践技能考试，其中，2005年考生有423名，2008年考生有742名。2005-2011年，共有考生4168名。

2006年，漳州市医院成为福建医科大学非行政隶属附属医院，在承担临床实习教学任务的基础上，承担临床医学本科理论授课和见习带教任务。

2007年，漳州市医院成立科研实验室；按中华人民共和国《卫生部专科医师培训标准（试行）》

实行专科医师培训，按内、外、儿、妇等普通专科医师类别安排轮转培训。

2008年6月，漳州市医院举行福建医科大学附属漳州市医院首届临床医学本科生毕业典礼。10月，福建医大附属漳州市医院2008级硕士学位课程班开课，参加学习人员52名，是医院作为附属医院举办的首届硕士研究生课程班。是年，遵照中华人民共和国卫生部《专科医师培训标准》，重新制定并实施住院医师培训考核计划；加强总住院医师培训管理，强化日常的检查与考核，继续实行和落实导师制及双向目标管理责任制；完成福建医科大学下达的3个专业4个班级及12门本科课程理论授课教学任务。

2009年11月，漳州市医院成立临床技能培训室，首期购置临床模拟训练设备投入使用并开始二期建设；是年，创立普外科、泌尿外科、耳鼻喉科、消化内科等4个中华人民共和国卫生部内镜专业技术培训基地。

2010年11月，漳州市医院承办福建省住院医师规范化培训班暨管理提高班，在会议现场展示漳州市医院培训档案；是年，开始实施《福建省住院医师规范化培训实施意见（试行）》《福建省住院医师规范化培训实施细则（试行）》，创建内科、外科、儿科、妇产科、口腔科、麻醉科、眼科、耳鼻喉科、医学影像科、神经内科、急诊科、全科医学科等13个住院医师规范化培训基地，并对外招生；本科起点的培训对象按内、外、儿、妇等普通专科医师类别安排为期3年的轮转培训，研究生学历的培训对象安排1-2年的轮转培训。

2011年，漳州市医院招收2011届住院医师规范化培训人员70名，制定外院培训对象的补贴标准；与东铺头和延通北两个社区卫生服务中心签订双向转诊协议；组织迎接非隶属附属医院5年一度的教学评审及7个基本达标医师培训基地的年度评审；完成技能培训室二期招投标和建设；组织第14批总住院医师考核及第15批总住院医师上岗，到内科ICU和外科ICU轮转，周期1-2个月。首批2009届乡镇卫生院47名医师为期2年培训结业，评选出优秀培训生5名；是年，4个内镜培训基地通过2009-2011年度评审，并获2011年资格证书，46名内镜教师资格年度审核合格；举办临床技能竞赛并组织参加福建省临床基本技能竞赛；组织执业医师考前强化培训；组织编印《漳州市医院住院医师规范化培训指南》；调整教研室、医师培训基地组织机构；组织全院继续教育2010年度验证、2011年度公共科目报名学习；涉及全院科研、临床教学、住院医师规范化培训和继续医学教育、重点学科、图书管理等工作，并承担医院教学委员会、医院毕业后教育委员会、医院学术委员会、医院伦理委员会的日常事务性工作。

（二）临床教学

清光绪三十一年（1905年），漳州福音医院招收当地华人基督教徒子弟，以类似学徒的形式，在医院边学习西医边协助医疗工作，教学内容主要是临床经验。民国8年（1919年），院务暂行停顿，随之中止医学生教育。民国33-37年（1944-1948年），漳州协和医院接收福建省立医学院毕业生到医院实习，实习内容为协助医生处理临床事务。

1955-1960年，龙溪专区医院实习生在上级医师的常规指导下，制定实习计划，在内外科实习时均直接参加尸体解剖。

1992年10月，漳州市医院成为福建医学院教学医院。1993年11月，漳州市医院成立教学领导小组，设内科系统教学组和外科系统教学组。1994年3月，漳州市医院成为福建中医学院教学医院。

1998年9月，漳州市医院教学组分设内科、外科、小儿科、妇产科教研组。1999年12月，医院高等院校临床教学基地通过福建省卫生厅和教育厅评估验收。

2001年，漳州市医院调整医院教学领导小组及各科教研组，确定内科、外科、小儿科、妇产科、神经科、耳鼻喉科、眼科、口腔科、皮肤科、药剂科、检验科、放射科、超声科、CT室、磁共振室、心电图室等科室教研组成员。是年6月，制定《漳州市医院临床实习生教学查房规定》。7月，制定《漳州市医院教学管理制度》，首次形成医院教学组织机构和管理制度框架。

2006年9月，漳州市医院根据创建福建医科大学非行政隶属附属医院与促进医院医疗、教学、科研协调发展的工作需要，成立教学委员会，设置教学办公室（简称教学办），作为医院教学委员会的日常办公机构，负责福建医科大学与医院之间有关教学工作的上传下达，督促医院各教研室落实教学计划，确保医学生的教育质量。教学办由院级领导分管，科教科科长兼任教学办主任、教学委员会秘书，配备专职教务员和辅导员，教学办下设内科、外科、儿科、妇产科、口腔科、耳鼻喉科、眼科、医学影像科教研室8个，并分别挂靠相应科室。是年，在高等医学院校临床教学基地的基础上，开展福建医科大学非行政隶属附属医院的创建工作；通过福建医科大学、福建省卫生厅的评审验收，首次为学生讲授临床大课并进行临床见习带教；成立学生党支部和团支部；依据附属医院的标准，健全和完善临床教学管理规章制度。8月底，接收第一批福建医科大学2003级临床医学专业59名学生。

2007年7月，漳州市医院协助福建医科大学在东山县举办福建医科大学2007年临床教学管理干部培训班暨临床教学研讨会。

2009年，漳州市医院在医技楼5楼建立临床技能培训室，面积300平方米，集中配置和管理各类临床模拟技能训练模型，初步建立起临床医学生基本技能模拟训练和考核的平台。

2010年10月，漳州市医院成立公共事业管理（医院管理方向）教研室。12月，组织接收首批公共事业管理（医院管理方向）的本科实习生。同月，协助福建医科大学举办福建医科大学2010年第二期临床高级师资培训班。

2011年，漳州市医院调整教学机构设置，增设麻醉学、临床病理学、急危重症医学、检验医学、药学教研室。11月，进一步完善《福建医科大学附属漳州市医院教学管理制度》，将教学管理作为临床教研室、科室季度考核和年度考核的重要内容，制度的执行结果与科主任目标管理季度考核挂钩。通过福建省高等医学院校临床教学基地（福建医科大学非行政隶属附属医院）复评工作。2006-2011年，教学办每年除护理专业的实习生由护理部安排接收外，接收福建医科大学、福建中医药大学、漳州卫生职业学院、泉州医学高等专科学校、莆田学院医学院、福建卫生职业学校、厦门医学高等专科学校等8所高等医学院校，涉及临床医学、中医学、中西医结合、针灸推拿、检验、药剂、病理、口腔、医学影像、药剂等10多个专业本科和专科见习生、实习生400多名。培养福建医科大学医学硕士毕业生19名。共组织271名临床医师参加福建省高校教师岗前培训并通过考试，其中取得福建省高校教师资格证书的有94名。每年选派部分临床医师参加福建医科大学等医学高等院校的高级师资培训班。2011年，共设15个教研室。全院有副教授10名，福建医科大学兼职教授14名，福建医科大学兼职副教授44名。博士生导师1名，硕士生导师5名。

（三）图书与信息资料管理

1953年，龙溪专区医院组建图书室，由分管副院长1名兼管，有管理图书、病历档案兼统计的工作人员1名。图书室主要担负预订中、外文图书、期刊及登记、分类编目、录入、整理、借阅等；指导读者对图书、期刊及各种工具书的使用。

1956-1960年，龙溪专区医院扩充图书室，有各种国内外科学杂志190种，4600本。

1962年，龙溪专区医院改进图书资料的管理供应工作，藏书11000本，订有国外杂志78种，每天接待读者约20名。

1979年，龙溪地区医院图书室归属医务科。1980年，医院举办有关图书管理学习班2期，学员来自龙溪地区所辖各县（市、区）医院图书管理人员。

1982年，龙溪地区医院图书室由"工"字形红砖楼第一层迁至行政办公楼第二层。是年，有中外文杂志242种。

1984年6月，龙溪地区医院图书室由行政办公楼第二层迁至干部病房楼第四层。

1990-1996年，漳州市医院结合《ICD-9码：疾病名称编码字库表》与《国际疾病分类》，参照医院的实际情况制作手工期刊题名索引。1993年后，采用医院内科医师许向农设计的图书管理系统，利用电脑进行图书管理，至2000年该数据进行备份继续使用。

1994-1996年，漳州市医院创办院内刊物《医学信息》，为临床提供最新医疗进展。1995年8月，漳州市医院图书室归属信息科，有馆员2名，助理馆员1名，高级技工1名；具备本科学历者2名，大专学历者1名。1996年，使用中国生物医学期刊摘要数据库（CMCC）、中国生物医学期刊引文数据库（CMCI）、中国医学学术会议文献数据库，至2007年停订。

1999年，漳州市医院使用中国医院数字图书馆（CHKD）（期刊全文库）。是年，图书室由干部病房楼第四层迁至新建的病房大楼（2005年改称外科楼）第三层。

2000年后，漳州市医院图书室信息管理系统应用北京鑫盘公司开发研制的图书馆集成管理系统，该系统在图书采购、编目、典藏、流通管理、期刊管理等方面更标准、先进，服务更快捷。

2001年后，漳州市医院增加超星数字图书馆医药卫生类数字图书。

2002年，漳州市医院建立电子阅览室，配备电脑6台供上网查询资料；是年，举办期刊检索培训班5期。

2005年8月，漳州市医院增加医学多媒体资源库试用版。是年，医院在院内局域网建设数字图书馆主页；购买使用美国国立医学图书馆数据库（WEBSPIRS版）、国际医学期刊全文数据库；图书室有超星数字图书馆医药卫生类数字图书5.2万册。

2006年4月，漳州市医院增加外文生物医学期刊文献数据库FMJS，服务器内数字资源总量超过5T。读者可在电子阅览室、办公室等处通过主页查询新书推荐，下载常用软件，检索各种全文数据库，提供信息查询、电子文献阅读等服务。

2007年，漳州市医院图书室由外科楼第三层迁至儿科楼第二层。

2008年，漳州市医院增加博硕论文库、会议和报纸数据库以及外网使用账号，实行开架借阅，实现"藏、借、阅"一体。是年，图书室设有图书借阅室、书刊阅览室、电子阅览室，共有16台电脑提供上网检索3个书库。

2010年，漳州市医院图书室承担福建医科大学实习生选修课《医学信息检索》的教学任务。

2011年4月，漳州市医院图书室归入科教科，有馆员2名、助理馆员1名。6月，图书室总藏书量为39447册，其中中外文图书23658册，期刊合订本15789册。订购中文期刊355种，报纸13种，外文14种。是年，停用医学多媒体资源库试用版，医院数字图书馆点击率720多万人次。图书室藏书的学科范围以医学为主并结合医院各专业设置。

第五节 医院感染管理与监控

一、机构设置

医院感染管理科（简称院感科） 1989年2月，漳州市医院成立医院感染管理委员会。1990年1月，成立医院感染监控室，有感染监控监测专职护士1名。1995年，配备专职检验人员并设置细菌培养实验室。1999年，增加专职医师1名。2005年8月，成立医院感染管理科，由副主任医师任科长，增加专职医师、专职主管护师各1名。2006年5月，增加专职主管护师1名。2011年8月，增加专职医师1名。

二、管理与监控

漳州福音医院和漳州协和医院时期，医院采取简单的消毒隔离措施降低院内交叉感染发生率。

1952年，龙溪专区医院重视院内感染的预防和消毒隔离，由预防保健科负责管理门诊、病房等院内公共卫生，配备消毒药品供病房、门诊消毒使用。

1959年，龙溪专区医院临床各科室设置传染病隔离室，限制传染病患者的活动范围，就地控制传染源。急性传染病流行季节，把各种传染病患者集中管理，限制探访者。流感流行期间，用甘油乳酸消毒门诊，早晚各一次。定期出黑板报宣传季节性传染病防治知识和各种卫生常识。肺科、检验科把痰液和排泄物标本进行深埋处理。传染病患者办理住院时，先在住院部进行卫生处置，随身物品由家属带回或寄存储藏室。严格执行血库、手术室、分娩室、细菌培养室的卫生制度，定期督促检查，避免交叉感染。手术感染率从1958年的8.5%降低至1959年的4.5%。

1962年，龙溪专区医院严格操作规程，加强无菌观念，增加防护设施，严格处理传染病患者用物、排泄物，防止交叉感染。

1980-1988年，医院加强对传染病患者的院内管理，用过的物品单独放置、洗涤、消毒；检验科用过的标本和有毒有害物质进行妥善处理。强调医务人员洗手消毒。

1989年，漳州市医院重视医院感染管理，加强消毒隔离工作，防止院内交叉感染。健全手术室、治疗室、换药室、注射室消毒隔离制度。全年输液、输血器热源检查阴性，未发生输液、输血反应。

1990年，漳州市医院由感染监控室护士专职负责医院感染监测工作，建立部分医院感染管理制度和改进消毒隔离措施，协同检验科定期抽查监测重点部门消毒液、物体表面、医护人员手及空气消毒效果；加入中华人民共和国卫生部监控网，每月上报医院感染汇总表。

1991年，漳州市医院建立院内感染监测网络，各科设有医院感染监测员；参加福建省临床检验中心的微生物质量控制活动，应用侵袭性大肠杆菌诊断血清鉴定2株侵袭性大肠杆菌，首次检出该病原菌；促进供应室改善工作条件与设备，加强人员培训，健全规章制度和技术操作规程，预防输血输液的热源反应和细菌性感染发生。

1992年，漳州市医院加强消毒隔离制度的检查、监测、落实工作，采取定人负责、定期消毒、定期检查、定期鉴定。

1996年，漳州市医院严格实施消毒隔离制度，加强院内感染检测工作，医院感染发生率从8.2%降到7.7%；按照《医院感染管理规范》和《消毒技术规范》，要求对医护人员术前洗手、消毒及各种灭菌后器械、使用中消毒液、氧气湿化液、物体表面、空气中微生物、紫外线灯管强度、供应室消毒锅及塑封物品、一次性医疗卫生用品、内镜与透析液等进行常规监测；对医院感染率、漏报率进行调查统计分析，每季度向医院感染管理委员会及相关科室反馈分析结果；按季度开展抗菌药临床和细菌耐药监测，公布全院的常见病、药品类别及耐药情况，为临床合理用药提供重要依据；按时向全国医院感染监控网络上报医院感染监测数据。

2001年，漳州市医院强化医院感染防范意识，制定《抗菌药物应用管理规定》，实行抗菌药物分线管理，强调因病施治、合理用药，有计划地组织临床用药检查，建立约束机制，检查结果与科室质量考评及个人奖金挂钩。继续做好各项医疗指标监控和单病种质控，定期分析患者平均住院天数、出入院诊断符合率、无菌手术切口感染率、成分输血率、传染病漏报率等医疗指标，针对存在的问题采取有效措施。

2005年，漳州市医院加强对各科室治疗室、换药室的物体表面和化学消毒剂、氧气湿化瓶、高压无菌物品及医务人员手的细菌监测；开展呼吸机相关性肺炎目标监测。全年共监测标本5420份，发现问题及时整改，医院感染率降为4.57%；漏报率为9.45%。

2006年，漳州市医院制定《漳州市医院医务人员卫生实施规范》《抗感染药物合理使用管理制度》《消毒管理措施》《呼吸机管道的消毒管理措施》《医疗废物收集、运送、储存流程图》《禽流感职业暴露人员职业防护原则》《禽流感医院消毒措施》等规范文件，建立和完善医院感染管理各项规章制度，加强医院感染管理工作。8月，院感科举办医院感染管理培训班，参加培训的医务人员200名。11月，组织开展"全院手卫生活动周"系列活动，提高医务人员预防医院感染意识，主动采取预防控制措施。开展全面综合性监测和目标性监测工作，2006年共监测标本12973份，比上年增加118%，其中合格标本12228份，合格率94.26%。注重过程实时监控，加强对手术室、ICU、产房、婴儿室、血透室、胃镜室等重点科室的监督管理。加强医疗废物的安全管理。全年医院感染率为5.72%，漏报率为9.82%。

2007年，漳州市医院完善《手卫生制度》《医院感染在职教育制度》《医院感染监测质量评价制度》等院感管理规章制度和考核标准。每季度开展抗菌药物临床应用和细菌耐药检测，并公布全院常见病原菌分布及耐药情况，为临床用药提供重要依据。并顺利完成省卫生厅关于医院感染现患率的调查工作。全年医院感染率为6.16%，漏报率为9.85%。

2008年3月，漳州市医院感染质控中心邀请台湾医院感染管制学会监事、上海复旦大学附属中山医院专家顾问、教授黄文贵主讲《由小的微生物标本看大的耐药性及感染控制问题》。4月，医院感染质控中心对全市5家县级医院进行院感质控检查。12月，医院感染质控中心举办漳州市医院感染管理培训班。

2009年5月，漳州市医院感染质控中心对全市6家县级医院进行甲型H1N1流感防控检查。9月，院感科对医院医务人员进行甲型H1N1流感防控知识培训。是年，医院感染率为3.88%。

2010年，漳州市医院建立健全医院感染管理体系，根据中华人民共和国卫生部新颁布的医院感染控制标准，修订和完善院感管理规章制度和考核标准，加强过程监控。加大实时督查力度，根据三级甲等综合医院评价标准要求，加强对血透室、ICU、新生儿科等重点部门的管理与督查；建立培训和考核制度，举办院感控制培训班，对医务人员进行手足口病的预防控制培训并进行院感知识笔试考核。提高全院医务人员院感管理意识。扎实开展环境卫生学与消毒灭菌效果监测、感染病例监测，积极开展耐药菌株监测，掌握全院常见病原菌分布及耐药情况，为临床合理用药提供有效依据。

2011年3月，漳州市医院对儿科、门诊部、急诊内科、呼吸内科、朝阳分院等医务人员进行甲流、手足口病的防治与隔离培训。4月，按照《医疗废物管理条例》《医疗卫生机构医疗废物管理办法》要求，制定《2011年漳州市医疗机构医疗废物管理质控检查标准》，对医疗废物管理及安全处置进行督导检查。4月和8月分别针对神经外科院内感染MRSA病例、骨科手术部位感染鲍曼不动杆菌开展流行病学调查，包括感染病例的分布、病房环境学监测、医护人员带菌状况等，寻找危险因素，采取相应消毒隔离措施，有效控制医院感染的流行趋势；根据中华人民共和国卫生部《医院感染监测规范》《医务人员手卫生规范》《医院消毒供应中心管理规范》《多重耐药菌医院感染预防与控制技术指南（试行）》《医院感染管理办法》要求，组织开展医院重症医学科（ICU）、医院消毒供应中心专项检查。9月，组织开展医院感染横断面调查，了解重要病原体的检出及耐药情况。是年，对神经外科重病室、外科ICU、内科ICU、NICU、PICU推广ICU导管相关性感染（呼吸机相关肺炎、中心静脉导管相关血流感染、导尿管相关泌尿道感染）目标性监测，逐步形成目标监控管理新模式。对医护人员手卫生、消毒及各种灭菌后器械、使用中的消毒液、氧气湿化瓶液、物体表面、空气中微生物、供应室消毒锅、内镜及透析液等进行常规监测，共监测标本12551份，合格标本1.24万份，合格率98.80%；另紫外线强度（指示卡测定）1011份，合格1011份，合格率100%；医院感染率3.20%。

至2011年，漳州市医院医院感染管理科负责对有关预防和控制医院感染管理规章制度的落实情况进行检查和指导，对医院感染及其相关危险因素进行监测、分析和反馈，针对问题提出控制措施并指导实施；对医院感染发生状况进行调查、统计分析，向医院感染管理委员会或分管院长报告；对医院的清洁、消毒灭菌与隔离、无菌操作技术、医疗废物管理等工作提供指导，对传染病的医院感染控制工作提供指导，对医务人员有关预防医院感染的职业卫生安全防护工作提供指导；对医院感染暴发事件进行报告和调查分析，提出控制措施并协调、组织相关部门进行处理；对医务人员进行预防和控制医院感染的培训；参与抗菌药物临床应用的管理工作；对消毒药械和一次性使用医疗器械、器具的资质证明进行审核，组织开展医院感染预防与控制方面的科研工作，完成医院感染管理委员会或者医院领导交办的其他工作。

第六节　财务管理与审计

一、机构设置

财务科　民国29年（1940年）前，漳州协和医院财务工作归属总务室负责，由院长直接管理，配置总务、司账、挂号员各1名。1949年，财务工作人员增至7名。1951年，医院财务工作归属事务部负责，设负责住院收费的住院室，负责会计、出纳工作的会计室。有营业会计、保管会计、出纳收费员、挂号员、事务员等岗位人员。

1952年，龙溪专区医院财务工作归属总务处，财务组配置会计员、出纳员各1名。1963年，财务组从总务科独立，成立财务科。1967年，财务科再次并入总务科。1980年，龙溪地区医院财务科再次独立，下设会计小组、住院收费处、门诊收费处。1984年，挂号室归入财务科，与门诊收费合为一组。2008年5月，漳州市医院取消挂号室。

2011年，漳州市医院财务科在职工作人员有55名，其中会计小组14名，门诊收费小组23名，住院收费小组18名。具有研究生学历人员1名，本科学历人员11名，专科学历人员17名，中专学历人员23名，其他3名；高级职称人员1名，中级职称人员5名，初级职称人员10名。

二、主要工作

（一）财务管理

民国29年（1940年），漳州协和医院收支以美元计算，住院收入平均每人每天2.15美元，支出2.6美元，门诊收入平均每人次1.25美元。收入与支出持平。全年住院555人次，门诊6522人次，业务收入109943.37美元，总支出123770.73美元，医院入不敷出，主要依靠外来捐助，全年接受捐款3692.25美元，药品、用品赠送价值1127美元。

民国30年（1941年），漳州协和医院经济状况有所好转，总收入150161.81美元，其中收到捐款5027.26美元，总支出143458.31美元，结余6703.50美元。

民国31年（1942年），物价上涨，大米价格从1斗10美元涨至40美元，衣服价格上涨6倍，奎宁价格从1盎司70美元一度涨至500美元，漳州协和医院员工工资平均每3个月涨一次，慈善物资支出增长，捐赠也增长，但收入没有同比增长，床位费每日4美元，经济状况不乐观。

1949年1-7月，漳州协和医院收支以金圆券计算。8月改用银圆饰金、港元、美元。10月1日起，账户改用人民币。

1951年3月，漳州协和医院会计报表文字说明由英文改为中文，按照当时会计制度管理，现金送存人民银行，编制预算每月开支，送人民银行现金管理部门审核，依照预算开支。4月，面向工农兵服务，将一切收费依照原定标准减低约30%，接生费从8万元降至2万元，检查费从3万元降至2万元，并对军属、烈属、解放军、行政干部以一定的优待。1952年6月，龙溪专区医院制定各种经济制度，建立核对传票凭据等制度，业务经济往来、领用物品、招待病号家属饮食使用两联单新手续。

1954年，龙溪专区医院实行厉行节约开支的原则，完成全年统一收支预算计划，确保医疗方面的供应；实行全面预约门诊，定员定额分科挂号，分类门诊，协定处方，一次记账多次换药法，缩短患者看病时间。

1955年1月，龙溪专区医院根据上级对固定财产管理要求，对财产进行清点分类，更换旧账目，建立新账目，将财产重新划分为固定资产、低值用品、消耗品、被服、布类等；成立布类供应室，统一管理，节省人力，加强布类周转；业务收入180039.51元，专署拨款26089.33元，总支出222604.45元。1954年尚有患者欠款14029.81元，1955年新增欠款32504.6元，组织两次下乡催收欠款，收回12327.29元。

1956年，龙溪专区医院业务收入186389.78元。预提利润4.5万元，其他收入2438.45元，国家补助28442元，民政部门解决外欠的拨款15321.03元，总收入277591.26元，总支出252828.72元，结余24762.54元，患者欠款42815.68元，经调查无法收回，须减免30653.35元。

1957年，龙溪专区医院业务收入277442.39元，国家补助5万元，支出290994.71元，结余36447.68元，患者欠款55988.62元，结余尚不抵欠款。

1959年，龙溪专区医院开展增收节支活动取得成效。购买各种大型仪器38件，共计35090.85元；降低收费标准30%，减轻患者负担；龙溪专区医院制药厂新增金银花素等18种产品，全年总产值2.5万元；牙科材料厂制造6种产品收入442元；供应室将报废手套修补再用，废旧玻璃管改装成接管再利用，节约2500元；药剂科清理库存旧药品，介绍各医师使用，减少贵重药品的使用；检验科自制黄硫酸每瓶成本5元，上市销售43元，解决尿蛋白检验问题；行政管理费用比1958年节约24.26%。总收入357774.43元，总支出348123.95元，结余9650.48元。

1960年，龙溪专区医院改革挂号收费制度，采用分区挂号、收费、发药，一次挂号收费，多次看病治疗的方法，方便患者；总收入747367.58元，总支出831717.4元。

1962年，龙溪专区医院加强财务管理，进一步处理坏账，收回往年坏账1.5万元；药品基金库存从3万元增至15万元；加强物资管理，主动与护士长联系，规定病房的物资分配比例及标准，建立科室小账，简化领发手续。

1963年，龙溪专区医院贯彻省财政厅财务工作会议精神，继续健全财务制度，重新审查，调整收费标准，组织合理收入，为事业发展积极提供资金。

1965年，龙溪专区医院为方便患者，加强住院患者费用管理，急诊住院收费处并入总住院收费处；医生诊察病情后，填好住院费用估算单，告诉患者治疗的大概费用，根据患者所带现款，填写估算单，作为收费人员首次收费凭证；住院收费处派人每天下午到病房与医务人员配合，动员患者续交费用；对交不起费用的患者，有关人员向门诊办公室或财务科或院长办公室反映，给予减免、退款或联系有关部门妥善处理。

1974年，龙溪地区医院处理挂账、欠款，发现并整改重账、漏账、有账无单、有单无账；组织4人次下乡催收欠款，收回1.7万元；住院收入比1973年增加5000元。

1978年，龙溪地区医院严格财经制度，做到账款相符，手续清楚；组织2863人次下乡催收欠款，收回12169.37元。

1979年7月，龙溪地区医院对药品购销、挂号方法、处方及病历卡管理等进行改革。改变原有药品采用以存定销的办法，实行金额管理、数量统计、实耗实销的办法，凭处方发药，药品材料收、付、存以金额结算，统计销售数来核算药品库存数，药品材料进出有账可查；加强对住院患者结账收费工作，患者欠款从上半年占住院总收入的7.63%，下降到3.45%，增加收入近1万元；把门诊病历卡、处方笺印成有价，把原小挂号卷改印成无价作为分科就诊号卷，凡是没有印挂号费的处方笺，医师不看病开药，收费员不收费，药房不发药，减少漏挂号人数，增加挂号收入4300元；整顿各种检查治疗费及消耗性材料，将检查单印制结费小附联，经收费盖章后，撕下留在科室作为统计工作量及核算科室收入的依据，各科治疗、处置费实行专用治疗处方单，收费员盖章后归科室收存作为核算收入根据；改变各科室向药库、供应室、总务保管领用消耗性药品、医疗杂支等不计成本的做法。10月，实行三联单计价领用，列为科室成本进行核算，促使各科室重视经济收入，节约开支；整顿办公杂支管理，消耗物资分为四类，实行计价领发，病房每月每床0.4元，其他科室按工作人员每人每月0.6元，核定年度办公杂支消耗定额，超支不补，节余归科室安排购领其他物资；制定回收废品的种类范围，总务科每周一次收购废品，收购价的10-

30%归科室支配，盐水瓶回收率100%，每支按0.002元奖励。是年，业务收入明显增加，各项费用明显下降。

1980年，龙溪地区医院业务收入350358元，比1979年增加41926元。结余86174元。患者欠款6231.44元，欠款率为1.24%，比1979年下降4.08%，收回欠款19248.04元。1980年是1949年后欠款率最低年份。

1983年，龙溪地区医院成立改革领导小组，实行定员定额，以劳计奖；科室奖金固定，个人奖金不封顶；减员不减奖，增员不增奖的管理制度。改革门诊收费处、门诊药房和住院药房员工的奖金制度和临时工浮动工资制度，充分调动职工的积极性。

1984年，龙溪地区医院改革患者住院登记单（一式四联），简化登记手续，减少登记差错，缩短患者办理住院时间；健全门诊特约挂账公费医疗收费手续，门诊特约挂账单采用一式二联单据，杜绝收费漏洞；取消处方上由挂号员写姓名的办法，采用窗外设挂号服务台的办法，加快挂号速度；改革口腔科、病区护士、电机房、职工食堂、汽车司机、环境清洁工的奖金与浮动工资分配制度。

1985年1月，龙溪地区医院建立财产分类明细账及管理制度，财产清理小组重新清查医院固定资产价值6615454.09元。7月，医院取得国家外汇管理局核准收取外汇兑换券许可证，在漳州中行开立外汇券账户。10月，实行新收费标准，收支结余比1984年增长154%。

1986年，漳州市医院采用住院患者公费、挂账结算时，带药的处方贴上挂账登记单据的办法，出院收费员与病区医护人员配合，及时结账、催收，减少漏账问题，全年催收11292人次，收回892820元；是年，经福建省计划委员会同意从省地方留成外汇中一次性补助20万美元，用于引进钴60治疗机所需外汇。是年，福建省卫生厅组织漳州、厦门、泉州、莆田等市级医院固定资产检查评比，漳州市医院的财产管理措施、建立台账、账务管理制度等方面得到检查组的肯定，获得第一名。

1989年，漳州市医院加强财务预决算工作，加强现金管理、有价凭证管理。规定发票限额领用并按顺序号使用，实行每日结账，发票和现金同时上缴，专人核对保管的办法，配合财务核算，完善病区分科统计，促进科室实行技术经济责任制；借鉴外地先进经验，结合医院实际，制订科室核算、超劳提成、业余服务实施办法，通过充分调查核算，5月，拟定《漳州市医院收费标准》，报漳州市市卫生局、物价管理委员会、财政局批准后实行。

1990年，漳州市医院改变入出院集中收费的办法，实行出院办理分楼层收费结账，既能方便患者，又能掌握患者费用情况，同时减少陪伴家属，增强病房管理。

1992年，漳州市医院业务收入1772.6万元，比1991年增长41.9%。

1994年，漳州市医院申办中国建设银行湖内储蓄所漳州市医院代办点，11月正式营业；完成810名职工的工资改革，按新标准发放工资，并如期全额补发208万元。

1995年，漳州市医院引进计算机收费系统软件，由手工开单收费转为计算机开单收费。

1998年，漳州市医院投资963万元购置医疗设备；抓好增收节支工作，在基建施工，房屋修缮，购置办公用品、家具、药品、器械等均实行招标竞争采购方法。

1999年，漳州市医院财务工作由手工记账向电算化过渡，采用手工和计算机双向记账方式；投资614万元购置医疗器械，利用国际贷款，签订购买螺旋CT和心血管机2台大型设备合同。

2000年，漳州市医院业务总收入14975万元，职工人均年创收16.6万元；职工生活水平得到较大改善，人均年收入 2.85 万元；健全院、科两级成本核算，全院划分 92 个核算单位，每个单位设核算员，实行成本核算、质量控制、效益奖励的管理办法，制定科室收入与成本支出核算细则，把职工的利益与成本核算、工作效率、工作质量紧密相连，促进职工成本意识；建立医院综合效益评估小组，对大型投资进行效益跟踪和评估，提高产出比；加强现金管理，确保医院资金安全；完善计算机管理系统加强收费稽核，维护医院和患者的利益；门诊、住院收费与医保中心结算对接，方便医保患者就诊结算；加强基建工程项目、零星维修费用审核，全年经过审计节省工程开支 50 万元。

2001 年，漳州市医院财务工作正式使用思创电算化财务软件。

2002 年，漳州市医院 68 种中西药品降价，让利患者 49.15 万元，药品费用占业务收入比例下降至 47.42%。

2003 年，漳州市医院对固定资产进行账物核查，固定资产净增值 1014.75 万元，总值 1.7 亿元；严格执行《漳州市级医疗单位服务收费项目及标准》《部分新增医疗收费项目》规定，对原有收费项目进行整理，汇总合并 150 多项医院自报增补收费项目，进一步规范收费行为；调整修购基金提取办法和提取比例，调整绩效工资发放的提取比例；按照按劳分配、优劳优酬、效率优先、兼顾公平的原则，完善全成本核算和质量控制相结合的绩效工资分配办法，将工作量、服务态度及管理要素、技术要素、责任要素纳入分配原则，中层管理干部绩效工资比例由临床、医技科室测评打分，拉开分配档次，打破平均主义的局面，体现效益和公平。

2004 年，漳州市医院调整和完善医院绩效工资分配方案，增加科室质量管理指标、利润考核指标和药品使用情况等考核指标，明确规定药占比超过规定水平的，每超过一个百分点，扣科室绩效工资 5%，有效控制药品费用；加强现金管理和内部审核，重点加强退费的审核，维护医院和患者的利益；修订《漳州市医院职工医疗补贴基金管理办法》；严格执行《省级医疗服务价格》标准，举办 2 期收费标准培训班，规范收费操作程序，顺利实施新的收费标准，实现医疗收费管理系统化。

2005 年，漳州市医院修订《财务工作制度》《成本核算制度》《漳州市医院加强维修管理的规定》；启用财产物资管理系统和全成本核算系统，进一步完善成本核算工作。

2006 年，漳州市医院门诊患者平均每人次医药费用 142.12 元，出院患者平均每人次医药费用 5577.67 元，实现 2 种费用"零增长"的目标；加强住院费用一日清单制和费用查询制，接受群众咨询和监督；制定《漳州市医院外地专家会诊费用管理办法》，规范专家费用的管理；修订医院绩效工资分配方案，将工作量及经济管理等指标纳入考核内容；制订《漳州市医院接受厂家捐赠的若干规定》；财务科兼管漳州市医院朝阳分院的会计核算工作。

2007 年，漳州市医院修订《医院内部财务管理制度》《会计内部控制制度》；加强医院固定资产管理，财务科、总务科、器械科、电脑中心联合盘点医院固定资产，做到账实相符，加强固定资产的报废管理；对重点科室实行二级库管理制度，加强医技科室收费审核监督工作；新药品加价政策使药品收支结余水平大幅下降，药品平均结余率为 9.8%，比 2006 年的 12.6% 下降 22.4%；健康体检收入 556.3 万元，比 2006 年增长 76.5%。

2008 年，漳州市医院引进新的医院管理信息系统，使用就诊卡模式。将挂号收费小组并入门诊收费小组，实现所有窗口均能办理挂号和收费工作，有效解决患者重复排队的问题，缩短等候时间，优化就医流程。

2009 年，漳州市医院加强会计基础工作规范建设，完善会计内部控制工作，提高财务工作效率。加强收入管理，确保医院收入的及时、准确、完整。规范银行卡支付结算管理，确保医院资金安全。深入临床科室了解掌握第一手信息，结合财务数据进行分析，对存在的问题与科主任、护士长共同分析原因，探讨改进措施，挖掘医疗设备潜力，提高医院经济效益；加强检验科试剂二级库管理，完善科室成本核算，加强成本控制，促进节约型医院建设；完善薪酬分配制度，试行按月发放奖金；加强价格管理，提高收费准确率，维护群众的合法权益。12月，全面盘点物资和固定资产，更新启用厦门智业物资和固定资产管理系统，完善系统管理。

2010年10月，漳州市医院住院收费处配置使用排队叫号系统，门诊大厅增设自助查询系统，提供查询就诊卡余额、门诊住院费用等服务功能，提高窗口信息化水平；医院全面实施城镇居民医保、新农村合作医疗实时结算制度；加强医院的财政拨款、医保费用、新农合费用、体检费用、县乡协作医院费用等往来账款管理，确保资金及时回拢；引导科室正确处理控制费用与业务发展的关系，促进科室积极开展新技术、新项目，既能完成控费任务又不影响业务发展；充分发挥内部审计监督职能，加强对医技收费的核查工作，确保规范收费，对零星维修项目造价进行审核，为医院节省资金92万元。是年，漳州市医院财务科兼管漳州市医院招商局漳州开发区分院的会计核算工作。

2011年，漳州市医院总收入83314.17万元，总支出71617.92万元，结余11696.25万元。组织9名会计人员参加福建省卫生厅、漳州市卫生局及财务科举办的新《医院财务会计制度》培训，确保每个人都能熟练掌握新制度规定，结合医院实际做好新旧财务制度衔接准备工作；进行财产盘点核实，做好债权债务核查工作；加强对开支的效益及必要性的审核工作，减少不必要开支，促进员工自觉创建节约型医院的理念；加强收费员现金管理、规范银行卡支付管理；加强往来账款管理，各种财政补助项目、医保费用、新农合医疗、市级保健对象费用、体检费用挂账、县乡协作医院费用等往来账结算数量增加、要求提高、工作量加大，严格进行分类明细核算，对外加大与漳州市财政局、卫生局、医保中心、漳州市属各县市区新农合办等政府部门的沟通联系，加大账款核对和催讨工作力度，减少坏账损失；处理好个人所得税网上明细申报带来的影响；加强成本核算信息系统建设，完善成本分析及沟通反馈工作制度，定期向科室通报科室收支情况，与科室进行成本分析，提高科室经济管理效率；调整绩效奖金分配方案，调整提高夜班补贴标准，完善薪酬分配制度，提高职工工作积极性；加强患者平均费用控制工作，根据福建省卫生厅关于患者费用控制规定，制定各科室患者费用控制指标，根据门诊医生工作情况，制定门诊返聘医生的费用控制指标；加强用药管理和高值耗材使用控制，坚持合理用药，降低药品比例，停止对10个卫生耗材收费，减轻患者负担；加强窗口科室的工作规范化建设，积极应用信息化手段，收费窗口实行患者满意度电脑测评系统，改善窗口形象，加强窗口工作人员业务培训，提高业务素质和服务水平。

（二）审计监督

机构设置 1995年8月28日，漳州市医院成立审计室，有审计员2名，与财务科合署办公。2002年7月，审计室有助理审计师1名，专职负责医院内部审计监督、财务收支及经济活动的审计监督。2005年，审计室独立，有审计员2名，由人事科长代管审计室。2011年，审计室有会计师任审计员2名。

主要工作 漳州市医院审计监督工作依照《中华人民共和国审计法》、中华人民共和国《审计署关于内部审计工作的规定》及中华人民共和国卫生部的《卫生系统内部审计工作规定》，宣传执行审计法规，制定内部审计规章制度，对医院及所属单位的财务收支、经济活动及其经济效益进行审计监督，独立行使内部审计职责；根据上级的部署和院领导交办的审计事项，结合医院的具体情况，制定审计项目计划，报经院领导批准后实施；对审计中发现的一般问题，随时向有关科室和有关人员提出改进意见，审计终结提出的审计报告，征求被审计科室意见，重要的审计报告及时报告院领导；协助建立健全医院内部控制制度，挖掘内部潜力，提高资金使用效益；对严重损害、侵占国家和集体财产及重大经济损失浪费等违反财经法纪行为进行专项审计；对已交办的工作计划、文件、工作总结、审计报告、审计结论及决定等有关资料，及时收集，建立审计档案，妥善保管。

1989年，漳州市医院遵照漳州市卫生局《关于卫生部门实行两公开一监督的通知》等有关文件精神，财务科有会计人员专司内部审计工作，加强医疗收费管理与监督，实行统一管理、统一凭据、统一收费等制度，公布医疗收费标准，接受群众监督检查。

1997年，漳州市医院成立物价管理委员会，统一收费标准。审计室定期分析住院和出院患者的费用，规范收费项目。控制大处方，维护患者利益。

2000年，漳州市医院审计室定期审核财务部门的现金管理。对基建、水电工程等日常维修进行实地支量，核对材料消耗量，确保工程款的合理性，全年经过审计节省工程开支50多万元。审计室根据市场经济规律，对资金运用加以经济分析，定期做出成本费用利润率指标分析、资本运作收效率分析及医院经济效益分析，确保医院决策的科学性和正确性。建立计算机管理系统稽查制度，杜绝多收费或少收费现象，维护医院和患者的利益。

2002年，漳州市医院审计室开展收费标准执行情况审计及总务科、器械科物资采购抽样审计、招投标项目审计，参与相关科室固定资产和耗材盘点的监盘、事前审计和医院基础建设预决算审计等工作。对基建安装工程预（结）算以及施工、购销、技术服务等经济合同进行审核，节省医院基建工程款900多万元。

2003-2005年，漳州市医院审计室对门诊及住院退费明细进行核对，对基建零星维修项目的造价进行审计，加强监督医院物资采购程序。2003年，审计基建项目，节省基建工程款12.6万元。2004年，审计门诊综合大楼工程进度款，节约资金50多万元。2005年，审计零星维修项目造价，节省资金60多万元。

2006年，漳州市医院审计室开展对门诊退挂号、门诊退款及住院退款的审计工作；每季度1次抽查审计住院病历检查收费明细，全年共抽查病历65份；不定期的突击审计财务科的现金及票据使用情况以及挂号室值夜班人员的退号、挂号收费情况，定期抽查审计检验科的大型生化检查项目、乙肝两对半检查项目的收费情况，及时反馈抽查情况，提出合理建议。是年，基建维修造价审计送审造价240万元，核定造价169万元，核减71万元。

2007年，漳州市医院审计室开展对检验科、磁共振、放射科的收费情况进行抽查审计，及时向财务科及相关科室反馈抽查情况；基建零星维修共送审292万元，核定208万元，核减84万元；抽查审计病历135份，其中第三季度与质控科配合，针对长短期医嘱单、检查化验单、收费清单等三单相符的情况进行抽查审计；2次与总务科采购员进行建筑主材市场价格询价。

2008年，漳州市医院审计室加强医疗服务价格收费情况的检查审计工作。5月，对超声医学科医疗收费情况进行日常抽查审计，对违规行为进行处理，并提出加强管理、加强印章的使用和保管等合理建议。6至7月，对心电图室（含动态心电图）、放射科、脑电图室、内窥镜室、病理科、CT室、核磁共振室等医技科室的收费情况进行抽查审计，重点是对收费流程设置是否合理，是否存在少收、漏收的情况进行审计。8月，配合纪检部门对检验科血库检验人员违规事件的进行财务审计，对检验科、CT室、核磁共振室等科室的收费情况进行审计，采用全面审计的方法，审计范围为2007年

11月至2008年7月的收费情况，将检查结果向有关部门报告。11月，对输血科的收费情况进行专项审计，共抽查病历20本，发现存在血款多收、血交叉少收、缺少抗体筛查报告单等问题，针对问题提出单独出具报告单等合理建议；对总务科的废品出售、低值易耗品采购进行审计；审计维修项目36项，送审金额130万元，核定93万元，核减37万元。

2009年，漳州市医院审计室对病历收费情况和"三单相符"的情况进行抽查，共抽查住院病历50本。1月，审计室参与检验科2008年年终库存试剂盘点工作，提出由专人负责试剂出入库登账、建立合理流程、加强科室对二级库的管理等建议。3月，审计室对检验科2月22-28日医疗收费情况进行日常抽查审计。5月，审计室对器械科耗材及试剂的"购、领、存"情况进行审计，重点抽查2008年厂商赠送的耗材与试剂4种（血型确认卡、镇痛泵、抗人球蛋白检测卡、H系列试纸）。10月，审计室对原总务科科长进行经济责任审计，同时对2009年上半年总务科低值易耗品的采购情况进行抽样审计。全年共审计维修项目78项，送审金额336万元，核定249万元，核减87万元。

2010-2011年，漳州市医院审计室对超声医学科、病理科的收费情况进行抽样审计；对药库的药品加价率进行专项审计，按照分管业务院长助理的指示，对2009年1月1日至2010年5月31日所购药品的加价情况进行检查审计；加强病历收费情况和"三单相符"的审计，共抽查审计46份病历；开展分院财务审计，将审计工作内容拓展到分院等下属机构。2010年，审计室共审计维修项目103项，送审金额422万元，核定330万元，核减92万元。是年，审计室共审计维修项目103项，送审金额422万元，核定330万元，核减92万元。

第七节　后勤管理

一、机构设置

总务科　民国28年（1939年）前，总务人员由董事长聘请。民国28年（1939年），总务工作人员有5名，工友22名。1940年，总务室设总务、司账、挂号、庶务各1名，工友30名。1952年2月，龙溪专区医院成立营养室，隶属总务处。1953年11月，营养室有副主任1名，有专职配餐营养师。1958年，总务处改为总务科，有副科长1名。1961年11月，龙溪地区医院撤销总务科，设行政科，下设财务组、总务组、生活福利组。1963年，龙溪地区医院撤销行政科，恢复总务科。1972年4月，经龙溪地区革命委员会生产指挥处领导小组同意，龙溪地区医院总务科归属院务组领导。1978年，龙溪地区医院改总务科为总务处，有处长1名、副处长2名。1980年，总务处更名为总务科，有科长、副科长各1名。1987年，漳州市医院成立劳动服务公司，归属总务科，有经理1名，经营范围主要有小卖部、收费的公用电话、药店和康复旅社。1989年3月，漳州市编制委员会同意总务科为行政副科级。1993年2月，漳州市医院成立基建组，归属总务科，为非常设机构，专设基建管理人员。根据医疗发展需要及各使用科室申请，每年组织对医疗用房及辅助用房进行改造装饰，从方案确定到工程预算，按规定对需要进行公开招投标的项目编制招标文件，进行公开招投标，施工过程监督、竣工验收、决算工作等。2000年6月，漳州市医院解散劳动服务公司，洗衣房、食堂、保洁运送、小卖部、太平间等服务项目逐步对外承包，被承包项目的工作由总务科负责监管。

至2011年，总务科下设驾驶班、布类供应室、配电、锅炉、空调、电工维修、电梯维护、电话室、医疗垃圾、污水处理、仓库班组，共有在编、聘用人员32名，其中工程师2名、助理工程师4名、高级工1名、中级工6名。

保卫科 1960年前，龙溪专区医院未设立保卫科，由政治处主任兼管保卫工作。1962年，由政治处军转干部1名兼管保卫工作。1966年，由分管副书记1名兼管保卫工作。1979年10月，龙溪地区医院由政治处军转干部1名专职负责保卫工作。1980年，根据龙溪地区公安处要求，龙溪地区医院成立保卫科，1989年为行政副科级机构。龙溪地区医院保卫科的业务隶属龙溪地区公安处二科领导指挥。医院保卫科有科长1名，科员2名，下设门卫值班室、探视值班室2个班组。1996年，漳州市医院撤销探视值班室。1997年，漳州市医院于行政办公楼第1层东侧北面设立远程红外线监控值班室。2003年，漳州市医院外聘保安人员，保安工作由漳州市保安服务公司承包管理。2005年，漳州市医院成立消防、监控控制中心，地点设于门诊综合楼第1层东面北侧。2007年8月，漳州市医院成立警务室，业务隶属漳州市公安局芗城分局东铺头派出所；保安人员增至25名。至2011年，漳州市医院保卫科有保安人员30名。

二、主要工作

（一）总务工作

1. 基建修缮

光绪十六年（1890年），漳州福音医院院长巴阿美在漳州五权路新兴巷（今漳州市芗城区中医院所在地）购地建筑院舍，为西式2层楼建筑，院舍门口就是新兴巷，光绪十九年（1893年）竣工投入使用。

民国28年（1939年），漳州协和医院购买芝山南麓地皮面积13539.86平方米。民国35年（1946年）12月，开始建设病房大楼。

1949年11月，漳州协和医院新院舍主楼（"工"字形红砖楼）落成，附建厨房、洗衣房和锅炉房、膳厅、礼堂、宿舍、平屋、太平间。"工"字形红砖楼地上建筑3层，占地面积1964.93平方米，投资13万美元。1951年，漳州协和医院在"工"字形红砖楼的第二、第三层住院病房加建卫生间，安装铁管为下排管道直通厕池。

1953年，龙溪专区医院建设行政办公楼（"一"字形红砖楼），为2层砖木结构，建筑面积1450平方米。

1955年，龙溪专区医院在英雄路北侧、建设路西侧建设门诊楼，为2层楼建筑，建筑面积1632平方米。1956年门诊楼竣工投入使用，"工"字形红砖楼为病房楼。是年，龙溪专区医院修建蒸馏水房、解剖室、中药代煎室、饮食房、停车棚及防空洞2个。

1959年，龙溪专区医院在英雄路南侧建设第一医村第一、第二、第三幢职工宿舍楼，为2层土木结构，建筑面积分别是1070平方米、510平方米、580平方米。

1962年，龙溪专区医院搭建救护车棚。1963年9月，龙溪专区医院改造行政办公楼为传染病房；政府出资15万元，加建病房楼（"工"字形红砖楼）第四层。病房楼总建筑面积7285平方米。1964年，龙溪专区医院修建营养食堂（第二食堂），建筑面积586平方米，单层土木结构。1965年，龙溪专区医院总务科负责下乡医疗队基本卫生工作，如除四害、改建厕所、改造水井、改善环境卫生。1966年，龙溪专区医院建设第一医村第四、第五幢职工宿舍楼，为砖木结构平房，建筑面积各有294.4平方米。1968年，龙溪专区医院建设第一医村职工食堂（第一食堂），为砖木结构平房，建筑面积220平方米。

1972年，龙溪地区医院在英雄路北侧建设第二医村第一幢职工宿舍楼，为2层砖木结构，建筑面积700平方米；建设第三幢职工宿舍，为单层土木结构，建筑面积318平方米；建设第四幢职工宿舍楼，为2层砖混结构，建筑面积553平方米。

1973年，龙溪地区医院建设药厂，为2层砖混结构，建筑面积373平方米；修缮太平间、解剖室、机房；建设第二医村（第2幢）学生宿舍楼，为2层砖混结构，建筑面积418平方米，第一层为在医院进修人员、实习生宿舍，第二层为福建医科大学实习生宿舍。

1974年，龙溪地区医院建设单层砖木结构的传染科门诊用房，建筑面积387平方米。建设第二医村第五幢职工宿舍楼，为2层砖混结构，建筑面积702.8平方米。完成挖120米地洞的任务。

1975年，龙溪地区医院建设医院公共厕所，建筑面积61平方米。

1977年，龙溪地区医院建设第二医村第六幢职工宿舍，为单层砖木结构，建筑面积214.4平方米。

1978年12月，龙溪地区医院在位于胜利西路南侧的病房楼（"工"字形红砖楼）和行政办公楼（"一"字形红砖楼）之间奠基门诊楼；建设第二医村第七幢的职工宿舍楼，为3层混合结构，建筑面积768.8平方米。是年，建设平房职工宿舍楼94平方米、洗衣房和布类供应室204平方米、汽车房255平方米。

1979年，龙溪地区医院建设门诊楼；全面粉刷、油漆病房楼、铁床、家具；新建门诊楼、职工宿舍、锅炉房等总建筑面积6493平方米；建职工澡堂，安装自来水管道设施，通过水厂供水解决职工用水问题。

1980年，龙溪地区医院建设单层混合结构的烧煤锅炉房和电话总机房，建筑面积148平方米和312平方米；建设第一医村第六幢职工宿舍楼，为4层砖混结构，建筑面积504.6平方米。

1981年，龙溪地区医院完善后勤供物、供电、供水、供气、设备维修、车辆管理和患者、职工的膳食管理，改善病房设施；建设第一医村第七幢职工宿舍楼，为4层砖混结构，建筑面积503.8平方米。

1982年，龙溪地区医院门诊楼竣工投入使用，为5层砖混结构，占地面积1826平方米，总建筑面积8545平方米；建设第二医村第八幢职工宿舍楼，为5层砖混结构，建筑面积1246.3平方米，住房20套，于1983年竣工投入使用。原英雄路北侧的门诊楼改为职工集体宿舍楼和托儿所。

1983年，龙溪地区医院翻修病房楼，内、外墙分别用白色和朱红色涂料粉刷，走廊用水磨石地板，台阶铺设白色瓷砖，翻修总面积7000平方米。

1984年，龙溪地区医院在位于病房楼和职工集体宿舍楼之间建设干部病房楼，为4层砖混结构，建筑面积2859平方米，竣工后第一层用于检验科，第二、第三层用于干部病房，第四层用于图书室和病案室；建设第二医村第九、第十幢职工宿舍楼，为6层砖混结构，占地面积350平方米和420平方米，建筑面积1963平方米和2409平方米，各有住房24套；建设污水处理站，建筑面积183.4平方米。

1985年6月，龙溪地区医院在第二医村第十幢职工宿舍楼北面旷地上打机井1口，深16米、内径0.75米、静水位6米，解决医院自供用水。8月，在各病室、急诊室安装供氧设备并投入使用。是年，医院在门诊楼东南侧建设心血管造影室、观察室和3层框架结构的天桥，总建筑面积672平方米。

1986年8月，漳州市医院调整、搬迁小儿科、耳鼻喉科病房，完成整修、改建、财产迁移登记工作。是年，翻修旧房屋顶844平方米，解决行政办公楼、手术室、电话总机的屋顶渗漏问题；在行政办公楼西侧建设核医学楼，为2层混合结构，第一层用于钴60治疗室、第二层用于同位素室。

1987年，漳州市医院拆除重建第二医村第三幢职工宿舍楼，为6层钢混结构，占地面积260平方米，建筑面积1531平方米，住房24套。

1988年，漳州市医院宿舍区安装公共天线和闭路电视节目播放装置。

1989年9月16日，漳州市医院开工建设大制剂室，4层框架结构，建筑面积1569平方米。是年，医院在病房楼（"工"字形红砖楼）北面建灯光喷水池，占地面积615平方米，造价53311元；在门诊东南面建设中心供应室楼，为2层混合结构，建筑面积733平方米，第一层用于消毒供应室，第二层用于医护人员值班室。该基建项目获漳州市建筑质量监督站评为全优工程。

1990年，漳州市医院加建核医学楼第三层，为混合结构，建筑面积300平方米，用于肿瘤放射治疗住院病房。

1991年，漳州市医院建设羽毛球场和篮球场，占地面积400平方米，造价1万元；建设第二医村第十一幢职工宿舍楼，为5.5层框架结构，建筑面积1349平方米，第一层为停车场，第二层以上有住房20套。该基建项目获漳州市建筑质量监督站评为全优工程。于2006年12月拆除。

1992年，漳州市医院建设CT室，为2层框架结构，建筑面积214平方米；在大制剂室西侧重建燃油锅炉房，建筑面积275平方米；拆除重建第二医村第二幢学生宿舍楼，为7层框架结构，占地面积260平方米，建筑面积1784平方米，住房28套。是年，医院完成室内装修职工宿舍18套，完成门诊抗震加固工程及维修CT机房、血液净化中心、高压氧治疗室和部分病房，重新粉刷、油漆治疗室。

1993年1月，漳州市医院大制剂室竣工投入使用。3月，医院拆除重建第二医村第六幢职工宿舍楼，为6层框架结构，占地面积350平方米，建筑总面积1936平方米，住房24套。是年，医院拆除英雄路北侧职工集体宿舍楼和托儿所，建设病房大楼，于11月15日奠基；改建装修烧煤锅炉房为职工食堂；投资1.1万元铺设行政办公楼前面水泥路面182平方米。

1994年1月28日，漳州市医院开工建设病房大楼。是年，医院拆除重建第二医村第一幢职工宿舍楼，为7层框架结构，占地面积350平方米，建筑面积2330平方米，住房28套；医院第一医村（今瑞京花园北区）被漳州市人民政府列入漳州市旧城改造拆迁项目，共有101户职工全部搬迁，于1996年回迁79户，安置于石龟头龙江新村22户；血液科无菌层流病房投入使用，建筑面积205平方米，基建及设备投资共41万元。

1995年，漳州市医院根据财力、物力和实际需要增加对基础设施的投入，按三级乙等医院的要求，添置病床单元的基本设施等，基建投资1100万元；建焚烧炉室；外装修病房楼；改建围墙、修建停车场及院内主要通道。

1996年9月25日，漳州市医院开工建设4层混合结构的高压配电楼，占地面积130平方米，建筑面积519平方米，于12月19日通过验收投入使用。10月，病房大楼竣工投入使用，地下1层，地面13层，楼高46.30米，占地面积1300平方米；地面建筑面积15890平方米，地下建筑面积1200平方米，总建筑面积17090平方米；投入资金1835万元，其中政府拨款1015万元。是年，医院拆除重建第二医村第四幢职工宿舍楼，为7层框架结构，占地面积380平方米，建筑面积2584

平方米，住房28套。

1997年，漳州市医院改造装修病房和门诊，调整扩大观察室，改建医院大门，扩大门诊部停车场，总投资200万元。是年，漳州市医院建设外科楼西侧附属综合楼和天桥，为9层框架结构，占地面积600平方米，总建筑面积5044平方米，于1998年竣工。第一、第二层用于职工营养食堂，第三至第九层用于单身职工宿舍和医护人员值班室；向武夷房地产开发公司购买瑞京花园北区2号楼商品房，为9层框架结构，总建筑面积2628.5平方米，第一层用于托儿所和离退休职工活动室，第二至第九层商品房36套用于职工房改住房。解决部分职工住房和改善托儿所环境。1997年11月，拆除行政办公楼（"一"字形红砖楼），于1998年1月，建设漳州市急救中心大楼。

1999年，漳州市医院向武夷房地产开发公司购买瑞京花园南区1号楼商品房70套，作为职工房改用房；干部病房楼在儿科病房迁入后改称儿科病房楼。是年6月，漳州市急救中心大楼竣工投入使用，楼高为13层框架结构，其中地下1层，地上12层，占地面积553.44平方米，总建筑面积7503.56平方米，总投资1000万元，第一至第四层作为急诊科用房，第五至第七层作为漳州市中心血站办公用房，第八至第十二层作为医院行政办公用房。

2000年4月，漳州市医院拆除1949年11月竣工的"工"字形红砖楼和临建设路的医疗专家门诊楼，建设门诊综合楼，于9月奠基。10月，改造钴60加速器机房。是年，漳州市医院建设高压氧治疗室713平方米，为2层框架结构；拆除解剖室，改建吊唁堂，为2层钢混结构，占地面积400平方米，总建筑面积780平方米。

2001年，漳州市医院拆除第二医村第七幢职工宿舍楼；外墙装修第十幢职工宿舍楼。

2002年9月2日，漳州市急救中心大楼产权分离，第一至第四层产权为漳州市急救中心所有，第五至第七层产权为漳州市中心血站所有，第八层以上及地下室的产权为漳州市医院所有。9月10日，医院开工建设门诊综合楼。

2003年，漳州市人民政府同意划拨英雄路北侧土地使用权面积2322.8平方米，作为漳州市医院病房建设用地。

2004年，漳州市人民政府划拨位于漳州市医院西侧的原漳州卫生学校部分国有土地（20065.78平方米）使用权、房屋（建筑面积19574.25平方米）所有权归属漳州市医院，由漳州市医院补偿漳州卫生学校建筑物评估价3273万元。12月，漳州市医院门诊综合楼竣工，为框架结构，抗震烈度8度，地下1层，地上建筑20层，总高度77.35米，占地面积2200平方米，地下建筑面积2100平方米，地上建筑面积29776平方米，总投资9188.59万元。

2005年3月，漳州市医院门诊综合楼正式投入使用。是年，病房大楼改称外科楼；医院拆除洗衣房，建设西区道路。

2006年，漳州市医院改造原漳州卫生学校用地及教学楼、实验楼、学生宿舍楼、食堂。改造装修教学楼并加建钢结构楼梯及电梯作为儿科楼；改造实验楼为物流中心楼，作为洗衣房、供应室、总务办公、总务仓库、器械办公、器械仓库；装修改造学生宿舍楼作为福建医科大学学生宿舍及全科医生培养基地学员宿舍；装修食堂1楼作为职工食堂和营养配餐，并对外营业。是年，漳州市医院完成朝阳分院的病房主楼装修工程、院内污水处理排污管道、用地边界的挡土墙等工程；拆除第二医村第十一幢职工宿舍楼和职工食堂、电话总机房和血透室。

2007年3月，漳州市医院拆除原儿科病房楼，修建门诊综合楼消防环形通道。是年，医院投资780万元改造装修外科楼病房和手术室。

2009年3月，漳州市医院与漳州市中心血站协商同意，位于漳州市急救中心大楼第五至第七层的产权归漳州市医院所有，漳州市医院补偿漳州市中心血站120万元。

2010年12月16日，漳州市医院建设门诊综合楼第二期人防工程。12月28日，医院西区外科大楼奠基。是年，漳州市医院根据三级甲等综合医院要求，扩建改造病理科、检验科、内科ICU、核医学科，投入专项资金400万元；施工改造食堂2楼作为职工活动中心和职工礼堂。

2011年9月，漳州市医院西区外科大楼建设工程项目开始桩基施工，完成工程桩施工110根，累计完成投资1500万元；完成西区外科大楼建设项目场地内电缆及给排水管移位，新建电缆沟及临时砼道路。10月，拆除门诊与医技楼之间直接连接的天桥。12月，门诊综合楼第二期人防地下室工程竣工验收。是年，漳州市朝阳分院门诊医技楼建设工程竣工投入使用。漳州市医院医技楼第一层CT室改造为DSA用房，面积100平方米；外科楼第一层康复科病房改造项目面积约200平方米；完成行政办公楼第一层核磁共振机房，设备楼板加固及房间改造项目面积100平方米；与急救中心停车库置换改造，搭盖钴60机房，面积90平方米；西区新搭盖临时配电室及光华公司洗衣房迁建，面积90平方米；改造儿科楼第八层NICU病房，项目面积1000平方米；改造儿科楼第二层为儿科门诊；加建儿科楼一部钢结构楼梯，项目面积600平方米；加固儿科楼外走廊及部分房间吊顶硅酸钙板，项目面积1500平方米；装修彩超检查室、乳透室、候诊区50平方米；门诊综合楼部分病区护士站增设治疗台；改造门诊综合楼第十四层血液净化中心，增设不锈钢及钢制门各1个，增加透析室1间；协调西街村委会在西区围墙外建设临时停车场和西区外科大楼施工临时道路。至2011年底，漳州市医院主院区占地面积52246平方米，总建筑面积95083.85平方米。

2. 招投标管理

1988年1月22日，漳州市医院大制剂室建筑工程公开招投标，是医院首次向社会公开招投标。

1992年，漳州市医院公开招投标承包代煮室项目。

1993年2月，按照漳州市人民政府批转的《关于工程建设施工招标的补充规定》和中共福建省委关于工程建设施工招标"七不准"规定，漳州市医院健全基建施工、医疗设备和物资采购等有关约束机制，严格审批手续。

1995年2月，漳州市医院公开招投标安装病房大楼中心负压吸引装置、中心给氧装置。

1997年3月，漳州市医院公开招投标印刷品的印刷项目，加强统一管理。

1998年，漳州市医院对办公用品、家具、药品、器械等采用招标竞争采购方法；对物资管理实行分类定额管理法；对基建施工、房屋修缮等重大基建项目采用公开招投标方法。

1999年3月，漳州市医院公开招投标门诊综合楼设计。

2000年2月，漳州市医院成立招投标管理工作委员会，具体负责招投标采购药品、器械、大宗物品及招投标基建施工等工作；其中购置大型医疗设备，由使用科室提出申请，经器械科与有关科室进行采购必要性论证分析，院务委员会集体讨论决定是否采购，派出技术人员进行考察，选择机型先进、质量好、价格优惠、售后服务完善的产品进行咨询了解论证，论证结论报党政会议审核把关。后勤物资、低值易耗品采用定点采购。3月，通过医院招投标管理工作委员会研究，采用公开招投标旧病房楼拆迁。6月27日，落实福建省卫生厅关于医院后勤服务社会化若干意见的通知精神，营养食堂和职工食堂实行社会化管理，向社会公开招投标。6月，委托福建省机电设备招投标中心公开招标采购彩超诊断系统、直线加速器；公开招投标采购一次性注射器。7月，公开招投标营养食堂、职工食堂承包项目。

2001年，漳州市医院公开招投标门诊综合楼建筑工程。

2002年，根据福建省卫生厅《关于医疗卫生机构设备招标采购管理办法》，漳州市医院公开招投标采购大型全自动生化分析仪、钼靶乳腺射线机、全自动血球分析仪、腹腔镜手术系统、骨密度检测仪、计算机工作站等设备。

2003年，漳州市医院重新调整医院招标管理委员会，制定《一次性耗材管理规定》《检验药剂招标规定》《医疗器械、物品、采购招标规定》等制度，加强仪器采购的论证，采购5万元以上仪器设备均采用公开招投标，并推行网上招标。公开招投标采购多功能监护仪、骨髓细胞图像分析系统、多导睡眠监测系统、中心吸引装置、给氧装置、呼叫系统、纤维支气管镜等设备和检验科开放性试剂170种。

2004年，漳州市医院各种卫生材料、事务用品、办公用品等全面采用公开招投标采购。

2005年，漳州市医院公开招投标病房改造、污水处理工程；成立招投标采购专家库，按规定程序确认中标药品和耗材、上报主管部门审批备案采购，严格履行中标药品《购销合同》条款。

2006年，漳州市医院公开招投标拆除第二医村第十一幢职工宿舍楼；委托招投标采购输血科部分设备以及彩超机、中央监护系统、麻醉工作站、全自动酶免分析仪等设备。

2007年4月，漳州市医院通过政府公开招投标采购彩超机、气压弹道碎石系统、放射科双板DR、全自动血凝分析仪等设备及低值器械、医用耗材共计5505万元；公开招投标拆除干部病房楼。

2009年，漳州市医院通过政府公开招投标采购GE彩超机、大型生化分析仪、全自动尿沉渣分析系统、胶囊内镜系统、超声内镜系统+电子肠镜、关节镜前后交叉韧带重建的器械等医疗设备及低值器械、医用耗材等共7901.56万元。完成西区外科大楼、朝阳分院门诊医技综合楼地质勘查招投标工作。

2010年，漳州市医院完成外科大楼工程设计招投标工作；完成小卖部、洗衣房、污水处理、医疗垃圾收集处理中心新一轮的招投标工作。

2011年，漳州市医院通过政府公开招投标采购，完成数字血管造影机（DSA）及1.5T磁共振（MRI）的安装调试并正式投入使用。公开招投标采购"格力"分体式空调7个批次、医用电梯和乘客电梯各1部、空调系统设备和相关配套设施、复印机1部、全年打印纸与复印纸各1个批次；公开新一轮招投标医院的保洁运送服务项目、小卖部的承包招标项目、洗衣房的承包项目。

3. 膳食管理

1953年前，医院为患者配送简单的流质和半流质饮食。1953年，龙溪专区医院派人员到北京、上海等地进修学习，吸收先进经验，规范各项规章制度和操作程序，改善饮食质量、食品菜式。配合临床治疗需要向患者提供优质的治疗饮食，同时为医院职工提供日常三餐及夜班点心供应。1992年，漳州市医院加强职工食堂的管理，搞好患者的饮食和患者家属的饭菜供应，患者就餐率提高到78.9%。1995年，漳州市医院修整营养食堂。

4. 布类供应与洗涤

漳州福音医院成立时就开始有布类供应与洗涤管理。布类供应分为缝纫、布类仓库和工作服保管三部分，主要负责医院布类的分发、报废、制作、缝补、保管、结算工作。医用布类由布类供应室缝纫工根据医疗用途进行设计和手工制作。布类洗涤采用人工手洗，自然晾晒，遇到雨天，就用煤炭火烘干；布类消毒采用煤炭烧大锅水煮沸消毒法。

1983年，龙溪地区医院购进洗衣机1台和烘干机1台，改进布类洗涤法。1984年后，陆续购进甩干机1台、洗衣机3台和烘干机2台。医务人员的布类、患者的布类、手术室的布类可分机洗涤。1990年，漳州市医院洗衣房增设浸泡消毒池，把传染布类分开用消毒药片浸泡消毒，其他一般布类采用蒸汽消毒。1990年后，漳州市医院医务人员工作服、患者服、被套、被单等大批量的布类面向社会采购，用量少的布类或临床科室需要的特定布类由布类供应室自行制作。1993年，漳州市医院购进首台高速平车专用缝纫机。1995年，漳州市医院修整布类供应室，购买高速平车专用缝纫机2台和包缝机1台，投入使用后提高布类的制作和缝纫效率。2002年起，漳州市医院后勤服务实行社会化改革，洗衣房由医院职工个人承包，保留原有洗衣房的洗涤设备，医院按件计费支付布类洗涤费用。

5. 医疗废弃物处理

1978年前，医院备有焚烧炉，手术及诊疗过程中产生的废弃人体组织、器官、标本等医疗垃圾经焚烧炉焚烧处理。1979年10月，龙溪地区医院整顿废品回收办法，制定回收废品种类范围，每周1次办理收购废品，按废品公司收购价计算提成10-30%归科室支配，按每支0.002元计算奖励100%回收输液空瓶的科室。1980-1990年，医院与殡仪馆达成协议，由殡仪馆集中处置医疗垃圾。1995年，漳州市医院购置新式焚烧炉集中处置医疗垃圾。2004年后，除手术及诊疗过程中产生的废弃人体组织、器官、标本的医疗垃圾外，委托漳州市城市废弃物净化有限公司集中处理。2011年，加强日常医疗废弃物的收集、保存、交接管理工作，做到日产日清，杜绝发生院内交叉感染和医疗垃圾向社会流出情况。共收集处置医疗垃圾225665公斤，锐器盒26776盒。

6. 污水处理

1983年前，医院的医疗污水经过加药处理后随下水道自流排放。1984年，龙溪地区医院建设污水处理站，采用广州军区提供次氯酸钠发生器。1993年后，漳州市医院改用直接加液氯装置，配专职管理人员1名，用污水泵2台抽污水到消毒池直接加氯气处理，达到排放标准后排放。1998年，漳州市医院购进700张床位JW-V型无动力生物二氧化氯污水处理消毒装置，处理污水能力每天560吨。2001年3月，漳州市医院配置污水流量计。2006年，漳州市医院引进新设备，改造医院专用管道，增加中水回用系统，日生产中水能力500吨，主要用于病房卫生间冲厕用水及室外浇花用水；扩建污水处理池，经过改造的污水处理系统日处理污水能力1320吨；委托具有资质的单位24小时进行管理，漳州市医院派人员对其进行监督、检测，通过环保验收。2008年，漳州市医院完成污水处理中水回收工程，病房日常排放的污水经过污水处理系统处理后达到相关部门规定的标准后，再次利用于病房卫生间冲厕用水及室外浇花用水。每日可节约用水400吨，减少污水排放400吨，每月节约水费2万元。

7. 锅炉房

1972年以前，医院有燃柴锅炉1台，主要提供烧开水和食堂蒸饭用汽。1972年，龙溪地区医院购置2吨燃煤锅炉1台，改用煤炭燃料。1986年，漳州市医院改造锅炉房设备，安装锅炉房除尘器1台、水质处理机1台、改造鼓风机，解决煤灰污染和锅炉水质处理问题；建成开水供应中心，保障病房开水供应和患者有温水洗浴问题；恢复患者代煮室，方便患者及家属。1988年，漳州市医院锅炉房采取节约用煤提成管理办法，节约煤炭94.5吨，节约金额5244元。1992年，漳州市医院建设燃油锅炉房，投资50万元购置WNSI型全自动卧式丙烯油锅炉2台，改用柴油燃料，避免烯煤锅炉燃烧造成的烟尘污染，改善蒸汽消毒条件。2001年，漳州市医院投资13.6万元在病房大楼安装太阳能热水器，节约柴油燃料能源。2003年，漳州市医院综合楼集体宿舍安装太阳能热水器。2007年，漳州市医院外科楼住院病房增设热水供应系统。2009年10月，漳州市医院购进电锅炉1台，原燃油锅炉为备用锅炉。投资85万元在门诊综合楼安装热水供应系统。至2011年，漳州市医院电锅炉蒸汽主要用于制剂室的输液瓶消毒、供应室医疗物品的消毒灭菌和洗衣房布类的烘干、消毒。

8. 空调

1982年，龙溪地区医院手术室、超声波室、口腔科、妇产科、眼科等科室开始配置分体式空调及窗式空调。1996年底，漳州市医院第一套恒温恒湿精密空调机组（意大利"RC"品牌）配置于磁共振室使用。1997年初，病房大楼竣工，配置中央空调系统于是年6月投入使用。该中央空调系统主要由两台上海合众开利30HR-161活塞式冷水机组（每台制冷量130RT）负责供冷，空调范围包括各病区的优质病房、重症室、重症监护室、手术室等。是年7月，病房大楼手术室洁净空调系统工程项目竣工验收并投入使用，其冷源由病房大楼空调主机提供，冬季供暖的热源依靠锅炉蒸汽。2000年8月，为彻底解决洁净手术室供冷及供热的双重需求，医院购置1台40RT"富田"风冷热泵式冷水机组，供外科楼手术室洁净空调系统独立使用。2001年，由于药品GMP认证的需要，医院改造制剂室药品生产车间，空调系统按规范要求采用空气洁净系统，冷源由一台容量为30RT的"龙皇"风冷热泵式冷水空调机组供给。2003年，漳州市医院改造外科重症监护室，其空调方式由原来的分体式空调改为集中空调送风系统，冷热源由一台容量为30RT的"富田"风冷热泵式冷水空调机组提供。2005年5月，漳州市医院改造门诊综合楼第十四层西侧血液净化中心的空调系统，购置1台2×20RT"麦克维尔"风冷热泵式模块机组供其独立使用。2005年6月，门诊综合楼配置的中央空调系统投入使用。该中央空调系统主要由3台"麦克维尔"单螺杆冷水机组（每台制冷量400RT）负责供冷，空调范围包括主楼的各病区病房、重症室、药房等以及裙楼各诊室、收费处、药房、急诊、检查室等；门诊综合楼第十四层东侧血液病无菌层流病房（洁净等级为100级）的空气洁净系统同时投入使用，空调洁净系统的冷热源由4台小型风冷热泵式空调机组（总容量约为30RT）提供。同月，磁共振室迁移至行政办公楼第一层，配置恒温恒湿精密空调机组（品牌"美国艾默生力博特"）。原意大利"RC"品牌的恒温恒湿精密空调机组同时迁移至医技楼，供放射科数码机房使用。2006年，漳州市医院改造外科楼，原中央空调系统扩容，空调范围覆盖到各病区的普通病房，扩容的中央空调系统为独立的另一个系统，冷源由一台150RT"麦克维尔"单螺杆风冷热泵式冷水机组提供。是年，漳州市医院迁移电脑中心至行政办公楼第七层，中心机房按要求配置2套5匹"EMERSON"恒温恒湿精密空调。2008年，漳州市医院迁移CT室至综合楼第一层，按要求配置1套"EMERSON"恒温恒湿精密空调（制冷量100KW）。2010年9月，急诊科配置制冷量为40KW的"大金"直流变频多联空调系统1套。2011年4月，按要求配置DSA室"大金"直流变频多联空调系统1套，制冷量40KW。是年6月，磁共振室扩容，按照原配置要求增加1套制冷量为40KW的"EMERSON"恒温恒湿精密空调。至2011年，漳州市医院的空调形式主要有中央空调、恒温恒湿精密空调、分体式空调，其中恒温恒湿精密空调6套、分体式空调583台。

9. 电梯

1982年，龙溪地区医院门诊楼配备苏州迅达电梯厂生产的医疗用电梯，型号为JBJ1000/0.5-XH交流双速继电器控制电梯，为医院首部电梯，有专职司梯人员。电梯的投入使用，方便医院危急重患者的运送，结束使用人工担架运送方式。1984年，干部病房楼配置1部与门诊楼同型号电梯。1996年，漳州市医院外科楼建成，配置2部上海三菱的全电脑集选控SP-VF1.75/S1000公斤电梯，作为手术及患者使用；配置1部GPS日本三菱电梯，作为工作人员专用。1997-1998年，综合楼配置1部XZOTIS XO-21VF电梯；急救中心大楼配置2部XZOTIS XO-21VF电梯。2006年，门诊综合楼配置5部TKJ/LME3100A垂直客梯和医梯，门诊部第一至第四层配备6部SYS/35°-100K交流变频自动扶梯。2010年，漳州市医院完成门诊综合楼加建2部电梯前期工作。至2011年，漳州市医院共有25部不同型号的电梯和扶梯，每年组织人员对电梯进行定期维护保养，报请漳州市技术监督局进行定期检验，以确保电梯的安全运行。司梯人员由爱玛客物业公司派员承包，总务科负责对其日常工作进行监督检查。

10. 水供应

1951年前，医院用水靠人工自打井水挑送，常有供应不足现象。1979年，龙溪地区医院职工生活用水开始由自来水厂供水。1985年6月8日，龙溪地区医院请漳州市堤管处打井队，于第二医村第十幢职工宿舍楼北面旷地上打造机井1口，井深16米、内径75厘米、静水位6米，造价2000元，采地下水供医疗和生活用水。1988年，漳州市医院打造深水机井2口，用水基本能自供自给；8月起，改自来水厂供水为备用水源，每月节约水费近万元。1997年，根据国家对采用地下水的严格规定，漳州市医院恢复使用自来水厂供水。2011年，经漳州市城市供水部门同意，漳州市医院每月计划用水指标从16500吨调整为53856吨，节约超计划用水费用十几万元。改造门诊部水管，门诊部共5层楼冲厕所的用水并入中水回用系统，每年节约水费十几万元。

11. 用电配电与维修

1948年，漳州协和医院有3.5千瓦和9.5千瓦的汽油发电机各1台。1951年，因零件损坏和汽油费用昂贵，将发电机改装为木炭发电机使用，日间供应X光用电，晚间供应全院的照明用电。1963年，龙溪专区医院改装全院电灯线路。1979年，龙溪地区医院整修部分供电线路。1985年，安装2台200千伏安的节能变压器，确保1250毫安X光机的医疗用电及职工正常生活用电。1988年，漳州市医院电工机房采用承包责任区和计工时、使用科室给电工评分的办法。1994年，漳州市医院投资20万元安装250千瓦发电机组，确保不受外线供电停电影响；投资近10万元，添置病房大楼基建用变压器，保障基建工作的顺利进行。1996年12月28日，高压配电室2000千伏设备安装验收并开始供电，从而改善长期用电量不足的局面。2010年，漳州市医院完成门诊综合楼4000千伏电缆铺设的前期工作。2011年，漳州电业局同意4000千伏安专线电缆引入医院，建专门配电室1个，改造配电柜和电缆，新电缆的引入使用保障了临床、医技设备和西区外科大楼建设的用电需求。

12. 车辆配置

1947年5月，漳州协和医院接受英国红十字会捐赠卡车1辆。

1954年，龙溪专区医院有救护车1辆。

1983年，龙溪地区医院有天津牌救护车13-21792、跃进牌救护车13-21239各1辆。

1985年，龙溪地区医院有救护车3辆、7个座位的旅行车1辆、轿车1辆。

1993年3月19日，香港国佳实业有限公司董事长兼总经理郭国耀赠送漳州市医院丰田豪华皇冠JZS133L-AEMCF3.0轿车1辆。

1994年2月14日，香港泽辉实业有限公司董事、总经理陈泽源赠送漳州市医院丰田救护车2辆。

1996年，漳州市医院购置日本丰田海狮牌旅行车1辆。

1997年，漳州市医院有日本丰田小轿车13-20427、万丽特牌9座位旅行车、女神牌救护车日本丰田海狮牌旅行车、丰田豪华皇冠JZS133L-AEMCF3.0轿车各1辆，有丰田救护车2辆。

1998年4月1日，漳州市医院购置桑塔纳2000轿车1辆。

1998年12月26日，漳州市医院购置依维柯A 49.12采血车1辆，于2002年3月20日转入漳州市中心血站。

2006年4月20日，漳州市医院购置上海汇众依斯塔纳15座位旅行车1辆。

2006年11月1日，漳州市医院购置奥迪1.8T轿车1辆。

2007年3月9日，漳州市医院购置别克7座位旅行车1辆。

2010年5月24日，漳州市医院购置金杯牌救护车1辆。

2011年6月1日，漳州市医院购置别克5座位轿车1辆。

2011年底，漳州市医院有轿车3辆、救护车3辆、旅行车2辆。

13. 电话配置

漳州福音医院和漳州协和医院时期，医院就有电话。1981年，龙溪地区医院成立电话总机室，有工作人员4名，配置可接200部局域电话的终端模拟交换机组，于1982年投入使用。1993年，漳州市医院投资100万元购置进口ISDX-L400门程控电话交换机，替换模拟交换机组，该套设备可接400部局域电话，于1994年投入使用。至1998年，该设备先后进行2次升级扩容，最终可接入800部局域电话。1999年，漳州市医院与漳州市电信公司合作，采用电信程控虚拟交换机，电信公司负责提供线路设备、程控信号及技术支持，将漳州市医院通信网络接入民用公共通信网络，医院取消电话总机室，此次升级改造解决了漳州市医院内部电话局域网无法对外通信的问题。至2011年，漳州市医院有电信固定电话483部，其中具备外线拨打功能38部。

14. 绿化美化

1955前，医院建筑呈开放式格局。1955年，龙溪专区医院整理环境、修建水沟、铺筑路面、构筑围墙、拆除院内猪舍，使医院建筑布局整齐又卫生。

1982年，龙溪地区医院建立卫生制度，实行环境卫生科室分片包干，工作室、病房个人包干的责任制，全院职工每日清扫环境卫生1次、每周星期六下午大扫除1次。制定流动红旗，实行定期评比、记分、年终总结评奖制度；砌建地下沟排放医疗污水。

1983年，龙溪地区医院在门诊楼前面场地整修花坛，栽花植木2000多株。在病房楼（"工"字形红砖楼）前面的旷地上修建白鹤雕塑、假山、喷水池，栽花种草。

1986年，漳州市医院建造花圃，种植三角梅，在门诊楼前种植三角梅搭建"绿色长廊"，绿化面积1000平方米。1989年，投资53311元于职工宿舍前建造615平方米的灯光喷水池。1997年，增加绿化带面积500平方米。1999年，建造医院公厕，修造花园、道路、绿化面积500平方米。2001年，拆除第7号宿舍楼改建为球场，丰富职工的文体生活。2004年，在西区建成700平方米的绿化地。

2010年4月，漳州市医院在沿胜利西路围墙内地面进行绿化、美化，主要栽种黑子树2棵、玉兰树及扶桑树各1棵，种植黄金叶、红贵妃、红花檵木、海棠4种植物布置绿化美化，绿化面积400平方米。

至2011年，漳州市医院随着基础建设的发展，在固定的绿化带等绿化面积相应减少的情况下，日常及节庆日摆置盆景花卉美化绿化环境。

(二)安全保卫

1952年，龙溪专区医院初期，由医院秘书处保卫干事专职负责防奸、防空、防盗等治安保卫工作。1959年，为加强保卫工作及门房管理，各科室设置库房，指定专人保管物资，定期领发；患者出院时须持有填写患者基本信息的"床头卡"，经门卫检查无误后方可离院。是年，龙溪专区医院被评为漳州市治安保卫红旗单位。1962年，保卫工作归行政科管理。

1981-1995年，医院加强患者家属探视管理，采用封闭式管理病区模式，设置门房实行24小时管理，查房时间禁止家属探视；10时30分以后，允许每位住院患者有2名家属凭"探视证"进病房探视。1982年，龙溪地区医院成立保卫科，在院长和上级公安机关的领导下，贯彻落实治安、消防工作方针，教育职工提高警惕性，依靠群众做好"四防"(防火、防盗、防破坏、防自然灾害事故)工作；负责组织医院范围内的治安管理工作，维护内部治安秩序、医疗秩序、生活秩序，保障医疗、教学、科研等工作顺利进行。1987年，漳州市医院制订《治安保卫工作责任制》，安装消防专用自来水管道和部分主要消防设备，消除火灾隐患。1989年，漳州市医院建立消防档案，定期检查、安装、维修防火器械。1992年，漳州市医院获漳州市安全生产委员会授予落实消防安全"十项标准"合格单位。

1996年，漳州市医院撤销门房值班室，取消探视凭证，医院自主招聘保安员6名，对病区、病房加强值班巡逻，加强防火、防盗管理。1997年，漳州市医院成立远程红外线监控值班室，值班人员24小时轮流值班。1998-2003年，漳州市医院保安工作主要加强消防安全设施管理，突出医疗安全秩序，严厉打击不法分子，保障就医就诊患者财产安全和医院医疗大型设备财产安全。1998年6月，外科楼通过漳州市消防支队消防验收合格；11月，综合楼通过漳州市消防支队消防验收合格。1999年7月，行政办公楼通过漳州市消防支队消防验收合格。2000年，漳州市医院被漳州市公安消防支队列为"一级消防安全重点单位"。2001年11月，漳州市医院被漳州市公共聚集场所消防安全专项治理工作领导小组授予"漳州市公共聚集场所消防安全专项治理工作先进单位"。

2003年，漳州市医院从漳州市公安局保安公司招聘保安人员12名，分为巡逻组、门卫组、应急处理组负责医院的安全管理工作，加强高楼建筑消防安全巡逻值班和治安管理，以及车场、车棚车辆进出秩序及安全，保障绿色通道畅通无阻。2005年，漳州市医院聘请临时工5名、有在编人员1名负责管理消防、监控控制中心，每班次由2名人员24小时轮流值班负责全院消防及防盗监控管理。投资362896元在重要场所及门诊综合楼电梯和候梯间安装59个监控探头，临时需要再增加视频监控；12月，门诊综合楼通过漳州市消防支队消防验收合格后投入使用。2008年9月，漳州市医院儿科楼通过消防验收合格后投入使用；10月，漳州市医院保安工作重新招标，由芗城区公安分局保安公司和芗城区丽景物业有限公司联合承包停车场及保安管理，由承包方聘请保安人员25名。是年，漳州市医院5栋高层建筑均有消防报警及自动灭火系统。2010年，漳州市医院投资41.5万元在外科楼、门诊综合楼、儿科楼的病房通道安装114个监控探头。

2011年3月，漳州市医院保卫科人员深入临床各病区，对外科楼、西区、宿舍区及食堂等场所检查灭火设施，更换干粉灭火器100支；组织消防专业技术人员对朝阳分院督导整改和消防大检查1次；4月，保卫科为开发区分院工作人员举办消防知识培训。至2011年，漳州市医院共有二氧化碳灭火器244支，干粉灭火器273支，4幢大楼配备消火栓300个。是年，漳州市医院各病区医生办公室设置"谈话角",共投资55万元安装35个数字视频监控及同步录音设备。医院全年无发生重大刑事案件和治安案件,无发生火灾事故,抓获盗扒违法犯罪嫌疑人5名移交公安部门惩处;配合公安机关查处案件6起,排查整改安全生产隐患3起。依据保安条例值勤,持证上岗,并向公安机关和漳州市卫生局备案;充分发挥监控室的"三防"(机防、物防、人防)有效作用;设置监控点314个、红外线报警点91个;投资5万元更换监控室原有2台老化的监控录像主机为大容量硬盘录像机,增加大屏幕监视器6台;先后组织4场消防治安安全(含岗前教育)培训班,接受培训人员有350名;邀请漳州市消防支队参谋来医院授课举办冬季消防知识培训,医院安全生产管理委员会成员、科主任、护士长等参加专题培训,参加人员共100名;分别在外科楼第6层楼骨科病房、门诊综合楼第8层楼耳鼻喉科病房、朝阳分院病房,举行3场"假如病房发生火灾应急疏散灭火处置演练",其中在耳鼻喉科病房举办安全生产月消防灭火应急疏散演练时,漳州市安监局、卫生局等领导莅临现场观摩指导,分管副院长亲临现场动员部署,并对演练方案流程做细致讲解。

第八节　技术服务支持与管理

一、机构设置

医疗器械科　1982年,龙溪地区医院医疗器械管理独立设科,同时成立器械维修组,科室共有人员8名,其中科主任1名,维修技术员4名。2011年,漳州市医院医疗器械科共有人员15名;有维修工程师6名,其中高级工程师1名、工程师2名。

信息科　1995年,漳州市医院成立信息科,设有统计室、病案室、图书室,有副科长1名。1996年10月,医院成立电脑中心,归属信息科,有负责人1名,电脑信息系统管理员3名。2011年4月1日,漳州市医院改电脑中心为信息科,撤销原信息科,统计室归入新成立的信息科,图书室归入科教科,病案室归质控科管理。是年,信息科有人员8名,其中科长1名兼任高级工程师、信息工程师3名、助理工程师2名、统计师、助理统计师各1名。

二、主要工作

(一)医疗器械和卫生材料购置与管理

医疗器械和卫生材料购置　民国34年(1945年),漳州协和医院有X光机1台。民国37年(1948年),漳州协和医院接受中国国际救助委员会(CNRRA)捐赠200MA菲利普X射线仪1台、手提式X射线摄片仪1台。

1952年,龙溪专区医院购置1架六型的X光仪器,接管2架中小型X光仪器,补充万能手术台、无影灯各1台及全套的手术器械,化验室添设细菌培养柜,冰箱2台,牙科、眼科有电力离心机、电干燥柜、大阳灯、器械各1套。大型消毒器1付,接管汽车、大型消毒车各1辆,有显微镜10架,人工气胸器1付及手术用的电刀、吸引器等医疗器械。1957-1961年,医院专区医院先后购买心电图、基础代谢测定器、超声波诊断仪、低温冰箱、血库冰箱、胃镜以及各种理疗仪器等大型医疗器械。

1981年，龙溪地区医院添置下排式压力蒸汽灭菌器2台取代立式高压消毒锅。1982年，医疗器械科主要负责器械、医用物资的采购及发放，器械维修组负责医疗仪器、设备的安装、维护、保养等工作，医疗设备有X线机、心电图机、B型超声诊断仪及简单的手术器械设备。1984年，龙溪地区医院购置日本岛津1250毫安心血管X线诊断系统和800毫安胃肠X线诊断，ALOKA SSD-256型、710型B超声诊断显像仪各1台，价值994851元。1985年，龙溪地区医院购置钴60治疗机、心脏急救监护仪、脑血流仪、721型光度计、高频电刀、新生儿黄疸治疗仪等医疗设备102种，价值65776元。1986年4月13日，福建省劳动卫生职业病研究所、福建省公安厅派员到漳州市医院监测治疗机机头和机房建筑的屏蔽防护效果合格；4月15日，上海肿瘤医院放射治疗科主任、教授赵森及物理检测主任孙振雄和技术员李龙根等人到漳州市医院校验钴60治疗机；6月1日，钴60治疗机安装合格投入临床试用。1987年4月21日，漳州市医院购置价值18万元肿瘤放疗用的模拟定位机安装验机结束并正式投入使用。1988年6月，漳州市医院购置加拿大产的780-C钴60治疗机。1989年，漳州市医院购置BD8828型超声定位式体外震波碎石机、针头冲洗机。1992年4月，漳州市医院投资60多万元购置WD ESWL91型B超定位水囊型体外冲击波碎石机；8月，漳州市医院购置瑞典产的"人工肾"2台；11月，漳州市医院用职工集资款购置8个座位的高压氧舱；投资17万元购置X-S-S-250（FZ）型固定式X射线深部肿瘤治疗机；12月，漳州市医院贷款购买美国·美中互利工业公司经销的ACUSON128XP/10型彩色多普勒超声波电脑声像仪，配有5种探头（心脏、腹部、血管及小器官、直肠及阴道腔内、颅脑）及录像、记录系统，共投资400万元。1993年，漳州市医院引进瑞典全电脑AK-100型血液净化机。1995年6月，漳州市医院与福建省卫生厅签订《关于利用芬兰政府贷款引进口腔设备项目的分贷协议》，首次利用芬兰政府贷款104417.67美元购买芬地特6085A口腔设备11套；投资40多万元购置美国产Heamonetic V50PLUS型全自动血细胞分离机用于血浆置换术。1997年，漳州市医院投资512万元购置电子内镜、神经外科显微镜、十二导联心电图机、运动实验平板、血液透析仪、血球分析仪定量PCR，更换放射治疗钴60源等先进医疗器械。

2000年1月，漳州市医院引进美国百特BM25型床边血滤机。6月，由分管业务副院长主持召开院招标管理委员会，就一次性注射器项目进行招投标采购。是年，漳州市医院购置预真空压力蒸汽灭菌器1台取代下排式压力蒸汽灭菌器；购置空气消毒机替代紫外线灯。2001年，漳州市医院投资2831万元引进美国瓦里安直线加速器、美国GE公司的4排螺旋CT扫描仪和大型心脑血管造影机（DSA），购置三槽式数控超声清洗器。2002年，漳州市医院投资1420万元购置全自动Advantx Lcv生化分析仪、酶免分析仪、血凝分析仪和尿沉渣分析仪、钼靶乳腺射线机、X线胃肠机、X线模拟定位机、全身双能X线骨密度仪、立体定向手术系统、射频消融仪、等离子手术系统、腹腔镜手术系统、五分类、三分类血球计数仪、子宫热球仪、心脏手术体外循环机、手术室的灯、床及摄像系统。2003年，漳州市医院加大技术创新的硬件投入，全年投资1200万元购置多导睡眠检测系统、彩超机、电子内窥镜、腹腔镜、血液透析机、自动血型鉴定仪等20台（套）医疗设备。2005年，漳州市医院购置蒸汽发生器2台。2006年，漳州市医院添置预真空压力蒸汽灭菌器1台。2008年，漳州市医院根据学科发展和临床工作的需要，全年通过政府公开招标采购64排螺旋CT、彩超机、骨科C臂X光机、中央监护系统、除颤仪、高频振荡呼吸机、麻醉机、生物物理治疗仪等医疗设备及低值器械、医用耗材共计7174.51万元。

2011年，漳州市医院加强医用耗材采购管理，严格执行福建省第三批医用耗材和检验试剂统一招投标结果的采购目录，完成耗材采购金额11115.61万元，其中试剂类3187.87万元、骨科材料740.01万元、放射科材料1573.76万元、一般材料3568.7万元。执行福建省、漳州市有关部门关于《公共资源市场化配置》的规定，以及医院相关设备、物资采购管理规定，坚持公开、公平、公正和合理资源配置的采购原则，按照医院2011年度医疗仪器设备申购计划，采购的主要设备有腹腔镜手术系统2套、数字化摄影系统（双板DR）1套、多功能单板直接数字成像系统1套、全数字化智能高档彩色多普勒超声诊断系统2套、血药浓度监测仪1台、全高清数字化纵隔镜系统1套、血液透析机及血液透析过滤机7台、尿动力学分析仪及生物电反馈刺激仪1套、移动式C臂X线机1套、双极前列腺电切镜系统1套、呼吸机4台、多功能监护仪6台、除颤监护仪2台、全自动密闭脱水机1台、全自动封片机1台、直线加速器1套，共完成设备采购49个项目，采购金额4467.7元；安装核磁共振成像系统（MRI）、心脏血管造影系统（DSA）和数字化摄影系统（双板DR）大型医疗设备。医疗器械和医用耗材的入库方式从手工台账到计算机信息化管理，实现医院医疗器械和医用耗材的计算机网络管理，从单一职能到全面质控，从传统的物资管理到现代化的物流、信息化管理。

医疗器械和卫生材料管理 漳州福音医院和漳州协和医院时期，医疗器械简陋，医院未设专门科室管理医疗器械。1982年前，医院的医疗器械和卫生材料由药剂科管理。

1982年，龙溪地区医院医疗器械科在分管院长的领导下，负责医疗器械、卫生材料等的采购、供应以及医疗设备的计量、维修、保养等工作。医疗设备的购置程序由使用科室申请，经院务会议审批后，按照政府采购程序进行招投标，设备经厂方工程师安装调试后，由医疗器械科及使用科室验收合格后办理入库手续，1万元以上医疗设备建立档案。医疗器械科负责仪器设备的成本核算、经济效益分析、维修保养记录、报废审核及处理等一系列的管理工作；卫生耗材的采购、发放、保管等工作，按照各科室需求制定采购计划，根据医院医用耗材确标委员会关于《福建省卫生厅关于县级以上医疗机构药品医用耗材及检验试剂集中招中标目录》确标结果进行统一招投标采购，确保医用耗材的安全、有效、经济，维护医院和患者的合法权益；根据国家计量法有关规定，对医院强制检定的医用计量器具进行计量管理，按照国家规定检定周期进行检定和年审备案；配合漳州市质量技术监督局对医用计量器具进行计量检定；逐步加强计量管理意识，规范计量管理行为，扩展计量工作范围，建立计量卡、计量档案，确保医用计量器具的受检率、合格率达到国家规定的计量标准；负责医疗器械的安装、维护、维修、使用指导、报废处理等工作，配合相关部门做好计量、辐射安全检测。

（二）信息管理

漳州福音医院和漳州协和医院时期，信息管理工作比较简单，信息量也比较小，数据信息采用人工统计分析。1953年，龙溪专区医院信息统计工作业务由图书室负责，没有专职人员。1月，医院选派挂号员1名到福州参加统计知识培训后开始兼职从事医疗统计工作。1970年，龙溪地区医院有兼职统计工作人员3名。1971-1975年，有兼职统计工作人员1名。1976年，有专职负责医疗数据统计人员1名。1995年8月，漳州市医院成立统计室，归属信息科，负责医疗信息统计工作。1995年，医院初次应用计算机实现门诊挂号、收费、药房的经济管理。1996年10月，漳州市医院电脑中心成立后，计算机运用扩大到入院、住院收费和住院药房经济管理。

1995年11月，漳州市医院正式运行凯特医院信息管理系统门诊子系统，该系统包括挂号模块、门诊收费模块和门诊药房模块。初次应用计算机实现门诊经济管理。1996年3月，漳州市医院正式运行凯特医院信息管理系统住院子系统，该系统包括入院模块、住院收费模块和住院药房模块。住院患者实行计算机管理。2000年11月，漳州市医院运行医保接口，实行医保对接直接结算，方便医保患者就诊。2001年10月，凯特医院信息管理系统门诊子系统由原来的DOS版本升级为WINDOWS版本，并支持门诊就诊卡刷卡就诊模式，增加医技治疗扣费功能模块。12月，凯特医院信息管理系统住院子系统由原来的DOS版本升级为WINDOWS版本。2003年10月，漳州市医院启用天健军卫医院信息系统住院部分。12月，漳州市医院启用天健军卫医院信息系统门诊部分。是年，漳州市医院把检验系统的单机数据采集和中文报告系统，整合升级为网络版检验信息管理（Lis）系统，使检验数据能够共享，为临床工作的查询奠定基础。2004年，漳州市医院利用现有网络资源和信息科配合，开通医院内部数字图书馆（医学期刊）的查询、检索，方便医院工作人员查阅资料。

2005年10月，漳州市医院内外网安装黑盾防火墙和防入侵检测系统，进一步确保医院网络安全。是年，漳州市医院在门诊大厅安装电子显示屏公开院务、药品及医疗服务项目价格，在门诊主要科室安装实施排队叫号系统。

2006年5月，漳州市医院实施及应用今创病案首页管理系统，实现与医院信息系统（HIS）的融合，达到资源共享目的。8月，电脑中心机房由门诊大楼第5层楼搬迁至行政办公楼第7层楼，完成中心机房装修、设备安装以及网络布线等前期工作，使整个搬迁过程有序进行，确保整个系统平稳切换、安全运行。由于电脑中心机房搬迁的需要，重新合理规划全院的网络结构，实现门诊综合楼、外科楼、医技楼以及西区的千兆主干网络传输，完成检验管理信息系统的全面升级，并在门诊部试运行条形码应用技术，为医院的信息化建设奠定基础。

2007年5月，漳州市医院正式启用医学影像传输（PACS）系统。该系统替代传统的胶片格式影像，以IT技术、网络技术、数字影像处理技术为基础，实现数字医学影像的获取、管理、传输和调阅。10月，漳州市医院启用厦门智业医院信息系统门诊部分模块，代替原有的天健军卫医院信息系统。智业医院信息系统门诊运行模块包括门诊收费系统、药房管理系统、药房配药系统、治疗扣费系统、门诊医生工作站、综合查询系统。12月，漳州市医院启用厦门智业医院信息系统住院部分模块，代替原有的天健军卫医院信息系统。智业医院信息系统住院运行模块包括住院收费系统、药房管理系统、药房配药系统、住院医生工作站、住院护士工作站、手术麻醉系统、综合查询系统。

2008年2月，漳州市医院启用体检信息管理系统，建立体检人员电子健康档案，实现体检流程计算机管理。5月，漳州市医院完成合理用药软件系统的实施，并把系统嵌入到医生工作站。门诊、住院医生在用药过程中对用药的合理性、配伍禁忌等方面都有提示，有效避免用药差错，提供有关管理部门对药品的实时监控平台。11月，漳州市医院运行药房自助取药系统，优化门诊西药房、中药房配药、取药信息化流程，西药房处方采用集中打印，结合药房零距离发药的特点；启用电脑语音呼叫和电子屏幕显示功能应用，减少工作量，避免工作失误，提高工作效率。是年，漳州市医院检验信息管理系统软件升级，实验检验条形码应用技术。通过与HIS系统的融合，实现临床与检验流程数字化。

2009年11月，漳州市医院完成纳龙心电网络信息系统实施。在心电图室开展心电网络管理系统的建设应用，实现心电数据的计算机管理和归档储存，方便历史资料检索、查找，临床在线浏览。12月，漳州市医院启用门诊排队叫号系统，优化排队流程，杜绝拥挤现象；启用静脉配置系统。实现儿科和肿瘤放疗科的静脉药品统一配送工作；启用厦门智业住院电子病历系统，系统包括电子病历医生工作站、电子病历管理系统、电子病历病案系统、电子病历质控系统等模块，规范临床电子病历书写，实现电子病历计算机归档。

2010-2011年，漳州市医院安装数据库安全审计系统和审计设备，实时审计数据库访问情况，加强HIS系统数据库安全管理；完成固定资产、物资管理系统实施。经过前期与相关科室沟通和调研，基础字典规划，数据准备，应用程序客户化，操作培训后，在总务科、医疗器械科、电脑中心库房年终盘点后启用。2010年7月，漳州市医院运行华海病理信息管理系统，在病理科开展病理信息管理系统的建设应用，通过设备与软件的安装调试后全面运行，实现病理数据的计算机管理和归档存储，方便历史资料检索、查找。2010年12月，漳州市医院完成医院信息系统与福建省社会保障金融IC卡及电子钱包接口工作，确保漳州市社会保障卡在医院首发，实现全省就诊一卡通。2011年1月，漳州市医院招商局中银漳州开发区分院信息系统软硬件完成安装，实现患者就诊计算机管理。是年4月，漳州市医院在住院医生工作站嵌入临床路径功能模块。是年6月，漳州市医院启用麻醉信息管理系统，对手术麻醉相关的各个临床工作环节和各种监护设备生命体征数据进行采集、存档、分析并辅助生成医疗文书，将麻醉临床工作简便化、标准化、规范化、数字化。是年9月，漳州市医院启用医院综合管理信息平台，实现行政办公管理自动化、无纸化、规范化。

表1-4　2015年福建省漳州市医院主要医疗仪器设备一览表

名　称	制造商	规格型号	数量（台套）	单价（万元）	启用日期（年月日）	使用科室
高压氧舱	江西九江造船厂	GYS-12	1	61.20	1999-11-01	高压氧治疗室
全自动微量分析及血液培养系统	法国梅里埃	VITEK-32	1	104.68	2000-11-01	检验科
麻醉工作站	德国德尔格	Julian	1	57.50	2000-12-01	麻醉科
全自动免疫分析系统	德国拜耳	ACS180SE	1	56.00	2000-12-01	检验科
数字减影血管造影系统（DSA）	美国GE公司	Advantx Lcv+	1	791.55	2001-06-01	介入诊疗科
螺旋CT（4排）	美国GE公司	Light Speed QXI	1	922.93	2001-07-01	CT室
X光机	日本岛津	UD150L-30E	1	50.80	2001-08-01	放射科
医用直线加速器	美国瓦里安公司	2300C/D	1	893.27	2001-09-01	放射治疗科
X光机（钼靶乳腺）	意大利giotto	Image	1	125.00	2002-08-01	放射科
全自动生化分析仪	日本奥林巴斯公司	AU2700	1	231.00	2002-12-01	检验科
X线模拟定位系统	日本东芝公司	LX-40A	1	223.72	2003-01-01	放射治疗科
人工心肺机	德国优斯特拉	HL20	1	120.00	2003-02-01	手术室
立体定向仪	瑞典医科达公司	Leksell	1	57.35	2003-02-01	手术室
全自动配血系统	法国戴安娜	DG-57	1	53.50	2003-07-01	输血科
骨密度仪	美国GE公司	DPX-NT	1	80.50	2003-10-01	放射科
电子内镜系统	日本奥林帕斯公司	CV-260	1	86.00	2003-11-01	内镜室

续表

名　称	制造商	规格型号	数量（台套）	单价（万元）	启用日期（年月日）	使用科室
腹腔镜	德国蛇牌公司	PV410	1	51.00	2004-03-01	手术室
超声诊断仪	日本阿洛卡公司	SSD-5500	1	246.17	2004-04-01	超声医学科
SPECT	美国GE公司	NM MPR	1	331.11	2004-07-01	核医学科
电子肠镜	日本奥林巴斯公司	CV-260	1	59.00	2004-10-01	内镜室
流式细胞分析仪	美国贝克曼公司	XL	1	69.70	2005-01-01	检验科
磁共振成像系统	荷兰飞利浦公司	Intera 1.5T	1	1533.50	2005-09-01	核磁共振室
彩色多普勒超声诊断仪	德国西门子公司	G60	1	130.00	2005-09-01	体检中心
治疗计划系统	美国瓦里安	ECLIPSE	1	288.20	2005-10-01	放射治疗科
彩色多普勒超声诊断仪	德国西门子公司	Acuson Sequoia 512	1	172.00	2005-12-01	超声医学科
腹腔镜手术系统	美国史赛克	988i	2	61.40	2005-12-01	手术室
彩色超声诊断仪	深圳迈瑞	DC-6	1	56.80	2005-12-01	超声医学科
全自动血气分析仪	丹麦雷杜公司	ABL800	1	59.00	2006-01-10	检验科
高速玻璃体切割机	美国博士伦	REF-CX6100	1	73.87	2006-04-08	眼科
激光相机	美国柯达公司	CR8900	1	193.00	2006-06-22	放射科
准分子激光	日本尼德克公司	EC-5000CX2	1	345.00	2006-08-11	眼科
全自动化学发光免疫分析仪	美国贝克曼	Unicel DXI800	1	53.60	2006-09-20	检验科
超声乳化仪	美国眼力健	EG-5000CX-Ⅱ	1	69.00	2006-10-05	眼科
麻醉工作站	德国德尔格公司	Primus	1	70.90	2006-10-23	麻醉科
数字胃肠机	荷兰飞利浦	Eleva	1	343.81	2006-11-06	放射科
彩色多普勒超声诊断仪	德国西门子公司	Sequoia 512	1	230.67	2006-11-18	超声医学科
制氧设备	德国凯撒公司空压机	—	2	165.98	2007-01-05	供氧中心
全自动酶免分析仪	瑞士迪肯公司	RMP150/8RM	1	143.50	2007-01-05	检验科
中央监护系统	美国GE公司	CICDASH 4000	1	57.40	2007-02-05	内科监护室
彩色多普勒超声诊断仪	美国GE公司	VOLUSON 730 EXPERT	1	233.50	2007-08-03	超声医学科
制氧设备	浙江龙飞实业股份有限公司	LFY-20A	1	78.60	2007-09-08	供氧中心
电子胃镜	日本奥林巴斯	GIF-H260	1	202.80	2007-10-15	内镜室
超声气压弹道碎石机	瑞士EMS	LithoClast Master	1	117.00	2007-10-15	泌尿外科
纤维支气管镜	日本奥林巴斯公司	BF-260	1	103.00	2007-10-15	支气管镜室

续表

名　称	制造商	规格型号	数量（台套）	单价（万元）	启用日期（年月日）	使用科室
数字化影像系统	荷兰飞利浦公司	双板 DR	1	348.00	2008-01-04	放射科
全自动血凝仪	美国贝克曼公司	ACL TOP	1	85.30	2008-01-04	检验科
血球计数仪	美国雅培公司	ADVIA2120	1	69.60	2008-01-04	检验科
彩色多普勒超声诊断仪	日本阿洛卡公司	SSD-ALPHA10	1	217.00	2008-02-19	体检中心
液基细胞学薄片制片机	美国 BD 公司	Prepstain	1	77.80	2008-02-19	病理科
微创外科手术系统	美国史赛克公司	1088	1	198.80	2008-04-11	手术室
移动式 C 形臂成像系统	美国 GE 公司	EVER VIEW7500	1	65.00	2008-04-11	手术室
彩色多普勒超声诊断仪	德国西门子公司	Sequoia 512	1	228.00	2008-05-16	超声医学科
生物物理治疗仪	德国 Med-Tonik 公司	MORA-SUPER	1	63.00	2008-05-29	门诊皮肤科
彩色多普勒超声诊断仪	日本阿洛卡公司	SSD-α5	1	130.00	2008-10-16	超声医学科
特定蛋白分析仪	德国西门子公司	BN Prospec	1	59.90	2008-10-16	检验科
螺旋 CT（64 排）	美国 GE 公司	LightSpeed VCT	1	1012.68	2009-03-03	CT 室
彩色超声诊断仪	美国 GE 公司	VIVID7DIMENSION	1	267.00	2009-03-31	超声医学科
神经外科手术显微镜	德国蔡氏公司	OPMIVario/S88	1	68.00	2009-04-24	神经外科
全数字化彩色超声诊断仪	意大利百胜公司	mylab30cv	1	63.00	2009-05-12	超声医学科
数字化 X 线摄影系统	日本岛津	RAD SPEED M	1	195.00	2009-06-04	体检中心
电子鼻咽喉镜	日本奥林巴斯	VNL-1530T	1	69.80	2009-06-09	耳鼻喉科
眼科手术显微镜	瑞士莱卡公司	M844 F19	1	68.00	2009-06-09	眼科
尿有形成分分析仪	日本西斯美康公司	UF1000i	1	78.80	2009-07-20	检验科
彩色多普勒超声诊断仪	德国西门子公司	Sequoia 512	1	175.50	2009-07-30	超声医学科
血型及配血分析系统	美国强生公司	AutoVue Innova	1	59.60	2009-09-29	输血科
全自动生化分析仪	日本奥林巴斯公司	AU5421	1	292.00	2009-11-05	检验科
射频消融仪	美国 RITA 公司	1500X（肿瘤）	1	105.00	2009-12-25	介入诊疗科
发光免疫分析仪	美国雅培公司	i2000	1	50.00	2009-12-31	检验科

续表

名　称	制造商	规格型号	数量（台套）	单价（万元）	启用日期（年月日）	使用科室
超声镜系统+内镜影像系统	日本奥林巴斯公司	LVCERA-SL+EndoEcho	1	357.50	2010-01-19	内镜室
制氧设备	浙江龙飞实业股份有限公司	LFY-20A	1	78.00	2010-01-19	供氧中心
腹腔镜手术系统	美国史赛克	1088i	3	87.89	2010-02-03	手术室
彩色多普勒超声诊断仪	日本阿洛卡公司	Prosound a7	1	188.00	2010-05-27	体检中心
彩色多普勒超声诊断仪	日本阿洛卡公司	SSD-4000	1	82.00	2010-05-27	超声医学科
医用诊断X线摄影系统	日本岛津公司	FLEXAVISION	1	278.00	2010-06-15	放射科
腹腔镜手术系统	美国史赛克	1088i	2	79.00	2010-10-07	手术室
激光相机	美国柯达	8900	1	50.00	2010-10-22	CT室
电外科工作站	德国爱尔博电子医疗仪器公司	VIO300D	1	96.56	2010-11-03	手术室
全自动微生物分析系统	法国梅里艾公司	VITEK-2	1	176.00	2010-11-05	检验科
神经术中监护系统	加拿大XLTEK公司	Protektor	1	72.00	2010-11-11	手术室
全自动染色体细胞遗传工作站	美国GENTIX	GSL-10	1	110.20	2010-11-18	产前诊断机构
全自动时间分辨荧光免疫分析系统	美国PerkinElmer	1235-514	1	69.80	2010-11-18	产前诊断机构
倒置显微镜	日本奥林巴斯公司	CKX41	1	57.00	2010-11-18	产前诊断机构
全自动血凝仪	法国思塔高公司	STR-R Evolution	1	90.00	2010-11-24	检验科
彩色多普勒超声诊断仪	德国西门子公司	Antares	1	209.00	2010-12-17	超声医学科
彩色便携式超声诊断仪（腹部机）	意大利百胜公司	MYLAB30CV	1	79.00	2010-12-24	超声医学科
肺功能测试系统	美国SensorMedics Corporation	Vmax ENCORE 22D	1	59.99	2010-12-27	肺功能室
电子内窥镜系统	日本奥林巴斯公司	LUCERA	2	136.50	2011-03-14	内镜室
超声诊断仪	美国GE公司	VIVID I	1	99.00	2011-04-13	超声医学科
全自动免疫组化染色仪	美国罗氏公司	Benchmark XT	1	79.90	2011-04-27	病理科
荧光定量PCR仪	美国Applied Biosystems	ABI7500	1	59.80	2011-04-27	病理科

续表

名　称	制造商	规格型号	数量（台套）	单价（万元）	启用日期（年月日）	使用科室
全高清数字化纵隔镜系统	德国卡尔史托斯	22201011U102	1	130.00	2011-07-11	胸心外科
磁共振成像系统（MR）	荷兰飞利浦公司	Achieva 1.5T	1	1080.00	2011-08-10	磁共振室
彩色多普勒超声诊断仪	德国西门子公司	AcusonX300PE	1	158.00	2011-08-12	超声医学科
神经外科手术床	瑞士SchaererMayfield	AXIS 400型	1	82.00	2011-08-12	手术室
数字减影血管造影系统（DSA）	荷兰飞利浦公司	Allura Xper PD20	1	1170.00	2011-08-22	介入诊疗科
电生理系统/心导管工作站	美国GE公司	GE ComboLab	1	100.00	2011-08-22	介入诊疗科
腹腔镜手术系统	美国史赛克	1288HD	2	116.50	2011-11-10	手术室
彩色多普勒超声诊断仪	荷兰飞利浦	IU22	1	294.50	2011-11-22	超声医学科
彩色多普勒超声诊断仪	日本阿洛卡公司	Prosound F75	1	278.80	2011-11-25	超声医学科
数字化X线摄影系统（双板DR）	日本岛津公司	RAD SPEED M	1	296.00	2011-11-28	放射科
数字化影像系统	荷兰飞利浦	多功能单板Essenta DR Compact	1	158.00	2012-03-02	体检中心
血药浓度监测仪	德国西门子	Syva Viva-E	1	70.80	2012-03-06	临床药学室
电子内镜	日本PENTAN	高清EPK-i	1	165.00	2012-05-24	内镜室
移动式数字X线成像系统	美国锐珂	DRX-1 System	1	90.00	2012-06-26	放射科
移动式C臂X线机	德国西门子	Multimobil 5C	1	75.00	2012-07-18	病房手术室
彩色多普勒超声诊断仪	德国西门子	全数字AcusonAntares	1	247.00	2012-08-30	超声科
光学相干断层成像仪	德国海德堡	Spectralis OCT	1	84.00	2012-08-30	门诊眼科
神经外科动力系统	美国美敦力	IPC	1	50.80	2012-09-26	病房手术室
口腔X线计算机体层摄影系统	德国KAVO	KaVo 3D eXam	1	168.00	2012-09-26	门诊口腔科
医用直线加速器	美国瓦里安	Clinac 6EX	1	1070.00	2012-10-16	放疗室
治疗计划系统	荷兰飞利浦	Pinnacle3	1	170.00	2012-10-16	放疗室

续表

名称	制造商	规格型号	数量（台套）	单价（万元）	启用日期（年月日）	使用科室
彩色多普勒超声诊断仪	美国飞利浦	IU22	1	241.00	2012-10-16	超声科
高端螺旋CT	美国GE公司	Discovery CT 750 HD	1	2080.00	2012-11-19	CT室
脑电图诊断系统	美国Bio-logic	多导视频580-G2CGSS	1	165.00	2012-11-22	神经外科
腹腔镜手术系统	美国史赛克	1288HD	3	118.00	2012-11-23	病房手术室
超声乳化仪	美国眼力健	WHITESTAR Signature	1	69.00	2012-12-04	眼科手术室
彩色多普勒超声诊断仪	日本日立	HI VISION Preirus	1	277.00	2012-12-25	体检中心
移动式X线摄影系统	日本岛津	MUX-100DJ	1	183.00	2012-12-25	放射科
彩色多普勒超声诊断仪	日本阿洛卡	Prosound 3500SX	1	68.00	2012-12-25	辅助生殖机构
三维电生理导航系统	以色列Biosense Webster（Israel）Ltd	FG-5400-00	1	300.00	2012-12-25	介入诊疗科
彩色多普勒超声诊断仪	美国GE公司	LOGIQ P6	1	152.00	2012-12-27	体检中心
荧光定量PCR分析系统	美国罗氏	实时Cobas z480	1	67.90	2013-02-04	病理科
全自动免疫组化染色仪	美国罗氏	Benchmark XT	1	79.90	2013-02-04	病理科
全自动酶免工作站	山东烟台艾德康	ADC ELISA600	1	140.00	2013-06-26	检验科
麻醉机	德国德尔格	Primus+Kappa	1	60.00	2013-07-08	麻醉科
全自动细菌鉴定与药敏分析系统	法国梅里	VITEK-2	1	169.00	2013-09-10	检验科
电动手术床	美国史帝瑞	STERIS4085	1	110.00	2013-09-11	病房手术室
激光治疗仪/整形	美国Cynosure	Accolade	1	98.00	2013-09-11	门诊烧伤整形科
荧光造影系统/眼底	日本kowa	VX-10a	1	50.00	2013-10-28	门诊眼科
全自动配血及血型分析仪	西班牙戴安娜	Erytra	1	142.00	2013-10-28	输血科
手术导航系统	深圳安科	ASA-610V	1	130.00	2013-10-28	病房手术室
超声外科吸引系统	美国Misonix	FS-1000-RF	1	118.00	2013-10-28	病房手术室
电子内镜图像处理主机	日本奥林巴斯	EVIS-260	1	54.00	2013-10-30	内镜室
彩色多普勒超声波诊断仪	意大利百胜	MyIab.90	1	288.00	2013-12-13	超声科

续表

名　称	制造商	规格型号	数量（台套）	单价（万元）	启用日期（年月日）	使用科室
彩色多普勒超声诊断仪	荷兰飞利浦	PhiIips IUEIite	1	200.00	2013-12-13	体检中心
放射治疗计划系统	美国飞利浦	PinnaIe3	1	185.00	2014-02-07	放疗室
超声诊断仪——彩色多普勒	美国GENTIX	VoLusonE8	1	183.00	2014-02-07	超声科
腹腔镜手术系统	美国史赛克	1288HD	1	104.00	2014-02-07	病房手术室
腹腔镜手术系统	美国史赛克	1288HD	1	104.00	2014-02-07	病房手术室
数字乳腺摄影系统	荷兰飞利浦	Mammo Diagnost DR	1	280.00	2014-03-07	介入诊疗科
高清电子肠镜	日本PENTAX	EC38-110F	2	50.50	2014-03-10	内镜室
全数字化平板血管造影系统	德国西门子	ArtisZee CeiIing	1	900.00	2014-05-12	介入诊疗科
三维X线诊断设备——移动式	德国西门子	ARCADIS Orbic	1	330.00	2014-05-12	病房手术室
海博刀系统	德国爱尔博	VI0200S	1	150.00	2014-06-09	内镜室
彩色多普勒超声诊断系统	美国GE公司	VOLUSON E8	1	193.00	2014-10-10	超声科
钬激光手术系统	以色列科医人	VersapuISePO Wersuite60w	1	125.00	2014-11-24	病房手术室
脊柱内镜手术系统	德国SPINENDOS	SP081430	1	99.80	2014-12-16	病房手术室
经颅磁刺激仪	深圳康立	KF-10	1	62.80	2014-12-20	康复医学科
全自动图像扫描分析系统	美国徕卡	GSL-120	1	195.00	2014-12-20	产前诊断机构
双能X线骨密度仪	美国Hologic	HoIogc Discovery A	1	186.00	2015-01-05	介入诊疗科
等离子低温灭菌系统	美国强生	STERRAD 100S	1	135.00	2015-01-05	医疗供应室
彩色多普勒超声诊断仪	深圳迈瑞	DC-8	1	90.00	2015-01-05	超声科
全自动流式细胞仪	美国BD	BDFACSCantoII	1	135.00	2015-01-23	检验科
自动乳腺全容积扫描系统	德国西门子	ACUSON.S2000 ABVS	1	438.00	2015-01-23	超声科
腹腔镜手术系统	德国STROZE	22201010-1&22220055-3	2	112.00	2015-02-04	病房手术室
SPECT/CT系统	以色列GE MedicaI Systems	Infinia	1	855.00	2015-02-17	同位素室

续表

名　称	制造商	规格型号	数量（台套）	单价（万元）	启用日期（年月日）	使用科室
全科医生临床诊断思维训练系统	天津天堰科技	SUV0600045ASC	1	66.20	2015-02-17	科教科
智能化无线综合模拟人	天津天堰科技	JS-MCS-P	1	125.00	2015-02-26	科教科
超声切割止血系统	美国强生	GENII	2	54.00	2015-03-13	病房手术室
彩色多普勒超声诊断仪	美国索诺声	S-Nerve	1	60.00	2015-03-31	内科监护室
彩色多普勒超声诊断仪	美国索诺声	M-Turbo	1	60.00	2015-03-31	麻醉科
彩色多普勒超声诊断系统	美国 GE 公司	LOGIQ E9	1	195.00	2015-07-20	体检中心
无创血流动力学监测系统	澳大利亚 Uscom Ltd	USCOM 1A	1	50.00	2015-08-06	内科监护室
数字化视频脑电分析系统	美国 Natus	NicoletOne EEG	1	52.00	2015-09-08	儿一科
彩色多普勒超声诊断仪	意大利百胜	Mylab twice	1	220.00	2015-09-15	超声科
彩色多普勒超声诊断仪	意大利百胜	Mylab Alpha	1	90.00	2015-09-15	超声科
母婴 Hoter 监护系统	英国 Monica	Monica AN24	1	65.00	2015-09-15	产科
彩色多普勒超声诊断仪	深圳迈瑞	DC-8	1	83.00	2015-09-17	体检中心
腹腔镜手术系统	德国 STROZE	22201020-1&22220055-3	2	99.00	2015-10-30	病房手术室
彩色多普勒超声波诊断仪	德国西门子	Acuson S2000	1	90.00	2015-11-02	超声科
彩色多普勒超声波诊断仪	德国西门子	Acuson S3000	1	270.00	2015-11-02	超声科
输尿管软镜系统	日本奥林巴斯	高清 OTV-S190	1	130.00	2015-11-02	病房手术室
肺功能测试系统	德国耶格	MasterScreen（配 Diffusion）	1	68.00	2015-11-02	肺功能室
婴幼儿肺功能测试系统	德国耶格	MasterScreen（配 Paed）	1	70.00	2015-11-02	儿三科
螺旋 CT 模拟定位机	美国飞利浦	Brilliance CT BigBrore	1	645.00	2015-11-20	放疗室

续表

名称	制造商	规格型号	数量（台套）	单价（万元）	启用日期（年月日）	使用科室
X线电子计算机断层扫描装置	德国西门子	SOMATOM Emotion	1	230.00	2015-11-23	CT室
超声内镜图像处理装置系统	日本奥林巴斯	EU-ME2	1	208.00	2015-12-18	支气管镜室

表1-5 医院若干年份人员结构明细表

机构名称	时间（年）	人员总数（名）	人员总数（名）			卫生技术人员（名）	其他专业人员（名）	行政管理人员（名）	工勤人员（名）
			在编	集体	自聘				
漳州协和医院	1931	11							
	1940	59				23	6		30
	1948	48				15		8	25
	1951	62				29		1	32
龙溪专区医院	1952	118				61	9	17	31
	1954	224				140		31	53
	1957	260				174		33	53
	1958	221				153		22	46
	1959	283				207		29	47
	1961	262				203		22	37
	1962	319				224	16	26	53
	1968	336				237		29	70
	1973	355				252		33	70
	1974	359				258		37	64
	1975	371				267		38	66
	1978	395				291	4	37	63
	1979	428				327	4	38	59
龙溪地区医院	1980	485	455	30	0	368	2	42	73
	1981	510	482	28	0	393		39	78
	1982	577	548	29	0	462		38	77
	1983	624	594	30	0	468		37	39
	1984	661	631	30	0	505		36	90
	1985	689			0	529		36	124

续表

机构名称	时间（年）	人员总数（名）	人员总数（名）			卫生技术人员（名）	其他专业人员（名）	行政管理人员（名）	工勤人员（名）
			在编	集体	自聘				
漳州市医院	1986	698		34		535		35	128
	1987	698		34		536		37	125
	1988	702		35		539		37	126
	1989	706	670	36	0	532	14	33	127
	1990	730	695	35	0	571	3	35	121
	1995	819	790	29	0	650	4	47	118
	1996	849	820	28	1	674	11	47	117
	1997	891	862	28	1	710	67	24	90
	1998	913	884	28	1	734	63	24	89
	1999	928	880	25	23	744	48	22	114
	2000	922	868	21	33	744	47	20	106
	2001	943	874	20	49	770	48	19	106
	2002	959	859	18	82	794	52	17	96
	2003	981	848	15	118	824	52	16	89
	2004	1066	887	14	165	912	50	16	88
	2005	1172	883	14	275	1018	52	17	85
	2006	1267	947	10	310	1117	52	20	78
	2007	1352	964	10	379	1199	57	22	75
	2008	1387	962	9	416	1238	57	23	69
	2009	1436	951	7	478	1284	56	27	69
	2010	1519	933	7	579	1369	58	27	65
	2011	1677	942	3	733	1519	63	34	61
	2012	1832	937	3	892	1674	63	39	56
	2013	2118	940	3	1175	1970	73	23	52
	2014	2262	979	3	1280	2116	77	21	48
	2015	2268	985	3	1280	2133	75	19	41

表1-6　医院若干年份收支统计表

年度	总收入（万元）	差额补助（万元）	总支出（万元）	收支结余（万元）
1940	13.04（万美元）	捐款0.50（万美元）	12.38（万美元）	0.66
1941	15.02（万美元）	捐款0.50（万美元）	14.35（万美元）	0.67
1947	76841.54（万美元）	捐款2597.70（万美元）	78667.07（万美元）	-1825.53
1948	15.26（万美元）		15.26（万美元）	
1955	20.61	2.61	22.26	-1.65
1956	27.76	4.38	25.28	2.48
1957	32.74	5.00	29.10	3.64

续表

年　度	总收入（万元）	差额补助（万元）	总支出（万元）	收支结余（万元）
1959	35.78		34.81	0.97
1960	74.74		83.17	−8.43
1971	74.98	15.00	71.34	3.64
1972	80.34	16.00	83.67	−3.33
1973	95.36	23.72	96.44	−1.08
1974	96.41	23.72	89.58	6.83
1975	97.75	24.25	90.88	6.87
1976	97.66	24.12	96.80	0.86
1977	106.87	24.22	88.45	18.42
1978	121.04	29.56	108.67	12.37
1979	133.59	33.01	124.47	9.12
1980	175.46	14.94	160.58	14.88
1981	174.83	39.60	187.51	−12.68
1982	249.60	86.22	237.07	12.53
1983	266.94	74.00	296.10	−29.16
1984	388.07	150.00	376.23	11.84
1985	403.74	102.16	373.60	30.14
1986	561.14	212.09	572.43	−11.29
1987	524.88	91.57	516.99	7.89
1988	788.87	70.33	725.48	63.39
1989	1054.95	104.10	864.42	190.53
1990	1195.07	111.79	954.56	240.51
1991	1346.06	96.50	1204.29	141.77
1992	1910.62	138.06	1674.10	236.52
1993	3050.24	154.40	2510.07	540.17
1994	4220.70	215.64	3506.96	713.74
1995	6105.66	251.02	4878.71	1226.95
1996	7702.84	291.66	6222.05	1480.79
1997	10146.89	208.00	8811.72	1335.17
1998	12169.23	433.22	10683.67	1485.56
1999	13761.63	512.50	11891.49	1870.14
2000	14974.95	415.50	12908.44	2066.51
2001	16099.52	473.01	14854.13	1245.39
2002	18193.24	368.00	16516.28	1676.96
2003	21993.42	507.44	18026.87	3966.55

续表

年 度	总收入（万元）	差额补助（万元）	总支出（万元）	收支结余（万元）
2004	25692.57	259.75	20795.27	4897.30
2005	28887.00	63.00	24759.55	4127.45
2006	33282.55	504.20	29290.36	3992.19
2007	38789.85	279.45	34844.89	3944.96
2008	46803.01	561.75	42049.64	4753.37
2009	55130.77	85.14	47937.86	7192.91
2010	68772.72	787.48	59330.25	9442.47
2011	83314.17	575.37	71617.92	11696.25
2012	102858.70	4703.30	86775.48	16083.22
2013	109345.45	1185.45	96999.72	12345.74
2014	134087.99	1299.05	120091.61	13996.37
2015	156955.07	3918.66	144047.23	12907.83

表 1-7　1978-2015 年医院表彰奖项一览表

年份（年）	奖项名称	人数（人次）
1978	先进工作者	58
	积极分子	134
1979	劳动模范	5
	先进工作者	84
	积极分子	123
1980	先进工作者	90
	积极分子	143
1981	劳动模范	3
	先进工作者	51
	积极分子	110
	优秀青年	3
	青年积极分子	17
1982	先进工作者	60
	积极分子	118
1983	先进工作者	65
	积极分子	136
1984	先进工作者	68
	积极分子	143
	优秀护理工作者	25

续表

年份（年）	奖项名称	人数（人次）
1985	先进工作者	72
	积极分子	154
1986	先进工作者	44
	积极分子	112
1987	先进工作者	43
	积极分子	111
1988	先进工作者	36
	积极分子	128
1989	先进工作者	38
	积极分子	124
	优秀护士	27
1990	先进工作者	30
	积极分子	144
	治安保卫积极分子	7
1991	先进工作者	37
	积极分子	131
	治安保卫积极分子	5
1992	先进工作者	43
	积极分子	137
	治安保卫积极分子	5
1993	先进工作者	46
	积极分子	148
	治安保卫积极分子	5
1994	"十佳"先进个人	10
	先进工作者	45
	积极分子	144
	治安保卫积极分子	5
1995	先进工作者	50
	积极分子	146
	优秀护理工作者	16
	治安保卫积极分子	5

续表

续表

年份（年）	奖项名称	人数（人次）
1996	先进工作者	45
	积极分子	143
	治安保卫积极分子	7
1997	先进工作者	55
	积极分子	161
	治安保卫积极分子	8
1998	先进工作者	51
	积极分子	161
	治安保卫积极分子	6
1999	先进工作者	53
	积极分子	170
	治安保卫积极分子	5
2000	先进工作者	45
	积极分子	157
	治安保卫积极分子	6
2001	先进工作者	48
	积极分子	159
	治安保卫积极分子	6
	星级护士	35
2002	先进工作者	20
	优秀管理奖	8
	文明服务奖	19
	优秀带教奖	10
	优秀病历奖	10
	治安保卫积极分子	5
	星级护士	35
2003	先进工作者	26
	优秀管理奖	12
	文明服务奖	32
	优秀带教奖	9
	优秀病历奖	10
	治安保卫积极分子	6
	星级护士	35

续表

年份（年）	奖项名称	人数（人次）
2004	先进工作者	30
	优秀管理奖	12
	文明服务奖	34
	优秀带教奖	10
	优秀病历奖	10
	治安保卫积极分子	9
	星级护士	36
2005	先进工作者	34
	优秀管理奖	14
	文明服务奖	31
	优秀带教奖	10
	治安保卫积极分子	10
	星级护士	41
2006	先进工作者	39
	优秀管理奖	16
	文明服务奖	42
	优秀带教奖	15
	治安保卫积极分子	9
	星级护士	51
2007	先进工作者	43
	优秀管理奖	18
	文明服务奖	45
	治安保卫积极分子	12
	星级护士	53
2008	先进工作者	56
	文明服务奖	72
	治安保卫积极分子	15
	星级护士	53
2009	先进工作者	58
	文明服务奖	76
	治安保卫积极分子	15
	星级护士	57

续表

年份（年）	奖项名称	人数（人次）
2010	先进工作者	62
	文明服务奖	73
	治安保卫积极分子	16
	星级护士	57
2011	先进工作者	66
	文明服务奖	84
	优秀志愿者	37
	治安保卫积极分子	15
	星级护士	76
2012	先进科室（集体、班组）	22
	先进个人	75
	文明服务奖	91
	志愿者先进集体	2
	志愿者先进个人	37
	健康教育先进科室	4
	治安、保卫先进集体	8
	治安、保卫积极分子	15
	控烟先进科室	2
	新闻宣传积极分子	10
	星级护士	76
2013	先进科室（集体、班组）	22
	先进个人	77
	文明服务奖	99
	志愿者先进集体	2
	志愿者先进个人	28
	健康教育先进科室	4
	安全生产先进科室	8
	安全生产工作积极分子	15
	控烟先进科室	2
	星级护士	81

续表

年份（年）	奖项名称	人数（人次）
2014	先进科室（集体、班组）	22
	先进个人	97
	文明服务奖	119
	志愿者先进集体	2
	志愿者先进个人	55
	健康教育先进科室	4
	安全生产先进科室	8
	安全生产工作积极分子	15
	控烟先进科室	2
	新闻宣传工作积极分子	5
	星级护士	82
2015	先进科室（集体、班组）	23
	先进个人	97
	文明服务奖	131
	志愿者先进个人	46
	志愿者先进集体	2
	健康教育先进科室	4
	控烟先进科室	2
	安全生产先进科室	8
	安全生产工作积极分子	15
	星级护士	91

表1-8　1982-2015年医院获市厅级以上集体荣誉一览表

获奖集体	荣誉称号	授奖部门	获奖时间（年）
龙溪地区医院	福建省卫生工作先进单位	福建省人民政府	1982
	1982年度计划生育工作先进单位	福建省人民政府	1983
	医疗卫生系统建设社会主义精神文明先进单位	福建省卫生厅	1983
	1983年度计划生育工作先进单位	福建省人民政府	1984
	文明医院	福建省卫生厅	1985
	1984年度先进文明单位	龙溪地委、行署	1985

续表

获奖集体	荣誉称号	授奖部门	获奖时间（年）
漳州市医院	全国计划生育先进单位	国家计划生育管理委员会	1986
	全国卫生文明先进集体	中华人民共和国卫生部	1986
	福建省（1985-1986年度）文明单位	中共福建省委、福建省人民政府	1987
	漳州市（1986-1987年度）文明单位	中共漳州市委、漳州市人民政府	1988
	全省公费医疗管理先进集体	福建省卫生厅	1988
	文明医院	福建省卫生厅	1989
	福建省（1988-1989年度）文明单位	中共福建省委、福建省人民政府	1990
	漳州市（1988-1989年度）文明单位	中共漳州市委、漳州市人民政府	1990
	1989年度公费医疗管理先进单位	福建省卫生厅、福建省财政厅	1990
	"三康"（白内障复明手术、小儿麻痹症矫治术、聋儿训语康复）先进单位	福建省残疾人联合会、福建省卫生厅	1991
	漳州市老年工作先进集体	中共漳州市委、漳州市人民政府	1991
	全省卫生系统计财工作先进集体	福建省卫生厅	1991
	老年工作先进集体	福建省人民政府、福建省老龄工作委员会	1991
漳州市医院驾驶班	福建省卫生系统后勤工作先进集体	福建省卫生厅	1992
漳州市医院	漳州市（1990-1991年度）文明单位（第三届）	中共漳州市委、漳州市人民政府	1992
	1991年度计划生育工作先进单位	中共漳州市委、漳州市人民政府	1992
	福建省（1991-1992年度）文明单位	中共福建省委、福建省人民政府	1993
	全省医疗卫生计量工作先进单位	福建省标准计量局、福建省卫生厅	1993
	爱婴医院	中华人民共和国卫生部、联合国儿童基金会、世界卫生组织	1993
福建省第九批援助塞内加尔医疗队	先进援外医疗队	福建省人民政府	1993
漳州市医院	漳州市（1992-1993年度）文明单位	中共漳州市委、漳州市人民政府	1994
	首届福建省卫生系统学习白求恩创"双十佳"活动先进集体	福建省卫生厅、福建省人事局	1995
	全省工会财会工作先进集体	福建省总工会	1995
	福建省第五届（1994-1995）文明单位	中共福建省委、福建省人民政府	1995
	1994-1995年度分散按比例安排残疾人劳动就业工作先进单位	漳州市人民政府	1996
	漳州市第五届（1994-1995年度）文明单位	中共漳州市委、漳州市人民政府	1996
漳州市医院财务科	福建省卫生系统先进计财工作集体	福建省卫生厅	1996

续表

获奖集体	荣誉称号	授奖部门	获奖时间（年）
漳州市医院	福建省"创文明行业·建满意窗口"竞赛活动示范单位	福建省竞赛活动协调办公室	1997
	福建省文化科技卫生"三下乡"活动先进集体	中共福建省委宣传部、福建省人事厅	1997
	1997年中共福建省委、福建省人民政府为民办实事项目"复明工程"先进单位	福建省人民政府残疾人工作协调委员会、中共福建省委宣传部、福建省人事厅	1997
中共漳州市医院委员会	中共漳州市委先进基层党组织	中共漳州市委	1997
漳州市医院	福建省第六届（1996-1997年度）文明单位	中共福建省委、福建省人民政府	1998
	为老干部提供社会优待服务先进单位	中共福建省委组织部、中共福建省委老干部局	1998
骨胸科护理小组	福建省巾帼文明号	福建省妇女联合会、福建省卫生厅	1998
漳州市医院	漳州市第六届（1996-1997年度）文明单位	中共漳州市委、漳州市人民政府	1998
	漳州市首届"创文明行业·建满意窗口"先进单位	中共漳州市委、漳州市人民政府	1998
	漳州市1996-1998年残疾人就业工作先进单位	中共漳州市委、漳州市人民政府	1998
漳州市医院四病区	青年文明号	共青团福建省委、福建省卫生厅	1999
	1998年度市级青年文明号	漳州市创建青年文明号活动组委会	1999
漳州市医院	1998年度重点建设先进单位	中共漳州市委、漳州市人民政府	1999
	卫生部国际紧急救援中心网络医院	中华人民共和国卫生各	1999
	漳州市第七届（1998-1999年度）文明单位	中共漳州市委、漳州市人民政府	2000
	第二届（1998-1999年度）满意服务先进单位	中共漳州市委、漳州市人民政府	2000
漳州市医院工会	模范职工之家	福建省总工会	2000
漳州市医院	福建省第七届（1998-1999年度）文明单位	中共福建省委、福建省人民政府	2000
	"救两条生命，还一家幸福"生命求助行动奉献奖	福建省红十字会、福建省卫生厅	2000
漳州市医院骨科病区	整体护理优秀病区	福建省卫生厅	2000
漳州市医院120急救中心	全省"创文明行业·建满意窗口"竞赛活动示范点	福建省精神文明建设指导委员会	2001
漳州市医院120急救中心	1999-2000年度漳州110社会服务联动先进集体	中共漳州市委、漳州市人民政府	2001
漳州市医院120急救中心	2000-2001年度福建省110社会联动先进集体	福建省人事厅、福建省110社会联动工作办公室	2002
漳州市医院	全国药品价格监测定点单位	国家发展计划委员会	2002

续表

获奖集体	荣誉称号	授奖部门	获奖时间（年）
漳州市医院内科分工会	模范职工小家	福建省总工会	2002
漳州市医院	漳州市防治非典工作先进集体	中共漳州市委、漳州市人民政府	2003
漳州市医院团委	全省防治非典型肺炎工作先进基层团组织	共青团福建省委	2003
漳州市医院	福建省第八届（2000-2002年度）文明单位	中共福建省委、福建省人民政府	2003
漳州市医院120急救中心	第三届（2000-2002年度）创文明行业工作先进单位	中共漳州市委、漳州市人民政府	2003
漳州市医院	先进基层党组织	中共漳州市委、漳州市人民政府	2003
	2001-2002年度卫生支农"三下乡"先进集体	福建省卫生厅	2004
漳州市医院总务科	福建省卫生系统后勤工作先进单位	福建省卫生厅	2004
漳州市医院十一病区	福建省巾帼文明岗	福建省城镇妇女"巾帼建功"活动领导小组	2004
漳州市医院	全国价格监测定点单位	福建省物价局	2004
	2005年度先进报刊发行站	福建省邮政局	2005
	2003-2004年度继续护理教育先进集体	福建省卫生厅	2005
	全国精神文明建设工作先进单位	中央精神文明建设指导委员会	2005
漳州市医院急诊科	漳州市创建青年文明号优秀组织奖	中共漳州市委、漳州市人民政府	2005
漳州市医院工会	2002-2003年度市直基层工会财务工作先进集体	中共漳州市委、漳州市人民政府	2005
漳州市医院急诊科	漳州市第五届十佳青年文明号	中共漳州市委、漳州市人民政府	2005
漳州市医院急诊科	巾帼文明岗	福建省妇女联合会、福建省卫生厅	2006
漳州市医院外科重症监护室（SICU）	巾帼文明岗	福建省妇女联合会、福建省卫生厅	2006
漳州市医院	2003-2005年度创文明行业工作先进单位	福建省卫生系统精神文明建设办公室	2006
	推行办事公开制度省级示范单位	福建省推行办事公开制度领导小组	2007
	2006年度全省院务公开示范单位	福建省卫生厅	2007
	2007年福建省临床医师技能竞赛团体二等奖	福建省卫生厅	2007
漳州市医院外科重症监护室（SICU）	2007-2009年度青年文明号	漳州市创建青年文明号活动组委会	2007
漳州市医院援助四川抗震救灾医疗队	五一先锋号	福建省总工会	2008

续表

获奖集体	荣誉称号	授奖部门	获奖时间（年）
漳州市医院	无私支援显大爱 救治伤员见真情	四川省"5·12"抗震救灾指挥部医疗保障组、四川省卫生厅	2008
	福建省首届"民安杯"急救技能竞赛团体三等奖	福建省卫生厅	2008
	2008年福建省临床护士技能竞赛团体三等奖	福建省卫生厅	2008
	2006-2007年度成绩较为突出的新生儿疾病筛查采血机构	福建省卫生厅	2008
漳州市医院普外三科	巾帼文明岗	漳州市"巾帼建功"活动领导小组	2008
漳州市医院	抗震救灾重建家园工人先锋号先进集体	中国科教文卫体工会委员会	2008
	全国院务公开示范点	中华人民共和国卫生部	2008
	全国文明单位	中央精神文明建设指导委员会	2009
漳州市医院离退休党支部	先进离退休干部党支部	中共福建省委组织部、福建省委老干局	2009
漳州市医院门诊西药房	青年文明号（2009-2011）	共青团福建省委、福建省卫生厅	2009
漳州市医院	福建省2006-2008年度创建文明行业工作先进单位	福建省卫生系统精神文明建设领导小组	2009
福建省第九批援助塞内加尔医疗队	福建省援外工作先进集体	福建省对外贸易经济合作厅、福建省公务员局、福建省人力资源开发办公室	2010
漳州市医院	红十字人道荣誉奖	福建省红十字会	2011
漳州市医院工会	全国模范职工之家	中华全国总工会	2011
漳州市医院外科重症监护室（SICU）	全国"五一"巾帼标兵岗	中华全国总工会	2011
漳州市医院	全国优秀价格监测定点单位	国家发展和改革委员会价格监测中心	2011
漳州市医院	第四届全国医院（卫生）文化建设先进单位	中国医院协会医院文化专业委员会	2012
中共漳州市医院委员会	全省卫生系统创先争优活动先进集体	全省卫生系统创先争优活动指导小组	2012
普外二科	2011-2012年度教学基地先进带教科室	福建中医药大学	2012
漳州市医院外科重症监护室（SICU）	2011-2012年度教学基地先进带教科室	福建中医药大学	2012
外科教研室	2011-2012年度教学基地先进带教科室	福建中医药大学	2012
内科教研室	2011-2012年度教学基地先进带教科室	福建中医药大学	2012
儿科	2011-2012年度教学基地先进带教科室	福建中医药大学	2012

续表

获奖集体	荣誉称号	授奖部门	获奖时间（年）
漳州市医院	2012年临床医学专业技能竞赛三等奖	福建医科大学	2012
漳州市医院团委	福建省五四红旗团委标兵	共青团福建省委	2012
漳州市医院药学部	第九届福建青年五四奖章集体	共青团福建省委、福建省青年联合会	2012
漳州市医院干部病房	全省第一批优质护理示范病房	福建省卫生厅	2012
漳州市医院	二〇一二年度全国医院感染监测网医院感染横断面调查先进单位	中华人民共和国卫生部全国医院感染监测网、全国医院感染监控管理培训基地	2012
漳州市医院	2013年临床医学专业学生临床技能竞赛三等奖	福建医科大学	2013
医院工会女职工委员会	福建省女职工组织规范化建设示范单位	福建省总工会 女职工委员会	2013
漳州市医院	二〇一三年度福建省医院感染横断面调查先进单位	福建省医院感染管理质量控制中心	2013
漳州市医院	2014年临床医学专业学生临床技能竞赛三等奖	福建医科大学	2014
漳州市医院护理部	2014年优秀护理基地奖	福建中医药大学护理学院	2014
漳州市医院	二〇一四年度福建省医院感染横断面调查先进单位	中华人民共和国卫生部全国医院感染监测网、全国医院感染监控管理培训基地	2014
漳州市医院财务科	2013年度工会财会工作先进单位	福建省总工会	2014
漳州市医院	2014年中国地级城市医院竞争力100强医院	香港艾丽碧医院管理研究中心、香港《医院观察》杂志社	2015
漳州市医院妇科	巾帼文明岗	福建省妇女联合会、福建省"巾帼建功"活动领导小组	2015
漳州市医院	全国文明单位	中央精神文明建设指导委员会办公室	2015

卷二　党群组织

漳州福音医院和漳州协和医院时期，医院没有建立中国共产党组织。

1952年2月，龙溪专区医院成立后，医院共产党员归属中国共产党龙溪地直卫生支部委员会管理。1961年9月21日，经中国共产党福建省龙溪地委会直属机关委员会同意，成立中国共产党龙溪专区医院支部委员会，时龙溪专区医院有党员29名。1966年4月19日，经中国共产党龙溪地直机关委员会同意，成立中国共产党龙溪专区医院总支部委员会，时龙溪专区医院有党员54名。1971年2月，经中国共产党福建省龙溪地区革命委员会核心小组同意，恢复建立中国共产党龙溪地区医院总支部委员会。1982年12月6日，经中国共产党龙溪地直机关委员会同意，成立中国共产党龙溪地区医院委员会（简称龙溪地区医院党委），时龙溪地区医院有党员80名。1982年后，龙溪地区医院党委开展党性、党风、党纪教育活动，加强党员的思想政治教育。认真落实"党要管党""从严治党"的方针，把领导班子建设作为党建工作的重点和关键。建立党委中心组学习制度，完善民主集中制，推进党风廉政建设。根据"党管干部"原则，通过制度建设加强和规范干部的培养、任用和考核。开展"五好"（建设好的领导班子、培养好的党员队伍、建立好的党建制度、形成好的思想作风、创造好的工作业绩）活动，以及"达标上岗""抓规范，达标准""学习型党组织"、创先争优等活动。

1986年后，中国共产党漳州市医院委员会（简称医院党委）开展"三基"（马克思列宁主义基本理论、党的基本路线和基础知识）教育活动。1997年，医院党委获中共漳州市委授予"先进基层党组织"荣誉称号。1999年后，医院党委开展"三讲"（讲学习、讲政治、讲正气）教育、社会主义荣辱观教育和保持共产党员先进性教育，引导党员树立正确的世界观、人生观、价值观和道德观，增强群众意识和奉献意识。发挥党员全心全意为人民服务的先锋模范作用。2003年，医院党委获中共漳州市委授予"先进基层党组织"荣誉称号。2008年后，医院党委开展医德医风集中教育、学习实践科学发展观、创先争优等活动，加强自身建设，发挥党组织的战斗堡垒和党员先锋模范作用，为医院建设提供强大的精神动力和思想保证。2008年，医院党委获中共漳州市委直属机关委员会授予"先进基层党组织"荣誉称号。

1988年，中共漳州市医院纪律检查委员会（简称医院纪委）成立后，有计划地在全体党员中开展争创党风建设先进单位活动、以学习中共中央《中国共产党党员领导干部廉洁从政若干准则》《中国共产党纪律处分条例（试行）》《中国共产党党纪党风条规手册》为主要内容的党风党纪教育，扎实推进党风廉政建设，开展新时期党员标准和形象教育活动，落实领导干部廉洁自律的各项规定；建立健全医院内部控制体系，对资金管理、干部人事和项目招投标以及药品和设备采购、基建、财务及后勤管理等重点部门和关键环节加强监督制约，实行重点岗位人员轮岗交流等制度和措施，建立和完善长效机制。1991年，医院纪委获中共漳州市纪委、市委组织部、市委宣传部授予"在建党70周年党规党纪普及教育中成绩显著"荣誉称号。1992年，医院纪委获漳州市卫生局授予"漳州市卫生系统廉政廉医建设先进集体"荣誉称号。2007年，医院纪委获漳州市卫生政风行风工作领导小组授予"漳州市卫生政风行风工作先进单位"荣誉称号。2010年，医院纪委被福建省纪委确定为"党务公开"联系点。

1950年，漳州协和医院成立工会委员会。1986年5月，漳州市医院工会召开首届1次职工代表大会。1987-2011年，漳州市医院工会每年召开1次职工代表大会，研究讨论医院发展大计、改革方案、福利等关系员工切身利益的重大事项；职工代表大会制度的建立，特别是2010年实行代表提案和意见建议在院内网向全院员工公开回复的做法，大大增强了员工的主人翁意识，真正发挥参政议政、民主监督作用；医院工会依法维护员工合法权益，保障员工福利，维护广大员工的民主权利，满足员工精神文化需求，为员工排忧解难，调动和发挥广大员工的积极性；配合医院党委开展"岗位学雷锋、行业树新风""情暖医院""五声服务"、医德医风建设示范月、医院管理年活动和创建"巾帼文明岗"、星级示范窗口以及评选星级护士、技术比武等一系列竞赛活动，培养员工良好的职业道德，提高医务人员的技术水平，增强服务意识，真正做到服务员工、服务社会。2000年，漳州市医院工会获福建省总工会授予"模范职工之家"荣誉称号。2011年10月，漳州市医院工会获中华全国总工会授予"模范职工之家"荣誉称号。

1952年，经中国共产主义青年团福建省龙溪专区委员会同意，成立中国共产主义青年团龙溪专区医院支部委员会（简称龙溪专区医院团支部）。1959年，经中国共产主义青年团福建省龙溪专区委员会同意，成立中国共产主义青年团龙溪专区医院总支委员会。1970年11月，经中国共产主义青年团福建省龙溪地区委员会同意，恢复建立中国共产主义青年团龙溪地区医院支部委员会（简称龙溪地区医院团支部），时龙溪地区医院有共青团员50名。1978年，经中国共产主义青年团福建省龙溪地区委员会同意，成立中国共产主义青年团龙溪地区医院总支部委员会（简称龙溪地区医院团总支）。1984年，经中国共产主义青年团福建省龙溪地区委员会同意，成立中国共产主义青年团龙溪地区医院委员会（简称医院团委）。医院团委成立后，认真落实"两会"制度，推优工作，建立"团课"制度，开办"业余团校"，开展"五讲四美三热爱"、学雷锋、争当"四有新人"等活动；成立青年医疗服务队，深入社区，下乡镇，为群众义诊。2009年，医院团委组织团员青年积极参加漳州市医院志愿服务队，参与义诊、健康宣教、助残、关爱未成年人和农民工和空巢老人、文明行走劝导和无偿献血等活动；开展创建"青年文明号"活动。1997年，医院团委获共青团漳州市直机关委员会授予"十佳团委"称号；2000年，医院团委获共青团漳州市委授予"五四红旗团委"称号；2003年，医院团委获中国共产主义青年团福建省委员会授予"全省防治非典型肺炎工作先进基层团组织"称号；2010年，医院团委获中国共产主义青年团福建省漳州市委员会、漳州市青年志愿者协会授予"青年志愿者优秀组织奖"。

第一章　中国共产党漳州市医院委员会

第一节　组织机构与队伍建设

一、组织机构建设

（一）组织建设

漳州福音医院和漳州协和医院时期，医院没有建立中国共产党组织。

1949年，漳州协和医院有中共党员4名，直属中国共产党龙溪地直卫生支部委员会管理。

1952年2月，福建省龙溪专区医院成立后，医院共产党员归属中国共产党龙溪地直卫生支部委员会管理。

1954年底，龙溪专区医院有中共党员23名。

1961年9月21日，经中国共产党福建省龙溪地委会直属机关委员会同意，成立中国共产党龙溪专区医院支部委员会，龙溪专区医院院长韩俊如任书记。设委员5名，其中支部书记1名、副书记1名。时龙溪专区医院有党员29名。

1965年底，龙溪专区医院有3个党支部，党员43名。

1966年4月19日，经中国共产党龙溪地直机关委员会同意，成立中国共产党龙溪专区医院总支部委员会。时龙溪专区医院有党员54名。

1970年7月，经龙溪专区革命委员会政工组同意，龙溪专区医院成立一、二、三连和直属连党支部。时全院有党员57名。

1971年2月，经中国共产党福建省龙溪地区革命委员会核心小组同意，恢复建立中国共产党龙溪地区医院总支部委员会（简称龙溪地区医院党总支），于春泉任书记。设立4个党支部。

1972年1月22日，中共龙溪地区委员会任命中国共产党龙溪地区医院总支部委员会副书记魏英堂为中国共产党龙溪地区医院总支部委员会书记；免去于春泉党总支书记职务。11月22日，中共龙溪地区委员会任命中国共产党龙溪地区医院总支部委员会副书记张成俊为中国共产党龙溪地区医院总支部委员会书记；免去魏英堂总支书记职务。

1973年9月6日，中共龙溪地区委员会任命中国共产党龙溪地区医院总支部委员会副书记张征夫为中国共产党龙溪地区医院总支部委员会书记；免去张成俊总支书记职务。

1977年6月6日，经中国共产党福建省龙溪地区委员会同意，成立福建省龙溪地区医院临时领导小组，设成员8名，其中组长1名、副组长2名。12月6日，中共龙溪地委组织部任命龙溪地区医院革命委员会副主任韩俊如为中国共产党龙溪地区医院总支部委员会书记；免去张征夫总支书记职务。

1978年11月2日，中共龙溪地委组织部重新任命龙溪地区医院领导班子，韩俊如任中国共产党龙溪地区医院总支部委员会书记；党总支设委员8名，其中书记1名、副书记2名。时全院有党员71名。

1980年，龙溪地区医院有党员72名，设内科支部委员会、外科支部委员会、门诊支部委员会、机关支部委员会和后勤支部委员会。

1982年12月6日，经中国共产党龙溪地直机关委员会同意，成立中国共产党龙溪地区医院委员会；设党委书记1名、副书记3名。同月，中共龙溪地委组织部任命中国共产党龙溪地区医院总支部委员会书记韩俊如为党委书记。时全院有党员80名。

1983年1月20日，启用"中国共产党龙溪地区医院委员会"印章。2月，经中国共产党龙溪地直机关委员会同意，龙溪地区医院党委下设内科支部委员会、外科支部委员会、儿科支部委员会、妇产科支部委员会、门诊支部委员会、医技支部委员会、机关支部委员会和后勤支部委员会共8个党支部。时全院有党员140名。1987年，成立中国共产党漳州市医院离退休支部委员会，漳州市医院党支部增至9个。

1987年10月31日，中共漳州市委任命中国共产党龙溪地区医院委员会书记韩俊如为中国共产党漳州市医院委员会书记。

1988年3月31日至4月3日，经中国共产党漳州市直机关委员会同意，召开中国共产党漳州市医院第一次代表大会，应出席大会代表共50名，实际出席大会代表50名，会议完成预定的各项议程，选举产生中国共产党漳州市医院第一届委员会，设委员7名，其中书记1名、副书记2名，韩俊如续任党委书记。

1994年，经中国共产党漳州市直机关委员会同意，成立小坑头分院党支部，全院共有党支部10个、党员162名。12月，中共漳州市委任命中国共产党漳州市医院委员会副书记张永成为党委书记；免去韩俊如党委书记职务（退休）。

1996年，经中国共产党漳州市直机关委员会同意，撤销小坑头分院党支部，党员回归原所在党支部管理。

1998年11月13-15日，经中国共产党漳州市直机关委员会同意，召开中国共产党漳州市医院第二次代表大会。应出席大会代表共58名，因病因事请假2名，实际出席大会代表56名，会议完成预定的各项议程，选举产生中国共产党漳州市医院第二届委员会，设委员7名，其中书记1名、副书记2名，张永成续任党委书记。

2002年12月19-20日，经中国共产党漳州市直机关委员会同意，召开中国共产党漳州市医院第三次代表大会。应出席大会代表共73名，因病因事请假2名，实际出席大会代表71名，会议完成预定的各项议程，选举产生中国共产党漳州市医院第三届委员会，设委员7名，其中书记1名、副书记2名，张永成续任党委书记。

2005年，漳州市医院党委重新设置医院党支部，设内科第一支部委员会、内科第二支部委员会、外科第一支部委员会、外科第二支部委员会、儿科支部委员会、妇产科支部委员会、五官科支部委员会、门诊支部委员会、医技支部委员会、机关支部委员会、后勤支部委员会、离退休职工支部委员会，全院共有12个党支部，党员337名。

2006年8月，漳州市医院党委为加强在医院见习和实习的福建医科大学学生党建工作，成立学生支部委员会，有学生党员9名。

2007年，经中国共产党漳州市直机关委员会同意，漳州市医院党委成立朝阳分院支部委员会。是年，漳州市医院有党员397名。

2008年2月22-23日，经中国共产党漳州市直机关委员会同意，召开中国共产党漳州市医院第四次代表大会，应出席大会代表共80名，因病因事请假1名，实际出席大会代表79名，会议完成预定的各项议程，选举产生中国共产党漳州市医院第四届委员会，设委员7名，其中书记1名、副书记2名，张永成续任党委书记。

2010年3月，在漳州市医院见习和实习的学生党员组织关系转回福建医科大学统一管理，漳州市医院党委撤销学生支部委员会。4月，漳州市人民政府任命漳州市医院院长、党委副书记马旭东为中国共产党漳州市医院委员会书记，免去张永成党委书记职务（退休）。

2011年，漳州市医院党委下设内科第一支部委员会、内科第二支部委员会、外科第一支部委员会、外科第二支部委员会、儿科支部委员会、妇产科支部委员会、五官科支部委员会、门诊支部委员会、医技支部委员会、药学部支部委员会、朝阳分院支部委员会、机关支部委员会、后勤支部委员会、离退休支部委员会共14个党支部。全院有党员536名，其中预备党员20名。

（二）办事机构

党委办公室 1961年9月21日，中国共产党龙溪专区医院支部委员会成立后，党务工作由政工科负责。1978年，党务工作挂靠政治处。1984年，政治处更名为人事科，党务工作挂靠人事科。

1986年，漳州市医院成立中共漳州市医院委员会办公室（简称党办），有主任1名。2011年，党办有主任1名，工作人员1名。

党办是医院党委的办事机构和综合工作部门，在医院党委的直接领导下开展工作，党委的工作计划部署由党办负责跟踪督促落实。抓好党支部的日常建设和党员的管理工作，开展思想政治教育、宣传和统战等工作，做好干部调配、培养、考核、任免、奖惩和管理以及精神文明建设和医德医风、行风建设等相关事务工作，是承上启下、联系左右、沟通内外的枢纽。

二、队伍建设与管理

1956年，龙溪专区医院13名高级知识分子中有11名申请加入党组织。

1961年，龙溪专区医院有党员29名，主要是护士和职工。全院20名高级知识分子中只有党员1名。

1973年，龙溪地区医院有党员58名，其中医务工作者33名，管理干部18名，工人7名。

1979年后，龙溪地区医院党总支每2年对各支部进行1次改选，把威信高、办事公道、党员群众信得过的党员选进支部领导班子，支部书记由脱产改为不脱产；调整支部设置、改善支委会的组成结构、加强支部书记和支部委员的岗位培训，党支部组织健全，会议制度与组织生活正常，党员先锋模范作用得到发挥。党支部认真学习、落实支部工作制度、程序和规范，建立党建工作"七项制度"（报告工作制度、"三会一课"制度、民主生活会制度、民主评议党员制度、党员目标管理制度、党员轮训制度、谈话提醒制度），增强党支部的战斗堡垒作用。

1982年后，龙溪地区医院党委贯彻"党要管党""从严治党"的方针，加强党的自身建设，把加强领导班子建设作为党建工作的重点和关键；建立党委中心组学习制度，改进学习方法，注重学习效果，提高学习质量，着重培养领导干部的理论思维和理论联系实际的能力；党委行使参与决策、监督和保证重大决策落实的职能，支持行政领导依法行使职权、照章管理医院的日常行政工作，做好思想政治工作，为医院事业健康发展"保驾护航"，发挥政治核心作用；党委致力于建立健全重大会议规则、决策程序和制度建设，先后制定党委议事规则、"三重一大"事项议事制度、党风廉政建设责任制和职代会民主评议干部办法等一系列规章制度，并在实施中修订完善，使医院的党建工作更符合医院管理的自身规律；加强领导班子建设，执行"集体领导、民主集中、个别酝酿、会议决定"的民主集中制原则；遵守医院领导班子议事制度，每周召开领导例会，增加管理透明度，转变工作作风，深入科室，听取意见，解决问题；促进院务公开、党务公开，推进医院民主管理进程。执行民主生活会制度，会前征求党内外群众意见、主动查找问题，会上认真开展批评和自我批评，提出解决问题的办法和措施，增强班子的凝聚力和战斗力。

1983年，龙溪地区医院党委逐步优化医院党员的知识结构和年龄结构，发展新党员46名，30岁以下的党员占14.2%，知识分子党员占全院知识分子数的22.31%。1984年后，龙溪地区医院党委按照"坚持标准、保证质量、改善结构、慎重发展"的要求发展新党员，以"青年、一线、一流"的骨干为重点对象，成熟一个，发展一个；贯彻党中央尊重知识，尊重知识分子的思想，把落实党的知识分子政策，解决知识分子入党难的问题列入党委的议事日程。至1984年12月底，龙溪地区医院党委先后吸收22名知识分子入党。全院460名中专以上学历的知识分子中有党员89名，知识分子党员占全院党员数的81.6%，占全院知识分子总数的19.3%。

1985年，龙溪地区医院有党员134名，其中知识分子党员112名，知识分子党员占全院党员数的83.5%，占全院知识分子数的23.5%。

1988-1990年，漳州市医院党委每年举办1期入党积极分子学习班，学习党的基本知识。注重中层领导干部的政治理论学习和素质能力培养，每年选送中青年骨干到中共漳州市委党校学习政治理论。

1991-1997年，漳州市医院党委先后成立业余党校、党委学习中心组、支部学习中心组。举办理论学习辅导班，学习党的基本理论、党在各个时期的学习任务，提高党员干部思想政治素质，坚定党的理想信念，始终与党中央保持一致。医院党委按照"党管干部"原则，完善制度建设，加强和规范干部的培养、任用和考核，先后制定中层领导干部选拔任用办法、后备干部选拔培养办法、党员干部理论学习制度；根据干部"四化"（革命化、年轻化、知识化、专业化）标准和"德才兼备"原则，培养和选拔院、科两级后备干部和学科带头人；对中层领导干部进行2年1次的考核聘任、民主测评和民主推荐，把群众公认、业绩优秀的年轻骨干推选为后备干部。实施中层领导干部年终述职考核制度，推行工作实绩与奖惩挂钩制度。使年纪轻、学历高、能力强、品行好的干部走上院、科两级领导岗位，为医院科学管理注入新生力量，推动医、教、研各项工作的开展。

1998-2002年，漳州市医院党委在发展新党员时把质量放在首位，严格程序，实行公示制度，完善团组织推优工作。共有46名职工向党组织递交入党申请书，发展新党员41名，其中大专以上学历者25名，经过团组织推优入党者9名。1999年，医院党委根据漳州市卫生局机关党委关于在市直卫生系统中开展创建党建工作先进单位活动的通知精神，开展"五好"活动（建设好的领导班子、培养好的党员队伍、建立好的党建制度、形成好的思想作风、创造好的工作业绩）。党委把人才培养和使用作为工作重点，制定漳州市医院选拔培养中青年专业技术人才的实施意见，开展院管拔尖人才选拔培养工作，积极推荐选送福建省及漳州市拔尖人才管理对象，实行目标管理和定期考核评估；增加人才培养途径，鼓励干部不断提高学历层次，有计划选派优秀青年人才参加国内外的进修学习；聘请国内外著名专家作为客座教授到医院讲学；不断完善人才培养工作制度，接收高学历毕业生，建立有利于人才发挥作用的培养使用机制。选送中、青年技术骨干攻读在职研究生课程，支持在职员工参加自学考试，选送医护人员赴美国、日本、新加坡学习培训，鼓励中高级职称人员带项目进行二次进修或到协作医院培训。

2003-2007年，漳州市医院党委发展新党员45名，其中具有硕士学历以上的党员13名，本科学历以上的党员占43.3%。党员队伍整体素质的提高，为医院的建设发展提供重要的组织保证。2005年9月，医院党委举办党务干部培训班，支委以上党务干部60名参加培训，学习党组织在医院工作中的地位和作用、支部的主要任务和委员的工作职责、关于发展党员工作程序等专题内容，并请有经验的支部书记进行如何做好支部工作的经验介绍。2007年，医院党委采取以会代训、经验交流、学习培训、实地参观等形式，健全和完善支部学习中心组制度，提高支部书记的工作能力，为支部有效开展工作注入生机和活力；开展党支部建设"达标上岗""抓规范，达标准"等活动；开展"六比六看"（比勤奋学习、看素质水平，比精神状态、看工作效率，比工作态度、看服务质量，比开拓创新、看工作亮点，比真抓实干、看工作成效，比纪律作风、看整体形象），创建"五好"党支部活动；开展创先争优活动，落实支部工作制度、程序和规范，切实履行支部监督保证作用，赋予支部对职工学习进修、评先评优、职称晋升、岗位竞聘等职业道德考察、鉴定和把关等职责，切实在医院各项活动中突出党组织的战斗堡垒作用。

2008年，漳州市医院党委发展新党员22名，预备党员转为正式党员18名，确定24名入党积极分子。4月，医院党委组织22名入党积极分子参加漳州市直党工委举办的党的知识培训班。是年，医院共有57名党员参加在职研究生学历班学习，218名党员参加全国自学考试，有5名党员到国外学习进修；招聘博士生2名、硕士生28名；推荐福建省百千万人才后备人选3名，漳州市拔尖人才6名，走上医院中层管理岗位有39名。逐步形成专业门类齐全、结构合理、创新意识强的医疗、管理、教学、科研人才队伍，为医院改革发展提供组织保证。

2009年，漳州市医院党委发展新党员16名。组织来自临床、医技、机关、后勤及学生等支部的入党积极分子26名参加市直机关党工委举办的入党积极分子培训；按照《中国共产党章程》规定做好党支部换届改选工作，选举新一届支部委员；深入开展党建"三级联创""六比六看"和创建"五好"党支部活动，制定关于开展"六比六看"创建"五好"党支部活动的通知和开展"六比六看"创建"五好"党支部考评细则，发挥党组织的战斗堡垒作用和党员的先锋模范作用。

2010年，漳州市医院党委制定实施党支部书记工作考核办法，以支部班子坚强、党员队伍过硬、基础工作扎实、思想工作有力、精神文明建设深入、保证作用突出作为考核标准，对支部书记进行全面考核，以提高支部书记的工作能力，推进党支部工作走上制度化和规范化，促进"五好"党支部活动的深入开展。6月22日，医院党委组织临床一线的入党积极分子19名参加漳州市直机关党工委举办的入党积极分子培训。是年，医院党委发展新党员12名；实施支部党建目标管理考核办法，有7个支部被授予漳州市直机关和市直卫生系统"五好党支部"荣誉称号。

2011年，漳州市医院党委继续实施支部党建目标管理考核办法。加强党组织建设，增强党支部的凝集力、创造力和战斗力以及工作执行力，明确党支部工作任务，有效评估党支部工作实效，激励支部书记的积极性，不断加强医院基层组织建设。医院党委组织12名入党积极分子参加漳州市直机关党工委举办的入党积极分子培训班，提高入党积极分子的理论素养，增强党的基本知识。

4月22日，医院党委召开入党积极分子参加培训学习心得座谈会。5月6日，医院党委根据党支部基本任务和党建工作制度，结合医院实际，制定漳州市医院党支部工作年度考核细则，并参照漳州市医院中层领导干部管理考核办法，将年度考核结果纳入党支部书记年度党建实绩考核评分体系。12月6日，医院党委举行支部书记述职考核汇报会，11名支部书记分别向考核组进行述职汇报，考核组成员根据《漳州市医院党支部工作年度考核细则（试行）》进行评分，综合考核评选出3名优秀党支部书记。是年，医院党委共发展新党员7名，预备党员转为正式党员14名，全院共有党员536名。

第二节　主要工作

一、主题教育活动

1950-1952年，中国共产党龙溪地直卫生支部委员会经常组织医院员工学习政治理论、时事政策，加强马克思列宁主义思想教育，增强爱国主义思想，提高社会主义思想觉悟，明确医务工作者斗争的方向，树立为劳动人民服务的观念。

1959年，中国共产党龙溪地直卫生支部委员会贯彻中共中央的卫生工作方针，加强对医院知识分子的思想改造工作，不断提高政治觉悟及技术水平。

1960年，中国共产党龙溪地直卫生支部委员会组织医院员工学习党中央关于卫生工作的指示，坚持以医院为中心扩大预防方针。在漳州"6·9"特大洪水灾害中，党支部领导、党员团员带头，全院职工坚守岗位，保护电机房、供应室、饮食部等重要部门，保证医院正常进行治疗、抢救工作，在抗洪中建立8个临时急救点，抢救治疗伤员648名，涌现出10名抗灾标兵，49名积极分子。灾后，龙溪专区医院派出40名医护人员组成医疗组长驻天宝、新桥、南靖等地，开展防病治病和群众性卫生工作，防止灾后疾病的流行。

1962-1963年，中国共产党龙溪专区医院支部委员会组织员工学习八届十中全会的精神，学习红色医疗队、上海六院及雷锋的革命精神，以社会主义教育为动力，抓思想教育。开展"假如我是一个病员"讨论，不断提高员工觉悟，树立全心全意为人民服务的思想，改善服务态度，加强职业责任感，鼓励医务人员钻研业务，推动医院各方面工作的开展。

1979年，中国共产党龙溪地区医院党总支委员会组织员工认真学习贯彻党的十一届三中全会精神，认真落实党的干部政策，知识分子政策和统战政策，充分调动广大医护人员的积极性，把主要精力放到抓业务技术方面，积极防治疾病，为提高人民的健康水平做大量的工作。

1980年，中国共产党龙溪地区医院党总支委员会规定每周一、三、五下午4时30分至5时30分为政治学习时间，以科室为单位组织员工学习党的十一届五中全会精神、党内政治生活若干准则、《中国共产党章程（修改草案）》等，明确当前的任务，提高贯彻执行党的政治思想路线的自觉性，自觉发扬艰苦奋斗的创业精神，以吕士才为榜样，努力钻研和提高业务水平，为"四化"多做贡献。

1982-1985年，龙溪地区医院党委组织党员学习新党章、政治理论和时事政治，开展评选党内先进、评比党员先锋岗、举办先进事迹报告会，开展党性、党风、党纪教育等活动，加强党员的思想政治教育。发挥党的思想政治优势，结合时事特点和医院工作特点，把握时机开展形式多样的党员教育活动；每年围绕庆"七一"及上级党组织布置的教育主题开展系列活动，先后以"忆传统、作贡献、做新时期合格党员""岗位学雷锋、行业树新风""爱党、爱国、爱社会主义""为民办好事、为党增光辉""学习孔繁森争当模范共产党员"等主题内容开展活动。

1985年10月，龙溪地区医院党委决定每周二、五下午4时30分至5时30分为政治学习时间，以贯彻中共中央关于加强政治思想工作的指示。

1986年4月5日，漳州市医院党委召开支委以上党务干部会议，传达贯彻中纪委第七次会议精神和漳州市纪委会议精神，部署在全院党员中开展创先争优活动，实行党风好转责任制工作。6月，医院党委贯彻落实普法教育，成立普法教育工作领导小组，党委书记任组长。同月16-23日，医院党委举办普法骨干培训班，培训结束时进行书面考试；参加普法学习的中层以上干部有57名。

1987年1月13日至3月26日，漳州市医院党委要求全体党员干部认真学习中共中央重要指示，认识坚持党的四项基本原则的重要性和反对资产阶级自由化的必要性、长期性，号召全体党员领会精神，提高认识，把握方向，把思想和行动统一到党的十一届三中全会精神上，要求党员必须严格遵守党章，同一切违背党章的言行作斗争。加强和改进思想政治工作，4月20日，医院党委组织全体党员上党课，学习《党的最终目标和总任务》。第一批参加学习的党员干部共有33名。11月18日，医院党委召开扩大会议，组织学习党的十三大文件。

1988年后，漳州市医院党委严格执行支部工作考核制度，开展以检查"三会一课"（支部党员大会、支部委员会、党小组会、党课）落实情况和支部基础工作为主要内容的季度考核，加强党员的经常性教育、管理和监督。组织学习《中国共产党章程》《中国共产党党员行为准则》，中共中央领导关于共产党员标准的讲话，开展新时期共产党员标准的讨论，增强全体党员做新时期合格党员的自觉性。开展党性党风教育活动，使党员受到教育，增强党性，促进医院各项工作的开展。

1989年5月31日至6月3日，漳州市医院党委举办党的基本知识学习班，参加学习人员有党务干部、新党员、入党积极分子共有24名，教育党员干部进一步明确党的性质、任务和奋斗目标，提高党员的素质。6月26日，医院党委召开党委扩大会议，学习党的十三届四中全会公报。7月7日，医院党委召开党、政、工、团、纪委、支部委员、科主任、护士长等干部会议，布置各级干部和全体党员在年内每周集中两个下午工作时间学习十三届四中全会文件和中共中央关于加强宣传思想工作、党的建设、进一步治理整顿和深化改革以及中共中央领导重要讲话精神。12月18日，医院党委召开全体党员、干部会议，由党委书记作怎样加强思想政治工作的专题报告。

1990年1月25日至26日，漳州市医院党委召开党员和全体干部大会，邀请中共漳州市委党校老师主讲新时期党的建设指导思想党课。2月5日，医院党委召开全体党员大会，传达贯彻省委书记《发扬古田会议精神》的讲话及中共中央《关于县以上党和国家领导干部民主生活会的若干规定》《关于实行党和国家机关领导干部交流制度的决定》文件精神。3月8日，医院党委召开科主任、护士长以上党政工团干部会议，传达学习中共中央《关于加强党对工会共青团妇联的领导》文件。4月2日，医院党委召开党委扩大会议，学习贯彻中共中央《关于加强党和人民群众联系的决定》文件。同月12日，医院党委召开党委扩大会议，学习《中共中央关于坚持和完善中国共产党领导的多党合作和政治协商制度的意见》。

1991-1993年，漳州市医院党委开展"三基"教育活动。学习建设有中国特色社会主义理论、市场经济理论、党的"一个中心两个基本点"（以经济建设为中心、坚持四项基本原则、坚持改革开放）的基本路线等内容。1991年4月8日，医院党委举办社会主义理论培训班，学习十三届七中全会精神，参加学习的支部委员以上党员干部60名。5月15日，医院党委开展纪念建党七十周年活动，举办党规党纪骨干培训班，对党员进行党规党纪普及教育，参加学习的支部委员以上党员干部60名。7月16-19日，医院党委举办高级知识分子理论学习班，学习中共中央领导建党七十周年讲话精神，参加学习人员34名。9月3-7日，医院党委举办党、政、工、团干部学习班，邀请中共漳州市委校多位教员解读中共中央关于建党七十周年讲话与文件精神。1992年3-4月，由医院党委成员、正副院长（党员）、各党支部书记、职能科室正副科长（党员）组成中心组，学习中共中央文件精神。5月14日，医院党委举办党史骨干培训班，参加学习的对象有院党委委员、正副院长、支部正副书记、正副科长（科主任）、正副护士长、工会委员、团支部正副书记、团委委员。同月20日，医院党委召开支部书记、科主任、护士长会议，组织学习中共中央文件精神，指导医院的改革开放工作。7月15-18日，医院党委举办党的基本知识学习班，入党积极分子、新党员、团干和新担任的党支部委员共40名参加学习，学习期间组织学员观看《党的七十周年》《权与法》等录像片。8月1日，医院党委和团委联合举办党团知识竞赛。12月5日，医院党委召开全体党员大会，由党委书记作《学习十四大文件精神，树立良好医德医风，把医院精神文明建设引向深入》的动员报告。1993年，医院党委开展马列主义基本理论、党的基本路线和基础知识教育活动。4月19日，医院党委组织全体党员听取十四大党章修改报告。6月28日，医院党委、团委举办"十四大"知识竞赛活动。

1994年5月10-13日，漳州市医院党委举办学习有中国特色社会主义理论及十四届三中全会精神理论骨干培训班，请市委讲师团的老师讲课，70多名党、政、工、团领导和中层领导干部参加培训。10月10日，医院党委召开党、政、工、团联席会议，布置学习贯彻落实四中全会精神和《中共中央关于加强党的建设几个重大问题决定》，学习中共中央关于共产党员标准的讨论，请中共漳州市委党校教授作《新时期共产党员价值观》辅导报告，开展新时期共产党员标准的讨论。

1995年5月4日，漳州市医院党委发出关于开展学习孔繁森争当模范党员活动的通知，对开展系列活动进行具体部署，在全院党员中掀起学习孔繁森、争当模范党员的热潮。10月10日，医院党委中心组成员学习《中国共产党第十四届中央委员会第五次全体会议公报》。

1996年，漳州市医院党委贯彻落实中国共产党第十四届六中全会精神和全国卫生工作会议精神，在党员中开展"我是共产党员"佩戴党徽上岗活动，举行党员佩戴党徽上岗活动仪式，要求全院党员认真履行党员义务，结合岗位工作做好"五个带头"（带头努力学习、带头认真履行岗位职责、带头坚持医疗原则、带头遵守医院各项规章制度、带头文明礼貌服务）。开展《学传统、讲正气、增党性、做奉献》的主题活动；在学习漳州110的基础上，全院党员向全国模范护士蔡玲玲学习，以先进人物为榜样，以党员标准严格要求自己，绝大多数党员在学习、工作和生活中为群众作出表率，呈现出创先争优的良好局面。

1997年4月，漳州市医院党委举办"三五"普及法律常识学习班，邀请中共漳州市委党校等有关单位的教师以《中华人民共和国宪法》《中华人民共和国刑法》《中华人民共和国行政处罚法》以及中央领导关于民主法制建设的论述为专题进行辅导，有200名学员参加学习并考试。6月13日，医院党委组织医院200名党员学习红军精神，在中国工农红军东路军攻克漳州纪念碑前举行新党员入党宣誓及老党员重温入党誓言，增强党员的坚定信念。7月28日，医院党委召开支部书记会议，学习贯彻中央文明委关于"讲文明，树新风"的电话会议精神，各支部围绕"以病人为中心，提供优质服务"进行简要汇报，要求党员在"讲文明，树新风"活动中作表率。

1998年，漳州市医院党委组织党员干部学习党的十五大精神以及中央领导的系列讲话精神，坚定党员的理想信念，做群众的表率。4月13-16日，医院参加漳州市直党工委组织的党的基础知识学习班学习的入党积极分子有13名。7月21日，医院党委召开中心组成员会议，认真学习中共中央有关通知精神。12月24日，医院党委召开院级领导、职能科室负责人会议，学习中央领导在纪念党的十一届三中全会召开20周年大会上的讲话精神，结合医院实际，对抓住机遇、深化改革、搞好学科建设、人才培养、科技兴院进行讨论，提出医院改革与实践的新思路。

1999年，漳州市医院党委开展创建"五好"党支部活动。组织全院党员干部学习中央领导的重要讲话精神，认清国内外形势，引导党员干部职工立足本职做好工作。7月5日，医院党委召开全院新一届党支部委员会议，学习中央领导在纪念中国共产党成立78周年座谈会的讲话精神，对加强党建工作提出新的要求；在全院开展重塑新形象、迎接新世纪系列活动。开展优质服务活动竞赛、"青年文明号"优质服务示范月、争创"五好"党支部等系列活动。8月，漳州市医院内科四病区获共青团福建省委、福建省卫生厅授予"青年文明号"荣誉称号。

2000年7月，漳州市医院党委举行学习报告会，邀请中共漳州市委党校教师进行政治理论辅导，参加学习的党员和各级干部有140名。当月，医院党委根据中共漳州市委关于在全市深入开展弘扬"五种精神"活动的通知，各支部组织党员学习红军革命精神、谷文昌艰苦创业精神、中国女排拼搏精神、舍小家保大家的龙江精神、漳州110无私奉献精神，分别参观教育基地。9月，医院党委根据中共中央组织部、中共中央宣传部、中共中央统战部《关于利用胡长清成克杰等重大典型案件对党员干部进行警示教育的通知》精神，在医院全体党员干部中开展警示教育活动，明确指导思想，对教育对象和学习内容、方法、步骤及要求进行具体安排。10月16日，医院党委组织党员到人民会场参加中共漳州市委传达十五届五中全会精神，学习中共中央《关于制定国民经济和社会发展第十个五年计划的建议》《关于制定国民经济和社会发展第十个五年计划建议的说明》。同月25日，医院党委中心组成员学习党的十五届五中全会精神。

2001年10月22日，漳州市医院党委组织支部书记学习十五届六中全会精神，对医院新一届支部班子工作提出要求，强调支部要始终围绕医院中心工作抓党建，要坚定不移地把行风建设抓紧抓实。11月，医院党委举办党员、中层领导干部、工团干部和入党积极分子学习活动，请中共漳州市委党校的教师进行专题辅导，学习党的十五届六中全会决定和中央领导"七一"讲话精神。

2003年，漳州市医院党委按照上级党组织的部署和要求，开展党员先进性教育活动。把党员先进性教育各阶段任务、要求，结合医院工作实际，坚持边学、边查、边改，解决党员队伍中存在的问题和群众反映的热点难点问题。开展"一个中心，五个表率"（以患者为中心、诚信服务做表率、技术创新做表率、安全医疗做表率、应急事件做表率、廉洁自律做表率）的主题实践活动，引导广大党员在履行岗位职责、技术创新、改善服务态度、提供人文关怀等方面发挥先锋模范作用；在"非典"疫情严重的关键时刻，全院党员响应党委的号召，仅1天时间，在职党员全部报名参加抗击"非典"第一线。在党员的带动下，入党积极分子、团员青年、普通职工也纷纷报名，向党组织递交请战书。党员以实际行动检验先进性教育成效。在先进性教育活动中，医院党委健全和完善党建工作"七项"制度、党委中心组学习制度、党员学习制度、"三会一课制度"、党委谈话提醒制度、党政领导干部廉洁勤政规定、党政联席会议议事制度、职工学习制度。制作《漳州市医院党员制度手册》，做到党员人手1册，从制度上加强对党员的教育、管理和监督。先进性教育活动锻炼了党员的党性，增强了群众观念，完善了党员教育管理各项制度。在中共中央及福建省、漳州市教育活动领导小组检查和验收时得到充分肯定，获中共漳州市委授予"先进基层党组织"荣誉称号。

2005年1月10日，漳州市医院党委召开支部书记会议，组织学习福建省卫生系统职业道德先进典型李素芝的先进事迹。3月，医院党委根据上级党委要求，召开支部书记会议，学习漳州市先进性教育有关文件精神，布置全院党员先进性教育活动"回头看"工作。

2006-2007年，漳州市医院党委开展以"八荣八耻"（以热爱祖国为荣、以危害祖国为耻；以服务人民为荣、以背离人民为耻；以崇尚科学为荣、以愚昧无知为耻；以辛勤劳动为荣、以好逸恶劳为耻；以团结互助为荣、以损人利己为耻；以诚实守信为荣、以见利忘义为耻；以遵纪守法为荣、以违法乱纪为耻；以艰苦奋斗为荣、以骄奢淫逸为耻）为主要内容的社会主义荣辱观教育。举办理论学习辅导班，邀请中共漳州市委讲师团老师作题为《自觉树立并实践社会主义荣辱观》的专题辅导，对党员、中层领导干部、工团干部和入党积极分子进行系统培训，有400人次参加培训。2006年4月19日，医院党委开展纪念建党85周年、红军长征胜利70周年和"爱我漳州"活动，加强爱国主义、集体主义和职业道德宣传教育，增强职工主人翁意识和责任感。2007年，医院党委开展《喜迎十七大，永葆先进性》主题实践活动。

2008年，漳州市医院党委组织学习中心组成员、职能科室集中学习中共中央领导在抗震救灾先进基层党组织和优秀共产党员代表座谈会上重要讲话精神。开展《讲党性、重品行、作表率》主题实践活动。

2009年，漳州市医院党委围绕党员干部受教育、科学发展上水平、履行使命见成效的总要求，结合医院实际，加强领导，精心组织开展党的政治理论学习教育，制定活动方案、召开动员大会、举行知识问答、开设院内网学习实践活动专题、编印活动简报28期。以党支部为单位，按照"八个一"（参加一次动员大会、听一场专题报告、过一次专题民主生活会、参加一次主题研讨会、参加一次解放思想大讨论、开展一次群众问卷调查研究、撰写一篇学习心得体会、组织一次主题实践活动）的要求，强化学习教育。采取个人自学和集中学习相结合、政治学习与业务学习相结合、理论学习与工作实践相结合的方式组织党支部党员、科主任、护士长利用班外时间组织学习相关文件和材料，研究、查找存在问题。举办学习辅导专题讲座，帮助党员干部群众深刻理解党的最新理论创新的重大意义、科学内涵、精神实质。围绕影响和制约医院科学发展的重点、难点问题，梳理突出问题。经院领导班子反复商议讨论和策划，确定医院管理、医疗质量、学科建设、人才培养、收费与服务等重点调研课题。由院领导牵头，各职能部门具体负责，进行调研分析和研究探讨，共召开各种调研会、现场调研等活动30次，个别访谈40人次，形成专题调研报告。针对学习调研中反映的问题，提出促进医院全面、协调、可持续发展的措施。切实解决影响和制约科学发展以及群众反映强烈的突出问题。通过召开座谈会、患者工休会、问卷调查的形式征求到意见和建议共52条；在全院范围内开展满意度测评，发放问卷调查表120份，调查结果满意度达96.7%，比较满意3.3%。医院有效缓解群众看病难问题，保障人民身体健康，做到走前列、创特色、增实效；在学习实践活动中坚持边学边改，突出特色，切实为群众办实事，办好事。是年，院党委开展党员奉献日、党员送温暖献爱心的主题实践活动。

2011年，漳州市医院党委组织全体党员学习《中国共产党章程》和党的十七届四中、五中、六中全会精神，学习《中国共产党党员领导干部廉洁从政若干准则》《中共中央国务院关于深化医药卫生体制改革的意见》及中共漳州市委、漳州市政府落实深化医改的实施意见，结合纪念中国共产党成立90周年系列活动，开展多形式的教育纪念活动；组织院级领导及职能科室负责人赴古田会议会址参观学习，接受革命传统教育，弘扬古田会议精神，激发工作热情，推进医院事业发展；选送代表参加漳州市职工纪念建党90周年党史知识竞赛；组织党员、入党积极分子观看电影《建党伟业》和《中国共产党历史》教育片，坚定理想信念；举办"颂歌献给党"职工大合唱比赛，以党支部为单位组织参赛，唱响经典红歌曲，弘扬时代主旋律，充分展示漳州市医院广大党员干部职工积极进取、勇于开拓、乐于奉献的精神风貌。开展学习吴孟超等卫生行业先进人物活动，提高职业道德水准。

二、民主评议党员与创先争优

1988年，漳州市医院党委按照中共漳州市委关于认真搞好评选先进党支部和优秀党员的通知精神，开展评选"一先二优"（先进基层党组织、优秀共产党员、优秀党务工作者）活动。医院党委发出关于评选先进党支部和优秀共产党员优秀党务工作者的通知，以党支部为单位进行评选，在民主评议考核的基础上，推荐先进党支部、优秀共产党员和优秀党务工作者，经医院党委审批后表彰。

1989年，漳州市医院党委根据中共中央组织部关于开展民主评议党员活动的要求，开始实行民主评议党员制度并成为每年的常规工作内容。1月9日，医院党委召开全体党员大会，传达中共中央组织部关于开展民主评议党员活动和中共福建省委宣传部关于加强形势教育的文件，召开民主评议党员动员大会，出席大会的有中共漳州市委宣传部指派的联络员、漳州市卫生局党组代表及各党支部推荐的群众代表102名。民主评议党员活动从3月1日开始，以党支部为单位进行评议，对照党员八项义务，开展个人自评、党员互评、群众评议，严格按规定标准评定合格、基本合格、基本不合格和不合格党员。16日起全面铺开，机关党支部先进行评议。20日，医院党委召开全院党员民主评议动员大会。28日，医院党委召开全体党员会议，对各党支部党员自评、互评和存在的问题进行分析和小结，要求各党支部要从严治党，抓好党员教育工作。4月14日，医院党委召开全体党员大会，党委书记作漳州市医院民主评议党员与妥善处理不合格党员工作总结报告，全院参加评议的党员156名均合格，表扬12名好党员；党委副书记代表党委作整改工作意见报告。21日，中共漳州市委宣传部对漳州市医院民主评议党员的工作进行验收。5月29日，院长主持召开院级领导和机关各职能科室主任（正、副科长）会议，听取职工代表和党员民主评议时对院级领导和职能科室所提的意见，针对这些意见提出改进措施，同时把制度建设作为一项重要工作，搞好党的建设。

2002年，漳州市医院党委在各党支部深入开展创先争优活动，保持党的先进性。机关党支部建立职能科室早会制度，经常深入临床加强各项制度的检查、督促，及时主动为临床提供服务，解决实际问题；内科党支部在行风评议工作中认真自查存在问题，提出切实有效的整改措施。党支部的战斗堡垒作用和党员的先锋模范作用得到较好的发挥。

2006年，漳州市医院党委开展纪念建党85周年、红军长征胜利70周年和"爱我漳州"系列活动，组织党章知识竞赛活动，开展以学党章、当先锋和荣辱观进医院为主题的实践活动，要求党员保持先进性，在各项工作中发挥先锋模范作用。举行爱漳州、爱医院、爱岗位的主题演讲比赛，展示医院党员和干部职工的精神风貌，激发创业激情和勇气。"七一"前开展民主评议党员工作和"一先二优"评选表彰活动。每个党员从理想信念、宗旨观念、组织纪律性、先锋作用方面进行总结自评，党员之间进行互评，互相促进。

2007年，漳州市医院党委开展喜迎十七大，永葆先进性的主题实践活动，开展党团员奉献一天休息日、党团员带头为患者减轻医药费用、党团员带头抵制医疗不正之风、党团员带头提供优质服务和送温暖、献爱心等活动，加强党员教育，在推进发展、服务群众中体现党的先进性。"七一"前开展民主评议党员工作和"一先二优"评选表彰活动。每个党员从思想作风、学风、工作作风、生活作风四个方面进行总结自评，党员之间进行互评，互相促进。

2008年，漳州市医院党委开展创建"五好"党支部活动，努力创建学习型党组织。在全院党支部和党员中深入开展创先争优活动，充分发挥党员在创建活动中的模范带头作用；加强党员管理，开展民主评议党员活动，要求党员对照《中国共产党章程》进行批评与自我批评，提高党员意识，增强党性。在民主评议的基础上评选表彰2个"五好"党支部、29名优秀党员、4名优秀党务工作者。有3名党员获漳州市市直机关"优秀共产党员"称号，11名党员获漳州市卫生系统优秀共产党员和优秀党务工作者称号。

2009年，漳州市医院党委围绕党员干部受教育、科学发展上水平、履行使命见成效的总要求，结合医院实际，高起点筹划，高标准推进，高质量落实党的最新理论创新的学习教育活动，制定活动方案、召开动员大会、举行知识问答、开设院内网学习实践活动专题、编印活动简报28期，营造良好的活动氛围。

2010年，漳州市医院党委开展创先争优活动，制定关于在漳州市医院党组织和党员中深入开展创先争优活动实施意见，成立创先争优活动领导小组，下设办公室，挂靠党办，负责活动的具体组织实施。同时，建立创先争优活动领导小组主要成员联系支部工作制度，指导、检查党支部创先争优活动，增强深入开展创先争优活动的实效性。在创先争优活动中，紧紧围绕推动科学发展，促进社会和谐，服务人民群众，加强基层组织的创先争优活动总目标，以强医院内涵，树先锋形象，做医德表率为主题，以突出一条主线、围绕两个重点、分为三个层次、从四个着力点上狠下功夫为活动实践载体，围绕中心，立足岗位，结合开展方便、周到、安全、满意的优质服务活动，扎实推进创先争优活动的深入开展；在全院开展党员公开承诺活动，制定党员公开承诺书，重点在带头学习、开拓创新、认真履职、服务群众、廉洁自律等方面向党组织和群众做出承诺，全院党员公开承诺上院内网公示，接受群众监督；设立创先争优活动12个示范点、39个示范岗，以点带面，带动争创示范活动深入开展；开展各种形式的服务群众活动，各党支部组织党员积极参与开展结对帮扶、走访慰问、下乡义诊、上门为残疾人体检、文明行走劝导、志愿服务在医院等活动，推进医院精神文明建设。开展民主评议党员活动，全院364名在职党员参加所在支部的评议活动，以作风建设为主要内容，从思想作风、学风、工作作风、生活作风等4个方面进行评议；各党支部组织开展"送温暖、献爱心"活动，到在职员工生病、生活困难和全院离退休员工的家中进行走访，上门慰问，"一对一"帮扶社区10户贫困学生和孤寡老人。

2010年，漳州市医院党委认真落实中共中央《关于推进学习型党组织建设意见》，制定漳州市医院关于开展创建学习型党组织活动的实施方案，成立活动领导小组，由党委书记担任组长，下设办公室，党委副书记、纪委书记担任副组长兼任办公室主任，办公室挂靠在党办，负责制定学习计划和活动的具体组织实施。召开创建学习型党组织活动动员大会。不断丰富学习内容，拓展学习方式，一是开设"养心俱乐部"员工学习论坛，让员工以简明扼要、通俗易懂、生动形象的事例，深入浅出地把自己在工作、学习、生活中的好经验、好方法、好体会，以及对事物的独到见解等通过此平台与大家交流、分享，共享精神财富，共同修养心身，共创温馨和谐，受到广大干部职工的欢迎和喜爱；二是在院内网开辟"读书专栏"，开展"推荐一本好书/一篇好文章"的活动，让广大干部职工将自己喜欢的、对自己有所影响、有所感悟的书籍、文章及时挂到院内网上，向大家推荐，供广大职工阅读，共同分享好书、好文章。各党支部定期组织开展读书座谈会，营造和谐的学习氛围和搭建资源共享的学习平台。党委以创建学习型党组织活动为契机，坚持科教兴院战略，推进医院快速、健康发展。

2011年，漳州市医院党委开展民主评议党员活动，共有在职党员392名接受民主评议。各党支部在广泛调查走访、收集群众意见的基础上，针对评议内容进行自查，总结成绩，查找不足，提出改进措施，形成书面自查材料。党员针对评议内容进行个人小结。评议活动中发放群众评议问卷400份，对党支部的满意度99.04%，对党员的满意度96.69%。

三、计划生育

1963年，龙溪专区医院党支部贯彻执行中共中央和福建省委关于计划生育工作指示，成立医院计划生育领导小组，在职工中提倡晚婚和计划生育，进行生育情况调查，建立已婚职工生育卡，召开各种座谈会，现身说法，介绍好经验，科主任、护士长、团干部分片包干做好避孕宣传指导工作。是年，生育数较去年降低30%。1984年4月，龙溪地区医院获福建省龙溪地委、行署授予"1983年度计划生育工作先进单位"称号；1983年和1984年度获福建省人民政府授予"全省计划生育工作先进单位"荣誉称号。1986年，漳州市医院修订《漳州市医院职工假期规定》，其中对孕妇、哺乳期女职工假期进行调整；每年对40岁以上的女职工进行妇科病普查1次。1986年3月，漳州市医院获国家计划生育委员会授予"全国计划生育先进单位"荣誉称号。1992-1994年，漳州市医院职工晚婚、晚育、独生子女办证率、计划生育率均达到100%。1995-2007年，漳州市医院针对女职工多，计划生育工作任务繁重的现状，认真做好计划生育的宣传教育，提高职工做好计划生育的自觉性。全院职工独生子女办证率达100%，计划生育率达100%，晚婚、晚育率达100%，流动人口审检办（验）证率达100%。2008-2011年，医院党委加强计划生育管理与服务工作，全面落实中央和省、市有关计划生育政策，医院主动把育龄妇女的计划生育跟踪管理与服务工作从社区接过来，根据医院实际情况制定《漳州市医院计划生育工作管理规定》，与全体中层领导干部签订《漳州市医院计划生育工作责任书》，各党支部书记、科室主任（科长）、病区护士长等中层领导干部为各自管辖范围的计划生育工作第一责任人，各自建立计划生育台账报党办，每半年更新一次台账，完善漳州市医院已婚育龄妇女计划生育措施落实情况报告制度，开展计生家庭意外伤害保险，主动关心计划生育职工及子女，为他们解决实际问题，计划生育工作各项任务完成率均达100%。

表2-1 1950-2015年中国共产党漳州市医院委员会主要领导名表

机构名称	书记（姓名）	任职时间（年·月）	副书记（姓名）	任职时间（年·月）
中共福建省龙溪专区医院支部委员会	韩俊如	1961.09-1966.04	邱亚关	1961.09-1966.04
			王泽娟	1963.03-1964初
			陈坚	1966.02-1966.04
中共福建省龙溪专区医院总支部委员会	韩俊如	1966.04-1968.05	邱亚关	1966.04-1968.05
			陈坚	1966.04-1968.05

续表

机构名称	书记（姓名）	任职时间（年·月）	副书记（姓名）	任职时间（年·月）
中共福建省龙溪地区医院总支部委员会	于春泉	1971.02-1972.09	张成俊	1971.02-1972.11
	魏英堂	1972.09-1972.11		
	张成俊	1972.11-1973.09		
	张征夫	1973.09-1977.12	韩俊如	1973.09-1977.12
			刘文轩	1973.09-1977.12
	韩俊如	1977.12-1982.12	陈坚	1977.12-1982.12
			张宜顺	1978.11-1982.12
			邱亚关	1980.11-1982.12
中共福建省龙溪地区医院委员会	韩俊如	1982.12-1987.10	张宜顺	1982.12-1984.11
			邱亚关	1982.12-1987.10
			陈坚	1982.12-1983.04
			蔡进来	1984.01-1987.10
中共福建省漳州市医院委员会	韩俊如	1987.10-1994.12	邱亚关	1987.10-1991.07
			蔡进来	1987.10-1994.12
			张永成	1992.06-1994.12
	张永成	1994.12-2010.04	陈生枝	1994.12-1998.05
			郑亚才	1995.01-2008.02
			康基顺	1998.07-2008.02
			马旭东	2008.02-2010.04
			陈同元	2008.02-2010.04
	马旭东	2010.04-	陈同元	2010.04-
			郭永林	2014.03-

表2-2 1988-2015年医院优秀党员、优秀党务工作者人数一览表

时间（年）	优秀党员（名）	优秀党务工作者（名）
1988	13	
1989	17	4
1991	18	4
1993	15	4
1994	19	4
1995	19	4
1996	18	3
1997	22	4
1998	15	3

续表

时间（年）	优秀党员（名）	优秀党务工作者（名）
1999	19	3
2000	22	4
2001	22	4
2002	23	4
2003	26	4
2004	26	4
2005	29	6
2006	31	5
2007	35	5
2008	29	4
2009	43	5
2010	42	5
2011	28	4
2012	48	4
2013	56	5
2014	46	3
2015	65	6

第二章　中共漳州市医院纪律检查委员会

第一节　组织机构与队伍建设

一、组织与队伍建设

1982年，中国共产党龙溪地区医院委员会成立后，医院的纪律检查工作由兼管的党委副书记具体负责，主要任务是在党员中进行党风党纪教育，要求党员遵守《中国共产党章程》《中国共产党十二条法规》等党内法规。

1988年3月31日至4月3日，中国共产党漳州市医院召开第一次代表大会，选举产生中国共产党漳州市医院第一届委员会和中共漳州市医院第一届纪律检查委员会（简称医院纪委），医院纪委设委员5名，其中书记1名、副书记1名，蔡进来任纪委书记。1998年11月，中国共产党漳州市医院召开第二次代表大会，选举产生中国共产党漳州市医院第二届委员会和中共漳州市医院第二届纪律检查委员会，医院纪委设委员5名，其中书记1名、副书记1名，康基顺续任纪委书记。2002年12月，中国共产党漳州市医院召开第三次代表大会，选举产生中国共产党漳州市医院第三届委员会和中共漳州市医院第三届纪律检查委员会，医院纪委设委员5名，其中书记1名、副书记1名，康基顺续任纪委书记。2008年2月27日至28日，中国共产党漳州市医院召开第四次代表大会，选举产生中国共产党漳州市医院第四届委员会和中共漳州市医院第四届纪律检查委员会，医院纪委设委员5名，其中书记1名、副书记1名，陈同元续任纪委书记。医院纪委受上级纪委和医院党委的双重领导，主要职责是维护《中国共产党章程》和其他党内法规，执行党内监督、执纪、问责，开展纪律检查工作、党内监督工作、党风廉政建设和反腐败工作，受理党员和群众对党员党风和党纪方面的举报、控告、建议及查处党组织和党员违反党纪的案件，受理党员的申诉，保障《中国共产党章程》规定的党员权利不受侵犯；对党员特别是党员领导干部执行纪律和政策法规的情况进行监督和检查。协助党委抓好党风廉政建设、反腐倡廉、政风行风、医德医风与职业纪律等教育工作，对党风廉政建设责任制、"三重一大"以及涉及人、财、物管理的重点部门、重要环节和重点岗位等重要制度落实情况进行监督检查。配合上级纪检监察和司法机关调查处理违法违纪案件，涉及违法的案件移送司法机关办理。由于上级有关部门未批准医院设立监察室，由医院纪委协调有关部门行使行政监察职能。

二、办事机构

（一）中共漳州市医院纪律检查委员会办公室

1988年3月，医院纪委成立中共漳州市医院纪律检查委员会办公室，与医院党委办公室实行"两个牌子一套人员"，日常工作与党委办公室合并办公。主要职责是跟踪纪委日常工作落实情况，负责医院纪委与监察年度工作计划、年终工作总结及有关文件的起草工作，完成领导交办的有关工作。

第二节　主要工作

一、反腐倡廉纠风教育

1988年，中共漳州市医院纪律检查委员会成立后，根据上级纪委和医院党委的要求，组织学习《中国共产党章程》《中国共产党纪律处分条例（试行）》《中国共产党党员领导干部廉洁从政若干准则（试行）》《中国共产党党纪党风条规手册》等党内主要法规为主要内容的党规、党风、党纪教育，组织学习中国共产党代表大会以及历届全会精神和中纪委全会精神，学习党中央有关党风廉政建设的规定部署，开展新时期党员标准与形象教育活动以及争创党风建设先进单位活动。

1989年1月28日，漳州市医院党委召开党委成员、正、副院长和机关各科长会议。传达中共漳州市委召开的廉政建设电话会议精神、学习中共中央书记处关于保持廉洁问题的会议纪要。

1990年5月24日,漳州市医院院长、党委副书记主持召开科主任、护士长会议,传达福建省、漳州市政府关于清查干部住房和漳州市政府批转市卫生局关于整顿医疗秩序的文件。9月19日,院长、党委副书记主持召开科主任、护士长会议,学习中华人民共和国卫生部部长关于切实纠正卫生系统行业不正之风的讲话,结合医院实际进一步建立健全监督机制。21日,医院召开院级领导、支部书记、职能科室主任(科长)等会议,组织学习中央纪委关于共产党员在经济案件中违纪违法处分四十条规定文件。10月4日,医院党委召开党政联席会议,传达贯彻市政府、市卫生局关于纠正行业不正之风的会议精神。

1993年3月25日,漳州市医院党委召开由支委以上干部和总务后勤人员参加的会议,组织学习中央纪委、福建省纪委有关通报文件。党委书记在会上强调加强内部监督约束机制,对人、财、物等敏感问题,实行集体研究,坚持公开透明,制定严格的审批、领用、购买手续,凡涉及物资采购、签订购销合同、药品、器械、基建项目,必须有经办人、验收(证明)人、审批人员签字方可报销;坚持以往医院规定的严格审批制度,千元以上的合同由分管院级领导审批,万元以上的开支必须经院领导集体研究决定,以确保医院在经济活动中不出问题。4月23日,医院党委召开全体党员大会,学习贯彻中央纪委二次全会精神,开展反腐败、纠正医疗不正之风的活动。4月28日,医院召开支部书记、科主任、护士长会议,组织学习关于纪念"好八连"命名30年的《拒腐蚀永不沾》及《拜金主义要不得》等文章,坚持"两手抓",搞好医院工作。5月28日,医院召开全院职工大会,传达贯彻漳州市人民政府批转漳州市纠正行业不正之风办公室关于1993年纠正行业不正之风要点报告的通知。7月21日,医院召开科主任、护士长会议,学习中华人民共和国卫生部关于严禁医务工作者向患者收受红包的通知,进一步加强医院医德医风建设。8月17日,医院党委召开扩大会议,研究部署贯彻执行党中央、国务院和卫生部关于纠正行业不正之风的工作部署。8月23日,医院党委召开全体党员大会,传达贯彻中共中央纪律检查委员会二次会议精神,布置开展反腐败、纠正医疗不正之风工作。

1995年2月7日,漳州市医院党委召开全院党员大会,传达学习中共中央关于印发《中国共产党党员权利保障法实施条例》。

1998年1月,漳州市医院有49名党员干部参加漳州市直纪委组织的领导干部党纪、政纪法律法规知识测试。

1999年,漳州市医院党委根据中共中央、国务院关于实行党风廉政建设责任制的规定精神,制订漳州市医院党政领导成员党风廉政建设责任制和承诺,在中层领导干部会上公布,让全院干部职工监督。

2002年1月8日,漳州市医院党委召开党政联席会,学习《中共中央关于加强和改进党的作风建设的决定》。是年,医院开展以权力观为主题的教育活动;在中层领导干部中开展廉政教育,落实党风廉政、行风建设责任制,组织观看反腐倡廉警示片《无言的结局》《苍天在上》,参观漳州监狱警示教育基地,做到警钟长鸣。

2003年,漳州市医院党委组织医务人员学习中华人民共和国卫生部关于医务人员医德规范、福建省卫生厅关于制止医务人员收受"红包"、回扣责任追究的规定及医院制定的医德医风奖惩条例,明确岗位责任和职业纪律;开展警示教育,观看《迟来的忏悔》等录像。

2004年6月10日,漳州市医院党委举行学习《中国共产党纪律处分条例》《中国共产党党内监督条例(试行)》辅导报告会,邀请中共漳州市委党校副教授主讲,全院党员256名到会听课。会后向各支部分发学习知识考试试卷，对每个党员学习情况进行1次检验。6月28日，医院党委组织全体党员观看中央纪委监制的对李真的贪污受贿进行剖析的警示片。组织中层领导干部、重点部门人员到芗城区检察院警示教育基地参观学习接受教育。

2005年，漳州市医院党委发出文件部署开展警示教育活动月工作。组织全院党员、中层以上领导干部观看《杨为侯受贿案》《赌掉的人生》等警示教育电教片，以案示教。组织副科级以上领导干部参加市纪委组织的学习《建立健全教育、制度、监督并重的惩治和预防腐败体系实施纲要》和反腐倡廉理论学习纲要知识竞答；组织全院干部职工分6批次观看中华人民共和国卫生部、监察局等部门联合摄制的《医德医风警示录》电教片；"哈医二院天价住院费"事件后，院党委组织干部职工学习相关报道，全院开展大讨论，对照检查，整改自纠。

2006年，漳州市医院党委开展警示教育活动，组织干部职工认真学习中纪委六次全会精神和中央领导在中纪委六次全会上的重要讲话精神，教育引导党员干部职工特别是领导干部树立正确的权力观、利益观，遵守职业道德，坚决抵制医疗不正之风。结合贯彻落实漳州市纪委《关于2006年元旦、春节期间严格遵守廉洁自律规定反对奢侈浪费的通知》，切实加强元旦、春节期间医院党风廉政建设，认真自查自纠遵守行业纪律"八不准"情况，筑牢拒腐防变的思想道德防线。

2007年，漳州市医院党委加强党风廉政建设，坚持"谁主管，谁负责"的原则，健全机构，落实责任，深入开展反腐倡廉教育，开展治理医药购销领域商业贿赂专项工作。在党员干部职工中进行反腐败教育、警示教育，采用培训、答卷、知识竞赛、观看录像等形式，提高党员干部廉洁自律意识；加大纪律监督，倡导良好医风，成立医德医风、物价、药事等相应组织机构；加强领导和检查监督，确保医疗管理、廉洁行医、药械采购等各项制度的落实。把廉洁行医作为晋升晋级、评先评优、年度考核的重要条件，实行一票否决制度；加大"红包"回扣的查处力度，对个别收受"红包"或回扣的人员进行严肃处理并通报全院。全面推行院务公开，召开全院员工大会和重点人员讨论会7场，院领导与职工个别谈话30多人次。

2008年，漳州市医院党委围绕漳州市卫生局召开的加强反腐倡廉专题会议精神，在党员和干部职工中开展警示教育活动，发布漳州市医院关于开展警示教育活动的通知，组织党员代表到漳州监狱参观警示教育图片展接受教育，提高防腐拒变的能力；印发《漳州市医院2008年加强医德医风建设和治理商业贿赂工作要点》，加大源头防治力度，推进医院医德医风建设和治理医药购销领域商业贿赂专项工作的开展；继续深入开展自查自纠、建立长效机制，贯彻执行卫生部、国家中医药管理局《关于医疗卫生机构接受社会捐赠资助管理办法》的通知精神，加强纪检监察工作，加大对违规违纪案件的查处力度，严明纪律，秉公办事。

2009年，漳州市医院党委制定《漳州市医院2009年元旦春节期间加强反腐倡廉教育工作方案》，组织党员干部学习《建立健全惩治和预防腐败体系2008–2012年工作规划》，贯彻执行中华人民共和国最高人民法院、检察院《关于办理商业贿赂刑事案件适用法律若干问题的意见》，邀请漳州市检察院检察官来院作专题讲座，组织观看警示教育专题片，组织党员干部和重点部门、关键岗位的干部职工参观警示教育基地接受教育，增强反腐倡廉意识。

2010年，漳州市医院党委贯彻落实中共漳州市委《关于深入推进党务公开工作的实施意见》精神，制定《漳州市医院党务公开实施方案》，进一步规范医院的党务公开工作程序，明确公开的内容、形式、方法、步骤；设立党务公开栏；在院内局域网和医院对外网站开辟党务公开专题网页，扩大党内民主，加强党内监督，保障党员权利；完善"三重一大"制度，凡涉及重大决策、重要干部任免、重大项目安排和大额资金使用的事项，按照集体领导、民主集中、个别酝酿、会议决定的原则执行。建立健全医院内部控制制度体系，对资金管理、干部人事和项目招投标，以及药品和设备采购、基建、财务和后勤管理等重点部门和关键环节，加强监督制约，实行重点岗位人员轮岗交流等制度和措施，防止腐败现象的发生。5月，医院被福建省纪委确立为党务公开联系点。

2011年1月17-18日，漳州市医院党委组织中层领导干部、高级职称和管钱、管物的人员共200多名干部观看由中共中央纪律检查委员会、中华人民共和国卫生部联合录制的关于治理医药购销领域商业贿赂的警示教育片《警钟长鸣》，吸取深刻教训，引以为戒，树立正确的世界观、人生观、价值观，增强自觉抵制医疗服务中的不良行为和风气。开展致全院干部职工的一封廉政公开信活动，提醒全院干部职工要加强自身修养，筑牢思想防线；严格遵守廉洁自律各项规定，算好人生"七笔账"，切实做到慎始、慎微、慎独，洁身自好，恪尽职守，做廉洁自律的模范；正确对待权力，严格照章办事；积极改进作风，自觉接受监督；落实廉政责任，履行"一岗双责"；严禁为商业目的进行的"统方"；节日期间坚持廉洁自律和厉行节约。元旦、春节期间向全院党员干部职工发送廉政短信，祝愿广大干部职工度过一个健康、文明、廉洁、祥和的春节，常思贪欲之害、处处防微杜渐、时时警钟长鸣，廉洁从政、廉洁行医。

二、廉洁自律与民主监督

（一）贯彻落实廉洁自律规定，规范领导干部从政行为

1994年3月11日，漳州市医院党委组织各党支部书记和机关、后勤全体党员学习中共中央领导在中纪委全体会议上的讲话精神及中纪委全体会议提出的领导干部廉洁自律的五条规定等文件精神。

1996年，漳州市医院党委全面落实领导干部廉洁自律的各项规定；贯彻执行《中国共产党党员领导干部廉洁从政若干准则（试行）》和国务院关于进一步加强党员干部出国（境）管理的通知等有关规定。

2001年9月30日，漳州市医院党委传达漳州市纪委有关领导干部廉洁自律的文件精神，医院与职能科长以上领导干部签订不大操大办婚丧喜庆事宜和借机敛财的承诺书。10月22日，医院与全体党员签订拒收"红包"、回扣的承诺书，争做廉洁自律的表率；医院建立领导干部拒收"红包"、回扣登记本，规定职工退"红包"、回扣、礼金、礼品的时限和程序，各科室每季度向党办上报统计表。

2002年，漳州市医院党委加强领导班子建设，组织院领导认真贯彻落实《中国共产党党员领导干部廉洁从政若干准则（试行）》，制定漳州市医院《领导干部廉政行政守则》，实行党风廉政建设责任制；加强治理"红包"回扣，组织干部职工反复学习福建省卫生厅《关于制止医务人员收受"红包"回扣责任追究的规定》和医院廉洁行医各项规定，制定漳州市医院关于医务人员应厂家邀请参加学术活动的管理规定，治理行业不正之风，规范医务人员行为，进一步强化制度和纪律。

2003年，漳州市医院党委建立不回避说明制度，针对"红包"、回扣和一次性耗材应用性质进行说明；制作警示牌放置门诊大厅，不准药商进入门诊和病房，不准医务人员私自与药商接触；严禁有关人员为药品生产、经销单位统计处方用量。重申对"红包"回扣处理办法。

2004年，漳州市医院党委贯彻中华人民共和国卫生部、福建省卫生厅关于在医疗机构中开

展向社会服务承诺活动的实施方案通知精神，制定《漳州市医院中层领导干部医德医风目标管理考核办法》，完善漳州市医院医德医风奖惩规定，促进行风建设各项制度的落实；组织全院干部职工学习中共中央纪律检查委员会全会精神和卫生部及卫生厅的有关文件精神，把"八项行业纪律"和卫生厅行业纪律"八不准"等制度规定印发到各党支部、科室，制作宣传栏，上传医院网站等；召开全院纠正行业不正之风动员部署大会，坚决查处"红包"回扣行为，在各种会议上重申抵制药商进入医院的规定，门诊大厅放置禁止医药代表进入医院的警示牌，并有门诊导医护士、保安人员等进行巡视检查。重新明确干部职工对当面拒绝不了的"红包"回扣上交的时限等规定。

2005年，漳州市医院党委制定开展警示教育活动月的实施方案，组织党员干部学习中共福建省委、漳州市委关于元旦春节期间严格遵守廉洁自律规定反对奢侈浪费的通知和漳州市委关于学习贯彻全国全省党风廉政建设责任制电视电话会议精神的通知，重温党内法规知识，学习党内监督条例和党员纪律处分条例以及《中国共产党党员领导干部廉洁从政若干准则（试行）》，结合实际，对照自查，成立督查领导小组，严肃处理顶风违纪行为。

2006年，漳州市医院党委以开展治理医药购销领域商业贿赂专项工作为契机，分层次组织全体员工学习中华人民共和国刑法、国家行政机关工作人员贪污贿赂行政处分暂行规定、关于禁止商业贿赂行为的暂行规定、执业医师法、医务人员医德规范等相关法律法规；学习漳州市医院医德医风奖惩规定以及关于加强器械药品试剂回扣管理规定；学习中共中央《关于开展治理商业贿赂专项工作的意见》和福建省卫生厅、漳州市卫生局《关于开展治理医药购销领域商业贿赂专项工作的实施意见》精神，反复宣传动员，增强员工职业道德、职业纪律、职业责任和法律意识，牢固树立救死扶伤和"以病人为中心"的服务理念。

2007年，漳州市医院党委严格执行中华人民共和国卫生部"八不准"规定，制定漳州市医院关于建立健全医药购销领域商业贿赂长效机制的工作方案的实施意见，健全教育、制度、监督并重的惩治和预防体系，开展深入细致的思想教育工作，进行谈话诫勉；加强职业道德和行风建设，制定漳州市医院医德医风条例及奖惩规定的补充规定，加大对不合理用药和不良服务态度的惩戒力度，在医院停止使用24种药品，进一步严肃职业纪律，树立医院良好的社会形象。

2008年，漳州市医院党委开展谈话诫勉工作，防微杜渐，对在政治思想、履行职责、工作作风、廉洁勤政等方面出现苗头性问题的党员，及时谈话，告诫提醒，批评帮助，促其自省、自警，克服缺点，改正错误。请上级有关领导在中层会上进行集体告诫谈话。

2009年，漳州市医院党委积极探索医药购销领域活动管理办法，召开药品购销活动自律座谈会，医院与五家药品配送企业签订《药品购销活动自律协议书》，协议书包括遵守国家法规、药品供应渠道、药品质量、治理商业贿赂等四方面的内容，规范医院药品采购及供应，有力制约药品购销领域不法行为；各党支部组织党员干部职工集中学习最高人民法院、最高人民检察院《关于办理商业贿赂刑事案件试用法律若干问题的意见》，增强党员干部职工的法律意识。

2010年，漳州市医院党委召开中层领导干部反腐工作专题会议，营造反腐倡廉的良好氛围，重新调整和充实医院外科大楼、朝阳分院门诊医技楼基建工作领导小组成员，分别与监理单位、设计单位、中介公司和施工单位签订《廉政责任书》，医院与基建工作领导小组和办公室成员以及参与基建的工作人员签订《基建工作廉政承诺书》，与中层领导干部签订《漳州市医院中层领导干部拒绝商业贿赂责任承诺书》，进一步明确反腐工作职责，责任到人，层层负责。

2011年，漳州市医院党委完善党务公开工作，制作党务公开宣传栏，在院内局域网和对外网站设立专题栏目，推动医院党务公开工作有序、深入开展。修订完善党风廉政建设责任制度，开展致全院干部职工的一封廉政公开信活动，公开信提醒全院干部职工廉洁自律。继续把治理医药购销领域商业贿赂专项工作作为行风建设的重点内容，加大治理力度，坚决查处收受"红包"回扣等违规违纪行为，廉洁行医，坚决抵制和纠正行业不正之风。

（二）民主监督，权力制约

1999年，漳州市医院党委根据中共中央、国务院关于实行党风廉政建设责任制的规定的精神，制定医院党政领导成员党风廉政建设责任制，承诺关于公务用车规定、一次申告待岗制度、药品采购使用补充规定、医院试剂采购管理规定；修订漳州市医院"三重一大"事项议事制度，在中层领导干部会上公布，接受全院干部职工监督；执行领导干部民主生活会制度，严格按照民主生活会议制度程序，会前广泛征求党内外干部群众对领导班子的意见和建议，会中围绕党性、党风、党纪方面存在的问题，开展批评和自我批评，会后督促落实整改措施。开好专题民主生活会，组织班子成员根据领导干部廉洁自律规定进行对照检查；严格落实党风廉政建设责任制，强化内部管理。

2002年，漳州市医院党委为进一步转变行业作风，巩固和拓展行风评议成果，实行漳州市医院民主评议行风工作实施方案以及民主评议行风工作责任制。不断改进服务态度，提高服务质量，取得行风评议工作的实效；坚持民主集中制，遵守医院领导班子议事制度，坚持每周领导例会，增加管理透明度，杜绝"暗箱操作"；转变工作作风，深入科室，听取意见，解决问题。

2003年，漳州市医院党委根据中共中央《关于党员领导干部述职述廉的暂行规定》，实行领导干部在职代会上述职述廉，职工代表民主评议，强化全院职工对领导干部廉洁自律状况的监督。把院务公开责任制落实到职能科室，进一步完善院务公开的内容、实施细则和具体要求，制作向社会公开和向职工公开的专栏，接受员工和社会群众监督。

2004年，漳州市医院党委加强以人为本的思想政治工作，强化职工的主人翁意识，依靠群众、激发职工民主管理医院的积极性，主动听取职工意见，分别召开老专家、高级职称和中级职称人员座谈会，为医院管理献计献策，共有49人次参加。发放2004年工作计划征集意见建议表50份，收到包括提高医疗质量、加强人才培养、规范医院管理等方面的意见建议147条。是年，医院党委分系统召开青年职工座谈会9场，共108人次参加，听取青年职工对医院工作和对年轻医务人员培养等方面的意见建议。

2005年，漳州市医院党委开展党员先进性教育"回头看"活动，联系岗位、科室和医院实际，党支部和党员个人对2003年党员先进性教育查摆出来的问题及整改情况进行"四查四看"，形成书面总结材料，在党员会上进行民主评议。加大力度治理"红包"、回扣，实行"谈话戒勉"制度，对群众反映大或药品用量排名在前的医生进行谈话；对用量不正常的药品立即停止使用。根据群众反映，组织对用药不规范的"安命"等14种药品的用药情况进行调查，并停止在医院使用。对检查发现的不合理用药的5名医师进行处罚，其中1名副主任医师被降聘为主治医师。

2006年，漳州市医院党委开展商业贿赂专项治理，召开重点人员座谈会7场，院领导分别个人谈话30人次，取得较好的教育效果；对群众来信来访的举报进行调查和自查，对有回扣倾向的药品和医生进行跟踪，掌握用药量情况，个别谈话，敦促自查自纠。

2007年，漳州市医院党委进一步深入开展医药购销领域商业贿赂专项治理工作，全面开展自查自纠工作。贯彻落实中华人民共和国国务院关于进一步推行政务公开的意见，坚持严格依法、全面真实、及时便民的原则，按照福建省卫生厅关于院务公开的规定，如实公开应该公开的项目和内容，自觉接受社会和群众监督。

2008年，漳州市医院党委围绕医患沟通、服务态度与质量、规范诊疗与收费、医患沟通、"红包"回扣等4个问题，各科室开展专题讨论；广泛听取群众意见，召开由市卫生局及医院聘请的行风评议代表行风工作专题座谈会；各科室召开患者工休会、座谈会，征求住院患者对病区工作意见，主动了解、听取、征求社会群众对医院工作的意见与建议，帮助医院查找问题，改进工作。在3个月的集中教育活动中，召开各种专题会议41场，征求群众意见32次，出版宣传栏1期。

2009年，漳州市医院党委每季度进行患者满意度调查，广泛听取和征求医院行风建设中存在的问题，认真开展自查自纠和整改工作，针对反映存在的问题进行梳理，分析原因，制定整改方案，明确整改责任科室和责任人，并对整改工作进行跟踪落实，把落实整改、解决问题贯穿于评议工作的全过程，不断改进服务质量，提高服务水平。

2010年，漳州市医院党委建立健全民主集中制的各项具体制度，制定医院领导班子"三重一大"事项议事制度、医院党政领导干部廉洁勤政规定、党政领导干部民主生活会制度、医院领导班子重大问题请示报告制度、医院领导干部重大事项申报制度、职代会民主评议领导干部办法等一系列制度并对制度的执行情况进行监督检查。

2011年，漳州市医院党委修订完善党风廉政建设责任制（含考核制度、责任书等），举行主要领导落实党风廉政建设责任制和抓行风述职报告。院党委根据《2011年度漳州市民主评议政风行风工作实施方案》文件精神，结合医院实际，制定《漳州市医院2011年度民主评议行风工作实施方案》；召开民主评议行风工作动员大会，院领导向新聘请的行风监督员颁发聘书；院党委书记、院长和纪委书记带领相关职能部门负责人做客漳州广播电台"行风热线"，接受和解答群众提出的各种咨询；每季度开展满意度调查及出院患者的电话回访工作；认真贯彻落实卫生部《关于开展创建院务公开示范单位活动的实施意见》精神，规范院务公开工作，强化民主监督职能，增强广大职工的主人翁责任感，得到社会各界的广泛好评。是年，医院在福建省卫生厅院务公开考核中获得好评。

三、专项治理

2003年，漳州市医院党委实施漳州市医院医德医风奖惩规定，开展对"红包"回扣的专项整治。组织专题学习讨论，提高思想认识；结合科室实际，分析查摆问题；针对存在问题，提出整改措施。各科室自觉查摆问题，剖析原因，每位党员干部带头对"红包"回扣问题进行说明并表态。重视对不正之风的查处，只要群众有举报，都认真进行调查核实。

2004年，漳州市医院党委组织全院中级以上职称的医务人员和行政后勤管钱管物管人岗位人员参加的拒收"红包"回扣签名仪式，向全院职工发出拒绝"红包"、回扣、提成，维护医学圣洁的倡议，向社会作出承诺；严格执行全国医疗服务价格项目规范及省、市医疗服务收费项目标准，规范收费项目103项。自觉规范医疗收费行为，严格控制药品费用比例，积极采取措施，控制不合理的医疗费用增长。

2005年，漳州市医院党委贯彻落实中华人民共和国卫生部《关于加强卫生行业作风建设的意见》和福建省卫生厅《关于坚决纠正医药购销和医疗服务中不正之风严肃行业纪律的有关规定》；根据中华人民共和国卫生部、福建省卫生厅行业纪律"八不准"要求，制定漳州市医院行业纪律"十不准"；针对媒体披露的哈尔滨"天价住院费"事件，组织科室党员干部学习《健康报》有关文章，对科室治疗、检查、护理等各种收费情况进行严肃、认真、彻底的自查，对存在的问题及时进行整改。

2006年，漳州市医院党委根据中共中央、国务院的要求，按照福建省卫生厅的统一部署，开展治理医药购销领域商业贿赂专项工作，成立领导机构，开展教育活动，全面进行自查自纠；修订《漳州市医院制度汇编》和《漳州市医院人员岗位职责》，明确医院各项规章制度和各级各类人员岗位职责；建立《漳州市医院计算机人员保密守则》，规范软件系统查询医疗、财务和药品信息的权限，严格管理信息系统数据库的后台操作，统计、查询敏感数据必须经院长批准并备案；加强财务监管，制定《漳州市医院接受厂家捐赠若干规定》，把正常医疗活动中发生的折扣、让利、优惠等，全部纳入财务科统一管理、统一核算，严禁科室设立账外账和"小金库"；落实合理检查、合理用药、合理治疗，建立大型检查审批制度，规定大型检查必须由主治医师以上方可开具检查单，落实全市大型医学检查"一单制"，不重复检查，达到资源共享；加大合理用药的监控力度，重点对抗菌药物、抗肿瘤药物、血管扩张剂、神经营养剂等合理应用进行实时监控，发现问题，及时反馈整改；修订医院物资采购管理制度和物资招标采购办法，5万元以上物资采购全部进入政府招投标并报主管局备案；推行院务公开，严格执行药品集中招投标采购制度和药品采购电子商务制度，实行网上采购。全年集中采购中标药品占药品采购总支出的86.05%。对2001年后采购的医疗器械、药品等情况进行治理和自查自纠，召开重点人员座谈会7场，院领导与个人谈话30人次，停止13种药品在医院的使用。

2007年，漳州市医院党委深化治理医药购销领域商业贿赂专项工作、预防职务犯罪，开展创建平安医院活动。制定《漳州市医院医德医风条例及奖惩规定的补充规定》，加大对不合理用药和不良服务行为的惩戒力度，对检查中发现的不合理用药者，第一次扣发当事人绩效工资200元，并列为下次合理用药必查对象；第二次扣发当事人绩效工资400元，并列为重点监控对象；第三次发现不合理用药现象，立即取消处方权，暂停执业3个月，返聘人员则解除返聘合同；对因服务不到位引发患者投诉的医务工作者，经查实后，第一次、第二次予以批评教育，扣发绩效工资和文明奖。第三次除扣发绩效工资、文明奖外并处于待岗学习3个月，认识态度端正后可重新上岗或另行安排岗位，试用期3个月。强化科主任、护士长的责任，科室人员违反相关规定，科主任、护士长评先评优等将受到影响。严肃职业纪律，加大行风建设的力度，树立医院良好的社会形象。

2008-2009年，漳州市医院党委深入开展警示教育活动，组织党员代表到漳州监狱参观警示教育图片展，接受教育，提高防腐拒变的能力；印发漳州市医院2008年加强医德医风建设和治理商业贿赂工作要点，加大源头防治力度，推进医院医德医风建设和治理医药购销领域商业贿赂专项工作上新水平；继续深入开展自查自纠，建立长效机制，贯彻执行卫生部国家中医药管理局《关于医疗卫生机构接受社会捐赠资助管理办法》，进一步加强纪检监察工作，加大违规违纪案件的查处力度，严明纪律，秉公办事；加强对药剂科、器械科、电脑中心等关键部门、关键岗位、关键环节的监督工作，实行重要岗位轮岗制度，完善监督制约长效机制。

2010年，漳州市医院党委组织全院干部职工学习中共中央、中共福建省委、漳州市委关于治理商业贿赂和反腐倡廉工作精神，集中学习最高人民法院和最高人民检察院《关于办理商业贿赂刑事案件适用法律若干问题的意见》和中华人民共和国卫生部《关于进一步深化治理医药购销领域商业贿赂工作的通知》。开展警示教育活动，增强干部职工遵纪守法的意识；积极探索反腐工作新举措，召开中层领导干部反腐工作专题会议，组织中层领导干部到漳州市反腐倡廉警示教育基地参观接受教育，增强党员干部拒腐防变意识和能力，提高弘扬正气、遵纪守法的自觉性；与建筑工程相关部门签订责任书；与药品配送企业签订《药品购销活动行风自律协议书》；制定预防措施，实施谈话诫勉制度，发现党员、职工在思想道德、履行职责、工作作风、廉洁勤政等方面出现苗头或问题，纪检监察部门及时与其谈话，告诫提醒。

2011年，漳州市医院党委继续把治理医药购销领域商业贿赂专项工作作为行风建设的重点内容，开展警示教育活动；组织医院关键岗位干部职工和医药代表集中进行国家法律法规教育培训，从源头上遏制商业贿赂行为；与中层领导干部签订《漳州市医院中层领导干部拒绝商业贿赂责任承诺书》，进一步明确反腐工作职责，一级抓一级，层层抓落实；分别与建筑工程相关部门以及管理建筑的人员签订责任书；与药品配送企业签订《药品购销活动行风自律协议书》。落实《福建省医务人员医德考评实施办法（修订）》，成立漳州市医院医德考评领导小组，制定考评工作方案，建立医务人员医德档案，进行实时跟踪考核，把考核结果运用于干部使用、职称评聘、评先评优和绩效奖金。

表2-3　1988-2015年中共漳州市医院纪律检查委员会主要领导名表

中共漳州市医院纪律检查委员会（届）	书记（姓名）	任职时间（年·月）
第一届	蔡进来	1988.03-1994.12
	陈生枝	1994.12-1998.05
	康基顺	1998.05-1998.11
第二届	康基顺	1998.11-2002.12
第三届	康基顺	2002.12-2006.12
	陈同元	2006.12-2008.02
第四届	陈同元	2008.02-2014.03
第五届	陈同元	2014.03-

第三章　福建省漳州市医院工会委员会

第一节　组织机构与队伍建设

一、组织与队伍建设

1950年，福建省人民政府龙溪区专员公署接管漳州协和医院后召开职工大会，成立漳州协和医院工会第一届委员会，选举产生漳州协和医院工会主席、副主席各1名。1952年，龙溪专区医院工会召开第二次会员大会，选举产生龙溪专区医院工会第二届委员会，选举产生工会主席、副主席各1名。1956年2月，龙溪专区医院工会召开第三次会员大会，选举产生龙溪专区医院工会第三届委员会，选举产生工会主席、副主席各1名。1960年7月，龙溪专区医院工会召开第四次会员大会，选举产生龙溪专区医院工会第四届委员会，选举产生工会委员15名，其中工会主席1名。1978年，中国工会第九次全国代表大会召开后，龙溪地区医院恢复工会组织。1979年，龙溪地区医院工会召开第五次会员大会，选举产生龙溪地区医院工会第五届委员会，选举产生工会主席1名、副主席2名，专设女职工委员2名；工会委员会配备专职干事1名。是年，龙溪地区医院工会委员会在中国共产党龙溪地区医院总支部委员会和上级工会组织的领导下，整顿和发展工会队伍，在各科室成立工会组织，全院设工会小组31个，选拔工会小组长31名。全院428名员工中有工会会员371名，占全院员工总数的96%。1984年5月，龙溪地区医院工会按照中华全国总工会《关于整顿工会基层组织开展建设职工之家活动的决定》精神，开展基层工会组织整顿工作与创建职工之家活动。1985年11月，龙溪地区医院工会召开第六次会员代表大会，选举产生龙溪地区医院工会第六届委员会，选举产生工会委员15名，其中工会主席1名、副主席2名。

1988年1月，漳州市医院工会召开第七次会员代表大会，选举产生漳州市医院工会第七届委员会，选举产生工会委员13名，其中工会主席1名、副主席2名；工会经费审查委员会委员5名，其中主任1名。1988年开始，医院工会设福利、女工、文体、离退休工作委员会，各工作委员会分工负责，职责分明，年初有工作计划，年终有工作总结。是年，漳州市医院工会整顿健全医院基层工会组织机构，有利地发挥工会组织的桥梁和纽带作用，为医院的民主管理和民主监督奠定基础。1990年8月，漳州市医院工会召开首届离退休职工代表大会，选举产生漳州市医院离退休职工管理工作委员会。由分管院领导和党办、人事、财务、总务、保健、工团等职能科室和部门的有关人员组成。是年10月，漳州市医院各科室工会组织进行换届选举，把政治思想品德优良、工作能力强、热心为群众办事的职工选入基层工会领导机构，为工会输入新鲜血液，增强活力。通过整顿健全基层工会组织机构，更有力地发挥工会的桥梁和纽带作用。为提高工会干部队伍的素质，医院工会多渠道、多层次、多形式地对各级工会干部进行培训，组织参加福建省、漳州市总工会干部培训班，学习马克思主义理论、党的方针政策、工会理论等，进一步明确工会工作的性质和职责，不断加强工会干部队伍的思想建设、理论建设、作风与业务建设，努力建设一支维护职工合法权益、受群众信赖的工会干部队伍，提高工会工作的主动性、预见性，增强工会组织的凝聚力。

1991年3月，漳州市医院工会召开第八次会员代表大会，选举产生漳州市医院工会第八届委员会，选举产生工会委员13名，其中工会主席1名、副主席2名。1994年3月，漳州市医院工会召开第九次会员代表大会，选举产生漳州市医院工会第九届委员会，选举产生工会委员13名，其中工会主席1名、副主席2名；成立女职工委员会，设委员9名，其中主任、副主任各1名。1995-1998年，漳州市医院工会领导班子注重加强自身建设，加强理论学习，提高领导工作水平。院、科两级工会积极适应医院改革新形势，围绕医院工作的中心，认真履行社会职能，改进工作作风，转变运行模式，逐步适应新形势对工会工作的要求，有计划、有安排地组织工会干部学习《中华人民共和国工会法》《中国工会章程》《中华人民共和国劳动法》《中华人民共和国企业法》，发挥为领导辅助决策、指导工作、服务基层、为职工排忧解难的作用。1998年2月，漳州市医院工会召开第十次会员代表大会，选举产生漳州市医院工会第十届委员会，选举产生工会委员13名，其中工会主席 1 名、副主席 2 名。

1999-2002 年，漳州市医院科室工会委员会举行换届选举，选拔思想素质高、工作能力强、热心为职工说话办事的职工进入科室工会领导班子，增强工会活力。组织工会干部学习党的基本路线、方针、政策和国家法规、工会理论等，明确工会工作职责。选派工会副主席、工会专职干部参加学习新的《中华人民共和国工会法》。2002 年 3 月，漳州市医院工会召开第十一次会员代表大会，选举产生漳州市医院工会第十一届委员会，选举产生工会委员 13 名，其中工会主席 1 名、副主席 2 名；女职工委员会委员 9 名，其中主任 1 名、副主任 2 名。

2003 年，漳州市医院工会为适应形势的要求，调整基层工会设置，以党支部所辖范围对应设置工会组织（简称支部工会），增加 2 个基层工会；医院基层工会委员会按期举行换届选举；选派工会干部参加漳州市总工会举办的工会干部培训班，提高工会干部队伍素质。2003-2006 年，根据《中华人民共和国工会法》《中国工会章程》有关规定，吸收已签订聘用合同的工作人员共 237 名加入工会组织，按月缴纳工会会费，享受会员待遇；以创建"职工之家"为载体，加强工会活动阵地建设，完善职工活动场所；每年按照每位会员 100 元的标准下拨给支部工会作为活动经费；及时表彰在工会工作中表现突出的先进集体和先进个人。2006 年 3 月 3 日，漳州市医院工会召开第十二届会员代表大会，选举产生漳州市医院工会第十二届委员会和工会经费审查委员会，选举产生工会委员 13 名，其中工会主席 1 名、副主席 2 名；工会经费审查委员会委员 5 名，其中主任 1 名。

2007-2010 年，漳州市医院工会加强支部工会组织建设，及时做好支部工会换届选举工作，选拔优秀青年职工进入支部工会领导班子，增强工会组织的凝聚力和战斗力；及时组建朝阳分院支部工会，为朝阳分院职工营造"职工之家"；选派工会干部参加漳州市总工会举办的工会干部培训班，提高工会干部队伍素质；大力培养、推荐、表彰工会先进单位和个人。2010 年 3 月，漳州市医院工会召开第十三次会员代表大会，选举产生漳州市医院工会第十三届委员会，选举产生工会委员 19 名，其中工会主席 1 名、副主席 2 名；工会经费审查委员会委员 5 名，其中主任 1 名；女职工委员会委员 12 名，其中主任 1 名、副主任 2 名。

2011 年，漳州市医院选派工会干部参加漳州市总工会举办的工会干部培训班，提高工会干部队伍素质；组建开发区分院支部工会，为开发区分院职工营造"职工之家"。是年，漳州市医院工会委员会有委员 19 名，其中工会主席 1 名、副主席 2 名，专职干事 1 名；有工会经费审查委员会委员 5 名，其中主任 1 名；有女职工委员会委员 12 名，其中主任 1 名、副主任 2 名；有内科一支部工会、内科二支部工会、外科一支部工会、外科二支部工会、儿科支部工会、妇产科支部工会、五官科支部工会、门诊支部工会、医技支部工会、机关支部工会、后勤支部工会、朝阳分院支部工会、开发区分院支部工会等 13 个支部工会，各支部工会有主席 1 名；全院工会会员 1893 名（包括临时工），占全院职工总数的 100%。

二、办事机构

（一）工会委员会办公室

1950 年，福建省人民政府龙溪区专员公署接管漳州协和医院，成立第一届工会委员会，未专设办事机构。1979 年，福建省龙溪地区医院第五届工会委员会成立，设工会委员会办公室，有专职干事 1 名。2011 年，工会委员会办公室配备专职干事 2 名。工会委员会办公室为工会委员会的办事机构，负责办理工会委员会日常事务，起草工会年度工作计划和年终工作总结，起草工会工作报告，做好职代会和工代会具体事务，管好工会经费、资产，接待会员职工来访、反映意见、建议等工作。

第二节　代表大会

1950年4月，漳州协和医院工会召开第一次会员大会，参加大会的工会会员有80名，选举产生漳州协和医院工会第一届委员会，选举产生工会主席、副主席各1名。1952年11月，龙溪专区医院工会召开第二次会员大会，参加大会的工会会员有100名，选举产生龙溪专区医院工会第二届委员会，选举产生工会主席、副主席各1名。1956年2月，龙溪专区医院工会召开第三次会员大会，参加大会的工会会员有215名，选举产生龙溪专区医院工会第三届委员会，选举产生工会主席、副主席各1名。1960年7月，龙溪专区医院工会召开第四次会员大会，参加大会的工会会员有271名，选举产生龙溪专区医院工会第四届委员会，选举产生工会主席1名。1978年，中国工会第九次全国代表大会召开后，龙溪地区医院恢复工会组织。1979年，龙溪地区医院工会召开第五次会员大会，参加大会的工会会员有371名，选举产生龙溪地区医院工会第五届委员会，选举工会委员13名，其中工会主席1名、副主席2名。

1985年11月12日，龙溪地区医院工会召开第六次会员代表大会，出席大会的正式代表有69名、特邀代表16名。会议审议通过《龙溪地区医院工会第五届委员会工作报告和财务报告》及关于开展爱院如家做文明医务工作者活动倡议书；选举产生龙溪地区医院工会第六届委员会和经费审查委员会，选举产生工会委员15名，其中工会主席1名、副主席2名；工会经费审查委员会委员5名，其中主任1名。

1986年5月10-14日，漳州市医院工会召开第一届一次职工代表大会，出席大会的正式代表有75名、特邀代表15名。会议审议通过《漳州市医院1986年工作计划》《漳州市医院1986年财务工作预算》《漳州市医院职工代表大会细则》等报告，原则上通过《漳州市医院关于人事问题试行草案》《漳州市医院关于奖金营养津贴方案》《漳州市医院关于公费医疗试行办法》等文件，会议审议通过《漳州市医院提案审查报告》，院长作提案解答；会议执行主席宣读《大会决议》，大会原则通过《大会决议》。

1987年2月23日，漳州市医院工会召开第一届二次职工代表大会，出席大会的正式代表有75名、列席代表15名。会议审议通过《漳州市医院1987年工作计划》《漳州市医院1986年经济决算和1987年经济预算》报告，大会向全体职工发出开展增收节支勤俭办院倡议书。

1988年1月16-18日，漳州市医院工会召开第七届会员代表大会暨第二届一次职工代表大会，出席大会的正式代表有79名、特邀代表20名。会议审议通过《漳州市医院1987年工作总结》《漳州市医院1987年财务结算》《漳州市医院1988年工作计划》《漳州市医院1988年经济预算》《漳州市医院工会第六届委员会工作总结和工会经费收支情况》等报告；选举产生漳州市医院工会第七届委员会和经费审查委员会。选举产生工会委员13名，其中工会主席1名，副主席2名；工会经费审查委员会委员5名，其中主任1名。

1989年1月21日，漳州市医院工会召开第二届二次职工代表大会，出席会议的正式代表有79名、特邀代表32名。会议审议通过《漳州市医院1988年工作总结》《漳州市医院1989年工作计划》

和《漳州市医院1988年经济决算及1989年经济预算》等报告，以及《漳州市医院职工假期暂行规定》的说明，原则通过《漳州市医院职工假期暂行规定》等文件。

1990年4月14日，漳州市医院工会召开第二届三次职工代表大会，出席会议的正式代表79名、特邀代表32名。会议审议通过《漳州市医院1989年工作总结》《漳州市医院1990年工作计划》及《漳州市医院关于人事管理规定（讨论稿）》等文件。

1991年3月29日，漳州市医院工会召开第八届会员代表大会暨第三届一次职工代表大会，出席大会的正式代表有75名、列席代表15名。会议审议通过《漳州市医院1991年工作计划》《漳州市医院1990年收支决算及1991年财务预算》《漳州市医院工会第七届委员会工作总结》等报告。会议选举产生漳州市医院工会第八届委员会和经费审查委员会。选举产生工会委员13名，其中工会主席1名，副主席2名；工会经费审查委员会委员5名，其中主任1名。表彰1988-1990年度先进工会小组及工会积极分子。

1992年3月15日，漳州市医院工会召开第三届二次职工代表大会，出席大会的正式代表有75名、特邀代表25名。会议审议通过《漳州市医院1992年工作计划》《漳州市医院1991年财务决算及1992年财务预算》等报告，原则上通过《漳州市医院1992年工作量指标》《漳州市医院各科室定员定编》《漳州市医院学术活动经费管理规定》《漳州市医院职务补贴的规定》《漳州市医院关于试行后勤工人聘任制的规定》《漳州市医院宿舍区管理的暂行规定》《漳州市医院公费医疗管理规定》等文件。

1993年3月19日，漳州市医院工会召开第三届三次职工代表大会，出席大会的正式代表有61名、列席代表23名、特邀代表5名。会议审议通过《漳州市医院1993年工作计划》《漳州市医院1992年财务决算与1993年财务预算》等报告，原则上通过《漳州市医院1993年超额提成奖实施方案》《漳州市医院1993年各科室工作指标》等文件。

1994年3月29日，漳州市医院工会召开第九届会员代表大会暨第四届一次职工代表大会。出席会议的正式代表有62名，列席和特邀代表有18名。会议审议通过《漳州市医院1994年工作计划》《漳州市医院1993年收支决算及1994年财务预算》《漳州市医院工会第八届委员会工作总结》等报告。会议选举产生漳州市医院工会第九届委员会和经费审查委员会，选举产生工会委员13名，其中工会主席1名、副主席2名；工会经费审查委员会委员5名，其中主任1名。

1995年3月10日，漳州市医院工会召开第四届二次职工代表大会，出席会议的正式代表有76名、列席代表19名、特邀代表3名。会议审议通过《漳州市医院1995年工作计划》《漳州市医院1994年财务决算及1995年财务预算》等报告，原则上通过《漳州市医院专业技术名员职务聘任有关规定》《漳州市医院关于试行工劳动合同规定》《漳州市医院关于超额提成分配原则的修改意见》《漳州市医院职工假期的暂行规定》等文件。

1996年3月22日，漳州市医院工会召开第四届三次职工代表大会，出席会议的正式代表有73名、列席代表19名、特邀代表3名。会议审议通过《漳州市医院1996年工作计划》《漳州市医院1995年财务决算与1996年财务预算》等报告，原则上通过《漳州市医院1996年超额提成分配与补贴规定》《漳州市医院临床住院医师规范化培训有关规定》《漳州市医院临床医技在职人员继续教育医学教育的有关规定》等文件。

1997年3月7日，漳州市医院工会召开第四届四次职工代表大会，出席会议的正式代表有72名、列席代表19名、特邀代表3名。会议审议通过《漳州市医院1997年工作计划》《漳州市医院1996

年财务决算与 1997 年财务预算》等报告，原则上通过《漳州市医院超额提成分配与补贴规定（修改意见）》等文件。

1998 年 2 月 20 日，漳州市医院工会召开第十届会员代表大会暨第五届一次职工代表大会，出席会议的正式代表有 86 名、列席代表 20 名、特邀代表 4 名。大会审议通过《漳州市医院工会第九届委员会工作报告》《漳州市医院工会经费审查报告》《漳州市医院 1998 年工作计划》《漳州市医院 1997 年财务决算与 1998 年财务预算》等报告，原则上通过《漳州市医院超额提成分配与补贴规定的修改意见》《漳州市医院职工公费医疗有关规定》《漳州市医院编外用工管理规定》等文件。选举产生漳州市医院工会第十届委员会及经费审查委员会，选举产生工会委员 13 名，其中工会主席 1 名、副主席 2 名；工会经费审查委员会委员 5 名，其中主任 1 名。

1999 年 3 月 12 日，漳州市医院工会召开第五届二次职工代表大会，出席会议的正式代表有 86 名、列席代表 18 名、特邀代表 4 名。会议审议通过《漳州市医院 1999 年工作计划》和《漳州市医院 1998 年财务决算与 1999 年财务预算》报告。

2000 年 3 月 3 日，漳州市医院工会召开第五届三次职工代表大会，出席会议的正式代表有 86 名、列席代表 19 名、特邀代表 4 名。会议审议通过《漳州市医院 2000 年工作计划》和《漳州市医院 1999 年财务决算与 2000 年财务预算》报告。

2001 年 3 月 9 日，漳州市医院工会召开第五届四次职工代表大会，出席会议的正式代表有 86 名、列席代表 19 名、特邀代表 4 名。会议审议通过《漳州市医院 2001 年工作计划》《漳州市医院 2000 年财务决算及 2001 年财务预算》等文件报告。

2002 年 3 月 14 日，漳州市医院工会召开第十一届会员代表大会暨第六届一次职工代表大会，出席会议的正式代表有 84 名、列席代表 14 名、特邀代表 6 名。会议审议通过《漳州市医院工会第十届委员会工作报告》《漳州市医院履行职能突出维护再创医院工会新业绩》《漳州市医院 2002 年工作计划》《漳州市医院 2001 年财务决算与 2002 年财务预算》等报告。原则通过《漳州市医院人事制度改革意见》《漳州市医院工资分配制度改革方案》等文件。大会选举产生漳州市医院工会第十一届委员会和工会经费审查委员会，选举产生工会委员 13 名，其中工会主席 1 名、副主席 2 名；工会经费审查委员会委员 5 名，其中主任 1 名。

2003 年 2 月 28 日，漳州市医院工会召开第六届二次职工代表大会，出席会议的正式代表有 84 名、列席代表 14 名、特邀代表 6 名。会议审议通过《漳州市医院 2003 年工作计划》《漳州市医院 2002 年财务决算及 2003 年财务预算》等报告，原则通过《漳州市医院职工假期规定》《漳州市医院医德医风奖惩规定》等文件。

2004 年 2 月 27 日，漳州市医院工会召开第六届三次职工代表大会，出席会议的正式代表有 84 名、列席代表 14 名、特邀代表 6 名。会议审议通过《漳州市医院 2004 年工作计划》《漳州市医院 2003 年财务决算和 2004 年财务预算》等报告。

2005 年 3 月 18 日，漳州市医院工会召开第六届四次职工代表大会，出席会议的正式代表有 84 名、列席代表 14 名、特邀代表 6 名。会议审议通过《漳州市医院 2005 年工作计划》《漳州市医院 2004 年财务决算和 2005 年财务预算》等报告。

2006 年 3 月 3 日，漳州市医院工会召开第十二届会员代表大会暨第七届一次职工代表大会，出席会议的正式代表有 104 名、列席代表 15 名、特邀代表 6 名。会议审议通过《漳州市医院工会第十一届委员会工作报告》《漳州市医院第十一届工会经费审查报告》《漳州市医院 2006 年工作计划》

《漳州市医院 2005 年财务决算和 2006 年财务预算》等报告。会议选举产生漳州市医院工会第十二届委员会和工会经费审查委员会，选举产生工会委员 13 名，其中工会主席 1 名、副主席 2 名；工会经费审查委员会委员 5 名，其中主任 1 名。

2007 年 4 月 6 日，漳州市医院工会召开第七届二次职工代表大会，出席会议的正式代表有 92 名、列席代表 14 名、特邀代表 6 名。会议审议通过《漳州市医院 2007 年工作计划》和《漳州市医院 2006 年财务决算和 2007 年财务预算》报告，原则通过了《漳州市医院绩效工资分配方案》等文件。

2008 年 3 月 14 日，漳州市医院工会召开第七届三次职工代表大会，出席会议的正式代表有 84 名、列席代表 15 名、特邀代表 6 名。会议审议通过《漳州市医院 2008 年工作计划》和《漳州市医院 2007 年财务决算和 2008 年财务预算》报告。

2009 年 2 月 27 日，漳州市医院工会召开第七届四次职工代表大会，出席会议的正式代表有 98 名、列席代表 20 名、特邀代表 5 名。会议审议通过《漳州市医院 2009 年工作计划》《漳州市医院 2008 年财务决算和 2009 年财务预算报告》等报告，原则上通过《漳州市医院岗位设置实施方案》等文件。

2010 年 3 月 19 日，漳州市医院工会召开第十三届会员代表大会暨第八届一次职工代表大会，出席会议的正式代表有 145 名、列席代表 29 名、特邀代表 5 名。会议审议通过《漳州市医院工会第十二届委员会工作报告》《漳州市医院工会第十二届委员会经费审查报告》《漳州市医院 2010 年工作计划》和《漳州市医院 2009 年财务决算和 2010 年财务预算》等报告，原则上通过《漳州市医院岗位设置与聘用暂行办法》《漳州市医院离岗人员管理暂行规定（试行）》等文件。会议选举产生漳州市医院工会第十三届委员会和经费审查委员会，选举产生工会委员 19 名，其中工会主席 1 名、副主席 2 名；工会经费审查委员会委员 7 名，其中主任 1 名。从 2010 年开始，漳州市医院工会把代表大会代表及广大职工的提案和意见建议梳理、归纳，分解到各职能科室，由各职能科室在院内网向全院员工进行公开回复，能解决的问题承诺解决时间，不能解决的问题说明原因。员工的主人翁地位得到实实在在的尊重，参与医院管理的意识大大增强，为医院发展献计献策的积极性和主动性空前高涨。

2011 年 3 月 11 日，漳州市医院工会召开第八届二次职工代表大会暨第十三届二次会员代表大会（简称双代会），出席会议的正式代表有 142 名、列席代表 28 名、特邀代表 5 名。会议审议通过《漳州市医院 2011 年工作计划》《漳州市医院 2010 年度财务决算和 2011 年度财务预算》报告、《漳州市医院绩效奖金分配方案（试行）》《漳州市医院工会委员会工作报告》《漳州市医院工会 2010 年度经费审查报告》等文件。从 2011 年开始，漳州市医院工会每年召开职工代表大会和工会代表大会。

第三节　主要工作

一、思想政治教育

1950 年，漳州协和医院工会组织成立后，组织员工开展政治与业务学习，提高政治思想觉悟和业务工作水平。

1953 年，龙溪专区医院工会协助医院党委对全体员工进行爱国主义、集体主义思想教育，经常性开展政治理论、时事政策的学习，提高全院员工的政治觉悟，树立为人民群众服务的思想。1954年，学习毛泽东《论反对自由主义》和《论批评与自我批评》两个文件及党在过渡时期总路线及时事政策和政治理论。1959年，开展以"反右倾"，鼓干劲，保卫总路线为中心的社会主义教育运动。订阅报刊达到人手一刊一报，方便员工学习，党支部曾组织2次时事测验。报刊发行工作获全省红旗单位。

1962-1963年，龙溪专区医院工会组织开展社会主义教育，提高员工阶级觉悟，不断改善服务态度。邀请"三老"（老英雄、老干部、老党员）讲"三史"（革命斗争史、城乡发展史、生活变化史），引导员工进行新旧对比，忆苦思甜；组织员工参加农业生产劳动，培养阶级感情，认识到科学技术一定要为生产服务，为广大劳动人民服务，教育员工以主人翁的态度对待工作，提高为患者服务的自觉性。

1978年，龙溪地区医院工会开展社会主义劳动竞赛；1979-1985年，龙溪地区医院工会开展读书演讲活动，邀请漳州市总工会"振兴中华"读书演讲团到医院向广大职工演讲；举行2场医德教育演讲会，共有17名员工上台演讲；结合重要节日开展歌颂党的十一届三中全会路线、方针、政策和取得的成就，表扬好人好事；每年为工会小组订购《工人日报》《福建工人》等报纸，购买书刊、杂志等让会员借阅，方便会员学习政治、时事，提高思想觉悟和综合素质。

1986-1988年，漳州市医院工会建立以工会小组为单位的政治理论学习小组，由工会小组长负责组织职工、会员进行各项政治学习活动。利用普法教育提高职工的法律常识，广大职工应用学到的法律常识辩证地分析问题，运用对比"算账"的形式，从思想上充分认识到只有社会主义才能救中国，只有坚持党的领导才能实现四个现代化；开展多形式理想和纪律的教育，针对职工文化素质高、医务人员占多数、青年职工多等特点，配合院党委举办"假如我是一个患者""让理想在本职工作中闪光"等演讲会，组织职工听取英模曲啸、老山英模报告团的报告录音共10场，以先进人物事迹教育广大职工，收到良好效果；利用各种形式开展社会主义劳动竞赛，表彰好人好事，树立典型，弘扬正气。

1989-1991年，漳州市医院工会配合医院党委开展建设有中国特色社会主义基本理论和党的基本路线教育，形势教育及工人阶级优良传统和历史使命教育。广泛开展在中国共产党领导下走社会主义道路的教育，坚定社会主义的办院方向，教育职工坚持治病救人的医德规范，把社会公德、职业道德教育作为医德医风教育的基础，收到良好效果。配合医院党委开展理想和纪律教育，举办"假如我是一个患者"、"让理想在本职工作中闪光"等医德演讲会，让先进人物以自己的模范事迹现身说法，教育广大职工。1991年，漳州市医院工会举办"二五"普法"两本书"骨干培训，提高全院职工的法律意识。是年，医院工会被漳州市总工会授予"1988-1991年度漳州市先进基层工会"和"社会主义系列教育活动集体组织奖"荣誉称号。

1992-1994年，漳州市医院工会配合医院党委开展"假如我是一个患者""创双优、三拒一送"和"满意在医院、温暖在病房"的优质服务竞赛等活动，在广大医务人员尤其是年青医护人员中掀起一股学雷锋、树新风的热潮，涌现出许多好人好事，急患者之所急的好医师、待患者如亲人的好护士越来越多，受到广大患者及家属的好评。结合各个时期教育内容，定期刊登黑板报、墙报，如社会主义市场经济的问答、工会法宣传、普法常识解答、党的基本知识、纪念毛泽东诞辰一百周年等内容。

1995-1998年，漳州市医院工会配合医院党委开展职工社会主义、爱国主义、集体主义等教育，引导员工树立正确的世界观、人生观、价值观，激发员工爱党、爱祖国、爱人民、爱劳动、爱科学、爱社会主义、爱岗敬业的思想道德情操，自觉抵制医疗不正之风，树立"院兴我荣，院衰我耻"的主人翁意识；组织工会干部和职工参加院党委举办的政治理论学习骨干培训班，听取中共漳州市委讲师团专题讲座。1995年，漳州市医院工会获漳州市总工会授予"工会宣传思想工作先进单位"荣誉称号。1997年，漳州市医院工会根据中共福建省委、福建省人民政府《关于在公民中开展法制宣传教育中的第三个五年规划的通知》和《漳州市卫生系统开展法制宣传教育的第三个五年规划》的通知精神，举办5期普法学习班，提高职工的法律意识，树立与市场经济体制相适应的新观念；先后举办全院性的爱岗敬业、职业道德与社会道德演讲比赛；开展岗位学雷锋、行业树新风活动，提高服务意识。

1999-2002年，漳州市医院工会配合医院党委组织职工学习实践中共中央印发的《公民道德实施纲要》，倡导爱国守法、明礼诚信、团结友善、勤俭自强、敬业奉献的公民基本道德规范；积极配合医院党委做好职工思想政治工作，开展党史知识讲座与知识竞赛、医院思想政治工作研讨会、举办拒绝"六合彩""申奥有我"签名等活动；结合行风建设，开展创文明行业、建满意窗口、以病人为中心，树形象创优质服务活动、安全医疗月、创建青年文明号、巾帼文明岗（班组）、星级护士评选、文明窗口示范点等一系列竞赛活动，培养职工良好的职业道德与职业素养。为工会小组订阅《工人日报》《生活创造》等报刊，提高职工思想政治素质，引导职工树立正确的世界观、人生观和价值观。

2003-2006年，漳州市医院工会配合医院党委加强职工思想政治教育，组织职工学习夏美琼、吴登云、李素芝等先进人物的事迹；参加"爱我漳州、建我漳州、兴我漳州"演讲比赛和"社会联动服务人民"演讲比赛；组织职工观看《谷文昌电视专题片》《医德医风警示教育》《惊涛骇浪》等影片。配合医院党委开展医德医风建设示范月、医院管理年活动和安全医疗月、创建青年文明号、巾帼文明岗（班组）、文明窗口示范点和星级护士评选等一系列竞赛活动，培养职工良好的职业道德。

2007-2011年，漳州市医院工会开展和谐医患、重在沟通、服务创新、科学发展大讨论活动，运用多种形式在职工中开展劳动竞赛和技术创新，举办多届青年岗位技能大赛；以创建职工之家、职工小家、青年文明号、巾帼文明岗等系列活动为载体，广泛开展优质服务活动，增强职工责任感、使命感，培养职工良好的政治思想和职业道德。定期举办"养心俱乐部"活动，促进医院职工更好地交流沟通、学习借鉴、提升素养，共同修养身心，共享精神财富，共创温馨和谐；参加漳州市卫生系统和谐医患平安健康文艺晚会演出。为庆祝建党90周年与党办共同举办"颂歌献给党"职工大合唱比赛。组织医院合唱团代表卫生系统参加漳州市纪念建党九十周年歌咏大会暨第十一届水仙花合唱节获优秀演唱奖；与党办共同成立漳州市医院志愿者服务队并组织开展多项志愿者活动。医院志愿者服务队始终以服务医院大局和服务社会为重，积极参加医院组织和上级有关部门的各项活动。

二、参与民主管理

1986年5月，漳州市医院工会首届一次职工代表大会期间，职工代表提出的建议、提案共136条，得到答复和解决有86条，部分提案由各有关部门处理，部分因条件不具备而无法实现的提案在会上向代表说明；职工代表大会制度的建立，使职工真正发挥民主权力从而更加广泛地调动各方面的积极性，激发工作热情。1987年3月，漳州市医院工会获漳州市总工会授予"民主管理先进单位"荣誉称号。

1988-1991年，漳州市医院各级工会贯彻执行党的基本路线，以经济建设为中心，坚持四项基本原则，坚持改革开放，以高度的主人翁责任感，围绕深化改革、增强医院活力的中心工作，参与医院重大决策的讨论与制定。参与医院管理，发挥民主监督作用。在每年的职工代表大会上，讨论制定医院改革实施方案。代表们以办好社会主义医院为目标，为医院改革开放献计献策，确保决策制定和执行符合职工群众的合法权益，从而提高职代会的威信，使职工的积极性明显提高，医院的规章制度更加完善落实。1989年，漳州市医院工会获福建省总工会授予"民主管理先进单位"荣誉称号。

1992-1994年，漳州市医院各科室工会（小组）围绕深化改革，增强医院在社会主义市场经济新体制下的竞争力的中心工作，参与医院重大决策讨论与制定。在漳州市医院工会第三届职工代表大会期间，代表们从办好社会主义医院目的出发，以提高两个效益为立足点，提出改革的建议和意见，从而确保决策的制定和执行符合职工群众的意愿，提高职代会的威信，调动职工的劳动积极性和创造性，把医院各项工作推向新的更高的水平。

1995-1998年，漳州市医院工会组织努力推进医院改革，贯彻落实《中华人民共和国工会法》《中华人民共和国劳动法》，围绕经济建设中心，在服务改革、发展、稳定的大局中发挥工会组织的社会政治团体作用。增强工会组织在参政、议政、民主管理和医院建设发展等重大决策上的积极作用，积极参与医院重大决策的讨论和制定，坚持与完善职工在医院民主管理、民主参与、民主监督、职工当家作主的权利；在每年度召开的职代会讨论中，代表们以高度的主人翁责任感，参与医院重大决策的制定。在漳州市医院工会第四届一次职工代表大会上，代表们提出131条的建议和议案，为制订医院工作计划、医院建设发展规划提供依据。

1999-2002年，漳州市医院工会发挥参政议政作用，每年召开1次职工代表大会，组织职工对医院的建设与发展提出合理化建议共200条，采纳率达70%，为医院的建设发展发挥了重要作用。医院的重要决策、改革方案、发展目标、年度计划、财务预结算以及关系职工切身利益的人事制度改革、福利分配等都经职工代表大会讨论、审议通过，不断充实内容、完善制度、规范程序，较好地发挥职工代表大会的作用；加强民主监督，实行民主评议中层干部、中层干部互评、中层干部评议院级领导的办法，提高民主管理的水平。在院务公开工作中发挥监督作用，拓宽民主渠道，成立以医院工会主席为组长的院务公开监督小组。参与医院制定《漳州市医院院务公开实施办法》，关系到行政管理、改革发展和职工切身利益的重要事项等方面内容，都要通过职代会、院务公开栏、职工座谈会、职工大会等形式多渠道向职工公开，让职工广泛、直接、全面地参与医院管理，从而调动职工积极性和主动性，增强医院的凝聚力。

2003-2006年，漳州市医院工会完善民主制度，强化民主管理，参与民主管理，发挥工会参政议政作用。坚持职代会制度，修订《漳州市医院职工代表大会条例》，每年召开1次职工代表大会，讨论和审议医院年度工作计划、财务预结算、医院改革的重大决策、医院发展的重大问题、与职工切身利益密切相关的热点问题。组织职工积极建言献策，提出合理化建议和提案189条，为医院制定工作计划和发展规划提供科学依据，发挥主人翁作用；运用《漳州市医院院务公开实施办法》开展监督工作，确保院务公开的内容、途径、形式、层次、程序、原则得到顺利实施。

2007-2009年，漳州市医院工会重点推进医院民主建设，维护职工合法权益。坚持每年召开1

次职工代表大会，讨论和审议医院年度工作计划、财务预结算、医院重大改革与发展问题以及与职工切身利益密切相关的重大问题；组织职工积极建言献策，提出合理化建议207条，为医院制定工作计划提供重要依据，较好地发挥工会参政议政的作用；通过职工座谈会、问卷调查和职代会提案征集工作等形式，定期听取职工对医院和工会工作的意见建议。

2010-2011年，漳州市医院工会维护职工合法权益，积极参与医院民主监督、民主管理工作。通过职工座谈会、问卷调查和职代会提案征集工作等形式，定期听取职工对医院和工会工作的意见建议。医院年度工作计划、财务预决算、绩效奖金分配方案等重要文件全部经过职工代表大会审议通过。代表们围绕加快医院发展，提出630多条建设性的意见和建议，充分体现职工主人翁意识和齐心协力谋医院发展的积极性；院工会积极与各职能科室沟通，在院内网开辟职代会代表提案回复专栏，把职代会提案和建议分解到各职能科室，由职能科室直接向代表们提出的建议进行反馈，极大地发挥工会参政议政的作用。

三、文化技术教育

1979-1985年，龙溪地区医院工会组织青年职工学习科学文化知识，举办2期扫盲班，对参加文化补习班学习的50名职工进行文化补课，提高职工文化水平；举办初级、中级英语班、日语班，提高医务人员的外语水平；支持青年职工参加电大、业大、业余文化学校学习，使一部分职工达到大专文化程度。

1986-1988年，漳州市医院工会从提高职工专业技术水平入手，支持职工参加业余学习，提供职工教育经费共4000元。

1989-1991年，漳州市医院工会号召职工努力学习科技文化知识，发放职工报刊费，供大家订阅中外书籍和报刊；图书馆订有书刊260种和报纸20种，供广大职工学习专业知识和外文，提高职工业务水平和外文水平；积极支持职工参加业大、电大、函授等再学习，提供职工教育经费1.1万元。1990年11月，漳州市医院工会组织职工参加福建省职工《社会主义在中国》知识竞赛及《全国职工劳动法律法规》知识竞赛。1991年，漳州市医院工会获漳州市总工会授予"先进基层工会"荣誉称号及"社会主义在中国"系列教育活动集体组织奖。

1992-1994年，漳州市医院工会组织职工开展读书活动和知识竞赛。

1995-1998年，漳州市医院工会鼓励职工学习科技文化专业知识，坚持在职培训，支持职工参加电大、业大、进修和入学深造学习，在学习经费和考试假期上制订出一套实施办法并给予支持。为工会小组订阅《工人日报》《福建工运》等报刊杂志。

1999-2002年，漳州市医院工会积极开展职工再教育学习、岗位培训、技术比武等活动。定期举办学习学术讲座、研讨会；每年对新入职员工进行1次岗前教育；举办技术操作比武、医疗知识竞赛；举办计算机知识、外语培训班，选派职工参加漳州市总工会举办的计算机操作培训和比赛；选送优秀职工到省级以上单位进修学习，到日本、新加坡研修培训；支持职工参加成人自学考试、在职研究生考试。参加各种新知识、新技术培训的职工有600人次，晋升高级职称的职工有60名，晋升中级职称的职工有125名。

2003-2006年，漳州市医院工会以创建学习型组织，争做知识型职工活动为载体，定期开展岗位培训、学术讲座、"三基"（基本理论、基础知识、基础技能）训练；选派职工外出进修学习；每年对新入职员工进行1次岗前教育；举办心肺复苏操作技术比武、医疗知识竞赛和财务科人员点钞技术比武等活动；支持职工参加成人自学考试、在职研究生学习。

2007-2009年，漳州市医院工会鼓励支持职工参加各种在职培训学习，开展岗位技术练兵，举办气管插管、心电监护等岗位技能大赛，举办2届药剂师岗位技能赛，通过各种岗位技能比赛、知识竞赛提高医务人员的技术水平。

2010-2011年，漳州市医院工会利用多种形式在职工中开展劳动竞赛和技术创新。结合三级甲等综合医院复评工作，组织中层以上领导干部和全院职工举办三级甲等综合医院评审有关知识培训，举办三级甲等综合医院评审应知应会知识竞答活动，并对获奖的选手颁发奖金和证书。参加竞答活动职工有1148名，参与率为100%。结合医院工作重点，与质控科联合举办缺陷病历点评比赛，共有7个临床团支部参加角逐。

第四节　服务与管理

一、员工生活福利

补助困难职工　1959年，龙溪专区医院工会补助多子女困难职工7名，为3名患病职工补助药费，临时补助困难职工51人次，得到补助者有医生、护士、行政人员、工人、临时工等。1966年后，医院由保健科负责全院患病职工的诊疗工作，开具检查单和病假条，上门为患病不能到院诊病的职工服务。1979-1985年，龙溪地区医院工会保障职工生活福利，协助和督促行政方面办好职工集体福利事业；开展职工互助互济活动，搞好职工生活困难补助；龙溪地区医院工会对困难职工从经济上给予补助，对职工及亲属的死亡，赠送花圈以示悼念；对医院职工患病住院进行慰问，根据家庭经济状况给予适当补助；成立职工互助储金会，通过这一方式解决职工暂时性经济困难，真心实意地为职工做好事，办实事。1986-1991年，漳州市医院工会坚持搞好互助互济等福利工作，对患病住院职工进行慰问，利用福利费解决职工困难补助问题。1993年，漳州市医院工会搞好互助互济等福利工作，福利工作委员会经常对职工生活上的具体困难进行分析、研究，并从经济上给予适当补助。1995年后，漳州市医院工会关心职工疾苦，做到"四必访"（职工患病住院、婚事、丧事、天灾人祸），工会干部必上门看望慰问，把工会的关心和温暖送到职工的心坎上。1995年，漳州市医院工会慰问救济困难职工36户，发放补助慰问救济款7000元。2003-2006年，漳州市医院工会关心职工生活，做到"五必访"（职工婚丧嫁娶、职工有思想问题、职工生活困难、职工患病住院、职工家庭纠纷均必到必访）。发放职工年终困难补助金，帮助职工排忧解难；对职工重病住院、家庭突发事故等前往探望、慰问及给予补助；补助在职职工28人次，发放年终困难补助金1.46万元；补助退休职工109人次，共发放困难补助金3.85万元。2007-2009年，漳州市医院工会开展送温暖活动，慰问住院职工6万元，丧事慰问7万元，困难补助8万元。2010年后，漳州市医院工会提高职工退休、患病住院、丧事等慰问补助标准；关心职工生活，帮助职工排忧解难，对有患病住院、生活困难、家庭纠纷、喜事、丧事的职工，工会干部都前往探望、慰问和帮助解决困难；为35名职工发放困难补助金9500元，解决职工家庭困难。2010-2011年，漳州市医院工会发放福利补助40人次，金额共1.34万元。

改善员工住房 1979-1985年，龙溪地区医院工会协助医院后勤部门抓好职工住房调整分配工作，共有138户职工的住房条件得到不同程度的改善。1986-1991年，漳州市医院工会协助医院后勤部门搞好职工住房调整分配工作，直接参与医院分房委员会工作。分房委员会成员经常深入群众，及时了解和反馈职工群众的意见。职工住房分配执行住房评分法，基本解决中级以上知识分子住房问题，为职工创造较好的生活环境；1993年，漳州市医院工会协助行政部门搞好职工住房分配工作，工会成员直接参与医院分房委员会工作。根据福建省、漳州市政府住房改革有关文件规定，共房改职工住房100套；1995-1998年，漳州市医院工会根据漳州市政府房改文件要求，参与医院房改工作，新建职工宿舍4000平方米，工会参与行政住房分配工作，解决200户职工住宿问题，改善职工生活条件。2003-2006年，漳州市医院修缮职工食堂、运动场、单身职工宿舍，改善职工生活条件。2010年后，漳州市医院工会配合医院购置商品房84套共8200平方米，基本解决职工住房困难；漳州市医院对第二医村10号宿舍楼进行外墙装修，修建宿舍区球场、花坛、道路、公厕，较好地改善职工生活环境和锻炼场所。

员工投资收益及奖金分配 1986-1998年，漳州市医院工会参与医院行政管理，提高经济与社会效益；逐渐改善职工生活福利，做好职工福利分配，执行多劳多得、少劳少得、不劳不得的劳动分配原则，奖金分配根据完成任务的综合评分法；实行奖金与工作量、服务质量挂钩的办法，奖优罚懒，充分调动广大职工的劳动热情，提高医院的医疗服务质量。1993年，漳州市医院工会在职工中集资90万元，创办小坑头分院（股份制）。小坑头分院实行董事会领导下的院长负责制，设病床100张，开设内科、产科、儿科、肿瘤科、整形美容科等科室，方便周边群众就医，受到患者和家属的好评。1999-2007年，漳州市医院工会参与医院对职工福利分配的改革，如奖金分配、职工医疗补贴、住房公积金缴存规定等，从源头上维护职工的利益。2008-2011年，漳州市医院工会参与医院职工绩效奖金分配与各项福利分配改革方案、职称评聘方案、职工继续教育规定等的讨论与制定，医院各项重大改革与制度的制定全部经过职工代表大会讨论审议通过，实实在在地维护了职工的合法权益与切身利益。

员工度假学习疗休养 1979年后，龙溪地区医院工会组织工龄满30年的员工前往东山县度假学习疗休养。1995-1999年，漳州市医院工会组织共800多名员工（女性工龄满20年、男性工龄满25年）到东山县度假学习疗休养，组织先进工作者分别到三明大金湖、玉华洞等地旅游（医院给予每人补贴400元，其他费用自己承担）。2000-2002年，漳州市医院工会组织共503名员工（女性工龄满20年、男性工龄满25年）到东山县度假学习疗休养，组织共60名先进工作者外出旅游（医院给予每人补贴400元，其他费用自己承担）。2003-2006年，漳州市医院工会组织共682名员工（女性工龄满20年、男性工龄满25年）到东山县度假学习疗休养，组织共123名先进工作者外出旅游（医院给予每人补贴800元，其他费用自己承担）。2007-2009年，漳州市医院工会组织共861名员工（女性工龄满20年、男性工龄满25年）到东山县度假学习疗休养，组织共226名各类先进工作者外出旅游（医院给予每人补贴800元，其他费用自己承担）。2010-2011年，漳州市医院工会组织共431名员工（女性工龄满20年、男性工龄满25年）到东山县度假学习疗休养，组织共343名各类先进工作者外出旅游（医院给予每人补贴800元，其他费用自己承担）。让员工在艰苦繁忙的工作之余放松心情，调整心态，增进同事之间的感情交流，养精蓄锐，以便更好地投入紧张繁忙的工作，更高质量完成新的医疗任务，深受职工的欢迎。

劳保与体检 1986年始，漳州市医院工会重视维护员工身心健康，放射岗位等特殊工作人员佩带放射防护元件，定期更换并送福建省放射防护所检测，每年组织1次放射科、同位素、钴60、食堂、供应室、服务公司、药厂等特殊岗位人员进行健康体检，大型设备检查费用超过100元的门诊检查项目，经医院保健小组讨论批准后可以全额报销。2005年后，医院员工的健康体检增加每年组织1次全院离退休员工及40岁以上女员工进行健康体检，并收集整理员工的体检资料。2007年后，漳州市医院工会定期组织员工体检，并建立员工健康档案，对员工的疾病做到早发现、早治疗。2010年后，医院员工的健康体检又增加对全院40岁以上员工进行健康体检，建立健康档案。2011年，漳州市医院工会每年组织1次对全院离退休及40岁以上和放射等特殊岗位员工进行健康体检，40岁以下员工每2年健康体检1次，建立健康档案；对放射科、同位素、钴60、CT室等特殊岗位工作人员佩带放射防护元件，每季度更换1次，并送福建省放射防护所检测并将检测结果存档待查；对医院职业暴露人员进行暴露等级评估，预防感染，并进行防护宣传。

二、离退休员工服务与管理

服务与管理 1990年8月27日，漳州市医院工会召开首届离退休职工代表大会，参加会议的离退休职工代表150名，选举产生离退休职工管理工作委员会。1991年，漳州市医院成立离退休职工管理工作领导小组，下设办公室，制定漳州市医院离退休干部工作委员会成员工作职责，建立离退休职工活动室。聘请2名离退休干部负责组织管理工作。1992年1月，医院获"漳州市老年工作先进集体"荣誉称号。3月，医院获"福建省老年工作先进集体"荣誉称号。1995-1998年，医院工会定期召开离退休领导、离退休员工工作通报会，介绍医院的建设改革与发展的情况，听取老职工的宝贵意见。1998年2月，医院获中共福建省委组织部、福建省老干部管理局授予"为老干部提供社会优待服务先进单位"荣誉称号。1999-2011年，医院工会贯彻落实《老年人权益保障法》，依法维护离退休职工的合法权益，围绕"老有所养、老有所医、老有所乐、老有所得、老有所学、老有所为"目标，配合党政有关部门，为离退休职工排忧解难。

文化娱乐健身活动 1991年，漳州市医院离退休职工活动室订阅十几种报刊杂志，添置各种娱乐设备，为离退休职工晚年学习、文化、娱乐提供方便。1992-1994年，漳州市医院为每位离退休人员订阅《福建老年报》《福建卫生报》。做好离退休职工服务管理工作，扩大离退休职工活动室，面积80平方米，设有乒乓球室、棋牌室，为职工的健身、娱乐提供场所。2003年5月，漳州市医院成立老年体育协会（老体协），积极开展各项有益老年人健身活动。2004-2006年，医院原托儿所作为离退休工作办公场所和职工活动室，面积400平方米，设立党员活动室、乒乓球室、棋牌室、健身室等，订阅十几种报刊杂志，添置10种健身器材，为离退休职工提供娱乐、健身活动场所。2007-2011年，离退休职工管理办公室利用节假日开展丰富多彩的文体活动，举办舞会、春节和中秋联欢会、座谈会、健康讲座，组织健步走、登山运动、游园等活动；医院老体协组织离退休职工参加漳州市、卫生系统老年人运动会，全民健身等活动。2006年6月，医院老体协获漳州市直卫生系统老体协授予"先进集体"荣誉称号。

尊老敬老爱老活动 1991年，漳州市医院定期召开离退休人员座谈会，听取离退休人员对医院各方面的意见和要求。在春节、重阳节等法定节日期间，离退休职工管理办公室组织在职职工上门拜访、慰问离退休人员，及时了解、解决离退休人员的实际困难，使离退休人员安度幸福的晚年。

组织离退休人员到武夷山、东山、云洞岩、白礁等地旅游观光。1992-1994年，离退休职工管理办公室组织离退休人员到深圳、珠海、桂林、厦门、集美等地旅游观光。每年春节、重阳节期间，配合院党政部门，以支部、科室工会小组为单位，组织在职职工为离退休职工送温暖、办实事、排忧解难。院党、政、工领导一起登门拜访慰问70岁以上职工。1995-1998年，漳州市医院建立健全离退休职工服务管理工作，开展敬老爱老活动，春节、重阳节期间举办老年游园活动，组织老职工到厦门、桂林、武夷山等风景区游览。春节前夕，支部、工会组织在职职工慰问离退休职工。1999-2003年，漳州市医院对离退休职工优先落实货币分房政策和优先发放市补工资；每年重阳节组织老职工到外地参观游览和举办联欢会。春节前夕，工会干部与支部、科室领导一同开展慰问活动，让老职工感受医院的关心与温暖；定期召开医院年终工作通报会，让老职工分享医院改革开放取得成果；召开老职工代表座谈会，听取老职工宝贵意见和建议。2004-2006年，离退休职工管理办公室在老年节组织老职工到外地参观游览和举办联欢会。春节前夕，工会干部与支部、科室领导一同开展慰问活动，让老职工感受组织的温暖。2007-2011年，离退休职工管理办公室关心慰问离退休职工，努力为老职工办实事。配合医院党政及上级有关部门，开展尊老、敬老、爱老活动，为80岁以上老职工祝寿，上门祝福并送上慰问金，了解老职工的生活情况，积极为离退休职工排忧解难。

三、关心女职工和职工子女

关心职工子女 1950年3月，漳州协和医院根据职工的要求和实际需要，开办托儿所和哺乳室。1979年，龙溪地区医院开办幼儿园，在"六一"国际儿童节时购买纪念品赠送幼儿园的职工孩子。1985年12月，龙溪地区医院幼儿园获龙溪地区总工会、妇联授予"先进幼儿园"荣誉称号。1986-1988年，漳州市医院幼儿园占地面积500平方米，开办哺乳、小、中、大班，收托职工子女100名，有工作人员10名，其中所长1名、教师2名。1989-1991年，漳州市医院在幼儿园增建游泳池、娱乐场等设施，增加师资力量，大、中、小及哺乳班收纳学龄前儿童和婴儿126名。幼儿园工作人员增至15名，其中园长1名、幼儿教师3名、营养师1名。1994年，漳州市医院幼儿园因病房楼建设而拆迁停办，医院工会委员会主动与漳州军分区幼儿园联系，寄托部分职工的3岁以上幼儿；在第二医村2号宿舍楼一楼开办托儿所，入托3岁以下幼儿19名；对子女寄托外单位幼儿园的职工给予经济补贴。1995-1998年，漳州市医院工会扩大托儿所规模，共入托幼儿85名；增办寒暑假幼儿寄托班，共寄托幼儿189名；投入专项资金2万元对职工子女寄托外单位幼儿园的给予每人每年补助100元。1996年，漳州市医院工会制订《职工在校子女奖学评优规定》，每年对职工子女在校表现优秀、考上大学、三好生、优秀学生干部等给予奖励，发放奖学金。1999-2002年，漳州市医院工会为医院托儿所添置幼儿组合游乐设备；奖励考上大中专院校、学习成绩优秀、在校获奖的职工子女，发放奖学评优金共3.188万元。2003年后，漳州市医院工会每年度1次奖励考上大中专院校、学习成绩优秀、在校获奖的职工子女。2008年8月，漳州市医院工会重新制定《漳州市医院关于职工在校子女评优奖学规定》。2011年，漳州市医院工会奖励考上大中专院校、学习成绩优秀、在校获奖的职工子女119名，发放奖学评优金2.065万元。

女职工权益保障 1979-1985年，龙溪地区医院在三八妇女节慰问女职工。1992-1994年，漳州市医院工会组织女工委员学习《妇女权益保障法》等法规。1992年后，漳州市医院工会为使患病女职工能够得到及时治疗，开始定期对全院 40 岁以上女职工进行妇科病普查和健康体检。1994 年 3 月，漳州市医院工会成立女职工委员会，设委员 9 名，其中主任、副主任各 1 名，女职工的权益得到进一步保障。1995 年后，贯彻落实国家《妇女权益保障法》《女职工劳动保护规定》等法律法规。每年举办纪念三八妇女节活动，开展文娱活动，举行女职工代表座谈会，激励女职工的工作热情和积极性；关心女职工家庭、婚姻生活，对女职工家庭发生矛盾和纠纷，院科两级工会干部都上门走访，做好思想工作，调解纠纷，维护家庭和睦。1999-2002 年，漳州市医院工会组织女工委员学习《福建妇女发展纲要》《工会女职工委员会条例》等相关法律法规，进一步明确职责与权利。组织女职工参加全省女职工权益法律知识竞赛和漳州市妇联举办《婚姻法》知识竞赛。对家庭发生纠纷、夫妻矛盾及时上门做思想工作，当好"娘家"角色。2003-2006 年，医院逐步扩大女职工健康体检范围，增加检查项目，每年把离退休女职工纳入健康体检范围，增加妇科涂片病理检查、B 超和钼靶乳腺检查。2007-2010 年，每年增加 40 岁以上女职工进行妇科病普查。2011 年开始，组织 40 岁以上女员工进行妇科病普查，建立健康档案，女职工体检金额超过男职工体检金额的 2 倍；是年开始，每 2 年组织未满 40 岁女职工健康体检 1 次，建立健康档案。

文化体育生活　2000 年，漳州市医院工会响应全国妇联关于"举全国妇女之力，建西部美好家园"的号召，组织全院女职工热心捐款，共捐出 4093 元，女医生丁小惠捐出自己省吃俭用的 1000 元，受到《闽南日报》的表扬。2003-2006 年，邀请心理专家到医院作《人际沟通技巧》《心理健康》专题讲座，帮助女职工树立正确的世界观、人生观和价值观。结合女性特点开展女职工喜闻乐见的文体活动，三八妇女节登山猜谜已成为女职工休闲放松的保留节目，节日期间组织女职工骑自行车到云洞岩、石狮岩、林前岩、瑞竹岩等地游览。2009 年后，漳州市医院工会举办职业女性仪容仪表塑造及行为规范讲座、护理礼仪培训以及礼仪形体训练，举办庆三八合家欢趣味运动会和登山、自行车、健美操等比赛，活跃女职工的文化生活。是年开始，倡导新风尚，每 2 年与医院团委联合举办"幸福天使·美满一生"青年职工集体婚礼。2010-2011 年，举办庆祝三八妇女节全院女职工拔河比赛、联欢晚会等活动，各支部工会分别组织女职工在三八妇女节外出活动，邀请漳州师院心理学专家到院举办《情绪调节与心理减压》专题讲座，提高女职工自我减压意识，促进女职工心理健康水平的提高。

四、创建活动

1984 年 5 月，漳州市医院工会贯彻落实中华全国总工会《关于整顿工会基层组织开展建设"职工之家"活动的决定》，建设一个符合"四化"要求、密切联系群众的领导班子和一支热心为群众服务的工会积极分子队伍；教育和动员职工站在改革的前列，努力促进技术进步，开展社会主义劳动竞赛，提高经济效益和社会效益，出色完成国家交给的各项任务；组织和动员职工学习政治、文化、科学技术和经营管理，提高思想政治素质和科学文化素质，在建设一支有理想、有道德、有文化、有纪律的职工队伍中发挥应有作用；推进企业事业民主管理，承担起职工代表大会工作机构的任务，在办好社会主义企业事业中充分发挥作用；保障职工福利，维护职工合法权益，为职工讲话、办事，为职工"排忧解难"；健全工会组织，加强小组建设，不断完善工会民主生活和民主制度，做民主的模范的 6 条标准。1985 年，龙溪地区医院工会按照漳州市总工会要求，组织开展建设职工之家活动,于1987年1月经验收合格,获漳州市总工会颁发的"职工之家"合格证。1999-2002年,漳州市医院工会完善职工活动场所,新建卡拉OK舞厅、图书阅览室、羽毛球场、排球场、乒乓球室、篮球场;在九龙江畔建造职工游泳点,购置存放衣物的铁柜等设施,解决职工游泳的诸多不便;成立职工业余排球队、篮球队及合唱队。每年按照每位会员100元的标准下拨给科室工会作为活动经费,为科室工会、工会小组开展活动提供有力的保障。2000年,漳州市医院工会被福建省总工会授予"模范职工之家"荣誉称号。2004年和2008年,漳州市医院工会通过福建省总工会"模范职工之家"的复查验收。2006年,漳州市医院工会以创建"巾帼文明岗"为载体,加强女职工职业道德教育,开展创建"巾帼文明岗",5月,漳州市医院急诊科、外科重症监护室获福建省妇女联合会、福建省卫生厅授予"巾帼文明岗"荣誉称号。2007年,漳州市医院工会通过福建省总工会"模范职工之家"复评、内科一支部工会获漳州市总工会授予"漳州市优秀职工小家"。是年,有11个工会小组被医院工会授予"职工小家",有58名职工获"工会积极分子"荣誉称号。2008-2011年,漳州市医院工会深化"职工之家""巾帼文明岗"等创建活动,围绕创建任务和创建目标,开展各种专题创建活动,注重活动的创新与特色,创建活动质量达到了更高的水平。2011年2月,漳州市医院外科重症监护室获中华全国总工会授予"全国五一巾帼标兵岗"荣誉称号。10月,漳州市医院工会获中华全国总工会授予"模范职工之家"荣誉称号。

五、经费收支

1979-1985年,龙溪地区医院工会第五届委员会经费项目中以行政拨款、会员缴纳会费、福利费补助款、保育费等为主要收入项目,利息为其他收入项目;工会财务委员合理分配和安排各项支出,对提高青年的文化素质给予物质支持,逐年增加业余教育费;图书费、文娱活动费用于开展各种文艺活动和对外参加各种文艺活动;体育活动费主要用于开展职工体育活动,改善篮球、排球、羽毛球、乒乓球场地;集体福利费主要是举办托儿所、行政费、固定资产支出。

1986-1990年,漳州市医院工会第六届、第七届委员会经费主要是行政按职工工资总额的1%拨给,会员缴纳会费等。按照发扬民主、统筹安排的原则,在支出费用中坚持勤俭节约、量入为出。

1991-1994年,漳州市医院工会第八届委员会经费主要是行政按职工工资总额的2%拨给,会员缴纳会费,其他收入有福利费补助款、保育费、利息。在支出上本着勤俭节约、量入为出、发扬民主,统筹安排的原则,行政拨给经费中的40%上交漳州市总工会。支出部分有业余教育费、图书报刊费、文体活动费、集体福利费、行政费等项目。1993年,医院工会获漳州市总工会授予"年度财会工作先进单位"荣誉称号。

1995-1998年,漳州市医院工会第九届委员会认真做好工会经费的计划、管理与使用,把有限的经费合理用于工会建设。医院工会经费主要是行政按职工工资总额的2%拨给,会员缴纳会费,其他收入有福利费补助款、保育费、利息。行政拨给经费中的40%上缴漳州市总工会;支出部分有会员活动费、业余教育费、宣传活动费、图书报刊费、文艺活动费、体育活动费、职工集体福利费、工会建设费、工会行政费等。1995年12月,医院工会获福建省总工会授予"全省工会财会工作先进集体"荣誉称号。

1999-2005年,漳州市医院工会第十届、第十一届委员会遵守《中华人民共和国会计法》《医院财务制度》《工会财务会计制度》及国家有关财经法规。工会经费审查委员会围绕工会中心工作,认真履行审查监督职能，严格审核把关，管好用好工会经费，对工会资金加强管理；依法按时上缴经费，做好工会经费审查委员会工作。行政按职工工资总额的2%拨给工会经费，会员缴纳会费，其他收入包括行政补助款及利息。行政拨给经费中的40%上交漳州市总工会；经费支出有会员活动费（各支部工会会员开展集体活动及会员特殊困难补助）、职工文体活动费（开展职工教育、文娱、体育、宣传）、工会业务费（工会培训、加强自身建设和开展业务工作）、工会行政费（行政管理、后勤保障）等项目。2002年，漳州市医院工会获漳州市总工会经费审查委员会授予"工会经审工作先进集体"荣誉称号。2005年，漳州市医院工会获漳州市总工会授予"2002-2003年度市直基层工会财务工作先进集体"荣誉称号。

2006-2009年，漳州市医院工会第十二届委员会根据《中华人民共和国工会法》的规定，严格落实国家法律、法规和政策规定，增强经费收缴的法制观念、组织观念、纪律观念和全局观念。确保工会事业的经费来源和正常运转。坚持工会经费独立管理原则，强化内控制度和工会内部审计监督制度，严格执行《中华人民共和国工会法》要求，单独开立账户，独立进行会计核算。经费使用由工会主席"一支笔"审批，重大开支事项集体讨论决定。遵守《中华人民共和国会计法》的会计基础工作规范和内部会计控制规范等规定，建立健全现金和银行存款管理、经费支出审批、费用控制和票据管理等内部财务管理制度，做到会计、出纳分设，钱、财、物分管，坚持互不相容，职务相互分离、相互制约、相互监督。一切费用报销都附有关单据、费用结算清单或证明资料，由经办人、证明人签字，报工会主席审批。根据基层工会经费使用管理办法规定，坚持工会经费为职工服务的方向，把有限经费用于维护职工合法权益方面和工会重点工作上，用于开展职工教育、文娱、体育、宣传等方面的活动；用于奖励为医院发展提出合理化建议的职工；用于建设医院"职工之家"和开展医院工会业务活动、体育活动、职工宣传活动费（订阅图书报刊）、职工其他活动费上。行政按职工工资总额的2%拨给工会经费，会员缴纳会费，其他收入有福利费补助款、利息。行政拨给经费中的40%上缴漳州市总工会；支出部分有职工文体活动费、会员活动费、工会业务费等项目。2008年，医院工会获漳州市总工会授予"2006-2007年度工会财会工作先进集体"荣誉称号。

2010-2011年，漳州市医院工会第十三届委员会遵守国家及医院的各项财务规章制度，确保医院工会事业经费来源和正常运转。坚持工会经费独立管理原则，强化内控制度和工会内部审计监督制度，严格执行《中华人民共和国工会法》要求，单独开立账户，独立进行会计核算。经费使用由工会主席"一支笔"审批，重大开支事项集体讨论决定。在工会经费的收缴、管理和使用等方面贯彻"量入为出、统筹兼顾、勤俭节约、保证重点"的工作原则，使工会经费做到收支平衡，尚有结余。院行政按职工工资总额的2%及时足额拨给工会经费，会员缴纳会费，其他收入有福利费补助款、利息。行政拨给经费中的40%上缴漳州市总工会；经费开支用于开展职工教育、文娱、体育、宣传和奖励职工为医院发展提出合理化建议、建设医院"职工之家"和开展医院工会业务工作等活动上，主要项目有职工文体活动费（文艺活动、体育活动）、职工宣传活动费（订阅图书报刊）、职工其他活动费（主要是发放春节等节日过节费）、会员活动费（主要是发放各支部工会活动经费）、工会业务费。2010年，医院工会获漳州市总工会授予"2008-2009年度工会财会工作先进集体"荣誉称号。

表2-4 1950-2015年福建省漳州市医院工会委员会主要领导名表

届次	姓名	职务	任职时间（年）
漳州协和医院第一届工会委员会	张锦泉	主席	1950-1952
福建省龙溪专区医院第二届工会委员会	黄建堂	主席	1952-1956
福建省龙溪专区医院第三届工会委员会	邱亚关	主席	1956-1960
福建省龙溪专区医院第四届工会委员会	孙渭良	主席	1960-1979
福建省龙溪地区医院第五届工会委员会	蔡坤	副主席（主持工作）	1979-1980
	宋修华	主席	1980-1982
	蔡坤	副主席（主持工作）	1982-1985
福建省龙溪地区医院第六届至第八届工会委员会	黄进顺	主席	1985-1994
福建省漳州市医院第九届工会委员会	张永成	主席	1994-1995
福建省漳州市医院第九届至第十届工会委员会	陈生枝	主席	1995-1998
福建省漳州市医院第十届至第十二届工会委员会	康基顺	主席	1998-2008
福建省漳州市医院第十二届至第十四届工会委员会	陈同元	主席	2008-

表2-5 1986-2015年福建省漳州市医院工会委员会经费收支统计表

时间（年）	收入（元）	支出（元）	上交上级工会经费（元）
1986	42233.45	42752.27	2454.17
1987	44976.41	43330.49	2110.76
1988	55895.59	49369.27	6497.15
1989	25954.92	31400.00	5869.11
1990	62349.65	51811.54	14569.13
1991	91098.59	80180.73	16692.21
1992	5703327.00	69432.34	17356.46
1993	88586.30	85949.32	26577.95
1994	143368.80	103698.70	21513.10
1995	167934.30	140346.00	43192.22
1996	117658.40	134118.70	33769.54
1997	319252.40	208989.60	100142.70
1998	160035.70	213626.20	48893.82
1999	198306.40	112070.80	71928.55
2000	230476.70	232902.30	86030.32
2001	315792.20	318618.10	79219.28
2002	565850.80	505409.20	139094.80
2003	369240.50	383231.10	117776.20
2004	367544.80	451441.10	126286.20
2005	1073367.00	1206356.00	127980.40

续表

时间（年）	收入（元）	支出（元）	上交上级工会经费（元）
2006	2277518.00	1908026.00	136178.30
2007	17339828.00	1745472.00	81333.43
2008	2265425.00	2221371.00	211099.60
2009	3008151.00	2658163.00	214501.70
2010	2566159.00	2628813.00	174471.60
2011	5318572.11	3052331.50	175933.72
2012	1272433.00	3650714.00	178719.29
2013	513670.86	845756.50	296102.60
2014	1524876.39	828187.68	569946.50
2015	1585173.64	925266.80	668747.10

第四章　中国共产主义青年团漳州市医院委员会

第一节　组织与队伍建设

一、组织建设

1952年3月，中国新民主主义青年团福建省龙溪地方工作委员会，主持召开中国新民主主义青年团龙溪专区医院第一次团员大会，成立中国新民主主义青年团龙溪专区医院支部委员会，设团支部书记1名。

1957年6月25日，中国新民主主义青年团福建省龙溪地方工作委员会更名为中国共产主义青年团福建省龙溪地方委员会（简称团地委），之后中国新民主主义青年团龙溪专区医院支部委员会更名为中国共产主义青年团龙溪专区医院支部委员会。

1959年9月3日，经团地委同意，成立中国共产主义青年团龙溪专区医院总支部委员会，设团总支书记1名、工作人员2名。下设3个团支部。

1970年11月，经团地委同意，恢复建立中国共产主义青年团龙溪地区医院支部委员会，时医院有共青团员50名。

1978年7月7日，经团地委同意，建立中国共产主义青年团龙溪地区医院总支部委员会，设委员7名，其中团总支书记1名、副书记2名。下设2个团支部。

1984年1月5日，经团地委同意，成立中国共产主义青年团龙溪地区医院委员会，设委员7名，其中书记1名、专职副书记1名、副书记2名。

1985年12月，中国共产主义青年团龙溪地区医院召开第二次代表大会，选举产生中国共产主义青年团龙溪地区医院第二届委员会，设委员7名，其中书记1名、专职副书记1名。以党支部划分区成立团支部，分别为内科团支部、外科团支部、儿科团支部、妇产科团支部、门诊团支部、医技团支部、行政后勤团支部。1986年后，福建省龙溪地区医院改称为福建省漳州市医院，中国共产主义青年团龙溪地区医院委员会改称为中国共产主义青年团漳州市医院委员会（简称医院团委）。

1988年10月，中国共产主义青年团漳州市医院召开第三次代表大会，选举产生中国共产主义青年团漳州市医院第三届委员会，设委员7名，其中书记1名、专职副书记1名。

1991年9月，中国共产主义青年团漳州市医院召开第四次代表大会，选举产生中国共产主义青年团漳州市医院第四届委员会，设委员7名，其中书记1名、专职副书记1名、副书记1名，设立内科团支部、外科团支部、儿科团支部、妇产科团支部、门诊团支部、医技团支部、行政后勤团支部。是年12月至1996年6月，根据《中国共产主义青年团章程》有关规定，医院团委所辖基层团支部先后3次进行换届选举，完善和调整基层团组织。

1996年6月，中国共产主义青年团漳州市医院召开第五次代表大会，选举产生中国共产主义青年团漳州市医院第五届委员会，设委员7名，其中书记1名、专职副书记1名、副书记1名。是年7月至2002年12月，根据《中国共产主义青年团章程》有关规定，医院团委所辖基层团支部先后3次进行换届选举，增设五官科团支部。

2002年12月，中国共产主义青年团漳州市医院召开第六次代表大会，选举产生中国共产主义青年团漳州市医院第六届委员会，设委员7名，其中书记1名、专职副书记1名。2003年，医院团委根据《中国共产主义青年团章程》有关规定，院团委所辖基层团支部进行换届选举，增设内科第二团支部和外科第二团支部。2006年8月，漳州市医院成为福建医科大学非行政隶属附属医院后，医院团委成立学生团支部，加强医科大学学生在院学习期间的团建工作。

2008年10月，中国共产主义青年团漳州市医院召开第七次代表大会，选举产生中国共产主义青年团漳州市医院第七届委员会，设委员7名，其中书记1名、专职副书记1名。是年，增设朝阳分院团支部。

2011年，中国共产主义青年团漳州市医院委员会，有委员5名，团委书记1名、专职副书记各1名，有内科第一团支部、内科第二团支部、外科第一团支部、外科第二团支部、儿科团支部、妇产科团支部、五官科团支部、门诊团支部、医技团支部、行政后勤团支部、朝阳分院团支部、开发区分院团支部，全院团员545名。是年，医院团委加强团组织建设，进行团支部的换届选举工作。

二、队伍建设

1956年，龙溪专区医院有团员51名，占职工总数23.8%。1977年，龙溪地区医院有团员41名。1980年，医院有团员35名。1983年，医院有团员120名。

1985年，龙溪地区医院团委加强共青团队伍建设，注重吸收表现好、积极上进的青年入团，办理超龄团员离团手续。全院团员数由120名增加至185名。全院有33名团员向党组织递交入党申请书，10名团员加入中国共产党，10名团干被评为院优秀团干，9名团员被评为院优秀团员，25名团员被评为院积极分子，8名团员被评为院先进工作者，2名团员被评为1984年度龙溪地区优秀团员。

1985年3月至1988年10月，医院共有27名团员向党组织递交入党申请书，6名团员加入中国共产党。1名团干被评为漳州市优秀团干，15名团员被评为医院先进工作者，42名团员被评为院积极分子。

1988年11月至1990年11月，漳州市医院团委整理完善团员档案，办理67名超龄团员离团手续及2名团员自动退团手续；接收新分配和调入团员50名，收缴团费800余元。1989年，医院团委对全院团员进行登记造册，整理档案，颁发团员证。全院团员205名。3名团干被评为市直机关优秀团员，1名团员加入中国共产党，6名团员被评为院先进工作者，14名团员被评为院积极分子。1名团干被评为漳州市第二届"十大杰出青年"。

1991年3月，漳州市医院团委在全院开展评选优秀团干、优秀团员活动，参评团员130名，评出院优秀团员15名、优秀团干10名、先进团支部2个，团员颁证率达90%以上。至1996年6月，接收新入职的大、中专毕业生团员100多名，办理80名超龄团员离团手续。收缴团费1500多元，上缴中国共产主义青年团漳州市委员会600多元。

1996年7月至2002年12月，漳州市医院党委加强对共青团的领导，医院团委书记被选为院党委委员；医院团委制定《关于进一步加强团支部工作的实施意见》，重点对团支部的"两会"制度、推优工作、团费收缴作出明确的规定，把推优工作加以制度化、规范化，严格执行28周岁以下的团员青年入党必须经团组织推荐。1996-2002年，医院团委推荐20名团员加入中国共产党。举办2期团干部培训班，邀请中共漳州市委党校等老师到医院讲课；积极选送团干部参加上级团组织举办的业务培训和学习交流；组织团员到部队接受军事训练等。6年中，办理138名超龄团员离团手续；接收新入职团员291名；开展"评优"表彰活动，1996-2002年，医院团委表彰22名院优秀团干部、59名院优秀团员和10名青年志愿者先进个人，有4名团员获共青团漳州市委授予"十杰百佳"青年、2名团干获省优秀团干，1名团员获共青团漳州市委授予"漳州市新长征突击手"，2名团干被共青团漳州市委授予漳州市第四届"十大杰出青年"。一大批团员获共青团漳州市委授予漳州市优秀青年岗位能手、优秀团干、优秀团员、医院先进工作者称号，为医院培育"四有"新人奠定坚实的基础。

2003年1月至2008年10月，医院团委重视团干部队伍建设，举办2期团干培训班，邀请中共漳州市委党校等老师到医院讲课，召开新老团干座谈会。抓好团员队伍管理，加强思想建设，按时收缴团费，坚持每年开展"五四"表彰活动，做好推优工作，共推荐36名优秀团员加入中国共产党。2003年，医院团委被中国共产主义青年团福建省委员会评为"全省防治非典型肺炎工作先进基层团组织"，获漳州市市直机关团委评为首届青年文化艺术节优秀组织奖。

2009年，医院团委发放团员信息采集表，收集和整理医院团员信息。是年，医院1名团员获共青团漳州市委授予"漳州市优秀团员"荣誉称号，1名团干获共青团漳州市委授予"漳州市十佳团员"荣誉称号。

2010-2011年，医院团委根据上级团组织要求对医院团员信息作进一步整理，全院团员信息以电子版的形式进行管理，更好地发挥服务青年、凝聚青年的作用。2010年，医院团委获中国共产主义青年团漳州市委员会、漳州市青年志愿者协会评为"青年志愿者优秀组织奖"，1名青年获共青团福建省委授予福建省第七届"五四青年奖章"。2011年，内科第一团支部获漳州市直工委授予市直"五四红旗团支部"，内科第一团支部书记获漳州市直团工委授予"市直优秀团干部"荣誉称号，门诊收费处1名团员获漳州市直团工委授予"市直优秀团员"荣誉称号。

三、办事机构

中国共产主义青年团漳州市医院委员会办公室　医院团委办公室是负责跟踪落实团委的工作部署，负责团费收缴与管理，办理团员组织关系，处理团委的日常工作事务的办事机构。2011年，医院团委办公室有负责人1名（医院团委专职副书记兼任）、工作人员1名。

第二节　代表大会

1952年3月，中国新民主主义青年团龙溪专区医院召开第一次团员大会，成立中国新民主主义青年团龙溪专区医院支部委员会；中国新民主主义青年团福建省龙溪地方工作委员会任命中国新民主主义青年团龙溪专区医院委员会书记1名。

1985年12月，中国共产主义青年团龙溪地区医院召开第二次代表大会。出席会议正式代表39名、特邀代表14名。大会选举产生中国共产主义青年团龙溪地区医院第二届委员会，选举委员7名，其中书记1名、专职副书记1名。

1988年10月，中国共产主义青年团漳州市医院召开第三次代表大会，出席大会正式代表38名、特邀代表5名。大会选举产生中国共产主义青年团漳州市医院第三届委员会，选举委员7名，其中书记1名、专职副书记1名。

1991年9月，中国共产主义青年团漳州市医院召开第四次代表大会，出席大会正式代表35名、特邀代表14名。大会选举产生中国共产主义青年团漳州市医院第四届委员会，选举委员7名，其中书记1名、专职副书记1名、副书记1名。

1996年6月，中国共产主义青年团漳州市医院召开第五次代表大会，出席大会正式代表35名、特邀代表12名。大会选举产生中国共产主义青年团漳州市医院第五届委员会，选举委员7名，其中书记1名、专职副书记1名、副书记1名。

2002年12月，中国共产主义青年团漳州市医院召开第六次代表大会，出席大会正式代表46名、特邀代表13名。大会选举产生中国共产主义青年团漳州市医院第六届委员会，选举委员7名，其中书记1名、专职副书记1名。

2008年10月，中国共产主义青年团漳州市医院召开第七次代表大会，出席大会正式代表67名、特邀代表19名、列席代表2名。大会选举产生中国共产主义青年团漳州市医院第七届委员会，选举委员7名，其中书记1名、专职副书记1名。

第三节　主要工作

一、思想道德与主题教育活动

1952年，中国新民主主义青年团龙溪专区医院委员会组织团员参加"三反"（反贪污、反浪费、反官僚主义）运动，加强马列主义思想教育，提高团员的思想觉悟和工作积极性。

1954年，中国新民主主义青年团龙溪专区医院委员会建立团课制度，定期上课培训，使团员接受团课和党课教育。

1959年，中国共产主义青年团龙溪专区医院总支委员会贯彻党中央的卫生工作方针，开展社会主义教育运动。开展评选红旗支部活动，有11名团员当选红旗青年。

1965年，中国共产主义青年团龙溪专区医院总支委员会开展向解放军学习、向雷锋、王杰学习活动。

1978年，中国共产主义青年团龙溪地区医院总支委员会开展学雷锋做好事活动。

1983—1985年2月，龙溪地区医院团组织开展以学习整党文件为主要内容的教育活动。举办团员培训班，开设团课和党课，参加的团员有160多名。医院党委领导亲自上辅导课。1985年，医院团委加强集体学习活动，广大团员根据自己学习体会在会上作中心发言。院团委组织团员学习党的十二大文件，帮助团员青年加深理解党的路线、方针、政策，与党中央保持一致，认清形势、明确任务，坚定为"四化"奋斗的信心。组织学习共青团十一大文件，深刻领会党中央和老一辈无产阶级革命家对青年一代的殷切希望，明确新时期共青团工作的三大任务，加强共青团自身建设。在全院开展创先进团支部活动，采取记分竞赛方式评选，门诊、外科团支部被共青团龙溪地委评为龙溪地区先进团支部。深入开展五讲四美三热爱、向张海迪同志学习等活动。组织团员青年观看《华山抢险战斗集体》《对越自卫反击战英模报告会》《保边疆献青春演讲会》《曲啸同志的报告》《李燕杰同志的报告》等电视报告，组织团员清明节祭扫烈士墓，进行革命传统和爱国主义教育。利用团刊、简报宣传党的路线、方针、政策。配合医院党委开展"假如我是一个患者"大讨论，开展医德教育活动，有10名团员结合医院的实际作医德教育演讲。

1985年3月至1988年10月，医院团委组织团员青年参加医院党课教育，50多名团员青年参加党课教育，8名团员参加医院组织的党的知识教育补习班。组织团员、团干学习党的十三大文件精神，贯彻福建省团代会精神，帮助团员加深对党的路线、方针、政策的理解。利用团刊宣传党的方针、政策，编发团刊19期。各团支部开展创团刊竞赛活动。在创建两个文明建设活动中，医院团委把提高团员青年的职业道德修养、改善服务态度、提高服务质量作为一项重要内容，开展"假如我是一个患者"大讨论。开展医德教育活动，树立社会主义医德新风尚，有17名团员作医德教育演讲。开展理想达标活动，外科团支部获共青团漳州市委授予"先进团支部"荣誉称号。

1988年11月至1990年11月，漳州市医院团委每年举办团干培训班，组织团干到龙岩"古田会议"会址参观学习；组织团员参加共青团漳州市委、医院党委和团委组织的各项理论学习，不断提高团员青年的思想政治觉悟。1990年1月，医院团委开展学雷锋、争当有理想、有道德、有文化、有纪律的"四有"新人活动。组织3名团干代表医院参加中共漳州市委宣传部和卫生系统组织的社会公德、职业道德智力竞赛，获得第三名。利用板报、宣传栏等宣传阵地，开展形式多样、内容新颖、集知识性和趣味性于一体的宣传活动，表扬好人好事，弘扬正气，2年共刊出宣传栏20期。为各团支部订阅《中国青年》《演讲与口才》《福建青年》《支部生活》《中国青年报》等报刊和杂志。

1990年12月至1996年6月，漳州市医院团委每年定期举办团干培训班，组织团干学习党、团基础知识、了解社会动态和党中央各项方针政策；参加医院党委举办的骨干培训班；到红军进漳60周年纪念馆参观学习，接受革命传统教育。响应医院党委号召，发动全院职工和广大团员青年向漳州110学习，以实际行动践行为人民服务的宗旨。医院团委副书记参加漳州110先进事迹报告团，同时也向全社会宣传介绍医院。1991年9月3—7日，医院团委举办政治理论学习班，团委委员及各支部团干参加学习培训有 87 名。11 月，开办共青团漳州市医院业余团校，聘任名誉校长、校长及教导主任。

1996 年 7 月至 2002 年 12 月，漳州市医院团委重视团建工作，加强团员青年思想教育，组织团员参加中国特色社会主义理论等政治理论学习培训、入党积极分子党的基本知识培训、党史知识教育等，不断提高团员青年的政治修养和理论水平。结合香港回归、建国 50 周年、建党 80 周年、建团 80 周年、五四运动 82 周年等重大纪念日，广泛开展迎香港回归签名、党在我心中、永远跟党走、重温入团誓言等主题鲜明的系列活动，增强团员青年的责任感和使命感；围绕贯彻公民道德建设实施纲要，以孔繁森、漳州 110 的先进事迹教育团员，努力实践公民道德基本规范，引导团员树立正确的世界观、人生观和价值观。组织团员代表到古田、长汀、瑞金等革命圣地开展团队活动；开展"拒绝六合彩"等教育活动，提高团员的政治辨别力；在团员青年中开展"患者选择医生（护士），青年医生（护士）怎么办"的讨论，树立时不我待、只争朝夕的紧迫感和危机感。召开团员青年思想政治工作研讨会，积极探讨新时期团员青年思想政治工作的新途径。开展团员青年思想问卷调查，及时把握青年思想脉搏，有效开展思想教育工作。医院团委围绕医院党委"以病人为中心"的工作目标，深入开展优质服务活动。各团支部以《漳州市医院共青团员文明服务公约》为准则，根据工作特点和科室实际，制定一系列便民服务措施。1996 年 7 月，医院团委举办团干培训班，进行青年干部党性修养、团干修养等专题学习，观看政治学习录像。同月 26–28 日，医院团委组织团干 35 名前往长汀等革命圣地参观学习。12 月，医院团委组织在"树形象·创优质服务"活动中表现突出的优秀团员往泉州参观学习。1997 年，医院团委获共青团漳州市直机关委员会授予"十佳团委"荣誉称号。1998 年 9 月 10 日，医院团委举办年度团干培训班，参加学习培训的团干有 42 名，其中新团干 23 名。同月，医院团委成立无偿献血青年突击队，举行无偿献血签名仪式，共有 100 名团员和青年参加签名仪式。1999 年 8 月，漳州市医院内科四病区获共青团福建省委、福建省卫生厅授予"青年文明号"荣誉称号。2000 年，医院团委获共青团漳州市委授予"漳州市五四红旗团委"荣誉称号。2001 年 3 月 28 日，医院团委组织各支部团员代表，前往漳州宾馆听取林惠德先进事迹报告。2002 年 4 月，医院团委召开纪念建团 80 周年大会暨开展"五声服务"（来有迎声、问有答声、去有送声、不理解有解释声、不满意有道歉声）动员大会；开展团员佩戴团徽上岗活动，不断深化活动内涵；广大团员以团员的使命感和责任感积极投入到活动中，从患者满意的地方做起，从患者不满意的地方改起，努力为患者创造温馨的就医环境。

2003 年 1 月至 2008 年 10 月，漳州市医院团委组织团员认真学习贯彻党的十七大和团中央十六大精神；贯彻落实公民道德建设实施纲要，开展社会主义荣辱观教育实践活动；举办党的十七大学习辅导讲座、入党积极分子培训班、党史知识专题辅导学习教育等，不断提高团员青年的政治修养和理论水平；结合"五四""七一""十一"等节日开展突出共青团工作特色的主题教育活动。2003 年，医院团委获共青团福建省委授予"全省防治非典型肺炎工作先进基层团组织"荣誉称号。2005 年，医院团委开展保护母亲河行动，开展永远跟党走、创卫我先行的主题实践活动；举办爱漳州、爱医院、爱岗位主题演讲活动；组织团干部到古田、长汀、瑞金等革命圣地和漳州红军纪念馆开展团队活动，引导团干部弘扬爱国主义精神，树立正确的世界观、人生观和价值观；组织团员到驻漳某部军营参观学习，与部队官兵联谊，接受国防教育，感受和体验部队生活；开展团员奉献一天休息日活动，支援人员最紧张的科室，帮助解决患者高峰期间医务人员不足的困难，发挥团员先锋模范作用。结合岗前培训，对团员青年进行思想问卷调查，通过一系列的思想教育以及行之有效的活动载体，涌现一批在防治"非典"、抗击高致病性禽流感、抗震救灾、医疗救治等工作中勇当先锋，敢挑重担的先进青年代表。是年，漳州市医院急诊科获中共漳州市委、漳州市人民政府授予"漳州市创建青年文明号优秀组织奖"荣誉称号。

2008年，漳州市医院团委开展创建"青年文明号"活动，急诊科与内分泌科获省级"青年文明号"荣誉称号。门诊西药房与外科重症监护室等4个市级青年文明号按照"四个一流"目标，结合科室特点，不断加强创建工作，得到省卫生厅机关党委的肯定。有多个科室分别提出申请创建市级"青年文明号"。

2009-2011年，医院团委举办以建立学习型团组织为主题的团干培训班；组织青年职工到革命圣地龙岩古田，探寻革命足迹，缅怀革命先烈丰功伟绩，接受革命传统教育，进一步激发团员青年的爱国主义情感；发放漳州市医院青年职工思想现状调查问卷，进一步了解和掌握团员青年的思想及生活状况，有的放矢开展青年职工思想教育工作。积极响应医院党委号召，在团员青年中开展"和谐医患，重在沟通；服务创新，科学发展"大讨论活动，在"五四"青年节召开以"科学发展，健康成才"为主题的青年医护代表座谈会。2009年3月，漳州市医院门诊西药房获共青团福建省委、福建省卫生厅授予"青年文明号（2009-2011年）"荣誉称号。2011年，医院团委深化创建"青年文明号"工作，门诊检验科通过漳州市"青年文明号"的考评，推荐药剂科参评省级"青年文明号"，超声科参评漳州市"青年文明号"顺利通过检查验收；举办以建立学习型团组织为主题的团干培训班，邀请中共漳州市委党校副校长、共青团漳州市委副书记讲课。召开团支部书记会议，学习中央领导"七一"讲话精神，团支部书记结合自身实际谈自己的感想和认识。组织各团支部书记到龙岩革命圣地古田，缅怀革命先烈丰功伟绩，接受革命传统教育，进一步激发团员青年的爱国主义情感。

二、文化教育与知识技能竞赛

1983-1985年，龙溪地区医院广大团员青年在"四化"建设实践中意识到掌握科学知识的重要性，勤奋学习蔚然成风，全院有30多名团员青年参加电大、业大、函大、职工业余学校和各种外语学习，提高学历。全院护士团员立足本职，认真学习护理业务知识，在龙溪地区护理技术考核中获团体第二名。

1986年4月，漳州市医院团委举办首次青年知识竞赛活动，各科室参赛选手共27名，儿科团支部获得团体总分第一名。

1988年11月至1990年11月，漳州市医院广大团员青年利用业余时间上电大、函大或自学，参加各种业大、电大学习团员青年有80多名，其中40名获得毕业证书，将所学的知识应用到实际工作中，为医院的发展起到很好的促进作用。

1989年10月，医院团委举办百科知识竞赛活动。

1990年12月至1996年6月，漳州市医院团委在全院开展优质服务竞赛活动，制定竞赛条约规定，参加对象为30岁以下的党员、团员和青年，佩戴醒目的胸牌标志，由团委、科主任、护士长组成审议小组，对参赛人员进行评议打分，请患者给予监督，在优质服务竞赛中涌现出许多好人好事，得到广大职工和患者的好评。医院团委与党办、工会协同举办党史知识竞赛，学习雷锋钢笔书法比赛，参加共青团漳州市委举办的板报一条街竞赛等，将有型的活动与无形的教育结合起来，对团员青年进行潜移默化的教育和影响。1991年5月，医院团委为纪念建党70周年、五四运动72

周年，积极参加共青团福建省委举行的"高举团旗跟党走，青春奉献在'八五'"团旗传递活动，团旗传至漳州，医院团委书记带领 5 名团员组成救护小组参加传递仪式。

1996 年 7 月至 2002 年 12 月，漳州市医院团委组织"庆五四，迎回归"签名活动，有 100 名团员青年参加活动。2002 年 5 月，医院团委在团员中开展争当青年岗位能手活动，与护理部联合举办首届青年护士计算机医嘱录入比赛。6 月，医院团委和护理部联合举办为期 3 天的青年护士护理卧床患者更换床单法操作比赛。举办青年医生医疗基础知识竞赛，青年医师"医生桌面"电脑操作培训等活动，提高广大青年的职业技能和爱岗敬业的意识。

2004 年，漳州市医院团委为承办漳州市卫生局、共青团漳州市委联合主办漳州市卫生系统首届青年文明号岗位技能比赛，挑选护理操作"卧床患者更换床单法"作为比赛项目。是年，医院团委举办"青年文明号"网页设计比赛。2005 年 4 月，医院团委举办首届青年职工点钞技能比赛，财务收费人员 22 名参加比赛。2006 年 5 月，医院团委与护理部联合举办人工心肺复苏术操作比赛，全院 24 个病区选派 48 名青年护士参加。2008 年 5 月，医院团委与护理部、医务科联合举办第三届青年医护人员岗位技能大赛，比赛项目为心电监护，来自临床 24 个科室的 48 名医护人员参加。是年，医院团委与护理部联合举办奉献让我们更美丽的演讲比赛，有 10 名护士获得奖励。2009 年 5 月，医院团委与药剂科联合举办第三届青年药师岗位技能大赛，共有 36 名选手参赛并评出前三名。2011 年，医院团委与质控科联合举办缺陷病历点评比赛，有 6 个团支部参加比赛。

三、关心青年与文体活动

1983-1985 年，龙溪地区医院团委根据团员青年的特点，开展各种有益于团员青年身心健康的活动。加强兄弟单位横向联系，组织团员青年郊游、游泳、看电影等活动 24 次；发挥各团支部的作用，组织团员青年外出参观学习，陶冶情操、增强团结；组织团员学跳集体舞、交谊舞等，推动医院文艺活动的开展。关心单身青年职工的生活，深入集体宿舍，了解情况，帮助单身职工解决实际问题。

1986-1988 年，漳州市医院团委与工会联合开展多种有益于青年身心健康活动，举办以歌颂党、歌颂社会主义祖国为中心内容的歌咏晚会，组织团员青年郊游、游泳、舞会、滑冰等活动 15 次。开展各种球类、拔河、登山等比赛，组建院羽毛球队、乒乓球队参加市直机关团委组织的联谊赛，男子羽毛球获团体总分第六名，女子乒乓球队获"精神文明"奖。

1988 年 11 月至 1990 年 11 月，漳州市医院团委举办交谊舞培训班，各团支部轮流举办舞会，丰富青年职工的业余生活，加强相互之间的了解和交流，2 年共举办舞会 30 多场。积极参加共青团漳州市委组织的各种文化艺术节活动，在艺术节活动中取得好成绩。1989 年，院团委多次利用节假日时间与兄弟单位团委举行联欢活动，加深团员青年之间的相互了解和友情，使青年职工在感受美好生活的同时更加珍惜安定团结政治局面，更加热爱祖国，热爱本职工作。

1990 年 12 月至 1996 年 6 月，漳州市医院团委购置音响，布置舞厅，由各团支部轮流每 2 周举办 1 次舞会。1993 年五四青年节期间，医院团委举办趣味体育比赛活动，吸引许多团员青年前来参加。是年，医院团委和市区的 6 家兄弟单位成立青年交友联谊会，联谊会的宗旨是为青年朋友搭一座友谊的桥梁，联谊会设有章程和会员证，定期组织团员青年开展活动。

1996 年 7 月至 2002 年 12 月，漳州市医院团委把服务团员青年需求作为一项重要工作狠抓落实，在工作上、学习上、生活上为青年职工排忧解难。关心团员青年身心健康，对生病住院的团员青年，医院团委前往关心慰问。主动帮助团员青年解决实际困难，发动团员青年为1名家庭经济困难、父亲病重的青年护士捐款22151元，为其解决燃眉之急。主动为青年医务人员成才成长搭建舞台，创造条件，在团员中开展争当青年岗位能手活动，提高广大青年的职业技能和爱岗敬业的意识。开展创新、创先等活动，使青年职工技术水平和业务能力得到提高，有多名团干通过竞聘上岗走上中层领导岗位。

2003年1月至2008年10月，漳州市医院团委以开展丰富多彩的文体活动为载体，增强共青团的凝聚力和向心力。组织选拔团员青年参加漳州市职业青年形象大赛；组建医院舞蹈队，多次参加市卫生局新春晚会、联动单位广场文艺、福建医科大学建校70周年等文艺演出；各团支部分别组织团员青年外出参观学习。2005年1月，医院团委举行欢送超龄团员离团仪式和"青年文明号"科室联欢晚会。是年，医院团委获漳州市直机关团委首届青年文化艺术节优秀组织奖。2006年5月，医院团委为加强福建医科大学学生在医院学习期间的团建工作，成立学生团支部，在成立仪式上全体学生团员面对鲜红的团旗重温入团誓言，仪式后全体人员参观红军纪念馆。2008年，妇产科团支部、儿科团支部等分别组织团员青年外出参观学习活动，在活动中增强团组织的凝聚力，激发青年职工青春热情和工作积极性。

2009年，漳州市医院团委与漳州市公安局团委共同举办庆五四警民联谊登山比赛。组织团员青年参加省卫生系统运动会，漳州市医院牵头负责的4个项目均获得好成绩。10月18日，医院团委与医院工会联合在云洞岩隆重举办首届"幸福天使·美满一生"集体婚礼，市有关部门领导、医院领导及300多名职工和亲朋好友到现场为12对新人祝福，弘扬了婚事新办、移风易俗的文明新风尚。

2010-2011年，漳州市医院团委为解决医院大龄青年特别是大龄护士的婚姻问题，开展谈心交友活动，组织团员青年与电业局、漳州监狱、解放军91师以及漳州边防等单位进行联谊，为大龄青年构筑广阔的交友网络平台。组织30名团干部及团员青年到驻漳某部队，开展以爱国主义及国防教育为主题的系列交流活动。医院团委与某部队签订双拥共建协议，制定活动计划。2011年5月，医院团委与护理部共同举办闪亮青春，阳光天使红五月表彰晚会。10月6日，医院团委与医院工会联合在江滨公园举办第二届"幸福天使·美满一生"集体婚礼，为9对新人送去祝福。首次举办圣诞化妆舞会，深受青年职工喜爱。

四、志愿者服务与社会公益活动

1981年，龙溪地区医院团总支组织团员学雷锋做好事，利用业余时间为东铺头幼儿园免费体检幼儿261名。

1983年，龙溪地区医院团总支在全民文明礼貌月活动中，成立医院青年医疗服务队，到延安北路、天宝公社、浦南公社开展学雷锋为您服务活动，为五保户做好事，定期到县后幼儿园与东铺头幼儿园为孩子们义务健康体检，服务人数达1000多人次；1984年，医院团委和兄弟单位团委联合向地直单位的全体共青团员、青年朋友发出倡议，开展为芗城添光彩的捐款活动，筹集资金建共青团喷水池和芗城区青少年烈士黄淑华、杨梅英塑像，各支部的团员踊跃参加，有102名团员捐款76.40元。非洲大陆发生灾情消息传来后，全院广大团员踊跃参加募捐活动，有160名团员向非洲灾民捐款捐物。1985年，龙溪地区医院团员青年利用休息时间赶制340多床蚊帐，确保医院干部病房按时投入使用；在治理"脏、乱、差"建设文明医院活动中，广大团员青年积极参加清理死角、搬运废物、擦洗房屋、美化环境等劳动，为改善医院卫生条件和文明建设作出贡献。有61名团员利用休息时间到云洞岩义务植树1300株，得到上级团委的好评。

1986-1988年10月，漳州市医院团委在每年"六一"前夕，组织团员青年为医院幼儿园250多名儿童体检；在教师节期间派出青年医疗队到漳州二中及师范专科学校为老师们义务体检。1988年，医院团委派出13名团员参加计划生育咨询活动；每年组织团员青年利用休息时间参加义务植树活动保护环境，绿化美化漳州。在云洞岩风景区植树800多株；医院团委响应党中央扶贫工作号召，发出募捐倡议，团员青年积极捐献衣物、书籍。广大团员积极为修建云洞岩的募捐活动捐款。

1988年11月至1990年11月，漳州市医院团委在学习雷锋的热潮中，团员青年立足岗位学雷锋，利用业余时间上街为民义诊服务。用所学医学知识和技术，为群众测量血压、脉搏、体重、验血、咨询服务等，有近百名团员青年参加活动，为200多名群众义诊。在教师节里，组织团员青年到漳州一中为教师健康体检，组织团员青年参加义务植树、打扫环境卫生等各种有意义活动。

1990年12月至1996年6月，漳州市医院团委在每年春节、重阳节前，与医院退管办一起组织团员青年到孤寡老人家里去，为老人们打扫卫生、购物谈心，让老人们感受到社会主义大家庭的温暖，也让年轻人受到教育。1991-1992年，医院连续两年参加中共漳州市委组织的社会主义教育活动，医院团委1名委员参加1992年南靖和溪乡吉村的社教工作，利用专长为村里办板报、宣传栏，积极宣传党的方针政策，受到村民好评；为支持社教工作，医院团委为南靖县大房村及和溪村小学捐献书籍600多册，为贫困山村孩子们献上一份爱心。在开展希望工程活动中，医院团委在全院开展为贫困失学儿童奉献爱心活动，有588名职工向贫困山村孩子捐款1620.8元。1994年，医院团委响应共青团中央号召，开展青年志愿者活动，成立青年志愿者服务队，参加共青团漳州市委授旗仪式，到五保户家中送医送药、打扫卫生；多次组织各科专家和团员到街上义诊，到市干休所为离休老干部服务。

1996年7月至2002年12月，漳州市医院团委发动广大团员青年发扬人道、博爱、奉献精神，参与希望工程、"一帮一"结对、各种捐款捐物活动。捐款1500元帮助西藏朗县5名小学生完成学业；为南靖县南坑村2名家庭贫困小学生捐款800元；与瑞京花园1名下岗职工、东铺头环卫站1名环卫员结对子，定期上门走访、慰问；在保护母亲河、为支援灾区人民重建家园、开展无障碍交流助残等各类捐款活动中，共缴纳特殊团费2万多元。1997年，医院团委开展门诊导医导诊服务活动，每周一上午由青年志愿者利用休息时间在门诊为就诊群众提供帮助。是年，漳州市医院有183名志愿者轮流上岗300多人次。1998年，医院团委成立漳州市医院120青年突击队，制定一切以病人为中心，全心全意为人民服务的服务宗旨；有危必救、有求必应、争分夺秒、真诚为民服务目标和具体的服务内容、服务承诺。实行24小时全天候值班，同时加强急诊科的急救设备和通讯指挥设施，向社会公开服务承诺，接到呼救电话后，急救车在2-5分钟内快速赶到现场施救，院内会诊保证20分钟内到位。开通院内急救生命绿色通道，对危重、急患者实行施救后办手续的制度，为患者赢得抢救的时间，树立了良好的社会形象，成为人民心目中"生命的保护神"。1998年5月，漳州市医院120青年突击队获共青团漳州市委授予"漳州市新长征突击队"荣誉称号。2000年5月，急诊科获共青团漳州市委授予"青年文明号"。医院团委成立漳州市医院无偿献血青年突击队，在医院急诊抢救患者中发挥共青团员模范带头和突击队作用。开展社区医疗志愿服务活动，定期、定点为社区居民提供义诊、咨询服务；发放健康教育处方，普及健康教育知识，填写健康卡，其中在水仙花园社区、人民新村开展5次义诊活动，发放健康卡400张，健康教育处方1万多张，义诊420多人次，该项活动被市直团工委评为"2000年十佳创新活动设计方案"；开展送医送药下乡活动，先后组织团员青年到缺医少药的平和县山格镇、大溪镇、云霄县乌山镇、华安县丰山镇等地送医送药，为山区群众献爱心；参加上级团组织的为奉献者奉献活动，组织团员青年利用节假日上街义诊、为民服务。2001年1月，120急救中心获中共漳州市委、漳州人民市政府授予"1999-2000年度漳州110社会服务联动先进集体"荣誉称号。2002年8月，120急救中心获福建省人事厅、福建省110社会联动工作办公室授予"2000-2001年度福建110社会联动先进集体"荣誉称号。

2003年1月至2004年12月，漳州市医院团委引导广大团员弘扬"团结、友爱、互助、进步"的志愿者精神。围绕构建平安医院、和谐社会的主题，开展立足本职、促进健康的青年志愿者活动，形成共青团工作的特色和品牌。120急救中心立足于做好急救文章，认真实践110社会联动服务承诺，进一步完善服务机制，规范服务行为，改善服务条件，提高服务质量。着重抓好急诊患者首问负责制、首诊负责制，建立健全院前急救病历书写管理工作，提高急诊医疗质量和抢救成功率。确保急救工作快速、高效。提高急救医疗质量和抢救成功率，保证生命绿色通道畅通无阻。2003年3月，120急救中心获中共漳州市委、漳州市人民政府授予"第三届（2000-2002年度）创文明行业工作先进单位"荣誉称号。2003年8月，120急救中心获漳州市精神文明建设委员会授予全市"创文明行业、建满意窗口"竞赛活动示范点和中共福建省委、福建省人民政府授予"2000-2002年创建文明行业工作先进单位"荣誉称号。

2005年，漳州市医院门诊综合大楼全面启用时，医院团委组织81名青年志愿者参与导诊、搬运住院患者，为门诊综合大楼顺利运行发挥青年志愿者突击队作用。发挥医务人员的优势，组织青年医护志愿者下乡村、进社区、上街道为群众义诊，发放各种急救知识、健康教育处方，免费为群众体检，并提供健康咨询等服务，先后到长泰县、诏安县、龙文区等地送医送药，受到广大群众热情欢迎。多次担任共青团漳州市委举办大型活动的保健工作。广大团员青年在参加志愿者活动中，体现自我价值，展示青年医务工作者的风采，得到各界广泛好评。有1名团委委员获共青团漳州市委授予"漳州市十佳青年志愿者"荣誉称号。积极参加献爱心活动，开展"号户结对"活动，与1名残疾人、困难户结对挂钩办实事；捐款支持贫困学生继续完成学业，先后为西藏朗县小学学生捐款4500元、为漳州师院1名贫困学生捐款4000元。

2008年，"5·12"汶川地震发生后，漳州市医院团员积极捐款，交纳特殊团费，踊跃报名参加援川医疗队。手术室团员护士杨凤兰不仅交纳特殊团费1000元，还参加援川医疗队赴汶川开展医疗救治，在余震不断、险情环生的情况下，深入到灾区乡村巡诊，积极投入救治工作，及时为当地群众送医送药，获中共福建省委、福建省人民政府授予"福建省抗震救灾先进个人"荣誉称号；在医院接受30名灾区伤员到"爱心病房"治疗时，医院团委主动联系学校老师为伤员小朋友补习功课、联系理发师为伤员理发，受到伤病员及家属好评。

2009年，漳州市医院团委认真贯彻落实中共中央精神文明建设指导委员会《关于深入开展志愿服务活动的意见》和福建省、漳州市精神文明建设办公室《关于在各级文明单位中组建志愿服务队的通知》精神，医院团委与党办组建漳州市医院志愿服务队，成立志愿者管理部。院级领导率先垂范报名参加志愿者，广大职工踊跃报名，有600多名干部职工报名参加志愿服务队，成立以支部为单位的13支分队，参与义诊、健康宣教、助残、关爱未成年人、农民工、空巢老人、文明行走劝导和无偿献血等活动。

2010年,医院团委配合党办举行漳州市医院志愿者服务活动启动暨承办漳州市职工志愿者服务点授牌仪式,漳州市总工会副主席为医院授"漳州市职工志愿者服务点"牌匾,医院党委书记、院长为"漳州市医院志愿者服务队"授队旗,医院党委副书记领誓、全体院领导和中层干部集体在志愿者旗帜前宣誓,决心遵守志愿者誓言,积极参与志愿活动,当一名优秀志愿者。医院团委配合党办制定《漳州市医院志愿服务队实施意见》《漳州市医院志愿者守则》和《漳州市医院志愿者管理规定》。在院内网开辟志愿者活动专栏,定期对志愿者进行培训,召开志愿者座谈会,举办志愿者之夜专题晚会。积极开展志愿服务在医院的活动。每周一至周五,在门诊从事导医导诊服务、协助维持门诊大厅的秩序,协助行动不便的患者就诊以及为住院患者提供爱心服务;医院团委与漳州市卫生职业技术学院团委签订《共建社会实践与志愿服务基地协议书》,指导漳州市卫生职业技术学院的学生志愿者参加医院门诊导医导诊志愿服务,有200多名学生志愿者参加活动。有774名志愿者为患者提供2264个小时的无偿服务。2010年12月,医院团委获共青团漳州市委、漳州市青年志愿者协会授予"青年志愿者优秀组织奖"。

2011年6月14日"世界献血日",漳州市医院有80多名志愿者参与集体义务献血活动。是年,医院团委完善志愿者服务工作,拓展职工志愿服务内容和方式,每周由各党支部轮流组织职工志愿者到门诊为患者提供服务。有80多名志愿者提供200多个小时的服务。结合世界志愿者日、学雷锋日、世界无烟日等开展志愿者活动,提高广大群众的健康意识。

卷三　文化与精神文明

漳州福音医院和漳州协和医院时期，医务人员的道德教育以基督教教育为主。

1952年，龙溪专区医院对职工进行马列主义教育，经常性地开展政治理论、时事政策学习。1963年后，龙溪专区医院全面开展社会主义教育。1978年，龙溪地区医院医务人员开展学习英模人物，进行爱国主义、社会主义、共产主义教育。1980年后，龙溪地区医院对职工进行文明行医、礼貌服务、理想、纪律、医德教育和社会主义荣辱观教育；开展学习雷锋、学习白求恩、学习漳州110、学习蔡玲玲、以病人为中心提供优质服务等系列活动，树立以人为本、患者至上的思想，优化服务流程，提高服务水平，构建和谐医患关系，提高群众满意度；坚持管行业必须管行风的原则，抓好行风整顿，狠刹医疗不正之风，深化治理医药购销领域商业贿赂专项工作，制止医务人员收受"红包"、回扣；开展以病人为中心、以提高医疗服务质量为主题的医院管理年活动，促进医德医风的根本好转；加强防盗报警、防盗监控管理，设立消防控制中心，开展安全生产活动，强化安全意识，确保医院和患者财产安全，推进平安医院建设。1982年5月，龙溪地区医院获福建省人民政府授予"福建省卫生工作先进单位"荣誉称号。1986年12月，漳州市医院获中华人民共和国卫生部授予"全国卫生文明先进集体"。

1985-2002年，漳州市医院连续7届获中共福建省委、福建省人民政府授予"文明单位"荣誉称号。1986-2002年，漳州市医院连续8届获中共漳州市委、漳州市人民政府授予"文明单位"荣誉称号。1998年4月28日，漳州市医院获"漳州市首届'创文明行业·建满意窗口'先进单位"荣誉称号。

2005年10月，漳州市医院获中央精神文明建设指导委员会授予"全国精神文明建设工作先进单位"荣誉称号。2009年1月，漳州市医院获中央精神文明建设指导委员会授予"全国文明单位"荣誉称号。2011年12月，漳州市医院获中央精神文明建设指导委员会颁发的"2011年全国文明单位复查合格"荣誉证书。

1957年后，龙溪专区医院派出巡回医疗队与基层医院建立医疗协作关系，帮助基层医院建立健全科学管理制度，提高医疗技术水平。1997年12月，漳州市医院获中共福建省委宣传部、福建省人事厅授予"福建省文化科技卫生'三下乡'活动先进集体"荣誉称号。1999年，漳州市医院首批援藏医疗队赴西藏林芝地区米林农场开展医疗活动并捐赠药品。2004年5月，漳州市医院获福建省卫生厅授予"2001-2002年度卫生'三下乡'先进集体"荣誉称号。2007-2011年，中共福建省委、福建省人民政府号召"千名医师下乡"帮扶乡镇卫生院，漳州市医院对口帮扶单位有漳浦县湖西、沙西、盘陀卫生院，诏安县霞葛、深桥卫生院，云霄县陈岱、东厦卫生院，南靖县靖城、书洋、金山卫生院等10家乡镇卫生院，以及云霄县医院、诏安县医院和常山开发区医院。2008年，漳州市医院成立救治5·12汶川大地震灾区伤员领导小组、医疗专家组和后勤保障组，派专家到四川省汶川地区参加救灾救险工作，并接收来自汶川灾区的患者，以精湛的医术、高尚的医德、优质的服务积极救治灾区伤员。9月，漳州市医院获中国科教文卫体工会委员会授予"抗震救灾重建家园工人先锋号"先进集体荣誉称号；漳州市医院援助四川抗震救灾医疗队获福建省总工会授予"五一先锋号"荣誉称号。

龙溪地区医院后期，医院重视宣传报道工作，有着和谐健康、积极向上的文化氛围，医德医风教育成果及各项工作信息报道于《健康报》《医院报》《福建卫生报》《闽南日报》及福建电视台、漳州电视台和院内宣传栏。1990年后，漳州市医院宣传报道精神文明和物质文明建设取得的新成果，创刊《漳州市医院科技信息》。2003年10月，医院建设漳州市医院网站（网址：http://www.zzfh.com），成为树立医院形象和宣传专业技术知识服务的前沿窗口。2005年，漳州市医院图书室局域网与院内网相连，逐渐扩展至全院使用，院内网成为集展示医院形象、解读医疗政策、发布各职能科室通知、传递医疗信息、获取院内文件和医学文献资料的窗口。2008年10月，医院创办《漳州市医院报》（月刊A4电子版）。2007年，漳州市医院党委、行政、工会为弘扬医院改革与发展的主旋律，营造和谐健康、积极向上的医院文化氛围，发挥医院文化的导向、凝聚、激励和规范作用，激发全院职工的主人翁意识和工作热情，审核确定院徽、院训、院歌内容。2009年，漳州市医院建设《漳州市医院文明网》（网址：http://syywm.fjzzwm.cn）。6月，《漳州市医院报》刊发医院工作动态、会议、对外交流、科技、诊疗等信息，发挥医院文化导向、凝聚、激励、约束和辐射作用，提高医院文化管理的成效。

第一章　医德医风建设

第一节　职业道德教育

漳州福音医院和漳州协和医院时期，以传福音引导医务工作者，用大爱对待患者，做好医疗服务工作。

1952-1954年，龙溪专区医院经常性地组织医务人员进行马列主义思想和政治理论、时事政策学习，树立为人民服务的观点。1956年后，龙溪专区医院贯彻中共八大及历届全会精神，开展社会主义教育活动，批判资产阶级医疗作风，提高医护人员把患者当亲人的服务理念，提倡入院温暖、住院温暖和出院温暖。1962年后，龙溪专区医院开展树立全心全意为人民服务的革命人生观教育活动，改善服务态度，增强职业责任感，激发医务人员钻研业务的积极性；学习贯彻中共八届十中全会精神，进行社会主义教育，提高职工阶级觉悟，改善服务态度；请老英雄、老干部、老党员讲革命战争史、城乡发展史、生活变化史，引导职工新旧对比，忆苦思甜；组织参加农业生产劳动，培养阶级感情，树立主人翁意识。1978-1979年，龙溪地区医院开展爱国主义、社会主义、共产主义教育；举办"医德教育演讲会"，1979年，医院获漳州市卫生系统医德教育演讲集体一等奖。

1980年后，龙溪地区医院举办形势政策教育报告会，结合医院实际开展爱院如家做文明医务工作者、"五比五赛"（比服务态度，赛社会效益；比医疗质量，赛治疗护理效果；比劳动纪律，赛工作效率；比经济效益，赛增收节支；比理想，赛贡献）活动。开展以假如我是一个患者、争当文明医务工作者为主题的讨论和文明行医、优质服务活动；号召全体职工开展每人每天为患者、为医院做1件好事；树立文明行医的医学伦理道德观念，职工精神振奋，扎实工作，开创医院工作新局面；开展卫生评比检查，保持院容清洁、整齐、美观、舒适。1985年，龙溪地区医院职工的思想政治工作以理想、纪律和医德教育为主。是年，医院举办3场全院性的医德教育演讲比赛，有32名职工上台演讲；医院职工参加漳州市卫生系统医德教育演讲比赛，获团体奖第一名，个人奖第二、第五名。1986年，漳州市医院领导向职工作形势教育报告，进行理想、纪律教育；举行3场理想、医德教育演讲比赛，有25名职工上台演讲。医院在参加漳州市卫生系统医德演讲比赛中获团体奖第二名，参加演讲人员中有2名获个人奖第二名。1987年，漳州市医院对职工进行社会主义"五热爱"（爱国家、爱人民、爱劳动、爱科学、爱社会主义）教育，举办多场树理想、干本职、全心全意为人民服务的医德演讲比赛，职工受教育面90%。1988年，漳州市医院加大医德医风和职工纪律教育力度，把医德医风建设纳入为医院目标管理的重要内容，作为衡量和评价医院工作重要标准，重点提高医务人员的职业道德素质，提高全心全意为人民服务的思想观念。

1989-1992年，漳州市医院开展以加强爱国主义和集体主义教育为主题的医德医风教育，引导职工树立正确的世界观、人生观和价值观，发扬艰苦奋斗、无私奉献、勤业敬业精神。医院成立医德医风考评领导小组，各党支部、科室成立考评小组负责具体实施，按照国务院颁发的《医务人员医德规范及实施办法》标准进行全院医德医风考核；加强对上岗前医务人员的职业道德教育，举行《医务人员医德规范及实施办法》条文书面考试；参加福建省卫生厅召开的医德医风建设经验交流会。1992年，漳州市医院组织职工观看《医务人员医德规范》录像，开展医德医风教育，加强职业道德教育；组织医务人员参加先进事迹报告会，强化全院职工的责任意识，医德医风建设成效在福建省卫生系统的行风评比中得到肯定。

1993-1995年，漳州市医院落实《医务人员医德规范及实施办法》，注重医德医风建设。举办岗位学雷锋、行业树新风事迹报告会和院兴我荣、院衰我耻、学习孔繁森、奉献在医院演讲会。1995年6月13日，漳州电视台新闻专题报道漳州市医院救治举目无亲、身无分文的车祸重伤患者，体现医务人员救死扶伤的人道主义精神。

1996-1997年，漳州市医院突出以爱岗敬业、诚实守信、办事公道、服务群众、奉献社会为内容的职业道德教育，组织职工重新学习医务人员医德规范和医院规章制度，强化医务人员的职业法规和职业道德意识；以正面教育为主，强化职工的职业道德感，倡导接诊一位患者，奉献一份爱心的服务风尚。加强对新职工的岗前教育，组织学习《医务人员医德规范及实施办法》，观看医德教育录像片，强化职业道德，强化"患者第一、质量第一、服务第一"的观念。举行院兴我荣、院衰我耻演讲会；听取全省卫生战线先进人物事迹报告，观看孔繁森事迹报告会录像，培育职工爱祖国、爱医院、爱患者的主人翁责任感和敬业精神。树立典型，弘扬正气，号召职工向白求恩、孔繁森、李素丽、漳州110等模范人物和先进集体学习。每年评选表彰一批在医疗工作中遵守医德规范、热心为患者服务的先进集体和个人。

1998-2002年，漳州市医院加强职业道德教育，组织职工学习职业道德规范和中共中央印发的《公民道德建设实施纲要》，树立以人为本、关心人、帮助人的观念，为患者提供医疗服务的同时，重视提供精神的、文化的、情感的服务。把医德教育同创建文明医院相结合，以科学管理入手，改善服务工作，提高医疗质量。2000年，《福建卫生报》《闽南日报》刊载15篇文章报道漳州市医院医务人员医德医风先进事迹。

2003—2007年，漳州市医院开展社会主义荣辱观进医院实践活动；开展假如我是患者，我希望得到什么样的服务等专题讨论，增强服务意识；开展假如你是患者，你希望什么样的医务人员和你准备以什么样的态度投入工作等专题讨论，强化职工的职业道德感。开展向全国卫生系统先进人物李素芝、夏美琼、郭春园、乔淑平、华益慰学习，发挥典型引路和榜样示范作用；医院网站发布宣传职工先进事迹，树立身边的先进典型，发挥榜样的感召力；医院党委分别召开青年职工座谈会9场，共有108名职工参加，通过座谈讨论引导年轻医务人员树立正确的职业道德观和为人民服务思想。党委领导与青年医生"一对一"谈心交流，融入爱国家、爱医院、爱患者、爱岗位教育，激发积极向上、努力学习、刻苦钻研精神，形成人才群体的整体优势。2005年，漳州市医院制定创建医德医风示范医院活动实施方案和医德医风条例及奖惩规定，以弘扬白求恩精神，做白求恩式医务工作者为主题，以规范诊疗行为、提高医疗质量、改善服务态度为主要内容，开展职业道德、职业纪律、职业责任教育，提高干部职工思想道德水平。2007年，漳州市医院请医院先进典型代表、全国"五一"劳动奖章获得者向新职工讲述如何当群众满意的医务人员，请漳州110和获"全国模范戒毒所"荣誉称号的漳州市戒毒所等单位领导到医院作先进事迹报告。

2008年，漳州市医院开展医德医风集中教育，成立医德医风集中教育活动领导小组，制定实施方案。召开全院职工医德医风集中教育活动动员大会，明确指导思想和目标任务，把医德医风教育纳入日常工作中，落实在工作岗位上。利用班外时间组织全院职工学习中共中央关于构建社会主义和谐社会若干重大问题的决定、中国共产党的十七大报告、《医务人员医德规范及实施办法》、中华人民共和国卫生部《卫生行业纪律八不准》和福建省卫生厅《医务人员医德考评实施办法（试行）》等文件。围绕医患沟通、服务态度与质量、规范诊疗与收费、拒受"红包"与回扣等问题，各科室开展专题讨论；举行为期3个月的医德医风集中教育活动，召开各种专题会议41场，征求群众意见32次，出版宣传栏1期，撰写心得体会1286篇。

2009—2011年，漳州市医院深化开展职业理想、职业道德、职业责任、职业纪律教育，弘扬行业道德风尚，树立以患者为中心的服务理念，倡导良好的医德医风，增强职业责任感和使命感。全院职工以乔淑萍、华益慰为榜样，爱岗敬业、精益求精、知荣明耻、文明行医、克己奉公、忠诚服务，提高服务能力和水平。全院职工以爱国、爱院、爱岗的工作热情投身医院建设，增强主人翁意识，为群众办实事、办好事，尊重患者，关爱患者，把患者的利益放在第一位。

第二节　文明行医与优质服务

1952—1957年，龙溪专区医院组织医务人员学习苏联先进经验，建立保护性医疗制，端正工作人员语言态度；实行门诊预约挂号制度，克服患者就医挂号、候诊、取药时间长，诊疗时间短的缺点；医务人员转变服务态度，热情地接待患者，耐心做好解释工作，增强患者对医院的信心；小儿科护士抢救脑炎痰堵窒息的患儿时，紧急情况下不顾个人安危采用口对口鼻吸痰，使其恢复自主呼吸；门诊护士采用无痛注射法减轻患者痛苦。1954年后，龙溪专区医院改善就医环境，用图画、盆花装饰病房和走廊，在房门、窗户、躺椅装订橡皮垫以减轻噪音；在病房安装自来水、加建卫生间，增设娱乐阅览室、餐室；上午7时前不进行晨间护理，中午不许探病，确保患者睡眠；逐步改进各种饮食口味；在门诊诊室门前放置路标牌，有导诊员指导患者就诊。1955年，龙溪专区医院药房实行处方总量法，缩短配药时间和患者领药时间，克服医院机关化的作风，照顾来自农村和路途较远的患者及时就诊。

1958-1962年，龙溪专区医院改善为人民健康服务态度，提高医护人员把患者当亲人的服务思想。1959年，龙溪专区医院推行简易病床，降低患者就医费用。是年，收到患者表扬信194封，赠送锦旗30面。评选先进工作者49名，标兵53名。

1963年，龙溪专区医院学习医疗行业先进及雷锋的革命精神，在全院职工中开展以"五好"（政治思想教育好、医疗质量好、服务态度好、团结互助好、勤俭办院好）为主要内容的"学、赶、比、帮"活动及假如我是一个患者大讨论，改善服务态度，加强责任心，发扬科室间的大协作精神，为危急患者捐赠钱和粮票，被患者称赞为"白衣战士红的心，革命人道主义真"，患者献花、赠锦旗、送礼品、认亲人，医患关系更加密切。

1974年，龙溪地区医院落实中共中央关于把医疗卫生工作的重点放到农村去的指示精神，组织8批医疗队（组）共88名医务人员到农村、工矿为贫下中农和工人送医送药，防病治病，培训、复训赤脚医生。是年，龙溪地区医院医疗队（组）开展计划生育和妇幼保健卫生工作，共诊治患者约25000人次。1980年后，龙溪地区医院实施全方位、全过程改进创新医疗服务，深入持久地开展创优质服务活动，不断推出创新服务举措。医疗服务从理念、方法、模式、内涵和质量等方面都发生较大的变化，以患者为中心成为时代意识。

1986年，漳州市医院组织修订全院职工医德规范，制订各科室医德规范，提升医德水平，提高服务质量；工作人员主动、热情对待患者，许多科室主动延长检查、诊病时间，方便患者就诊。门诊部增设2个收费窗口以缩短收费排队时间，增加供应开水服务；病房增加供应热水以方便患者洗浴需要。

1990-1995年，漳州市医院发动全院职工开展岗位学雷锋、行业树新风活动，学习中华人民共和国卫生部颁发的《卫生行业服务用语及禁语四十例》，让患者温暖在病房，满意在医院；组织多批医务人员上街义诊。《福建卫生报》《闽南日报》载文报道漳州市医院医务人员关心体贴患者、真诚服务患者的事例；在全院开展以医疗为中心的迎院庆，创双优（服务质量优、医疗质量优）以及三拒（拒收"红包"、拒收礼品、拒宴请）一送（为患者送温暖）活动；开展学雷锋、学白求恩、评选"十佳"医务人员活动；在全院职工中掀起学习孔繁森和"五学五比"创先争优活动；倡导患者至上、质量第一，以良好的医德医风和精湛的医疗技术为广大群众服务；护理人员对重症患者加强基础护理和生活护理，送药、送饭、送水到病人床头。1990年，医院收到患者和家属表扬信、感谢信、锦旗100封（面）。1995年8月，漳州市医院获福建省卫生厅、福建省人事局授予"首届福建省卫生系统学习白求恩，创'双十佳'活动先进集体"荣誉称号。

1996-1997年，漳州市医院倡导接诊一位患者，奉献一份爱心的服务风尚，各科室根据工作实际制定服务规范和服务承诺。发挥党员、团员的先锋模范作用，佩戴党徽、团徽及胸牌上岗，开展树形象、创优质服务活动，以公开身份接受群众的监督，以精湛医术、高尚医德、优质服务为患者排忧解难。许多医务人员利用休息时间到门诊导诊，医技科室人员提早上班推迟下班，尽量满足患者需要；后勤部门职工积极主动做好供应保障工作，深入临床一线实行"三下"（下临床、下收、下送）承诺服务，责任到人，提高服务质量和效率，受到广大群众的肯定。

1998—2002年，漳州市医院树立以人为本的理念，把医德教育同创建文明医院相结合，开展以患者为中心的优质服务活动；推行患者选择医生，规范服务行为；推行服务承诺制，实行服务公示制、每日清单制，加强医患沟通和交流，改进服务方式，改善服务态度；后勤保障部门实行"三下"服务等创优服务措施，推行整体医疗、护理服务，为患者提供全程优质服务；开设便民门诊、一站式服务中心；门诊实行值班主任制度，及时解决门诊患者就医过程中存在的问题，维持门诊正常的医疗工作秩序；建立急救生命绿色通道，提高急诊应急能力和抢救水平；坚持合理检查、合理用药、规范医疗行为，缩短平均住院日，减轻患者负担；实行首问和首诊负责制，增加高级医师下门诊时间，提高首诊准确率和治疗有效率；门诊内科增设便民台，方便患者简便开药和开检查单；内科、儿科、妇产科实行弹性排班，医技科室普通检查随到随做，预约检查排队基本保证在3天以内；药剂科开展放心药房活动；手术室实行全天候开放，外科系统实行连台手术，增加手术台次；保健科开展家庭病床服务，预约挂号，健康咨询等业务；妇产科医护人员深入社区免费为孕产妇、新生儿服务；护理部举办礼仪规范培训和"我为患者办实事"活动，宣扬爱心、耐心、细心和责任心。1999年，收到患者感谢信（锦旗）86封（面）、花篮35个，漳州电视台及《医院报》《福建卫生报》《闽南日报》等新闻媒体共有48篇通讯报道文章和电视新闻宣传漳州市医院救死扶伤、真诚为民的先进事迹。2000年10月，漳州市医院因加速器机房改造，钴60机器搬迁，需暂停治疗，为不中断患者治疗，医院每天免费派车接送患者到厦门医院治疗。2000年，漳州市医院共收到患者感谢信（锦旗）102次。2002年，漳州市医院组织有关科室举办糖尿病、高血压、肿瘤、肾病患者健康俱乐部、哮喘之家等活动，普及患者保健常识，增进护患沟通，提高患者对疾病治疗的依从性。

2003—2004年，漳州市医院贯彻中华人民共和国卫生部、福建省卫生厅《关于在医疗机构中开展向社会服务承诺活动的实施方案》要求，制定实施意见，实行医院向社会、科室向医院、个人向科室的三级承诺机制；深入开展情暖医院、优质服务活动，坚持以人为本，努力解决群众看病不方便问题；开展"一个中心，五个表率"（以患者为中心，诚信服务做表率、技术创新做表率、安全医疗做表率、应急事件做表率、廉洁自律做表率）活动，履行岗位职责，改善服务态度，提供人文关怀。在全院开展情暖医院、优质服务活动，积极解决群众反映的热点难点问题，方便群众就医；门诊科室实行弹性排班，挂号室上午7时上班，专家、专科门诊准时开诊，门诊护士提前15分钟到岗，增加3个收费窗口，扩大就诊电话预约范围；导医护士亲自护送行动不便的患者到检查科室；开设电话咨询和预约床位服务；在高温季节，门诊护士主动把开水送到候诊患者手中；药剂科窗口开展零距离发药服务和诚信药房活动；妇产科、骨科开展出院患者随访，上门健康体检、卫生指导、为行动不便患者换药；"六一"国际儿童节期间，儿科为住院儿童赠送玩具、奶粉等慰问品；神经科、肿瘤科主动为患者答疑解惑，征求患者意见，改进工作方法，联系美容美发店上门为肿瘤患者免费理发，增进医患之间信任与理解。

2005—2008年，漳州市医院医护人员坚持以人为本、患者至上的思想，为患者提供温馨服务和人文关怀。2005年，漳州市医院开展情暖医院活动，相继推出一系列充满人情味的服务举措，门诊扩大就诊电话预约范围，设立用药咨询台，完善零距离发药。启用门诊综合大楼后，增加挂号和收费窗口，门诊各科室安装电子排队叫号系统，完善就医指南，制作门诊、急诊患者就诊流程及专家一览表等，方便患者就医；与住院患者签订医患协议书并实施患者回访、上门服务制度；每个病区添置微波炉免费为患者提供热饭热菜服务，各病区安装自动开水机；急诊科常备爱心伞；心血管内科、内分泌科为患者提供电吹风机，代购电话IC卡等等。扩大健康体检中心，构建优雅、舒适的环境，优化服务流程，提升服务品质，实行一站式服务。2007年，漳州市医院开展创新服务活动。医保服务窗口前移，在门诊大厅设立服务窗口，为新型农村合作医疗患者复印资料及报销提供方便；在门诊大厅为患者提供费用自助查询系统；重症监护室设立医患谈话沟通室，加强医患交流与沟通；举办礼仪知识讲座，在全院开展"四清楚"（接待新入院患者时要介绍清楚患者须知、为患者做各种治疗检查时注意事项要讲解清楚、患者对治疗费用有疑问时要解释清楚、患者出院或转科时对相关的事项要写清楚）和"六个先"（见面先问"您好"、开口先加称谓、话前先用"请"字、休息先表示抱歉、操作失误先道歉、操作结束先谢谢）及"四个不"（称呼患者不能以呼叫床号代替称谓、患者询问时不说"不知道"、遇到难办的事不说"不行"、患者有主诉时不能说"没事"）的服务活动。2008年，漳州市医院把医德医风教育与解决群众难点热点问题相结合，门诊推出电子自助取号系统、电子查询系统，门诊挂号、收费实行一站式服务，方便患者就诊。引进健康之路门诊导医导诊及专家门诊预约挂号等服务；投入400万元聘请美国爱玛客服务产业（中国）有限公司进行规范的保洁、运送；加大对参加新型农村合作医疗保险和城镇医疗保险患者临床用药的管理力度，保证患者基本用药，使参保、新农合群众最大限度受益。是年，漳州市医院收到患者感谢信（锦旗）86封（面）。

2009-2011年，漳州市医院开展以方便、周到、安全、满意为主题的优质服务活动。加强医患沟通，创新沟通形式，履行告知义务，充分尊重患者的知情权和选择权。在医疗工作中，注重细节服务，各病区设立温馨提示卡，为患者提供热情周到的服务；开展优质护理服务试点病区活动，营造和谐的护患关系；医技科室挖掘潜力，提高工作效率，磁共振室、CT室延长工作时间，周六、周日开放检查，缩短患者等候时间，缩短住院天数，减轻患者费用；药剂科为取大宗药品的患者免运费送药上门，凡在医院取腹膜透析液整箱使用的漳州市区及各县（市、区）患者，由医院通知配送单位每月1次将药品送至患者家中，减少患者及其家属取药的麻烦。2010年，漳州市医院制定《开展优质护理服务示范工程实施方案》，确定干部病房、骨科、内科重症监护室、外科重症监护室等病区作为优质护理服务试点病区，增加护理人员配置和后勤保障支持，为患者提供良好的基础护理服务，提高护理服务质量。2011年，漳州市医院推进"三好一满意"（服务好、质量好、医德好、群众满意）工作，实行月报告制度。继续巩固、推进便民惠民举措，优化流程，改进服务，完善专家门诊电话预约、网上预约、现场预约、自助预约机预约和医生工作站预约的平台建设，实行错峰服务和分时段诊疗，预约诊疗率28%，缩短群众就医等候时间；实行节假日照常门诊，增加门诊医生，儿科开设夜间门诊，满足群众就医需求；优化门诊服务环境和流程，完成儿科的门诊、候诊大厅、药房改造并投入使用，增设门诊取药窗口，缩短患者取药等候时间；提升免费用药咨询服务水平，是年，用药咨询室免费接待患者咨询4106人次。

第三节　医德医风评议与考核

一、民主评议行风

1980年后，龙溪地区医院随着卫生体制改革的逐步深入，不断加大行风建设和社会监督管理力度。实行患者选择医生和服务公示制度，公开投诉电话、门诊患者药品费用清单、住院患者费用一日清单；开展门诊和住院患者满意度调查。成立行风建设办公室，使行风建设管理形成监督、检查、评价、反馈、处理与控制系统。1994年12月，福建省卫生厅问卷调查人员到泉州、厦门、漳州，对市级医院进行医德医风问卷调查，患者对漳州市医院医德医风满意度为市级医院之冠。

1997-2002年，漳州市医院结合民主评议医院行风，着力内强素质，外树形象，向社会、患者公开收费标准。2000年，医院根据中华人民共和国卫生部、福建省、漳州市卫生行政主管部门关于开展纠风专项治理工作部署，开展民主评议行风年活动；成立医院行风评议领导小组，制定民主评议医院行风工作的实施意见。结合争做文明市民活动，把漳州市市民文明公约、卫生行业文明用语等印发到职工手中，规范职工的言行。制定医院服务承诺6条和便民措施10条向社会公开，公开主管医生、护士的姓名、工号和投诉电话，增强医务人员的责任感。2000年12月，漳州市医院开展患者问卷调查满意度达95%。是年，医院共收到患者感谢信（锦旗）102封（面）。2001年，医院实行院务公开，在门诊、病区设置院长联系信箱，制定行风评议工作实施方案；坚持患者满意度测评，综合满意度95%。

2003年8月，漳州市医院获中共漳州市委、漳州市人民政府授予漳州市"防治非典工作先进集体"荣誉称号。是年，漳州市医院团委获共青团福建省委授予"防治非典工作先进基层团组织"荣誉称号；外科重症监护室被全国女医师协会授予"2003年度巾帼建功文明示范科室"荣誉称号；急诊科获中共福建省委、福建省人民政府授予"2000-2002年创建文明行业工作先进单位"称号；挂靠漳州市医院的漳州市120急救中心获中共漳州市委、漳州市人民政府授予"第三届（2000-2002年度）创文明行业工作先进单位"及漳州市"创文明行业、建满意窗口"示范点等荣誉称号；是年，漳州市医院收到患者及家属感谢信（锦旗）114封（面）。

2005-2008年，漳州市医院每半年召开1次漳州市卫生局及医院聘请的行风评议代表参加的行风评议工作专题座谈会、患者及家属代表座谈会，各科室召开患者工休会、座谈会，征求住院患者对病区工作的意见。主动了解、听取、征求社会群众对医院工作的意见与建议，不断查找问题，改进工作。2007年，患者对医院的综合满意度达到95%。2007年1月，漳州市医院获福建省卫生厅授予"2006年全省院务公开示范单位"荣誉称号。2月，漳州市医院获福建省推行办事公开领导小组授予"推行办事公开制度省级示范单位"荣誉称号。2008年11月，漳州市医院获中华人民共和国卫生部授予"全国院务公开示范点"荣誉称号。

2011年，漳州市医院制定民主评议行风工作实施方案；召开民主评议行风工作动员大会，邀请漳州市政风行风评议代表和医院聘请的行风社会监督员及漳州市卫生局领导参加会议，在会议上宣读《漳州市医院关于重新聘请行风评议社会监督员的通知》，医院党委书记、院长向新聘的行风监督员颁发聘书；医院党委书记、院长和党委副书记、纪委书记以及医务科、质控科、护理部、财务科、门诊部等职能部门负责人做客漳州广播电台直播室，介绍医院的概况、行风建设情况，并就医院的医疗技术、就医流程、医疗收费、医德医风等方面的问题现场与市民进行热线交流，接受和解答群众提出的各种咨询；开展满意度调查，每季度1次问卷了解患者对医护人员服务的满意度及职工对院务公开情况的满意度，开展对出院患者的电话回访工作，患者满意度与科室、中层领导干部绩效工资挂钩，奖优罚劣。主动征求行风代表和患者及家属的意见与建议，深入查找问题，及时整改，方便群众就医，提升服务质量。

二、监督与考核

1980年后，龙溪专区医院设立患者意见箱，指定党办负责，及时处理、答复群众意见；请社会行风监督员不定期走进医院明查暗访，了解群众的满意度和医德医风建设情况，及时反馈存在问题，医院及时改进工作；设立群众监督电话，倾听群众呼声；向住院患者发放征求意见书，以便了解群众需求；实行医务人员佩戴胸牌上岗，加大社会监督力度。1987年，漳州市医院向住院患者分发《征求病员意见书》3000多张，发动群众对医院工作进行监督评议，提高医疗服务质量；召开端正医德医风动员大会，开展人生价值专题讨论，提高全院职工的职业道德意识。表彰医德医风方面的好人好事，树立先进典型，弘扬正气。1989年后，漳州市医院落实中华人民共和国卫生部颁发的《医务人员医德规范》，制定廉洁行医的措施，自觉接受社会和群众监督；建立内部审计制度，加强医疗收费管理；公布主要医疗收费标准，接受群众监督；根据福建省卫生厅、漳州市卫生局有关指示精神，结合医院的医德医风状况，制定漳州市医院纠正行业不正之风制度，成立医德医风考评领导小组，职工代表大会审议通过廉政建设十条意见和关于人事制度管理规定，指导全院的医德考评工作。各党支部、科室成立医德考评领导小组负责具体实施考评。引导全体医护人员以白求恩为榜样，牢固树立全心全意为人民服务的思想；举办医德医风演讲会；对新职工进行上岗前培训；组织学习上级主管部门关于纠正行业不正之风的决定。1991年，漳州市医院为加强医德医风社会监督机制，聘请16名离退休人员为医院医德医风社会监督员。11月22日，漳州市医院召开医德医风社会监督员会议，听取意见，改进工作。1992年，在深化医院改革中，医院党委召开纠风会议，从思想教育入手，对手术、开展业余服务等容易产生不正之风的部门，制订管理制度。发放《征求患者意见书》，聘请漳州市人大代表、政协委员和漳州师院教师等6个单位代表及医院离退休人员共22名医德医风社会监督员，对不正之风的人和事，一查到底，决不手软。1992年，漳州市医院获漳州市卫生局授予"漳州市卫生系统廉医廉政建设先进单位"荣誉称号。

1993-1996年，漳州市医院重新修订《漳州市医院工作人员行为规定》和《漳州市医院医疗不正之风监督处罚暂行规定》，加强内外约束机制，实行重奖重罚，开展优质服务廉洁行医倡议书签名活动，实行医德医风一票否决制度。1995年，医院重新调整医德医风领导小组，重新修订《漳州市医院医疗不正之风处罚暂行规定》，医院与患者建立双向签约制度；设立院长接待日，聘请医德医风社会监督员，公开举报电话。对违纪事件一经查实，严肃处理；召开全院职工端正医德医风动员大会，自觉接受社会监督，实行与患者双向签约、互相监督制度；建立职工医德档案，定期进行医德评审。是年，医院查处医疗不正之风事件3起，树立正气，严明纪律。

1997-2000年，漳州市医院根据福建省卫生系统纪检监察暨行风整顿电视电话会议精神和漳州市卫生系统行风整顿评议工作方案的要求，结合医院实际强化内涵建设，制定进一步加强行风建设工作意见，重新修订《漳州市医院医德医风奖惩规定》，制定《漳州市医院医德医风建设责任书》和一次申告待岗等制度。强化内外监督约束机制，执行医疗不正之风处罚暂行规定，实行医德医风一票否决措施，建立个人医德档案，将医德医风纳入目标管理，进行年度考核，实行监督管理；严肃查处违纪事件，维护纪律的严肃性。狠刹医疗不正之风，严肃处理服务态度不好、脱岗、离岗、违反操作常规者，与科室和个人奖金挂钩；对引发医疗纠纷和差错者，在全院通报批评并与晋升、转正、定级挂钩，按不同比例承担经济赔偿。1998年，漳州市医院制定关于制止药品回扣，规范购销行为的规定，严肃查处收受"红包"、回扣和开"大处方"行为；加强收费管理，规范收费项目，单病种实行质量控制和平均费用控制，定期检查分析出院患者医疗费用，发现问题及时采取措施保护患者权益。2000年，漳州市医院成立招标管理工作委员会，执行基建工程、设备和药械采购招标制度，医院监督部门强化对基建、医药采购等招标过程的参与和监督。工程项目、后勤项目承包、药品、器械、办公用品等物资采购全面实行公开招投标，从源头上预防和治理腐败；重新修订药品采购管理使用和采购入库验收制度，加强药品购销及使用中的管理。福建省、漳州市药检部门先后4次对医院药房、药库的普通及进口药品进行抽样检查，未发现不合格药品；结合中央电视台《焦点访谈》《健康报》等电视、报纸曝光的医疗不正之风典型案例进行教育，以党员、工团、各级干部和药品、器械、物资采购人员为重点，要求管人、管物、管财等岗位的职工自查自纠，严肃整顿医疗不正之风。全年查处搭车开药、搭车检查、不合理大处方、服务态度差、不履行岗位职责或脱岗等各种违纪违规人员10名。

2001-2004年，漳州市医院组织职工学习福建省卫生厅《关于深入开展制止卫生行政机关工作人员赠送和收受"红包"工作的通知》《关于制止医务人员收受"红包"回扣责任追究的规定》《关于在医疗活动中严禁临床促销费开单费等回扣行为的通知》，并提出具体学习贯彻意见；医院制定领导干部行风建设责任制度，加强对收受"红包"回扣的专项治理，端正党风，净化医风。召开中层领导干部会议、全院职工行风建设动员大会。以福建省卫生系统5起受贿、行贿案件和杭州某医院药品回扣事件进行警示教育；落实谈话诫勉制度，对不合理"大处方"，不合理用药的医务人员进行谈话提醒。畅通监督渠道，重视信访工作，请社会监督员到医院明查暗访，反馈存在问题，对不正之风和群众来信来访检举的事件进行认真调查、严肃处理。2001年，医院查处收受"红包"、侵吞公款等违纪人员5名。2004年，漳州市医院根据中华人民共和国卫生部《关于加强卫生行业作风建设的意见》和福建省卫生厅《关于开展纠正医疗服务中不正之风专项治理实施方案》，成立医院行风建设暨纠风专项治理领导小组，党政主要领导亲自挂帅，副书记具体分管，各职能科室各负其责；召开全院纠正行业不正之风动员部署大会，根据专项治理内容要求和医院的实际，制定工作计划，明确专项治理的目标任务和治理措施；制定各级领导工作责任制和责任追究制，确保专项治理工作的组织、部署、落实和督促检查及时到位。把中华人民共和国卫生部颁发的《八项行业纪律》和卫生行业纪律"九不准"等制度规定印发到各党支部、科室，制作宣传栏，上传医院网站等，在职工群众中广泛宣传，营造专项整治氛围。

2005-2008年，漳州市医院组织医务人员学习中华人民共和国卫生部颁发的《医务人员医德规范》和医院规章制度、工作规范、服务承诺，观看《医德医风警示录》电教片；组织新上岗职工学习服务规范、行业纪律和医院制定的医德医风条例及奖惩办法，通过张榜上墙、电脑显示屏、电脑触摸查询机等方式公开，严格执行医疗收费标准；为患者提供规范的门诊和住院费用一日清单，提高收费透明度，让患者对各项费用心中有数；把控制医疗费用、实现"零增长"作为加强医德医风建设重点，纳入临床医技科室的医疗质量考核内容，定期进行检查；完善院、科二级全成本核算，药品、器械、耗材、检验试剂全部进入政府招标采购；坚持药品收入不与科室的经济核算挂钩，减少医疗成本，降低患者住院费用；成立医德医风、物价、药事等相应组织机构加强领导和检查，确保医疗管理、廉洁行医、药械采购等各种制度的落实。同时，把廉洁行医作为晋升晋级、评先评优、年度考核主要条件之一，实行一票否决制度；加大对收受"红包"、回扣的查处力度，对个别收受"红包"或回扣的人员进行严肃处理并在全院通报。

2009-2011年，漳州市医院加强医务人员的职业道德教育。利用正反两方面典型开展警示与示范教育；组织收看《警钟长鸣》电教片，从中吸取深刻教训，引以为戒，树立正确的世界观、人生观、价值观，以科室为单位，开展自查自纠工作。自觉抵制各种不良风气，进一步增强自觉抵制医疗服务中的不良行为和风气；继续把治理医药购销领域商业贿赂专项工作作为行风建设的重点内容，加大治理力度，坚决查处收受"红包"、回扣等违规违纪行为，提高医务人员的道德修养。探索医药购销领域反腐倡廉工作新思路、新举措，2009年，漳州市医院与5家药品配送单位签署《药品购销活动自律协议书》；2010年，医院与基建有关人员签订《基建工作廉政承诺书》，并与监理公司、图纸设计公司、中介公司和施工方签订工程监理廉政、设计廉政、中介廉政、施工廉政责任书，明确双方在业务活动中必须坚持公开、公平、公正、诚信、透明的原则，不得为获取不正当的利益而损害国家、集体和对方利益，不得违反相应工作的规章制度和履行的责任。与中层领导干部签订《漳州市医院中层领导干部拒绝商业贿赂责任承诺书》，进一步明确反腐工作职责，建立长效机制。

第二章　主题创建系列活动

第一节　创建文明单位

1980-1981年，龙溪地区医院开展创建文明医院和"创三优"（创优美环境、优良秩序、优质服务）活动，优化医疗条件，为患者创造一个整齐、清洁、舒适、安静的养病环境。1982年后，龙溪地区医院以中共"十二大"精神为指导思想，开展以"五讲四美三热爱"（讲文明、讲礼貌、讲卫生、讲秩序、讲道德；心灵美、语言美、行为美、环境美；热爱祖国、热爱社会主义、热爱中国共产党）为内容的创建文明医院活动，推动医院的整顿改革，加速医院建设。在开展"五讲四美三热爱"活动的同时，联系实际，引导职工热爱医院、热爱本职工作，逐步树立共产主义理想和高尚的道德风尚。1982年，龙溪地区医院组织职工学习、领会十二大文件的基本精神，开展以共产主义思想为核心的社会主义精神文明建设，召开党支部书记、科主任、护士长、工会主席、团支部书记等各级领导干部会议，进行具体布置，制定措施，提出要求；根据医院实际制定关于整顿职工劳动纪律的决定，重新修订职工劳动纪律守则、值班与休息、职工请假考勤规定、关于扣发事假工资规定、禁穿奇装异服高跟硬底鞋上班规定等制度，定期进行检查评比；修建污水处理站，解决污水对周围环境污染，改善医院卫生面貌；制定住院守则，维护病房秩序，加强门房24小时管理，实行定时、定人、凭牌的探视制度；制定一套切实可行的病房管理、清洁卫生、病房工人管理等制度，解决脏、乱、差问题。是年，龙溪地区医院获福建省人民政府授予"福建省卫生工作先进单位"荣誉称号，被漳州市"五讲四美三热爱"活动领导小组评为漳州市文明礼貌活动先进单位。1983年3月，龙溪地区医院获福建省卫生厅授予"医疗卫生系统建设社会主义精神文明先进单位"；获龙溪地区五讲四美三热爱活动领导小组评为"创建'五讲四美三热爱'活动先进单位"。1984年，龙溪地区医院党委根据福建省卫生厅的文明医院标准，加强理想、信念教育和医德医风教育；开展学雷锋做好事、为您服务、假如我是一个患者的讨论、评选优秀护士等活动；医院成立"五讲四美三热爱"活动领导小组，结合实际制定 12 项评比指标，开展医疗、护理质量与劳动纪律、卫生、增收节支流动红旗竞赛活动，做到月月有检查，季季有评比，年终有总评；开展创建文明楼、文明病区活动。组织高级医师和护士组成为您服务队上街、下乡开展"为您服务"活动，为您服务队先后出动 24 批共 192 人次的到漳州郊区天宝公社、浦南公社等地为群众服务共 6000 人次；参加义务植树 63 人次，植树 2000 棵，种花 500 盆；全院职工 1200 人次打扫医院周边环境，清理垃圾、水沟。在门诊部绿化地带雕塑李时珍像，修建草药百花园，绿化美化环境。是年，龙溪地区医院被龙溪地区"五讲四美三热爱"活动领导小组评为"文明月活动先进单位"。1985 年，龙溪地区医院在创建文明医院过程中，开展爱院如家、做文明医务工作者和文明行医、优质服务的"五比五赛"活动。组织学习解放军英模报告团和方圻、潘思良先进事迹，开展"假如我是一个病员"、争当文明医务工作者的讨论，组织职工讨论修订全院职工医德规范，制订科室医德规范，实行佩戴胸牌上岗，推广文明礼貌用语 10 个字（请、您好、谢谢、对不起、再见），提高全院职工的文明素质。1986 年 12 月，漳州市医院获中华人民共和国卫生部授予"全国卫生文明先进集体"荣誉称号。

1987-1989 年，漳州市医院在深化改革工作中，坚持治理整顿的方针，党、政、工、团齐抓共管，加强和改进思想政治工作，以社会效益为最高准则，弘扬正气，不断加强医德医风建设，建立自我约束机制。端正服务思想，改善服务态度，提高医疗质量；开展服务质量信息反馈活动，对质量指标和文明建设任务提出具体要求。把考评结果与职工经济利益挂钩，强化医院管理，把"文明单位"建设引向深入。1987 年 4 月，漳州市医院获中共福建省委、福建省人民政府授予"福建省 1985-1986 年度文明单位"荣誉称号。1988 年 6 月，漳州市医院获中共漳州市委、漳州市人民政府授予"漳州市（1986-1987 年度）文明单位"荣誉称号。1989 年，漳州市医院开展以强化质量意识和质量管理的文明创建活动。是年，《闽南日报》《福建卫生报》《漳州卫生信息》及漳州市电视台、广播台报道漳州市医院创建文明医院和优质服务活动文章 20 多篇。

1990-1991 年，漳州市医院把开展学雷锋、学白求恩活动作为精神文明建设的重要内容，制定漳州市医院学习雷锋、白求恩活动实施方案。发动全体员工开展岗位学雷锋、行业树新风活动。把救死扶伤、实行革命人道主义的时代精神落实于行动，以雷锋、白求恩为榜样，坚持患者至上、质量第一，以良好的医德医风和精湛的医疗技术赢得群众的信赖。1990 年 5 月，漳州市医院获中共福建省委、福建省人民政府授予"保留省级文明单位称号"及"1988-1989 年度省级文明单位"荣誉证书。1990 年 9 月，漳州市医院获中共漳州市委、漳州市人民政府授予"保留市级文明单位称号"及"1988-1989 年度市级文明单位"荣誉证书。

1992-1993 年，漳州市医院成立医德医风建设领导小组，结合实际把医德医风建设作为精神文明建设的重要内容。对违纪人员敢抓、敢管、敢处理，维护制度的严肃性。1992 年 8 月，漳州市医院获中共漳州市委、漳州市人民政府授予"保留市级文明单位称号"及"1990-1991 年度市级文明单位"荣誉证书。1993 年 8 月，漳州市医院获中共福建省委、福建省人民政府授予"保留省级文明单位称号"及"1991-1992 年度省级文明单位"荣誉证书。

1994-1996 年，漳州市医院以"三级乙等医院"标准规范工作，把提高医疗质量作为医院管理和改革的核心，提高社会效益和经济效益。1994 年 8 月，漳州市医院获中共漳州市委、漳州市人民政府授予"保留市级文明单位称号"及"1992-1993 年度市级文明单位"荣誉证书。1995 年，漳州市医院被福建省卫生厅评为省卫生系统学习白求恩杯"双十佳"先进集体。1996年11月，漳州市医院获中共漳州市委、漳州市人民政府授予"漳州市第五届（1994-1995年度）文明单位"荣誉称号。12月，漳州市医院获中共福建省委、福建省人民政府授予"福建省第五届（1994-1995年度）文明单位"荣誉称号；被福建省卫生厅确定为全省卫生行业"文明窗口建设示范点"。1996年，漳州市医院顺利通过"三级乙等医院"评审并挂牌。

1997年，漳州市医院紧密联系实际，提出"接诊一位患者，奉献一份爱心"的口号，开展献爱心、树形象、创优质服务等活动，以福建省、漳州市创文明行业、建满意窗口和中华人民共和国卫生部、福建省卫生厅关于创建"百十佳医院"工作为契机，开展以患者为中心，提供优质服务活动，制定各窗口岗位服务规范、文明用语及达标要求，全院职工增强以患者为中心的服务意识，主动为患者排忧解难；医院团委成立青年志愿服务队，团员职工利用休息时间到门诊导诊；医技科室人员提早上班推迟下班，尽量满足患者需要；门诊、医技、病房完善各种标志牌并开展形式多样的便民活动；院内设流动哨协助维持门诊及病房医疗秩序，加强安全保卫工作。急诊科参与110社会联动工作，组建院前急救队伍，开通120急救呼救电话，建立急救生命绿色通道，为患者提供快捷、高效、优质的医疗服务。是年，漳州市医院被福建省竞赛活动协调办公室确定为"创文明行业、建满意窗口"竞赛活动示范单位。

1998-2000年，漳州市医院党委把物质文明建设和精神文明建设一起抓，探索新时期职工思想政治工作的新思路、新办法，为医院的两个文明建设提供有力的思想保证。开展福建省卫生厅倡导的情暖医院活动，修建公厕、花园、道路，绿化面积500平方米，医院内环境绿化、美化、整洁、通畅。1998年2月，漳州市医院获中共福建省委、福建省人民政府授予"福建省第六届（1996-1997年度）文明单位"荣誉称号。4月，漳州市医院获中共漳州市委、漳州市人民政府授予"漳州市第六届（1996-1997年度）文明单位""漳州市首届'创文明行业·建满意窗口'先进单位"荣誉称号。1999年，漳州市医院开展重塑新形象、迎接新世纪的系列活动，党、政、工、团围绕纪念五四运动80周年、建党78周年、建国50周年及迎接澳门回归等主题，开展形式多样、丰富多彩的系列活动，激发全院职工爱祖国、爱医院、爱岗位、爱患者的工作热情，增强凝聚力和向心力。8月，漳州市医院内科四病区获共青团福建省委、福建省卫生厅授予"青年文明号"荣誉称号。2000年1月，漳州市医院获中共漳州市委、漳州市人民政府授予"漳州市第七届（1998-1999年度）文明单位""漳州市第二届'创文明行业·建满意窗口'先进单位"荣誉称号。12月，漳州市医院获中共福建省委、福建省人民政府授予"福建省第七届（1998-1999年度）文明单位"荣誉称号。

2001-2004年，漳州市医院以科技兴院、以法治院、以德治院为战略方向，坚持以人为本，全面、协调、可持续的发展战略。推进医院文化建设，培育医院精神，改善服务质量，方便群众就医；落实院务公开，规范服务行为，推进精神文明建设，增强职工责任心、爱心、耐心、细心，为患者提供优质服务蔚然成风；以人事分配制度、经营管理制度改革为突破口，提高医院整体实力。2003年3月，漳州市医院获中共漳州市委、漳州市人民政府授予"漳州市第八届（2000-2002年度）文明单位"荣誉称号；8月，漳州市医院获中共福建省委、福建省人民政府授予"福建省第八届（2000-2002年）文明单位"荣誉称号。2003年，挂靠漳州市医院的漳州市120急救中心获福建省"110联动服务先进集体"和中共漳州市委、漳州市人民政府授予"第三届（2000-2002年度）创文明行业工作先进单位"荣誉称号。

2005-2008年，漳州市医院贯彻落实中华人民共和国卫生部关于开展医院管理年活动的要求，制定医院管理年活动的实施意见，把创建三级甲等综合医院与医院管理年活动紧密结合在一起，严格落实等级医院评审标准，逐条逐项抓落实。把维护群众利益、确保医疗质量和医疗安全、构建和谐医患关系、优化执业环境作为主要内容，提高文明单位创建水平。2005年10月，漳州市医院获中央精神文明建设指导委员会授予"全国精神文明建设工作先进单位"荣誉称号。2005年，漳州市医院急诊科获中共漳州市委、漳州市人民政府授予"漳州市创建青年文明号优秀组织奖"荣誉称号。2006年5月，漳州市医院急诊科、外科重症监护室获福建省妇女联合会、福建省卫生厅授予"巾帼文明岗"荣誉称号。2008年，以创建全国文明单位为目标，弘扬团结、勤奋、严谨、创新的医院精神。9月12日，中华人民共和国卫生部创建全国文明单位检查组受中央精神文明建设指导委员会委托，通过听取汇报、实地查看、测试答卷等形式，检查考核漳州市医院创建全国文明单位工作情况获得肯定；开展医院管理年建设和平安医院活动，提高医疗服务质量，加强文明服务建设，构建和谐医患关系。开展丰富多彩的医院文化活动，举行青年岗位能手竞赛、职工迎春文艺晚会、"红五月"表彰文艺晚会；深化"青年文明号""巾帼文明岗"等创建工作。

2009-2010年，漳州市医院党委以纪念建国60周年系列活动和荣获全国文明单位为契机，出台《漳州市医院关于开展深化文明建设强内涵暨纪念建国60周年系列活动的意见》，围绕深化文明建设、强内涵，坚持公益性质、树形象主题，坚持以人为本，激发引导职工爱国、爱院、爱岗热情，增强主人翁意识，投身医院文化建设，促进医院发展。2009年1月，漳州市医院获中央精神文明建设指导委员会授予"全国文明单位"荣誉称号，举行授牌仪式与创建活动动再动员大会；2009年，医院举办漳州市医院首届"幸福天使·美满一生"职工集体婚礼；举办歌唱祖国，唱响院歌职工大合唱比赛；选派职工代表参加漳州市纪念新中国成立60周年红歌会暨漳州市第十届水仙花合唱节；举办职工趣味运动会；开展优质护理工程、医疗安全月、创文明行业、建和谐漳州等主题活动和创建"青年文明号""巾帼文明岗""行业示范窗口""三好一满意"等活动。把精神文明建设和思想政治工作有机结合，树立以人为本的理念，为职工办实事、办好事，倡导职工与医院共同发展，共同进步，增强医院的凝聚力和向心力。充分发挥医院文化导向的凝聚、激励、约束和辐射作用，提高医院文化管理成效。

2011年，漳州市医院党委调整和充实医院精神文明建设领导小组，下设文明办，挂靠党办，负责文明单位创建活动的具体工作；制作创建活动光碟、画册；《精神文明报》出专版介绍漳州市医院创建工作纪实；漳州电视台《这方土地》栏目录制专题介绍。发出关于开展纪念建党九十周年暨深化文明单位创建系列活动的通知，举行庆祝中国共产党成立90周年暨表彰大会，召开新、老党务工作者、民主党派人员座谈会，举办颂歌献给党职工大合唱比赛等活动，增强广大党员干部职工党性观念、坚定理想信念。9月22日，漳州市医院代表卫生系统参加漳州市精神文明建设指导委员会主办的"赞我漳州、行业风采"文明礼仪比赛，展示护士职业礼仪，爱岗敬业和无私奉献的护理服务理念，获得优秀奖和最佳精神风貌奖。举办漳州市医院第二届"幸福天使·美满一生"职工集体婚礼。12月，漳州市医院获中央精神文明建设指导委员会颁发的"2011年全国文明单位复查合格"荣誉证书。

第二节　创建平安医院

2005年，漳州市医院贯彻落实全国社会治安综合治理工作会议和机关、团体、企事业单位消防安全管理规定的精神，采取一系列有效措施，落实领导责任制，加强安全保卫工作，开展创建平安医院活动。加强群防、群治、群管工作，与各科室签订社会治安综合治理工作责任状和消防安全目标管理责任书，组织消防演练，提高全员消防安全意识。加强防盗报警、防盗监控管理，投资35万元设立门诊综合大楼防盗监控中心；投资7万元，设立消防控制中心，加强监督检查，确保消防安全。开展打击盗扒、整治"医托"、整顿医院大门口秩序等专项治理工作，确保医院和患者财产安全。

2006年，漳州市医院加强防盗报警、防盗监控管理。完善消防报警、防盗报警监控中心，增加人员，实行24小时值班制度，维护医院安全。建立健全消防档案和每日防火必查运行机制，在医院所有病房张贴防火疏散图，完善病房火灾应急疏散预案，组织病房火灾应急疏散和消防灭火器使用等演练，强化医院职工消防安全意识。落实漳州市消防支队有关企事业单位消防安全管理规定的文件精神，采取措施完成外科大楼和行政办公楼的消防设施整改；投入专项资金80万元，完成医院高层建筑消防联动及消防设施的更新，确保医院和患者生命财产安全。

2007年，漳州市医院加强保安巡视，确保群众财产安全；加强麻醉药品、毒性药品、精神药品的管理，实行专人、专柜、专用处方管理。完成门诊大楼中庭吊顶消防整改工作；完善每日防火巡查运行机制，组织消防灭火器使用培训与演练，强化医院全体职工消防安全意识。加强防火、防盗等安全保卫工作，确保医院和患者的生命财产安全。是年，漳州市医院获漳州市创建平安医院活动领导小组授予"漳州市创建平安医院活动先进单位"荣誉称号。

2008年，漳州市医院贯彻落实福建省平安医院考核评价标准（试行），把创建平安医院与日常医疗工作相结合，逐条逐项抓落实。加强机防建设，有效发挥监控报警作用，增设监控点20个。重视消防安全工作，投入专项资金10万元，改造儿科楼消防设施，顺利通过消防验收；组织消防培训3场，参加培训人员200人次。组织病房发生火灾疏散演练2次、地震应急疏散演练1次，强化医院全体职工的安全意识，确保患者及医院财产安全。完成保安及车场管理新一轮招标承包工作，加大安全督查力度，开展专项打击"医托"、偷盗行为，查破处理盗扒案件16起，有效维护医院和群众的财产安全。顺利通过福建省创建平安医院活动督查组、漳州市创建平安医院活动检查组的检查验收。

2009-2011年，漳州市医院根据福建省卫生厅《关于开展落实医院安全生产主体责任活动的通知》精神，开展安全生产主体责任3年行动创平安医院活动。调整充实漳州市医院安全生产领导小组；制定漳州市医院开展落实安全生产主体责任3年行动工作方案，召开中层领导干部会议进行部署，医院与科室签订安全生产责任书，形成逐级负责的安全生产责任机制。定期进行医疗安全、设备安全、消防安全、信息安全等方面的检查督导，发现问题，及时整改；组织安全生产检查5次，对重点部位及危险化学品检查11次；组织全院职工安全生产、消防培训5场，参加培训人员600人次，组织病房火灾应急处置演练和地震应急疏散演练2次，强化全院职工的安全意识。2009年10月16日，中央综合治理委员会副主任陈冀平到漳州市医院调研医院平安医院建设工作，对所取得的经验给予充分肯定。是年，福建省创建平安医院现场会议在漳州举行，并在医院设立主会场。

2010年，漳州市医院继续落实安全生产主体责任3年行动，扎实推进平安医院建设。出台2010年安全生产工作计划、开展安全生产活动实施方案、安全生产大检查工作方案；重新修订《漳州市医院各类应急预案汇编》；成立漳州市医院维稳工作领导小组，贯彻全市卫生系统维稳工作会议精神，制定具体措施；落实福建省卫生厅关于做好防汛备汛卫生应急工作的紧急通知精神，完善防汛、备汛应急预案，落实各项准备措施。9月1-3日，举办消防安全"四个能力"（检查消防火灾隐患能力、扑救初起火灾能力、组织疏散逃生能力、宣传教育能力）专题培训，参加培训的相关人员有1950名；投资43万元在门诊、病房、停车场等重点部位增设110个监控点，投资11万元对医院消防设施进行维护和更新。是年，对重点部门检查11次，组织医院全体职工消防培训及演练5场，接待福州市卫生局及云南省、河北省等数批平安医院、院务公开考察团到医院参观创建平安医院工作。

2011年，落实福建省人民政府、漳州市人民政府开展安全生产活动要求，制定2011年安全生产工作计划和开展综治维稳安全生产消防安全"四大"活动实施方案，健全完善安全主体责任体系，落实隐患治理，加大事故预警、预防和应急预案工作力度，努力构建安全工作长效机制。全年开展全院性安全生产、消防安全检查6次；组织医院全体职工开展消防灭火和应急疏散演练3次；迎接漳州市安全生产专项检查2次；对消防设施定期进行维护保养，投入专项资金6万元，更换干粉灭火器100支，实现医院安全形势持续稳定。是年，接受漳州市安监局、漳州市卫生局联合考核落实安全生产主体责任3年行动活动开展情况，获漳州市安全生产A级单位。

第三章　公德爱心

第一节　扶贫援助

民国29年（1940年），漳州协和医院对于患病而无财力就医者给予免费治疗，必要时供给车费。全年免费治疗门诊患者593名，为20名住院患者支付部分费用，免费接种疫苗2480名。

民国30年（1941年）8月，漳州协和医院遭受日机轰炸后，许多住院患者离院回家，医院公共卫生护士上门为患者更换敷料和用药护理；为贫穷家庭提供大米和食物等物资，到小学为学生提供护理服务和健康建议。

民国31年至民国34年（1942-1945年），漳州协和医院派出医生和护士到难民营、救济所为患者治疗并提供免费药品、食物、生活用品。

民国35年（1946年），漳州协和医院向教会申请大米和面粉，用面粉袋布料做成衣服，在圣诞节期间把衣服、大米、捐款等捐助贫困百姓。民国35年9月至民国36年（1947年）1月，漳州协和医院护士在教堂、寺庙和集市设施粥场，免费为贫困百姓布施热豆汤，每天接受布施者有200名以上。民国36年11月，漳州协和医院开展感恩行动，共捐献30箱水果、蔬菜、大米、鸡蛋给贫困百姓。

民国36年至民国37年（1947-1948年），漳州协和医院公共卫生护士上门随访患者和孕产妇，接送重症患者到医院接受免费治疗，并为重症患者支付车费；组织医护人员到医院附近乡村出诊38次，为患者检查身体、开药、免费预防接种。

1949年，漳州协和医院护士在感恩节和圣诞节期间，用募集的捐款帮助65户贫困家庭购买食品和衣物。

1957年，龙溪专区医院为加强与县级医院业务技术指导和联系，由7名医务人员组成医疗巡回队到诏安、漳浦、云霄、东山等县级医院开展手术、诊断、治疗，协助建立医疗护理常规、开展技术讲座及工作改进。

1959年，龙溪专区医院为加强对各县级基层医院业务技术指导，组织4次医疗巡回队，帮助海澄、漳浦等基层医院解决临床诊疗问题，接受各县会诊、出诊50人次；接受各县级医院转院急危重疑难患者50名；接受各县级医院进修人员33名。

1960年，由龙溪专区医院23名医务人员组成的巡回医疗队（其中主任医师2名，主治医师2名），到漳浦、诏安、云霄、平和、龙海等县开展巡回医疗工作，做手术示范40次，临时会诊90多次；指导县级医院开展常见病的诊疗和常规手术，举办五官科、放射科、针灸专业等6个短期训练班，共有学员98名，全年共接受各县级医院进修人员54名，提高县级医院的业务水平。是年，医院帮助县级医院建立X光室、检修X光机19次。

1962年，龙溪专区医院加强对县级医院医疗技术指导，组织13名医务人员下乡，重点加强对漳浦县医院的扶持，帮助漳浦县医院培养外科医师、麻醉士、护士长、检验士等各1名，使漳浦县医院能够独立开展胃切除、剖腹产等大手术及硬脊膜外麻醉技术等，能解决一些较疑难的疾病，真正成为全县的医疗技术中心。是年，龙溪专区医院接受县级医院进修人员13名。

1963年3月，由龙溪专区医院外科副主任、内科、儿科高年资住院医师、护士长、手术室护士、检验科副主任共6名医务人员，成立医疗技术指导小组，帮助云霄县医院健全查房、会诊转科、急诊抢救、值班、术前讨论审批、病历书写、护理记录、消毒隔离等制度。是年，龙溪专区医院组织到县级医院巡回12次，为各县级医院医务人员讲课、手术示教，举办护士长、放射科医师等4期训练班，参加培训学员有66名。

1965年3月17日至5月5日，由龙溪专区医院内科、外科、儿科、妇科、中医科、五官科、针灸科等抽调11名专业人员，组成龙溪专区医院巡回医疗队，到漳浦县石榴公社山城大队革命老根据地设点开展巡回医疗。巡回漳浦县、平和县的3个公社17个大队，行程4412公里，共诊治各种疾病5443人次，进行中小手术62例，抢救危重症患者18例。是年，医院根据毛泽东主席"把医疗卫生工作的重点放到农村去"的指示精神，组织3个医疗小分队，人员共84名，下乡到平和县崎岭公社、长乐公社、九峰公社，每个小分队负责5个生产队的巡回医疗工作。

1978年，龙溪地区医院选派33名医务人员组成巡回医疗队，到诏安县四都公社、漳浦县佛潭公社和石榴公社开展巡回医疗工作，在佛潭公社普查高血压病29178例，开展外科手术60人次。在龙海县步文公社石仓大队普查华支睾病3100例，治疗华支睾病30例、钩蛔虫病2143例。

1981年，龙溪地区医院与南靖县医院建立协作关系，组织3批医疗队参加南靖、漳浦等县抗洪救灾工作。各科定期组织医务人员轮流到南靖县医院讲课、会诊、手术，帮助其提高业务技术水平；儿科、五官科医师轮流参加龙溪地区卫生局在云霄县举办的儿科、五官科医师学习班讲课。

1985年5月14日，龙溪地区医院有492名职工参加中国红十字会为援助非洲旱灾难民发起的募捐活动，共捐款1103.50元。

1986年，漳州市医院与贫困县平和县医院正式建立医疗协作关系，为平和县医院和乡卫生院免费培训胸外科、神经内科、妇产科、细菌检验、心电图、超声波等进修人员，同时派出2批扶贫医疗队到平和县国强乡为群众防病治疗1600人次。

1987年，漳州市医院与平和县医院、东山县医院、驻漳部队32417医院建立医疗协作关系。9-10月中旬，派出2批扶贫医疗队共12名医务人员往平和县医院开展对口帮扶工作；为做好城市医院支援农村卫生工作，与平和县医院签订《支农协议书》；帮助平和县医院建立科学管理制度；通过查房、手术、讲座等方式，提高其医疗技术水平，使该院2个月业务收入增加8万元，比1986年同期增加46.7%。同时，把价值3000元的医疗仪器赠送给平和县国强贫困乡卫生院，把价值3000元的有线广播器材设备赠送平和县文峰乡黄井村，并派3名电工为该村安装有线广播线路，使黄井村群众能及时收听党和国家大事。

1991年，漳州市医院为南靖县和溪乡吉春村群众办实事，携带小型X光机为该村群众开展健康体检，受到村委会和群众的赞扬。

1992年，漳州市医院与平和县医院签订《支农协议书》，组织医疗队到平和县医院开展对口帮扶工作，为群众防病治疗1300人次。5月14日，与漳浦县佛潭中心医院建立医疗协作关系，指导该院开展业务技术，提高医疗技术水平，方便当地群众就医；组织医务人员上街、下乡为群众开展医疗咨询和义诊达2000人次；漳州市医院职工捐款3000元，为南靖县和溪乡吉春村建立有线广播，并赠送20寸彩电1台，丰富该村的文化生活，医院团委向该村小学捐赠300本小学生课本与儿童读物书刊。是年，医院全体职工自愿为宁德、三明、福州等特大洪涝灾区捐款3322元，捐赠衣物247件，为希望工程捐款1620.80元，为庆龄女子学院捐款931元。退休医师、共产党员丁小惠，自己省吃俭用，每次捐款都慷慨解囊，向希望工程捐款500元，同时资助3名贫困大学生，帮助其顺利完成学业。

1994年，漳州市医院组织医疗队赴平和县医院开展对口帮扶工作，为群众防病治疗1300人次。1995年，医院组织医师6名组成巡回医疗队，到平和县医院进行医疗指导和交流。

1996年，漳州市医院为解决贫困山区看病难问题，组织2批扶贫医疗队赴平和县、云霄县等革命老区义诊，送医送药到贫困山区，并带去医院全体职工捐献的衣物700件及赞助款2000元和价值5000元的药品；为平和县洪水重灾区捐款4.25万元，捐献衣物1034件，组织抢险医疗队连夜奔赴灾区开展医疗抢险工作。

1997年，漳州市医院响应中共中央关于文化、科技、卫生"三下乡"活动，组织医疗队送医送药下乡，利用星期天下乡义诊，共义诊6500人次，赠送价值2万元的药品。多次捐款捐物支持贫困山区，外科党支部还捐款资助南靖县南坑镇村雅小学2名特困生。是年，漳州市医院获中共福建省委宣传部、福建省人事厅授予"福建省文化科技卫生'三下乡'活动先进集体"荣誉称号。1998年，漳州市医院多次组织医疗队送医送药下乡，共义诊1500人次，赠送药品价值近万元。医院全体职工在抗洪救灾活动中人人献爱心，共捐款8.36万元，捐衣物1469件。1999年，14号强台风袭击漳州市龙海、平和等县（市、区），漳州市医院职工为灾区捐款2.83万元。2000年，漳州市医院继续与平和县医院进行对口帮扶，组织人员到平和县义诊，共诊治2600人次。

2003年3月14日，由漳州市医院7名医学专家组成的巡回医疗队，到漳浦县医院进行医疗指导和交流。2004年5月，漳州市医院获获福建省卫生厅授予"2001-2002年度卫生'三下乡'支农先进集体"荣誉称号。

2005年，漳州市医院有计划地选派20名主治医师下乡服务，为基层医院传授技术，为当地群众送医送药；医院全体职工为印度洋地区海啸灾民、闽北水灾灾民等共捐款4万元。

2007年，漳州市医院响应中共福建省委、福建省人民政府"千名医师下乡"帮扶乡镇卫生院的号召，对口帮扶漳浦县3个镇（湖西镇、沙西镇、盘陀镇）、诏安县2个镇（霞葛镇、深桥镇）、云霄县2个镇（陈岱镇、东厦镇）、南靖县3个镇（靖城镇、书洋镇、金山镇）等10家乡镇卫生院，与云霄县医院、诏安县医院和常山开发区医院签订帮扶协议，派出19名医师开展为期1年的帮扶工作，指导县医院及乡镇卫生院开展临床医疗工作，提高县医院及乡镇卫生院医疗技术水平。免费为基层医院培养卫技人员，接受基层医院进修培训人员118名。定期组织专业人员下乡义诊，进一步拓展与县医院合作项目与范围，达到优势互补、资源共享、惠及百姓的目的；眼科医护人员利用业余时间下乡开展白内障复明工程，为广大农村白内障患者带来光明。

2008年，5·12汶川大地震发生后，漳州市医院开展为灾区群众送温暖、献爱心活动，医院领导带头捐款、广大党员积极主动上交特殊党费、医院全体职工踊跃捐款，共捐款49.68万元。接收30名灾区伤员到医院救治。

2009年，漳州市医院抽调15名主治医生往云霄县医院、诏安县医院和常山开发区医院开展对口帮扶工作，签订帮扶协议书；赠送诏安县医院1台价值3万元的听力检测仪；眼科医务人员到龙海、长泰、华安、漳浦、东山等县（市）开展白内障手术600例，使白内障患者重见光明。

2010年，漳州市医院根据福建省千名医师帮扶农村基层医疗卫生机构实施方案的要求，深入开展对口支援玉树地震、闽北水灾，医院全体职工共捐款17.96万元支援灾区。抽调主治医生23名进行帮扶工作。

2011年，漳州市医院组织25名主治医师下乡帮扶云霄县医院、诏安县医院及常山开发区医院，圆满完成对口帮扶工作任务，被福建省卫生厅推荐为城乡医院对口支援工作先进支援医院。

第二节　特殊公共卫生任务

一、国内医疗援助

1960年，龙溪专区医院参加"6·9"抗洪救灾，有110名医务人员坚持在第一线，建立8个临时急救站，先后抢救治疗患者848名，保护人民的生命安全。灾后连续派出医务人员102名，分赴西桥、天宝、南靖等灾区进行灾后卫生预防；成立临时物资供应站，确保其他地区来救援的医疗队和各灾区药品供应；在重点灾区天宝公社和大寨大队长驻医疗工作组，系统全面地开展灾后疾病调查防治工作；推行家庭病床，建立临时产院，普查普治灾后的各种疾病；建立健康户，使大寨大队在大忙季节劳动出勤率达到99%，基本实现无病伤大队，对保护劳动力，促进农业丰收起了很大作用。

1982年6月，龙溪地区医院派出2批医疗人员参加龙溪地区卫生局组织的医疗队到建阳地区参加抗洪救灾医疗援助工作。

1991年，漳州市医院受漳州市政府委托，对转送市医院的漳浦县重大汽车爆炸事故危重伤者9名进行抢救治疗，其中抢救无效死亡1名、治愈出院8名。

1993年，漳州市医院担负漳州制药厂新特药开发研究室实验动物的病理检验。

1996年5月，漳州市医院成功抢救1例造影剂严重毒副反应，频繁抽搐、癫痫持续状态的罕见病例。7月，成功抢救急性食物中毒的陕西农民工22名。10月，抢救严重车祸的龙溪师范学校学生3名。

1999年6月，漳州市医院响应中共漳州市委、漳州市人民政府开展献爱心，支援西藏卫生事业做贡献的号召，医院捐赠药品、器械1万元，选派内科医师刘文平、儿科医师张家祥、眼科医师阮敏毅、妇产科医师庄红梅参加首批漳州市援藏医疗队，赴西藏林芝地区米林农场开展为期3个月的医疗援助活动，为藏族同胞义诊1500人次、施行各种手术30台次。

2001年5月，漳州市医院根据中共漳州市委、漳州市人民政府决定，选派神经科医师陈跃鸿、外科医师陈宇峰参加漳州市援疆医疗队，奔赴新疆昌吉州玛纳斯县医院开展为期1个月的医疗援助工作。

2003年9月，漳州市医院肾内科医师连学坚、CT室医师蔡毅勇参加支援新疆玛纳斯县医院医疗队，开展为期3个月的医疗技术援助任务。10月，眼科医师林映竑、外科医师洪建明、妇产科医师庄月珍、耳鼻喉科医师许振跃、副主任护师朱小燕参加支援宁夏青年志愿者医疗队，赴宁夏同心县医院开展为期3个月的医疗援助工作。

2006年4月，漳州市医院选派医师桑学东、麻醉师郑志强参加援藏医疗队，赴西藏林芝地区人民医院和妇幼保健院开展为期8个月的医疗援助活动。

2008年5月，"5·12"汶川大地震发生后，漳州市医院医务人员踊跃报名参加援川医疗队。5月16日，选派外科副主任医师洪建明、骨科医师林建聪、麻醉科医师陆志伟和主管护师李清花、护师杨凤兰参加漳州市首批援川抗震救灾医疗队赴四川灾区开展救治工作。医院成立救治四川伤员领导小组、医疗专家组和后勤保障组，腾出骨科病房作为爱心病区，做好接收四川地震灾区伤员救治各项准备工作。6月1日晚，四川地震灾区伤员30名顺利入住漳州市医院的爱心病房，年龄最大的73岁，最小的8岁，医务人员以精湛的医术、高尚的医德、优质的服务积极救治灾区伤员。至7月27日，30名伤员全部康复出院。医院援川抗震救灾医疗队获福建省总工会授予"五一先锋号"荣誉称号；获中国科教文卫体工会全国委员会授予"抗震救灾重建家园工人先锋号"先进集体荣誉称号。洪建明、陆志伟、林建聪、李清花、杨凤兰获福建省人民政府授予"福建省抗震救灾先进个人"荣誉称号。

2009年5月，漳州市医院选派神经外科副主任医师王荆夫、泌尿外科副主任医师庄志明、急诊科副主任医师谢建忠、消化内科主治医师庄涵虚、普外科主治医师李辉、心血管内科主治医师黄小洪、肿瘤内科主治医师蔡友鹏共7名医务人员参加漳州市第五批援川医疗队到彭州开展为期3个月的医疗援助工作，指导彭州市人民医院开展医疗新技术、新项目，受到当地卫生行政部门及群众的赞扬和肯定；王荆夫等7名队员获彭州市人民政府授予"福建省对口援建彭州市灾后医疗卫生工作先进个人"和彭州市"荣誉市民"等荣誉称号。

2010年10月，漳州市医院选派主任医师李建国到西藏自治区林芝地区墨脱县人民医院开展为期1年的医疗援助工作，并获中共墨脱县委、墨脱县人民政府授予"先进工作者"荣誉称号。

2011年3月，漳州市医院选派医学博士陈柏龄参加福建省援疆医疗队，到新疆昌吉州木垒县人民医院开展为期3个月医疗援助工作，获木垒县人民医院授予"卫生先进个人"荣誉称号。

二、国际医疗援助

1953年4月，龙溪专区医院选派医师林继虞、护士黄敬璋参加抗美援朝手术医疗队。

1979年12月，龙溪地区医院选派眼科医师许淑德、检验科检验师赵士亮、手术室护士林石花参加福建省第三批援助非洲塞内加尔共和国医疗队，开展为期2年的医疗援助工作。许淑德、赵士亮、林石花获塞内加尔共和国授予"骑士勋章"荣誉称号。

1987年4月，龙溪地区医院选派麻醉师张至芬参加福建省第四批援助博茨瓦纳医疗队开展医疗援助工作，7月24日因病提前回国。

1991年5月，漳州市医院选派内科副主任医师郑恬、外科主治医师韩明瑞、妇产科主治医师高红月、麻醉师林玉霜、检验师蓝雅恭、药剂师陈青青、手术室护士李君钊参加福建省第九批援助塞内加尔医疗队，于5月4日到梅州集训。10月，医院选派院长、主任医师杨祖谦到福州参加援外医疗队集训并担任医疗队队长。12月，福建省第九批援助塞内加尔医疗队到塞内加尔共和国开展医疗援助。1992年，福建省第九批援助塞内加尔医疗队在杨祖谦的带领下，共诊治门诊患者156037人次，住院患者5515人次，手术2688例（其中大型手术367例），抢救危重患者1015例，抢救成功率92.2%。其中，由杨祖谦主刀的腹膜后巨大肿瘤13公斤重摘除术、肺癌根治术等手术成果被塞内加尔共和国《太阳报》以显著的标题进行报道，当地医疗当局和塞方医院总监向中国医生致贺，援塞医疗队以实际行动为增进中塞人民的友谊做出贡献。1993年4月，队长杨祖谦获塞内加尔共和国授予"塞内加尔共和国狮子勋章"，队员郑恬、韩明瑞、高红月、林玉霜、李君钊、陈青青、蓝雅恭获塞内加尔共和国授予"塞内加尔共和国骑士勋章"；12月，福建省第九批援助塞内加尔医疗队圆满完成任务回国，杨祖谦获中华人民共和国卫生部授予"援外医疗队模范队长"和福建省政府授予"先进援外医疗队队员"荣誉称号。医疗队获福建省政府授予"先进援外医疗队"荣誉称号。

2005年12月，漳州市医院选派外科重症监护室护师庄丛参加福建省第十一批援助博茨瓦纳医疗队，开展为期3年的医疗援助工作。

2010年12月，福建省援外工作会议暨援外先进表彰会上，以漳州市医院医务人员为主体组成的福建省第九批援助塞内加尔医疗队获福建省对外贸易经济合作厅、福建省公务员局、福建省人力资源开发办公室授予"福建省援外工作先进集体"荣誉称号，漳州市医院原院长、医疗队队长杨祖谦代表医疗队上台领奖。

第四章　医院文化建设

第一节　院徽、院训、院歌

2007年7月7日，漳州市医院党委、行政、工会联合向医院全体职工和社会各界发出关于征集院徽、院训、院歌的通知，以能够打造艰苦奋斗、拼搏向上的医院精神，塑造良好的社会形象，弘扬医院改革与发展的主旋律，营造和谐健康、积极向上的医院文化氛围，发挥医院文化的导向、凝聚、激励和规范作用，充分激发医院全体职工的主人翁意识和工作热情为创作要求，向医院全体职工、社会各界公开征集漳州市医院院徽、院训、院歌。2011年9月19日，漳州市医院为进一步展示医院的良好形象，提升医院文化品位和凝聚力，推进医院文化建设，挖掘、培育和提升具有医院特色的文化品牌，树立核心价值观，体现办院理念，在院内网登载漳州市医院院训征集启事，公开征集新的漳州市医院院训。

一、院徽

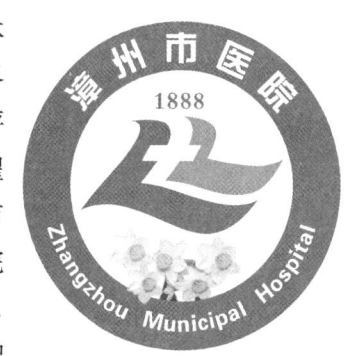

2007年7月7日，漳州市医院党委、行政、工会联合向医院全体职工和社会各界发出关于征集院徽、院训、院歌的通知后，社会各界纷纷响应，认真设计投稿。漳州市医院邀请漳州市美术界专家作为评委进行评选推荐并组织医院职工投票，最后确定采用江苏省昆山市翟杰明设计的图样，该图样标志造型简洁明了、寓意深刻，昭示漳州市医院广阔的发展空间和灿烂的未来。漳州市医院的院徽首先昭示医院创建于1888年的悠久历史。以"漳州"的拼音字头"ZZ"为设计元素，变形为齐头奋进的鸽子和飞扬的旗帜。其中齐头奋进的鸽子象征医护间亲密无间的协作，象征医院各项事业发展协调持续、欣欣向荣的良好态势。鸽子间的十字突出医疗行业的特征，鸽子代表生命、活力与健康，又似汉字"人"，象征以人为本、以患者为中心的服务理念。其中蓝色象征科技与创新，绿色象征和谐与人文。飞扬的旗帜舞动出医院悠久的历史和深厚的文化底蕴，舞动出医院人昂扬奋进、开拓创新的精神风貌和时代英姿。另外，漳州是水仙花的故乡，院徽中的水仙花代表纯洁、幸福、吉祥，也象征白衣天使无私奉献的形象和境界。

2008年11月20日，漳州市医院正式启用院徽作为医院的标志。2009年5月15日，漳州市医院为加强对院徽制作、使用管理，维护院徽的尊严，开始执行《院徽使用管理规定》。规定院徽的制作、使用管理，由院办公室负责；院徽的制作必须按照院长办公室提供的院徽标准图案制作；凡制作和应用院徽图案的物品，须经院办公室批准，并由院长办公室负责监制；凡在建筑物上展示以院徽为内容标志的，须经院长办公室同意，并报院领导批准；漳州市医院院徽的知识产权归医院所有，任何单位和个人不得擅自制作、销售及使用有关院徽图案的物品，违者将按照中华人民共和国《知识产权法》等国家有关法律法规追究责任；院徽图案可用于院内外重大庆祝、纪念、公务活动；在漳州市医院标志性建筑物、会场等适宜场所可悬挂院徽；院徽图案可用于院报、院网、与医院有关出版物及宣传品；院徽图案可印制于漳州市医院办公类的工作证、胸牌、名片和公文袋、文件夹、传真纸、便笺、信纸、信封、医疗文书、医院大门出入证、贺卡、请帖、工作服、交通工具及其他经院长办公室许可的物品；院徽为漳州市医院专用标志，医院制作的院徽标志，个人要妥善保管，防止丢失，如发生丢失需立即报院长办公室备案；其他单位和个人不得持有、使用、制造、仿造、伪造和买卖院徽，也不得使用与院徽及其图案相类似的标志；《院徽使用管理规定》自发布之日起施行并院长办公室负责解释。

二、院训

2007年7月7日，漳州市医院党委、行政、工会联合向医院全体职工和社会各界发出关于征集院徽、院训、院歌的通知后，漳州市医院职工及社会各界纷纷响应，认真参与提炼投稿。漳州市医院召开党委、行政、工会联席会议进行讨论并经医院职工投票，最后确定漳州市医院院训为"团结、勤奋、严谨、敬业"。

2011年9月19日，漳州市医院为进一步展示医院的良好形象，提升医院文化品位和凝聚力，推进医院文化建设，挖掘、培育和提升具有医院特色的文化品牌，树立核心价值观，体现办院理念，促进医院全面、协调、可持续发展，在院内网登载漳州市医院院训征集启事，公开征集新的漳州市医院院训。经过征集、汇总后，挂在院内网请全体职工投票，医院工会委员会在集思广益的基础上进行充分讨论归纳，又挂在院内网再次请医院全体职工进行投票，然后提交医院党委、行政、工会联席会议研究讨论，初步确定新院训为"精诚博学　仁爱致远"，最后提请漳州市医院工会第八届三次职工代表大会投票通过，于2012年5月30日公布正式启用。

"精诚"即大医精诚，也包含精诚合作之意。"精"包含精湛医术、精益求精、严谨周密、勤奋敬业等，也含有大医精诚、好学精进之意；"诚"包含诚信和谐、团结协作、慎独恪职等，同样含有大医精诚、诚信和谐之意。总之，"精诚"含有大医精诚、精诚合作、精湛医术、精益求精、诚信和谐、慎独恪职等等之意。

"博学"出自《礼记·中庸》的"博学之，审问之，慎思之，明辨之，笃行之。"这里的"博学"意为博取中西之长，博取时代之专，博取创新之识，博取天下之精髓。只有"博学"才能持续提高水平、提升质量、与时俱进、开拓创新、适应时代的要求，才能具备"精湛医术"。"博学"包含人才培养、教学科研以及人的全面发展和依靠人才发展的理念，体现以人为本。

"仁爱"即宽仁慈爱、仁慈大爱，含有厚德至善、仁心仁术、仁至义尽之意。"仁"是中国古代一种含义极广的道德范畴，本指人与人之间相互亲爱，通情达理，性格温顺，能为别人着想。孔子把"仁"作为最高的道德原则、道德标准和道德境界，充分体现高尚医德、医者仁心、博大胸怀、厚德至善。"爱"即大爱、大爱无言。"大爱"区别于亲情、友情、爱情，是最无私、最高尚的爱，充分体现高尚医德、医者仁心、博大胸怀、厚德至善。"仁爱"体现对人的关怀体贴，体现"以人为本"，有"仁爱"才能有内外和谐。

"致远"出自诸葛亮的《戒子篇》："夫君子之行：静以修身，俭以养德。非淡泊无以明志，非宁静无以致远"。后人将"致远"含义进一步引申为远大的理想、事业上的抱负、追求卓越等。也有"直挂云帆济沧海"的意境。"致远"在这里就是实现远大的理想，成就事业抱负的意思，表示具有远大的目标。

综上所述，"精诚博学　仁爱致远"富有文化内涵和时代气息，能充分体现三级甲等综合医院应具备的医德医风和医疗服务、业务技术、教学科研等内容，含有高尚医德、大医精诚、博大胸怀、医者仁心、大爱无言、厚德至善、博览群书、好学精进、与时俱进、开拓创新、精湛医术、精益求精、严谨周密、勤奋敬业、以人为本、诚信和谐、团结协作、恪尽职守、慎独精神等方面的内涵，同时具有远大理想与目标。能较好地体现漳州市医院的办院理念、核心价值观和文化品牌特色，凝聚全院职工的精神力量。

三、院歌

院歌的词作者是福建省漳州市音乐协会主席郭建丰和漳州市医院麻醉科医师刘建洋；院歌的曲作者是郭建丰。

院歌的第一句、第二句是白衣战士夜以继日辛勤工作的写照。"晚霞"又可作"老年人"解;"曙光"又可作"新生儿"解;"灵巧的双手""编织着希望"是医院内各种工作的概括,如注射、输液、测血压、配药等;"希望"意指患者的康复;"生命的气息"正是生命的卫士带来生命的气息;"医嘱"即开处方、写病历及医生对患者的叮嘱。

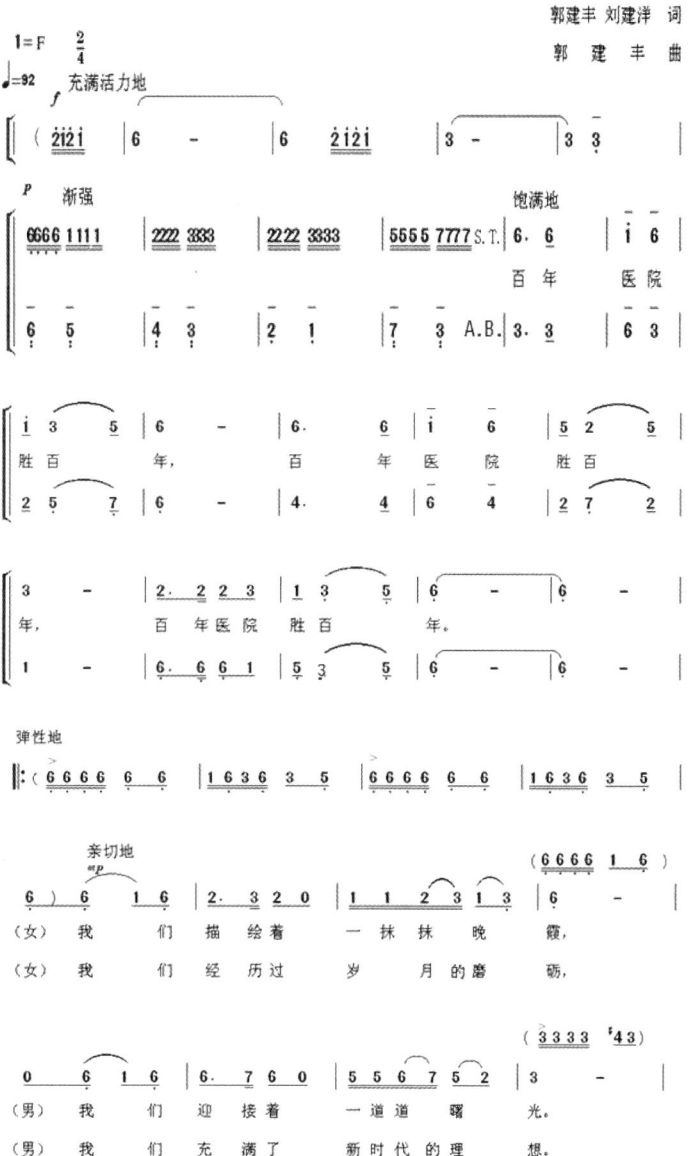

第二节 宣传报道

一、网站

（一）院内局域网站

2001年，漳州市医院完成建设医院内部局域网站，第一版至第四版仅在图书室局域网使用，最初为医护人员检索中外文数据库提供方便和发布催还图书、新书上架等通知内容，开通后每年对版面和功能进行更新完善。2005年，漳州市医院图书室局域网与院内网相连，第五版扩展至全院使用（网址：http://192.168.6.12）（图1）。顶部栏目有新闻、论坛、邮局、my blog、关于我们；版面左侧保留数字图书馆、数据库检索链接专题栏、便民栏目；中部栏目有医院动态新闻、内网论坛、最新帖子调用显示、医院常用软件、文件下载链接；右侧栏目有专家介绍、内网调查、科室主页链接。新闻链接栏目是医院内部有关各种信息的发布区，包含有100个子栏目。版面设计有论坛、邮局、科室主页链接。2009年，漳州市医院制作完成党务公开、深入学习实践科学发展观专题网站（图2）。至2011年10月19日，根据网站访问软件统计，院内局域网访问总量达700万人次，成为集展示医院形象、解读医疗政策、发布各职能科室通知、传递医疗信息、院内文件与医学文献资料获取等的重要窗口。

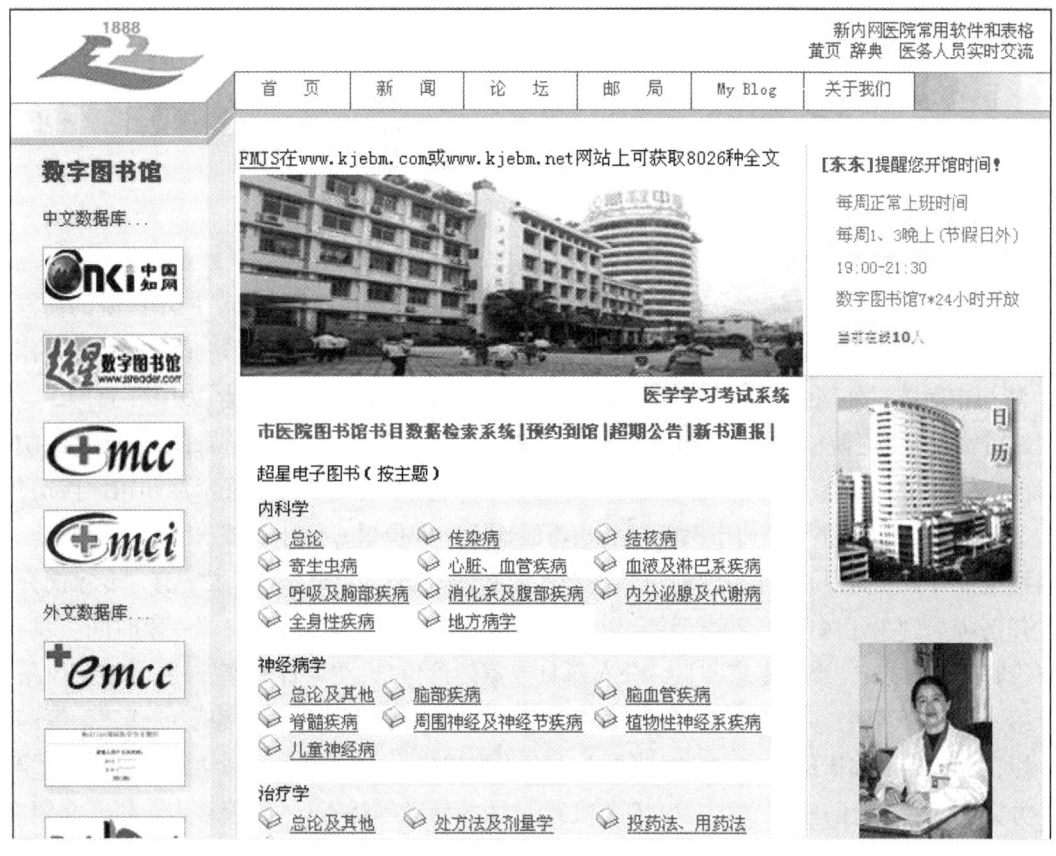

图1　2005年，漳州市医院院内局域网主页

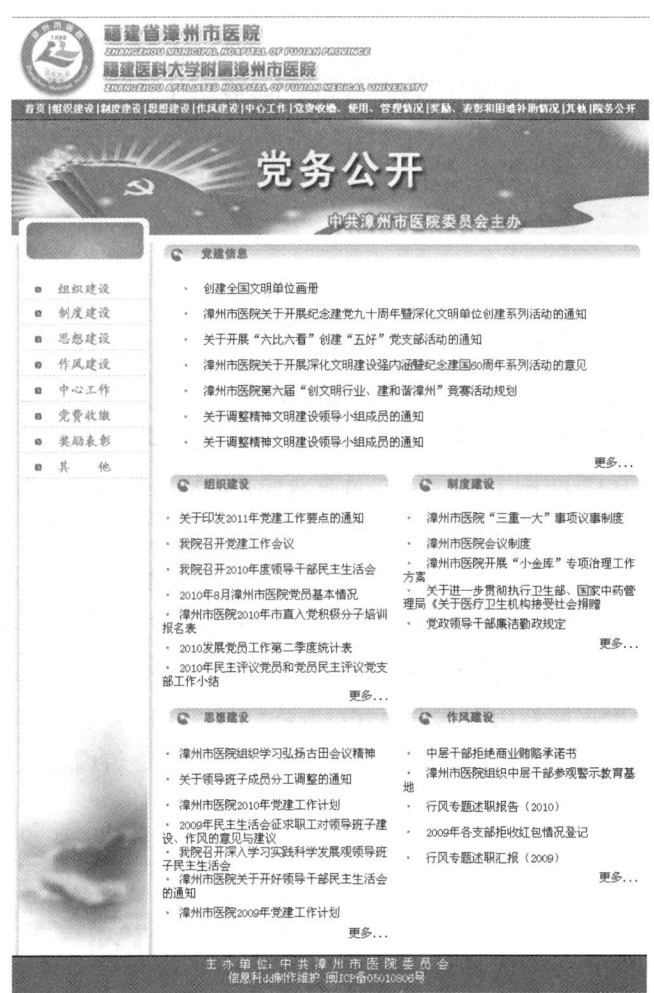

图 2　2009 年，漳州市医院党务专题网站

（二）对外网站

2003 年 4 月，漳州市医院开始建设对外网站，主要目的是通过网络宣传，展示医院的良好形象，传播健康常识，为患者提供导医服务，建立和谐的医患交流平台。6 月，经过招投标确定合作公司。10 月，漳州市医院对外网站（网址：http://www.zzfh.com）正式运行。（图 3 为 2010 年官网）

网站首页设有"医院概况"栏，刊登漳州市医院的简要介绍，配有医院全景图；设有"医院资质"目、"院内交通"目、"周边环境"目、"院史专栏"目、"历年获奖"目，展示漳州市医院历年所获荣誉；"地理位置"目，介绍漳州市医院在漳州市区地图中的位置，便于查找。

网站设置有"新闻中心"栏，实时更新发布医院新闻动态；"专家介绍"栏，有"专家简介"目，介绍主任医师、副主任医师等专家门诊，以及在专科领域的特长诊治领域；"专家时间"目，刊登最新门诊时间安排表；"今日专家"目，公布每日专家门诊信息；"今日专家"栏，"专家风采"目，每天介绍一名专科名医；"医护风采"栏，报道医护人员的文化生活及各类患者的感谢信等；"科研教学"栏，面向专业临床医生和广大医药界人士，为之提供全方位的专业医学资讯，详细了解医学科研的方方面面；"工团建设"栏，发布医院工会、团委活动等动态；"健康常识"栏，介绍大众化健康知识及疾病预防知识；"信息快递"栏有"医院动态"目，报道漳州市医院最近的新闻动态；"医

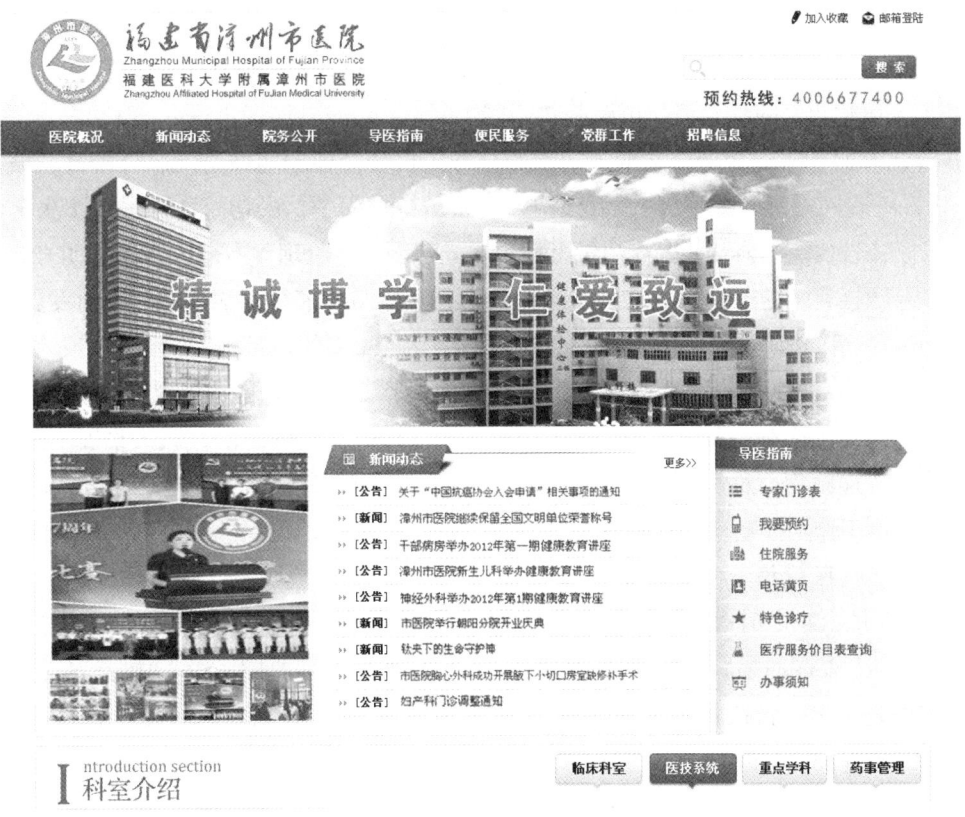

图3 2010年漳州市医院官网

学信息"目,介绍医学界的最近动向和最新的医学成果;"通知通告"目,医院向全体员工或病患发布的通知通告;"信息检索"栏,对网站内相关信息动态进行检索,便于查找在线信息;"会员登录"栏,是会员注册、登录窗口;"内部邮箱"栏,是机构内部邮箱的登录窗口;"友情链接"栏,链接漳州市医院文明网、中华人民共和国卫生部网、福建省卫生信息网、漳州卫生网等网站进行友情链接。

"先进技术"栏,设有"优良设备"目,介绍医院配备的优良医疗设备及新引进的先进设备,配有图片及文字介绍,并列出适宜使用的病症;"精湛医术"目,介绍医院总体医疗水平;"成功案例"目,介绍医院一些成功案例;"科研工作"目,介绍医院科研工作及下属科研单位;"教学工作"目,介绍医院所担负的教学工作。

"科室介绍"栏,设有"科室设置"目,刊登医院各科室设置检索,介绍心血管内科、血液内科、肾内科、呼吸内科、消化内科、神经内科、普外科、骨科、泌尿外科、神经外科、胸心外科、眼科、耳鼻喉科、口腔科、儿科、妇产科、肿瘤科等。列出每个科室诊治的常见病,以及一些常见病的基本表现;"重点科室"目,介绍突出重点科室,标题用红色显示,排列在前面。

"导医指南"栏,设有"就诊指南"目,介绍挂号须知、就诊须知、化验抽血须知、特殊检查须知等;"住院指南"目,介绍住院登记、住院须知、出院须知、住院服务等;"门诊部介绍"目,介绍医院门诊部的位置、医生、电话、门诊项目的情况,附每一层的平面图;"专科门诊表"目,介绍医院专科门诊的时间表等;"特色专科"目,介绍医院擅长的特色专科;"检查项目索引"目,介绍医院各种检查项目等;"特殊治疗项目索引"目,介绍医院各种特殊治疗项目(介入治疗,ECT等);

"特色医疗"目，介绍医院的特色医疗，医用材料价表查询和医疗服务价目表查询。

"医院文化"栏，定期更新发布医院内部刊物院报和医院科技信息等方面内容。

2009年，漳州市医院建设漳州市医院文明网（网址：http://syywm.fjzzwm.cn）。

2010年，漳州市医院对外网站增加"预约挂号"栏目。根据网站访问软件统计，截止2011年10月18日，医院网站访问总量为88万人次。网站运行过程中，平均每2年进行1次全面的改版，陆续增加招标公告、院务公开、医疗质量万里行、党建园地、管理年专题、青年文明号、人才招聘、平安医院等专题栏目。随着信息化、网络通信技术、互联网技术在医学领域的迅猛发展和人们对网络认识地逐步提高，医院网站作为医院信息化、网络化的重要组成部分和对外宣传、展示形象、交流信息的重要平台；成为发布医院官方信息的最佳途径，是社会了解医院的重要窗口；医院对外网站成为医院宣传专业技术知识和服务患者的窗口和树立医院形象的前沿，成为集展示医院形象、解读医疗政策、传递医疗信息、密切医患互动的重要窗口和途径。2011年12月，漳州市医院制作创建全国文明单位工作汇报电视专题片。

（三）电子版医院报

2008年10月，漳州市医院创办《漳州市医院报》（电子版A4月刊），以图文形式分为4版试行。第一版、第二版：要闻回顾，刊登工作动态、会议、对外交流等要闻。第三版：科技信息，介绍各专科（医技检查）诊疗新技术情况。第四版：交流园地（副刊），设"医言堂"栏目，向广大医护人员征集从医经验和工作感言；设"健康随行"栏目，刊登职业健康和养生类内容；设"美图欣赏"栏目。同时登载患者感谢信、医德医风事迹等内容。

二、宣传报道

（一）医院内部宣传

宣传栏墙报 1985年，龙溪地区医院以"树理想讲医德比贡献""一切为了患者""立党为公不忘宗旨——记龙溪地区医院共产党员的先进事迹"为题，把创先争优活动中的好人好事编排成宣传栏4期，表彰32名先进人物；医药知识宣传编排成黑板报16期。

1987年，漳州市医院组织编排墙报、专栏20期，表扬好人好事，提高医务人员的思想境界，维护医务工作者和医院的信誉。

1990年，漳州市医院制作先进人物专栏，宣传获省级以上先进人物荣誉称号的8名医务人员的先进事迹，号召医院全体职工向先进人物学习，激发职工奋发向上，无私奉献的热情。是年，医院编排专栏、墙报20期。

2003年，漳州市医院加大学科宣传，制作"超声筛查胎儿畸形""以患者为中心做'五个表率'""青年文明号与您同行""加强健康教育防治非典型肺炎"等5个宣传栏；制作院务公开专栏，向医院全体职工和群众公开医院管理、医疗价格、医疗服务等内容；在医院大门前的专栏公开福建省卫生厅《关于举报"红包"回扣有功人员奖励办法》，接受社会的监督。

2004年，漳州市医院以"超越百年铸就辉煌"为题，制作"改革前进中的漳州市医院""卫生部关于加强行风建设的意见"等大型宣传栏。

2005-2006年，漳州市医院在门诊大厅设"专家门诊一览表""今日专家一览表""门诊患者就诊流程图""急诊患者就诊流程"等宣传栏；在漳州市科技宣传周活动中，制作"科学和谐发展——

漳州市医院科技进步宣传栏"参加市区展出;制作"加强科学管理创建和谐医院""坚持以患者为中心努力提高医疗服务质量"医院管理年专版;在门诊部、药剂科、皮肤科、呼吸内科、妇产科、肿瘤科、口腔科、耳鼻喉科设宣传栏。

2007年,漳州市医院制作创建平安医院宣传专栏2期、简报5期。在急诊科、健康体检中心设宣传栏。

2008年,漳州市医院制作"百年老院 底蕴深厚""救死扶伤百年辉煌 继往开来再谱新篇"院史专栏。制作"手足口病防治健康教育""问题奶粉引发婴幼儿泌尿系统结石防治健康教育""筛查流程一览表"宣传栏。

2009年,漳州市医院制作"和谐促发展 平安出效益""加强医院文化建设 铸就百年老院辉煌""患者的平安才是医院的平安 患者的满意才是医院前途"宣传专栏。

2010年,漳州市医院在门诊大楼第三、四、五层设"专家一览表"专栏,介绍各科名医,方便患者选择医生;在超声科、美容整形科等学科设宣传栏。是年,制作院务公开栏、党务公开栏、超声医学科宣传栏等13个宣传栏。

2011年,漳州市医院制作体检中心防癌筛查、超声医学科妇科方面宣传栏、门诊综合大楼东边宣传栏、控烟宣传栏、整形烧伤科简介等宣传栏。

医院报刊 1959年,龙溪专区医院为庆祝建国10周年出版专刊1册;集学术论文125篇,其中30篇编印成4期学术性季刊。2000年10月,漳州市医院创刊《漳州市医院科技信息》,每月印制2-4期。主要介绍各学科开展的新技术、新项目、医德医风建设、好人好事、先进人物事迹等信息,供职工了解院情,积极参与改革。

2009年6月,漳州市医院创刊《漳州市医院报》,第一、二版刊登医院工作动态、会议、对外交流等要闻回顾;第三版征集科技信息,介绍各专科诊疗新技术、患者感谢信、医德医风建设等情况;第四版刊登诊疗信息、专家门诊时间表、专科门诊时间表。彩色编印,每期印制1000-2000份,发放至各科室及门诊、住院患者手中。

画册 1993年11月,漳州市医院制作宣传画册,篇目有医院简介、亲切关怀、科室介绍、先进设备、医技科室、人才培养等内容。1995年,漳州市医院配合创建三级乙等医院,编印《医院工作制度工作人员职责》《技术操作常规》《病种质量控制标准》等小册子,职工人手1册,组织学习落实,强化工作制度和员工岗位职责,增强按标准办事的责任感与自觉性。

2004年10月28-31日,漳州市医院主办全国十城市友好医院工作第十八届研讨会。会后,集论文17篇,编印《全国十城市友好医院第十八届工作研讨会论文汇编》。编印《漳州市医院画册》,篇目有医院概况、历史回顾、领导关怀、院容院貌、精湛医术、先进设备、科研教学、医院管理、医技科室、医院文化、天使风采、对外交流等内容。2007年,漳州市医院在创建三级甲等综合医院工作期间,编印《漳州市医院管理制度汇编》《工作人员岗位职责》《医疗事故防范与处理预案》《漳州市医院创建平安医院资料汇编》等小册子。2008年,漳州市医院制作创建全国文明单位画册(一)。2010年,医院围绕三级甲等综合医院复评,重新修订《漳州市医院管理制度汇编》《工作人员岗位职责》《各类应急预案》等小册子,编印发至科室,组织职工学习落实。2011年,漳州市医院编印创建全国文明单位画册(二)。

(二)报刊媒体报道

全国性报刊 1985-2011年,《健康报》刊登题为《龙溪地区医院党委积极在新老知识分子中发展党员》《福建省龙溪地区医院从门诊"窗口"上抓效益》《福建省漳州市医院成功摘除右心房巨大粘液瘤》等报道；刊登题为《福建省漳州市医院摘除右肝巨大肿瘤》《一次开颅夹闭三个动脉瘤 一稀有血型患者在福建获救》《切除颅内罕见巨大动脉瘤》《食道癌根治有新方法》《天使在人间——记漳州市医院四病区护理人员》《漳州市医院开展腹腔镜下睾丸下降固定术》《微创根治先天性巨结肠》《漳州市医院新门诊楼启用》《三岁幼儿误吞笔套——危险 白衣天使巧术取物——神奇》《多一条染色体 13 岁女孩 6 年没长个》等新闻报道。1995-2011 年，《医院报》刊登题为《人生在世事业为重》——记第四届全国医院优秀院长、漳州市医院院长杨祖谦先进事迹的通讯；刊登题为漳州市医院《以病人为中心争创百佳医院》新闻；刊登题为《健康使者藏胞亲人——记福建省漳州市首批援藏医疗队员》《远涉万里 英国兄妹重访漳州协和医院》《福建省漳州市医院微创造福古稀老人》《漳州市医院妇产科成功切除一巨大人形子宫肌瘤》《职工更加信服患者更加满意——漳州市医院院务公开获双赢》《沼气中毒村民生命垂危妙术转危为安——漳州市医院成功抢救'4.8'沼气中毒患者等》《让鲜艳的党旗高高飘扬——记漳州市医院的共产党员们》《漳州市首批抗震救灾医疗队出征》《追求卓越的人——记全国卫生系统先进工作者漳州市医院院长马旭东》《漳州市医院成功开展首例自体干细胞移植治疗肝硬化》《漳州市医院消化内科开展新技术解决临床难题——引进和开展胶囊内镜、超声内镜及小肠镜等新技术疗效显著》等新闻报道。2011 年，《精神文明报》刊登题为《文明创建强内涵 提升服务树形象——福建省漳州市医院深化全国文明单位创建活动纪实》的专版通讯。

福建省报刊 1985-2006 年，《福建日报》刊登漳州市医院开始肿瘤诊疗业务的信息；刊登题为《漳州市医院重视门诊急诊工作》《漳州市医院外科医学取得突破性成果》《漳州市医院临床使用钴 60 治疗机》《漳州市医院被评为全国卫生文明先进单位》《漳州市医院引进 CT》等新闻；刊登漳州市医院《钢钎穿腹伤者生命垂危紧急手术医院救死扶伤》《产妇生下蛋形儿生命垂危医护人员全力抢救化险为夷》《漳州市医院全力救治漳浦县人感染高致病性禽流感患者》等新闻。1988-2011 年，《福建卫生报》刊登题为《漳州市医院主治医师游开泓攻克肝性卟啉病》《不是亲人 胜似亲人——发生在漳州市医院的几件事》《谁说久病床前无孝子，白衣战士胜似亲骨肉——记省优秀护士曾琼的动人事迹》《正面引导，表彰楷模，加强监督等》等新闻；刊登题为《爱的奉献——记漳州市医院护师"五一奖章"获得者康亚婵》《漳州市医院"全舌再造"术成功》的通讯；刊登题为《殷大奎副部长视察漳州市医院，赞赏漳州市医院坚持社会主义办院方向》《漳州市医院——实行医德医风一票否决制职工联名倡议优质服务廉洁行医》等报道；刊登题为《不愧是标兵——记省十佳职业道德标兵"五一"奖章获得者妇产科主任薛丽珠》《走科技兴院之路——漳州市医院进入先进行列》《不是亲人胜似亲人——漳州市医院抢救车祸受伤的安徽打工妹纪实》等通讯；刊登题为《漳州市医院成功救治特重型颅脑损伤患者》《漳州市医院成功开展动脉导管未闭封堵术》《漳州市医院超早期溶栓治疗脑梗塞患者》《漳州市医院降低患者医疗费用取得实效》等新闻；刊登漳州市医院《漳州市卫生部门成功抢救氨气中毒者》《福建医科大学附属漳州市医院授牌仪式在漳举行》《漳州市医院微创切除甲状旁腺瘤》《重症破伤风 天使施妙术》《漳州市医院开展癫痫手术中皮层脑电图监测》《节日医务人员仍在忙碌》《爱意如潮涌连天——记漳州市医院志愿者优质服务事迹》等新闻。

漳州市报刊 1989-2011 年，《闽南日报》刊登题为《深化改革，方便群众——漳州市医院实行星期天全日门诊制》《涓涓细流润心田——记省优秀护士曾琼》《磁共振临床应用国际研讨会在漳州市医院举行》《漳州市医院成功开展全省首例全腹腔镜下肝癌切除术》《漳州市医院晋升三级甲等综合医院》《漳州市医院成功开展首例异基因造血干细胞移植术》《我要把漳州人民的情谊告诉亲人——美国客人漳州寻根记》《漳州市医院志愿者服务活动启动暨职工志愿者服务点举行授牌仪式》等新闻。制作漳州市医院《文明行医信誉高救死扶伤作奉献》《文明行医为民造福竭诚奉献》《弘扬漳州五种精神一切以病人为中心》《认真实践三个代表思想努力提高医疗服务质量》《改革创新发展——记前进中的漳州市医院》《杏林流芳百余载开拓进取谱新篇》《落实科学发展观、创群众满意医院——祝贺漳州市医院荣获全国文明单位称号》等专版；刊登题为《中国医生救了我生命——漳州市医院成功抢救一位濒危日本友人的事实》《生命的绿色通道——记漳州市医院120急救中心》等通讯；2011年，漳州市医院与闽南日报社合办《漳州市医院改革之窗》栏目，每周登载漳州市医院有关医疗技术创新报道新闻1篇。是年，共报道71篇，主要有《漳州市医院开展宫颈癌近距离放射治疗该技术填补漳州妇科放疗史空白》《创造生命奇迹市医院外科ICU成功抢救1例心脏术后多脏器功能不全的危重患者》《漳州市医院开展夫精宫腔内人工授精辅助生殖技术》等新闻。

（三）电视媒体报道

1. 中央电视台

1998年，中央电视台《大风车》栏目摄制组到漳州市拍摄"牵住生命的手"专题片时，在漳州市医院120急救中心、儿科病房拍摄医疗急救镜头；在漳州一中拍摄漳州市医院医务人员为学生做日常急救处理专题讲座的镜头。

2. 福建电视台

1990-1991年，福建电视台报道《漳州市医院为弃婴党英施行先天性面斜裂成形手术》等新闻11篇。1993年，福建电视台报道《漳州市医院加强医德医风教育改善服务态度取得成效》《漳州市医院热心为患者服务》等新闻。1997-1998年，福建电视台报道《漳州市医院抓精神文明建设》《漳州市医院等3家单位资助革命老区平和失学儿童》《漳州市医院医务人员踊跃参加无偿献血的活动》等新闻11篇。2001年，福建电视《新视野》栏目播出与漳州市医院联合制作的重点学科专题片6集。福建电视台播出《漳州市医院妇产科顺利为一产妇接生巨大畸胎儿》《漳州市医院小儿外科为畸胎瘤患儿施行手术》等新闻。2003年，福建电视台播放漳州市医院《一起发生在急诊科未遂自杀事件始末》等新闻。

3. 漳州电视台

新闻报道 1989年，漳州电视台聘请的漳州市医院特约通讯员，开始向漳州电视台供稿。是年，漳州电视台报道以《漳州市医院新引进体外震波碎石机投入使用取得显著疗效》《漳州市医院妇产科发现我市首例联体双胎合并多脏器畸形胎儿》《除夕之夜——漳州市医院医护人员坚守工作岗位》《漳州市医院口腔科开展口腔肿瘤治疗新技术》为题的新闻。1991年，漳州电视台报道漳州市医院社教工作队在大房农场为群众办实事、重视医德医风建设的经验与做法、漳州市医院院长等带领医务人员前往南靖草坂等地为群众进行义诊医疗服务、漳州市医院幼儿园小朋友自发捐款救灾、漳州市医院职工自觉捐款并开展义诊捐款、由漳州市医院为主体队员的福建省第九批援助塞内加尔医疗队启程活动等内容的新闻共5篇。1993年，漳州电视台报道漳州市医院内科成功抢救患者曾农村呼吸停止九天、援塞医疗队员出色完成任务归来、漳州市医院抢救1名钢钎穿腹贯通伤罕见的病例等内容的新闻共12篇。1995年，漳州电视台报道漳州市医院内科医生张秀芬在除夕之夜和司机潘守雄到市郊接诊心脏病患者返院途中，主动抢救被车祸肇事者遗弃公路边的昏迷夫妇和小孩，送回医院继续抢救成功的新闻；报道漳州市医院抢救成功1例严重颅脑创伤患者、认真组织人力物力奋力抢救安徽打工人员等内容的新闻共5篇。1996年，漳州电视台报道漳州市医院采取措施杜绝假药进院、捐助贫病儿童、派出两批扶贫医疗队下乡为老区群众义诊、开展向全国模范护士蔡玲玲学习、急灾区人民之所急，组织医疗队星夜奔灾区、全力抢救大批食物中毒的外地民工等内容的新闻共16篇。1997年，漳州电视台报道漳州市医院运用远程专家会诊系统为患者服务、组织医疗队下乡开展复明工程、神经科成功切除一巨大脑神经纤维瘤等内容的新闻共11篇。1998年，漳州电视台报道漳州市医院被福建省卫生厅、福建省公安厅交通警察总队、福建省财政厅、中保财产保险有限公司福建省分公司确定为福建省道路交通事故伤员救治定点医院以及漳州市医院120急救中心快速抢救患者、漳州市医院成功开展肾移植手术等内容的新闻共9篇。1999年，漳州电视台报道漳州市医院积极创卫改善医疗环境、让患者和家属满意、漳州市医院共产党员发挥先锋模范作用等内容的新闻共8篇。

2000年，漳州电视台报道《漳州市医院隆重举行北京大学人民医院骨关节病诊疗中心漳州分中心成立揭牌仪式》，报道美国休斯敦纪念医疗中心原副总裁、休斯敦大学医院管理系教授唐·瓦格纳夫妇应漳州市医院邀请，前来漳州市作医院管理的专题讲座等新闻共52篇。2001年，漳州电视台报道以《糖尿患者的健康之家——漳州市医院举办糖尿患者健康俱乐部活动》《漳州市医院口腔科为舌癌患者施行舌癌切除+全舌再造术》等新闻；报道中国工程院院士、上海医科大学华山医院手外科专家、"白求恩奖章"获得者、教授顾玉东应邀前来漳州市医院作学术报告的新闻；连续5天播放漳州市医院心胸外科医务人员以精湛的医术、负责的态度为患者解除病患的感人事迹的纪实。2002年，漳州电视台报道漳州市医院开展非开腹经肛门巨结肠术、开展"三件套"植入术、获国家发展计划委员会授予"全国药品价格监测定点单位"等新闻。

2003年，漳州电视台报道漳州市医院全力以赴阻击非典、神经外科成功切除巨大颅内动脉瘤、心内科成功开展心内介入治疗等内容的新闻。2004年，漳州电视台报道漳州市医院严把药品质量保证药房无假药、漳州市首例肝移植手术获得成功、展天使风采塑文明形象、胸外科成功抢救1例颈纵膈胸穿通伤患者、漳州市医院启动发热门诊防范非典、福建省首例可控性膀胱术获得成功等内容的新闻。2005年，漳州电视台报道漳州市医院报道《战胜严寒挑战自我——漳州市医院冬泳队参加国际渡江比赛》《漳州市医院新门诊大楼启用》《漳州市医院儿科开展小儿心脏介入手术》《漳州市医院内分泌科抢救成功一例多脏器衰竭患者》《漳州执业医师技能考试》《三个钥匙孔取出二结石》《漳州市医院开展全员传染病防治培训》《漳州市医院举行人禽流感防治演练》等新闻。2006年，漳州电视台报道漳州市医院新闻36篇。2007年，漳州电视台报道医院供稿的《漳州18家医院实行"一单通"》《光明行动百名白内障患者重见光明》等新闻共12篇。2008年，漳州电视台报道漳州市医院开展肿瘤防治周义诊活动、医护人员纷纷要求到前线救灾、漳州医院接受救治79名四川地震灾区伤员等新闻。2009年，漳州电视台播放《全国爱眼日心灵的窗户需要呵护》等新闻。2010年，漳州电视台报道《漳州市医院让市民看病更方便》《保护肾脏珍惜生命》《市医院培训漳州首批"万金油"医生》等新闻共12篇。2011年，漳州电视台报道漳州市医院三种预约方式缓解看病难、白衣天使义诊献爱心、成立全市首个哮喘专科门诊等新闻共24篇。

专题报道 1994年，漳州电视台以《漳州市首家股份制医院》《港商陈泽源先生赠送漳州市医院两部救护车赠车仪式》《杨祖谦：一把手术刀为人民》《省劳动模范——漳州市医院内科主任医师游慧萍》为专题，报道漳州市医院在医疗技术水平、医德医风建设、人才培养、医疗质量等方面所取得成就。

1996年，漳州电视台《生活传真》栏目播放时间连续4个晚上报道漳州市医院《医院话题——看病难何以难》的专题。2002年，漳州电视台《生活周刊》栏目播放《发展中的漳州市医院骨科》《漳州市医院规范化管理与人才培养》《漳州市医院硬件建设与人才培养》《漳州市医院小儿外科》《漳州市医院血液科》等专题。2003年，漳州电视台《生活周刊》栏目播放《漳州市医院新生儿治疗新进展》《漳州市医院消化内科》《漳州市医院血管外科》《漳州市医院呼吸内科》《漳州市医院肿瘤内科》《漳州市医院麻醉科》《漳州市医院泌尿外科》《漳州市医院真诚关怀贴心服务》《漳州市医院口腔科》等专题片12集。

联合制作 2004-2005年，漳州市医院与漳州电视台《生活周刊》栏目联合制作的重点学科、特色专科《漳州市医院口腔科》《漳州市医院放射介入科》《州市医院妇产科》《漳州市医院皮肤科》《州市医院药剂科》《漳州市医院检验科》《州市医院眼科》《漳州市医院内分泌科》等专题片32集在漳州电视台播放。2008-2010年，漳州市医院与漳州电视台合作拍摄有关和谐医患的专题片有15集。2008年，漳州电视台《生活周刊》栏目播放漳州市医院《生命的港湾——漳州市医院创建平安医院》《干细胞移植术——记漳州市医院血液科》《漳州市医院微创手术造福百姓》《漳州市医院神经外科开展介入新技术》《漳州市医院心胸外科开展微创新技术》等专题片6集。2009年，漳州市医院与漳州电视台联合拍摄《记漳州市医院肾内科》《漳州市医院文化建设》《漳州市医院心血管内科开展新技术》《漳州市医院做好妇幼保健工作》《漳州市医院呼吸内科开展新技术》《儿童的保护神——记漳州市医院儿科》《漳州市医院神经内科开展新技术》等有关和谐医患的专题片7集。2010年，漳州电视台《生活周刊》栏目播放漳州市医院《漳州市医院普外二科开展新技术》《患者的守护神——记漳州市医院外科ICU》等和谐医患专题片2集。

第三节 职工文体活动

民国34-37年（1945-1948年），漳州协和医院在每年5月举办庆祝护理先驱南丁格尔生日仪式，护士表演题为拿着灯的女士、提灯女神等节目，引导大家认识护理专业。民国34年（1945年），漳州协和医院员工在圣诞节期间参加圣诞演唱会；组建女子排球队，参加全市排球锦标赛，获得亚军。民国37年（1948年），漳州协和医院组织青年社团，举办演讲、散文、歌唱等比赛活动；与其他医院学校青年社团开展歌唱、网球、排球等比赛，增进院校之间交流。

1959年，龙溪专区医院组织员工开展文娱体育活动，篮球队获得"漳州市甲级队"荣誉称号。1960年，龙溪专区医院成立业余文工团。

1978-1985年，龙溪地区医院工会、共青团组织开展有益员工身心健康的文化体育活动。每逢国庆、春节举行全院性文艺晚会，院领导、科主任、护士长与员工一起登台表演，欢聚一堂；组织文艺演出队参加龙溪地区总工会、卫生系统举办的文艺晚会。1981年，龙溪地区医院参加漳州市水仙花节歌咏比赛，获女声独唱二等奖、女声小组唱二等奖。1984年，龙溪地区医院参加龙溪地区卫生系统文艺汇演获演出奖、创作一等奖。1985年，龙溪地区医院参加龙溪地区宣教系统文艺汇演获男女声二重唱一等奖、舞蹈创作奖、男声小组唱创作奖；选送青年文艺骨干参加漳州市总工会举办的培训学习舞蹈、手风琴、摄影、声乐；经常组织员工观看有教育意义的电影，进行爱国主义、集体主义思想教育，如《高山下的花环》、大型音乐舞蹈史诗《中国革命之歌》；在医院内部经常性开展男、女羽毛球、篮球、排球、田径等体育活动，举行拔河比赛、羽毛球赛、篮球比赛、排球比赛、乒乓球赛、爬山比赛，以及从漳州到厦门的自行车比赛等。组织篮球队、排球队、乒乓球队、田径队等参加龙溪地区和卫生系统举办的运动会。7月，龙溪地区医院男子篮球队、拔河队参加龙溪地区卫生系统运动会，各获冠军，女子排球队获第二名，田径获第三、四名。

1986-1987年，漳州市医院工会、团委举办文娱晚会、舞会和体育比赛；参加漳州市卫生系统文艺比赛和第三届运动会，取得多项目冠、亚军。医院工会举办职工登山活动，医院领导和员工一起参加登漳州圆山。1987年4月，漳州市医院参加漳州市卫生系统文娱晚会表演比赛，男女声小合唱、男声小组唱、手风琴二重奏等节目被选拔参加漳州市思想政治工作会议汇报演出。11月8日，医院参加漳州市卫生系统第三届运动会，获男子拔河第一名，女子中国象棋第一名，羽毛球男女双打第一名，男篮、女排第二名，女子乒乓球第三名，女子羽毛球第三、四名。

1988-1991年，漳州市医院工会、团委举办各种寓思想教育于健康有益的歌舞晚会、集体登山、读书、书法、摄影比赛以及智力竞赛、舞会、春节游园等文体活动，丰富员工生活内容，激励员工团结、奋进、向上。1988年，医院自编自演的小合唱、二重唱、舞蹈3个节目的演出照，被《健康报》刊登于图片新闻栏；"五一"国际劳动节、"五四"青年节期间，举办书法、集邮、绘画、摄影艺术联展，其中优秀作品被选送参加漳州市总工会的艺术联展。1990年5月，漳州市医院举办雷锋之歌演唱会；参加漳州市卫生系统运动会，获男子乒乓球第一名、女子羽毛球第一名、男子排球第三名、男子篮球第三名；1990年，医院参加漳州市企业百日文化活动获"漳州市企业百日文化活动先进单位"。

1992年，漳州市医院2名围棋运动员代表福建省卫生系统参加福建省运动会比赛，获女子组团体银牌1枚、个人银牌1枚、个人体育道德风尚奖1名。6月，漳州市医院与芗城区音像发行站合办医院录像站，丰富职工和患者及家属的文化生活。

1993-1999年，漳州市医院工会、团委组织拔河比赛庆祝"五一"国际劳动节，举办庆七一·迎回归大型晚会、庆国庆卡拉OK舞会、迎春文艺晚会。1997年后，漳州市医院科室工会在每周六晚上轮流举办卡拉OK舞会。1998年国际护士节期间，举行护士授帽仪式，举办节日专刊、歌舞晚会等系列庆祝活动，举办以护士的奉献——爱心、耐心、细心、责任心为主题的歌舞晚会，上百名护士登上舞台，用精心编排的舞蹈诠释对事业和生活的热爱之情，展现白衣天使的风采。1999年，漳州市医院党、政、工、团围绕纪念"五四"运动80周年、建党78周年、建国50周年及迎接澳门回归等主题，联合开展形式多样、丰富多彩的系列活动。举办健美学习班、礼仪培训班、电脑学习班、英语学习班，修建篮球场、羽毛球场，开展丰富多彩的文体活动，营造浓厚文化氛围，陶冶员工情操。

2000-2002年，漳州市医院工会、团委组织实施全民健身计划，开展30场文艺体育活动。新建卡拉OK舞厅、图书阅览室、排球场、乒乓球室、篮球场等文体活动场所。成立职工业余排球队、篮球队和合唱队，举办健美操、登山、拔河、排球、游泳、棋类、骑自行车等比赛活动；举办第八套集体广播体操、大众体育、接力跑、跳高、跳远及游泳等比赛；参加漳州市市直机关运动会、社区运动会的乒乓球、篮球、排球、拔河、游泳比赛。2000年，漳州市医院女子乒乓球队获漳州市区职工赛第一名；职工业余排球队、篮球队与漳州市电业局、漳州市中医院、芗城医院、漳州卫校等单位友谊比赛交流；医院常年坚持冬泳的职工有30名；结合重大节日、纪念日，组织员工观看影片、举办文艺晚会、联欢晚会以及建国51周年、建党79周年职工大型歌咏比赛、员工卡拉OK大奖赛，弘扬新风尚，唱响主旋律，倡导文明健康生活方式，陶冶员工思想情操；每周六晚上开放卡拉OK舞厅，让员工在繁忙的工作之余放松心情；医院工会拨经费支持科室工会和工会小组独立开展活动，增强工会的凝聚力，进一步激发广大员工奋发向上、爱岗敬业的主人翁精神。

2003-2004年，漳州市医院工会、团委举办职工迎春文艺晚会、红五月表彰文艺晚会、七月的颂歌歌咏比赛、我爱护理工作演讲比赛等活动。2004年，漳州市医院承办漳州市市直机关首届青年文化艺术节歌手赛漳州市卫生系统首届"青年文明号"岗位技能比赛；举办"青年文明号"网页设计比赛、员工卡拉OK大奖赛以及迎中秋、庆国庆等文艺晚会，医院合唱队参加漳州市庆祝国庆大型歌咏比赛获得银奖。

2005-2006年，漳州市医院工会、团委开展青年岗位能手竞赛，举办职工迎春文艺晚会、红五月表彰文艺晚会、职工运动会；由83名员工组成的合唱队，参加漳州市庆祝建党85周年歌咏比赛获"优秀演唱奖"；选派15名选手参加福建省卫生系统运动会游泳、田径、中国象棋、围棋等项目比赛，获1金、2银、2铜奖牌，以医院选手为主的游泳队在比赛中名列该项目总分第一，获福建省卫生系统运动会体育道德风尚奖、团体总分第三名、奖牌总数第三名，中国象棋和围棋3名选手代表福建省卫生行业队在省第十三届运动会上获1金、2银奖牌。

2007-2009年，漳州市医院工会举办接力赛跑比赛；组织员工参加漳州市市直机关党员运动会；医院舞蹈队参加福建医科大学校庆文艺晚会演出；在红五月系列活动中，举办《奉献让我如此美丽》演讲比赛、红五月表彰文艺晚会；舞蹈队《山里的妹子看大海》舞蹈和歌伴舞《我的衣食父母》等节目，参加全市卫生系统《和谐医患 平安健康》文艺晚会演出；举办员工卡拉OK比赛，来自各个科室的32名选手参加比赛，共有11名选手得奖励；举办太极拳培训班，共有100多名职工参加培训；举办迎春文艺晚会，丰富多彩的文体活动，增强了医院的凝聚力和向心力。2009年，漳州市医院举办《歌唱祖国 唱响院歌》员工大合唱比赛；代表卫生系统参加全市纪念建国60周年大型群众性歌咏比赛；举办首届职工趣味运动会；选派运动员参加福建省卫生系统运动会；在云洞岩举办漳州市医院首届"幸福天使·美满一生"集体婚礼，应邀参加的有关部门领导为集体婚礼致贺词，医院领导、参加观礼的员工和亲朋好友为12对新人送上祝福，弘扬健康生活方式，开创婚礼文明新风尚。

2010年，漳州市医院工会为促进员工更好地交流沟通、学习借鉴、提升素养，共享精神财富，共创温馨和谐，共同修养身心，创办《养心俱乐部》员工讲坛，制定养心俱乐部活动要求。活动内容包括工作、学习、生活、家庭、社会等各个方面，大家在一起谈认识、谈体会、谈方法、谈经验、谈理想、谈规划等等，分享的内容有工作与学习中的见解、科学安排工作与生活的技巧，以及夫妻和睦相处的宝典和教育子女等妙招，只要是健康、积极、向上的内容都可以谈。必须守法遵纪、遵守职业道德和社会公德、尊重社会习俗，拒绝消极、反动、黄色、低俗的东西。活动形式包括讲座、座谈、讨论、探索、咨询、求解等形式，上下互动，畅所欲言，深入讨论、相互补充，仁者见仁，智者见智。通过《养心俱乐部》职工讲坛，在轻松、和谐、愉快的气氛中得到交流、得到收获、得到升华。在"三八"国际妇女节期间举办女职工拔河比赛、第二届趣味运动会、《志愿者之夜》联欢晚会等，院领导、职能科室科长、党支部书记、基层工会主席、团支部书记及志愿者等齐聚一堂，欢歌载舞纪念第二十五个国际志愿者日。举办迎春晚会、《闪亮青春 阳光天使》红五月表彰晚会等丰富多彩的员工文体活动，进一步增强医院的向心力和凝聚力。医院工会和团委创办《谈心交友使者》活动，为广大青年员工提供交友谈心和相互学习、相互借鉴、相互促进、相互提高的机会和渠道，达到友好单位多方共赢的目的。与电业局、解放军驻漳部队等单位进行联谊，共同举办多种形式的联娱活动，创造轻松愉快的环境氛围，如登山、趣味运动会、舞会等，让《谈心交友使者》能够零距离相互了解与交流，为进一步加深友谊奠定良好基础。

2011年，漳州市医院创新迎春晚会形式，倡导重在联欢，重在参与，重在互动，重在和谐，重在团队精神。晚会分为吉祥如意、盛世欢腾、和谐奋进三个章节，章节之间穿插以诗词形式编写的医院领导与中层领导干部姓名、医学名词、医疗用语等谜语，风格独特鲜明，内涵丰富深厚，丰富并提升了医院文化特色品牌。晚会既有紧张激烈的节目比赛，又有凝神静思的灯谜竞猜，精彩纷呈，热闹非凡。医院领导和科长、科主任、护士长、党支部书记、基层工会主席、团支部书记等以及年轻医护人员带头上台表演，整个晚会充满温馨和谐、欢乐喜庆的氛围。举办《颂歌献给党——庆祝建党90周年职工大合唱比赛》等文艺晚会。医院合唱队代表漳州市卫生系统参加漳州市纪念建党90周年暨第十一届水仙花合唱节歌咏大会。医院工会创办文艺社，活跃职工业余文化生活，提升文化品味，培养职工对书法、美术、摄影、收藏、集邮等文化活动的兴趣，为职工搭建学习、交流及展示个人才艺的平台。医院工会和团委在江滨公园举办漳州市医院第二届"幸福天使·美满一生"集体婚礼，有关部门领导致辞祝贺，医院党委书记、院长为9对新人证婚，希望他们孝敬父母，报答父母的养育之恩；互敬互爱，互谅互让，共同创造幸福生活；以新婚之喜为契机，在各自的工作岗位上刻苦钻研，努力工作，互相支持，互相鼓励，在工作中不断取得新的进步。观礼的员工和亲朋好友，以各种形式祝福新郎新娘心心相印、同舟共济、珠联璧合、早生贵子。健康温馨的生活方式以及现代文明的新风尚得到进一步弘扬与传播。

卷四 医疗

漳州市医院前身是光绪十三年十二月初八（1888年1月20日）基督教会创办的西医医院，同时进行传教布道和施医赠药的漳州福音医院。医院早期规模小，医务人员少，医疗设备简陋，设有内科、外科、妇产科、儿科、耳鼻喉科、皮肤科、药房、化验室。民国20年（1931年）后，漳州协和医院的医疗技术有所进步，内科可诊治心血管、呼吸、消化道、血液及内分泌系统的部分常见病、多发病；外科开展手术治疗各种脓肿、痔疮、肛瘘、蜂窝组织炎、急性阑尾炎及枪伤、爆炸伤等，开展胸腔、腹腔、腰椎穿刺技术，通过腰穿引流脑脊液降低颅内压治疗流行性脑脊髓膜炎（简称"流脑"）；妇产科可治疗宫颈疾病、前庭大腺囊肿、输卵管炎及痛经等疾病，开展子宫切除术、接生和人工流产技术等；皮肤科治疗皮炎、湿疹、疥疮、梅毒、尖锐湿疣等疾病；眼耳鼻喉科治疗沙眼、结膜炎、睑内翻、慢性上颌窦炎、中耳炎等疾病。化验室（检验科）除常规检验外还开展胃液分析，阴道、尿道分泌物涂片及脑脊髓液常规检查，麻风、白喉杆菌等传染病菌检测。因漳州属地连年流行疟疾、伤寒及副伤寒、鼠疫、霍乱、痢疾、流脑等传染性疾病，医院于民国30年（1941年）成立公共卫生部，开展传染病隔离治疗和预防接种。民国34年（1945年），医院开始有X线透视和摄片技术。

1952年，福建省人民政府龙溪区专员公署令漳州协和医院与第六专区人民医院合并为龙溪专区医院后，贯彻"学习中医"政策和"预防为主"卫生战略，保护和发扬祖国医学，建立中医针灸疗法室和中医科，开展中西医结合治疗；学习和引进苏联的先进管理经验，实行科主任负责制，实施保护性医疗、计划治疗、医疗一贯制、预约挂号等，开展组织疗法、封闭疗法、气管内滴药和无痛分娩等先进疗法。内科首先建立肺结核专科，对肺结核病进行分类诊断、治疗和病案管理；外科开展甲状腺次全切除术、脾脏摘除术、胆总管切开术、胆囊摘除术、胃肠吻合术等；妇产科开展卵巢切除术、腹式子宫全切除术、剖腹产术；检验科开展特殊细菌培养，应用磺柳酸甲醇法于尿液蛋白定性试验。各科技术水平不断提高，临床科室相应扩大，已发展成为地区综合性医院。

1980年后，龙溪地区医院快速走上规范化建设的轨道，根据国家有关法律法规制定相应的医疗管理制度，添置各种先进仪器，增设多个业务科室，各学科建立专业治疗组，开展新技术、新项目。漳州市医院成立消化道疾病诊疗协作组和内窥镜室，开展纤维胃镜、结肠镜检查，内镜下逆行性胰胆管造影技术（ERCP术）；成立心脏病重症监护室（CCU）、心导管室和冠状动脉搭桥协作组，开展心导管检查、心脏起搏器安置术及右心室造影；成立气管镜室，开展支气管内窥镜检查；成立血液透析室，开展血液透析治疗；成立血化室，开展血液病相关检查，应用全反式维甲酸治疗急性早幼粒细胞白血病；成立脑电图室，开展脑电图检查。漳州市医院神经外科开展脑室造影；胸心外科开展体外循环心内直视手术、冠状动脉搭桥术；骨科开展脊柱各类手术、断指再植术、全髋关节置换术；肿瘤科开展各种癌症的化学治疗和放射治疗；妇产科开展自体卵巢移植术、阴道镜和宫腔镜检查及腔镜下治疗技术。

1990年后，漳州市医院更新医疗设备，继续推进和发展先进的诊疗技术，不断提高医疗质量，促进医院持续、健康、快速发展，为患者提供优质、高效、便捷和完善的医疗服务。漳州市医院内科开展经纤维支气管镜肺活检，开展腹膜透析、透析滤过腹水回输、经皮肾穿刺活检技术，开展治疗性血浆置换术，开展内镜下食管静脉曲张破裂出血注射硬化剂止血治疗以及电子胃镜、电子结肠镜、电子十二指肠镜诊疗技术。1994年医院建立血液病无菌层流病房，开展大剂量化疗急性白血病和实体瘤等。漳州市医院外科手术日渐精细，更加突显专业特色和技术优势，已逐步发展为集传统手术、腔镜微创手术、血管介入治疗等诊疗技术为一体的现代新型外科。骨科开展全膝关节置换术，泌尿外科开展异体肾脏移植术，肝胆外科开展腹腔镜下胆囊摘除术、胰十二指肠切除术、巨大肝癌肝大部切除术；血管外科开展腹主动脉瘤切除人造血管移植术；神经外科开展高颈段延髓侧肿瘤全切除术、颅内动脉瘤夹闭术、鞍结节脑膜瘤全切除术、重度脑干嵌入性肿瘤切除术等。眼科开展角膜移植术、白内障超声乳化及人工晶体植入术、激光治疗眼底病、玻璃体切割术等。

2000年后，漳州市医院围绕医疗卫生体制改革中心，加强科学管理，重视重点专科建设，建立优势学科群体，发展血管外科、微创外科、新生儿科、放射介入、口腔颌面外科、血液透析等特色技术和医疗优势，引进国际先进医疗设备和技术，全面提高医疗技术水平。内科开展动脉导管未闭封堵术、心腔电生理检查及射频消融术（RFCA）、冠状动脉支架置入术、纤维支气管引导下气管内支架置入术、肺泡灌洗术、血浆置换术、血液灌流、腹水超浓缩回输术、持续性肾脏替代疗法（CRRT）、异基因外周造血干细胞移植术、自体造血干细胞移植术；外科开展冠状动脉搭桥术、胸腔镜动脉导管未闭结扎术及肺癌肺叶切除术、肝移植、婴幼儿经肛门先天性巨结肠根治术；神经内科开展缺血性脑血管病介入治疗、急性脑梗塞静脉溶栓治疗、鞘内给药治疗脊髓型多发性硬化；神经外科开展脑立体定向术；肿瘤放射治疗科开展三维适形放疗、调强放疗、全脑全脊髓放疗、妇科腔内近距离放疗等技术；耳鼻喉科开展鼻中隔翻转腭瓣成形术；口腔科开展口腔颌面部恶性肿瘤功能性颈清扫＋皮瓣Ⅰ期修复，颞颌关节强直的关节成形术；儿科开展极低出生体重儿静脉营养治疗、先天性心脏病室间隔缺损（VSD）和动脉导管未闭（PDA）的介入治疗、高胆红素血症的同步换血疗法。

2005-2011年，漳州市医院按照三级甲等综合医院标准，始终坚持"以病人为中心，以质量为核心"的服务理念，不断提高医疗质量和服务水平，各学科进行三级分科，专科技术精益求精，许多项目达到省内外先进水平。妇科开展夫精人工授精技术；产科开展产前诊断技术，建立漳州市产前诊断机构，通过产前相关检查及时发现孕产妇染色体缺陷、胎儿畸形，并进行遗传病诊断达到优生优育，通过新生儿疾病筛查降低新生儿先天性疾病发生及病死率；儿科发展到6个二级学科的专业诊疗及各种危急重症的抢救，成立新生儿重症监护室（NICU）及儿童重症监护室（PICU），挂牌成立福建省新生儿救护网络漳州新生儿救护分中心、福建省漳州市儿童医疗救治分中心，熟练应用高频振荡通气治疗各种严重呼吸衰竭、肺表面活性物质治疗肺透明膜病、胃肠道外全静脉营养、早产儿和危重新生儿的持续胃管喂养及非营养性吸吮、外周动静脉同步全换血术治疗新生儿黄疸、经外周静脉中心静脉置管治疗极低出生体重儿，对极低出生体重儿和新生儿缺氧缺血性脑损伤的救治与管理形成一套具有特色的完整方案，有效降低新生儿病死率、致残率，提高患儿的生存率和生活质量。

2011年，漳州市医院拥有1.5T超导型磁共振、64排螺旋CT、ECT、大型心脑血管X光机（DSA）、彩超、直线加速器、全自动生化分析仪、钼靶乳腺射线机、高压氧舱等大型先进设备和齐全的常规检查设备，为临床诊疗水平的提高提供有力的保障。

第一章 门诊 急诊

第一节 门诊

一、机构设置与队伍

光绪十三年十二月初八（1888年1月20日），漳州福音医院创始就设有门诊部，医疗业务以门诊为主，设址漳州府城东门街元魁庙（新华东路189号）旁的大民宅内，门诊设有简易诊室和咨询挂号处，由医院创始人、医学博士巴阿美（Achmed Fahmy）坐诊。光绪二十年（1894年），漳州福音医院迁入漳州新兴巷院舍（解放路芗城区中医院所在地），门诊初具规模，开设内科、外科、妇产科、儿科、耳鼻喉科、皮肤花柳科门诊，配套科室有挂号室、注射室、药房、化验室等。

1949年11月，漳州协和医院门诊部与住院病房一起迁入芝山南麓新院舍"工"字形红砖楼，第一层为门诊部，设有内科、外科、妇产科、小儿科、眼耳鼻咽喉科、皮肤花柳科门诊。

1952年2月，龙溪专区医院成立后重新设置门诊部，开设内科、外科、妇产科、儿科、防保科（即预防保健科）、五官科等门诊，配套科室有挂号室、收费室、注射室，药房、化验室、X光室。由院长直接分管门诊部，各科室业务自行管理。5月，门诊部开设急诊室。10月，眼科、牙科从五官科分出独立设置专科门诊。1954年，龙溪专区医院设门诊管理办公室，有负责人1名，负责协调门诊各科室工作，定期召开各部门负责人联系会，配合各科室抓好医疗质量、服务质量和行政管理，处理门诊来访患者反映的问题，联系、接洽、安排健康检查任务，统计门诊日工作量，审核门诊疾病证明，填写传染病登记卡并上报医务处。增设肺结核病专科门诊，开诊时间为每星期1个下午。1955年7月，龙溪专区医院门诊部增设中医针灸疗法室和敷料交换室（即门诊换药室）。10月，龙溪专区医院设中医门诊，由福建省龙溪专员公署卫生科派中医师和中药剂员各1名协助筹备，于12月20日正式开诊，归属门诊部管理。

1956年，龙溪专区医院门诊部迁至英雄路北侧、"工"字形红砖楼南侧、东临建设路的门诊楼。1957年，龙溪专区医院增设门诊手术室，有手术护士1名。1959年在中医针灸疗法室基础上成立针灸理疗科。1960年5月，龙溪专区医院急诊室独立，设急诊抢救室和观察室，观察床20张，有内科和外科门诊医师各1名、护士5名，由门诊部主任兼管；是年，龙溪专区医院预防保健科与儿科门诊迁至门诊楼东侧附近平房。1962年，龙溪专区医院内科增设肠道门诊、肝病门诊以及胃肠病、心血管病、肾病等专科门诊；外科开设骨科、泌尿外科专科门诊。1963年，龙溪专区医院外科增设肿瘤专科门诊。

1972年，龙溪地区医院门诊部有主任、副主任各1名。1978年，龙溪地区医院专科门诊定时开诊。1981年,龙溪地区医院内科增设血液病和内分泌病专科门诊。

1982年,龙溪地区医院门诊部搬迁至位于"工"字形红砖楼与"一"字形红砖楼之间,北临胜利西路的门诊楼(2005年改为医技楼),增设中医妇科门诊、儿科肠道门诊。1984年,龙溪地区医院妇产科增设优生咨询专科门诊。1985年3月,龙溪地区医院与上海医科大学附属肿瘤医院联合开设肿瘤诊疗中心,设于外科门诊,开诊时间为每星期二、六上午和星期四下午。1986年,漳州市医院肿瘤科独立建科,开设肿瘤内科、肿瘤外科、肿瘤放射治疗科专科门诊。是年3月,漳州市医院与北京医科大学第三医院联合建立成形外科诊疗中心,设于外科门诊。1987年,漳州市医院开设退休主任医师挂牌门诊。是年5月,门诊部增设门诊输液室。1990年,门诊输液室划归急诊室。1993年5月,漳州市医院开设整形美容科门诊,隶属外科。1995年,漳州市医院开设痔疮科(1997年更名为肛肠科)门诊,隶属外科。急诊室改称急诊科,门诊注射室划归急诊科管理。2001年,漳州市医院增设妇产科更年期专科门诊、男科门诊、儿科脑瘫康复专科门诊。2002年,医院开设疼痛专科门诊,隶属麻醉科;增设乳腺外科专科门诊、神经外科三叉神经痛专科门诊。2003年4月,漳州市医院成立抗击非典型性肺炎医疗救治专家组,开设发热门诊、隔离病房、医学留观病房。2004年,医院开设心理卫生门诊,隶属神经内科。是年,发热门诊、肝病门诊、肠道门诊合并成立感染性疾病科门诊。

2005年3月,漳州市医院门诊部迁入门诊综合楼。门诊综合楼第一层门诊大厅设有挂号室收费处、入院办理处和出院结算处、急诊科;第二层设门诊西药房、中药房、门诊检验科、门诊结算处;第三层设内科、神经科、肿瘤科、中医科、皮肤科、烧伤整形科门诊;第四层设换药室和外科、妇产科、儿科、肛肠科门诊;第五层设门诊手术室和口腔科、眼科、耳鼻喉科门诊;中医科增设中医肿瘤门诊。2006年,产科增设母乳喂养咨询门诊。2008年,感染性疾病科增设手足口病门诊。2009年,整形美容科门诊改为烧伤整形科门诊。2010年,妇科门诊增设优生优育专科门诊(即孕前筛查)。2011年,妇科门诊增设不孕不育专科、内科门诊增设哮喘与戒烟专科门诊。

至2011年12月,漳州市医院内科设有心血管内科、消化内科、内分泌科、肾内科、血液内科、呼吸内科等门诊及哮喘与戒烟专科门诊;外科设有胸心外科、乳腺外科、肝胆胰脾外科、小儿外科、甲状腺外科、胃肠及血管外科、泌尿外科、男科、骨科、肛肠科、烧伤整形科等门诊及疼痛专科门诊;妇产科设有妇科、产科门诊及更年期、宫颈、产科高危、孕前筛查、产前筛查、不孕不育、母乳喂养咨询、优生优育等专科门诊;儿科设有呼吸、消化、心肾等门诊及脑瘫康复专科门诊;神经科设有神经内科、神经外科门诊及三叉神经痛专科门诊;肿瘤科设有肿瘤内科、肿瘤放射治疗科门诊;口腔科设有口腔内科、颌面外科门诊及修复、正畸、种植等专科门诊;中医科设有中医门诊及中医妇科、中医肿瘤专科门诊;感染性疾病科设有肠道、肝病、呼吸发热、手足口病等专科门诊;门诊部设有眼科、耳鼻喉科、皮肤科、康复医学科、临床心理科及手术室、换药室、西药房、中药房;医技科室有检验科、放射科、CT室、MRI室、超声医学科、心电图室、病理科、内窥镜室、脑电图室、碎石室、高压氧治疗室等;配套辅助科室有挂号收费处、入出院结算办理处。

二、环境改善

1956年,龙溪专区医院门诊部迁入位于"工"字形红砖楼南侧、正面南临英雄路的门诊楼。1982年,龙溪地区医院门诊部迁至"工"字形红砖楼西侧、正面朝向胜利西路的龙溪地区医院门诊大楼（2005年改称医技楼），面积739平方米。1997年，漳州市医院门诊部重新改造装修，增加便民设施，更新座椅，安装电视机2部，免费提供开水和一次性水杯，设置阅报栏宣传预防保健常识。2000年，漳州市医院投资8万元在门诊大厅设置大型电子显示屏，公布门诊医师信息和开诊时间。2001年，漳州市医院投资30万元装修改造门诊大厅并安装空调，发药窗和收费窗改成半开放式玻璃窗，拉近医患之间的距离。2005年，漳州市医院门诊综合楼落成投入使用，门诊部使用面积9295平方米，布局更合理，设施更齐全，诊疗环境更宽敞整洁，信息系统管理更先进，各分诊台有电脑排队叫号系统，候诊厅、诊室和外通道增设候诊椅，各楼层候诊厅播放电视节目，门诊收费处及中、西药房完善信息管理系统。2006年，漳州市医院儿科门诊附设哺乳室，为家属提供方便。2007年，漳州市医院装修门诊中庭大厅的消防设施，改造电脑刷卡系统，安装医疗费用自助查询系统，安装自动饮水机设备、电话、播放电视节目等便民设施。2008年，漳州市医院安装电子自助取号系统、电子查询系统及门诊药房自助取药排队系统；在儿科门诊候诊区安装DVD机播放动画片，改善就诊环境；保安员维持各科就诊秩序，实现诊室"一医一患"管理。2009年，漳州市医院改造完成内科、外科、妇产科、儿科门诊等分诊台排队叫号系统的显示屏。2010年，漳州市医院门诊大厅安装LED显示屏，滚动播放当日专家、专科医师门诊一览表、预约流程、检查项目和费用、节假日开诊或停诊的通知。入出院办理处安装自动排队取号系统。

三、服务改进

漳州协和医院时期，门诊患者就诊须先到挂号处挂号，然后按次序就诊。挂号分为普通挂号和特别挂号，特别挂号是指需要提前就诊或急症患者或指定医师，挂号费是普通挂号的2倍。门诊挂号和诊疗时间为每日8-12时和14-17时，星期日停诊（急诊除外）。医院使用统一的门诊病历本，患者复诊时随身携带，可以长期使用。诊后取药需缴纳药费或注射费，如需手术者按手术大小酌情收取手术费，贫苦患者可以减免医药费。1949年，漳州协和医院为方便乡村百姓就医，在天宝教堂开设乡村诊所为村民诊病和开展预防接种，医院派医师2名、护士5名于每星期六下午到乡村诊所巡回医疗。1953年，龙溪专区医院门诊部设立群众意见反馈簿；内科门诊试行预约挂号。1954年，门诊部设导诊服务员，各科门诊全面推行预约挂号、定员、定额、分科挂号，分类门诊，使用协定处方，简化就诊手续；实行保护性医疗制度，加强医护联系，改善服务态度，定期制作黑板报或张贴宣传图加强卫生宣传。1956年，门诊部设立门诊阅报处，开展计划生育和卫生宣传；中药房建立中药煎煮室，提供代煎中草药服务。1957年，龙溪专区医院取消门诊中午休息时间，实行"三班"轮班制度，方便农村或外地患者随到随诊；门诊部加强门诊候诊宣传，改进门诊患者转科会诊方法和机动住院预缴金定额，由医师根据治疗费用和患者经济情况预估住院预缴金额度；药房改进水剂分装办法和采用处方双联单，缩短发药时间。1958年，医院根据不同季节定门诊开诊时间每日10-12小时，中午、晚上和国家规定的节假日时间按值班方式应诊。1959年5月，医院恢复门诊"三班"制，实行老、弱、急患者优先就诊、取消急诊挂号等工作制度。1960年，龙溪专区医院各科除值班医师以外，其他医师应于9时查房结束后到门诊坐诊，职称在主治医师及以上者门诊时间每周不少于18小时；门诊划分片区，增设挂号、收费、发药服务窗口，临时调用行政科室职员协助挂号、收费和宣传。增设简易门诊。1962年，医院增设门诊诊室，根据各科门诊量弹性安排门诊医师和护士，开通预约挂号，分区收费、发药，执行协定处方，优先照顾老弱患者，必要时采取适当支援的办法缩短候诊和取药时间；开设专科门诊，启用门诊病历专科记录卡；安排高级医师定时下门诊帮助诊治疑难病症。1963年，医院坚持每日开放门诊，单独设置儿科、结核科、综合科挂号窗口。慢性病患者可以一次性挂号付款，用于多次注射、针灸、理疗等，既缩短候诊时间，又减少交叉感染机会。职称在主治医师及以上者每周门诊时间不少于10小时；加强疑难病例的会诊讨论，固定慢性疾病门诊开诊日期；实行转科病历随访制度，不断提高门诊诊断的准确率；扩大门诊手术室接收手术的适应证范围，包括气腹、输精管结扎在门诊手术室进行，以减轻住院床位紧张和患者经济负担。改革门诊病案卡，提高病案记录质量和加强病案存档管理。1965年，龙溪专区医院部分人员被抽调参加龙溪专区巡回医疗队上山下乡，由病房医师上午支援出诊；医院对门诊贫困患者实行医药费减免。

1974年，龙溪地区医院五官科开展门诊手术，方便患者又减轻患者经济负担和病房床位紧张的压力。1978年，龙溪地区医院制订定期专科门诊制度，专科门诊恢复定时开诊。1981年，龙溪地区医院医务科统一印发、公布各科医师门诊时间，方便患者择时择医就诊。规定疑难重症患者门诊复诊3次无效时须请主任医师会诊；危重不宜搬动的急诊患者，必须在急诊室组织抢救，待病情稳定后方可转入住院病房。门诊部主任负责考核各科医师出门诊情况。1982年，门诊部建立门诊服务台；增加开放星期日儿科门诊，方便学龄儿童就诊。1983年，龙溪地区医院设立预防保健科特需诊疗室，用于专门接待外宾、外籍华人、港澳台同胞和14级以上离休干部就诊。1984年，龙溪地区医院开放星期日各科门诊，增加内科、外科、儿科、妇产科门诊导诊台导诊护士，方便患者就诊。

1987年6月，漳州市医院开设退休主任医师挂牌门诊，每逢周一、三、五上午开诊，限制每次挂号人数30名。1988年，漳州市医院加强高危产妇门诊和随诊工作，开放肿瘤科全日门诊，重新印发《告病员同志书》。1991年，漳州市医院口腔科门诊取消限制挂号人数，方便患者随到随诊。1992年5月，漳州市医院开设在职专科专家门诊。1993年，漳州市医院门诊实行全程优质服务。1994年，漳州市医院增设离退休专家咨询门诊，方便群众就医。1996年，漳州市医院加大窗口科室的建设力度，增加各项便民措施。收费窗口采取定价收费一条龙服务；设置高龄、现役军人、急诊患者挂号、缴费、取药优先窗口；增加窗口收费点。药房增加中午发药人员。1997年，漳州市医院增加各科高级、中级医师出门诊次数和时间，在门诊大厅公布高级医师照片及专科门诊时间。1999年，漳州市医院在门诊部设门诊值班主任，由职能科室正、副科长轮流担任，协助门诊导医和接受咨询，及时处理门诊工作中出现的问题。医院延长门诊工作时间，调整和加强周末值班力量，确保节假日门诊就医需求。超声波室采用弹性排班，科学安排工作。同位素室调整采血时间段，以方便远道患者，并为患者代办邮寄检验报告单。门诊部开展健康教育和健康咨询，制作健康教育专栏，编印健康教育处方63种，向群众发放健康教育处方1.46万份。

2001年，漳州市医院实行无假日门诊。2003年，漳州市医院开通专家、专科门诊预约电话，口腔科门诊分开预约初诊和复诊时间，减少排长队候诊现象。药剂科开展诚信药房活动，改变服务模式，将窗口递送式发药改为零距离柜台式发药，方便发药者与领药者面对面沟通交流用药方法和注意事项。2009年，漳州市医院药剂科增设用药咨询室，由资深药剂师负责提供用药咨询和指导。2010年，漳州市医院门诊检验科迁入门诊综合楼第二层，方便采集、送检标本和集中打印检验报告单。超声医学科增设门诊超声检查室，开通检查预约电话，减少等候时间。2011年，漳州市医院全面开通专家门诊电话预约、网上预约、现场预约、自助预约机预约和医生工作站预约服务平台，实现错峰服务和分时段诊疗，当年预约诊疗率28%，有效缩短群众就医等候时间；开设夜间儿科门诊，满足群众就医需求。

第二节 急诊

一、机构设置与队伍

1952年5月，龙溪专区医院门诊部开设急诊室，由内科和外科门诊医师轮班值诊。1956年，门诊部急诊室设于门诊楼第一层东侧。1960年5月，龙溪专区医院成立急诊室，设急诊抢救室和观察室，有观察床20张，急诊医师由各科选派2名轮班值诊、兼顾门诊和出诊。

1983年，龙溪地区医院急诊室迁至北临胜利西路、位于"工"字形红砖楼与"一"字形红砖楼之间的门诊楼（2005年改称医技楼），成立急诊护理单元。急诊医疗行政上归属门诊部办公室管理，业务由各科负责选派主治医师或高年资住院医师轮流急诊值班，定期与病房医师轮换，急诊内科、外科、儿科医师24小时在急诊室值班，急诊神经科、妇产科、五官科医师由病房值班医师兼任。1990年，漳州市医院门诊输液室划归急诊室管理。1995年，漳州市医院改急诊室为急诊科，门诊注射室划归急诊科管理。急诊科有科副主任1名，急诊医师由内科、外科、儿科各选派3名，神经科选派2名到急诊科轮流值班，轮岗周期为6个月，其他专科急诊由病区专科值班医师承担。1997年，漳州市医院急诊科有定科的外科医师和儿科医师各1名。6月，急诊观察室与门诊输液室组合成急诊综合病房，隶属急诊科。

1998年1月，漳州市急救中心成立，挂靠漳州市医院，与医院急诊科同步运行。至2001年，急诊科有定科医师8名。2002年，漳州市医院急诊综合病房与急诊科分离，改为十七病区。2003年10月，漳州市急救中心归漳州市卫生局管理。2005年，急诊科迁至门诊综合楼第一层，占地面积约有700平方米，设置预检分诊处，内科、外科、儿科、神经科、五官科、妇产科急诊诊室各1间，清创缝合室、治疗室、超声波室、急诊手术室各1间，急诊抢救室1间抢救床5张。急诊科有科主任1名、急诊医师6名。2008年12月，漳州市医院改急诊留观病房为急诊病房，与内分泌科组合病区，急诊病房的诊疗工作继续由急诊科医师承担，收治内科、外科及部分儿科急诊患者；定科的急诊医师独立承担内科、外科的急诊工作，结束内、外科医师到急诊科轮岗的运行模式。

至2011年，漳州市医院急诊科有急诊医师16名（硕士研究生1名），其中副主任医师4名、主治医师5名、住院医师7名；有科主任1名；有抢救床7张、监护床1张，急诊手术室1间，急诊病房床位39张。

二、专业技术发展

1952年，龙溪专区医院急诊诊室负责接诊急症患者，各科门诊医师轮流值诊和兼顾院前出诊，抢救力量比较薄弱。1954年，龙溪专区医院接诊急诊患者1454人次，出诊671人次。1957年，龙溪专区医院接诊急诊患者3050人次，出诊92人次。

1960年，龙溪专区医院急诊抢救室配有抢救床和部分急救设施，由内科、外科医师轮值急诊，对急诊患者进行简单检查和初步诊断后收住相应的科室，多数抢救工作在病房进行。遇有大批量患者急救时再另行组织人员协助抢救。理疗科、针灸科医师负责轮值急诊副班（即机动预备班）。急诊观察室收住未明确诊断需要留下观察的患者或夜间急诊患者。1962-1965 年，龙溪专区医院急诊室健全急诊制度，补充急救设备，分秒必争的抢救危重患者，优先诊治门诊老弱患者。急诊内科医师应用阿托品治疗急性有机农药中毒，开展小儿急诊、高热惊厥、心力衰竭、呼吸衰竭、休克、心跳呼吸骤停、中毒及传染性疾病的抢救；急诊外科医师对烧伤、肠梗阻、胃肠穿孔、骨折等外科急诊患者进行初步处理后再送病房准备手术，对五官科、口腔科、眼科、妇产科等急诊患者进行初步诊断后转到专科病房由值班医师处理。

  1978 年，龙溪地区医院急诊室接诊急诊患者 18652 人次，平均 51.1 人次 / 日。抢救危重症患者 589 例。1979 年，急诊室接诊急诊患者 13505 人次，平均 44.3 人次 / 日。收住观察室患者 568 人次。1980 年，龙溪地区医院加强急诊室工作，增加急诊人员、抢救设备和急救药品，修订急诊工作制度，试行预检分诊、分科急诊，选派具备 3 年以上临床实践经验的各科医师轮值。医院规定不宜搬动的危重患者留在急诊室组织抢救，待病情稳定后再转入住院病房。全年急诊患者 12642 人次，抢救危重症患者 154 例。收住观察室的患者 546 人次。1981 年，龙溪地区医院急诊室开展现场清创缝合术、大隐静脉切开置管输液术、漏斗式洗胃法。全年抢救急危重症患者 142 例，抢救成功率为 95.1%。收住观察室患者 618 人次。

  1983 年，龙溪地区医院根据中华人民共和国卫生部颁发的城市医院急诊室建立方案，建立医院急诊指挥系统和抢救小组，制定抢救常规和急诊抢救流程，完善各项急诊工作制度。各科安排医师 24 小时轮值急诊班，有定科的急诊护士和运送工人、院前急救的救护车驾驶员。医院设置急诊无障碍通道和急诊住院专用通道。急诊室设有急诊抢救室、中毒抢救室、急诊儿科诊室、传染病隔离室各 1 间，观察室 4 间观察床 15 张。急诊儿科诊室兼作急诊五官科诊室，急诊抢救室兼作急诊内科和外科诊室，有抢救床 1 张、清创缝合诊疗床 1 张，中毒抢救室兼作观察室的医护办公室，有洗胃床 1 张。急诊抢救室配置中心给氧、中心吸引、心电图机、电动洗胃机、"鸟牌"机械呼吸机、气管插管包、心内注射包、气胸抽气机、应急灯、推车、轮椅、专线电话等急救设备，院前急救配有救护车、出诊箱。急诊室开展急诊心电图检查、电动洗胃机洗胃、机械呼吸机辅助呼吸、口咽通气导管插管与气管插管、心包腔诊断性穿刺和心内注射、胸腔穿刺和张力性气胸抽气、急诊接生等，困难气管插管需要请麻醉科医师协助。全年接诊急诊患者 14250 人次，抢救危重症患者 182 例，抢救成功率为 90%，比 1982 年提高 4.5%。1986 年，漳州市医院为加强急诊抢救工作，成立以分管业务的副院长为组长、各科高级医师为成员的急诊抢救小组，负责组织抢救因车祸、中毒或自然灾害的群体伤害事件的大批次伤病员。1990 年，急诊室开展心电监护、电除颤、气管切开插管、简易呼吸器正压辅助呼吸、胸腔穿刺闭式引流等技术，气管切开术由神经外科或五官科医师协助完成。1992 年，急诊室开展腹腔诊断性穿刺术，脑出血脑室钻洞引流术。1996 年，漳州市医院急诊科开展环甲膜穿刺术；开展 10 分钟内到位紧急会诊；执行急救生命绿色通道制度，对急危重症患者实施先抢救后补办手续。1998-2003 年，漳州市急救中心挂靠漳州市医院，与医院急诊科同步运行，增加院前救护车、急救装备和急救通信设施，制定院内急救生命绿色通道应急预案，开通芗城区、龙文区 120 急救电话专线，加入漳州 110 社会联动服务网络，由内科、外科医师参与院前急救，接到呼救电话 2-5 分钟内出诊，出诊范围辐射至漳州邻近各县区。全年接到呼救电话出诊 1259 人次，院内抢救成功率提高至 98%。1999 年，漳州市医院被中华人民共和国卫生部确定为卫生部国际紧急救援中心网络医院，为港澳台同胞和境内外人士提供及时、便捷的意外伤害医疗紧急救援服务和就医的绿色通道服务。是年，急诊科接到呼救电话出诊 1731 人次，接诊急诊患者 25589 人次，抢救危重症患者687例，抢救成功率96.2%。

2000年，漳州市医院急诊科接到呼救电话出诊1704人次，接诊急诊患者27805人次，开通急救生命绿色通道196人次，抢救危重症患者590例，抢救成功率93.5%。2001年，急诊科接到呼救电话出诊2013人次，接诊急诊患者28378人次，开通急救生命绿色通道116人次，抢救危重患者1013人次，抢救成功率93.8%。2002年，漳州市医院根据《国际心肺复苏指南2000》开展心肺复苏术、电除颤，开展深静脉置管、中心静脉压监测。全年接到呼救电话出诊2055人次，接诊急诊患者41255人次，开通急救生命绿色通道79人次，抢救危重患者1200人次，抢救成功率95.8%。2003年10月，漳州市医院急诊科作为漳州市急救中心的后备力量参与院前现场急救。2004年，漳州市医院急诊科接诊急诊患者50809人次，其中"三无"患者（无姓名、无家属、无住所）44例，开通急救生命绿色通道95人次，抢救危重患者703例，抢救成功率98.7%；协助漳州市急救中心出诊救护72人次。急诊观察室收治患者3929人次。2005年，急诊科接诊急诊患者63718人次，抢救危重患者978人次，抢救各类中毒100人次，开通急救生命绿色通道96人次，其中"三无"患者29名，抢救成功率97.2%。2005-2011年，漳州市医院急诊科医师全员熟练掌握心肺复苏、气管插管、机械通气、心电监护及电除颤等危重病抢救技术，在开展急性心肌梗塞、心力衰竭、急性脑血管病、严重复合伤、成人呼吸窘迫综合征（ARDS）、多器官功能衰竭（MODF）的早期诊断与抢救以及各种大出血、休克、中毒、心力衰竭、呼吸衰竭等抢救积累一定的临床经验，使危重症患者死亡率逐年下降。2006年，急诊科开展心律失常心电监护下药物复律。2008年，急诊科开展急诊手足口病和肠道传染病的诊疗与急救。2011年，急诊科接诊急诊患者174228人次，开通急救生命绿色通道200人次，抢救危重症患者3353例。

截至2011年，漳州市医院急诊科抢救设备有呼吸机、监护起搏仪、除颤示波器、血氧饱和度监测仪、急救复苏器、电动洗胃机、输液泵、床边心电图机、床边B超机、床边X光机等，有救护车2部。主要业务有漳州市区及周边县、区的急、危、重症患者的抢救及各种交通事故、自然灾害、群体中毒等公共突发事件的急救工作；开通急救生命绿色通道，协助漳州市急救中心出诊、院前现场抢救。

第三节　预防保健

一、机构设置与队伍

民国30年（1941年）8月，漳州协和医院成立公共卫生部，有公共卫生护士1名。1952年1月，龙溪专区医院设预防保健科（简称：防保科），有公共卫生护士1名。1960年2月，龙溪专区医院有科副主任1名；有医师1名、护士2名、护理员1名。1962年1月，龙溪专区医院预防保健科更名为干部保健科，在龙溪专区干部医疗所设干部医疗门诊部，人员编制10名，其中医师2名、护士5名、勤杂人员2名、总务人员1名。1964年12月，龙溪专区医院干部保健科复称预防保健科（简称：保健科），有科主任1名、副主任1名。1972年4月，龙溪地区医院保健科有领导小组组长1名，医师1名、护士4名。1989年3月，漳州市编制委员会同意漳州市医院保健科为行政副科级机构。1990年，保健科有科副主任1名；医师2名、护士5名。是年，漳州市医院建立感染监控室，挂靠保健科，有专职医院感染监测护士1名。1993年，医院感染监控室有专职检验员1名。2005年8月，漳州市医院成立医院感染管理科，医院感染监控室归属医院感染管理科管理。2007年，漳州市医院撤销保健科的行政副科级机构规格，划归医务科管理。至2011年，由医务科科长兼任预防保健科负责人，有医师2名、护士4名。

二、主要工作

（一）职工医疗保健

1952年始，龙溪专区医院防保科主要负责医院在职和离退休职工的医疗、保健和病假管理。1986年起，漳州市医院保健科对接触放射线员工进行放射剂量监控，定期收集相关科室工作人员佩带的放射防护元件，发送福建省放射防护所检测放射剂量，对相关人员实施健康保护性干预。1986—1989年，保健科负责食堂、供应室、服务公司、药厂等特殊科室的重点人群每年1次的健康体检。1995—1998年，保健科负责组织45岁以上女职工每年1次的妇科疾病检查。2000年始，保健科负责组织40岁以上职工每年1次的健康体检，体检项目主要有心电图检查、胸部透视、肝肾功能、肝胆胰脾和泌尿系统超声检查，女职工附加检查妇科疾病。2003年，漳州市医院降低女职工健康体检年限，增加妇科涂片病理检查、B超检查和钼靶乳腺射线机检查等体检项目，由保健科负责组织35岁以上的在职女职工和离退休女职工健康体检419名。2005年起，保健科负责职工体检，由健康体检中心实施。2006年始，保健科负责对医院职工职业暴露人员开展职业暴露等级评估、防护宣传和必要的预防接种与治疗。2010—2011年，保健科负责在职、离退休职工以及特殊病种患者的日常诊疗工作；根据医院规定调整对离退休职工、特殊岗位人员以及40岁以上在职职工每年1次健康体检，40岁以下在职职工每2年1次健康体检，健康体检结果存档管理。

（二）职工计划生育

1963年，龙溪专区医院贯彻国家提倡晚婚晚育和计划生育政策，成立计划生育领导小组，防保科建立已婚职工生育登记卡，开展职工婚育情况调查。是年，生育率较1961年下降30%。

1979年，龙溪地区医院贯彻执行中共中央和中共福建省委关于计划生育工作的指示，将计划生育工作列入医院党总支的议事日程，重新建立医院计划生育领导小组，切实有效地做好计划生育工作，未发生职工违反计划生育现象。1980年，龙溪地区医院贯彻执行计划生育方针政策并加强对职工教育，落实具体节育措施，完成男性结扎27名、女性结扎55名、放节育环54名、办理独生子女证14名，未发生违反计划生育规定的现象。1981年，龙溪地区医院针对医院女职工多，育龄夫妇多，计划生育工作任务繁重的具体情况，决定由1名党总支副书记分管计划生育工作，制订计划生育规定补充细则，教育职工落实计划生育措施，实行晚婚节育，预防计划外生育。是年，龙溪地区医院办理职工独生子女证34名。1982年，龙溪地区医院办理职工独生子女证78名，办证率96.6%。

1990年，漳州市医院保健科计划生育工作有专职干部负责检查落实措施。1995年和1998年，漳州市医院重新调整和充实计划生育领导小组成员。2005年，漳州市医院认真贯彻执行中共中央、国务院《人口与计划生育法》《计划生育技术服务管理条例》《福建省计划生育条例》等法律法规，建立健全计划生育目标管理责任制，计划生育工作专职干部做好避孕药（具）的发放和管理，负责调查医院职工的婚育情况，建立健全各项计生台账，是年，漳州市医院保持晚婚晚育和独生子女办证率100%。

对流动人口实施承租户在用工方面对计划生育负责的办法，医院与各承租（包）人签订租赁合同的同时签订计划生育责任书，由专人负责外来人员用工管理，总务科和护理部协同管理，形成流动人口管理网络，严把流动人口用工使用关，对不服从管理者坚决不聘用，全年流动人口办证率100%。

1983-2011年，龙溪地区医院和漳州市医院连续保持职工晚婚晚育率100%，计划生育率100%，独生子女办证率100%，外来人员办理婚育证审验率100%。

（三）环境卫生管理

1952年后，龙溪专区医院防保科负责管理医院室外公共环境卫生，为病房、门诊提供环境消毒药品。1954年，防保科进行全院性环境消毒60次，发动大扫除8次，发动捕鼠50只，灭蝇80多两。1981年，龙溪地区医院建立清洁卫生制度，坚持每星期六下午，机关工作人员搞好办公室的室内外卫生和洗刷礼堂、厕所。1983年，龙溪地区医院修订卫生管理制度，规定室内外环境每日常规清扫1次、每星期六大扫除1次，以科室为单位分片包干公共环境卫生，实行定期检查、评比、记分、年终总评的奖惩制度，树立典型，总结交流经验，表彰和奖励先进，使职工逐步树立讲卫生、爱清洁的道德风尚。1990年始，漳州市医院保健科指定专职护士管理院内环境卫生，发放消毒药品，检查保洁员对环境卫生的保洁和消杀病虫害的落实情况，每年逢重大节日进行全院卫生评比，以确保医院环境整洁。2005年，漳州市医院门诊综合楼的保洁工作由光华公司承包。

（四）家庭病床和社区服务

1959年，龙溪专区医院大力发展简易病床和家庭病床。1960年，漳州6·9特大洪水灾害过后，龙溪专区医院救灾医疗队在灾区建立家庭病床，开展灾后疾病普查普治工作，就地控制传染源。1983年，龙溪地区医院为缓解患者住院难的问题，开设家庭病床59张，由保健科医师上门巡诊、发药和注射治疗。1984年，龙溪地区医院制定《家庭病床实施计划与制度》，有专科、专职医师管理家庭病床，全年收治患者203人次。1985年，龙溪地区医院收治家庭病床患者247人次。1987年，漳州市医院收治家庭病床患者138人次，有脑疾后遗症、癌症晚期、肺结核、十二指肠球部溃疡等。1988年，漳州市医院收治家庭病床患者141人次。1993年，漳州市医院收治家庭病床患者20637人次。2002年起，保健科有护士专职负责芗城区域内的家庭病床和社区护理工作，包括上门进行注射治疗、静脉输液、创口换药、置入鼻饲管、测量生命体征、发送药物等。2011年，家庭病床、社区服务归门诊部管理。

（五）干部医疗室

1962年，龙溪专区医院在龙溪专区干部医疗所设干部医疗门诊，归属干部保健科管理。1970年10月，龙溪专区干部医疗所改为龙溪地区干部医疗室，由龙溪地区医院委派保健科医师1名、护士2名负责日常诊疗工作。1983年，龙溪地区医院保健科开设特需诊疗室，专门接诊外宾、外籍华人、港澳台同胞和14级以上离休干部，派专职护士为特诊患者代办就诊手续和缴费取药。是年，龙溪地区医院在龙溪地区干部休养所设立干部医疗室，归属保健科管理，抽调医师2名、护士1名负责诊疗工作，保障离退休干部的医疗需要。1984年起，龙溪地区医院选派中医科医师、内科医师、内科护士各2名负责龙溪地区干部医疗室、龙溪地区干部休养所的干部医疗室的日常诊疗工作，24小时轮流值班，随时为离退休干部做好医疗保健护理服务。2004年，漳州市医院撤回派驻漳州市政府干部医疗室的保健科医护人员。2011年，漳州市医院保健科副主任医师和护师各1名负责漳州市干部休养所干部医疗室的医疗保健工作。

第四节 健康体检

一、机构设置与队伍

2005年5月，漳州市医院成立健康体检中心，设内科、外科、五官科、眼科、口腔科、妇科、乳透室、基础检查室、总检室、办公室、心电图室、超声检查室、胸透室、采血室、配餐室、VIP成员休息室、收费处、预约总台、候检大厅。健康体检中心有工作人员13名，其中主治医师2名、主管护师1名、护师1名、助理护士2名，医院返聘退休的主任医师5名、副主任医师2名。设科主任1名。2009年5月，健康体检中心迁至西区儿科楼第三层，占地面积1300平方米，设候检大厅、临床体检区、医技检查区、VIP成员体检区、资料室、办公室、受检人员餐厅；增加护士长1名、助理护士6名。至2011年，健康体检中心有工作人员32名，其中副主任医师2名、主治医师3名，技师、主管护师、护师各1名，助理护士11名，电脑录入员2名，医院返聘退休的主任医师8名、副主任医师3名。设科主任、护士长各1名。

二、业务发展

2005年5月，漳州市医院健康体检中心主要设备有西门子红杉树512高档彩超机、日本东芝纳米B超机、日本岛津X光机、彩色红外线乳腺检查仪各1台，心电图机2台，其他医技检查和检验与相应科室共享资源。开展肝功能、肾功能、血脂、电解质、心肌酶、血常规、尿常规、粪便常规、血液流变学、甲型肝炎抗体、乙型肝炎抗体、丙型肝炎抗体、梅毒螺旋体抗体、艾滋病抗体、甲状腺激素、性激素、甲胎蛋白、癌胚抗原、CA199、CA125、CA153、TPSA、FPSA、EB病毒、血型鉴定等检验项目，以及常规心电图、24小时动态心电图、脑地形图、身体各脏器超声和彩色多普勒超声、胸部透视、X光摄片、螺旋CT、核磁共振、乳腺红外线检查、乳腺钼靶、腰椎+髋关节骨密度、电子胃镜、电子肠镜、上消化道造影、妇科宫颈脱落细胞学等检查项目。2005年，健康体检中心接待单位团体健康体检12000余人次，个人健康体检2000余人次，其中为漳州市离休干部健康体检445人次，为漳州市企业家联谊会企业家健康体检178人次。2008年4月，健康体检中心启用电脑管理系统，对体检结果进行微机联网管理。2009年，健康体检中心增配西门子G60彩超机、日本阿络卡彩超机、日本岛津数字化影像系统、心电图机、人体脂肪成分测试仪、血管硬化检测仪各1台。取消胸部透视项目，增加TSGF、TK1等肿瘤筛查和血管硬化检测、食物不耐受检测、人体脂肪成分测试以及液基细胞学检查项目。规范体检标准和体检操作流程，实施"一站式"的优质体检服务。根据受检者的不同年龄、性别、职业及病史等，设计有多元化的体检套餐，开展个人及团体的健康检查以及招生、招工、调动、公务员、驾驶员、各种资格证体检业务。由资深专家担任总检，对体检结果进行健康评估，为受检者解读体检报告和就诊指导，提供各种健康保健计划和健康咨询及体检结果危急值电话通知。为单位团体举办健康讲座，进社区、单位举办健康咨询等服务。上门联系业务，进行检前指导，收集受检单位的反馈意见，对存在问题持续整改，提高体检质量和主动服务意识，不断拓展体检业务。2011年，健康体检中心启用自助排队叫号电脑系统。贯彻中华人民共和国卫生部《健康体检管理暂行规定》，不断完善各项规章制度，加强人才培养和科室建设，规范体检流程和体检报告，为受检者建立电子化健康档案，定期升级体检软件和完善与相关科室的接口，实现体检结果的微机联网管理。根据每年体检项目的更新，对不同类型体检套餐进行合理化修改及完善，针对个体差异制定个性化体检套餐。全年接待团体和个人体检4万多人次。截至2011年，健康体检中心共完成体检17万人次。

表4-1 1952-2015年门诊量统计表

时间（年）	门诊量（人次）	时间（年）	门诊量（人次）	时间（年）	门诊量（人次）
1952	51352	1974	297924	1996	512975
1953	82880	1975	306903	1997	541334
1954	101780	1976	290537	1998	598590
1955	84830	1977	279213	1999	537587
1956	115249	1978	289339	2000	492274
1957	143943	1979	323613	2001	452055
1958	165541	1980	340524	2002	469500
1959	221020	1981	353763	2003	486749
1960	247744	1982	405845	2004	578765
1961	187774	1983	367523	2005	631440
1962	174632	1984	352337	2006	720490
1963	174451	1985	370332	2007	818088
1964	218284	1986	398787	2008	917942
1965	283006	1987	443661	2009	1055856
1966	376190	1988	436192	2010	1159792
1967	447683	1989	441559	2011	1330488
1968	351014	1990	477801	2012	1472426
1969	270805	1991	484705	2013	1426591
1970	225544	1992	506842	2014	1541351
1971	337799	1993	498419	2015	1612359
1972	319363	1994	485978		
1973	318395	1995	462141		

表4-2 1952-2015年主要科室门诊量统计表

时间（年）	内科（人次）	外科（人次）	妇科（人次）	儿科（人次）
1952	24042	10129	7018	1704
1953	42221	14545	4751	9119
1954	45857	16432	5680	9630
1955	36252	13181	6162	8386
1956	49920	15096	6886	9313

续表

时间（年）	内科（人次）	外科（人次）	妇科（人次）	儿科（人次）
1957	64476	16346	8281	12366
1958	72339	21408	9633	16045
1959	76416	32370	15757	20233
1960	75477	33274	14934	20813
1961	53825	21800	10462	16436
1962	64457	19243	13199	20280
1963	58397	16761	13853	22394
1964	65812	22417	16100	29204
1965	78656	28756	18528	42129
1966	125256	63870	19180	54550
1967	144275	50378	22876	49543
1968	—	—	—	—
1969	—	—	—	—
1970	—	—	—	—
1971	92591	47005	23936	33549
1972	86342	33414	20050	36824
1973	78725	33680	19180	35785
1974	73922	18955	18174	27611
1975	70483	33654	20352	29908
1976	71062	31708	17663	21023
1977	72059	32583	16815	25295
1978	73374	39215	15545	25447
1979	74638	42498	18695	31619
1980	46491	47254	18285	31046
1981	40787	48825	21889	32835
1982	51727	50805	12913	36542
1983	59401	32114	23120	44436
1984	56313	30472	26154	45850
1985	60421	33737	27457	55328
1986	68597	33658	27762	60373
1987	77034	44328	30235	74250
1988	79085	33565	30868	71642
1989	79268	35879	31775	68284
1990	90295	38242	30632	72322
1991	93965	41568	30543	65746
1992	102821	43135	33014	65028
1993	97302	44242	34106	59379

续表

续表

时间（年）	内科（人次）	外科（人次）	妇科（人次）	儿科（人次）
1994	91876	37071	34347	53979
1995	87966	34854	35721	49589
1996	122369	38223	32076	47358
1997	130640	36795	31585	55379
1998	154305	42653	32476	52960
1999	101302	25239	32032	41729
2000	88664	28188	35782	37159
2001	91967	27996	44103	34455
2002	102666	41395	42353	54653
2003	104128	47860	47475	61723
2004	142544	61280	74313	78125
2005	137459	70000	64500	80797
2006	159089	86840	74626	98874
2007	187370	103488	86787	104296
2008	232933	138208	104752	135651
2009	285040	160925	115545	145256
2010	315683	182455	121739	158322
2011	377037	203272	143097	180076
2012	420169	235815	165268	211028
2013	401715	207301	167245	216325
2014	429162	219439	193663	222507
2015	478358	242114	193580	243212

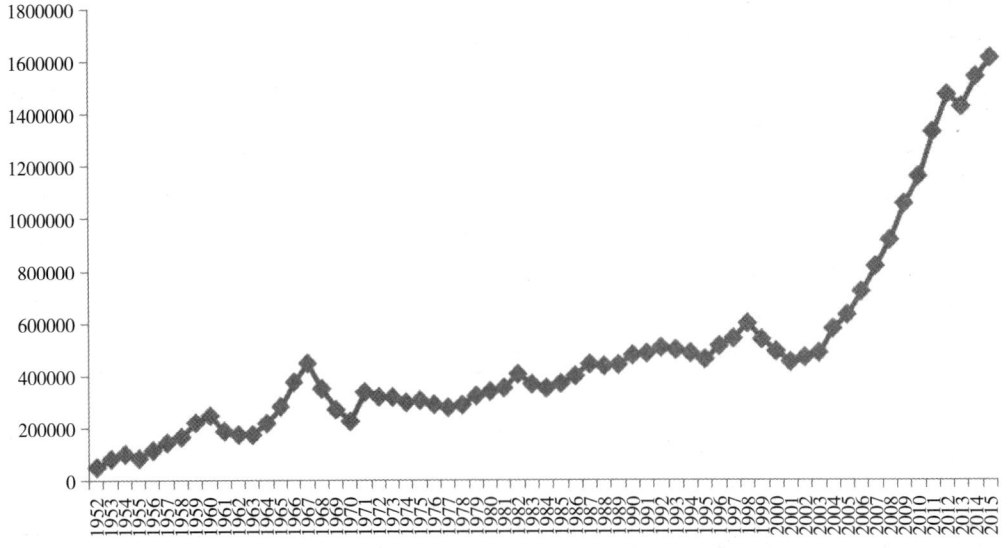

图 4—1　1952—2015 年门诊量统计图

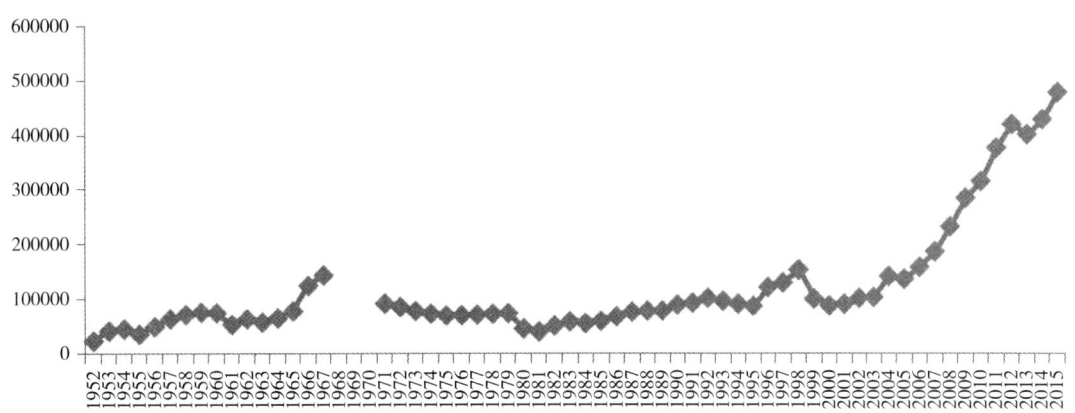

图 4-2　1952—2015 年内科门诊量统计图

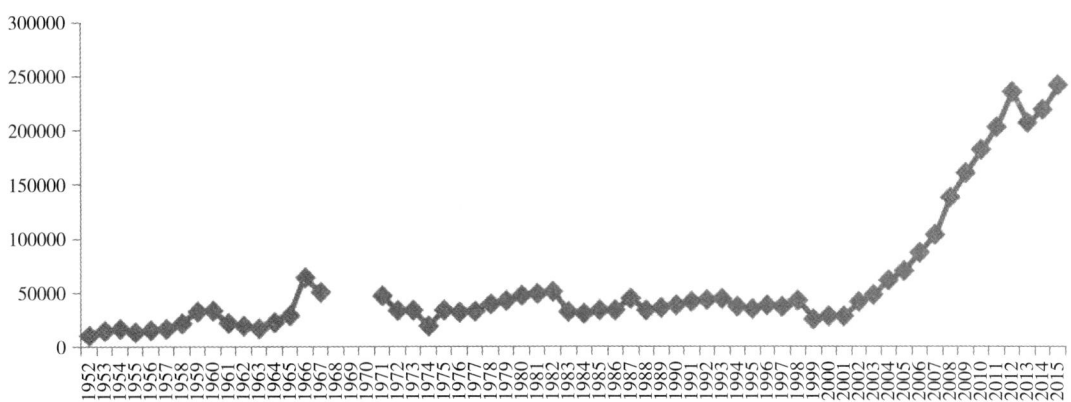

图 4-3　1952—2015 年外科门诊量统计图

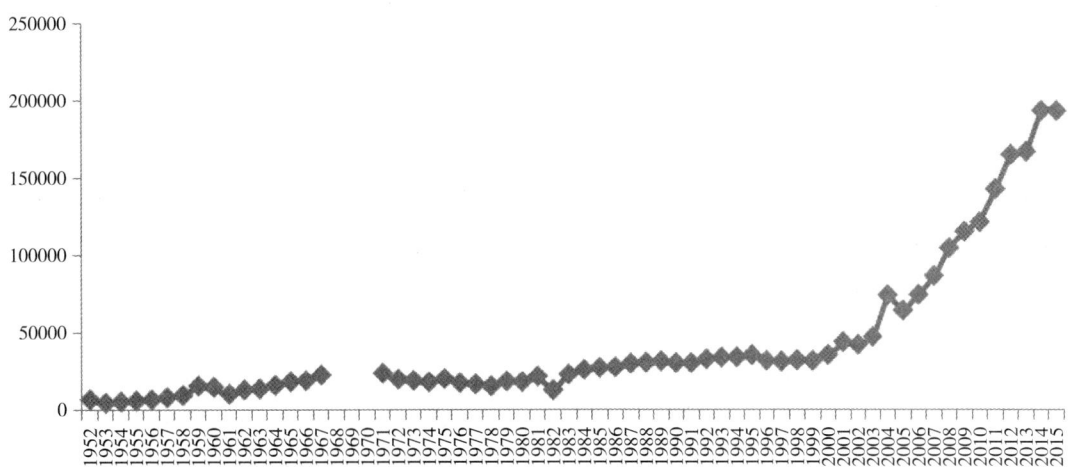

图 4-4　1952—2015 年妇科门诊量统计图

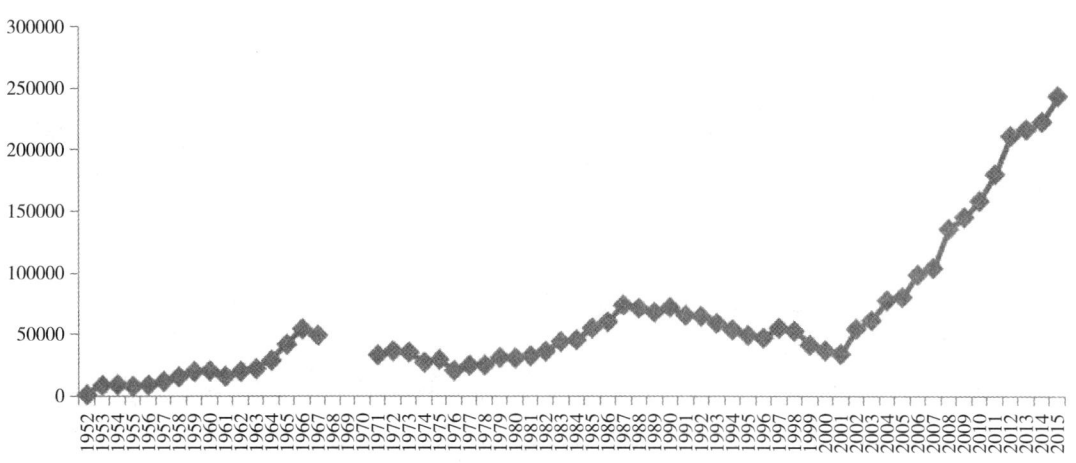

图 4-5 1952—2015 年儿科门诊量统计图

第二章 临床科室

第一节 内科

一、呼吸内科

（一）机构设置与队伍

光绪二十年（1894 年），漳州福音医院设内科。1954 年，龙溪专区医院内科成立肺结核专业治疗组。1959 年，龙溪专区医院成立肺科。1962 年，龙溪专区医院撤销肺科，保留肺科门诊，肺科病房与传染病房组合为内科二病区。1985 年，龙溪地区医院内科成立呼吸病治疗组。1987 年，漳州市医院内科建立气管镜室。2000 年，漳州市医院内科建立肺功能室。2003 年，漳州市医院内科建立呼吸睡眠功能监测室。2005 年，漳州市医院内科建立三级学科，成立呼吸内科，设普通病房、重症病房、肺功能室、气管镜室及呼吸睡眠监测室，病房床位有 50 张，有专业医师 5 名，其中科主任 1 名。至 2011 年，呼吸内科有床位 50 张，有专业医师 12 名（硕士 2 名），其中主任医师 1 名、副主任医师 3 名、主治医师 2 名、住院医师 6 名。有科主任 1 名。

（二）专业技术发展

民国 29 年（1940 年），漳州协和医院内科开始使用磺胺吡啶（Sulphanilimide）治疗大叶性肺炎、脓胸、支气管肺炎、支气管炎和哮喘等呼吸系统疾病。1954—1957 年，龙溪专区医院内科开展组织疗法、封闭疗法，开设肺结核病专科门诊，学习苏联的计划治疗法和肺结核 10 种分类法进行诊断、治疗和记录病案；开展垂体后叶素静脉注射治疗大咯血；应用大量异烟肼治疗结核性脑膜炎，开展支气管滴入法治疗肺脓肿、肺结核空洞及支气管扩张；开展支气管造影；应用促肾上腺皮质激素治疗哮喘；应用中药羊胆治疗肺结核，开展肺结核的中西医结合治疗。1959年，龙溪专区医院肺科采用支气管滴入金银花素和金石溶液治疗肺结核空洞。1976年，龙溪地区医院内科开展胸腔闭式引流治疗自发性气胸。

1987年，漳州市医院内科呼吸病治疗组开展支气管内窥镜检查、肺功能测定。1992-1999年，呼吸病治疗组开展经纤维支气管镜肺活检；开展高频机械通气抢救急性呼吸衰竭及急性心功能不全患者；应用纤维支气管镜进行气管切开后的呼吸道管理。2000年，内科肺功能室添置德国耶格肺功能仪1台，用于判断肺功能损害程度，检出早期小气道疾病，鉴别呼吸困难原因，判断药物疗效。开展肺功能检查用于评估患者对外科手术和创伤性检查的耐受性，开展肺功能劳动鉴定。呼吸病治疗组开展纤维支气管镜引导下气管内支架放置术。2002年，呼吸病治疗组开展肺泡灌洗术。2003年，呼吸病治疗组开展睡眠呼吸障碍性疾病的研究和诊治，应用P&D9600型多导睡眠呼吸监测系统进行诊断，应用CPAP呼吸机治疗睡眠呼吸暂停综合征（SAS）。2004年，呼吸病治疗组开展单侧全肺灌洗治疗肺泡蛋白沉积症。2006-2011年，呼吸内科抢救重症禽流感1例；开展内科胸腔镜技术；救治重症甲型H1N1肺炎1例。

至2011年，漳州市医院呼吸内科有纤维支气管镜2台，电子支气管镜及电子胸腔镜各1台，主要业务范围有下呼吸道感染、慢性阻塞性肺疾病（COPD）、支气管哮喘、肺栓塞、肺部弥漫性病变、呼吸衰竭、机械通气、肺癌的综合诊治和个体化治疗；睡眠呼吸障碍、不明原因胸腔积液、呼吸系统疑难病的诊治。开展支气管镜对肺部阴影、阻塞性肺炎、肺不张以及肺部肿瘤，原因不明的咯血、呼吸困难、肺部弥漫性病变等的诊断。开展纤维支气管镜治疗，如对有大量分泌物而无力咳出者，通过纤维支气管镜吸取以改善通气；对支气管或肺内病变（如肺癌、肺脓肿等）进行局部药物注入治疗；对支气管肺癌、良性肿瘤及狭窄行支气管内激光、微波、高频电刀治疗；支气管内钳取异物；对咯血不止患者采取局部注入药物肾上腺素、凝血酶、蛇凝血素酶等局部止血，气囊导管填塞止血；对气管、支气管重度狭窄者，采用纤维支气管镜下支架放置术。开展呼吸危重症治疗，建立人工气道，进行气道护理及机械通气，救治多脏器功能不全；应用呼吸机辅助呼吸等措施抢救重症肺炎。在肺癌综合诊治方面，与胸外科、放射科、检验科、病理科等相关科室合作，依托气管镜、电视胸腔镜及影像引导下穿刺技术明确诊断，形成多学科合作特色，根据患者的实际情况，提供专业化、个性化、规范化的治疗方案，最大限度杀灭癌细胞，降低副反应，提高患者生活质量。学习各种呼吸道传染性疾病的临床表现及诊断流程，制定相应的防范和处理预案，承担漳州市重症呼吸道传染性疾病的救治和指导任务。

二、心血管内科

（一）机构设置与队伍

1970年，龙溪地区医院内科成立心血管病治疗组。1984年6月，内科建立心脏病重症监护室（CCU）。1999年，漳州市医院成立心导管室和冠状动脉搭桥协作组。2005年3月，漳州市医院内科建立三级学科，成立心血管内科，有床位48张，有专业医师6名，其中主任医师及副主任医师各1名，主治医师及住院医师各2名。有科主任1名。至2011年，心血管内科有床位48张，专业医师12名（硕士5名），其中主任医师及副主任医师各1名、主治医师4名、住院医师6名。有科主任1名。

（二）专业技术发展

民国30年（1941年），漳州协和医院内科收治心脏病患者24例。1959年，龙溪专区医院内科应用去甲肾上腺素抢救休克患者。1979年，龙溪地区医院心血管病治疗组开展血清高密度脂蛋白胆固醇测定用于早期诊断冠心病。1982-1984年，龙溪地区医院心血管病治疗组应用1%硝酸甘油贴膜局部外用治疗心绞痛；应用胺碘酮治疗房颤；开展右心导管检查。1987-1989年，漳州市医院心血管病治疗组开展左右心导管检查、右心室造影、单腔和双腔永久性心脏起搏器安装技术；开展食道调搏治疗心律失常。1999年，心导管室和冠状动脉搭桥协作组进行人员培训、设备添置和病例选择，独立成功置入临时心脏起搏器及永久性心脏起搏器各4例。

2001年9月，漳州市医院心血管病治疗组在福建省立医院专家指导下开展冠状动脉造影术4例及冠状动脉介入治疗术（PCI）1例、射频消融术治疗室上性心动过速2例。2002年4月，心血管病治疗组开展动脉导管未闭封堵术、房间隔缺损封堵术。2003年6月，心血管病治疗组开展室性心动过速的消融术。2005年9月，漳州市医院心血管内科为扩张型心肌病并持续性室速的患者植入埋藏式心脏自动复律除颤器（ICD）。2006年8月，心血管内科开展心衰心梗快速诊断技术、肾动脉狭窄支架植入术。2008年7月，心血管内科开展持续性心房纤颤CARTO三维心电生理导航下房颤射频消融术。2010年3月，心血管内科独立开展冠状动脉介入治疗术（PCI），联合放射科介入治疗专业为先天性肺动静脉瘘患者实施左肺动脉造影及左肺上叶舌段肺动脉螺旋弹簧圈堵塞术。8月，心血管内科开展心室再同步化（CRT）治疗术。2011年5月，心血管内科独立开展阵发性室上性心动过速射频消融术（RFCA）。6月，心血管内科承办福建省第七届冠心病介入沙龙学术会议。

至2011年，漳州市医院心血管内科主要业务有心血管病的规范诊断和治疗，如高血压病、冠心病、风湿性心脏病、心力衰竭、心律失常、心肌炎、心肌病的诊治；开展介入性心脏治疗技术，如冠状动脉造影术、冠状动脉介入治疗术（PCI）、临时和永久心脏单腔或双腔起搏器植入术、室上性心动过速、室性心律失常、心房颤动射频消融术、先天性心脏病介入封堵术、埋藏式心脏自动除颤复律器（ICD）植入术和心室再同步化治疗（CRT）等；担负辖区内各县级医院的会诊任务，协助危重、疑难患者的抢救、诊治工作。

心电图室

1959年，龙溪专区医院成立心电图室，抽调内科护士2名担任心电图室技术员，归属内科护士长管理。1971年，龙溪地区医院心电图室有专业医师2名。1973年，龙溪地区医院抽调门诊部护士长1名任心电图室负责人。1984年，心电图室有专业医师1名，护士2名。至2011年，漳州市医院心电图室有负责人1名；专业技术人员11名，其中主治医师及医师各4名，技术员3名；行政上归属门诊部管理。

1959年，龙溪专区医院心电图室配置单导联心电图机1台，开展单导联常规心电图检查。1960年，龙溪专区医院接受新加坡华侨四海源有限公司赠送心电图机1台。1963年，心电图室添置光电6511型单导心电图机2台。由内科医师负责分析解读心电图。1971年，龙溪地区医院心电图室开展药物负荷试验。1978年，心电图室检查患者3902人次。1979年，心电图室检查患者4949人次。1980年，龙溪地区医院接受华侨赠送心电图诊断仪1台。1982年，心电图室开展踏车试验。1983年，心电图室开展心向量图检查，至1992年机器报废停止此项检查。1985年，心电图室检查9134

人次。1986年，漳州市医院心电图室检查患者10191人次。1989年，心电图室开展食道调搏术；添置24小时动态心电图系统（Holter）和血压监测系统，开展24小时心电图监测及血压监测。1996年，心电图室添置西门子运动平板，开展运动负荷试验；添置六导联同步心电图机，可进行六导联同步心电图检查。1997年，心电图室添置十二导联同步心电图机。1998年，心电图室编写《简明临床心电图学》，为心电图初学者提供参考。

2010年，漳州市医院心电图室构建全院心电图信息网络系统，与医院信息管理系统（HIS）对接，方便临床医师在工作站查阅心电图报告信息，提高工作效率；向漳州市基层医院辐射，为基层医院的心电诊断提供帮助。2011年，漳州市医院心电图室添置美国迪姆公司Holter工作站，开展单独监测心脏起搏器起搏信号，提高对起搏器起搏信号的分析能力。至2011年，漳州市医院心电图室主要设备有福田3010型6导联同步心电图机2台，通用公司MAC800型12导联同步床边心电图机1台，心电信息网络系统1套（含检查端口8个），24小时动态心电图系统2套（含记录盒20台），24小时动态血压系统1套（含记录盒2台），西门子运动平板1台，心脏电生理刺激仪1台；主要业务开展常规心电图检查、24小时动态心电图、动态血压检查、运动负荷试验、药物负荷试验、经食管心脏调搏术等。

三、消化内科

（一）机构设置与队伍

1978年，龙溪地区医院内科成立消化病治疗组，有床位15张。有专业医师4名，其中主治医师1名、住院医师3名。1980年，龙溪地区医院成立消化病诊疗协作组。1982年，内科建立消化内窥镜室，由消化病治疗组医师和护士兼顾内镜检查。1997年，消化病治疗组有床位35张，有专业医师9名，其中主任医师1名、副主任医师2名、主治医师及住院医师各3名。2005年4月，漳州市医院内科建立三级学科，成立消化内科，有床位52张，有专业医师9名，其中副主任医师2名、主治医师3名、住院医师4名。有科主任1名。至2011年，消化内科有床位53张，有专业医师15名（博士1名、硕士7名），其中主任医师1名、副主任医师3名、主治医师6名、住院医师5名。有科主任1名。

（二）专业技术发展

民国30年（1941年），漳州协和医院内科治疗消化系统常见疾病有伤寒、细菌性或阿米巴痢疾、急性胃肠炎、胆囊炎、结肠炎和不明原因黄疸，应用X线钡餐透视诊断胃溃疡和十二指肠溃疡。1955-1964年，龙溪专区医院内科开展组织疗法治疗消化性溃疡；扩大肝胆疾病诊疗常规，开展十二指肠引流术、肝脏活体组织穿刺术，提高胆囊疾病的诊断；添置胃镜1架，开展胃镜检查；应用分叶肝穿针进行肝脏穿刺活组织病理检查。

1979年，龙溪地区医院添置日本产Olympus GIF-K型纤维胃镜1架，由消化病治疗组开展纤维胃镜检查。1980年，消化病诊疗协作组开展消化系统疾病的诊疗研究。1980年5月至1983年3月，消化病治疗组开展纤维胃镜检查患者1483例，送病理活检发现胃癌患者127例。1981年12月，消化内窥镜室添置日本产Olympus CF-IBW纤维结肠镜1架。1982年，消化病治疗组开展纤维结肠镜检查。1983年，消化病治疗组开展内镜下大肠息肉高频电凝电切术，继之采用Criste法对巨大息肉分段电切术，切除结肠息肉最大直径为5cm×6cm。开展五肽胃泌素胃液分析法，发现并经手术证实医院首例胃泌素瘤。开展内镜下上消化道异物钳取术。1984年，消化病治疗组应用羧甲基茯苓多糖注射液治疗慢性肝炎。1985年，消化病治疗组配合超声波室开展B超引导下肝脏穿刺细胞学检查。是年，消化病治疗组成功抢救胆源性左肝脓肿、胆道出血伴休克患者。

1986-1994年，漳州市医院消化病治疗组经纤维结肠镜检查发现广基型大肠息肉82例。1987年，消化病治疗组开展内镜下逆行性胰胆管造影术（ERCP术）。1988年，消化病治疗组开展胃镜下组织活检及幽门螺杆菌检查发现早期胃癌。1991年，消化病治疗组开展十二指肠乳头切开术（EST）。应用国产SK-90型扩张器行食管癌术后吻合口狭窄扩张术和贲门失弛缓症行扩张治疗。采用叶酸治疗病毒性肠炎。诊治急性草鱼胆中毒继发急性纯红细胞再生障碍性贫血。1992年，消化病治疗组开展内镜下微波止血术及息肉烧灼术，内镜下光电显像仪成像、录像、打印报告、拍照诊断术。1993年，消化病治疗组开展内镜下食管静脉曲张破裂出血注射硬化剂止血治疗。1995年，消化病治疗组应用血浆置换术成功抢救5例重度有机磷农药中毒经阿托品等药物治疗无改善的患者。1996年，消化病治疗组应用美国Sanang扩张器治疗食管贲门吻合口狭窄，开展小儿内镜检查。1997年，消化内窥镜室更新内镜设备。消化病治疗组开展电子胃镜、电子结肠镜、电子十二指肠镜等诊疗技术。协助外科对不明原因消化道出血患者进行术中内镜定位诊断。1999年，消化病治疗组开展内窥镜下经胆道碎石取石术、食管金属网状支架置入术治疗恶性肿瘤致食管狭窄。2000年，消化病治疗组开展急性非静脉曲张消化道出血内镜下局部注射止血和止血夹止血治疗。2001年，消化病治疗组开展经十二指肠镜胆管支架植入术治疗肝外梗阻性黄疸。2002-2003年，消化病治疗组开展^{14}C呼气试验筛查幽门螺杆菌；开展人工肝治疗重症肝病。2005-2008年，漳州市医院消化内科开展染色放大内镜工作及内镜下粘膜切除术（EMR）；开展内镜下氩气刀（APC）治疗胃肠道出血；应用可回收食管被膜支架治疗难治性食管良性狭窄；开展胃底静脉曲张组织胶注射止血术。2009年，消化内科开展胶囊内镜检查。2010年，消化内科应用奥林巴斯小探头超声开展超声内镜检查术。6月，消化内科联合血液风湿内科开展自体骨髓干细胞和异体脐带血间充质干细胞治疗失代偿期肝硬化。7月，消化内科开展内镜下粘膜剥离术（ESD）及单气囊小肠镜检查术。11月，消化内科开展胃镜下经皮胃造瘘术。12月，消化内科应用内镜摘除食管平滑肌瘤。2011年3月，消化内科开展食管24小时pH值和阻抗检测。

至2011年，漳州市医院消化内科主要业务有各种急慢性消化道疾病的诊断和治疗，如重症急性胰腺炎诊疗、消化道出血多学科协作诊疗、各种中毒的抢救、疑难复杂炎症性肠病的诊疗、各种慢性消化疾病复发的研究、小肠疾病的研究。消化内窥镜室设独立的内镜检查室及内镜清洗消毒室，配备电子胃镜、肠镜、十二指肠镜、胶囊内镜、超声内镜、单气囊小肠镜、24小时食管pH值和阻抗检查仪、电子放大染色内镜及^{14}C呼气试验仪等设备，开展各种消化内镜的常规检查及治疗，能进行消化道狭窄扩张、内支架置入、急诊止血、急诊取消化道异物、消化道肿物摘除术（包括大肠息肉高频电凝电切术、内镜下黏膜切除术[EMR术]、内镜下黏膜剥离术[ESD术]等）、胆总管碎石取石术、胆道内外引流等操作；可开展麻醉内镜、术中内镜、染色内镜、放大内镜、内镜窄带成像术（NBI）等技术；能开展消化道早期肿瘤的筛查、治疗性ERCP的应用及完成难度较大的ESD术、复杂ERCP术。进行曲张性上消化道出血诊疗研究，开展复杂重症肝病跨学科诊疗，干细胞移植治疗肝硬化；进行幽门螺杆菌检测，食管24小时PH值和阻抗检测。

四、血液风湿内科

（一）机构设置与队伍

1976年7月，龙溪地区医院内科成立血液病风湿病治疗组，有专业医师2名。1980年，血液病风湿病治疗组有专业医师3名。1984年，龙溪地区医院建立血液学细胞形态室（简称血化室），设于内科病区，归属血液病风湿病治疗组管理，有专职检验师1名。1994年9月8日，漳州市医院建立血液病无菌层流病房，有床位4张。2005年4月，漳州市医院成立血液风湿内科，有床位42张；重新建立血液病无菌层流病房，有床位4张。血液风湿内科有专业医师11名，其中主任医师3名、副主任医师2名、主治医师和住院医师各3名。有科主任1名。是年，血化室并入检验科。2011年，血液风湿内科床位增至52张，无菌层流病房床位4张。有专业医师14名（硕士6名），其中主任医师3名、副主任医师3名、主治医师6名、住院医师2名。有科主任1名。

（二）专业技术发展

民国30年（1941年），漳州协和医院内科收治贫血患者27例。民国31年（1942年），收治恶性贫血患者2例、白血病患者2例、霍奇金病患者1例。1957年，龙溪专区医院内科开展血液病骨髓细胞学检查，发现急性颗粒母细胞白血病、原发性血小板减少性紫癜等病例。

1980年，龙溪地区医院血液病风湿病治疗组开展简易显微镜下血液病骨髓细胞学检查。1984年，血液病风湿病治疗组开展血液病相关检查；开展血栓性血小板减少性紫癜、各类白血病、各种系统性红斑狼疮、类风湿性关节炎等疾病的诊断与治疗。1987年，漳州市医院血液病风湿病治疗组开展胎肝输注治疗再生障碍性贫血、白血病化疗后骨髓抑制的治疗。1988年，血液病风湿病治疗组与上海瑞金医院血液科合作开展全反式维甲酸治疗急性早幼粒细胞白血病的研究。

1991-1992年，漳州市医院血液病风湿病治疗组诊断包括粒系、单核系、红系和巨核系增生异常的全髓白血病1例；诊断一家系遗传性椭圆形红细胞增多症；诊治多部位髓外浆细胞瘤继发治疗相关性白血病1例；采用CHOP-B方案治疗晚期难治性恶性淋巴瘤。1995年，漳州市医院血化室添置Heamonetic V50plus型血细胞分离仪。血液病风湿病治疗组开展治疗性血浆置换抢救血栓性血小板减少紫癜、难治性特发性血小板减少性紫癜（ITP）、系统性红斑狼疮（SLE）、浆细胞病、重度药物及有机磷农药中毒、甲亢危象等急危重症及难治性免疫性疾病取得明显疗效；通过骨髓检查和骨髓活检确诊骨髓增生异常/骨髓纤维化综合征者；联合病理科开展骨髓穿刺干抽的临床与病理分析。1996-1997年，血液病风湿病治疗组开展大剂量化疗急性白血病和实体瘤，应用高三尖杉酯碱治疗慢性中性粒细胞白血病；开展治疗性血细胞单采术治疗高白细胞白血病。

2001年，血液病风湿病治疗组入选医院重点学科。2002年，血液病风湿病治疗组采用CD20单克隆抗体（美罗华）治疗B细胞恶性淋巴瘤；大中剂量阿糖胞苷方案治疗难治性白血病、部分脾动脉栓塞联合长春地辛治疗难治性原发性血小板减少性紫癜（ITP）等。2003年7月，血化室开展骨髓图文报告。2004年，血化室添置Heamonetic MSC+血细胞分离仪，原有Heamonetic V50plus型血细胞分离仪报废。2005年，血液风湿内科应用流式细胞仪开展白血病的免疫分型，同时开展细胞遗传学、融合基因等分子生物学检测，完善白血病MICM分型；应用格列卫治疗慢性粒细胞白血病取得明显疗效。在无菌层流病房开展大剂量化疗药物治疗难治性、复发性白血病及难治性淋巴瘤；根据NCCN指南规范非何杰金氏淋巴瘤（NHL）的诊治；ATG治疗再生障碍性贫血。开展关节腔穿刺液检查及关节腔注射治疗关节性疾病。2006年8月，血液风湿内科成功开展同胞全相合异基因外周造血干细胞移植治疗急性髓细胞白血病。引进"益赛普"等生物制剂治疗类风湿性关节炎及强直性脊柱炎等疾病，取得较好疗效。2007年，血液风湿内科开展同胞不全相合异基因外周造血干细胞移植治疗急性髓细胞白血病，开展自体外周造血干细胞移植术＋半相合淋巴细胞输注术治疗非霍奇金淋巴瘤。2009年，血液风湿内科应用"云克"治疗类风湿性关节炎等免疫性疾病，开展供者淋巴细胞输注术治疗急性白血病移植后复发及预防复发，联合骨科开展自体外周血干细胞治疗无菌性股骨头坏死。

至2011年，血液风湿内科主要设备有美国雅培血细胞分析仪、Heamonetic MSC+ 血细胞分离仪、721分光光度计、血液净化台、心电监护仪、血疗仪、超速离心机、显微镜等，主要业务范围有血液系统疾病如急性白血病、恶性淋巴瘤、原发性血小板减少性紫癜、缺铁性贫血、慢性粒细胞白血病、多发性骨髓瘤、骨髓增生异常综合征、骨髓增殖症、慢性淋巴细胞白血病等的诊断与治疗；风湿免疫疾病如系统性红斑狼疮、类风湿关节炎、痛风性关节炎、强直性脊柱炎、骨性关节炎等疾病的诊断与治疗。

五、内分泌科

（一）机构设置与队伍

1978年，龙溪地区医院内科成立内分泌治疗组，有床位10张，有专业医师2名（主治医师、住院医师各1名）。2005年4月，漳州市医院成立内分泌科，迁至门诊综合楼第十八层与干部病房组合病区，有床位18张，有专业医师6名，其中副主任医师、主治医师及住院医师各2名。有科主任1名。2007年11月，内分泌科迁至外科病房楼第二层与急诊病房组合病区。至2011年，内分泌科有床位25张，有专业医师8名（硕士4名），其中主任医师1名、副主任医师及主治医师各3名，住院医师1名。有科主任1名。

（二）专业技术发展

民国30年（1941年），漳州协和医院内科收治糖尿病、甲状腺肿大、粘液性水肿各1例。1980年，龙溪地区医院内分泌治疗组采用抗生素治疗急性化脓性甲状腺炎，开展放射免疫法甲状腺激素检测、甲状腺摄碘率检查、甲状腺定位穿刺病理检查、禁水加压试验、放射免疫法性激素检测和尿糖监测，应用^{131}I治疗甲状腺功能亢进症。1986年，漳州市医院内分泌治疗组开展放射免疫法皮质醇检测、促甲状腺激素（TSH）检测、盐水抑制试验、地塞米松抑制试验。1991年，内分泌治疗组开展末梢血糖监测。1995年，内分泌治疗组确诊医院首例胰岛β细胞瘤。1996年，内分泌治疗组开展化学发光法检测各种内分泌激素，进行GAD、ICA、IAA等检测。2001年，内分泌治疗组开展甲状腺ECT检查、骨密度检查、持续皮下胰岛素输注（CSH，简称胰岛素泵）治疗技术。2005年，内分泌科添置并开展美敦力（MiniMed）胰岛素泵治疗技术。2007年，内分泌科开展静脉葡萄糖耐量试验（IVGTT）。

至2011年，漳州市医院内分泌科主要业务有糖尿病及其并发症、甲状腺疾病、肥胖症、骨质疏松、肢端肥大症、泌乳素瘤、席汉氏病、尿崩症、甲旁亢、甲旁减、库欣综合征、艾迪生病、嗜铬细胞瘤、原醛症、胰岛素瘤、性分化异常、性早熟及围绝经期综合征等疾病的诊断治疗。开展糖尿病酮症酸中毒、高糖高渗状态、低血糖昏迷、甲亢危象、肾上腺危象、垂体危象等内分泌代谢疾病急危重症的救治。开展（FT3）、游离甲状腺素（FT4）、超敏TSH、性激素、皮质醇、VMA、肾素、血管紧张素、醛固酮、PTH、降钙素、ACTH、C肽、胰岛素等内分泌激素检测，GAD、ICA、IAA、糖化血红蛋白、尿微量白蛋白等糖尿病相关检查项目。与超声、磁共振、CT、同位素等科室合作开展内分泌腺疾病的定位诊断技术及甲亢放射碘治疗。开展糖尿病健康教育。

六、神经内科

（一）机构设置与队伍

1980年，龙溪地区医院成立神经科，分神经内科治疗组和神经外科治疗组，共有床位20张，有神经内科医师3名、神经外科医师2名，其中有科副主任1名。1983年，神经科有床位25张。1987年，漳州市医院神经科床位增至33张。2004年，神经科床位增至82张。2005年4月，漳州市医院成立神经内科，有床位45张，有专业医师11名，其中主任医师2名、副主任医师1名、主治医师3名、住院医师5名。有科主任1名。2009年，神经内科床位增至60张。至2011年，神经内科床位65张，有专业医师15名（博士1名、硕士2名），其中主任医师及副主任医师各3名、主治医师8名、住院医师1名。有科主任1名。

（二）专业技术发展

1958—1959年，龙溪专区医院内科开展无菌性脑膜炎的治疗和临床观察，开展流行性脑脊髓膜炎的治疗。1976年后，龙溪地区医院内科采用综合措施抢救癫痫持续状态。1980年，神经内科治疗组开展血液稀释疗法治疗脑梗塞、开展肌肉活检术。1981年，神经内科治疗组应用小剂量典苯酯内听道脑池造影术诊断桥小脑角占位病变。1986年，漳州市医院神经内科治疗组开展联合化疗与鞘内给药治疗结核性脑膜炎。1989年，神经内科治疗组应用脑活素治疗急性脑血管病、脑外伤、脑炎、中毒性脑病等神经系统疾病。1991年，神经内科治疗组开展对癫痫患者的EEG与ECT对比检查研究。1994年，神经内科治疗组采用牛黄清心丸、激素治疗散发性脑炎。1995年，神经内科治疗组开展鞘内给药治疗脊髓型多发性硬化症。1996年，神经内科治疗组抢救大面积脑梗合并脑疝垂危患者，开展卒中患者偏瘫肢体综合训练。2000年，漳州市医院神经内科治疗组应用大剂量激素鞘内注射治疗脊髓型脱髓鞘疾病。2001年，神经内科治疗组应用尿激酶静脉溶栓，开展脑梗塞的降纤治疗；应用亚低温脑保护技术治疗脑炎、急性脑梗塞、脑出血。2004年，神经内科治疗组开展脑脊液细胞学检查。

2005年，漳州市医院神经内科开展鞘内注药治疗中枢神经系统免疫性疾病及感染性疾病。2006年，神经内科开展进展型脑梗塞抗凝治疗。2007年，神经内科利用经颅多普勒超声、颈动脉彩超、颅内外动脉CTA、MRA开展脑血管功能综合评估。2009年，神经内科开展全脑血管造影术、缺血性脑血管病介入治疗、颅内外动脉狭窄支架置入术及动脉溶栓治疗。2011年，神经内科在门诊部和住院部患者、社区和农村健康体检人群中开展脑卒中高危因素筛查与防治。

至2011年，漳州市医院神经内科主要业务有脑血管病、中枢神经系统感染、中枢神经系统脱髓鞘疾病、神经系统变性疾病、运动障碍性疾病、脊髓疾病、周围神经疾病、自主神经系统疾病、神经—肌肉接头和肌肉疾病、神经系统遗传疾病、神经系统发育异常性疾病、睡眠障碍以及癫痫等神经系统疾病的诊断及综合治疗。

临床心理门诊

2004年2月，神经内科治疗组增设心理卫生门诊，由副主任医师1名负责。2005年3月，心理卫生门诊独立设置，行政上隶属急诊科管理。2007年3月，心理卫生门诊更名为临床心理门诊。

2011年，临床心理门诊有专业医师2名（主任医师、住院医师各1名）。

1996-2003年，漳州市医院神经内科治疗组开展门诊心理卫生诊疗。2003年5月，漳州市医院派出神经内科副主任医师1名到福建医科大学附属第一医院心理卫生科进行为期7个月的系统进修学习。学成后于2004年2月开始专职负责心理卫生门诊的诊疗工作，初期门诊时间为每周2个半天。心理卫生门诊注重开展心理健康的宣传及心理疾病的防治，举办老年抑郁症的诊断与治疗、预防假日综合征、躯体疾病与心境障碍、躯体化障碍及其意义、抑郁症的诊断与防治、积极关注有效预防、护士心理健康、心理健康等知识讲座。2005年，心理卫生门诊为保护患者隐私，配置专用的电子病历管理系统。11月，心理卫生门诊添置湖南医科大学心理中心研制的韦氏智测工具与软件及上海惠城的成人心理测试软件，开展智能评估及心理测评，扩大心理卫生门诊的服务项目。2006年，心理卫生门诊承担福建医科大学附属漳州市医院临床医学本科生班的《精神病学》部分章节理论授课。2008年，临床心理门诊开展综合医院心理门诊首诊患者的构成比分析，在解决患者躯体疾病的同时重视患者的精神健康，帮助患者建立全面的健康观。6月，临床心理门诊为转院的四川汶川地震的伤员30名及家属28名做心理评估，为有目的有针对性的危机干预工作提供第一手临床资料。2009年7月至2011年1月，临床心理门诊人员参加由欧洲人类帮助计划组织、国际人类帮助计划组织、德国人类帮助计划组织与中国心理卫生学会联合举办《第二届国际创伤治疗师连续培训项目》三阶段的培训，提高危机干预水平及哀伤的心理治疗水平。2010-2011年，临床心理门诊在共青团漳州市委牵头下联合漳州市广播电台、漳州电视台录制"中考、高考前心理调适"电视节目。

2011年，临床心理门诊每周门诊时间增加至3个半天，门诊量逐渐由最初的平均6-8人次/周，增至70-80人次/周。临床心理门诊主要业务有：综合医院心理生理障碍，如抑郁症、焦虑症、恐惧症、强迫症、躯体形式障碍、神经衰弱、癔症及更年期综合征；临床各科身心问题会诊，如中风后抑郁、躯体疾病合并抑郁等；心因性精神障碍、精神分裂症；睡眠障碍、进食障碍（神经性贪食、厌食）等；器质性精神障碍，如谵妄、痴呆（早期诊治），癫痫合并精神障碍、脑外伤后精神障碍及各种躯体疾病所致的精神障碍；儿童期的情绪障碍和行为障碍；精神活性物质所致的精神障碍（如酒精等）；心理健康状况评估、智力、神经心理测查与评估。

脑电图室

1983年，龙溪地区医院成立脑电图室，隶属神经内科管理，由神经内科医师负责操作及书写报告。1984年，脑电图室有专业医师1名。1991年，漳州市医院脑电图室有专业医师2名。2000年，脑电图室在行政上归属门诊部管理。至2011年，脑电图室有主治医师2名。

1983年，龙溪地区医院脑电图室添置日本光电12导有笔描记脑电图仪1台，开展脑电图检查。1985年，脑电图室全年总检查患者1102人次。1992年，漳州市医院脑电图室添置日本光电14导有笔描记脑电图仪1台。原日本产光电12导有笔描记脑电图仪报废。1993年，脑电图室添置美国尼高力公司Nicolet-Sprite型诱发电位/肌电图仪1台，开展脑干听觉诱发电位、视觉诱发电位、体感诱发电位、肌电图及神经电图检查。1997年，脑电图室添置太阳16导无笔描记数字化定量脑地形图仪1台，开展脑地形图检查。原日本光电14导有笔描记脑电图仪报废。1999年，脑电图室添置美国尼高力公司Nicolet-VikingQuest型肌电图仪，开展肌电图、神经电图检查。2008年，脑电图室的美国尼高力公司Nicolet-Sprite型肌电图仪报废。2010年，脑电图室全年共检查患者3611人次。至2011年，脑电图室主要设备有太阳16导无笔描记数字化定量脑地形图仪1台、美国尼高力公司Nicolet-VikingQuest型肌电图仪1台。主要开展常规脑电图、幼儿睡眠脑电图、脑地形图、脑干听觉诱发电位、视觉诱发电位、体感诱发电位、肌电图及神经电图等检查项目。

七、肾内科

（一）机构设置与队伍

1983年，龙溪地区医院内科设肾脏病治疗组，有床位12张，有专业医师2名。1984年，龙溪地区医院建立血液透析室，由肾脏病治疗组医师兼顾管理。1986年，漳州市医院肾脏病治疗组有床位14张，有专业医师2名。1992年7月，漳州市医院在血液透析室的基础上成立血液净化中心，归属肾内科管理。1996年，肾脏病治疗组有床位25张，有专业医师4名，其中科主任1名。2005年，漳州市医院成立肾内科，有床位44张，有专业医师7名，其中科主任1名。至2011年，肾内科有床位47张，血液净化中心有床位25张，有专业医师12名（硕士3名），其中主任医师3名、副主任医师2名、主治医师4名、住院医师3名。有科主任1名。

（二）专业技术发展

民国30年（1941年），漳州协和医院内科收治急性肾炎3例，慢性肾炎44例。1983年，龙溪地区医院肾脏病治疗组诊断遗传性肾炎伴先天性心脏病1例。1984年，龙溪地区医院购置平板型透析机，由肾脏病治疗组开展血液透析治疗技术。1985年，肾脏病治疗组报道三家系遗传性进行性肾炎（Alport综合征）的染色体异常。1987年，漳州市医院肾脏病治疗组诊治慢性肾小球肾炎并发肾小管性酸中毒Ⅳ型的患者2例。1992-1997年，漳州市医院血液净化中心添置AK-100型和AK-101型血液透析滤过机各2台，AK-100外补式血液透析滤过机1台，AK-200型透析机3台。1993年，肾脏病治疗组开展无肝素血液透析治疗高危出血尿毒症。采用"利尿+血透+激素+白蛋白"方法联合治疗原发性肾病综合征并发急性肾功能衰竭。1994年，肾脏病治疗组应用血液透析治疗草鱼胆中毒并发急性肾衰。1996年，肾脏病治疗组开展腹水回输、透析滤过、无肝素透析治疗肾功能衰竭。1998年，肾脏病治疗组开展超声引导下自动活检枪经皮肾穿活检术；开展血液透析滤过治疗终末期糖尿病肾病尿毒症；应用血浆置换术抢救重度有机磷农药、安眠药中毒。1999年，肾脏病治疗组开展腹膜透析技术，完善尿毒症患者一体化治疗措施。

2001年，漳州市医院血液净化中心添置BM-25型血液透析床旁机1台。肾脏病治疗组开展连续性肾脏替代治疗（CRRT），利用床边血滤机配合外科、重症监护室（ICU）、神经科、心血管内科、消化内科、老年科抢救危重症患者；抢救重度毒鼠强中毒并多脏器功能不全、深昏迷患者，抢救成功率77%；开展血液灌流、腹水超浓缩回输术。2002年后，血液净化中心添置川澄血液透析滤过机、AK-200S单泵机补式血液透析滤过机及AK-200S双泵机补式血液透析滤过机各2台、百特血液透析滤过机6台。2004年，肾脏病治疗组将血液滤过、膜式血浆置换技术运用于人工肝领域；应用膜式血浆置换抢救治疗有机磷农药中毒、重症肝衰竭、肝细胞性黄疸；与普外一科合作开展腹腔镜直视下腹膜透析置管术。2005年12月，漳州市医院血液净化中心添置Aquarius血液透析滤过机及Renatronpa100全自动复用机各1台。肾内科应用床边血滤机抢救急性肾衰、多脏器功能不全、重症胰腺炎、急性呼吸窘迫综合征（ARDS）、严重电解质紊乱、肺功能衰竭、药物、毒物中毒患者。2007年，肾内科在连续性血液净化中应用局部枸橼酸抗凝。2010年，血液净化中心添置贝朗（其中1台双泵）血液透析滤过机6台、费森尤斯血液透析滤过机2台。肾内科开展结肠透析机进行结肠透析治疗慢性肾小球肾炎、糖尿病肾病Ⅴ期、高血压良性小动脉肾硬化症，全年血液透析数11157人次，其中床边连续血液滤过2113小时。是年，肾内科首次主办漳州市国家级继续医学教育项目《临床医学新进展学习班——肾脏病领域》。

至2011年，漳州市医院肾内科主要的业务有肾脏的常见病、多发病及疑难病的诊断、治疗，如原发性肾小球疾病、继发性肾小球疾病、肾间质小管疾病及急慢性肾衰竭等疾病的诊治，特别是对于肾病综合征合并急性肾功能衰竭的研究具有较高水平。血液净化中心有血透机30台，其中AK-100血液透析机1台，AK-200血液透析滤过机4台，AK-200S双泵血液透析滤过机2台，AK-200S单泵血液透析机4台，百特血液透析机5台，贝朗血液透析滤过机7台（其中1台双泵），费森尤斯血液透析机2台，美国床边血滤机3台，腹膜透析病房1间，全自动腹膜透析机及结肠透析机各1台；可开展多种血液净化治疗（常规血液透析、血液透析滤过、血液滤过、高通量血液透析、可调钠透析、血液灌注、血浆置换、连续肾脏血液净化治疗、腹膜透析），进行急、慢性肾功能不全的血液净化治疗，参与药物、毒物（如安眠药、地高辛、草鱼胆、毒菇、百草枯、有机磷农药等）中毒的抢救治疗，并积极协助对重症胰腺炎、多脏器功能衰竭、肝性脑病等疾病的抢救治疗，取得良好的疗效。

八、肿瘤内科

（一）机构设置与队伍

1986年8月，漳州市医院成立肿瘤科，内设肿瘤内科治疗组、肿瘤外科治疗组和肿瘤放射治疗组，有床位40张，其中，肿瘤内科治疗组有床位10张，有专业医师2名。1999年，肿瘤科搬迁至病房楼第一层。2005年7月，肿瘤内科独立建科，病区迁至门诊综合楼第二十层，有床位45张，有专业医师7名，其中副主任医师1名、主治医师2名、住院医师4名。有科主任1名。2011年，肿瘤内科有床位52张，有专业医师10名（硕士1名），其中主任医师1名、主治医师6名、住院医师3名。有科主任1名。

（二）专业技术发展

1986年，漳州市医院肿瘤内科治疗组开展肺癌、乳腺癌、食管癌、胃癌、大肠癌、胰腺癌、卵巢癌等各种肿瘤的术后辅助化疗、晚期肿瘤的姑息性化疗。1987年，肿瘤内科治疗组开展化疗、放疗、化疗+放疗治疗晚期食管癌。1988年，肿瘤内科治疗组开展胸腺因子D注射治疗恶性黑色素瘤。1989年，肿瘤内科治疗组开展阿霉素为主联合化疗方案治疗恶性肿瘤。1990年，肿瘤内科治疗组开展CHOP-B方案治疗Ⅲ-Ⅳ期进展型恶性淋巴瘤，对Ⅰ期非小细胞肺癌进行术后化疗，提高肺癌术后的生存率。1991年，肿瘤内科治疗组开展CAF方案治疗乳腺癌，CAP方案治疗NSCL，MAF方案治疗消化道恶性肿瘤。1993年，肿瘤内科治疗组开展长春地辛联合化疗方案治疗食管癌、肺癌、恶性淋巴瘤及睾丸恶性肿瘤。1994年，肿瘤内科治疗组开展肝癌介入治疗、肝癌无水酒精注射治疗；开展联合化疗方案治疗晚期胃癌。1996年，肿瘤内科治疗组开展皮下埋藏输液泵，肝动脉插管化疗术。1998年，肿瘤内科治疗组开展经皮穿刺心包腔、胸腔置管闭式引流、高聚金葡素联合顺铂腔内化疗治疗恶性积液；开展羟喜树碱为主联合化疗方案治疗非小细胞肺癌、肝癌及胃肠道恶性肿瘤，疗效显著；应用拓扑替康治疗小细胞肺癌及卵巢恶性肿瘤。

2000年，漳州市医院肿瘤内科治疗组开展利妥昔单抗治疗恶性淋巴瘤；紫杉醇为主的联合化疗方案治疗进展期胃癌及晚期膀胱癌；白介素-11治疗化疗导致的血小板减少；便携式微量泵连续静脉灌注5-Fu治疗胃肠癌；奥沙利铂联合De Gramont方案治疗晚期胃肠癌；癌症三阶梯止痛治疗与晚期肿瘤患者生活质量研究。2004年，漳州市医院肿瘤内科治疗组参加"芬太尼透皮帖剂治疗中重度癌症的疗效及安全范围"全国多中心开放性临床研究；与病理科合作开展抗癌药物耐药基因检测临床意义研究；采用奈达铂联合方案治疗头颈癌，奈达铂联合紫杉醇治疗非小细胞肺癌；依马替尼治疗晚期恶性胃肠间质细胞瘤；健择治疗晚期肾盂癌。其中奈达铂联合紫杉醇治疗非小细胞肺癌临床研究通过医院科研立项。应用经外周插管中心静脉置管（PICC）及深静脉置管技术、智能输液泵、便携式微量泵进行持续静脉化疗。

2005年，漳州市医院肿瘤内科开展高剂量促红细胞生成素治疗肿瘤相关贫血；唑来磷酸钠治疗转移性骨肿瘤；氟达拉滨治疗惰性恶性淋巴瘤；吉非替尼治疗非小细胞肺癌；甲地孕酮治疗恶病质；奈达铂联合方案治疗头颈癌等。2006年，肿瘤内科开展伊立替康联合顺铂治疗小细胞肺癌；吉西他滨联合多西他赛治疗非小细胞肺癌；开展"FOLFIRI"方案序贯"FOLFOX"方案治疗晚期大肠癌的研究；赫赛汀用于HER-2阳性乳腺癌的辅助治疗；恩度联合NVB治疗非小细胞肺癌；爱必妥联合CPT-11治疗大肠癌；以TXT为主化疗方案治疗晚期胃癌。2007年，肿瘤内科开展培美曲塞联合化疗一线治疗晚期胸膜间皮瘤、胰腺癌；开展爱必妥（西妥昔单抗C-225）联合化疗晚期大肠癌的临床研究；MIAD方案微量泵持续静脉泵入治疗晚期软组织肉瘤；HyperCVAD方案治疗高度侵袭性恶性淋巴瘤；DHAP、EPOCH方案治疗复发难治性非霍奇金淋巴瘤；"亚砷酸"诱导化疗治疗复发难治性非霍奇金淋巴瘤；GP方案治疗恶性间皮瘤；GEMOX方案治疗晚期胰腺癌；长春瑞滨+吉西他滨联合方案治疗晚期乳腺癌。参加国内多中心临床试验，包括重组人血管内皮抑制素（恩度）联合化疗治疗晚期非小细胞肺癌全国多中心Ⅳ期临床研究、福建省培美曲塞二线治疗非小细胞肺癌多中心Ⅲ期临床研究、羟考酮控释片（奥施康定）治疗癌性疼痛全国多中心Ⅳ期临床研究等3项试验。应用西妥昔单抗联合化疗治疗晚期结肠癌，曲妥珠单克隆抗体治疗乳腺癌，吉非替尼、埃罗替尼治疗晚期非小细胞肺癌，贝伐单抗治疗大肠癌、胃癌，恩度治疗非小细胞肺癌，厄罗替尼治疗胰腺癌。2009年，肿瘤内科应用"替吉奥"治疗晚期胃癌、晚期鼻咽癌；应用"白蛋白结合型紫杉醇"治疗晚期食管癌；应用多靶点靶向药物"索坦（舒尼替尼）"治疗晚期肾癌2例；参加国内多中心临床试验"重组人血管内皮抑制素（恩度）联合化疗治疗晚期非小细胞肺癌全国多中心Ⅳ期临床研究"。2010年，肿瘤内科开展剂量密集化疗在高危弥漫大B细胞性淋巴瘤、高危乳腺癌术后辅助化疗的应用。

至2011年，漳州市医院肿瘤内科主要业务有各种恶性肿瘤的化疗、内分泌治疗、生物治疗、分子靶向药物治疗、癌痛三阶梯止痛药物治疗、最佳支持治疗及其他姑息治疗。

九、肿瘤放射治疗科

（一）机构设置与队伍

1986年4月，漳州市医院建立钴60治疗机室，1986年8月，肿瘤科设肿瘤放射治疗组，有床位5张，有专业医师及技术员各3名。1991年，漳州市医院肿瘤放射治疗组设简易病房，有床位34张。1997年，肿瘤放射治疗组病房从肿瘤科病区分出，设第十四病区，有床位30张。1999年，肿瘤放射治疗建立物理室和制模室，有物理师及技术员各1名。2001年，漳州市医院成立肿瘤放射治疗科，有床位28张，有专业医师8名、物理师1名，制模室、模拟机及治疗机技术人员8名。有科主任1名。2005年6月，肿瘤放射治疗科搬迁到医院西区实验楼第三层。至2011年，漳州市医院肿瘤放射治疗科有床位82张，有专业技术人员21名（硕士1名），其中副主任医师3名、主治医师3名、住院医师5名、技术人员10名。有科主任1名。

（二）专业技术发展

1986年4月，漳州市医院购置国产钴60治疗机1台。6月，在钴60治疗机室安装验机合格投入临床使用。是年，肿瘤放射治疗组开展常见肿瘤的普通放射治疗，完成放射治疗患者2262人次。1987年4月，钴60治疗机室添置钴60治疗机配套模拟定位机，经安装验机合格投入使用。1988年6月，医院引进加拿大780-C钴60治疗机并投入使用。1988-1992年，肿瘤放射治疗组开展全骨盆放射治疗骨盆转移癌，快速分段放射治疗原发性支气管肺癌，移动条照射技术治疗肝、肺、腹腔原发弥散性或转移性肿瘤，延长患者生存期，减轻痛苦。1992年，钴60治疗机室添置深部X线治疗机，提高浅部肿瘤放疗疗效，减少损伤。1993年，钴60治疗机室添置国产计量仪，对机器剂量进行定期检测。1998年，肿瘤放射治疗组开展铅模制作、激光定位、面罩体膜固定装置制作等技术；在鼻咽癌、食管癌、肺癌等病例中运用二维适形放疗、等中心放疗、超分割治疗、后程加速超分割治疗等技术，提高疗效。

2001年，漳州市医院肿瘤放射治疗科添置使用美国瓦里安2300C/D直线加速器治疗机，开展等中心放疗。2003-2004年，肿瘤放射治疗科添置使用日本东芝X线模拟定位机，提高定位准确；开展拍摄机下验证片，提高和完善放疗质控水平；开展鼻咽癌、食管癌同期放化疗，放疗增敏剂的应用，食管癌、晚期直肠癌新辅助放化疗。2006年，肿瘤放射治疗科添置美国瓦里安公司治疗计划系统（TPS）、CT扫描定位装置、全自动切割机、德国PTW计量仪；开展三维适形放疗技术，提高肝癌、腹膜后及盆腔等部位肿瘤的治疗精度，扩大放疗适应证。2011年，肿瘤放射治疗科添置铱源后装近距离治疗机，开展腔内后装治疗妇科肿瘤；开展放疗联合靶向药尼妥珠单抗治疗晚期食管癌新技术，取得较好疗效；在肺癌、脑转移癌的治疗中应用大分割技术，提高消退率，缩短治疗时间；添置美国瓦里安600EX直线加速器治疗机，在鼻咽癌、食管癌及肺癌的治疗中应用调强放射治疗技术。

至2011年，漳州市医院肿瘤放射治疗科有物理室、铅模室，主要设备有美国瓦里安直线加速器2台、日本东芝X线模拟定位机1台、美国瓦里安公司治疗计划系统TPS治疗机2台、全自动切割机1台、德国PTW剂量仪2台；主要业务有各种恶性肿瘤的常规放射治疗、等中心放疗、三维适形放疗、调强放疗、超分割治疗、加速超分割治疗、大分割放疗、全脑全脊髓放疗、妇科腔内近距离放疗、同期放化疗、诱导化疗、辅助化疗。

十、干部病房

（一）机构设置与队伍

1962年，龙溪专区医院设干部病房，有床位12张，由业务副院长兼任科主任。1966年，医院撤销干部病房。1984年5月，龙溪地区医院恢复设立干部病房，由副院长兼管，有床位19张，医师1名。1997年，漳州市医院干部病房搬迁至病房楼第十一层，有床位36张。于1998年增加医师1名。2005年4月，漳州市医院干部病房迁入门诊综合楼第十八层，有床位18张，与内分泌科组合病区。2009年1月，干部病房与内分泌科分离，独立建科，有床位36张，有专业医师8名，其中主任医师、副主任医师各1名、主治医师2名、住院医师4名。有科主任1名。至2011年，漳州市医院干部病房有床位38张，其中，特需套房及特需单人房各1间，优质单人房3间、双人房12间、3人房和4人房各1间。有专业医师8名（硕士3名），其中主任医师、副主任医师各1名、主治医师2名、住院医师4名。有科主任1名。

（二）专业技术发展

1984年后，龙溪地区医院干部病房接收来自内科、外科、肿瘤科的享受行政科级以上医疗待遇的患者，由签收科室的医师各自负责诊疗。2005年，漳州市医院干部病房开展老年病治疗，对老年心脑血管疾病、糖尿病、慢性阻塞性肺疾病、老年性肺炎、骨质疏松症、泌尿系统感染、慢性胃肠道疾病等进行全面系统的综合评估，根据老年人用药原则和治疗注意要点制定治疗方案进行规范施治，针对老年性痴呆、震颤麻痹、老年精神病、缺血性脑病等作出早诊断、早预防、早治疗，开展老年心—肾—贫血综合征、衰弱综合征及多脏器功能衰竭等危重症的抢救与对症治疗。2009年3月，干部病房开展心血管介入诊疗技术，全年完成心血管病介入性诊疗38例，其中心脏永久起搏器安置术14例，冠状动脉造影术11例，经皮球囊冠状动脉成形术＋支架置入术5例，心腔电生理检查＋射频消融术6例，三维标测导航下环肺静脉消融治疗心房颤动1例，先天性心脏病室间隔缺损封堵术1例。为扩张型心肌病、慢性心力衰竭、NYHA Ⅲ级患者植入Concerto C174AWK心室再同步起搏并自动复律除颤器（CRTD）。至2010年，干部病房开展心血管病介入性诊疗60例，其中心脏永久起搏器安置术35例，心腔电生理检查＋射频消融术25例。2011年，干部病房开展心房颤动的射频消融术。

至2011年，漳州市医院干部病房主要业务涉及内科各系统，有心脑血管病、内分泌疾病、肿瘤、呼吸、消化系统疾病及泌尿系统疾病的综合治疗。

十一、内科重症监护室（MICU）

（一）机构设置与队伍

2007年2月，漳州市医院成立内科重症监护室，设于门诊综合楼第十一层，有床位5张，由心血管内科主任兼任负责人，有定科医师1名、轮岗医师3名（心血管内科、呼吸内科和神经内科医师各1名）。2008年，内科重症监护室有床位8张，有主治医师1名、住院医师4名。2009年，内科重症监护室有床位12张，有专业医师6名，其中副主任医师1名、主治医师1名、住院医师4名。有科主任1名。至2011年，内科重症监护室有床位15张，有专业医师9名（硕士3名），其中副主任医师2名、主治医师1名、住院医师6名。有科主任1名。

（二）专业技术发展

漳州市医院成立内科重症监护室之前，重症患者收住于各科重病室。2007年2月，内科重症监护室有呼吸机4台（其中熊1000呼吸机、Servus呼吸机各1台、天马呼吸机2台），洗胃机1台，床边心电监护仪6台，电除颤仪1台，冰帽1个，输液泵2台。开展机械通气技术、床边心肺复苏术、电除颤技术、亚低温疗法、洗胃术、各种深静脉穿刺置管术、中心静脉测压及营养支持疗法。2008年12月，内科重症监护室添置天马呼吸机3台，伟康BiPAP无创呼吸机1台。2009年5月，内科重症监护室添置纤维支气管镜1条，开展床边纤维支气管镜检查术、纤维支气管镜吸痰及肺泡灌洗术。2010年1月，内科重症监护室添置VELA呼吸机2台，便携式可运送呼吸机1台。开展重症患者院内携带呼吸机安全转运、送检业务。4月，内科重症监护室添置纤维支气管镜2条、床边血液净化仪1台、天马呼吸机5台。建立支气管镜清洗消毒室1间，实现即用即清洗消毒。引入智能心电采集系统，进行心电采集及心电分析。开展床边临时起搏器安置术和床边血液净化技术，包括连续性床边肾替代、血液灌流、血浆置换，治疗急慢性肾衰、严重水电解质代谢失衡、各种中毒、免疫系统疾病、严重脓毒血症。2011年，内科重症监护室开展有创动脉血压监测；添置血气分析仪1台，开展即时动脉血气分析；开展人工气道声门上吸引技术，减少声门上气道分泌物进入下呼吸道的机会，减少院内获得性肺炎发生机率。

至2011年，内科重症监护室开展机械通气技术、心肺复苏、电除颤及临时起搏器安置、纤维支气管镜检查治疗、深静脉穿刺置管、连续性床边血液净化、有创动脉血压监测、亚低温治疗、洗胃、床边经鼻胃空肠置管、肠内外营养支持治疗、声门上吸引等技术，为各种休克、重症肺炎、急性呼吸窘迫综合征、呼吸衰竭、急性心梗、心力衰竭、各种严重心律失常、急性肾功能不全、脑血管意外、脑炎、重度农药中毒、多器官功能衰竭等危重症患者提供及时、科学、有效的救治。主要设备有中央空气供给装置1套、中央氧气供给装置2套、中央吸引器2套、自动发电机1台。有呼吸机15台，其中天马呼吸机11台、伟康BiPAP无创呼吸机1台、VELA呼吸机2台、转运呼吸机1台。中央监护系统1套、便携式心电监护仪16台、福田3010型心电图机、电除颤仪、Aquarius床边血液净化仪及电动洗胃机各1台、冰毯1台、冰帽1个、纤维支气管镜3条、血气分析仪1台、输液泵13台、微量泵22台。

十二、皮肤科

（一）机构设置与队伍

光绪十六年（1890年），漳州福音医院设立皮肤科。民国29年（1940年）漳州协和医院设立皮肤花柳科。1960年，龙溪专区医院重新设立皮肤科，有专业医师1名。1963年，皮肤科有床位3张，有专业医师2名。1979年后，龙溪地区医院皮肤科有专业医师4名，其中科副主任1名。2011年，漳州市医院皮肤科有床位5张，有专业医师4名（硕士1名），其中副主任医师、主治医师各1名，住院医师2名。有负责人1名。

（二）专业技术发展

民国29年（1940年），漳州协和医院皮肤花柳科住院患者占全院患者7%。民国30年（1941年），皮肤花柳科主要诊治皮肤溃疡、疥疮、梅毒、湿疹及尖锐湿疣等常见疾病。1952-1960年，龙溪专区医院由外科医师诊治皮肤病。1960-1963年，龙溪专区医院皮肤科开展皮肤常见病的诊治和电烙治疗，开展真菌镜检。1972年，龙溪地区医院皮肤科应用普鲁卡因耳穴治疗皮肤病。

1987年，漳州市医院皮肤科自制便携式冷冻装置，开展液氮冷冻治疗头皮及颜面皮肤基底细胞癌。1989年，皮肤科采用上海MODELC18D和YYJC-1C型二氧化碳（CO_2）激光器治疗表皮小肿物。1990年，皮肤科诊断治疗纯神经炎亚型麻风1例。1991年，皮肤科应用MODELC18型（5-15W）二氧化碳激光机治疗尖锐湿疣；采用NJQ-P型浸冷式医用冷刀或液氮治疗假性湿疣；应用SG901型紫外负离子喷雾治疗仪治疗痤疮、酒渣鼻、面部湿疹、颜面再发性皮炎、脂溢性皮炎、黄褐斑、扁平疣等。1992年，皮肤科采用便携式激光联合干扰素封闭法治疗男性尖锐湿疣。2000年，皮肤科开展微波治疗。2007年，皮肤科应用窄谱中波紫外线治疗仪治疗白癜风、玫瑰糠疹、银屑病带状疱疹、结节性痒疹及湿疹等。应用血液灌流技术抢救重症皮肤病。2008年，皮肤科添置德国摩拉生物共振仪，开展过敏源检测和脱敏治疗，为过敏性疾病诊治开辟新的检测、治疗途径。2010年，皮肤科添置光动力治疗仪治疗复发性尖锐湿疣、口腔尖锐湿疣、皮肤肿瘤。

2011年，漳州市医院皮肤科主要业务有变态反应性皮肤病、细菌性皮肤病、病毒性皮肤病、真菌性皮肤病、皮肤附属器疾病、性传播疾病等常见病、多发病的诊治及重症药疹、大疱性皮肤病、结缔组织病、银屑病等疑难危重症皮肤病的救治，开展微波治疗、液氮冷冻、过敏源筛查与脱敏治疗、窄谱紫外线UVB光疗、光动力治疗、血液灌流治疗技术及皮肤真菌镜检、皮肤活检与皮肤病理检查，年门诊量3万余人次。是年，皮肤科收治住院患者200余例。

十三、中医科

（一）机构设置与队伍

1955年，龙溪专区医院开设中医门诊。1956年，龙溪专区医院在内科病房附设中医病床位6张。1957年，龙溪专区医院有中医师3名。1959年3月，龙溪专区医院成立中医科，中医科病房从内科分出，有床位30张，有中医师4名及西医师、西医士各1名。有科副主任1名。1960年，龙溪专区医院中医科实际中医病床位有150张，占全院病床位总数40%。1982年，龙溪地区医院中医科门诊增设中医妇科门诊。中医科病房有床位30张，有中医师12名、中医士3名。1994年，漳州市医院中医科有副主任中医师1名、主治医师5名、住院医师5名。2000年4月，漳州市医院撤销中医科病房，保留中医科门诊和中医师3名。2005年，漳州市医院增设中医肿瘤门诊。2010年，漳州市医院恢复中医科病房，与康复科合设病区，合用床位18张。2011年，漳州市医院中医科有中医师5名（硕士2名），其中主任医师、副主任医师各1名，主治医师2名、住院医师1名。有负责人1名。

（二）专业技术发展

1955年，龙溪专区医院中医科开展针拨内障法治疗老年性白内障，应用黄连治疗化脓性中耳炎，应用当归素治疗妇科病。全年中医门诊量为180人次。1956年，中医科应用单方马蹄金、丁伽夫、肉桂等药物治疗浮肿，应用使君子、槟榔等药物驱虫，开展中医挑痔疗法治疗痔疮，挂线疗法治疗一般性肛瘘及结核性肛瘘，中药治疗乙型脑炎，应用紫苹根预防麻疹，茯苓治疗慢性肾炎，20%黄连酒精治疗慢性化脓性中耳炎。全年中医门诊量9071人次。1958年，中医科应用四妙勇安汤治疗血栓性、闭塞性脉管炎，羊胆丸治疗肺结核，苍耳子治疗过敏性鼻炎，六味地黄丸治疗迷路炎，磁珠丸治疗白内障，穴位指尖治疗睑腺炎，曼陀萝叶治疗慢性溃疡、窦道，荠菜治疗乳糜尿，中药膏外敷治疗疖肿。1959年，中医科总结临床经验，整理单方、验方、秘方，大量使用中药、针灸疗法，应用中药治疗传染性肝炎、阑尾炎、橡皮肿，安胎汤治疗先兆流产，正骨疗法治疗骨折，金银花素、金石溶液经支气管滴入治疗肺结核空洞，黄檗粉、蛇床散治疗滴虫性阴道炎，白头翁煎剂保留灌肠治疗阿米巴痢疾。1960年，中医科开展中西医结合综合快速疗法治疗高血压、溃疡病、神经衰弱、关节炎等，应用中药牛顿草预防脑炎，六神丸辅助治疗昏迷。1963年，中医科应用中医中药诊治痔疮、肛瘘、肾炎、肝炎、消渴病、乙型脑炎及血崩等病症，全年中医门诊量12822人次，占总门诊量7.4%。

1972年，龙溪地区医院中医科采用白背叶合剂治疗急性眼结膜炎。1974年，中医科制订中西医结合治疗"脑炎"及中毒性菌痢方案。1980年，中医科应用自拟通泉分清饮治疗不明原因乳糜尿。1982年，中医科应用中西医结合方法治疗胆囊炎、胆石症、急性胰腺炎、急性阑尾炎、胆道蛔虫症、消化道出血。1984年，中医科采用地榆散治疗更年期崩漏（排除生殖器癌肿）。

1988年，漳州市医院中医科开展中西医结合治疗白血病的研究。1990年，中医科应用乌头通痹汤治疗类风湿性关节炎。1991年，中医科应用健脾益肾汤加激素治疗肾病综合征。1992年，中医科应用自拟葛根通络饮治疗颈性眩晕。1994年，中医科开展肿瘤中西医结合的综合治疗，应用中药治疗放、化疗毒副作用，有效改善症状。

至2011年，漳州市医院中医科主要开展内科、外科、妇科和儿科常见病、多发病的中医治疗，开展不孕不育、老年病、肿瘤等疾病的中医及中西医结合治疗。

十四、康复科

（一）机构设置与队伍

1955年，龙溪专区医院门诊部设针灸疗法室，有中医师、护士各1名。1959年，龙溪专区医院成立针灸理疗科，有负责人1名。1962年，龙溪专区医院成立针灸经络研究小组。1992年，漳州市医院针灸理疗科有主治医师2名、住院医师5名。1995年，漳州市医院针灸理疗科更名为康复科，有专业医师7名，其中负责人1名。2010年3月，康复科设运动治疗室。11月，漳州市医院设康复科病房，与中医科组合病区，合用床位18张。至2011年，康复科有医务人员6名（硕士2名），其中副主任医师、住院医师、技师各2名。有科负责人1名。

（二）专业技术发展

1955年，龙溪专区医院针灸疗法室开展针灸疗法治疗头痛、胃痛、坐骨神经痛、遗精、盗汗、小儿乙型脑炎后遗症及神经性耳聋。1956年，针灸疗法室应用针灸疗法治疗急性扁桃体炎。1958年，针灸疗法室应用针刺疗法治疗神经官能性尿潴留、老年性舞蹈病。1960年，医院成立针刺治疗阑尾炎机制研究小组，开展临床观察及动物试验，探讨针刺治疗阑尾炎的作用机制。针灸理疗科开展气功疗法和经络测定。1962年，针灸理疗科开展针灸经络研究与普及工作，扩大针法使用梅花针、耳针、电针，使用针灸法治疗阑尾炎、橡皮肿，应用直流电柳酸离子透入法治疗风湿性关节炎，应用耳针疗法治疗神经性疼痛、脏器机能障碍，采用艾灸膻中、足三里及三阴交等穴位治疗各种急性病症引起的呼吸衰竭危象。

1980-1983年，龙溪地区医院针灸理疗科采用针灸治疗"热证致盲"、周围性面神经麻痹、失语症。开展颈椎牵引治疗颈椎病、微波治疗小儿肺炎、针灸治疗失语症、三伏天敷贴穴位治疗哮喘等。1991年，漳州市医院针灸理疗科采用电针加穴位注射治疗小儿瘫痪。1992年，漳州市医院针灸理疗科采用"毫针+电针"治疗中风偏瘫。同时，开展超短波并间动电疗法治疗肩周炎、应用音频及超短波治疗术后粘连，红外线热辐射治疗（TDP）配合皮肤科临床用药治疗带状疱疹。2000年，漳州市医院康复科开展小儿脑瘫训练。2009年，康复科开展运动疗法、作业疗法、平衡功能训练等偏瘫患者的现代康复训练。2010年3月，康复科添置电动起立床、减重步态训练器等现代康复设备，组建运动治疗室，开展系统运动疗法、作业疗法等现代康复技术，开展功能性电刺激等新技术。11月，康复科病房开始收治神经科、骨科康复的患者，开展神经系统、骨关节疾病与创伤的住院康复治疗。

至2011年，漳州市医院康复科主要业务范围有神经系统疾病：脑梗塞、脑栓塞、脑出血、颅脑外伤、截瘫、面神经炎、脊髓炎、感染性多发性神经根炎、三叉神经痛、坐骨神经痛、眼肌面肌痉挛、周围神经损伤等的康复治疗；骨与关节疾病：颈椎病、腰腿痛（腰椎间盘突出症、腰椎管狭窄症等）、脊髓损伤、手外伤、软组织损伤、肩周炎、骨关节炎、类风湿性关节炎、强直性脊柱炎、网球肘、痛风等的康复治疗；四肢骨折和关节损伤内固定术、髋膝关节置换术的早期康复治疗；儿科疾病：小儿脑性瘫痪、各种智力和言语发育障碍、小儿斜颈等的康复治疗；妇科疾病：产后尿潴留、慢性盆腔炎等的康复治疗。

高压氧治疗室

1992年11月，漳州市医院设高压氧治疗室，有医师、护士各1名。1995年，高压氧治疗室隶属针灸理疗科。1999年，高压氧治疗室更名为高压氧治疗中心，隶属门诊部，有医师、护士、技工各1名。2011年，高压氧治疗中心复称高压氧治疗室，有医师、护士、技师各1名。

1992年10月，漳州市医院购置杭州新颖氧舱制造厂制造YYC1800B-8型医用高压氧舱1台。11月23日，在高压氧治疗室安装调试合格后，正式开展高压氧治疗。1992-1995年，高压氧治疗室开展舱内吸氧抢救危重缺氧缺血性脑病，舱外低流量吸氧治疗孕妇缺氧、胎心不良等。1997年，高压氧治疗室对特殊感染病例进行单独开舱治疗。1998年，高压氧治疗室的YYC1800B-8医用氧舱停用检修。1999年，漳州市医院高压氧治疗中心添置江西九江造船厂制造的GYS-12高压氧舱1台，配有供多人使用的过渡舱和电视监控系统。2001年，高压氧治疗中心添置武汉中国船舶总公司第701研究所制造的YLC 0.5/1.2型婴儿高压氧舱1台，用于新生儿缺氧缺血性脑病、新生儿窒息复苏后、新生儿吸入综合征、新生儿破伤风、婴儿脑炎、脑膜炎等疾病的治疗，全年共诊治患者3115人次。

2011年，漳州市医院高压氧治疗室主要设备有GYS-12高压氧舱1台、YLC 0.5/1.2型婴儿高压氧舱1台。主要治疗疾病涉及内、外、妇、儿、神经、骨科、整形、皮肤等多学科，适应症75种。常规开展昏迷气管切开患者舱内吸氧；年老体弱婴幼儿舱内头盔吸氧；球囊吸氧；舱外高流量吸氧。开展急性CO中毒、急性气栓症、急性减压病、休克、脑水肿、溺水、自缢、窒息、脑挫裂伤、挤压伤及挤压综合征、急性末梢循环障碍、断肢（指）再植术后、突聋、眩晕、面神经炎等疾病的治疗。

十五、传染科、感染性疾病科

（一）机构设置与队伍

漳州福音医院和漳州协和医院时期，传染病由内科诊治，无传染病专业医师，内科病房设有传染病隔离室。1954年，龙溪专区医院内科成立肺结核专业治疗组。1959年，龙溪专区医院成立肺科。1962年，龙溪专区医院撤销肺科，成立传染病治疗组，设传染病病房，有专业医师2名；传染病病房与肺科病房合设为二病区，归属内科管理，位于"工"字形红砖楼第二层东侧。门诊设肠道专科、肺科、肝病专科门诊。1964年，传染病病房迁至医院西侧的5号楼（"一"字形楼高2层的红砖楼）。1980年，龙溪地区医院成立传染科，病房设于"工"字形红砖楼第四层东侧，有床位45张，有专业医师7名，其中主治医师3名、住院医师4名。有科副主任1名。1982年，传染科迁至"工"字形红砖楼第一层东侧，有床位45张，有专业医师10名。1986年，漳州市医院撤销传染科病房，传染科门诊归属门诊部管理。

2003年4月，为防治"非典"，漳州市医院改建装修病房楼第一层东侧为发热门诊、隔离病房和医学留观病房，添置相应的医疗设备和药品，组建抗击"非典"医疗救治小分队4支，救护人员94名。9月，漳州市医院根据中共漳州市委、市政府有关指示和指定要求，装修改造芗城区石亭镇卫生院病房为传染病房，准备应急医疗设施和医疗队员，做好收治"非典"患者准备工作。

2004年，漳州市医院在发热门诊的基础上成立感染性疾病科，并增加肠道门诊，有专职主治医师1名。2005年，医院增加感染性疾病科肝炎门诊，有主任医师1名。2006年2月，漳州市政府在朝阳镇筹建的漳州市传染病医院划归漳州市医院管理，更名为漳州市医院朝阳分院（简称朝阳分院）。2007年4月，朝阳分院传染科病房楼落成，建筑面积4009平方米。6月26日，朝阳分院传染科病房和传染病门诊开始营业，有床位40张，医师7名，医技人员5名。10月，感染性疾病科肝炎门诊由朝阳分院传染科3名主治医师轮流应诊，住院患者收住朝阳分院传染科病房。2008年4月，漳州市医院手足口病门诊并入感染性疾病科，朝阳分院传染科病房增设手足口病病床位。2009年8月，朝阳分院负压病房建成。2011年9月，朝阳分院门诊医技楼落成，建筑面积8898平方米。12月，朝阳分院传染科病房床位增至70张，有医师8名。

（二）专业技术发展

漳州福音医院和漳州协和医院时期，医疗卫生条件落后，传染病流行。民国28年（1939年），漳州协和医院内科开展腰椎穿刺术，进行脑脊液检查和释放脑脊液行减压治疗流行性脑炎。民国29年（1940年），漳州协和医院开设临时隔离病房，收治流行性脑炎、疟疾、伤寒、副伤寒、细菌性痢疾和阿米巴痢疾等，开展预防接种2480人次。民国30年（1941年），漳州协和医院应用奎宁药物口服治疗疟疾。1943年夏，漳州地区发生洪水灾害致霍乱大流行，漳州协和医院与当地政府卫生所合作建立隔离医院收治霍乱患者。1949年，中华人民共和国成立后，漳州协和医院通过乡村流动诊所开展预防接种748人次。

1954年，龙溪专区医院内科肺结核专业治疗组开展肺结核病专科诊治，加强传染病消毒隔离技术。1955年，医院发现闽南地区立克次氏体病、恙虫病、斑氏丝虫病和马来亚丝虫病等传染病。1957年，医院开展流行性乙型脑炎（简称"乙脑"）、Q热病和恙虫病的诊治，通过接种疫苗、加强环境卫生和灭蚊运动预防和控制"乙脑"的传播与流行。1958年，医院广泛开展传染病中医疗法，应用青龙白虎汤、生橄榄预防白喉，三豆汤、胎盘粉预防麻疹。各科设有传染病隔离室，加强传染病患者的管理及限制家属探视，加强用具、食具、分泌物和排泄物的隔离消毒，预防院内交叉感染，做到就地控制传染源和及时疫情报告。加强门诊工作，强调早发现、早诊断、早治疗、早隔离、早报告。1962年，医院开展传染性肝炎、肺结核病诊治的系统性研究；建立传染病常规诊疗制度、肠道患者粪检制度，及时发现和抢救霍乱患者，及时报告疫情，采取预防措施控制流行。1980-1986年，龙溪地区医院传染科开展胸膜腔穿刺、置管引流、气胸排气减压，应用药物"地塞米松"配合抗结核药治疗肺结核、抢救咯血患者；应用茯苓多糖治疗慢性乙型肝炎。

1986年，漳州市医院的肺结核、传染性肝炎患者住院转诊到中国人民解放军第175医院，其他传染性疾病由内科隔离收治。

2003年，漳州市医院开展抗击"非典"的防治与应急演练，4-12月，接诊发热患者4105人次，其中收住医学观察5例，经过专家组诊治、排除"非典"，痊愈出院。2004年，漳州市医院开展禽流感传染病的防治。2004年后，漳州市医院的肺结核病患者统一转诊漳州市疾病预防控制中心。

2005年，漳州市医院成立防治人禽流感领导小组及专家小组，组织全院医护人员进行禽流感防治知识培训和演练，提高医院处理突发公共卫生事件的应急能力。2006年，漳州市医院感染性疾病科收住并治愈重症人禽流感患者1例、疑似人感染猪链球菌患者2例。2008年，漳州市医院开展手足口病的防治，朝阳分院传染科收治手足口病572例、重症手足口病2例，均痊愈出院。2009年，朝阳分院传染科收治甲型H1N1流感患者确诊32例、重症1例、疑似留观101例，手足口病248例，全部康复出院；为临床一线医务人员注射甲型H1N1流感疫苗1145支。2010年，朝阳分院收治甲型H1N1流感确诊患者4例、破伤风4例、水痘11例、手足口病642例。至2011年，漳州市医院感染性疾病科主要业务是：呼吸道发热门诊、肠道门诊、肝炎门诊、小儿呼吸道发热门诊、小儿手足口病门诊。朝阳分院传染科病房主要收治传染病患者，有甲、乙、丙、戊型病毒性肝炎、巨细胞病毒肝炎、手足口病、甲型H1N1流感、肺结核、水痘、麻疹、流行性腮腺炎、恙虫病、伤寒、斑疹伤寒、疟疾、艾滋病、阿米巴痢疾、细菌性痢疾、风疹、钩端螺旋体病等。开展肝穿活检术、人工肝血浆置换术、腹水超滤浓缩回输治疗。

第二节 外科

一、普外一科（肝胆胰脾、小儿外科）

（一）机构设置与队伍

光绪二十年（1894年），漳州福音医院设外科。1954年，龙溪专区医院外科有外科医师4名，其中科主任、副主任各1名。1962年，龙溪专区医院外科设普通外科、烧伤外科、骨科及泌尿外科专业组，分2个病区，共有床位80张，有外科医师9名。2005年，漳州市医院在普通外科基础上分出肝胆胰脾、小儿外科专业，成立普外一科，有床位45张，有专业医师8名，其中主任医师、副主任医师、主治医师、住院医师各2名。有科主任1名。2011年，普外一科有床位58张，由业务副院长兼任科主任，有专业医师13名（博士1名、硕士4名），其中主任医师3名、副主任医师1名、主治医师2名、住院医师7名。

（二）专业技术发展

1949年，漳州协和医院外科开展阑尾切除术、疝气修补术、肝脓肿等治疗。1954年，龙溪专区医院外科开展外伤性脾破裂脾脏切除术。1955年，龙溪专区医院外科开展胆囊切除及胆总管切开术；脾脏切除术应用于门脉高压症、脾机能亢进症、血小板减少性紫癜的治疗。1958年，龙溪专区医院外科开展胆总管胃吻合术。1960年，龙溪专区医院外科开展肝脏、胰腺小肿物摘除术。

1974年，龙溪地区医院外科采用直肠后壁肌层切除或切开术治疗先天性巨结肠。1980年后，龙溪地区医院外科开展原发性肝癌、肝细胞癌、胆管癌、混合型癌、小儿肝母细胞瘤手术治疗；开展原发性肝癌经肝动脉置管化疗加肝动脉结扎、肝癌破裂修补加肝动脉结扎、肝癌破裂修补或填塞止血、单纯剖腹探查、无水酒精癌灶内注射、肝脏切除等手术治疗。1983年，外科联合放射科开展经皮肝穿胆道造影。1985年，外科开展急性出血坏死性胰腺炎手术治疗。

1986年，漳州市医院外科采用胆管内置管，胆肠插管桥式内引流以及胰十二指肠切除+胰胃肠吻合+消化道重建术治疗肝外梗阻性黄疸。1987年，外科对门静脉高压患者进行脾肾静脉吻合分流及肠腔静脉"H"形架桥分流手术。1988年始，外科应用日本产OlympusCHF-P10型纤维胆道镜于术中、术后诊断、治疗胆道结石。1991年，外科采用胆总管囊肿切除＋间置空肠＋肝管十二指肠吻合＋人工瓣膜治疗先天性胆总管囊肿。1992年，外科开展一期剖腹胆囊切除术、胆总管切开探查取石术、肝叶切除术及先天性巨结肠切除术。1993年，外科开展腹腔镜下胆囊切除术；施行胰十二指肠切除、胰胃吻合术治疗Vater壶腹周围癌。1994年，外科开展腹腔镜微创检查技术并腹腔镜下胆囊切除术，胰十二指肠切除术（保留幽门）胰胃吻合术，对先天性无肛门并环状胰腺、异位胰腺、十二指肠降段闭锁行横结肠造瘘术。1997年，外科开展巨大肝癌肝大部切除术。1998年，外科开展内窥镜下胆道碎石、取石术。2001年，外科开展肝门部胆管癌切除术、右三叶肝切除术及腹腔镜小儿外科。2002年，外科开展腹腔镜下溃疡穿孔修补术、肝囊肿手术、肝门部胆管癌根治术以及经肛门先天性巨结肠根治术。2004年，外科开展肝移植手术。采用联合肝、胆、胰、十二指肠切除及门静脉重建术治疗肝门部巨大胆管癌、胰头癌等。

2005年，漳州市医院普外一科开展腹腔镜辅助下巨脾切除术及肝门部胆管癌根治术；开展累及大血管的大肝癌及大血管瘤切除术；开展肝尾状叶切除、胰腺假性囊肿胃引流术、极低体重儿肠道多发畸形纠正术及食道闭锁根治术等。2006年，普外一科开展腹腔镜下胆总管切开取石术及肝癌根治术。2007年，普外一科开展腹腔镜下脾切除术及经皮射频治疗肝脏肿瘤临床研究。2008年，普外一科开展先天性食道闭锁经胸膜外入路I期手术。2009年，普外一科开展腹腔镜下胆总管囊肿切除术及门奇断流手术、保脾胰体尾部切除术。急性坏死性胰腺炎患者死亡率从48%降至28%。

至2011年，漳州市医院普外一科主要业务有肝胆胰脾外科、小儿普通外科，同时包括疝外科、阑尾炎、腹部肿块的诊治。开展肝癌根治术、肝癌合并门静脉癌栓手术、肝门部胆管癌根治术、肝内外胆管结石的手术、门静脉高压断流及分流术、胆总管囊肿手术、脾切除术、胆囊癌根治术及扩大根治术、复杂的胆道手术、胆管狭窄修复术、胆道镜手术、胰十二指肠切除术、胰体尾部切除术、保留十二指肠胰头切除术、胰腺假性囊肿内引流术、先天性食道闭锁一期修复术、先天性膈疝手术、脐膨出手术、肠闭锁手术、先天性巨结肠根治术、先天性肛门闭锁手术、胆道闭锁手术、环状胰腺手术、无张力疝修补术等。应用腹腔镜开展胆囊切除术、胆总管切开取石术、肝囊肿开窗术、肝脓肿引流术、巨结肠根治术、肝脏肿瘤切除术、脾切除术、脾切加门奇断流术、先天性胆总管囊肿切除术加胆肠吻合术、假性胰腺囊肿胃吻合术、阑尾切除术、腹部肿瘤分期及活检术、腹腔淋巴结活检术、腹腔镜Nissen's胃底折叠术。开展经肛门I期拖出式巨结肠根治术，射频消融术治疗肝癌等。

二、普外二科（胃、甲状腺、血管外科）

（一）机构设置与队伍

2005年，漳州市医院在普通外科基础上分出胃、甲状腺、血管外科专业，成立普外二科，有床位45张，有专业医师7名，其中主任医师1名，副主任医师、主治医师、住院医师各2名。有科主任1名。至2011年，普外二科有床位56张，有专业医师11名（硕士5名），其中主任医师1名、副主任医师3名、主治医师3名、住院医师4名。有科主任1名。

（二）专业技术发展

民国27年（1938年）后，漳州协和医院外科开展手术治疗腿部溃疡、肠脓肿、肌肉脓肿、腹部创伤和肠穿孔等疾病。1952年，龙溪专区医院外科开展胃次全切除术、胃肠吻合术、剖腹探查术、皮下浅静脉曲张切除术、大隐静脉低位切除术、小肠切开及残端吻合术、肠穿孔修补术、腹水皮下引流术、脓肿切开排脓术、疝气修补术、颈部囊肿切除术等治疗。1954年，外科开展甲状腺次全切除术。1955年，外科开展成人肠套叠手术治疗。1957年，外科开展胃大部切除术治疗胃十二指肠溃疡急性穿孔。1958年，外科开展空肠双腔合一代胃术、动静脉瘘结扎术、动脉吻合术。

1975年，龙溪地区医院外科开展根治性全胃、近全胃及脏器联合切除术治疗胃癌。1978年，外科应用改进的岛野式保留幽门全胃切除及带血管蒂空肠代胃术。

1986年，漳州市医院外科开展间位空肠人工套叠瓣膜胆管十二指肠吻合术。1987年，外科开展胰岛素瘤、甲状旁腺瘤切除术。1989年，外科采用髂内动脉—股静脉转流术治疗血栓闭塞性脉管炎。1994年，外科改进贲门癌手术及消化道重建法，经左游离肋上、单腹部横切口或胸腹联合切口的进路行贲门癌切除，应用浆肌套套入式吻合法于食管胃的重建。1998年，外科开展血管外科治疗各种动静脉和淋巴管疾病，如布加氏综合征的直视下根治手术和腔内治疗，下肢动脉闭塞症的人造血管搭桥手术和血管介入治疗。开展腹主动脉瘤切除人造血管移植术。2002年，外科应用腹腔镜行肠系膜小囊肿开窗引流术。2004年，外科开展腹腔镜下胃癌根治术。

2006年，漳州市医院普外二科开展胸乳途径腔镜下甲状腺肿瘤切除术。2007年，普外二科开展主动脉夹层和腹主动脉瘤腔内隔绝术，下肢动脉闭塞症的介入治疗。2010年，普外二科开展胃上部癌托出式脾门淋巴结清扫术。

至2011年，漳州市医院普外二科主要业务有甲状腺疾病：甲亢、巨大甲状腺肿、甲状腺癌、甲状腺瘤、甲状旁腺肿瘤、结节性甲状腺肿、甲状腺炎及喉返神经、甲状旁腺损伤的诊断、预防和治疗；胃肠道疾病：胃肠道肿瘤、肠瘘、肠梗阻、炎性肠病、短肠综合征、肠系膜上动脉压迫综合征、消化性溃疡病、消化道大出血等疾病的诊断与治疗，在胃肠道疾病（包括胃肠道良、恶性肿瘤）治疗中开展微创外科技术，在规范胃癌淋巴结清扫标准化D2手术基础上开展胃癌D3、D4清扫及联合脏器切除术，开展胃癌、大肠癌的规范化疗；血管系统疾病：动脉瘤（胸腹主动脉瘤、肢体及内脏动脉瘤）、动脉闭塞症（包括硬化闭塞、血栓闭塞、脉管炎、大动脉炎）、急性动脉栓塞、下肢静脉曲张、深静脉血栓形成、布加综合征、血管损伤、先天性动静脉瘘、颈动脉体瘤等疾病的诊断和治疗；在软组织肉瘤方面，开展疑难复杂的腹腔及腹膜后肿瘤的切除，特别是累及重要血管的肉瘤切除等手术。

三、普外三科（结肠、直肠、乳腺、肛肠外科）

（一）机构设置与队伍

1975年，龙溪地区医院外科设肿瘤外科治疗组。1985年3月，龙溪地区医院成立肿瘤协作组，以内、外科医师为主，开设肿瘤门诊。1986年8月，漳州市医院成立肿瘤科，设肿瘤内科、肿瘤外科和肿瘤放射治疗科3个专业组，病区位于"工"字形红砖楼第一层。肿瘤外科治疗组有床位20张，专业医师2名。1999年，肿瘤科病区迁至病房楼第一层，肿瘤外科治疗组有床位21张，专业医师6名。2005年4月，漳州市医院在肿瘤外科治疗组的基础上成立普外三科，有床位45张，有专业医师8名，其中副主任医师2名、主治医师及住院医师各3名。有科主任1名。2007年，肛肠科并入普外三科，有肛肠专业医师2名，其中硕士研究生1名。至2011年，普外三科床位有50张。专业组有结、直肠外科、乳腺外科、肛肠外科。有专业医师14名（硕士4名），其中副主任医师4名、主治医师及住院医师各 5 名。有科主任 1 名。

（二）专业技术发展

中华人民共和国成立后，漳州协和医院外科和成立初期的龙溪专区医院外科开展直肠肿瘤切除术、痔疮切除术、不全肛门修补术、肛门瘘管切除术、慢性瘘管搔刮术、乳腺瘤切除术、乙状结肠造瘘术、人工肛门成形术。1956 年，龙溪专区医院外科开展结肠癌一期切除术。1959 年，龙溪专区医院外科开展乳癌扩大根治术。

1975 年，龙溪地区医院肿瘤外科治疗组开展左进路食管癌根治术、胸腹联合切口贲门癌根治术、胃肿瘤根治术、结肠直肠肿瘤根治术、乳腺癌古典根治术与扩大根治术。1982 年，肿瘤外科治疗组开展腹会阴联合切除肛管直肠癌、股薄肌肛门形成术。1984 年，肿瘤外科治疗组开展甲状腺癌常规颈清扫及功能性颈清扫手术。1985 年，肿瘤外科治疗组开展经腹会阴联合直肠癌根治术（Miles 手术）。

1988 年，漳州市医院肿瘤外科治疗组采用会阴部"模拟人肛"手术切除直肠低位癌。1989 年，肿瘤外科治疗组开展吻合器在消化道重建中的应用。1991 年，肿瘤外科治疗组开展背阔肌肌皮瓣与腹直肌皮瓣在乳腺癌根治术后的 I 期乳腺重建手术。1993 年，肿瘤外科治疗组开展老年晚期乳腺癌的内分泌治疗。1994 年，肿瘤外科治疗组开展食管癌三切口手术及应用三苯氧胺治疗老年人晚期乳腺癌。1995 年，肿瘤外科治疗组开展乳腺癌的改良根治术。1996 年，肿瘤外科治疗组开展低位直肠癌保肛手术。1999 年，肿瘤外科治疗组开展右颈胸二切口行胸中段食管癌切除术，开展回肠储袋式造口术应用于全大肠切除术、直肠癌全直肠系膜切除术（TME）及保留盆腔神经手术，开展结肠癌 D3 手术和直肠癌低位、超低位保肛术，开展乳腺癌保乳根治术、乳腺癌改良根治术、小切口乳腺癌根治术及一期重建手术，开展软组织肿瘤扩大切除及转移肌皮瓣术。2002 年，肿瘤外科治疗组开展结直肠癌根治术。2004 年，肿瘤外科治疗组开展早期乳腺癌保乳手术为主的综合治疗，提高患者生活质量。

1995-2004 年，漳州市医院肛肠科以门诊手术为主，主要业务有内痔、外痔、混合痔、肛乳头瘤、肛瘘、肛裂、肛窦炎、肛门狭窄、脱肛以及结直肠炎、结直肠肿瘤、结直肠息肉、慢性便秘等疾病的常规诊疗；开展混合痔、肛裂、肛瘘、血栓性外痔等手术治疗，应用消痔灵注射治疗内痔和脱肛，应用微波治疗肛门赘生物，手术切口注射自配长效止痛剂等。2005 年，肛肠科开展混合痔外切内扎术、肛周脓肿一次性根治术、肛门狭窄扩张术、肛裂内括约肌侧切术、复杂性高位多口肛瘘切开挂线术、复杂性环状混合痔分段外切内扎缝合术等手术治疗。2007 年，肛肠科并入普外三科，开展痔上直肠粘膜环切吻合术（PPH）、经腹经肛门括约肌间技术在超低位保肛术中的应用。

2009 年，普外三科开展腹腔镜结直肠手术（包括腹腔镜辅助下右半结肠切除术、左半结肠切除术、横结肠癌根治术、扩大右半结肠切除术、乙状结肠癌根治术、直肠前切除术、低位直肠前切除术、超低位直肠前切除术、腹会阴联合直肠癌根治术）、小切口乳腺癌改良根治术。2010 年，普外三科开展保留乳头、乳晕全乳切除加腋下淋巴结清扫术治疗乳腺癌。2011 年，普外三科开展乳腺癌改良根治术后的 I 期假体置入术、超声多普勒引导下痔动脉结扎（DG-HAL）+ 直肠粘膜悬吊术。

至 2011 年，漳州市医院普外三科主要业务有乳腺、结直肠、小肠、肛肠疾病，体表软组织肿瘤及普通外科部分急诊疾病的诊断与治疗。其中，肛肠外科专业备有多种型号专业肛门镜、直肠镜、乙状结肠镜、MTC-4 型多功能微波手术治疗仪，美国强生 PPH 痔上直肠粘膜切割吻合器，痔动脉超声多普勒治疗仪（HAL-DOPPLER II）。

四、泌尿外科

(一)机构设置与队伍

1959年,龙溪专区医院有泌尿外科专业医师1名。1962年,泌尿外科专业与骨科专业组合设治疗组,隶属外科,有床位30张。1977年,龙溪地区医院泌尿外科专业与烧伤专业合设治疗组,隶属外科,有专业医师1名。1979年,龙溪地区医院设置泌尿外科专业组,有床位13张,有专业医师3名,其中组长1名。1994年,漳州市医院泌尿外科专业组有专业医师6名。1999年,漳州市医院成立泌尿外科,有床位30张,有专业医师6名,其中科主任1名。至2011年,泌尿外科有床位50张,有专业医师12名(博士1名、硕士3名),其中主任医师2名、副主任医师4名、主治医师及住院医师各3名。有科主任1名。

(二)专业技术发展

1956年,龙溪专区医院外科开展前列腺切除术和膀胱镜检查。1958年,外科开展回肠膀胱成形术。1959年,外科开展膀胱大部分切除术。

1977年,龙溪地区医院外科开展肾上腺嗜铬细胞瘤切除手术。1980年,龙溪地区医院购置国产人工肾1台,价值1.2万元,由医院制剂室配制人工肾透析液,泌尿外科专业组开展动物试验(狗)血液透析(即人工肾技术)。是年,泌尿外科专业组开展膀胱颈尿道折叠术+球海绵体肌脂垫移植术治疗复杂的膀胱阴道瘘。1981年,泌尿外科专业组开展显微镜下精索淋巴管与精索静脉吻合术。1982年,泌尿外科专业组开展膀胱粘膜移植尿道成形术。1983年,泌尿外科专业组开展自体肾移植1例。

1989年,漳州市医院泌尿外科专业组开展体外冲击波碎石治疗泌尿系统结石。1992年,泌尿外科专业组开展根治性前列腺癌切除术,采用金属环套扎法行包皮切除手术。1994年,泌尿外科专业组开展经皮穿刺灌注四环素治疗肾囊肿。1996年,泌尿外科专业组开展膀胱肿瘤电切手术。1997年,泌尿外科专业组开展经尿道前列腺电切(TURP)手术。1998年,泌尿外科专业组开展同种异体肾脏移植2例。1999年,漳州市医院泌尿外科发展男科专业。开展泌尿外科腔镜手术。2001年,泌尿外科开展"三件套"阴茎假体植入术,联合骨科开展阴茎断离再植术。2002年,泌尿外科开展在肾上腺肿瘤切除术、肾囊肿去顶术等术中应用腹腔镜技术。2004年,泌尿外科开展腹腔镜高位隐睾下降固定术。2005年,泌尿外科开展腹腔镜肾盂癌根治术、腹腔镜肾(肿瘤)切除术、腹腔镜输尿管切开取石术、尿道瘢痕狭窄冷刀切开术等。2006年,泌尿外科开展腹腔镜肾盂成形术、全膀胱切除术+乙状结肠原位膀胱再造、腹腔镜肾蒂淋巴管结扎治疗乳糜尿等。2007年,漳州市医院购置经皮肾镜、输尿管镜、瑞士第三代EMS超声/气压弹道碎石系统,泌尿外科开展输尿管镜及经皮肾镜技术,腹腔镜全膀胱切除术+回肠原位膀胱再造术以及腹腔镜前列腺癌根治术。2008年,泌尿外科开展腹腔镜肾部分切除术、腹腔镜输尿管膀胱吻合术。2009年,泌尿外科开展膀胱颈悬吊术(TVT-O)手术。2010年,泌尿外科开展盆腔淋巴结清扫。

至2011年,漳州市医院泌尿外科主要业务有泌尿与男性生殖系统疾病的诊断与治疗,如各种先天性泌尿系畸形、泌尿与男性生殖系统肿瘤、尿路结石、肾上腺肿瘤、泌尿系统感染、前列腺增生、女性泌尿系疾病、小儿泌尿系疾病、尿动力学、男科等。主要医疗设备有国产尿道膀胱镜3套,奥林巴斯(OLYMPUS)前列腺电切镜1套,史托斯(STORZ)前列腺电切镜1套,瑞士产EMS第三代超声、气压弹道碎石清石系统,输尿管镜2套,德国狼牌(Wolf)经皮肾镜2套,加拿大莱博瑞（Laborie）尿动力分析仪及生物电反馈刺激仪1套，史赛克（Stryker）腹腔镜系统1套。

体外冲击波碎石室

1989年2月，漳州市医院建立体外冲击波碎石室，有专职技术员1名，隶属泌尿外科。1992-2001年，体外冲击波碎石室有专职医师及技术员各1名。2000-2005年，体外冲击波碎石室归属门诊部管理。2006年，体外冲击波碎石室归属放射科管理。2011年，有专职主治医师1名。

1989年1月，漳州市医院购置广东威达公司生产的WD-8828型体外冲击波碎石机1台。2月，体外冲击波碎石室开展干式体外震波碎石技术，在B型超声波实时跟踪定位下进行结石病的非手术治疗。是年，体外冲击波碎石室采用B超定位体外冲击波碎石治疗上尿路结石230例，总有效率98.69%，肾结石排净率82.69%，输尿管结石排净率63.04%。至1992年3月，使用该机治疗结石病患者253人次（包括17例胆囊结石）。1992年5月，漳州市医院更新设备，购置威达WD-91型体外冲击波碎石机1台，至2004年12月，体外冲击波碎石室使用该机治疗结石病患者2062人次。2005年6月，漳州市医院购置深圳惠康公司生产的HK-V型体外冲击波碎石机1台，采用B超X线双定位方式，治疗范围由上尿路结石扩大到整个泌尿系统的结石，为0.6-2厘米以下单纯性结石的首选治疗方法，对复杂性结石手术或微创术后残余结石也具有较好疗效。

至2011年，体外冲击波碎石室开展体外冲击波碎石技术（ESWL）治疗肾、输尿管、膀胱结石患者2919人次。

五、烧伤整形科

（一）机构设置与队伍

1959年，龙溪专区医院外科设烧伤病房，有烧伤专科医师1名。1960年，龙溪专区医院建立烧伤抢救小组，有床位12张。1977年，龙溪地区医院外科烧伤专业与泌尿外科专业组合为一个治疗组，隶属外科，有专业医师1名。1980年，龙溪地区医院设烧伤专业组，有床位16张，专业医师2名。1983年，烧伤专业组有专业医师3名。

1986年3月，漳州市医院联合北京医科大学第三医院在外科门诊开设成形外科诊疗中心。1993年5月，漳州市医院在成形外科诊疗中心的基础上成立整形美容科，设病房于漳州市医院小坑头分院。1995年，整形美容科与烧伤专业组合并组成烧伤整形科，隶属外科，共有专业医师6名。整形美容科病房从小坑头分院撤回漳州市医院，与烧伤科病房合并，设于外科病区。保留整形美容科门诊。2001年4月，整形美容科门诊更名为烧伤整形科门诊。2009年1月，漳州市医院烧伤整形科有专业医师6名，其中科室负责人1名。2011年，烧伤整形科有床位15张，有专业医师6名（硕士2名），其中主任医师、副主任医师各1名，主治医师、住院医师各2名。有科室负责人1名。

（二）专业技术发展

1958年后，龙溪专区医院有烧伤专科医师开展烧伤诊疗。1959年，龙溪专区医院烧伤专科医师采取中西医结合的治疗方法，配合严格的无菌换药技术，有效预防和控制创面感染，全年共收治烧伤患者92例，治愈最大烫伤面积达65%的患者。1977年，龙溪地区医院烧伤专业组开展烧伤后期整形治疗工作。

1980年，龙溪地区医院烧伤病房配置简易烧伤病床4张，添置翻身床、烧伤治疗机、手术取皮机、轧皮机等设备。1986年，成形外科诊疗中心在北京大学第三医院专家指导下，业务快速发展，能进行各类瘢痕整形、皮瓣移植术、唇腭裂整形、隆乳术、隆鼻术、重睑术、巨乳缩小术、血管瘤手术治疗及铜针留置或通电栓塞治疗、皮肤软组织扩张整形术、耳鼻整形再造等整形美容手术；应用口服泼尼松治疗婴幼儿血管瘤。1989年，成形外科诊疗中心应用组织移植法修复肿瘤切除后的组织缺损13例，经过2年半至7年半随访患者，移植组织全部成活。1991年，烧伤专业组成功治愈严重呼吸道氨烧伤患者1例。1992年，成形外科诊疗中心应用鼻孔夹板保持矫正的唇裂鼻外形。1993年，整形美容科诊疗业务以整形美容外科为主，也收治各类烧伤患者，全年收治整形美容手术住院患者500人次，门诊手术患者2000人次。1994年，整形美容科应用辐照猪皮治疗烧伤54例；应用局部皮瓣+带真皮下血管网全厚皮移植治疗小儿手烧伤瘢痕挛缩畸形，达到畸形纠正，功能恢复。1995年，烧伤整形科添置多功能电离子治疗机，开展皮肤美容治疗。1997年，烧伤整形科采用小切口皮下潜行切除法治疗腋臭，取得较好效果。1998年，烧伤整形科添置吸脂机，开展美体减肥手术。

2001年，漳州市医院烧伤整形科添置Q开关Nd：YAG激光治疗机，开展皮肤色素性疾病治疗。2005年，烧伤整形科将软质聚氨酯泡沫塑料应用于植皮手术包扎。2009年，烧伤整形科开展整形急诊手术治疗，对体表皮肤软组织创伤尤其是头面部五官损伤进行整形美容急诊修复手术治疗，使损伤部位得到及时、完美的修复；开展经腋窝切口隆乳术。2010年，烧伤整形科添置英国Energist ULTRA可变脉冲光子脱毛嫩肤系统；引进负压创面治疗（VSD）等现代创面处理新技术，开展复杂创面的特色治疗，对创伤、感染、肿瘤和糖尿病等引起的难治性复杂创面进行综合治疗，取得良好效果。2011年，烧伤整形科添置超脉冲二氧化碳激光治疗机。

至2011年，漳州市医院烧伤整形科主要医疗设备有多功能电离子治疗机、吸脂机、Q开关Nd：YAG激光治疗机、微晶磨疤机、Energist ULTRA可变脉冲光子脱毛嫩肤系统、超脉冲二氧化碳激光治疗机等；开展的业务有整形外科手术（疤痕整形修复、体表肿瘤切除和修复、鼻部整形再造、眼部整形、耳部整形再造、唇腭部整形、乳房整形再造、四肢整形、男女生殖器整形再造、面瘫整形、血管瘤综合治疗）；美容外科手术（眼部美容、鼻部美容、耳部美容、面部除皱、乳房美容、皮肤美容、体形雕塑、腋臭微创手术、毛发移植）；医学美容治疗（采用激光、光子、微晶磨削、电离子、注射、药物等非手术疗法进行祛斑、洗文身、除痣、除皱、除疤、嫩肤、脱毛）；整形美容外科急诊（随时对体表皮肤软组织创伤，尤其是头面部五官损伤进行整形美容急诊修复手术治疗）；创面综合治疗（引进现代创面处理新技术，结合传统创面治疗及整形手术修复的技术优势，对创伤、感染、肿瘤、褥疮和糖尿病等引起的难治性复杂创面进行综合治疗）；烧伤治疗（各种烧伤、烫伤、电击伤的救治）。

六、骨科

（一）机构设置与队伍

1962年10月，龙溪专区医院外科设骨科专业组，有床位22张，有专业医师1名。11月，床位增至30张。1979年，龙溪地区医院骨科专业组有专业医师2名。1982年，骨科专业组与胸心外科专业组及口腔科病房组合病区，骨科专业组有专业医师3名。1993年，漳州市医院骨科专业组有专业医师10名。1997年，骨科专业组从外科分出独立设科，迁入病房楼第七层，有床位43张，有专业医师9名，其中科主任1名。2001年2月，骨科设创伤和手外科专业组、关节和肿瘤专业组、脊柱专业组。至2011年，骨科有床位100张，有专业医师19名（硕士4名），其中主任医师、副主任医师及主治医师各4名，住院医师7名。有科主任1名。

（二）专业技术发展

1956年，龙溪专区医院外科广泛开展骨骼牵引治疗、骨骼内固定治疗，开展下颌骨部分切除及肋骨移植填补术。1957年起，龙溪专区医院外科相继开展脊椎融合术、椎间盘突出髓核摘除术、椎板切除术、脊椎及髋关节结核、膝关节结核病灶清除术、腰交感神经切断、髋关节融合等手术。1960年，采用柳木板、竹板、杉树皮、胶布筒为材质制作小夹板，应用于四肢闭合性骨折及部分开放性骨折的夹板外固定治疗。诊疗范围以四肢创伤为主，大手术多为钢板螺丝钉或V型髓内钉内固定手术；1962年11月以后，龙溪专区医院外科骨科专业组的手术业务扩大到腰椎间盘突出髓核摘除术、关节内骨折内固定术、四肢畸形整形或矫形术、股骨颈骨折切开复位三翼钉内固定术、截瘫患者的颈、胸、腰椎椎板减压术、椎板植骨融合术、化脓性骨髓炎病灶清除术、膝、髋等关节结核病灶清除术、经胸腔胸椎结核病灶清除术及四肢肿瘤切除术等。1975年11月，龙溪地区医院骨科专业组开展手外伤晚期修复术，胸、腰椎结核侧前方入路病灶清除术。1979年11月，龙溪地区医院骨科专业组开展花型髓内钉、Ender钉内固定术、胸腰椎骨折椎板减压Luque棒、自制马钉后路内固定术、脊柱侧凸Harringtong棒矫正术、股骨头无菌性坏死股骨头钻孔减压术及带肌管蒂骨移植术等。

1980年，龙溪地区医院骨科专业组采用牵引治疗、切开复位内固定治疗髋部骨折。1981年，骨科专业组开展不全断臂再植术。1982年，骨科专业组开展同种异体骨移植术。1983年，骨科专业组开展人工股骨头置换术。1984年7月开始，骨科专业组开展断肢（指）再植术、吻合血管的皮瓣、肌皮瓣、肌皮骨瓣移植术、人工股骨头及全髋关节置换术、股骨粗隆间骨折滑动钢板螺丝钉内固定术、小儿麻痹后遗症矫治术、下肢不等长肢体延长术、先天性髋关节脱位矫正术。1984年，骨科专业组应用显微外科技术进行吻合血管及非吻合血管的组织移植用于畸形、疤痕、溃疡、骨髓炎的治疗及修复肿瘤切除术后组织缺损等。1985年，骨科专业组开展手指末节远侧指间关节平面完全性断指再植术。

1986年，漳州市医院骨科专业组开展皮瓣移植、桥式交叉吻合血管术及背阔肌皮瓣吻合血管移植修补足背软组织缺损术，开展左侧第二趾移植再造手指术。1987年，骨科专业组开展切开复位、内固定术治疗股骨多段粉碎骨折；协助口腔科开展带肌蒂胸大肌肌皮瓣修复颌面部肿瘤切除后创面、吻合血管的髂骨瓣移植再造下颌骨、舌癌切除、吻合血管前臂皮瓣再造舌。1989年，骨科专业组开展Ender针内固定治疗股骨粗隆间、股骨颈及股骨髁间T形骨折。1992年，骨科专业组应用改良单侧多功能外固定器（Bastiani氏骨外固定器）治疗胫腓骨骨折；采用臂丛神经阻滞治疗残肢痛。1993年4月，骨科专业组开展严重骨盆骨折、复杂髋臼骨折的手术治疗，股骨颈骨折空心钉内固定术、股骨粗隆间骨折加压钢板、拉力螺钉内固定术、关节镜手术、小切口腰椎间盘髓核摘除术、颈椎间盘切除椎间植骨融合术、单开门颈椎管成形术、枕颈融合术，推进全髋关节置换手术的开展并开始首例膝关节全关节置换手术。1994年，骨科专业组开展颈椎病"单开门"减压术及关节镜检查。1995年，骨科专业组开展腓肠浅动脉逆行岛状皮瓣移植术。11月，协助妇产科开展吻合血管的卵巢移植术。1996年，骨科专业组开展臂丛神经损伤的修复手术及组织瓣移植术。1997年，漳州市医院骨科开展单侧多功能外固定器治疗四肢骨折及肢体恶性肿瘤瘤段灭活再植保肢疗法。1998年2月，骨科开展颈椎椎体部分切除植骨内固定术、Halo-vest架在颈椎外科的运用、CT引导下脊椎穿刺活检术。1999年2月，骨科开展双膝及双髋关节一期置换、髋关节翻修术、开展关节镜下半月板修补及切除术、关节镜下滑膜切除术及游离体取出术、骨性关节炎关节镜下清理术、开展骨肉瘤大剂量化疗及保肢治疗、经皮椎体穿刺活检术及经皮椎体成形术、胫骨骨折交锁髓内钉内固定手术。

2001年，漳州市医院骨科开展高选择性脊神经后根切断术治疗脑瘫，腕上皮支皮瓣修复手背、掌侧皮肤缺损等手术。8月，骨科开展复杂骨盆骨折及髋臼骨折切开复位内固定手术、股骨头无菌性坏死病灶清除、带血管髂骨移植手术，并采用穿髂骨钢板内固定治疗骶髂关节脱位。2002年，骨科开展腔镜辅助下脊柱外科手术及经皮椎体成形术辅助治疗脊柱肿瘤。2003年，骨科开展胸腔镜下胸段、上腰段脊柱前路手术。2005年，骨科开展腹膜后腹腔镜辅助下腰椎前路手术以及上颈椎先天性畸形并不全瘫的经口咽前路松解、后路侧块钢板内固定术。2006年，骨科住院医师开始轮流到上海华山医院接受为期1个月的显微外科培训，为显微外科的普及和提高奠定良好的基础。2007年，骨科开展脊神经交叉缝合在痉挛性膀胱的应用研究。1月，骨科开展经椎弓根截骨全脊椎切除手术、经椎弓根截骨胸、腰椎全脊椎切除术，完成脊柱侧凸经前路或后路矫正手术。开展脊神经交叉缝合在痉挛性膀胱的应用研究。2009年3月，骨科开展关节镜下前、后交叉韧带重建术及腹主动脉阻断下骶骨恶性肿瘤切除腰椎骨盆重建内固定手术。11月，骨科开展经口腔寰枢椎脱位松解复位、后路寰枢椎椎弓根钉内固定植骨融合术、寰枢椎椎弓根钉内固定治疗上颈椎疾患、颈后路寰枢椎Magerl法钉板或钉棒内固定治疗上颈椎疾患、下颈椎椎弓根钉内固定治疗颈椎疾患、经椎弓根截骨、胸椎部分切除、人工椎体植骨、椎弓根钉内固定术及一期胸、腰椎前后路减压、植骨内固定手术。2010年，骨科开展小切口闭合复位Liss系统Mipo技术内固定术。骨科对创伤后大段骨缺损患者施行肢体延长骨输送术，解决干骨缺损处理的难题。

至2011年，漳州市医院骨科主要业务有骨、关节、肌腱、周围神经损伤、炎症、肿瘤、畸形及其他疾患。其中主要有复杂性髋臼骨折切开复位内固定术、全髋、全膝关节置换术、脊椎肿瘤全脊椎切除人工椎体重建术、巨大骶骨肿瘤切除、骨盆重建术、半骨盆切除术、腔镜辅助下脊柱前路手术、上颈椎前后路手术、严重脊柱侧凸矫正术等手术。

七、神经外科

（一）机构设置与队伍

1978年，龙溪地区医院外科成立神经外科专业组，有床位15张，有专业医师2名，其中小组负责人1名。1980年，神经外科专业组与神经内科专业组组合成立神经科，神经外科专业组有床位20张，有专业医师2名。2005年4月，漳州市医院成立神经外科，有床位60张，有专业医师12名，其中科主任1名。2009年7月，医院建立神经外科重症病房，床位6张。至2011年，神经外科有床位73张（其中重症病房8张），有专业医师15名（硕士6名），其中主任医师2名、副主任医师3名、主治医师6名、住院医师4名。有科主任1名。

（二）专业技术发展

1963年，龙溪专区医院外科开展三叉神经感觉根切断术。1979年，龙溪地区医院神经外科专业组开展高颈段椎管内肿瘤切除术、小脑囊肿切除术、硬脊膜外囊肿清除术、颈内动脉普鲁卡因封闭、颈交感神经节封闭等手术。与放射科配合开展脑血管、脑室、气脑、椎管等造影检查，从而提高脑神经疾患的诊断。

1982年，龙溪地区医院神经外科专业组开展脑室—膀胱分流术、碘油脑室造影术。1984年，神经外科专业组开展高血压脑出血患者的手术治疗，采用骨瓣开颅血肿清除、小骨窗开颅血肿清除、血肿钻孔外引流、脑室钻孔外引流等多种术式。1985年，神经外科专业组开展颞浅动脉颅内贴伏术。1986年，漳州市医院神经外科专业组开展床边快速脑室钻洞术，应用B超扫描检查颅内占位性病变。1987年，神经外科专业组开展全脑造影术。1988年，神经外科专业组开展枕大池穿刺逆行椎管内造影术，并开展高颈位脊髓肿瘤手术。1989年，神经外科专业组开展巨大颅骨动脉瘤性骨囊肿手术。1991年，神经外科专业组开展B超引导下小儿巨大脑脓肿穿刺抽脓术。1994年，神经外科专业组采用置换脑脊液疗法治疗蛛网膜下腔出血。1995年后，神经外科专业组开展神经介入治疗颅内动脉瘤、动静脉畸形、海绵窦动静脉瘘、硬脑膜动静脉瘘等多种脑血管疾病；开展桥小脑角肿瘤、鞍区肿瘤、枕骨大孔区肿瘤切除术、高颈段延髓侧肿瘤全或次全切除术。1996年后，神经外科专业组开展显微神经外科手术治疗颅内肿瘤、颅内动脉瘤、动静脉畸形、脊髓肿瘤等；开展膈神经移位和肌皮神经吻合治疗前臂丛神经损伤、第三颈椎体肿瘤切除术、跨幕上下巨大脑膜瘤全切除及颅骨成型术。1997年，神经外科专业组开展幼儿第四脑室巨大肿瘤切除，脊髓空洞—腹腔分流术及颅内动脉瘤夹闭术。1999年，神经外科专业组应用显微外科技术开展鞍结节脑膜瘤全切除术，重度脑干嵌入性肿瘤切除术。

2000年，漳州市医院神经外科专业组开展复杂动脉瘤手术，包括颅内巨大动脉瘤、基底动脉的巨大动脉瘤、单次开颅夹闭多个动脉瘤、巨大血管畸形合并动脉瘤等高难度手术。2001年，神经外科专业组开展巨大脑膜瘤术前血管栓塞术后显微切除术、三叉神经痛微血管减压术等。2002年，神经外科专业组应用Leksell G型立体定向仪，成功开展立体定向开放性手术治疗颅内病变、立体定向颅内病灶活检术、立体定向Ommaya管置入治疗囊性颅咽管瘤、立体定向胶质瘤等体积切除等多种手术；开展经单鼻孔蝶窦垂体瘤切除术、枕大孔区肿瘤切除术等。2005年，漳州市医院神经外科开展面肌痉挛微血管减压术，最大限度保留患者神经功能；开展幕上幕下联合入路切除桥小脑角及斜坡区胆脂瘤等肿瘤手术。2006年，神经外科开展神经内镜辅助下经鼻蝶脑垂体瘤切除术、颅内鞍区肿瘤显微锁孔手术。2007年，神经外科开展颅内恶性肿瘤切除结合^{125}I粒子植入治疗复发性脑胶质瘤。2010年，神经外科开展颅脑术中实时彩色多普勒超声检查，准确判断病变，提高手术安全性和治疗效果；添置"蛇牌"脑室镜系统，开展脑室镜辅助下经单鼻孔蝶窦垂体瘤切除术，提高手术切除率和安全性；开展脑室镜下三脑室造瘘治疗脑积水、脑室镜辅助下脑室肿瘤和其他部位肿瘤切除术；添置XLTEK术中神经电生理监测系统，开展术中皮层脑电图（ECoG）监测、术中脑干听觉诱发电位（BAEP）监测、术中颅神经自发肌电（Free EMG）监测、术中体感诱发电位（SSEP）监测和术中脑皮质中央沟定位（Mapping）等项目，提高手术安全性及神经功能保留程度。

至2011年，漳州市医院神经外科主要业务有各种类型颅脑损伤抢救、手术、治疗；各种类型颅内、椎管内肿瘤手术和综合治疗；各种类型脑血管疾病手术和介入治疗；各种类型颅脑、脊椎先天和后天畸形手术和矫正治疗；癫痫、三叉神经痛、面肌痉挛等神经功能性疾病手术治疗。

八、胸心外科

（一）机构设置与队伍

1982年，龙溪地区医院外科设胸心外科专业组，有床位12张，与骨科专业组及口腔科组合病区，有专业医师4名,其中组长1名。1984年6月,龙溪地区医院建立胸心外科重症监护室。2005年,漳州市医院成立胸心外科,有床位24张,有专业医师9名,其中科主任1名。至2011年,胸心外科有床位45张,有专业医师14名(硕士3名),其中主任医师3名、副主任医师4名、主治医师3名、住院医师4名。有科主任1名。

(二)专业技术发展

1959年,龙溪专区医院外科开展低温麻醉下肺叶切除术的动物试验。1960年,外科开展二尖瓣分离术。1963年,外科开展慢性脓胸纤维板剥脱术、脓性心包炎切开引流术。1980年,龙溪地区医院外科开展经食管裂孔食管内翻剥脱术。

1982年,龙溪地区医院胸心外科专业组开展动脉导管未闭手术治疗1例。1983年,胸心外科专业组成功开展二尖瓣分离术6例。1984年6月,在北京阜外医院院长、教授郭加强等指导下,胸心外科专业组成功开展体外循环心脏直视矫治术4例。1985年,胸心外科专业组开展体外循环心内直视手术7例,成功6例。12月,胸心外科专业组在体外循环心内直视下成功摘除巨大左心房粘液瘤。1986年,漳州市医院胸心外科专业组应用经左胸切除食管癌后食管床内食管胃Gambee单层吻合术。成功摘除重275克的右心房巨大粘液瘤,初步掌握体外循环直视手术。1987年,胸心外科专业组开展心脏瓣膜置换术。1989年,胸心外科专业组用隧道式食管胃吻合术,再以邻近大网膜包裹吻合部的方法,成功完成食管胃吻合21例。1990年,胸心外科专业组开展手术切除非小细胞肺癌Ⅰ期并术后化疗。1992年,胸心外科专业组以隧道式吻合法应用于食管癌、贲门癌切除术后的消化道重建。1994年,胸心外科专业组开展重症肌无力的胸腺切除术。1996年,胸心外科专业组开展巨大房室间隔缺损修复术、心包内全肺切除+部分左心房切除术及气管支气管成形术(包括支气管袖状肺叶切除术)。1997年,胸心外科专业组开展先天性心脏病单心房及左上腔畸形,风湿性心脏病二尖瓣、主动脉瓣、三尖瓣狭窄和关闭不全经体外循环行联合瓣膜替换术,提高心脏病患者的生活质量。1998年,胸心外科专业组开展食道支架安置术、左颈胸切口胸中段食管癌切除术、三切口食管癌根治术。

2000年,胸心外科专业组开展三野食管癌根治术、全咽喉食管切除+颈部气管造口术,胃代食管术、结肠代食管术、恶性胸水患者行胸腔镜下胸膜活检+温盐水循环灌注热疗术。2001年,胸心外科专业组开展冠状动脉搭桥术、马方综合征矫治术、胸腔镜辅助小切口肺叶切除术等。2002年,胸心外科专业组开展胸腔镜辅助小切口肺大疱切除术、肺癌肺叶切除术、胸腔镜动脉导管未闭结扎术及经右胸后外三切口加胸骨后隧道颈部食管胃吻合术等。2003年,胸心外科专业组开展漏斗胸胸骨翻转术。2004年,胸心外科专业组开展进展期食管癌术前同期化放疗加手术治疗、发绀型复杂先天性心脏病双向格林术。2005年,漳州市医院胸心外科开展胸段气管肿瘤、气管袖状切除吻合术。2006年,胸心外科开展手辅助胸腔镜食管癌根治术、体外循环心脏主动脉瓣瓣膜置换+冠状动脉旁路移植术、心脏不停跳冠状动脉旁路移植术、胸腔镜下胸交感神经干切断术治疗手汗症、经腹巨大混合型食管裂孔疝返纳修补及胃底折叠抗反流术、胸腔镜肺减容术、双侧同期胸腔镜下肺大疱切除术。2007年,胸心外科开展"主动脉成形+部分主动脉弓替换术"、体外循环二尖瓣成形术、先天性心脏病Ebstein畸形矫正术、针孔式(双孔)胸腔镜交感干切断术治疗手汗症、漏斗胸胸腔镜微创矫正术(NUSS术)等。2008年,胸心外科开展全胸腔镜下肺叶切除术+规范淋巴结清扫术、经胸微创小切口(3厘米)非体外循环房间隔缺损封堵术、扩大主动脉瓣环双瓣膜置换术、升动脉瘤Bentall及Cavbrol术、主动脉瓣狭窄疏通术、心脏生物瓣置换术。2009年,胸心外科开展气管隆突部肿瘤切除+隆突重建术、法洛氏四联症合并先天性膈膨隆一期矫正术、漏斗胸双钢板NUSS矫正术、巨大左心耳瘤切除术、全胸腔镜食管癌根治术。2010年，胸心外科开展全胸腔镜胸腺切除术、连枷胸新型材料内固定术、贲门癌术后复发灶切除+间置结肠胸内移植吻合术、深低温停循环右锁骨下动脉灌注术、胸主动脉瘤切除+升主动脉弓置换+内引流术、肺食管双原发癌同期肺叶及食管根治性切除术、巨大纵膈肿瘤切除+上腔静脉成形术。2011年，胸心外科开展胸腔镜下胸导管结扎术治疗乳糜胸、单孔胸腔镜交感神经干切断术治疗手汗症、单孔胸腔镜胸膜活检术、深低温停循环夹层动脉瘤切除+人工血管置换三分支支架血管植入术、心脏双瓣膜置换+巨大左心房折叠术、右腋下小切口体外循环小儿室间隔缺损修补术。

至2011年，漳州市医院胸心外科主要业务有肺部疾病（包括肺部肿瘤、支气管扩张症、气胸等）、食管疾病（包括食管癌、食管平滑肌瘤、贲门失弛缓症等）、纵隔肿瘤、先天性胸壁畸形、手汗症、胸部外伤、先天性心脏病、获得性心脏病（冠心病、瓣膜病等）等的诊断与治疗，集传统手术、腔镜微创手术、心血管手术等诊疗技术为一体。

九、耳鼻喉科

（一）机构设置与队伍

光绪二十年（1894年），漳州福音医院开设耳鼻喉科。1952年2月，龙溪专区医院设五官科，含眼科、牙科专业。10月，眼科、牙科专业从五官科分出，五官科保留耳鼻喉科专业，有专业医师2名，其中科主任1名。1960年，五官科与中医科、皮肤科组合病区。1962年，龙溪专区医院五官科有床位12张，有专业医师2名。1965年，龙溪专区医院眼科专业重新并入五官科。1973年，龙溪地区医院五官科有专业医师6名，其中科副主任1名。1982年，耳鼻喉科与眼科专业再度分开，重新各自建科。耳鼻喉科有床位11张，有专业医师5名，其中科主任1名。1988年，漳州市医院耳鼻喉科有床位15张，有专业医师6名。1998年，耳鼻喉科有床位20张，有专业医师8名。2005年，耳鼻喉科有床位25张，有专业医师10名。至2011年，耳鼻喉科有床位34张，有专业医师14名（硕士3名），其中主任医师1名，副主任医师、主治医师各4名，住院医师5名。有科主任1名。

（二）专业技术发展

1952年，龙溪专区医院五官科开展颈部肿瘤切除术8例。1955年，五官科应用核黄素治疗慢性萎缩性鼻炎，应用普鲁卡因注射双侧下腭治疗扁桃腺摘除术后疼痛，应用80%甘油注射下鼻甲治疗慢性肥大性鼻炎。1955-1958年，五官科收治白喉患者，采用抗毒素及中药保守治疗，并开展手术治疗。1959年，五官科采用超短波治疗鼻旁窦炎及中耳炎。1963年，五官科开展内植法鼓膜修补术（第Ⅰ型）、乳突根治术、鼻咽部肿瘤摘除术等。1979年，龙溪地区医院五官科开展冷冻治疗肿瘤。1981年，五官科有普通站灯、头灯、国产二氧化碳（CO_2）激光仪、听力计、国产耳显微镜等仪器设备；开展手术项目有鼻息肉摘除术、鼻窦开放术、鼻中隔矫正术、鼻侧切开术、乳突根治术、鼓膜修补术、气管切开术、喉裂开术等。1983年，龙溪地区医院耳鼻喉科开展半喉截除术治疗喉会厌癌，保留发音功能；开展冷热空气内耳功能检查。1985年，耳鼻喉科开展三叉神经痛迷路后径路手术及夹层法鼓膜修补术。

1986年，漳州市医院耳鼻喉科在鼓室成形术中应用自体组织压薄片。1988年，耳鼻喉科采用蝶腭神经封闭治疗过敏性鼻炎；开展经梨状孔径路鼻腔、鼻旁窦肿瘤摘除术，避免手术切口损伤面容；开展耳道扩大及术野内自体组织移植术治疗慢性中耳炎；开展口服雌激素及局部多次注射硬化剂治疗鼻咽血管瘤。1989年，耳鼻喉科开展血清EB-VCA-IGA抗体测定指导鼻咽癌临床治疗；开展喉癌垂直半喉或次全喉切除术后颈皮瓣外加肌瓣修复发音重建术。1991年，耳鼻喉科采用液态氮以喷射方法、单纯冷冻、手术加冷冻治疗颅顶部、颜面、鼻腔、鼻窦、喉腔的上皮癌、腺癌、恶性黑色素瘤、恶性淋巴瘤、血管内皮瘤等恶性肿瘤。1992年，耳鼻喉科应用皮肤扩张术后额正中皮瓣行鼻再造术。7月，耳鼻喉科开展喉癌颈淋巴结转移的根治性颈淋巴结清扫术。1993年，耳鼻喉科开展头颈部肿瘤的综合治疗及慢性中耳炎手术的改进等。1996年10月，耳鼻喉科开展鼻内镜下手术治疗鼻息肉、鼻窦炎，有效提高治愈率；开展甲状腺癌甲状腺全切、声门上喉水平切除修复术，保留患者呼吸、发音功能。1997年11月，耳鼻喉科开展颅面联合进路筛窦肿瘤切除术。1998年6月，耳鼻喉科对患有阻塞性睡眠呼吸暂停综合征的患者行腭咽成形术。

2001年，漳州市医院耳鼻喉科开展咽成形术治疗鼾症；冬菱克栓酶治疗突发性耳聋。2002年，耳鼻喉科开展喉次全切除会厌下移整复术、晚期喉癌喉全切除发音重建安装发音钮术（Blom-Singer发音钮），让患者恢复语言交流功能；在耳鼻咽喉疾病治疗中应用等离子手术系统。2003年4月，耳鼻喉科对中耳恶性肿瘤侵犯颅内、颅底患者行侧颅底手术。7月，耳鼻喉科开展巨大颈静脉球体瘤切除术。2004年，耳鼻喉科开展鼻中隔翻转腭瓣成形术。6月，耳鼻喉科开展纤维支气管镜检查（纤支镜）+气管切开+纤支镜引导下经气管切开口异物取出术。2005年，耳鼻喉科开展喉咽癌切除加带蒂肌瓣修复术；鼻内镜下经鼻腔蝶窦垂体瘤切除术；鼻咽癌（NPC）放疗后颈部转移灶残留的手术治疗等。4月，耳鼻喉科被福建省卫生厅确认为新生儿听力诊断机构和新生儿听力筛查诊断中心，承担辖区内新生儿听力筛查的技术指导、培训工作。2006年，耳鼻喉科开展喉大部切除及双侧颈清扫术；复杂食管异物取出术；切削钻在后鼻喉狭窄及闭锁中的应用。8月，耳鼻喉科开展经鼻内窥镜下海绵窦肿物活检术。12月，耳鼻喉科对病变位于双侧后组筛窦、蝶窦侵犯斜坡、双侧海绵窦的颅底软骨肉瘤患者行鼻锥翻揭进路切除术。2008年1月，耳鼻喉科开展喉咽癌全喉、全食道切除及咽胃吻合术；8月，耳鼻喉科开展鼻内镜下鼻咽巨大血管纤维瘤切除术。12月，耳鼻喉科开展电子鼻咽喉镜检查与治疗。2009年，耳鼻喉科开展咽旁间隙或咽后间隙巨大良性肿瘤经颈侧进路切除术3例。8月，耳鼻喉科开展下咽癌切除及胸大肌肌皮瓣功能重建术。2010年，耳鼻喉科开展鼻内镜下鼻腔鼻窦骨纤维异常增殖症手术2例。2011年12月，耳鼻喉科开展上颌窦癌上颌骨扩大截除+眶内容物剜除+转移同侧额瓣修复术。

至2011年，漳州市医院耳鼻喉科主要设备有鼻内窥镜摄像存储系统3套，国产及美国史赛克、德国MGB鼻内镜和耳内镜共20支，美国史赛克、美敦力动力系统各1台，美国杰西等离子手术系统1套，射频治疗仪1台，微波治疗仪2台，日本潘太克斯电子鼻咽喉镜2条及摄像存储系统，日本奥林巴斯纤维鼻咽喉镜2条及摄像存储系统，德国莱卡手术显微镜2台及摄像存储系统，内镜清洗工作站，美国GSI中耳分析仪，丹麦麦迪生纯音测听仪及耳声发射仪，美国智听脑干诱发电位仪及多频稳态诱发电位检测仪，耳鼻咽喉综合治疗台等。开展耳鼻咽喉及颈部疾病的诊疗，并延伸到前颅底、中颅底、侧颅底、鼻眼相关等区域疾病的诊疗。开展手术项目有胆脂瘤型中耳炎的同期病灶清除及保留骨桥或外耳道软壁的鼓室成形术、听骨链重建术、先天性小耳畸形手术、条栅状软骨鼓膜修补术、耳内镜下鼓膜修补术、中耳癌及侧颅底手术、鼻息肉、鼻窦炎、鼻部良性肿瘤及早期恶性肿瘤的鼻内镜微创手术、鼻内镜下垂体瘤切除术、颅面联合进路前颅底肿瘤切除术、鼻锥翻揭进路中颅底肿瘤切除术、上颌窦癌的切除及颞肌瓣修复术、喉癌的各种类型切除及修复术；喉全切除术后发音重建术；显微支撑喉镜手术、复杂的气管支气管、食管异物取出术、各种类型的颈淋巴结清扫术、经颈侧进路咽旁间隙肿瘤切除术、巨大颈静脉球体瘤手术、咽胃吻合术、阻塞性睡眠呼吸暂停低通气综合征的腭咽成形术及等离子射频消融术。

十、眼科

（一）机构设置与队伍

漳州协和医院开设眼耳鼻喉科，由外科医师开展诊疗和手术。1952年10月，龙溪专区医院眼科与耳鼻喉科分开，独立建科，有床位10张，有专业医师1名。1960年，眼科有床位10张，与中医科、五官科、皮肤科组合病区；有专业医师4名，其中科副主任1名。1965年，眼科并入五官科。1982年，龙溪地区医院眼科再次从五官科分出，有床位11张，有专业医师3名，其中科副主任1名。2000年4月，漳州市医院眼科独立设置专科手术室，配置眼科手术器械、眼科手术显微镜，有手术间3间，其中准分子激光手术间1间。2002年12月，漳州市眼科中心成立，挂靠漳州市医院。属非法人单位，与漳州市医院眼科实行两个牌子一个机构，眼科门诊有眼科技师2名。2005年4月，眼科病区独立，与眼科手术室一起迁至门诊综合楼第六层。至2011年，眼科有床位30张，有专业医师11名（硕士2名），其中主任医师2名、副主任医师3名、主治医师1名、住院医师5名。有科主任1名。眼科门诊有技师2名。

（二）专业技术发展

1952年以前，漳州协和医院时期的眼科主要开展白内障、结膜炎、角膜溃疡、睑内翻、角膜炎、全眼球炎、沙眼、翼状胬肉、青光眼、虹膜炎、角膜白斑等常见病的诊疗和手术，一般在门诊完成。1954年，龙溪专区医院眼科开展针灸法治疗老年性白内障。1956年，龙溪专区医院眼科开展平流电治疗眼屈光不正、封闭法治疗睑腺炎。1959年，眼科应用药物"可的松"眼球后注射疗法治疗眼后眼疾；开展砂眼的调查防治。1972年，龙溪地区医院眼科开展针拨术、针拨套出术及吸出术治疗白内障。

1981年，龙溪地区医院眼科添置国产眼震电图仪，用于辅助诊断眩晕。1982年，眼科应用眼底荧光血管造影技术，辅助诊断多种眼底疾病。1983年，眼科开展眼前部及眼底彩色照相技术和白内障、青光眼、视网膜脱离等非显微手术。1985年，眼科应用硅胶粘连法取出白内障患者的晶体。

1989年，漳州市医院眼科采用聚肌胞球后注射治疗病毒性角膜炎。1990年，眼科开展显微手术，白内障囊外摘除联合人工晶状体植入术。1991年，眼科应用PMMA角膜接触镜矫正单眼白内障术后无晶体眼的视力。1992年，眼科开展中西医结合治疗病毒性角膜炎；诊治罕见先天性无虹膜并晶体异位、青光眼1例。1993年，眼科应用二氧化碳（CO_2）多功能冷冻机开展视网膜脱离修复手术；应用荧光素血管透照法对初诊为各种眼底病的患者24例进行观察，将眼底病的诊断推进到动态的毛细血管水平上。1995年，眼科开展角膜移植术。1996年，眼科添置4孔无影灯。1997年，眼科添置压平眼压计和瑞士莱卡裂隙灯。1998年，眼科开展白内障超声乳化吸除人工晶状体植入术。1999年，眼科添置电脑验光曲率计。开展眼底激光治疗眼底病、玻璃体切割术。

2000年，漳州市医院眼科添置日本森井抽湿机及日本拓普康眼底照相机。2001年，眼科添置眼电生理仪及全电脑自动视野计，开展青光眼复合式小梁切除术、眼电生理、电脑视野检查等诊疗。2002年，眼科添置德国莱卡非接触式眼压仪、不锈钢麻醉台、三面镜、检眼镜片箱；添置眼A/B超，对病灶位置进行准确定位并对屈光介质浑浊的患者进行眼内病灶检查；开展睫状体光凝、开角型青光眼的治疗。2004年，眼科添置B超记录仪。采用复发性胬肉切除术＋粘连松解＋羊膜移植术治疗复发性胬肉伴睑球粘连。2005年，眼科添置间接眼底镜、裂隙灯显微镜、视标投影仪、YT10综合仪器台、裂隙灯示教镜及分光器。开展准分子激光治疗近视、特发性黄斑裂孔的玻璃体切割＋内界膜切除术。

至2011年，漳州市医院眼科主要设备有瑞士眼科手术显微镜、美国眼力健白内障超声乳化仪、博士伦玻璃体切除机和日本尼德克准分子近视激光治疗系统，YAG和半导体眼底激光系统、CO_2冷冻机、数字眼底荧光血管造影机、眼科A/B超声波检查仪和超声生物显微镜、非接触眼压计、眼电生理检查系统和视野计、电脑验光仪等眼科诊疗设备。开展白内障冷超声乳化手术、玻璃体切割术、准分子激光近视手术、视网膜脱离复位术、眼底激光治疗和角膜、干细胞以及羊膜移植手术及青光眼诊疗、眼外伤、眼肿瘤和整形手术。眼科手术室有手术间3间，其中准分子激光手术间1间。手术床3台，眼科手术显微镜2台，还有超声乳化仪、高速玻璃体切割机、准分子激光、眼内激光仪器等眼科手术仪器。

十一、口腔科

（一）机构设置与队伍

1952年10月，龙溪专区医院成立牙科，有诊疗室1间，有牙科医师2名。1953年，龙溪专区医院牙科更名为口腔科。1954年，口腔科有专业医师、技术员各1名。1962年，口腔科开设病房，有床位2张，有专业医师2名。1979年，龙溪地区医院口腔科有床位10张，有专业医师3名，其中科主任1名。有医士2名。1982年，口腔科与骨科、胸心外科专业组合病区，有床位10张。口腔科门诊迁至当时的门诊大楼（2005年改为"医技楼"）第三层。2005年，漳州市医院口腔科门诊迁至门诊综合楼第五层，病房与耳鼻喉科组合病区，位于门诊综合楼第八层。至2011年，漳州市医院口腔科有口腔内科、口腔颌面外科专业，设口腔修复、口腔正畸、口腔种植专科门诊、口腔X线室，已成为专业齐全的综合性科室。有专业医师17名（硕士2名），其中主任医师、副主任医师各2名，主治医师9名、住院医师4名。口腔科门诊有技师1名。有科主任1名。口腔颌面外科有床位14张。

（二）专业技术发展

漳州福音医院和漳州协和医院时期，口腔疾病的治疗仅开展龋齿充填、拔牙术、颌面部小手术（如颌骨囊肿的治疗、唇裂修补术等）。1952年10月，龙溪专区医院牙科有牙科椅2张。开展腮腺脓肿切开术。1955年，龙溪专区医院口腔科应用普鲁卡因、青霉素混合治疗冠周炎及齿槽脓肿。1956年，口腔科开展封闭疗法。1957年，口腔科采用电疗器治疗龋齿，穴位注射普鲁卡因治疗牙痛。1962年，口腔科有牙科综合治疗台2台，牙科椅4张。1974年，龙溪地区医院口腔科开展牙再植术、下颌骨折的牙间结扎固定术、牙齿根管治疗术。1975-1980年，龙溪地区医院口腔科开展腮腺区域手术、上颌骨部分切除术、唇腭裂修补术、牙体牙髓病治疗、复杂牙拔除术、可摘局部义齿修复及固定义齿修复等各项口腔专业技术。

1980-1984年，龙溪地区医院口腔科开展保留面神经的腮腺及肿瘤切除术、唇颊部鳞癌原发病灶切除＋舌骨上淋巴结清扫术、大型小儿口底部淋巴管瘤切除术。1984年后，龙溪地区医院口腔科采用肌蒂型胸大肌肌皮瓣修复舌癌、口底癌、牙龈癌、颊粘膜癌、腮腺癌（累及皮肤）术后口腔颌面组织缺损；采用全额瓣修复颊粘膜癌术后口内缺损、眶下皮肤癌术后面部皮肤及部分鼻翼缺损以及上颌牙龈癌累及皮肤术后鼻颊口腔穿通缺损；采用腭瓣修复硬腭粘液表皮样癌或外伤造成硬腭缺损，采用颈阔肌皮瓣修复颊粘膜癌、上颌牙龈癌术后口腔颌面组织缺损；应用显微外科技术行前臂游离皮瓣修复舌癌术后半侧舌缺损，游离髂骨肌瓣修复造釉细胞瘤术后半侧下颌骨缺损。1986年，漳州市医院口腔科添置使用口腔科高频铸造机。1987年，口腔科开展前壁游离皮瓣舌半侧修复术及腮腺区等距肌蒂根部较远部位缺损的修复；采用带旋髂深动脉游离髂骨肌瓣修复下颌骨缺损；采用"头肩绷带"固定法以保持肌蒂有一定的松弛度，保障肌皮瓣供血；开展晚期舌癌舌颌颈联合根治术，应用胸大肌肌皮瓣修复行舌再造术。1988年，口腔科开展带状肌瓣修复口腔颌面缺损手术，采用包括解剖口轮匝肌、修复鼻底裂、全面修复牙槽嵴裂的唇裂等新术式治疗婴幼儿先天性唇裂。1989年，口腔科开展光固化牙体美容修复术。1990年，口腔科开展全舌再造术、双侧颞下颌关节强直的关节成形术、下颌骨肿瘤切除后煮沸再植术、腮腺深叶肿瘤（波及软腭、咽侧壁）的切除术以及唇裂改良Millard术等。1992年，口腔科开展胸三角肌皮瓣修复术、血管瘤缝扎注射法等手术。1996年，口腔科开展牙冠窝沟封闭防治龋齿。2004年，口腔科开展口腔颌面部恶性肿瘤功能性颈清扫加皮瓣Ⅰ期修复，颞颌关节强直的关节成形术等。2006年，口腔科在前牙美容修复中应用3M树脂，开展前牙深覆牙合的不拔牙矫治、口腔颌面部晚期恶性肿瘤的综合治疗等。

2007-2011年，漳州市医院口腔科开展各种疑难牙体牙髓病的牙根管治疗、牙周病及黏膜病的综合治疗；开展前牙美容修复、复杂病例咬合重建修复、全瓷修复、精密附着体修复技术及各种种植修复技术；开展常见错牙合畸形的矫治，错颌畸形的预防性、阻断性矫治、错牙合畸形早期生长控制和颌骨矫形治疗及成人正畸等；开展牙及牙槽外科、口腔颌面部肿瘤联合根治及各种游离、带蒂骨肌皮瓣术后缺损修复。

至2011年，漳州市医院口腔科主要医疗设备有牙科综合治疗台18台、进口牙片机、进口全景X光头颅投照系统、Digora数字影像系统、口腔颌面外科动力系统、超声洁牙机8台、喷沙洁牙机1台、各种光固化机8台、各种根管测量仪4台、银汞调和器2台、全自动根管治疗机、超真空成形机、各种技工打磨机、意大利烤瓷铸造机、美国烤瓷炉、ITI双马达种植机、ITI种植系统全套工具等；拥有较完善的消毒系统：Melag灭菌器、卡式灭菌器、精密节能干燥箱、超声波清洗机、手机清洗机、印模清洗机；三维根充1套、根管马达5台；材料选用国内外知名品牌产品，如Straumann种植系统、Ni-Ti根管器械、康特纤维桩、贺利氏光固化复合树脂、3M及登士柏树脂、窝沟封闭剂、日本富士玻璃离子系列、进口根管充填材料、Gluma黏结剂、脱敏剂、寒天印模材料、碧兰麻等。

十二、手术室

（一）机构设置与队伍

光绪十三年十二月初八（1888年1月20日），漳州福音医院始设手术室，有手术间1间。民国27年（1938年），漳州协和医院手术室有专职手术护士1名。1949年，漳州协和医院手术室迁至"工"字形红砖楼第三层。1957年，龙溪专区医院手术室有副护士长1名、手术护士2名。1962年，龙溪专区医院有手术间4间，手术床5台，有护士长1名、手术护士4名。1982年后，龙溪地区医院手术室护士与外科相关专业组医师到上海、北京、广州、武汉进修学习，提高手术配合与护理的精准度。1983年，手术室迁至门诊大楼（2005年改为医技楼）第四层，有手术间10间、手术床10台，其中心脏手术专用手术间1间。有护士长1名、手术护士10名。1988年，漳州市医院手术室有护士长1名、手术护士20名。

1996年，漳州市医院手术室迁至病房楼第十二层，有手术间10间，其中心脏手术专用手术间1间，"工"字形红砖楼第三层设手术间4间；有护士长1名、手术护士32名。2000年4月，漳州市医院手术室有手术间13间。独立设置眼科手术室，归属眼科管理。2007年，手术间增至17间，有手术护士42名。2009年10月，手术室有护士长2名、手术护士12名，分骨科组、神经外科组、泌尿外科组、妇产科组、普外一科组、普外二科组、普外三科组、胸心外科组、五官口腔科组；有心脏手术、神经外科手术、腔镜手术、肾移植手术、骨科手术、胸外科手术、血管外科手术等专科手术护士。已初步形成专科手术亚专业护理人才梯队，配合临床各科成功开展各种复杂专科手术。

至2011年，漳州市医院手术室有手术间18间、手术床17台，其中无菌层流手术间5间、心脏专用手术间1间、腔镜系统专用手术间5间；有护理专业技术人员47名，其中副主任护师2名、主管护师11名、护师21名。有正、副护士长各1名。

（二）主要设备

1952年，龙溪专区医院手术室添置万能手术台、手术无影灯、电刀、冰箱等设备。1955年，手术室添置手术床1台。1962年，手术室添置移动无影灯。1972年，手术室添置77型电刀。

1982年12月，龙溪地区医院手术室的手术间配置无影灯、电刀、电动中心吸引器、中心给氧装置。1983年，手术室设心脏手术专用手术间1间，有摄像机1台，屋顶设计为玻璃罩供观摩手术操作，并利用锅炉房管道输送蒸汽调节手术间温度。1988年，漳州市医院手术室添置纤维胆道镜。1994年，手术室添置腹腔镜系统。1997年，手术室设层流手术间；心脏手术专用手术间有心脏手术专用手术床、体外循环机及发电机各1台、中心吸引器、高频电刀1架、无菌器械桌及无影灯。1998年，手术室添置血液回收机，配置骨科、神经科专用手术床、骨科牵引床等，每个手术间均安装中心吸引管道，各种功能不断完善。1999年，手术室添置美国STYKER电视胸腔镜。

2000年，漳州市医院手术室添置立体定向手术器械。2003年，手术室添置史赛克988摄像系统3套，蛇牌摄像系统1套。2007年，漳州市医院手术室的每间手术间有多功能手术床、中心吸引器、高频电刀、无菌器械桌、无影灯；手术室添置超声刀、史赛克1088摄像系统2套。2008年，手术室腔镜系统设备增至7套，配置腔镜清洗消毒台；添置神经外科蔡氏显微镜术中电生理监测仪、经蝶垂体瘤手术器械、妇科等离子双极内窥镜系统（PK刀）及工作站系统；更新宫腔镜治疗仪、普外大隐静脉激光治疗仪、胆道镜体外冲击波碎石机、五官科显微镜手术动力系统、胸科微创手术腔镜、输尿管镜、经皮肾镜、骨科关节镜、关节手术器械、气化仪及各种显微器械。2009年，手术室添置史赛克1188高清摄像系统2套。2011年，手术室添置超声刀6台、纵膈腔镜1台、史赛克1288高清摄像系统2台。

至2011年，漳州市医院手术室主要设备有高频电刀17架、超声刀6台、C臂机2台、电动气压止血带、各科专用手术床、万能手术头架、切削钻、关节手术器械、骨科关节镜气化仪、显微器械、蔡氏神经显微镜、大隐静脉激光治疗仪、胆道镜体外冲击微波碎石、胸科微创手术腔镜、高清数字化纵膈腔镜、电动胸骨锯、输尿管镜、经皮肾镜、等离子消融器、宫腔镜治疗仪、PK刀、体外循环机、低温等离子灭菌器、快速高压灭菌器、全自动器械清洗机、自动洗手池、腔镜系统清洗消毒台、发电机等设备，同时配置显微镜手术动力系统、超声气压弹道碎石系统、前列腺电切等离子系统、蛇牌及西山动力系统、高清摄像系统、妇科工作站系统等。能够配合外科开展各专科相关手术。

十三、麻醉科

（一）机构设置与队伍

漳州福音医院和漳州协和医院时期，手术由外科医师或护士协助实施麻醉。1958年，龙溪专区医院选派医师1名到广州中山医学院附属中山医院麻醉科进修学习，回院后任专职麻醉医师。此后，龙溪专区医院陆续调入医师2名从事专职麻醉工作。设麻醉专业组，归属外科管理。1980年1月，龙溪地区医院成立麻醉科，有麻醉医师3名、麻醉护士1名，其中有科室负责人1名。1980年后，麻醉科医师与外科相关专业组医师到上海、北京进修学习，逐渐培养麻醉亚专业医师，为各种手术提供保障。1993年，漳州市医院麻醉科有麻醉医师11名，其中科主任1名。麻醉医师通过进修学习初步形成麻醉各专业人才梯队。至2011年，漳州市医院手术室有手术间18间、麻醉恢复室有床位6张，有麻醉医师27名（硕士2名），其中主任医师1名、副主任医师3名、主治医师10名、住院医师13名，有麻醉护士5名。有科主任1名。

（二）专业技术发展

民国31年（1942年），漳州协和医院外科开展全身麻醉88例，局部麻醉（以下简称局麻）412例。民国34年（1945年），外科开展脊髓麻醉。民国35年（1946年），外科开展全身麻醉33例，腰麻37例，局麻195例，应用硫喷妥钠麻醉8例。民国37年（1948年），外科开展蛛网膜下腔阻滞麻醉34例，局部麻醉719例，硫喷妥钠麻醉4例。1949年，漳州协和医院外科开展全身麻醉123例，局麻500例，腰麻25例，静脉麻醉24例。

1954年，龙溪专区医院外科开展乙醚面罩点滴开放吸入麻醉。1956年，外科开展硫喷妥钠静脉麻醉应用于上、下腹部手术和乳腺手术，硫喷妥钠肌内注射麻醉应用于小儿手术。1958年，龙溪专区医院麻醉专业组开展普鲁卡因蛛网膜下腔的阻滞麻醉。1959年，麻醉专业组开展气管内麻醉和硬脊膜外麻醉。1960年，麻醉专业组开展低温麻醉。1963年，麻醉专业组开展高位硬膜外麻醉应用于甲状腺手术。1968年，麻醉专业组开展清醒气管插管全身麻醉。1972年，麻醉专业组开展连续硬膜外低位麻醉。1974年，麻醉专业组配置"103"型麻醉机3台；应用普鲁卡因静脉麻醉，开展中药麻醉。1974-1978年，麻醉专业组应用针刺麻醉完成甲状腺手术、剖宫产手术。1975年后，麻醉专业组开展各种神经阻滞麻醉、硬膜外中、高位麻醉、蛛网膜下腔阻滞麻醉，对术中患者采用眼看、耳听等人工方法进行监测。

1980年，龙溪地区医院麻醉科选派麻醉医师与不同外科专业医师到上海中山医院、上海口腔医院、上海华山医院进修学习后，麻醉科成立神经外科麻醉、口腔科麻醉、心血管麻醉、体外循环麻醉等4个专业组，使手术麻醉更专业化。1983年，麻醉科开展经皮锁骨下静脉或颈内静脉穿刺置管监测中心静脉压（CVP）、经皮桡动脉穿刺置管监测平均动脉压（MAP）等麻醉监护技术，并推广于临床危重病例抢救与大型手术的术中、术后监测。配合心脏外科医师开展体外循环下心内直视手术的动物实验10例。1984年，麻醉科在北京阜外医院院长郭加强及其心血管团队专家的指导下开展体外循环下心内直视手术，由麻醉科负责小儿先心矫正术、心脏瓣膜置换术、左房粘液瘤等心脏手术麻醉，并承担体外循环工作。根据北京阜外医院心血管麻醉指南，以大、中剂量芬太尼和肌松药制定的麻醉方案，在短时间内达到平稳、快速的麻醉效果，并重视心肌保护，使心脏能尽快复跳，改变鱼精蛋白的给药途径，减少鱼精蛋白的副反应，更好地应用于重症心脏瓣膜置换术的麻醉。1993年，漳州市医院添置德国西门子麻醉机及国产麻醉机各1台，监护仪2台。麻醉科开展氯胺酮—普鲁卡因静脉麻醉，应用于小儿烧伤手术。是年，麻醉科开展单次硬膜外术后镇痛。1994年，麻醉科配置多功能麻醉机及心电监护仪各8台；开展小儿外科麻醉。1996年，麻醉科应用气管插管、大剂量硫喷妥钠治疗造影剂严重毒性反应、癫痫持续状态的患者。1997年，麻醉科开展双腔支气管麻醉、肾移植手术麻醉及嗜铬细胞瘤手术麻醉。2001年，麻醉科开展颈内静脉放置漂浮导管，术中监测肺嵌入压、心排量，完成冠状动脉搭桥术及复杂心血管外科手术的麻醉。2002年，麻醉科开展星状神经节阻滞减少气管插管应急反应、治疗顽固性呃逆。2004年4月，麻醉科开展肝移植手术麻醉。是年，在每个手术间配置德尔格麻醉机及惠普心电监护仪各1台；小儿外科麻醉、胸外科麻醉、心血管外科麻醉形成人才梯队。2005年，麻醉科开展喉罩和纤维支气管镜技术，解决困难气管插管和双腔管定位问题。2010年7月，麻醉科建立麻醉恢复室（PACU），配置麻醉机2台、监护仪4台，专人管理，年收治术后复苏患者5000例。

至2011年，漳州市医院麻醉科设有麻醉恢复室和各类手术间18间，配有德尔格多功能麻醉机含气体监测仪20台，心电监护仪含血流动力学监测24台，体外循环机及心电除颤仪各2台，纤维支气管镜、支撑喉镜、可视喉镜、光学纤维喉镜、神经刺激仪及肌松监测仪各1台；设小儿外科麻醉、神经外科麻醉、口腔外科麻醉、心脏外科麻醉、体外循环、器官移植麻醉、泌尿外科麻醉、胸科麻醉等麻醉专业及疼痛治疗专业。能完成各类危重疑难病例的麻醉工作，如心脏手术（先天性心脏病矫正术、心脏瓣膜置换术、心脏冠状动脉搭桥术），胸腹主动脉瘤手术，布加氏综合征根治术、先天性胆道闭锁、先天性食管闭锁一期修复术、先天性膈疝等疑难、重大手术的麻醉处理。开展纤维支气管镜应用于双腔支气管插管定位，七氟醚在小儿麻醉中的应用，超声引导下神经阻滞和静脉穿刺置管术等多项技术。

十四、外科重症监护室（SICU）

（一）机构设置与队伍

1984年，龙溪地区医院外科建立胸心外科重症监护室，由胸心外科专业组医师负责诊疗工作。1998年10月，漳州市医院设外科重症监护室（SICU），有床位3张，由麻醉科主任兼任科主任，有专业医师2名。至2011年，外科重症监护室有床位17张，有专业医师10名（硕士2名），其中副主任医师2名、主治医师1名、住院医师7名。有科主任1名。

（二）专业技术发展

1984年始，龙溪地区医院胸心外科重症监护室开展心脏病外科术后的监护技术，成功监护体外循环心脏直视矫治术患者4例。1985年，龙溪地区医院开展心导管检查4例，监护重症心血管病患者44例，取得较好成效。1998年，漳州市医院外科重症监护室（SICU）配备西门子900C呼吸机、心脏起搏器、除颤仪，可独立完成经口、鼻气管插管、深静脉穿刺置管、动脉穿刺置管、紧急气管切开、床边胸腔闭式引流等操作，可熟练进行动静脉压力监测。1999年，外科重症监护室（SICU）开展肠内、肠外营养治疗。

2001年，漳州市医院外科重症监护室（SICU）添置德国产德尔格呼吸机，可进行多种先进模式转换，可进行从早产儿到成人、从无创到有创的机械通气治疗，开展包括呼吸波形等项目在内的呼吸力学检测，应用肺保护、肺复张策略治疗严重成人急性呼吸窘迫综合征（ARDS）患者。开展冠状动脉脉搭桥术的术后监护及治疗。2002年，外科重症监护室（SICU）应用APACHE II评分评估多器官功能障碍综合征患者的危重度并指导治疗。2004年，外科重症监护室（SICU）开展医院首例肝移植的术后监护及治疗。2005年，外科重症监护室（SICU）开展紧急逆行性气管插管技术。2007年，外科重症监护室（SICU）添置信息中央站；开展中心静脉血氧饱和度监测。12月，外科重症监护室（SICU）自主放置漂浮导管进行血流动力学监测，结合部分组织氧代谢项目的监测，提高重症患者救治水平。2008年4月，外科重症监护室（SICU）添置PB840型呼吸机，开展口腔闭合压监测（P0.1）、浅快呼吸指数及呼吸力学趋势图监测。6月，外科重症监护室（SICU）自主开展脉搏指示连续心排量监测（PiCCO）。2009年，外科重症监护室（SICU）添置奥林巴斯纤支镜、床旁血液净化仪等仪器设备，开展床旁纤支镜插管及肺泡灌洗、连续性肾脏替代治疗（CRRT）、经皮穿刺气管造口术等操作及护理，救治严重多器官功能障碍综合征（MODS）患者。2010年，外科重症监护室（SICU）应用俯卧位通气治疗重症ARDS患者。于2011年应用血浆置换技术治疗肝功能衰竭患者。

至2011年，外科重症监护室（SICU）主要收治范围涵盖外科各专业、各种手术术后危重患者，特别是多器官功能衰竭的患者抢救、治疗和护理，提高救治存活率。

第三节　妇产科

一、妇科

（一）机构设置与队伍

漳州福音医院设妇产科，患者由外科医师诊治。民国28年（1939年），漳州协和医院有妇产科医师1名。民国35年（1946年），妇产科有病房2间，床位4张。1951年，漳州协和医院妇产科有床位5张。1952年，龙溪专区医院妇产科床位增至28张。1957年，妇产科有专业医师3名，其中科主任1名。1962年，妇产科有床位31张，专业医师5名。1973年，龙溪地区医院妇产科有专业医师8名。1982年，妇产科有床位45张，有专业医师13名，其中科主任1名。1998年，漳州市医院妇产科有床位66张。

2006年8月，漳州市医院妇科从妇产科分出独立建科，有床位59张，有专业医师6名，其中主任医师2名、副主任医师1名、主治医师2名、住院医师1名。有科主任1名。至2011年，漳州市医院妇科有床位59张，有专业医师10名（硕士2名），其中主任医师3名、副主任医师2名、主治医师2名、住院医师3名。有科主任1名。

（二）专业技术发展

漳州福音医院和漳州协和医院时期，妇科主要治疗宫颈疾病、前庭大腺囊肿、输卵管炎及痛经等妇科疾病；妇科手术由外科医师承担。1952-1958年，龙溪专区医院妇产科采用经阴道广泛游离修补术治疗尿道生殖瘘，开展卵巢囊肿切除术、囊肿切开术、腹式子宫切除术、子宫诊刮术，腹部术式切除子宫肌瘤，采用刮宫术治疗葡萄胎，单侧输卵管切除手术治疗异位妊娠，应用阴道涂片查找肿瘤细胞及检查卵巢功能，开展白带常规检查。1957年，妇产科开展阴式子宫切除术、宫颈糜烂电烙疗法，不孕症输卵管通气及酚红试验、X线盆腔造影术。1958年，妇产科开展经膀胱修补膀胱阴道瘘。1959年，妇产科开展无水酒精治疗子宫脱垂，应用黄檗粉、蛇床散治疗滴虫性阴道炎；开展防癌普查妇科体检。1965年，妇产科应用球海绵体肌脂肪垫移植修补术治疗严重尿瘘及尿道缺损。1979年，龙溪地区医院妇产科自制电子测环取环钩，用于探测和取出宫内金属节育环，有助于诊断异位环、断环及环嵌顿，具有较高实用价值；应用腹阴联合切口及腹膜瓣或子宫浆膜瓣插入法治疗膀胱阴道瘘及膀胱子宫瘘；开展子宫颈糜烂冷冻疗法。1982年，龙溪地区医院妇产科开展激光治疗子宫颈管糜烂。

1986年，漳州市医院妇产科开展宫颈癌、子宫内膜癌根治术。于1990年开展药物流产。1991年，妇产科配合钴60放疗治愈恶性葡萄胎膀胱转移1例。1992年，妇产科与外科协作开展显微外科输卵管复通术和两性畸形矫形术；采用红藤煎剂中西医结合保留灌肠治疗慢性盆腔炎；采用新霉素气雾剂治疗宫颈糜烂。1995年，妇产科开展显微外科自体卵巢移植。1997年，妇产科开展单次腹腔插管化疗治疗卵巢癌。1998年，妇产科开展宫颈癌根治术，卵巢癌肿瘤细胞减灭术；应用腹腔镜治疗宫外孕、卵巢良性肿瘤等。1999年，妇产科开展腹腔镜手术治疗子宫肌瘤、子宫内膜异位症、不孕症等；宫腔镜与腹腔镜联合手术检查治疗不孕症，宫腔镜子宫粘膜下肌瘤电切、畸形子宫的矫正；开展经阴道子宫切除阴道前后壁修补治疗盆腔脏器脱垂。

2000年，漳州市医院妇产科设置更年期、不孕不育、宫颈等专科门诊；开展阴道镜技术。2001-2005年，开展乙状结肠代阴道术；开展腹腔镜辅助下阴式子宫切除术、子宫热球仪治疗功血症等；开展宫颈液基细胞学（LCT）检查；开展超高频电波刀（LEEP刀）宫颈环切及腹腔镜下全子宫切除术；开展非脱垂阴式全子宫切除术及无痛人流术。

2006年，漳州市医院妇科开展经阴道次全子宫切除术、经阴道子宫肌瘤剔除术。2009年，妇科开展自体微粒口腔粘膜移植阴道再造术；开展外阴癌的手术治疗。2010年12月，漳州市医院成立辅助生殖中心，通过福建省卫生厅专家组评审验收。2011年10月，开展首例夫精人工授精技术获得成功。是年，妇科开展无张力吊带治疗尿失禁手术、盆腔脏器脱垂网片修补盆底重建手术；开展高危型HPV检测、细菌性阴道病检测。8月，妇科开展射频消融治疗子宫肌瘤、功血症；开展各种妇科恶性肿瘤的综合治疗，延长晚期肿瘤患者的生存期。

至2011年，漳州市医院妇科有光学阴道镜、光电一体阴道镜各1台；宫腔治疗镜及宫腔检查镜各1套，腹腔镜3套，自凝刀、高频电刀、微波治疗仪及B超机各1台；主要业务有妇科各种常见病及疑难杂症的综合治疗，可开展腹腔镜下盆腔粘连松解、输卵管切除、卵巢肿瘤剔除、子宫肌瘤剔除、全子宫切除、盆腔淋巴结清扫等，宫腔镜下子宫内膜息肉切除、粘膜下肌瘤切除等，微创手术占妇科总手术例数的85%；阴道镜用于宫颈癌前病变、宫颈癌的早期诊断；开展高难度手术，如复杂子宫切除、非脱垂阴式子宫切除、宫颈癌根治术、卵巢癌根治术等。

二、产科

（一）机构设置与队伍

2006年8月，漳州市医院产科从妇产科分出独立建科，有床位74张，有专业医师7名，其中科主任1名。至2011年，漳州市医院产科有床位74张，有专业医师11名（硕士1名），其中主任医师2名、副主任医师3名、主治医师2名、住院医师4名。有科主任1名。

（二）专业技术发展

漳州福音医院和漳州协和医院时期，产科手术由外科医师承担和指导，产科门诊主要开展产前宣传和产后护理指导，多数产妇选择家庭分娩，个别产妇到医院诊疗和住院分娩。民国31年（1942年），产科收住孕产妇29例，其中异常分娩5例、手术3例。民国34年（1945年），收住孕产妇18例，其中异常分娩4例、手术4例。1949年，漳州协和医院妇产科收住孕产妇65例，其中异常分娩5例，手术12例。1952年，龙溪专区医院妇产科添置婴儿床16张、保暖箱1台。开展无痛分娩、剖腹产术、胎盘剥离术、低位产钳术、内倒转术、毁胎术。1953年，妇产科开展子宫次全/全切除术、子宫破裂缝合术。1955年，妇产科开展家庭访视、妇婴卫生宣传及孕妇产前检查。施行外倒转术及侧卧与膝胸卧法纠正异常胎位。1956年，妇产科采用脐带夹处理新生儿脐带，推行新生儿出生后6小时开始哺乳。1959年，妇产科使用中药安胎汤治疗先兆流产、早产。

1978年，龙溪地区医院妇产科开展羊膜腔内注射依沙吖啶终止中晚期妊娠。

1982年，妇产科编写《产科疾病处理常规》，对产科的一些常见病处理诊疗进行规范；采用中西医结合治疗重度妊娠中毒症。1983年，妇产科开展各孕周孕妇血清、羊水、脐血AFP的正常值检查及探讨异常情况时AFP的水平。1984年，妇产科开展产钳助产。1985年，妇产科开展人胎盘泌乳素（HPU）放射免疫测定及腹膜外剖宫术。

1990年，漳州市医院妇产科应用东莨菪碱及复方丹参治疗新生儿硬肿症。1991年，妇产科采用胎儿胎心电子监护、B超检测及胎动计数波形等对晚期妊娠进行综合监护，全面反映宫内胎儿情况，及时终止妊娠，减少新生儿窒息率和围产儿死亡率。1993年10月21日，漳州市医院获中华人民共和国卫生部、联合国儿童基金会、世界卫生组织联合授予"爱婴医院"荣誉称号。1994年，妇产科应用火箭电泳自显影测定法进行母血或羊水甲胎蛋白含量测定，筛查胎儿开放性神经管畸形；开展无痛分娩、药物流产技术、下腹部横切口剖宫产术。1995年，妇产科应用利凡诺羊膜腔注射及钳刮术引产。1997年，妇产科开展B超引导下行疑难的羊水过少的羊膜腔注射依沙吖啶引产。2005年，妇产科开展新生儿疾病筛查，宫腔纱布填塞及术中子宫B氏缝合法治疗产后出血。

2006年，漳州市医院产科配有中央电子胎儿监护系统1套。开展新生儿听力筛查。2007年，产科开展新生儿抚触、游泳、洗澡、胆红素测定；开展孕中期孕妇的妊娠期糖尿病筛查，对妊娠期糖尿病孕妇进行跟踪治疗。2008年，产科开展产前诊断技术，设产前咨询门诊及孕产妇营养专业门诊；应用阴道水囊填塞法治疗产后出血。2009年，漳州市医院产科门诊配有中央电子胎儿监护系统、中心空调、中心给氧、中心吸引及卫生设备；漳州市产前诊断机构在漳州市医院成立并试运行，与福建省产前诊断中心及8县（市）2区构建三级产前诊断网络。通过羊膜腔穿刺、脐带血穿刺、染色体基因诊断、三维彩超、唐氏筛查等检查发现胎儿染色体缺陷、胎儿畸形，进行胎儿遗传病的诊断；开展新式剖宫产、难产接生及全麻下无痛人流等技术。并应用髂血管及子宫动脉栓塞治疗产后出血。2010年7月6日，漳州市产前诊断机构通过福建省卫生厅产前诊断质控中心的评审验收。是年，产科添置全自动时间分辨荧光免疫分析系统、全自动染色体细胞遗传工作站、二氧化碳培养箱及倒置显微镜等设备，完成产前筛查5827例，产前超声筛查1795例，产前筛查高风险273例，产前超声诊断19例，介入性产前诊断290例，查出胎儿各种染色体异常13例。2011年，漳州市医院产科开展可视人流技术，采用妊娠高血压监测筛查系统筛选妊娠高血压疾病高危人群并指导治疗。

至2011年，漳州市医院产科主要业务有产前咨询、遗传咨询、母乳喂养、孕产妇营养等专科门诊；开展无痛人流、可视人流、上环等计划生育项目；开展诊断性刮宫术、粘膜下肌瘤剔除、宫颈活检技术；开展产前筛查、产前诊断技术；开展新生儿疾病筛查、听力筛查、胆红素测定、新生儿智护训练；开展剖宫产、顺产及难产接生、子宫次（全）切除技术；各种妊娠合并症及并发症的治疗和危重孕产妇急救。

第四节 儿科

一、机构设置与队伍

漳州福音医院和漳州协和医院设儿科门诊，10岁以下小儿男性患者收住女性病房。1954年，龙溪专区医院儿科病房有床位30张，有专业医师3名，其中科主任1名。1960年，儿科有专业医师6名。1963年，儿科有床位35张，有专业医师7名。1979年，龙溪地区医院儿科有床位45张。1980年，儿科有床位60张，分血液肾脏病组、心肺组、神经组、消化组、新生儿组。1982年，儿科有床位60张，有专业医师12名；设置重病室。1989年，漳州市医院儿科有床位65张，有专业医师17名。1990年，漳州市医院建立新生儿病房，有床位10张。1993年，漳州市医院建立儿科重症监护室。1999年6月，儿科病房迁至干部病房楼第四层，床位增至86张，分为2个病区，有专业医师14名，其中主任医师和副主任医师5名、主治医师4名、住院医师5名。2000年，儿科协助康复科设置小儿脑瘫康复室。2001年，儿科有专业医师13名。2003年，漳州市医院在儿科重症监护室基础上组建新生儿重症监护室（NICU）。2007年，儿科病房迁至医院西区儿科楼第五至八层，床位增至139张，分为儿一科、儿二科，其中新生儿病房有床位40张；心肺组分为心血管专业组、呼吸专业组，血液肾脏病组分为血液病专业组、肾脏病专业组；有专业医师18名，其中主任医师和副主任医师8名、主治医师4名、住院医师6名。2010年6月，漳州市医院组建儿童重症监护室（PICU），有床位10张。2011年6月，新生儿病房迁至儿科楼第九层，原新生儿病房改造为新生儿重症监护室和儿童重症监护室的层流病房。至2011年，漳州市医院儿科设有新生儿疾病、心血管疾病、肾脏疾病、血液疾病、呼吸系统疾病、神经系统疾病、消化系统与内分泌疾病、儿童重症医学等专科8个，有专业医师34名（硕士7名），其中主任医师和副主任医师9名、主治医师6名、住院医师19名。有科主任、副主任各1名。

二、专业技术发展

1951年，漳州协和医院儿科开展支气管肺炎、疟疾、流行乙型脑炎、流行性脑膜炎、化脓性脑膜炎、伤寒等疾病的诊治。1956年，龙溪专区医院儿科开展中西医结合治疗乙型脑炎后遗症。1958年，儿科应用青霉素直接气管滴入法治疗肺脓肿、高剂量异烟肼治疗结核性脑膜炎。1959年，儿科应用人工冬眠疗法治疗乙型脑炎及爆发型菌痢。1961年，龙溪专区医院在乙脑、麻疹、白喉等传染病大流行时，成立乙脑治疗小组，设针灸组、按摩组、中医中药组、西医治疗组、乙脑重病室。1974年，龙溪地区医院发现猩红热病例。1975年，儿科开展细菌培养诊断小儿败血症。1983年，儿科添置绍兴Ⅱ型呼吸机1台。1985年，儿科采用利多卡因治疗新生儿顽固性惊厥；收治婴儿特发性维生素K缺乏症并颅内出血。

1986年，漳州市医院儿科首次诊断川崎病。1988年，儿科联合内科开展经皮穿刺心导管检查及造影、左右心导管造影77例。1989年，儿科采用短程安定预防小儿复发性发热惊厥。1990年，儿科安装临时心脏起搏器成功抢救暴发型心肌炎患者。1991年，儿科添置美国产太空牌呼吸机、监护仪各1台。采用吸入低温氧疗法治疗婴儿重症肺炎。开展新生儿皮下坏疽、金葡菌败血症的诊疗。1992年，儿科采用口服甲状腺素治疗早产儿活力低下。1993年，儿科开展简易CPAP治疗新生儿呼吸衰竭。1994年，儿科采用中西医结合治疗小儿弥漫性血管内凝血（DIC）；开展高压氧治疗新生儿缺氧缺血性脑病。1996年，儿科根据世界卫生组织（WHO）推荐的GINA方案规范治疗儿童哮喘。1997年，儿科开展直立倾斜试验诊断小儿不明原因晕厥，开展新生儿专用高压氧舱治疗技术。1998年，儿科开展小儿经皮肾穿刺活检术；应用肝素、双嘧达莫、甲强龙、环磷酰胺（CTX）联合治疗重症紫癜性肾炎等难治性肾脏疾病；根据中华医学会血液学组推荐的《儿童急性淋巴细胞白血病诊疗建议》的化疗方案规范治疗儿童白血病；开展小儿脑瘫的早期诊断和早期治疗；开展桡动脉血气分析；应用呼吸机救治早产儿及肺透明膜病，抢救极低体重早产儿10例。

2001年，漳州市医院儿科应用促肾上腺皮质激素（ACTH）治疗婴儿痉挛症；应用静脉输注丙种球蛋白及大剂量甲泼尼龙治疗播散性脑脊髓炎；开展过敏源检测，尘螨脱敏治疗，推广GINA方案治疗各种喘息性疾病，减少、哮喘的发病率和严重度；成功抢救新生儿呼吸衰竭12例，其中1例是体重850g合并新生儿肺透明膜病的超低体重儿。2002年，儿科开展连续腰穿治疗新生儿颅内出血和新生儿气管插管等技术；开展咪达唑仑持续静脉注入治疗癫痫持续状态。2003年，儿科开展外周静脉同步换血疗法治疗新生儿高胆红素血症；应用介入治疗小儿先天性心脏病（动脉导管未闭）；应用24小时动态心电图及平板运动试验综合评价心律失常。2004年，儿科开展极低出生体重儿静脉营养治疗、先天性心脏病房间隔缺损的介入治疗等技术。7月20日，福建省新生儿救护网络漳州新生儿救护分中心通过福建省卫生厅评审和确认。2005年，儿科开展常规应用肺表面活性物质+机械通气治疗新生儿肺透明膜病；应用大剂量托吡酯治疗顽固性癫痫持续状态，应用甲强龙冲击治疗中枢神经系统急性脊髓炎，托吡酯治疗难治性抽动障碍等；开展小儿室间隔缺损封堵术；应用足叶乙甙（VP-16）联合地塞米松治疗噬血综合征。2006年，儿科应用高频震荡通气+一氧化氮抢救重症胎粪吸入综合征并持续肺动脉高压。2007年，儿科开展"HLH-04"方案治疗噬血综合征。2008年，儿科开展肺动脉狭窄的介入治疗；婴幼儿全麻下经皮肾活检，诊治婴幼儿难治性肾病、先天性肾脏疾病；采用大剂量甲泼尼龙、环磷酰胺、骁悉、环孢霉素A、他克莫司治疗难治性肾病、狼疮性肾炎等；参与"三聚氰胺奶粉事件"问题奶粉的患儿筛查37653人次，收住院30例。2009年，儿科举办漳州市儿童急危重症救治体系培训班、指导基层医院建设儿童救治体系和规范病历管理。2010年，儿科开展儿科胶囊内镜、全麻下小儿胃镜、肠镜检查。2011年1月，福建省漳州市儿童医疗救治分中心通过福建省卫生厅验收。是年，儿科规范诊治儿童身材矮小症、性早熟等疾病。

至2011年，漳州市医院儿科主要医疗设备有心电监护仪29台，脉氧仪20台，微量泵68台，输液泵45台，雾化吸入器22台，电子冰帽5台，中央供氧接口130个，中央吸引接口130个，各种型号呼吸机17台，喉镜8套，婴儿辐射台4台，婴儿保暖箱32台，黄疸治疗仪及黄疸治疗箱各6台，黄疸治疗床2台，除颤仪及血气分析仪各1台；主要业务有儿科相关常见病多发病以及各种危重症的综合诊治。

第三章　药学　医技科室

第一节　药学部

一、机构设置与队伍

光绪十三年十二月初八（1888年1月20日），漳州福音医院设药房，由护士配药和发药。民国27年（1938年），漳州协和医院有药剂师1名。民国28年（1939年），药房工作由2名护士负责。1951年，漳州协和医院药房有药剂员2名。

1952年，龙溪专区医院成立药剂科，设药房和药品器械材料库（简称药库），有药剂士1名、药剂员4名。1954年，药剂科增设住院药房，有药剂员1名。药库有医师1名、统计员1名。1955年，药剂科增设中药房，有中药剂员1名。1957年，药剂科有西药剂师1名、药剂士3名、药剂员6名，有中药剂员1名。1958年，医院创办制药厂，隶属药剂科。1960年，药剂科有药学人员9名，其中药剂师1名、药剂士7名、药剂员1名。有科主任、副主任各1名。1965年，药剂科有工作人员18名。1968年，药剂科改为连队建制。

1972年，龙溪地区医院恢复成立药剂科，有药学人员12名，其中药剂师1名、药剂士7名、药剂员4名，有药库管理员1名，有制药厂工人5名。有科主任1名。1979年，龙溪地区医院制药厂与药剂科分开管理，配有厂长1名。药剂科设药检室。1981年，龙溪地区医院制药厂更名为制剂室。1988年，漳州市医院药剂科有西药剂士12名、中药剂师5名、中药剂士5名。有科副主任2名。1989年2月，漳州市医院成立药事管理委员会。1995年11月，药剂科设临床药学室，有专业人员1名。1998年9月，漳州市医院充实与调整药事管理委员会，有委员会主任1名、副主任2名、委员6名。列席人员中有中药房、西药房、药库人员各1名。

2005年，漳州市医院药剂科住院药房分为内科住院药房和外科住院药房。2007年4月，药剂科增设儿科住院药房，有人员3名。2008年4月，药剂科设门诊用药咨询室。2009年7月，漳州市医院建立静脉用药集中调配中心，归药剂科管理。2010年3月，漳州市临床用药质量控制中心成立，挂靠漳州市医院。2011年4月，漳州市医院药事管理委员会更名为药事管理与药物治疗学委员会，药剂科更名为药学部。是年，漳州市医院成立申报国家药物临床试验机构资格筹备领导小组，下设办公室，由药剂科派员负责实施。至2011年12月，漳州市医院药学部有工作人员117名（硕士4名，本科29名），其中药学专业技术人员97名（副主任药师4名、主管药师23名）。有科主任1名、副主任1名。药学部设门诊西药房、内科住院药房、外科住院药房、儿科住院药房、中药房、药检室、制剂室、临床药学室及静脉用药集中调配中心，是集药品采购、供应、服务、生产、科研为一体的综合性科室。

二、专业技术发展

漳州福音医院和漳州协和医院时期，药房以西药为主。1954年，龙溪专区医院药剂科住院药房实行协定处方，采用药片计算盘和折价计算表，缩短配药、定价时间；配制葡萄糖盐水和消毒液，为医院节约成本。1955年，药剂科制定《各种药品统一名称规格与剂量表》，规范书写药品名称；建立值班责任制度，由值班人员负责检查每天的处方，登记麻醉药品消耗量，完成药品定价工作，及时发现和杜绝差错。1958年，龙溪专区医院制药厂生产5%葡萄糖注射液、10%葡萄糖注射液、0.9%氯化钠注射液、硼酸软膏、水杨酸软膏、硫磺软膏、硼酸眼药水等制剂。从磺胺嘧啶钠注射液提制磺胺嘧啶粉。1963年，龙溪专区医院开展药检工作，检验灭菌制剂（大输液）药品质量，普通制剂未送检。至1968年，因人手不足，药检工作暂停。1974年，龙溪地区医院实行计划采购、严格执行发放和领取审批手续，对一些货源紧张急救药品实行定量分配，保证危重症患者抢救用药，推广应用青草药物70种，弥补临床需要。1979年，龙溪地区医院建立药检室，恢复药检工作。药剂科全年调配西药处方19万张，比上年增加10.7%，中药配方8万余张，比上年增加29%。药剂科提炼中药香附，试制成香附针剂，用于治疗扁平疣，取得较好疗效。1982年，龙溪地区医院药剂科制剂室研制生产人工肾透析液。

1989年，漳州市医院制剂室生产灭菌注射液4万瓶，做到自产自给。1993年7月，制剂室添置PSX250/500-X型大输液生产联动线，用于生产大输液。10月，漳州市医院改造制剂室灌装间的净化设备工程，改善生产环境，提升药品质量。1994年，药检室添置ZWF-H型注射液微粒分析仪，用于大输液微粒检测。1996年9月，制剂室添置PLMQ-1.2型快速冷却灭菌器，用于大输液灭菌，提高大输液制剂的质量。1997年，临床药学室编印第一期《漳州市医院药讯》，刊印数300本。

2001年，漳州市医院药剂科开展处方点评工作，研发配制痤疮擦剂用于临床治疗。制剂室添置层流净化系统和蒸汽消毒车设备，改造净化中心空调和层流净化工程，保障制剂质量，于6月30日顺利通过福建省食品药品监督管理局（SFDA）验收并投入生产。7月，医院改装制剂室大输液浓配夹层锅，提高抽滤速度，延长设备的使用周期。8月，制剂室改直接过滤法为薄膜过滤法。引进智能集菌仪，用于制剂的无菌检测，扩大检测品种范围，降低漏检率，提高产品质量。2002年，药剂科中药房、中药库实现数字化管理。10月，制剂室改进大输液生产线技术，送瓶口由人工操作改为自动送瓶；添置激光微粒分析仪，用于大输液微粒测定；添置细菌内毒素定量检测仪，用于大输液细菌内毒素定量。2003年2月，制剂室添置反渗透超滤系统制备纯化水，提高制剂用水质量。5月，药检室添置日本岛津W-2450型双光束紫外分光光度仪，用于药品质量检测。11月，药剂科推行零距离发药模式，提升服务质量；编印《制剂文件汇编》《记录凭证管理》《制剂配置规程制剂标准操作规程》《物料、半成品、成品检验操作规程》小册子分发全科员工学习。2004年，制剂室停止生产大输液。临床药学室编印《漳州市医院用药手册》，分发全院临床科室临床医师人手1册。2005年，漳州市医院实行临床药师下临床制度；临床药师参与内分泌科查房。5月，药剂科添置安捷伦高效液相色谱仪。2006年，漳州市医院严格执行处方制度，控制门诊药品费用，根据中华人民共和国卫生部《处方管理办法（试行）》对医师进行培训与考核，按考核结果重新审定医师处方权限；制定《漳州市医院处方管理制度》，明确单张处方用药品种数量与时程，减少大处方；加大对处方合格情况的审核力度，临床药师每月抽查一定量门诊处方，结合诊断对处方药品种类、用法、用量进行审核。6月，药检室开展环孢素A的血药浓度监测。2007年，药剂科编印《药剂科文件汇编》，分发全科员工学习;临床药学室重新修订2004版《漳州市医院用药手册》,更名《漳州市医院处方集》,收录全院在用药品说明书,供临床医师参考。2月,药检室开展卡马西平、苯妥英钠、苯巴比妥血药浓度监测。2008年4月,门诊用药咨询室为门诊取药患者及临床医师免费提供用药指导服务。7月,药检室开展丙戊酸钠血药浓度监测。2009年5月,药检室开展甲氨蝶呤血药浓度监测。6月,《漳州市医院药讯》更名《药事与临床》。7月,漳州市医院建立静脉用药集中调配中心,于11月试行集中配置儿一科、儿二科、肿瘤放疗病房住院患者长期医嘱的静脉药物。2010年,药检室建立万古霉素血药浓度测定的方法;漳州市医院开展国家药物临床试验机构资格申报的前期准备工作。1月,静脉用药集中调配中心实现调配儿一科、儿二科、肿瘤放疗病房住院患者的静脉药物输液、部分病区肠外营养液。4月,漳州市医院药剂科开展送药进家门活动,凡在医院购买腹膜透析液的患者,配送单位均免费将药品送至患者家中。12月,漳州市医院制定临床药师考核制度,于2011年1月1日正式实施。

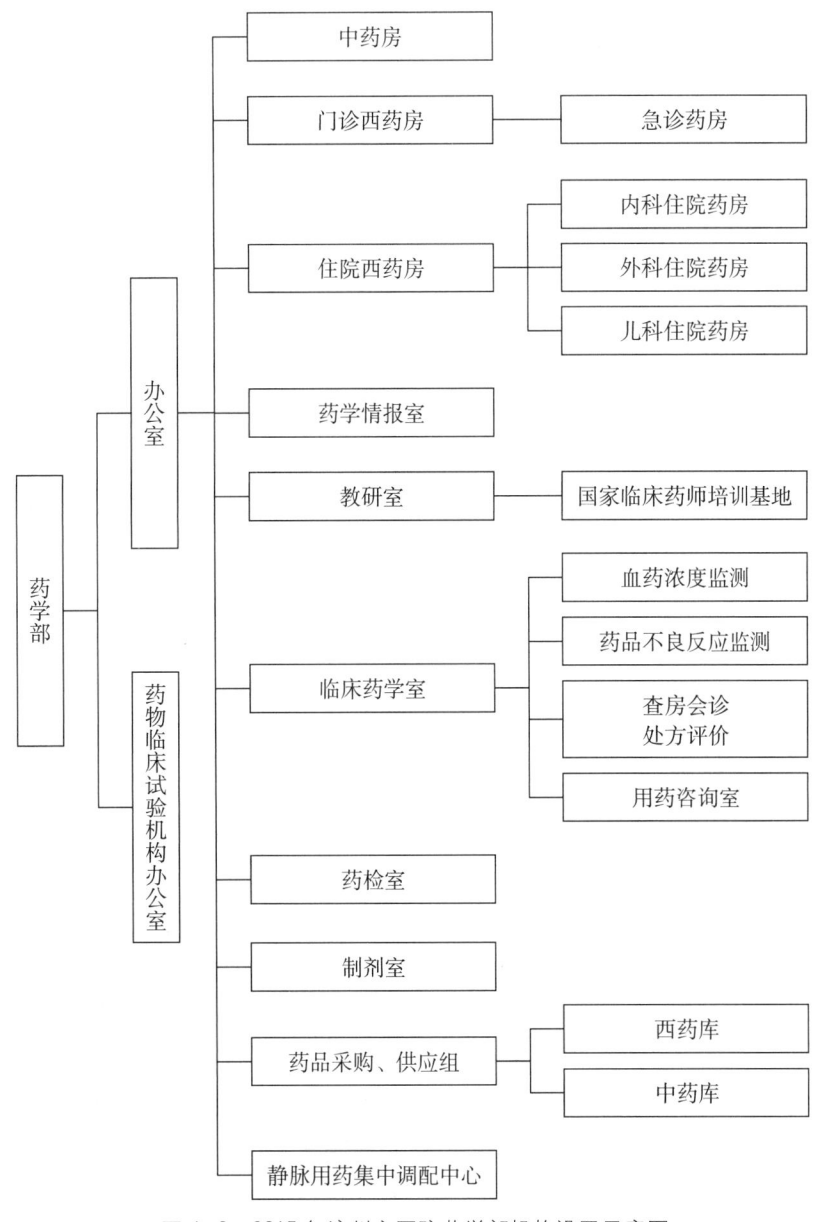

图4-6 2015年漳州市医院药学部机构设置示意图

第二节 医技科室

一、检验科

（一）机构设置与队伍

光绪十六年（1890年），漳州福音医院设检验室。民国27年（1938年），漳州协和医院检验室有检验专业技术人员1名。民国28年（1939年），漳州协和医院有检验诊断技师1名。1950年，漳州协和医院检验室隶属内科，有检验专业技术人员2名，检验学员1名。1952年，龙溪专区医院建立细菌培养室。1953年，龙溪专区医院检验室独立建制，更名检验科。1954年，龙溪专区医院建立生物化学血清室。检验科有专业人员9名，其中科副主任1名。1959年，龙溪专区医院建立血库。1960年，龙溪专区医院建立微生物室、生化室。增加科室副主任1名。1972年，龙溪地区医院建立临检室、细菌室、血液流变室，有工作人员20名。1979年，龙溪地区医院建立免疫室。1984年，龙溪地区医院建立血液学细胞形态室（简称血化室），附设于内科病区，有检验员1名，归属内科血液病风湿病治疗组管理。1985年，龙溪地区医院血化室工作人员2名。1994年5月1日，漳州市医院血库与检验科分离，独立管理和运行。2000年，检验科建立中心实验室。2001年，漳州市医院同位素放射免疫室归属检验科，改称发光免疫室。2005年，漳州市医院血化室并入检验科，改设细胞形态组；检验科中心实验室和发光免疫室合并组成免疫组。2007年，漳州市医院建立产前筛查中心实验室、辅助生殖诊断中心实验室。至2011年，漳州市医院检验科设有生化组、免疫组、临检组、细菌组、门诊检验组、血化组、产前诊断中心检验组、辅助生殖中心检验组、体检中心检验室，有检验专业技术人员41名（硕士4名），其中副主任技师3名、主管检验师11名、检验师21名、检验士6名。有科主任1名。

（二）专业技术发展

民国30年（1941年），漳州协和医院检验室开展血液、尿液、粪便、痰液等常规检查，阴道、尿道分泌物涂片检查，脑脊髓液化验、麻风检测、白喉检测、康氏试验、肥达试验和胃液检查等，全年化验3307人次。民国35年（1946年），检验室开展淋病奈氏球菌的尿道分泌物涂片检查和白喉杆菌、瘟疫、疟疾等检验。1950年，漳州协和医院检验室采用分光光度计法定量检测谷丙转氨酶（ALT）、谷草转氨酶（AST）、二浊二絮等项目。门诊化验1770人次，住院化验3075人次。1952年，龙溪专区医院检验室添置细菌培养设备；增加脊髓液氯化物及糖的定量、网状体试验、血糖、非蛋白氮、血尿酸定量、血肌酐、钙、胆固醇定量，血浆总蛋白测定，血氯化物、铁测定，血纤维蛋白原、酯酶定量，尿及粪便中尿胆原定量，粪便脂肪总量测定，血浆二氧化碳结合力测定、尿酸测定、血清白蛋白与球蛋白测定、胃液盐酸定量等检验项目24种。全年显微镜检25951例，细菌培养103例，生化检验5421例。

1954年，龙溪专区医院检验科增加细菌培养范围，增加华氏定性定量补体结合试验、血尿容量测定等检验项目30种，全年门诊检验24016人次，住院检验50140人次。4月，检验科成功试制抗山羊红血球溶血素替代抗绵羊红血球溶血素，并应用于改良的华氏补体结合试验及脑炎补体结合试验。1955年，检验科应用山羊血液做华氏反应；将磺柳酸甲醇法应用于尿液蛋白定性试验；应用补体冷冻冷藏技术使补体稳定，使用有效期3个月。全年门诊检验22878人次，住院检验56441人次。1956年，检验科开展肥达氏反应快速报告法、输血血型交叉配合实验快速报告法，应用匹拉米洞试纸法做隐血实验。1957年，检验科将"少量快速凝集试验法"应用于肠道细菌培养的血清学鉴定，3分钟即可得出正确结果。1958年，检验科改良痢疾杆菌培养法，缩短病原菌培养时间。1959年，检验科开展抗钩端螺旋体培养、动物接种以及钩端螺旋体Q热补体结合试验；添置低温冰箱，开展部分病毒分离工作。1960年，检验科开展血脂代谢、抗类风湿因子相关检查、内分泌十七酮测定等检验和代食品野生植物毒性成分检验。1962年，检验科解决伊红白细胞直接、间接计数的矛盾和白喉杆菌阳性率低的技术问题，改进操作，提高准确率；开展蛋白电泳纸上分析、脑炎病毒分离及初步组织培养工作等项目。

1979年，龙溪地区医院检验科开展免疫球蛋白测定和H—玫瑰花结形成试验1494人次；开展检验速度快、阳性率高、成本低的快速细菌性痢疾免疫染色法；开展血清高密度脂蛋白胆固醇测定236例。1982年，检验科开展异常血红蛋白检验、乙型肝炎表面抗体测定；添置自动化仪器——丹麦雷度血气分析仪。1985年，检验科添置721型光度计；开展免疫反向血凝检测乙肝表面抗原（澳抗）。

1986年12月，漳州市医院引进美国康宁牌300型自动生化分析仪、902型钾/钠分析仪、925型氯化钠分析仪，瑞士十万分之一电子天平。1989年，检验科添置全自动雅培610血球分析仪。1991年，检验科添置分立式生化式——美国康宁自动生化仪，检测程序开始标准化；采用NBT（氯化硝基四氮唑兰）还原法测定血清果糖胺；对罕见IgD型多发性骨髓瘤患者进行免疫学鉴定；采用国产的抗人ApoA1、ApoB抗血清和标准血清，建立人血清ApoA1、ApoB火箭免疫电泳测定法，对冠心病患者20例和正常人40例进行研究，探讨冠心病同载脂蛋白的相互关系；应用辣根过氧化物酶标记葡萄球菌A蛋白法（HRP-SPA）测定SLE患者血清中存在的抗ds-DNA抗体，阳性率90%以上。1992年起，检验科依次添置雅培CD-1400、CD-1700、Sysmex-800、Sysmex-1000、Sysmex-1800血球分析仪、雅培3700血球分析仪等；添置集激光、流式细胞分析等技术为一体的BayerADVID2120全自动血球分析仪进行血常规检测。1993年，添置意大利BT2245生化仪。1995年，检验科添置美国伯乐酶标仪，使用ELISA方法测定乙肝两对半。1996年，检验科添置检测速度750次/小时VITROS750干式生化仪。1998年，检验科添置尿干化学分析仪、Bayer泰利特50尿干化学分析仪。

2000年，漳州市医院检验科添置意大利爱丽斯ELISA酶免分析仪进行两对半、乙肝、甲肝、丙肝、HIV、梅毒定性检测，实现免疫分析自动化；添置VITEK全自动细菌培养鉴定仪和血培养仪BD120，实现细菌培养鉴定自动化。2001年，检验科添置拜耳ACS：1800se自动分析仪，BECKMEN Array360特定蛋白分析仪，开展免疫学检测。2002年，检验科添置检测速度1600测试/小时的奥林巴斯AU2700生化仪。2003年3月，漳州市医院引进多肿瘤标志物蛋白芯片检测仪，用于临床对早期肿瘤进行快速检测，尤其适用于无症状人群的肿瘤普查。2004年，检验科VITROS750干式生化仪升级为检测速度为950测试/小时的VITROS950干式生化式。2005年，检验科添置BECKMEN ACESS Ⅱ发光分析仪。2007年，检验科添置具有自动进样模块的SYSMEX500i尿沉渣分析仪。2009年，检验科升级集水剂生化、发光免疫、干化学为一体的VITROS5600生化仪；添置速度达5000次/小时（含电解质模块1800次/小时）的奥林巴斯AU5400水剂生化仪、雅培i2000发光免疫定量分析仪进行两对半、乙肝、甲肝、丙肝、HIV、梅毒的定量检测；添置AU5400

水剂生化仪，可高速、准确地完成常规生化检测；开展 PA（血清前白蛋白）、TSGF（肿瘤特异性生长因子）、HCY（同型半胱氨酸）D2 聚体检测。2010 年，检验科添置结合流式细胞分析技术的 SYSMEX-1000i 尿沉渣分析仪。

至 2011 年，漳州市医院检验科根据 ISO15189 实验室管理要求制定标准化操作规程，使仪器的使用、维护，项目的校准和质控标准化，减少人为误差；主要业务有血尿粪三大常规、肝功能、肾功能、血脂、心肌酶、电解质、凝血全套、微量元素、血清蛋白电泳、乙肝"两对半"、丙肝抗体、HIV 抗体、梅毒测试、肿瘤标志物、甲状腺素、性激素、细菌鉴定和药敏分析等；与艾迪康合作开设白血病分型、高血压三项等项目的外送服务；开展对血、尿、便、精液、胸、腹水、前列腺液、脑脊液等标本的检验项目 520 项。开展各种病原菌培养鉴定及药敏试验，各种病原菌基因定量检测；产前诊断中心检验组为优生优育提供可靠检验结果；辅助生殖中心检验组为不孕不育患者带来希望。骨髓片检查为血液病诊断提供可靠手段。

二、放射科

（一）机构设置与队伍

民国 34 年（1945 年），漳州协和医院设 X 光室，有技术员 1 名。1954 年，龙溪专区医院成立放射科，有技术员 2 名。1958 年，放射科有科副主任 1 名、技士 1 名、技术员 1 名。1973 年，龙溪地区医院放射科有放射诊断医师 3 名、技士 1 名、技术员 1 名。有科主任、科副主任各 1 名。1980 年，放射科有放射诊断医师 8 名，其中科主任 1 名。有技术员 1 名。2008 年，漳州市放射诊断质控中心成立，挂靠漳州市医院，由放射科主任兼任质控中心主任。至 2011 年，放射科有放射诊断医师 11 名（硕士 3 名），其中主任医师 1 名、主治医师 7 名、医师 3 名，有主管技师 1 名、技术员 9 名。有科主任 1 名。

（二）专业技术发展

民国 34 年（1945 年），漳州协和医院开展 X 线透视检查 20 人次。民国 37 年（1948 年）3 月，美国教会援助漳州协和医院飞利浦 200 毫安 X 光摄片机、发生器、暗室设备 1 套，医院开始开展 X 线摄片检查。1952 年，龙溪专区医院 X 光室有飞利浦 200 毫安 X 光机 1 台。全年 X 线透视检查 3798 人次，诊断为肺结核占 21%，胸膜炎占 7.9%，骨关节及内脏疾病各占 1%；X 线摄片检查 328 张，诊断肺结核占 47%，骨及关节疾病占 28%。1954 年，放射科 X 线透视检查 7323 人次，X 线摄片检查 991 张，其中检查胃部 85 人次、食道 34 人次、肠道 23 人次。牙科摄片 210 张。1955 年，放射科加强放射防护和仪器的定期检修与保养；结合临床和放射学改变，应用苏联肺结核分类法，开展胸部疾病的放射学诊断；改进骨结核、心脏疾病、支气管结核、肺脓肿、肺不张、支气管扩张、胃肠疾病的 X 线检查方法；改进百克氏滤线器摄像技术，解决深部摄像问题；应用 12.5% 碘化钠进行泌尿系统造影和女性生殖器造影。全年透视 7468 人次，摄片 1128 人次，胃肠钡餐检查 142 人次，钡剂灌肠检查 44 人次，其他造影检查 5 人次，牙科摄片比上年增加 67.8%。1956 年，放射科开展支气管造影、膀胱造影、胆囊造影。1957 年，放射科有 X 光透视机和摄片机各 1 台，紫外线太阳灯 1 台。开展盆腔造影、子宫输卵管造影、下行性和逆行性肾盂造影。1959 年，放射科开展分层摄影、髓核造影及动脉造影。1962 年，放射科采用滤线器代替快速换片机，开展脑室、脑血管和气脑造影，腮腺造影和右心导管检查。1963 年，放射科开展淋巴管造影术、经皮肝穿胆道造影术。1974 年，龙溪地区医院放射科开展断层摄片，支气管造影。全年透视30431人次，摄片5465人次。1979年，放射科提高脑血管、脑室、气脑、椎管等造影技术，利于脑神经疾患的诊断。

1980年，放射科实现肾盂造影、子宫造影、"T"形管造影、肠套叠钡灌整复等项目有约即检，全年X线下钡灌整复肠套叠46例。1983年，放射科透视20390人次，摄片9921人次，特殊造影1274人次。1985年，放射科添置日本岛津1250毫安心血管X线诊断系统、800毫安胃肠X线诊断系统，成功开展腹腔选择性动脉造影术。全年摄片16609人次。

1986年，漳州市医院放射科开展选择性腹腔动脉造影、肝动脉造影、逆行性胰胆管造影（ERCP）检查。1987年，放射科开展全脑造影术。全年摄片24685人次。1990年，放射科开展多层曝光新技术和床边摄片。1992年，放射科开展膝关节注气造影、经股动脉插管肝动脉栓塞技术。1993年，放射科开展选择性右心室造影、泛影葡胺子宫输卵管造影术。1994年，放射科开展关节造影、强化介入性治疗。1998年，放射科添置MECALL-164型多功能数字X线机，开展DSA脑血管造影、DSA肾动脉造影、透视引导下活检等各种造影检查。1999年，放射科应用放射介入技术开展布-查综合征球囊血管成形术和血管内支架置放术。

2000年，放射科添置岛津X摄片系统。2001年，放射科添置美国GE-LCV+大型C臂数字减影血管造影机（DSA），开展冠脉造影、经皮穿刺腔内冠状动脉成形术（PTCA）及支架置入、心脏起搏器安装、先天性心脏病的微创介入治疗、快速型心律失常的射频消融治疗、全脑血管造影和脑血管疾病的介入治疗、周围血管疾病的诊断及介入治疗。2002年，放射科添置意大利GIOTTO 40Kv钼靶乳腺机，开展乳腺疾病普查；添置美国GE-Lunnar骨密度检测仪，开展全身骨密度测定，预测、评估骨折风险。2004年，放射科添置菲利浦OD数字胃肠机。6月，添置近红外线乳腺检查仪，开展乳腺检查。2005年，放射科开展门脉支架置放术、先天性心脏病动脉导管未闭封堵术的X线定位测定技术。2006年，放射科添置柯达CR，实现影像数字化。2008年，放射科添置菲利浦双板DR。2009年，放射科添置岛津单板DR，开展体检工作。2010年，放射科添置柯达摩卡平板，进行模拟摄片数字升级。2011年，放射科添置日本岛津多功能DR，进行造影检查。

至2011年，漳州市医院放射科主要开展全身各部位各种体位的常规拍摄平片，胸腹部透视，乳腺疾病钼靶摄像，食道及胃肠钡餐，全消化道造影，气钡结肠造影，小肠低张气钡造影，支气管造影，子宫输卵管造影，静脉肾盂输尿管造影，窦道造影，"T"形管造影，逆行性胰胆管造影（ERCP），经气管镜透壁肺活检（TBLB），食道扩张，食道或气管支架置放，全身骨密度的测定；介入病房开展的多种介入治疗，冠脉造影，经皮冠状动脉腔内血管成形术（PTCA）及支架置入，心脏起搏器安装，的微创介入治疗，快速型的射频消融治疗，全脑血管造影和的介入治疗，周围血管疾病的诊断及介入治疗，盆腔肿瘤躯干部或四肢等部位肿瘤的介入治疗等业务。

三、病理科

（一）机构设置与队伍

1959年，龙溪专区医院成立病理科。1960年，病理科有医师1名、技术员1名。1966年，病理科有专业技术人员4名。1972年，龙溪地区医院病理科与检验科合并管理。1973年，病理科有主治医师、住院医师、医士各1名。1980年，病理科独立，有医师3名，其中科主任1名。有技术员1名。1997年，漳州市医院病理科设技术室、细胞室、冰冻切片室、诊断室。1998年，病理科设免疫组化室。2003年，病理科设肾穿活检免疫荧光实验室，2009年，病理科设分子病理荧光原位杂交（FISH）实验室。至2011年，病理科设技术室、细胞室、分子实验室（冰冻切片室、免疫组化室）、诊断室（肾穿活检免疫荧光实验室、分子病理荧光原位杂交（FISH）实验室），总面积500平方米；有专业人员20名（硕士3名），其中主任医师3名、副主任医师2名、主治医师3名、住院医师5名，副主任技师1名、技术员6名。有科主任1名。

（二）专业技术发展

1960年，龙溪专区医院病理科添置国产双钱牌病理切片机，配手工水磨切片刀，开展病理活体检查、细胞学检查、多种特殊染色、尸体解剖检查、死亡病例尸体解剖临床病理讨论等业务。1963年，龙溪专区医院接受病理科医师邓葆和的兄长赠送奥地利产石蜡切片机1台。20世纪80年代，病理科开展常规活检、细胞学病理、尸体解剖病理等业务，工作量持续增长。1995年，漳州市医院病理科开展肿瘤细胞DNA测定分析技术，辅助评价肿瘤恶性度。1997年，病理科添置英国山顿冰冻切片机，开展术中冰冻切片病理诊断。是年，开展骨髓活检塑料包埋切片法对骨髓干抽、骨髓纤维化及转移性病变和血液病进行病理诊断，至2011年检查3000余例。1997年，病理科开展免疫组化在病理诊断中的应用。

2003年，漳州市医院病理科开展肾穿活检免疫荧光检查，用于判定IgA、IgM、IgG及补体Cq1、C3、Fi因子的异常沉积情况，使肾穿标本能获得光学显微镜及免疫病理学的病理诊断和分型。2004-2007年，病理科病理检查分别为13694例、15070例、16638例及18005例。2008年，病理科开展液基薄层细胞制片系统（LCT）筛查，通过全自动制片及染色，及时发现宫颈癌及癌前病变病例，有助于细菌、真菌、病毒及寄生虫检出，同样适用于痰、胸腹水、尿液、纤维支气管镜刷片的肿瘤细胞检查。病理科利用标记的核酸探针及碱基互补的原则，在组织切片对异常DNA进行定性、定位和相对定量检查，用于低危、高危型HPV感染（人类乳头状瘤病毒）的检查，判定宫颈上皮内瘤变的预后及转归。2009年，病理科开展分子病理技术荧光原位杂交技术（FISH），应用于乳腺癌靶向治疗的诊断、血液系统疾病的辅助诊断及预后估计。2011年，病理科添置美国进口罗氏BenchMarK全自动免疫组化染色机。

至2011年，漳州市医院病理科主要设备有美国进口罗氏BenchMarK全自动免疫组化染色机1台，英国山顿冰冻切片机2台，英国山顿、德国莱卡全封闭式脱水机各1台，自动石蜡包埋机2台，德国莱卡全自动染色机1台，德国莱卡石蜡切片机5台，日本奥林巴斯显微镜CX、BX系列15台，显微照相及图像采集设备10套，建成病理信息管理系统与全院HIS系统连接，另有荧光显微镜2台，液基薄层细胞制片系统（LCT）一套；主要业务有常规活检组织病理诊断，细胞学检查（常规涂片及LCT检查），免疫组化及特殊染色，原位杂交染色，术中冰冻快速病理诊断，肾穿活检病理诊断，尸检病理，分子病理技术荧光原位杂交技术等。同时还承担院内外术中冰冻及漳州地区各区（市）、县医院疑难病理会诊，接收医疗纠纷及法医命案尸解病理诊断。

四、超声医学科

（一）机构设置与队伍

1960年，龙溪专区医院成立超声波室，有检查室1间，A型超声仪1台，有医师1名。1973年，龙溪地区医院超声波室有医师1名，护士1名。1980年，龙溪地区医院超声波室有检查室3间，B

型超声波仪2台；有医师4名，其中科室负责人1名。1990年，漳州市医院超声波室有医师4名，其中主治医师1名、住院医师3名。1995年，超声波室有医师7名，其中副主任医师1名、主治医师2名、住院医师4名。1998年9月，超声波室更名为超声科，有医师8名，其中主任医师1名、副主任医师1名、主治医师2名、住院医师4名。有科副主任1名。2005年，超声科更名为超声医学科，有医师11名，其中副主任医师1名、主治医师5名、住院医师5名。2008年，漳州市超声医学质控中心成立，挂靠漳州市医院，由超声医学科主任兼任质控中心主任。2011年，漳州市医院超声医学科内设心脏疾病超声诊断组、腹部脏器疾病超声诊断组、妇产科疾病超声诊断组、浅表小器官超声诊断组以及介入性超声诊断治疗组，有医师21名（硕士4名），其中主任医师1名、副主任医师3名、主治医师7名、住院医师10名。有科主任1名。

（二）专业技术发展

1960年，龙溪专区医院超声波室开展A型超声波检查。1974年，龙溪地区医院超声波室完成A型超声波检查6638人次。

1980年，龙溪地区医院超声波室添置日本产阿洛卡（ALOKA）SSD-202二维超声诊断仪，开展肝脏、胆囊、胰腺、脾脏、肾脏、子宫附件、胎儿等各部位的二维超声检查，应用二维超声测量胎头双顶径估计胎儿宫内生长情况。1982年，超声波室开展M型超声心动图检查，发现医院首例左心房粘液瘤。1983年，完成A型超声波检查6390人次，B型超声波检查4925。1984年，超声波室淘汰A型超声仪。10月，超声波室添置日本ALOKA SSD-256二维超声诊断仪1台，开展胃肠道肿瘤、甲状腺、乳腺、腹膜后肿瘤等二维超声诊断工作。1986年，漳州市医院超声波室开展二维超声在颅脑占位性病变诊断上的应用。1988年，超声波室添置日本ALOKA SSD-610二维超声诊断仪1台，开展二维超声心动图检查。1990年11月，超声波室添置日本ALOKA SSD-650多普勒超声诊断仪1台，在二维超声心动图检查的基础上增加频谱多普勒诊断技术，提高心脏疾病超声诊断技术。1991年，超声波室开展二维超声监测下小儿巨大脑脓肿穿刺抽脓、庆大霉素盐水冲洗脓腔的治疗技术；开展超声技术在食道上段癌协助诊断上的应用。1993年，超声波室添置美国Acuson 128XP/10型彩色多普勒超声诊断仪及美国GE公司RT-finoB型超声诊断仪，在二维超声基础上增加彩色多普勒和频谱多普勒超声诊断，提高心脏、外周血管疾病超声检查的准确性。1993年5月起，超声波室应用彩色多普勒血流显像诊断门静脉海绵样变性。1994年，超声波室采用彩色多普勒诊断技术协助诊断颈动脉海绵窦瘘。开展彩超引导下肾脏、肝脏组织穿刺活检术；超声引导下肾囊肿、肝囊肿穿刺硬化治疗术。1995年，超声波室开展超声引导下经皮穿刺注射无水酒精治疗肝癌及经皮肝内胆管置管引流术。1996年，超声波室开展经直肠超声在前列腺疾病诊断中的应用。

1999年9月，漳州市医院超声科添置和使用超声图文报告计算机管理系统。2001年，超声科开展经阴道超声引导下输卵管声学造影术，为不孕不育患者提供诊断依据。2002年，超声科开展经食道超声心动图检查、经直肠彩超引导下前列腺穿刺活检术。2004年8月，超声科开展宫腔声学造影技术。9月，超声科开展超声引导下脐血流穿刺技术及产科超声系统筛查。2006年1月，漳州市医院引进超声造影剂声诺维，超声医学科在肝脏、心脏等脏器的检查上使用超声造影技术。9月，超声医学科开展超声引导下注射消痔灵治疗肝肾囊肿。2007年，超声医学科开展三维成像技术、超声引导下注射无水酒精治疗甲状腺囊肿、超声引导下经皮肾镜取石术。2008年5月，中华人民共和国卫生部十年百项计划血管病变早期检测技术漳州市医院检测中心在漳州市医院挂牌成立，由超声医学科参与开展血管病变的早期检测。6月，超声医学科开展超声引导下水压灌肠治疗肠套叠及术中心脏监测。9月，超声医学科开展食用可疑含有"三聚氰胺"问题奶粉的漳州市3万名婴幼儿泌尿系统超声筛查。2009年，超声医学科开展超声引导下肝癌经皮穿刺射频消融术。3月，超声医学科开展二维应变自动功能成像（AFI）、速度向量成像（VVI）技术在心脏疾病诊断上的应用。2010年，超声医学科开展超声造影在食管胃底静脉曲张诊断治疗中的应用。2011年，超声医学科胃窗造影结合SonoVue造影技术应用于壶腹部病变、食道胃底静脉曲张的诊断与评价。

至2011年，漳州市医院超声医学科共有诊疗室20间，超声诊断设备14台，其中床边便携式超声仪和高档彩色多普勒超声设备共13台，B型超声诊断仪1台，超声图文报告计算机管理系统1套，图文报告均采用电脑工作站和激光彩色打印机输出。主要开展腹部、心脏、浅表脏器、周围血管、妇科、产科等二维与彩色多普勒超声检查；经阴道、经直肠腔内彩色多普勒超声检查、超声引导下经皮、肝肾以及甲状腺等器官穿刺活检、超声引导穿刺注射药物治疗肝癌、肝囊肿、肝脓肿、肾囊肿等；实时三维超声诊断胎儿及宫腔病变、输卵管通液术、超声造影在心脏、肝脏、胰腺、创伤疾病应用、术中超声等介入性超声诊断与治疗。担任全市产前诊断和一些突发公共卫生事件相关疾病的筛查。承担漳州市属区超声质控的工作。

五、核医学科

（一）机构设置与队伍

1974年，龙溪地区医院成立同位素室，有专业技术人员2名，其中医师和技术员各1名。1980年，龙溪地区医院同位素室独立建科，有医师任负责人1名，技师2名。2004年，漳州市医院同位素室更名为核医学科，有专业医师2名，其中负责人1名。2008年，核医学科有副主任医师1名、住院医师2名、技师1名。至2011年，核医学科有床位2张，有医师4名，其中副主任医师1名、主治医师1名、住院医师2名，有技师3名。有科室负责人1名。

（二）专业技术发展

1975年，龙溪地区医院同位素室添置黑白平面扫描仪、肾图仪和甲状腺功能测定仪各1台，开展脏器扫描、肾图及摄^{131}I率测定。1976-1985年，同位素室开展脏器扫描、肾图和摄^{131}I率测定，开展放射免疫测定检测的项目包括内分泌各项激素水平及其他生物活性物质等40余项检测。1981年，同位素室开展甲状腺激素放射免疫分析、同位素169Yb-DTPA脊髓蛛网膜下腔扫描。1985年，同位素室全年检查治疗患者10774人次，较上年增加8.2%。

1986年，漳州市医院同位素室开展铁蛋白、促甲状腺素、苯妥英钠、皮质醇等放射免疫测定，全年检查治疗患者10879人次，比上年增加105人次。1987年，同位素室检查治疗患者13203人次，比上年增加22%。1990年，同位素室添置美国伽马相机1台，开展脏器显像、检查及治疗工作。1992年，同位素室开展甲状腺显像等检查。10月下旬，同位素室引进智能化照相新技术，核医学检查从静态图像升级到动态显像。1992年检查治疗患者25000人次。1997年，同位素室放射免疫测定检测的项目由检验科化学发光器替代。

2000年，漳州市医院同位素室添置同位素放射性计数仪。2001年2月，同位素室添置国产多功能测量仪MN-6300XT取代扫描计式肾图仪，拓展脏器功能测定项目。5月，同位素室添置国产活度计1台，开展同位素^{131}I治疗。2003年4月，同位素室添置美国GE公司Millennium MPR单光子发射型计算机断层显像仪（SPECT），开展各项核素诊断，核素显像从单纯平面进入断层显像时代。2009年3月，漳州市医院核医学科建立核素治疗隔离病房（托管于放射治疗科），有床位2张，开展 ^{131}I 治疗甲状腺癌，是福建省规范开展 ^{131}I 治疗甲状腺癌的第2所医院。至此，漳州市医院核医学科开展甲亢 ^{131}I 治疗、多发骨转移癌核素内照射治疗、^{131}I 治疗甲状腺癌功能性转移灶等核素治疗项目，形成集核素显像、脏器功能测定和核素治疗为一体的核医学体系。2010年2月，漳州市医院根据核辐射防护要求改建核医学楼，增加核医学科显像检查患者通道、专用候诊区、厕所及三级衰变池等功能分区。

至2011年，漳州市医院核医学科工作室总面积200平方米，设有ECT显像室、甲状腺功能测定室、^{13}C 呼气试验检查室、核素治疗室及核素治疗病房；主要业务有应用放射性核素显像进行甲状腺结节及异位甲状腺鉴别诊断、肺栓塞的诊断、冠心病及心肌梗死的诊断及心功能检查、肾功能检查、淋巴回流障碍的诊断及乳腺癌前哨淋巴结显像、肝血管瘤的鉴别、梅克尔憩室（异位胃粘膜）及消化道出血的诊断、骨转移癌的诊断及肿瘤显像，以及全身各重要脏器显像等项目；甲状腺功能测定；^{131}I 治疗甲亢、^{131}I 甲状腺癌术后清除甲状腺及治疗功能性甲状腺癌转移灶；云克治疗类风湿性关节炎、骨质疏松症、强直性脊柱炎、骨转移癌等；153SM-EDTMP、89Srcl2 治疗骨转移癌；^{125}I 放射性粒子植入治疗恶性实体肿瘤。

六、CT室

（一）机构设置与队伍

1992年6月，漳州市医院成立CT室，位于"工"字形红砖楼第一层西侧。隶属放射科，由放射科主任兼任CT室负责人，有专业技术人员3名，其中主任医师、主治医师、住院医师各1名。1999年，CT室负责人由放射科副主任兼任。2006年，CT室配主任1名。至2011年，CT室设登记室、操作室、读片室、医师办公室、候诊大厅各1间，机房2间，有专业技术人员12名，其中主任医师1名、主治医师4名、住院医师2名、主管技师1名、技师4名。有科主任1名。

（二）专业技术发展

1991年7月，漳州市医院接受印尼籍漳浦人杨育振赠送美国GE公司Sytec-3000型CT扫描仪1台。1992年6月，CT室正式开诊，开展人体各部位CT平扫及增强扫描检查，至12月，CT室共检查患者2500人次。1999年，CT室开展CT引导下经皮肌肉骨骼、肺穿刺活检及介入治疗，为临床诊疗提供科学依据。2001年6月，CT室添置美国GE公司Lightspeed Q/I 4排螺旋CT扫描仪，开展颅脑、胸部、腹部等全身各系统肿瘤及门静脉瘤栓等疾病诊断。2007年，CT室构建医学影像存储与传输系统（PACS），实现医学影像数字化的存储与传输、检查申请、登记、排队叫号以及电子阅片、报告书写等流程的计算机化管理。2009年，CT室迁至综合楼第一、二层。增置美国GE公司64排128层VCT，开展CT冠脉管、脑血管成像等业务；延长工作时间，周六、周日均开放检查，工作量逐年增加，缩短患者等候时间及住院天数，减轻患者费用。2010年，CT室开展CT导向下 ^{125}I 粒子组织间插植治疗恶性肿瘤的新项目。

至2011年，CT室主要设备有美国GE公司生产的Lightspeed Q/I 4排螺旋CT和64排128层VCT各1台。无创伤Willis环CTA、冠脉CTA等各系统的血管成像，可进行脑、肺、肝、肾等器官微循环灌注功能评价，气管、结肠等CT仿真内窥镜检查以及骨与关节三维立体成像等业务。

七、磁共振室

（一）机构设置与队伍

1996年6月，漳州市医院成立磁共振室，隶属放射科。磁共振室有专业技术人员4名，其中负责人1名。1999年，磁共振室负责人由放射科副主任兼任。2004年7月，磁共振室有专业技术人员6名。2006年，磁共振室有专业技术人员6名，其中科主任1名。2007年，磁共振室有专业技术人员7名。2008年8月，磁共振室增加技术员2名。至2011年，磁共振室有专业技术人员11名（硕士3名），其中主任医师、副主任医师及主治医师各1名，住院医师3名、技师3名、技术员2名。有科主任1名。

（二）专业技术发展

1996年1月，漳州市医院购置GE Vectra II 0.5T超导磁共振成像仪（MR）1台，安装于"工"字形红砖楼第一层西侧。6月6日，漳州市医院磁共振室正式开诊，开展颅脑、颈部、胸部、腹部、盆腔以及脊柱、四肢关节等磁共振成像业务。1999年，磁共振室开展三维成像。8月，磁共振室迁至医技楼第一层，搬迁期间停机46天。

2002年，漳州市医院磁共振室开展超氧化铁造影剂在肝脏MRI的应用研究以及腹部盆腔、椎管快速FLAIR技术、MR水成像等技术。2005年，磁共振室迁至行政办公楼（漳州市急救中心大楼）第一层。9月，磁共振室增置PHILIPS Achieva 1.5T双梯度MR成像仪，开展肝脏动态增强扫描，磁敏感加权成像，脑、前列腺波谱分析等技术。11月，GE Vectra II 0.5T超导磁共振成像仪（MR）发生故障停机报废并于次年拆除，该机器自1996年6月至2005年11月检查患者21828人次。2007年，磁共振室实现检查登记、排队叫号、电子阅片及报告书写等流程的计算机管理，全年检查患者8792人次。2008年4月起，磁共振室延长工作时间，原开机时间8-18时改为7-23时，缩短患者候检时间。全年检查患者11431人次，比较2007年增幅30%。2009年，磁共振室开展早期乳腺癌的MRI诊断研究。2010年，磁共振读片室搬至行政楼第六层。磁共振室全年检查患者19046人次。2011年7月，磁共振室添置第二台PHILIPS Achieva 1.5TMR成像仪，于8月投入使用。

至2011年，漳州市医院磁共振室主要设备有PHILIPS Achieva 1.5TMR成像仪2台，主要业务有人体各部位、各器官的常规MRI、MRA检查以及颅脑等重要器官的灌注成像、波谱分析、弥散成像、弥散张量成像、三维表面重建成像及全身MR健康体检等。

八、输血科

（一）机构设置与队伍

1959年，龙溪专区医院设血库，隶属检验科。由检验科统一安排检验师、检验员轮转担任血库工作。1994年5月1日，漳州市医院血库从检验科分离，独立管理和运行，有检验师和检验士6名，其中负责人1名。1997年，漳州市中心血站成立，挂靠医院，与漳州市医院血库实行两个牌子一个机构，由检验科副主任兼任站长。漳州市中心血站有工作人员6名。1999年6月，漳州市中心血站归漳州市卫生局管理。漳州市医院血库独立，有专业技术人员4名，其中组长1名。2006年5月，漳州市医院成立输血科，由分管业务的副院长兼任科主任，专业技术人员6名，其中负责人1名。2007年，输血科有专业技术人员9名，送血员3名。至2011年，输血科由分管业务的副院长兼任科主任，有专业技术人员14名，其中副主任检验师1名、检验师7名、检验士6名。有科负责人1名。

（二）专业技术发展

1959年，龙溪专区医院血库严格执行无菌技术操作原则，预防血源污染。添置冰箱，确保冰箱储血的温度，有效预防输血反应，保证输血安全。血源主要来自有偿献血者，其中多数为固定献血员。是年，血库有偿献血者有399名，采集全血170370毫升，血浆6155毫升。1963年，血库增加"O"型标准血清和"A""B"型标准血球，提高血型鉴定的标准性。1985年，血库采集全血623550毫升，血浆27900毫升。1992年，漳州市医院血库供血1277470毫升，血浆10000毫升，基本保证临床抢救和手术的需要。

1994年，漳州市医院添置价值40多万元日本产的血库设备，血库开展血液成分分离、成分输血技术。至1999年，漳州市医院血库的血源主要来自相对固定健康档案的有偿献血者。1999年，漳州市医院血库与漳州市中心血站分离后，只负责院内临床输血业务，不进行采血工作。2000年，漳州市医院开展成分输血。2001年，漳州市医院引进"帮辉"血库管理系统软件，加强血库规范化管理；贯彻实施中华人民共和国《献血法》，确保安全用血；全院成分输血率98%；开展患者自身储血和互助献血活动，建立RH阴性稀有血型献血者档案，开展疑难血型检测工作；利用卫IX项目，加快基础设施建设，添置血小板恒温振荡保存箱、储血冰箱及溶浆仪等设备；建立百级无菌层流室，保证血液质量和安全用血；开展RH配型、正定反定血型等工作，实行电脑管理，保证供血安全；建立血库工作信息管理系统并与血站进行实时联网，提高工作效率，减少差错，提高血库安全输血保障能力。2003年，医院引进新和输血管理系统替换原有的血液出入库管理系统，添置全自动戴安娜血型仪。血库使用微柱凝胶法进行血型鉴定、交叉配血、抗体筛查、血型复查、抗体滴度等检查，提高检测结果的准确性，减少人为误差，提高临床输血安全。2004年，血库开展快速聚凝胺配血试验、卡式不规则抗体筛查及交叉配血、卡式正反血型鉴定、RH血型鉴定及RH抗体测定。2006年，漳州市医院临床用血由专职送血员送达用血科室，确保临床输血安全、及时、有效。2009年，输血科开展溶血相关疾病检查；添置强生全自动血型仪。2010年，输血科开展红细胞免疫功能检查，为健康体检提供新的服务项目。2011年，输血科开展新生儿抗体滴度检查，为新生儿溶血病的诊断提供新的检测方法。

至2011年，漳州市医院输血科工作室总面积300平方米，设血型鉴定室、交叉配血室、特殊抗体检测室、血库、血浆融解室、发血预备室、洗涤室、会议室、办公室、资料室、试剂库、值班室等工作单元。严格划分清洁区、半清洁区、半污染区、污染区。设备有自动化血型检测系统（强生全自动血型仪、戴安娜全自动血型仪）、低温离心机、血小板恒温震荡保存箱1台、溶浆仪1台、专用储血冰箱3台、低温储血冰柜1台；主要业务有全院临床用血的申报、储存、配发，血型鉴定及溶血性疾病检测等，对医院临床用血制度执行、临床安全、合理用血情况进行督查；参与临床有关疾病的诊断、治疗与科研，参与临床血袋回收的规范管理工作及临床血液及时性输注情况督察，监测临床输血不良反应；深入临床实施床边自体采血，对由中心血站提供的供血者血样和二次及多次输血患者血液标本进行血型复查，承担全市医疗机构安全合理用血的指导及培训工作。

第四章　专题系列创建活动

创建等级医院活动

一、创建三级乙等医院

（一）组织动员

1994年5月，漳州市医院按照福建省和漳州市卫生主管部门的要求，开展创建三级乙等医院（简称三乙）工作。医院把"达标上等"作为各项工作的中心，抓住"领导班子是关键、中层管理干部是枢纽、职工群众是基础"这三个环节，成立争创三级乙等医院领导小组，由院长任组长、副院长任副组长、各职能科室负责人为主要成员共13名，设置行政、医疗、护理、医技、后勤小组。5月21日，创建三级乙等医院办公室（简称三乙办）人员正式投入工作，召开相关会议，布置各组任务。6月，医院领导带领三乙办人员和有关职能科室人员到福建省立医院、福建医学院附属第一医院参观学习创建三级医院的工作经验。

1995年3月，漳州市医院提出"全院总动员，奋战200天，创三级乙等医院评审达标"的行动口号，就争创三乙医院工作做具体部署，召开科主任、护士长等中层管理干部会议，要求按照三乙医院评审标准，检查落实各项工作。6月，医院"三乙办"增加2名工作人员，健全组织机构，确保《医院评审申请表》的填写工作顺利进行。

（二）达标建设

1. 宣传发动

1995年，漳州市医院开展宣传、发动工作，以科室为单位组织职工加强学习，明确达标的目的、任务、工作内容、指标和要求等，举办科主任、护士长培训班，组织部分骨干赴福建省省立医院、福建协和医院、福建医学院附属医院及龙岩、厦门等医院学习取经，选派25名骨干参加全国和省、市级举办的医院评审学习班。再次召开医院职工动员大会，要求医院全体职工树立"院兴我荣、院衰我耻、病人至上、质量第一"的观念，号召医院干部职工全体动员、团结向上、人人参与、为达标上等做贡献，形成争创三乙医院的良好气氛。"三乙办"将三级医院的基本要求及分等标准逐项分解到分管领导、职能科室和业务科室，各科室又把具体标准和内容分解落实到个人，人人与标准挂钩、人人为医院评审承担责任，形成医院、科室、职工三级责任网，做到责任明确、层层负责，分级完成任务。五个小组在各分管领导的分工负责下，对照标准进行检查，排问题、找距离、列出亟须整改的内容，明确努力方向，提出改进和提高的措施，将"达标上等"、院感知识、合理使用抗菌素等内容编印成册，分发给每位职工学习、自查，使"达标上等"步入正轨。

2. 规范化建设

1994-1995年，漳州市医院按照三乙医院标准，充实调整院务委员会、医疗护理质量管理委员会、院内感染管理委员会、药事管理委员会、病历质量管理委员会等7个必备医院管理委员会组织，增设急诊科、信息科、审计室、康复科、电教室、医院感染监控室等必需的科室，健全一、二级专科的设置，完善ICU、CCU等科室的工作，各专科制定建设和发展计划。强化质量管理，落实岗位职责，建立诊疗常规、技术操作规程和医疗护理质量标准，严格执行科室质控标准。按照现代化医院管理理论、方法和医学科技发展的需要，进行全面的制度建设。修订规章制度140项、技术操作规程70项、护理常规51项、单病种质量控制标准63项、岗位职责144项，编印《医院工作制度与工作人员职责》《技术操作常规》《病种质量控制标准》等小册子，发至职工人手一册，使人人明确工作制度和自己的岗位职责，增强各类人员按标准办事的自觉性和责任感。重新明确院长办公会、医疗行政查房、院长接待日、中层管理干部会议等制度。医院各病区实行统一布局，规范管理，统一规范各科室的登记本及上墙制度，严格执行医疗、护理常规和各项技术操作规程，着重抓好处方制度、病历书写制度、查房制度、查对制度、会诊制度、医嘱制度、病例讨论制度、值班与交接班制度、转院与专科制度等关键性制度。经常检查落实情况，使工作纳入科学化、规范化的管理轨道，确保医疗质量在良好的医疗秩序中提高整体水平。

漳州市医院按照福建省卫生厅"三基"训练要求，抓"三基"训练，抓"三基"促"三严"（严格要求、严密组织、严谨态度）达"三高"（高标准、高效率、高质量），扎实医护工作的基本功。开展多形式的全员"三基"训练，医院、科室分期分批组织"三基"考试，做到人人重视、人人参加、人人考核、人人过关。医院组织医技人员进行"三基"考核，参加人数349人次，合格率97%；组织医技人员观看技术操作示范教学录像带235人次；组织医院全体护理"三基"考试，参加理论考试1553人次，平均分数92分；技术操作考核22次，参加考核511人次，合格率96%。各科室早上班、晚下班，组织讲座、观看"三基"录像、学理论、练操作等形式多样的"三基"训练活动。对新分配和刚调入人员进行严格的岗前教育，使医务人员的素质得到提高。

质量管理 1995年，漳州市医院成立质量管理委员会，科室设质量管理小组，建立定期检查分析、评价和反馈等制度，加强对医院职工质量教育和安全医疗教育，把质量目标列入科室的综合目标管理，医护工作质量与奖金分配挂钩，各科室再将质量目标分解落实到每个岗位，形成自控、科控、院控三级质控网络。根据福建省卫生厅《病历书写规范》重新修订医院病历书写要求，聘请资历深、水平高、要求严格的学科带头人组成病历评审小组，对每份住院病历质量进行双重把关，科室每月自查一次，医院每季度进行检查评比，将病历质量与奖金、晋升挂钩，公开检查结果，提出改进措施，病历甲级率由原来60%-70%上升至93.17%。严格实施消毒隔离，认真进行感染监测，使医院感染率降至8.2%，获得全国医院感染协作组的表彰。严格执行质量管理标准，几项指标明显提高：门诊量476814人次，住院量为11931人次，病床使用率106.5%，床位周转率23.9%；诊断符合率96.1%，治愈好转率91.8%；病死率降至2.1%；抢救危重患者1434人次，抢救成功率为84%；平均住院日由1994年的16.5天降至16天，低于中华人民共和国卫生部颁布的20天标准。全年无发生严重医疗差错事故。

创建爱婴医院活动 漳州市医院按照爱婴医院的标准，成立相应的组织机构，落实相关的制度，宣传母乳喂养，使产妇住院期间母乳喂养率100%，确保100%母婴同室。1994年5月，漳州市医院被联合国儿童基金会、世界卫生组织、中华人民共和国卫生部等联合授予"爱婴医院"荣誉称号。

医德医风建设 漳州市医院根据中华人民共和国卫生部的医德规范和福建省卫生厅的规定要求，重新修订《漳州市医院医疗不正之风监督处罚暂行规定》和《医院病员双向签约制度》，建立医德档案，定期进行医德评审，严肃处理违纪人员。设立"院长接待日"，聘请20名医德医风社会监督员，公开床位、价格等一系列可操作的防腐倡廉具体措施。1994-1995年，漳州市医院医务人员共拒收"红包"965人次，金额21615元（不包括当场谢绝的"红包"）。1995年，漳州市医院收到患者及家属感谢信（锦旗）61封（面），受到福建省、漳州市报刊、电视新闻单位表扬56次。1995年，漳州市医院向患者及合同单位发放问卷调查1325份，患者满意度84%以上，合同单位满意度89%。健全内部和社会医德医风监督网络，净化行业风气。1995年8月，漳州市医院被福建省卫生厅、人事厅授予"首届福建省卫生系统学习白求恩创'双十佳'先进集体"，被漳州市精神文明建设办公室、漳州市卫生局等部门授予"漳州市十佳文明窗口""漳州市卫生系统廉政廉医建设先进单位"等荣誉称号；有63人次分别被授予全国和省、市级劳模等荣誉称号。

3. 科技兴院

科技兴院是漳州市医院内涵建设的必由之路，医院以质量为目标、科技为龙头，重点培养学科带头人，不断提高医院整体水平。

引进先进医疗设备 漳州市医院拥有CT、彩超等较先进的医疗设备，固定资产总值2000万元。在创建三乙医院工作中，根据三级医院的要求，又投入500万元资金，购买必备的医疗设备，引进尖端仪器设备，确保患者的诊疗需求。开发引进计算机应用技术，投资近70万元，购置计算机51台。院长办公室、信息科、药剂科、门诊系统全部电脑化并联网，人事科和医技科室也实现电脑化管理，提高整体工作效率和管理水平。

重视发展新技术与人才培养 漳州市医院明确"科技兴院"的指导方针，制定《漳州市医院科技发展规划》和战略措施，落实全院性的重大医技项目，为医技人员开展新技术创造条件。建立激励机制，设立科技成果和引进技术奖、论文奖、职业道德奖、宣传报道奖，重奖有突出贡献的医务人员，资金向科研项目和人才培养倾斜。选送中青年医师出国深造，激励医务人员撰写学术论文，参加国际及国内各种学术会议，学习先进医疗技术和管理经验，实行内部技术职务聘任制度，鼓舞全院职工积极性。1994年后，医院开展新技术115项，发表学术论文283篇，其中在国家级杂志上发表论文88篇，参加国际交流论文9篇，获市级科技进步奖8项。

重点学科建设 1994年，漳州市医院加大重点学科建设，在人员配备和设备配置上给予重点学科政策倾斜。建立血液病实验室及无菌层流病房，购置血细胞分离仪，配备ICU病房，增加医疗设备14台，价值153万元。重视重点专科人才的梯队结构，给予优先培养和引进，为重点专科发展打下良好的基础。开展无菌层流病房内大剂量化疗急性白血病和实体瘤、血浆置换术治疗血液病、有机磷农药中毒，肿瘤介入性治疗和选择性动脉造影术，人造血管移植术，角膜移植术，高颈段延髓腹侧肿瘤全切除术，腹腔镜技术也从单纯性检查发展到镜下胆囊切除术，妇产科在显微镜外科的协助下，成功进行自体卵巢移植。不断引进新技术、新疗法，提高医疗技术水平。

（三）申报评审

漳州市医院占地面积32180平方米，建筑面积65709平方米；有病床500张，在职职工789名；各级各类专业技术人员634名，其中高级职称人员51名，中级职称人员132名；设行政职能科室11个，临床科室13个，医技科室和其他业务科室15个，共分9个病区。

1995年5月，漳州市医院召开医院领导和职能科室负责人会议，由职能科室汇报三乙医院评审标准落实情况。6月，召开创建三乙医院领导小组会议，研究部署下一步工作，要求从7月起进入《医院评审申请表》填报工作。7月，召开三乙办全体人员会议，布置转入申报填表阶段的实施工作。12月，医院领导审议迎接三级医院评审的录像片《科技兴院展雄姿 百年老院换新颜——发展中的漳州市医院》初稿。25日，医院内部自查结果：基本标准达标。并向福建省卫生厅呈送《三级乙等医院评审申请书》。

1996年8月12日，漳州市医院作为福建省首批开展创等级医院重点单位，通过福建省等级医院评审团专家的评审。8月16日，福建省卫生厅为漳州市医院举行福建省三级乙等医院挂牌仪式。

二、创建三级甲等综合医院

（一）组织动员

1997年，漳州市医院确定"达标上等"、巩固三乙创"三级甲等综合医院"（简称三甲）、提高医院整体水平、加强内涵建设、走质量效益型的发展道路的总体目标。

1998年8月，漳州市医院遵照《福建省三级综合医院评审标准实施细则》，成立创三甲医院领导小组，院长任组长、副院长任副组长，成员4名。下设创三甲办公室，院长兼任主任、副院长任副主任、成员14名。调整医疗护理质量管理委员会，设主任1名、副主任2名、委员8名，加强医疗护理质量的管理与领导。

2006年1月，漳州市医院召开医院职工动员大会，明确三甲医院评审标准与实施方案，提高认识，强化责任，各尽其职。要求各科室必须按照三甲医院评审标准，逐条逐项对照标准，认真自查自纠，补缺补漏，积极整改，营造上下齐抓共管，人人重视，人人参与的创建等级医院的氛围。

（二）达标建设

1996年，漳州市医院按照《福建省三级综合性医院评审实施方案》要求，结合医院管理年活动，开展创建等级医院工作。

1. 以三甲医院评审为契机，促进科学化、规范化管理

规范医疗行为 漳州市医院重新修订编印《漳州市医院管理制度汇编》《漳州市医院人员岗位职责》《临床护理安全预案与流程》《护士工作手册》等小册子，发放至各科室，组织职工学习并执行。完成医师、护士执业资格的审查和执业注册工作，规范科室命名，严格按照诊疗科目规范执业行为。

加强质量管理 漳州市医院健全和完善三级医疗质控体系，建立科主任目标管理责任制。成立质控科，对医疗质量、安全、费用进行全面控制，抓环节质量，提高终末质量。重点加强围手术期的质量管理，对术前、术中、术后等环节进行监控，确保手术安全。严格监控合理用药，各科室制定用药规范，实时监控抗菌药物、肿瘤治疗辅助药物的临床应用。开展临床药师查房工作，指导临床医师合理用药。建立大型检查审批制度，实行全市大型医学检查《一单制》。

强化"三基"培训与考核，制定《漳州市医院"三基"培训制度》，科主任为本科室"三基"培训的责任人，建立培训考核档案，医院定期组织抽查，考核结果与科主任目标管理、个人绩效和年度考核挂钩。

加强护理管理 漳州市医院定期举办护士长学习班和护理教学研讨会，落实护理人员持证上岗制度和护士业务学习制度，开展护理新技术，定期对护理人员进行"三基"理论和技术操作考核。

落实护理夜查房制度，注重护理环节质量，落实患者的基础护理，加强危重患者的生活护理。结合医院护理工作实际和医院管理年活动要求，重新修订各项护理工作质量标准及评估方案。组织带教老师考核上岗，提高护理骨干的业务素质及带教水平，选派10名护士长到上级医院跟班学习。定期组织护理质量检查，及时发现问题及时整改，促进护理质量持续改进，确保患者安全，提高患者满意率。

加强医院管理 漳州市医院成立医院感染管理委员会，建立医院感染管理科，增加专职人员，建立健全医院感染管理体系，建立和完善各项管理制度。加大监管力度，加强对手术室、ICU、产房、婴儿室、胃镜室、口腔科等重点科室的监督管理。投资32万元按标准配置洗消设备。投资190万元新建污水处理站、医疗垃圾暂存点，规范化管理医疗废物。

2. 实施科技兴院战略，加快重点学科建设和人才培养

加强重点学科建设 漳州市医院召开各类人员座谈会，围绕学科建设、人才培养、特色品牌、科研方向等进行专题讨论，通过竞争选拔重点学科，对重点学科实施动态管理，从资金、设备、人才等方面给予倾斜和优惠，评选优秀重点学科，带动医院多学科的共同发展。

重视人才培养 2003-2006年，漳州市医院共派642名高中级专业人员外出参加学术交流和短期培训，选派70名医务人员外出进修，选送3名学科骨干到国外留学进修。

重视科研管理 漳州市医院制定《漳州市医院科研管理暂行办法》。2004-2006年，申报各类课题16项，中标9项；获福建省、漳州市科技进步奖9项，其中获福建省政府科技进步三等奖1项，漳州市科技进步一、二、三等奖8项；发表于SCI论文1篇，发表于CSCD-C和（或）Medline论文15篇。

重视新技术的应用 漳州市医院开展冠状动脉搭桥术、冠状动脉造影术、异基因外周血造血干细胞移植术、胸腔镜下胸段、上腰段脊柱前路手术、"三野"食道癌根治术、二尖瓣成形术、经肛门巨结肠根治术、超声造影及超声造影在左室整体和局部心功能应用、高效液相色谱法测定全血中环孢素A的浓度等新项目。2006年，成功救治人感染高致病性禽流感危重患者1例。

完善教学管理 2006年，漳州市医院成为福建医科大学非行政隶属附属医院，成立医院教学委员会，设立教学办和内科、外科、儿科、妇产科等8个教研室，健全和完善临床教学管理规章制度，加强师资队伍的培训，实行规范化管理。至2011年，共接受各医学院校实习生1219名。

3. 树立以患者为中心的服务理念，改进服务流程，提供优质服务

优化服务流程　提供优质服务 漳州市医院扩大门诊电话预约服务范围，门诊各诊室安装电子排队叫号系统，门诊、医技、后勤各科室实行弹性排班，增加门诊挂号和收费窗口，增加专家门诊和专科门诊时间；实行"零距离"发药，设立用药咨询台；取消超声波室预约排队，实行随到随检查制度；完善就医指南，制作专家一览表和门诊、急诊患者就诊流程图，增设门诊各楼层平面图和标志，做到标志清晰、易懂和醒目，为患者提供良好的就医环境和人文关怀。

规范收费行为　降低医疗费用 2006年，漳州市医院根据福建省卫生厅关于进一步开展医疗机构控制医药费用增长工作的意见，坚持合理检查、合理用药、因病论治和规范收费。门诊每人次收费水平142.12元，出院患者平均医药费用5577.67元，实现两个"零增长"的目标。通过电子显示屏和公示栏向社会公开各种收费项目、标准和药品价格，接受群众监督。实行住院费用一日清单制和费用查询制，在病区护士站备有《漳州市医疗机构服务价格标准》，病区每天安排护理人员为患者及家属提供费用咨询服务。

加强基础设施建设　构建和谐就医环境 2005年3月，漳州市医院门诊综合楼正式投入使用，

总建筑面积 31876 平方米，缓解群众看病难、住院难的矛盾；投入资金 1400 万元，对外科楼、儿科楼进行改造装修，为患者提供舒适、优美的医疗环境；增加床位 140 张，病区由原来 15 个发展至 28 个。医院投入 1 亿元，购置飞利浦 1.5T 磁共振、飞利浦数字胃肠机、彩超、柯达 CR、体外冲击波碎石机、治疗计划系统（TPS）剂量仪、腹腔镜手术系统、超声电凝电切刀等大型医疗设备，提高临床诊疗水平。

加强精神文明建设和行风建设 漳州市医院把精神文明建设和行风建设视为关系医院生存与发展的大事，开展以"八荣八耻"为主要内容的社会主义荣辱观教育，使"八荣八耻"落实到医疗工作的每个环节上。严格执行中华人民共和国卫生部"八不准"的规定，按照福建省卫生厅的统一部署，开展治理医药购销领域商业贿赂专项工作，严禁医务人员收受"红包"、药品回扣等不正当利益。加强医院文化建设，弘扬团结、勤奋、严谨、敬业的医院精神，以精湛的技术、良好的医德为广大人民群众服务，构建和谐的医患关系，患者对医院综合满意度 95%。

（三）申报评审

漳州市医院占地面积 51980 平方米，建筑总面积 98865 平方米；床位编制 700 张，实际开放 1000 张；有病区 28 个、临床和医技科室 40 个、行政管理科室 12 个；有职工总人数 1352 名，其中卫技人员 1199 名，床位与卫技人员比例为 1∶1.37；医生总人数 422 名，床位与医生比例为 1∶0.5；护士总人数 590 名，床位与护士比例 1∶0.7。2006 年，医院门诊量 72.05 万人次，出院总人数 38315 人次，业务总收入 3.33 亿元，门诊人均医疗费用 142.12 元，出院人均医疗费用 5577.67 元，实现"零增长"的目标。

漳州市医院通过开展创建三级甲等综合医院工作，医院的硬件、软件建设都符合三甲医院评审的申报条件。2007 年 2 月，漳州市医院向漳州市卫生局提出三级甲等综合医院评审的申请，并请福建省卫生厅派出评审专家组到医院进行评审。

2007 年 3 月，福建省卫生厅等级医院专家评审组，对漳州市医院进行三甲医院评审。5 月，漳州市医院通过福建省等级医院评审团专家评审，获福建省卫生厅授予"三级甲等综合医院"牌匾。

三、三级甲等综合医院复评

（一）组织动员

2008 年，漳州市医院以三甲医院标准为重点，以深化开展医院管理年和创建平安医院活动为契机，加强医院内涵建设，提高医疗服务质量和管理水平。把加强医院管理、提高医疗质量和确保医疗安全作为工作的重中之重，成立医院评审评价领导小组，院长任组长，分管领导任副组长、职能科室负责人任成员，下设办公室。

漳州市医院明确三甲医院标准是推进现代化医院管理的有效途径，也是医院发展的目标，是全面提高医院管理水平，依法执业，提高医疗服务质量的重要保证。强调持续改进医院管理，提高医疗质量是医疗卫生系统贯彻"以人为本"、科学发展、切实维护广大群众健康权益的一项重要举措，医院按照《福建省三级综合医院评审实施方案》标准，在全院范围内广泛宣传，做到人人参与。

漳州市医院根据中华人民共和国卫生部、福建省卫生厅关于开展医院管理年、医疗质量万里行等活动的通知精神，精心组织，周密部署，制定各项活动的实施方案和工作计划，医院干部职工充分认识到加强医院管理、提高医疗质量是医院事业发展的前提，是确保患者平安，社会稳定的重要保障，是公立医院职业责任和历史使命，自觉参与医院评价、医院管理年、医疗质量万里行等活动，在日常医疗工作中，突出管理、突出质量、突出安全、提高服务水平，营造良好的工作氛围，不断满足人民群众日益增长的医疗服务需求。

（二）达标建设

漳州市医院自2007年通过福建省卫生厅三甲医院评审后，按照《福建省三级综合医院评审实施方案》标准，针对存在的薄弱环节进行整改，使医疗质量、学科建设、医疗服务、科研教学等方面取得良好成效。

1. 以医院评审和管理年、质量万里行为契机，严格落实三甲医院标准，持续提高医疗质量和服务水平

规范医疗质量管理　漳州市医院重新修订《漳州市医院管理制度汇编》《各类工作人员岗位职责》，编印成册并发布在医院内部局域网，各科室组织医务人员学习掌握，严格依法执业。实行临床路径管理，制定《漳州市医院临床路径实施方案》，成立临床路径管理委员会、临床路径指导评价小组并制定相应的职责；建立各科室实验小组和个案管理员；确定首批实施临床路径管理病种，制定相应的评价机制，根据实际情况调整路径文本。落实院长行政查房和质量查房制度，医院领导定期深入临床科室，了解科室业务动态、医疗质量与医疗安全管理工作中存在的问题以及科室需要协调解决的问题，给予解决或提出解决的办法和措施，促进临床科室业务发展和医疗质量持续改进。

落实患者安全目标管理　漳州市医院根据中国医院协会《患者安全目标》要求，制定《漳州市医院患者安全管理规定》《使用腕带识别标识制度与措施》《危急值报告制度》《患者手术部位及术式确认制度》《手术安全核查和风险评估制度》并组织落实，确保患者的安全。实行科主任夜间查房制度，组织科主任对临床、医技科室进行夜间查房，重点检查医疗关键环节和风险隐患，发现问题及时反馈，限期整改，并将其与科室季度考核挂钩，提高科室安全医疗意识，完善患者安全保障体系。

加强医疗技术临床应用管理　漳州市医院制定落实医疗技术准入管理制度，建立健全医疗技术风险预警机制，落实《医疗技术临床应用管理办法》，加强医疗技术和人员资格准入，维护患者安全；做好第二类、第三类医疗技术的准入申请和管理工作；建立手术分级管理制度，实施动态管理；落实《心血管疾病介入诊疗技术管理规范》，加强对心血管介入诊疗技术的临床应用管理，保障医疗安全。

建立完善医疗技术风险预警机制　漳州市医院制定《漳州市医院医疗风险预警方案》，建立医疗风险预警机制，及时收集、处理、报告风险信息，分析风险原因，总结经验教训，避免医疗风险警示范围内的医疗事件，减少医疗缺陷、医疗差错发生，减少医疗投诉和医疗纠纷。

提高基础医疗护理质量　漳州市医院开展青年岗位能手专业技能操作比赛，提高年轻医师的临床技能和业务能力。2007年8月，漳州市医院参加福建三级综合医院医师技能大赛获团体第二名。2008年9月，漳州市医院参加全省三级医院临床医师、护士技能竞赛，获护理技能竞赛团体三等奖，在首届"民安杯"急救技能竞赛中，获团体三等奖。

落实《护士条例》　漳州市医院成立护理质量管理委员会，完善护理质量三级管理体系，加强护理质量过程控制，加强重点科室、重点岗位、关键环节的质控管理。实施三级护理查房，对科室疑难危重患者护理进行业务指导；开展科室之间护理会诊和全院性护理质量缺陷分析与改进；落实护士长夜间查房制度；针对医院管理年、医院评价和质量万里行等活动检查反馈存在的问题，加强

整改，提高临床护理质量。强化护理人员护理知识与护理技能学习与培训，提高护理人员综合素质；加强护理人力资源管理，制定护理人员管理办法和考核制度，明确要求各级各类护理人员的资质、岗位的技术能力；合理配置各护理单元的人力资源，保障护理质量与患者安全。

2. 实施科技强院战略

重视重点学科建设 漳州市医院加强重点学科建设，实行动态管理，对第二批7个重点学科进行考核总结，血液科获优秀重点学科称号。实行公开竞争，选拔新一批重点学科，经过科室申报、医院学术委员会评审，从11个申报科室中选拔血液科、肾内科、普外科、产科、骨科、神经外科等6个科室为重点学科，从资金、设备、人才等方面给予倾斜和优惠，促进学科建设发展，形成学科优势和特色学科，带动医院多学科的共同发展。

加快人才培养 2007-2009年，漳州市医院共派出1293名高中级专业人员外出参加学术交流和短期培训，选派118名医护人员外出进修，选送2名学科骨干到国外留学进修。

重视科研管理 漳州市医院制定《漳州市医院科研项目管理办法》《漳州市医院科研经费管理暂行办法》，2007-2009年获福建省、漳州市科技进步奖10项，获福建省、漳州市科研课题立项15项；发表论文452篇，其中发表在SCI论文2篇。

加强教学管理 漳州市医院按照福建医科大学附属医院的标准，健全和完善教学管理体系，完善教学工作制度，加强教学管理，落实评教评学的各项制度，提高临床教学质量。福建医科大学临床医学本科生2003-2005级共173名在医院毕业；组织教师参加全省师资培训，取得教师资格证43名，获得全国教师系列副教授8名；获得福建医科大学兼职教授、副教授34名；被莆田学院聘为兼职教授、副教授18名。

3. 加强基础设施建设，构建和谐就医环境

改善就医环境 漳州市医院投入资金200万元，改造装修64排螺旋CT机房，搬迁和改善健康体检中心、输液室、住院办理处和门诊检验科，为患者提供舒适、优美的医疗环境；投资85万元完成门诊综合楼、外科楼热水工程，解决住院患者热水洗澡问题，为患者创造良好的住院条件。

购置医疗设备 2007-2010年，漳州市医院共投入资金8197.66万元，购置64排螺旋CT、彩超、大型生化分析仪、全自动尿沉渣分析系统、胶囊内镜系统、超声内镜系统+电子肠镜、中央监护系统、放射科双板DR等大型医疗设备。

坚持公立医院的公益性质，履行社会责任 漳州市医院坚持全心全意为人民服务的办院宗旨，履行公立医院的公益责任。遵照福建省卫生厅《选派千名医师帮扶山区乡镇卫生院》的项目要求，圆满完成对口帮扶漳浦县湖西、沙西等10家乡镇卫生院任务。2009年，漳州市医院抽调15名主治医师对口帮扶云霄县医院、诏安县医院和常山开发区医院，与县医院签订帮扶协议，指导县医院开展临床医疗工作，通过人员培训和技术指导，提高县医院医疗技术水平；免费为基层医院培养卫技人员，定期组织专业技术人员下乡义诊，拓展与县医院合作项目与范围，达到优势互补、资源共享、惠及百姓的目的；选派优秀人员参加援川医疗队及"援川对口支援"项目，为西部地区医疗事业的发展做出应有的贡献。

积极应对突发事件，履行社会责任 2008年后，手足口病在国内部分地区暴发，漳州市医院成立领导小组及医疗专家组，制定手足口病防治应急预案，共收治手足口病患儿1256例，成功救治87名重症手足口病患儿。高度重视甲型H1N1流感防治工作，做到人员、物资、设备、领导四到位。投入专项资金100万元，在朝阳分院建设负压病房，购置抢救医疗设备，将防控防治工作做实做细，

收治甲型 H1N1 流感患者确诊 36 例，重症 1 例，疑似留观患者 101 例，经过精心治疗和护理，全部康复出院。

（三）申报复审

漳州市医院通过组织动员、达标建设；拥有建筑占地面积 9.89 万平方米；床位编制 1056 张，床位实际开放 1370 张，在职职工总人数 1577 名；有专业技术人员 1482 名，其中已聘高级职称 181 名、已聘中级职称 291 名；设有临床医技科室 40 个、28 个病区、职能科室 16 个；拥有 1.5T 磁共振、64 排螺旋 CT、ECT、DSA、加速器等大型医疗设备共 2.63 亿元。

2010 年 2 月，医院向福建省卫生厅申请三级甲等综合医院复评。3 月，召开院领导及职能科室科主任会议，根据三级甲等综合医院复评标准进行动员部署。10 月，福建省卫生厅三级甲等综合医院复核评审专家组对医院进行三级甲等综合医院复评工作。12 月，医院通过三级甲等综合医院复评。

安全医疗月活动

1998 年后，漳州市医院为加强安全医疗教育，提高全院职工的安全医疗意识，每年开展不同主题的安全医疗月系列活动。召开全院职工大会，进行安全医疗教育，深入剖析医疗服务工作中的不安全因素；举办安全医疗知识竞赛；组织优秀病历评选活动，提高医务人员防范医疗差错事故的自觉性。各科室组织医务人员学习岗位职责、医疗规章制度、国家执业医师法及医疗事故处理办法等医疗行政法规，明确各自职责的范围，增强广大职工的法制意识和工作责任感，通过安全医疗月活动，提高医疗安全规章制度和医疗技术操作规范的执行力，积极探索医疗质量和医疗安全管理的有效方法，确保安全医疗。

2000-2001 年，漳州市医院举办医院感染管理学习班，进行医院感染管理知识考试；组织执业医师法知识考试，安全医疗知识竞赛，安全用血知识竞赛和优秀病历展评，强化医务人员在临床诊疗中的法律意识和自我保护意识，增强质量意识、安全意识和服务意识，树立病人第一、质量第一的观念。

2002-2004 年，开展无缺陷服务、零投诉、零距离服务、医疗零缺陷和安全医疗、优质服务等主题的安全医疗月系列活动。邀请医院法律顾问和医学专家分别作《举证责任倒置新规则对医院和医务人员的要求》《抗菌素的合理使用与管理措施》《医疗事故处理条例》等专题讲座。组织医护人员学习《医疗事故处理条例》《执业医师法》《护士管理办法》《药品管理法》等医疗行政法规，各科室组织自查自纠，剖析讨论医疗纠纷案例，寻找医疗质量管理薄弱环节和安全隐患，制定整改措施和进一步落实规章制度的具体办法。举办安全医疗知识竞赛和考试，通过安全教育活动，在全院掀起学法、懂法、知法、执法的热潮。2003 年后，漳州市医院与中国人民财产保险股份公司签订医疗责任保险，每年签订 1 次医疗责任保险协议。

2007-2008 年，漳州市医院开展改善服务、促进平安、构建和谐和落实医院管理评价、确保医疗服务质量等主题的安全医疗月活动，组织医务人员学习《医院管理评价指南》《福建省医院评价要点》以及《漳州市医院围手术期管理办法》《漳州市医院围手术期管理质量责任追究制度》等规章制度，重点抓好医疗质量、医疗安全、降低患者医疗费用等工作，针对存在问题认真整改。根据中国医院协会提出的《患者安全目标》，制定《漳州市医院患者安全目标管理规定》《使用腕带识别标识制度与措施》《危急值报告制度》《患者手术部位及术式确认制度》等制度，从制度上确保患者的安全。在福建省卫生厅医院管理年活动及医疗安全督查中，漳州市医院获得督查组专家的肯定和好评。

2009-2010年，漳州市医院开展落实诊疗规范、加强医患沟通和优质服务、合理用药为主题的安全医疗月系列活动，组织医务人员认真学习医疗卫生法律法规和中华人民共和国卫生部《2010年医疗质量万里行活动方案》《关于进一步加强抗菌药物临床应用管理的通知》《医疗技术临床应用管理办法》《侵权责任法》和漳州市医院《关于开展以方便、周到、安全、满意为主题的优质服务活动实施方案》《抗菌药物临床应用指导原则》及处方点评规范等；举办《合理使用抗生素》专题讲座，进一步规范抗生素的使用；各科室组织对抗生素使用情况、服务患者的各个环节进行自查自纠和整改，努力做到方便、周到、安全、满意；开展优质服务示范病区服务培训。医院医疗质量管理委员会及医院领导班子定期研究医疗质量工作，讨论分析质量、安全、费用、服务等方面存在问题，发现医疗安全隐患及时在中层干部会上讲评、整改。落实院长行政查房制度，发现薄弱环节及时整改，有效地促进医疗质量持续改进。2011年，漳州市医院开展以提高病历质量、规范用药行为为主题安全医疗月系列活动，组织医院职工学习《三级综合医院评审标准（2011年版）》《福建省2011年公立医院评价方案》以及中华人民共和国卫生部办公厅《关于做好全国抗菌药物临床应用专项整治活动的通知》《福建省抗菌药物联合整治工作方案》等文件。制定《漳州市医院2011年医疗质量万里行活动实施方案》《漳州市医院病历评定标准（2011年版）》等有关管理规范，邀请专家进行《病历书写及病历质控》专题讲座，提高医护人员病历书写质量，增强质量控制管理意识和依法执业、保障医疗安全的意识。组织取得中级技术职务资格3年及以下的年轻医护人员进行"三基"训练和病历书写知识的相关培训与考试。8月，举办缺陷病历点评会和《抗菌药物合理应用》培训及考试，考试结果纳入医师定期考核评定。组织年轻医护人员岗位技能竞赛，8-9月，组织医院主治及以下的医师就安全医疗有学习内容进行考试，奖励成绩优秀者；组织专家组检查归档和运行病历，对病历质量存在问题者进行责任追究；全面排查各科室抗生素使用情况，检查结果纳入科室考核。

医院管理年活动

2005-2007年，漳州市医院根据中华人民共和国卫生部和国家中医药管理局关于开展以病人为中心、以提高医疗服务质量为主题的医院管理年活动方案的要求，以开展医院管理年活动督导为契机，结合保持共产党员先进性教育活动，探索医院科学管理的长效机制，制定关于开展以病人为中心、以提高医疗服务质量为主题的医院管理年活动实施意见，成立以院长为组长的医院管理年活动领导小组，召开医院管理年动员大会进行动员部署，层层组织，狠抓落实，精心部署，扎实推动医疗质量和安全持续改进，确保高质量的医疗服务水平。针对福建省卫生厅医院管理年活动督导检查中存在的问题，医院领导班子多次召开会议，开展深入的整改。通过端正办院方针，加强管理队伍的培训，完善各项规章制度，采取科室自查、院内督导检查等措施，向有关部门、科室发出整改通知，使医院的医疗服务行为、医疗收费行为、药品招标采购行为逐步规范，医德医风建设得到推进，医患关系趋于和谐。通过优化服务理念，提升主动服务意识，使医务人员强化主动服务患者的意识，行政后勤人员树立起主动服务临床的意识。以开展医院管理年活动为切入点，积极提升医院管理效能，促进医疗安全，促进医院和谐健康持续发展。

2008年，漳州市医院继续深入开展医院管理年活动，严格依法执业，强化医务人员的法制教育。组织临床医师和护士学习医疗事故处理条例、执业医师法、护士条例等法律法规，严格执行医务人员准入制度，对医护人员依法进行注册，持证上岗。规范科室命名，严格按照诊疗科目规范执业。严格执行新技术的准入审批制度，确保医疗安全；完善三级质控网络，重点加强对核心制度、围手术期及合理用药的管理，结合患者安全目标管理，重新修订《围手术期管理办法》《围手术期管理责任追究制度》，加强对术前、术中、术后等环节进行监控，确保手术安全。把医疗质量指标与评先、评优、绩效等挂钩。建立临床医技相互评价机制，加强临床医技科室之间的沟通反馈；强化医疗安全管理，落实患者安全目标。各科室组织自查自纠，重点抓好医疗质量、医疗安全、降低费用等工作，针对存在问题认真整改。做好高危药品管理、危急值报告、使用腕带识别标识等安全措施的落实。严格执行医疗技术操作规范和常规，确实保证医疗安全；强化"三基三严"训练。制定漳州市医院"三基"培训制度，进一步落实培训岗位责任制，科主任为本科室"三基"培训的责任人，建立培训档案，严肃认真抓好3年以下主治医师及住院医师"三基"训练。开展青年岗位能手专业技能操作比赛，提高年轻医师的临床技能和业务能力；学习贯彻《护士条例》，进一步提高护理管理质量。选派三批护士长外出参加《护士条例》培训，举办《护士条例》解读讲座；印发《护士条例》手册，做到人手一册。实行护理质量三级管理体系，实施三级护理查房，开展科室间护理会诊，提高临床护理质量。加强护理病历质量检查，对护理文书实行三级考评制度，定期进行护理记录缺陷分析与改进，促进护理质量持续改进，确保患者安全，提高患者满意率。落实《药品管理法》《医疗机构药品管理办法》《处方管理办法》，完成《处方集》的编印和发放工作，开展临床药师查房工作，指导临床合理用药。制定《漳州市医院药物临床应用暂行规定》，加强对临床用药的管理和指导，对医院药品用量进行监控跟踪，发现用药不合理增长或有投诉的药品，予以限制适应征使用或停药处理，将合理用药检查结果纳入科室质量考核和科主任目标管理考核，与评先、评优挂钩。通过开展医院管理年活动，大力推动服务创新，不断提升医疗质量，健全长效科学管理机制。医院干部职工的思想认识得到提高，工作作风得到转变，主人翁责任感和良好的职业道德得到发扬，医院整体形象得到提升，医疗质量管理得到提高，技术水平明显提升。

医疗质量万里行活动

2009年，漳州市医院根据中华人民共和国卫生部《2009年医疗质量万里行活动方案》和《2009年福建省医院评价要点》，制定2009年医疗质量万里行活动实施方案，成立领导小组，由院长担任组长，分管领导任副组长，下设办公室，召开专题会议进行动员部署。严格依法执业，规范医疗行为。重点抓好运行病历监控，围手术期管理和科室内部质控，建立职能科室与临床医技科室的双向反馈和评价，进一步完善临床医技双向反馈和评价体系。落实《2009年患者安全目标》《医疗技术临床应用管理办法》，制定《漳州市医院医疗技术准入管理制度》等文件，实行医疗技术和人员资格准入。强化医疗安全教育，提高全员防范意识。落实《药品管理法》《医疗机构药品管理办法》《处方管理办法》，制定《漳州市医院处方管理制度》《漳州市医院麻醉药品 第一类精神药品管理规定》，编辑漳州市医院《处方集》《漳州市医院基本用药目录》，对临床处方用药实行动态监测。加强临床药学工作，在门诊部设立用药咨询室，为临床合理用药提供信息支持与咨询服务，开展临床药师查房工作，指导临床合理用药。成立医院感染管理委员会，成立医院感染科，增加专职人员，建立健全医院感染管理体系，进一步完善医院感染管理规章制度和考核标准，加强过程监控。制定医院感染控制手册，加大实时督查力度，根据三级甲等综合医院评价标准，加强对重点部门的管理与督查；建立培训和考核制度，举办医院感染控制培训班，提高医务人员医院感染管理意识。扎实开展环境卫生学与消毒灭菌效果监测、医院感染病例监测，积极开展耐药菌株监测，掌握医院常见病原菌分布及耐药情况，为临床合理用药提供有效依据。

2010-2011年，漳州市医院继续深入开展医疗质量万里行活动，制定《漳州市医院医疗质量万里行活动实施方案》，以三级甲等综合医院复评为契机，落实国家法律法规，规范医疗质量管理，促进质量持续改进。重新修订编印《漳州市医院管理制度汇编》《各类工作人员岗位职责》《应急预案汇编》，加强制度建设，严格依法执业；制定《漳州市医院临床路径实施方案》，成立临床路径管理委员会、临床路径指导评价小组实行临床路径管理，建立各科室实施小组和个案管理员，确定首批实施临床路径管理病种，制定相应的评价机制，根据实际情况调整路径文本；结合《2010年患者安全目标管理》《三级综合医院评审实施方案》等相关要求，制定《手术安全核查和风险评估制度》，加强围手术期的监控管理，督导落实手术开始时间、手术部位标记、手术安全核查、手术风险评估、术中用血用药规范。组织科主任对临床、医技科室实行科主任夜间查房制度，重点检查医疗关键环节和风险隐患，发现问题及时反馈，限期整改，并与科室季度考核挂钩，提高科室安全医疗意识，完善患者安全保障体系；建立健全医疗技术风险预警机制，落实《医疗技术临床应用管理办法》，执行医疗技术和人员资格准入管理制度，确保患者安全；对医院卫技人员进行"三基"理论培训并考试，有2026人次参加"三基"技能培训、抽考，强化"三基三严"训练，提高医护人员医疗技术水平；做好第二、第三类医疗技术的准入申请和管理工作；建立手术分级管理制度，实施动态管理；落实《心血管疾病介入诊疗技术管理规范》，加强对心血管介入诊疗技术的临床应用管理，保障医疗安全；开展预约诊疗服务和双休日及节假日门诊。增加专家、专科医生下门诊时间，充实门诊力量，延长门诊时间。开展网络预约、电话预约、现场预约、自助预约等多种方式预约服务。优化门诊、急诊服务环境和流程。实行就诊一卡通服务；建立医疗服务行为公示制度。加强临床药事管理，促进临床合理用药。加强护理工作，健全和完善护理管理体系。积极开展《优质护理服务示范工程》活动，制定《漳州市医院开展优质护理服务示范工程实施方案》，成立创建优质护理服务示范工程领导小组，确定干部病房、骨科、内科ICU、外科ICU等14个病区为优质护理服务示范病区。通过开展医疗质量万里行活动，使医疗质量、学科建设、医疗服务、医院感染、科研教学等方面取得良好成效。

卷五 护理

漳州福音医院时期，由修女护理患者。若干年后，伴随医院医疗业务的拓展和患者的日益增多，英国基督教会开始派遣注册护士到医院从事护理工作。光绪二十六年（1900年），漳州福音医院成立护士部。民国20年（1931年），漳州协和医院成立，有护士2名。民国24年（1935年），漳州协和医院创办护士学校，培养护士以解决医院护理人力匮缺问题。民国27年（1938年）12月，医院护士增至4名。民国28年（1939年）5月，漳州协和医院有护士部总护士长1名、护士10名，病房、手术室和药房得以安排护士1-2名，夜间也有护士值班。中华人民共和国成立后的1952年2月，龙溪专区医院有护士主任2名、护士52名、助产士3名、助理护士4名。1958年，龙溪专区医院成立护理部，建立护理部总护士长—科室（病区）护士长为主线的护理管理体系。1962年，龙溪专区医院以病区设护理单元，由护士长管理，共设有7个病区。全院有护理专业技术人员110名、助理护士23名。1966-1971年，医院未增加护理专业技术人员。1981年，龙溪地区医院重新成立护理部，重新整顿护理工作和加强护理管理。1985年始，医院鼓励在职护士通过成人高考和高等教育自学考试提高理论水平和综合素质，以优化护理人力结构。1996年，漳州市医院有291名护理专业技术人员参加护士执业资格考试取得合格证书并注册上岗。1999年，医院开始通过自主招聘编制外护理专业技术人员补充护理人力。2005-2006年，医院内科、外科、神经科、妇产科相继建立三级学科，病区相应增至24个，各病区护理单元设护士长岗位。护理人力以培养手术室、重症监护室、血液净化中心、骨髓移植无菌层流病房等专科护理领域的学科带头人、专科护士、护理骨干为重点。至2011年，医院基本健全三级护理管理体系，完善护理管理制度；全院有护理单元36个，护理专业技术人员826名（其中主任护师1名、副主任护师29名、主管护师194名、护师和护士602名）；具备护理学本科学历者63名，占护理专业技术人员总数7.6%；具备护理大专学历者529名，占护理专业技术人员总数64.4%。护理专业技术人员向高学历、高职称、多层级方向发展。

漳州福音医院时期护理模式以生活护理为主。至漳州协和医院时期，护士根据医嘱实施护理技术操作，掌握和开展伤口换药、肌肉注射、皮下注射、接生助产、采集血标本涂片和传染病的消毒隔离等技术，护理进入职业化和临床护理技能化的阶段。1952年后，龙溪专区医院实施护理包干责任制管理，推行三级护理和计划护理，开始重视专科护理和重症护理。逐渐开展静脉输液、输血和烧伤专科护理、传染病隔离护理、外科手术后护理等技术。

1978年以后，龙溪地区医院重新整顿护理工作，实施岗位责任制护理管理。采取"盘子化"护理操作备物，规范护理操作流程。开展颈静脉和股静脉穿刺、静脉留置硅胶管输液、动脉采血、胎心监测、眼球旁注射、球结膜下注射等操作技术学习和应用。1984年起，护士广泛开展和应用心肺复苏技术、人工气道管理、心电监护、静脉留置套管针穿刺等技术，配合抢救各类危重症患者；开展体外循环心脏直视手术专科护理、断指再植显微外科护理、血液透析技术与护理、器官移植护理、中心静脉导管（CVC）置管等护理技术学习和应用，专科护理和重症监护技术得到发展。1988

年，漳州市医院实施"以病人为中心"的小组责任制护理管理，开展以护理评估、护理诊断、护理计划、实施护理和护理评价为护理程序的护理工作，按照福建省护理质量标准进行监控管理。1998年，医院开展整体护理示范工程活动，推行患者住院无家属陪护、出院有随访、有上门服务以及各种健康教育等护理服务项目。2003年，医院建立三级护理质量监控管理网络；开展经外周静脉置入中心静脉导管（PICC）技术学习和应用。2005年起，医院全面开展三级学科专科护理技术学习和应用。消化内科、神经外科、心血管内科、普通外科以及神经内科陆续开展介入治疗术护理，内分泌科开展糖尿病专科护理；肾内科开展全自动腹膜透析和结肠透析护理，血液风湿内科开展造血干细胞移植术护理，心血管内科开展心脏起搏器安置技术、射频消融术（RFCA）、心脏再同步化（CRT）治疗的护理，消化内科开展内镜下食管胃底静脉曲张注射组织胶止血的配合与护理；新生儿科开展极低出生体重儿的经外周静脉置入中心静脉导管（PICC）与护理、新生儿重度高胆红素血症同步换血疗法的护理，外科系统开展"造口"护理、腔镜检查技术与护理和各种专科围手术期护理。2011年，医院全面开展整体优质护理，向患者、家庭和社区全面展开健康教育。

第一章 机构设置与队伍

第一节 漳州福音医院、漳州协和医院时期

漳州福音医院时期，由修女兼职护理患者。伴随医院医疗业务的拓展和患者的日益增多，英国基督教会开始派遣注册护士到医院从事护理工作。光绪二十六年（1900年），漳州福音医院成立护士部。

民国20年（1931年），漳州协和医院只有护士2名。民国24年（1935年），漳州协和医院为解决护理人力匮乏问题，创办护士学校，医院的医师、护士兼任教员，招收具备小学或初中文化水平的学生。护士学校首届招生2名，以半工半读的形式，一边学习医学基础理论和护理基本技能，一边在医院实习临床护理操作，毕业后招聘为医院护士。民国27年（1938年）12月，医院护士增至4名。民国28年（1939年）5月，医院设总护士长管理岗位，增聘护士6名。是年，护士部人力顿增，共有总护士长1名、护士10名，门诊、病房、手术室、药房得以安排护士协助工作，夜间病房也有护士值班。民国29年（1940年），医院护士部有总护士长、副总护士长各1名，护士17名。民国30年（1941年）8月，医院成立公共卫生部，有公共卫生护士1名，负责家庭访视和提供公共卫生服务。全院有护士15名。民国32年（1943年），全院有护士17名。民国33年（1944年），因日本侵华战事蔓延，时局动乱，部分护士离开医院，护士部仅有护士13名，护理人力明显不足。民国37年（1948年），全院有护士16名。

1949年，漳州协和医院建立中心供应室，有护士1名。全院有护士15名。

1950年，全院有护士16名。1951年，全院有护士46名，其中护士主任2名、护士43名、公

共卫生护士1名。

第二节 龙溪专区医院、龙溪地区医院时期

1952年2月，龙溪专区医院设护理室，有护士主任2名。门诊部和内科、外科、妇产科、儿科病房设护理组，共有护士52名、助产士3名、助理护士4名。1953年，内科、外科护理组分别有护士长1名。1954年，医院实行"科主任负责制"管理，改护士主任为护士长。全院有正、副护士长各1名、护士57名、助产士8名、助理护士20名。1956年，医院为加强护理管理，恢复设置护理室护士主任和各科护士长管理岗位。1957年2月，医院护理室有正、副护士主任各1名，门诊部有正、副护士长各1名，护士34名；内科有正、副护士长各1名，护士14名；外科有护士长1名、护士13名；妇产科有正、副护士长各1名，助产士12名；儿科有正、副护士长各1名，护士6名。全院共有护理专业技术人员105名，助理护士17名。

1958年，龙溪专区医院撤销护理室，改成立护理部，有正、副总护士长各1名。供应室设管理岗位，有护士长1名。1959年，医院成立中医科病房，床位30张，有副护士长1名、护士5名；成立外科烧伤病房，床位12张，有烧伤专科护士2名。1960年2月，医院成立预防保健科，有护士2名、助理护士1名；5月，成立急诊室，观察床20张，有护士5名，归属门诊部护理单元管理。是年，全院护理专业技术人员增至111名。1961年，医院设营养室，由1名护士兼任营养师，管理治疗饮食的配发。

1962年，龙溪专区医院为方便管理，重新调整各科住院病房，改设病区管理，共设病区7个，护理单元以病区为单位。其中，内科病房为一病区，有床位80张、护士长1名、护士16名；肺科和传染科病房组合为二病区，有床位24张、副护士长1名、护士6名；外科病房为三病区，有床位80张、护士长1名、副护士长1名、护士15名；妇产科病房为四病区，有床位31张、护士长1名、助产士11名；儿科病房为五病区，有床位35张、护士长1名、护士11名；中医科、耳鼻喉科、神经科、眼科、口腔科和皮肤科病房组合为六病区，有床位50张，分别为15张、12张、8张、10张、2张、3张，有护士长1名、护士9名；干部病房为七病区，有床位12张、护士4名。门诊部护理单元有副护士长1名、护士14名；手术室护理单元有副护士长1名、护士6名；供应室护理单元有护士长1名、护士5名；营养室有护士1名。是年，全院有护理专业技术人员110名、助理护士23名。

1964年，龙溪专区医院病区增至9个，设内科病房为一病区，结核科与传染科病房组合为二病区；普通外科和肿瘤科病房组合为三病区，妇产科病房为四病区，儿科病房为五病区，五官科、眼科、中医科、皮肤科组合为六病区，骨科、烧伤科和胸心外科病房组合为七病区，干部病房为八病区，泌尿外科、神经科和小儿外科病房组合为九病区。1965年12月，全院有护理专业技术人员119名、助理护士9名。

1972—1973年，龙溪地区医院恢复科、室建制，各科设护理组。其中，门诊部护理组有副总护士长兼任护士长1名、副护士长2名、护士28名，供应室有副护士长1名、护士8名，内科护理组有护士长1名、副护士长2名、护士18名（其中传染科护士4名），外科护理组有护士长2名、副护士长1名、护士16名（其中肿瘤科护士5名）、助理护士2名，手术室护理组有护士长1名、护士7名；妇产科护理组有护士长1名、助产士9名、助理护士1名，儿科护理组有正、副护士长

各 1 名、护士 9 名。全院护理专业技术人员 110 名、助理护士 4 名。1975 年，龙溪地区医院恢复设置中医科病房，中医科护理组有副护士长 1 名、护士 7 名。1978 年，医院有护理专业技术人员 129 名、助理护士 17 名。1979 年，医院有护理专业技术人员 136 名、助理护士 23 名。

1980 年，龙溪地区医院神经科（神经内科、神经外科）病房独立，有床位 20 张，有副护士长 1 名、护士 7 名、助理护士 2 名；传染科病房独立，有床位 45 张，有护士长 1 名、护士 10 名、助理护士 2 名；门诊手术室与病房手术室合并为综合手术室，有副护士长 1 名、护士 10 名；内窥镜室有护士 2 名；麻醉科有护士 5 名；同位素室有护士 1 名。全院有护理专业技术人员 142 名、助理护士 38 名。

1981 年，龙溪地区医院重新成立护理部，有副主任 2 名。全院有护理专业技术人员 181 名，其中护师 15 名、护士 152 名、助产士 14 名。有助理护士 40 名。1983 年，医院成立急诊室护理单元，有正、副护士长各 1 名，护士 10 名。全院有护理专业技术人员 209 名，其中护师 17 名、护士 179 名、助产士 13 名。有助理护士 38 名。

1984 年，龙溪地区医院再次调整各科住院病房，以病区为单位实施护理管理，共设 9 个病区。其中，儿科病房为一病区，传染科病房为二病区，心血管内科、呼吸内科、肾内科、中医科病房组合为三病区，血液风湿内科、内分泌科和消化内科病房组合为四病区，神经科、眼科、耳鼻喉科和皮肤科病房组合为五病区，妇科和产科病房组合为六病区，骨科、胸心外科和口腔科病房组合为七病区，普通外科、泌尿外科和烧伤科病房组合为八病区，干部病房为九病区。是年，心血管内科于三病区建立心脏病重症监护病房（CCU），有专科护士 4 名；胸心外科于七病区建立重症监护室（ICU），有专科护士 4 名；放射科有护士 1 名。全院共有门诊部、急诊室、供应室、手术室护理单元和 9 个病区护理单元。

1985 年，医院有护理专业技术人员 259 名。

第三节　漳州市医院时期

1986 年 6 月，漳州市医院撤销二病区的传染科病房，护理人员分流到其他科室。肿瘤科病房与耳鼻喉科病房组合为一病区，有护士长 1 名、护士 8 名；儿科病房改为二病区，神经科、眼科和皮肤科病房组合为五病区。1987 年，医院建立门诊输液室，有护士 2 名。全院有护理专业技术人员 238 名，其中护师 14 名、护士 198 名、助产士 26 名。有助理护士 30 名。1989 年，医院有护理专业技术人员 273 名，其中护师 75 名、护士 177 名、助产士 21 名。有助理护士 3 名。

1990 年，漳州市医院成立医院感染监控室，有主管护师 1 名。全院有护理专业技术人员 286 名，其中主管护师 13 名、护师 59 名、护士 193 名、助产士 21 名。有助理护士 4 名。1991 年，肿瘤放射治疗科设置简易病房，有护士 2 名。1992 年，血液净化中心有护师 2 名，高压氧治疗室有护师 1 名，CT 室有护师 1 名。1994 年 9 月，医院建立血液科无菌层流病房，有床位 4 张，有专科护士 5 名。

1995 年，漳州市医院门诊输液室并入急诊室。急诊室更名为急诊科，有护士长 1 名，主管护师 3 名、护师 4 名、护士 8 名。全院有护理专业技术人员 312 名，其中主管护师 36 名、护师 97 名、护士 179 名；具备大专学历者 8 名。1996 年，磁共振室有护士 1 名，放射科有护士 2 名。全院有护理人员 323 名，首批获得护士执业资格认证并注册上岗者有 291 名。

1997 年，漳州市医院病区增至 17 个，其中，耳鼻喉科、眼科、口腔科病房组合为一病区；心血管内科、呼吸内科病房组合为二病区；肾内科、消化内科病房组合为三病区；血液风湿内科、内分泌科病房组合为四病区；妇科病房为五病区；产科病房为六病区；神经内科、神经外科病房组合为七病区；普通外科病房为八病区；泌尿外科、胸心外科病房、重症监护室组合为九病区；骨科、烧伤整形外科和皮肤科病房组合为十病区；干部病房为十一病区；肝胆胰脾、小儿外科病房组合为十二病区；肿瘤内科、肿瘤外科病房组合为十三病区；增设肿瘤放射治疗科病房为十四病区，有副护士长1名、护士8名；增设中医科病房为十五病区，有护士长1名、护士9名；儿科病房为十六病区；急诊观察室和门诊输液室组合为急诊综合病房，有床位30张，护理负责人1名、护士12名。门诊注射室并入急诊科。

1998年10月，漳州市医院胸心外科重症监护室独立，更名为外科重症监护室（SICU），有副护士长1名、专科护士6名。

1999年，漳州市医院首次自主招聘编制外注册护士16名。是年，漳州市医院有护理专业技术人员319名，其中副主任护师3名、主管护师69名、护师91名、护士156名。

2000年，漳州市医院撤销十五病区中医科病房，护士分流到其他科室。2002年，急诊综合病房从急诊科分出，设为十七病区，有床位40张，有护士长1名、护士20名。2003年10月，儿科十六病区建立新生儿重症监护室（NICU），床位4张，有专科护士4名。是年，全院有护理专业技术人员425名，其中具备大专及以上学历者218名。2004年，漳州市医院建立感染性疾病科门诊，有主管护师1名。医院首次招聘大学本科学历护士1名。

2005年5月，漳州市医院成立健康体检中心，有主管护师、护师各1名，助理护士2名。9月，门诊输液室从十七病区分出，与急诊观察室组合为急诊留观病房，有观察床位40张，护士长1名、护士24名。是年，医院内科、外科建立三级学科，各学科以病区设护理单元管理，有呼吸内科病区、心血管内科病区、消化内科病区、血液风湿内科病区、干部病房与内分泌科病区、肾内科与皮肤科病区、神经内科病区、肿瘤内科病区、肿瘤放射治疗科病区、血液净化中心病区、普外一科（肝胆胰脾、小儿外科）病区、普外二科（胃、甲状腺、血管外科）病区、普外三科（结、直肠、乳腺、肛肠外科）病区、泌尿外科病区、骨科与烧伤整形外科病区、神经外科病区、胸心外科病区、外科重症监护室、耳鼻喉科与口腔科病区、眼科病区、妇科病区、产科病区、儿一科（含新生儿科）病区、儿二科病区等24个，每个病区有护士长1名、护士若干名。全院共有门诊部、急诊科、供应室、手术室和健康体检中心护理单元以及24个病区护理单元，共有护理专业技术人员528名，其中副主任护师8名、主管护师130名、护师176名、护士214名。2006年，漳州市医院有护理专业技术人员589名，其中，主任护师1名、副主任护师12名、主管护师141名、护师140名、护士295名；大专及本科学历者145名。

2007年2月，漳州市医院建立内科重症监护室（MICU），有床位5张，有护士长1名、护士6名（其中主管护师1名、护师1名、护士4名）。4月，医院新生儿重症监护室（NICU）从儿一科病区分出，单独设病区，有床位40张，有护士长1名、护士13名（主管护师4名、护师2名、护士7名）；儿一科病区护士长由新生儿重症监护室（NICU）护士长兼任，有护士11名（其中主管护师3名、护师1名、护士7名）；儿二科病区有护士长1名、护士23名（其中副主任护师1名、主管护师3名、护师3名、护士16名）。11月，内分泌科与干部病房分离，与急诊留观病房组合为急诊病房/内分泌科病区，有护士长1名、护士26名（其中副主任护师1名、主管护师2名、护师15名、护士8名）。2008年，医院有护理专业技术人员654名，其中主任护师2名、副主任护师27名、主管护师 127 名、护师 190 名、护士 308 名。

2009 年，漳州市医院门诊输液室与急诊病房分离，单独设护理单元，有护士长 1 名、护士 15 名（其中主管护师 6 名、护师 2 名、护士 7 名）；医院建立静脉用药集中调配中心，有护士 2 名。5 月，医院健康体检中心设护理单元，有护士长 1 名、护师 2 名、助理护士 8 名。7 月，医院建立神经外科重症病房，有床位 6 张，有护士 15 名。2010 年 7 月，医院成立儿童重症监护病房（PICU），有床位 10 张，有护理负责人 1 名、护士 24 名（其中副主任护师 1 名、主管护师 2 名、护师 5 名、护士 16 名）。11 月，医院成立康复科 / 中医科病区，有床位 18 张，由急诊病房护士长兼管，有护师 4 名。是年，全院有护理专业技术人员 739 名，其中主任护师 1 名、副主任护师 29 名、主管护师 218 名、护师和护士 491 名；具备本科学历者 53 名、大专学历者 372 名。

2011 年，漳州市医院各科室分布护理专业技术人员有护理部 5 名、门诊部 26 名、急诊科 23 名、手术室 47 名、供应室 10 名、门诊输液室 19 名、急诊病房 / 内分泌科病区与中医 / 康复科病区 25 名、肿瘤内科病区 18 名、消化内科病区 18 名、干部病房病区 14 名、呼吸内科病区 22 名、心血管内科病区 21 名、肾内科 / 皮肤科病区 20 名、血液 / 风湿内科病区 25 名、神经内科病区 23 名、肿瘤放射治疗科病区 15 名、眼科病区 10 名、耳鼻喉科 / 口腔科病区 16 名、神经外科病区 42 名、胸心外科病区 21 名、骨科 / 烧伤整形科病区 39 名、泌尿外科病区 18 名、普外一科病区 26 名、普外二科病区 27 名、普外三科病区 21 名、妇科病区 20 名、产科病区 41 名、儿一科病区 18 名、儿二科病区 37 名、内科重症监护室（MICU）31 名、外科重症监护室（SICU）36 名、新生儿重症监护室（NICU）与儿童重症监护病房（PICU）55 名、血液净化中心 12 名、健康体检中心 2 名、内窥镜室 3 名、保健科 3 名、器械科 1 名、医院感染管理科 2 名、高压氧室 1 名、磁共振室 1 名、药学部静脉用药集中调配中心 2 名、检验科 1 名、放射科数字减影血管造影（DSA）室 2 名、漳州市产前诊断机构 2 名、营养室 1 名、漳州市医院招商局漳州开发区分院 2 名、漳州市医院朝阳分院 2 名。全院护理专业技术人员共 826 名（具备本科学历者 63 名、大专学历者 529 名），其中主任护师 1 名、副主任护师 29 名、主管护师 194 名、护师和护士 602 名。另有助理护士 45 名。

表 5-1　若干年份医院护理人力资源概况表

时间（年）	护士总数（名）	在编人员（名）	干部编制（名）	高级职称人员（名）				中级职称人员（名）		师级职称人员（名）		士级职称人员（名）		自聘人员（名）
				正高职称人员（名）		副高职称人员（名）								
				已聘	未聘	已聘	未聘	已聘	未聘	已聘	未聘	已定	未定	
1995	312	312						36		97		135	44	
1996	323	323						38		120		116	49	
1997	341	341						43		117		129	52	
1998	357	357						38	28	88		154	49	
1999	319	303					3	52	17	89	2	132	8	16
2000	338	315	291			2	1	60	11	85		132	24	23
2001	349	308	286			2	1	57	21	75	49	81	22	41
2002	399	333	310			2	2	60	26	85	62	73	23	66
2003	425	326	305			3	2	56	42	105	45	47	26	99

续表

时间（年）	护士总数（名）	在编人员（名）	干部编制（名）	高级职称人员（名）				中级职称人员（名）		师级职称人员（名）		士级职称人员（名）		自聘人员（名）
				正高职称人员（名）		副高职称人员（名）								
				已聘	未聘	已聘	未聘	已聘	未聘	已聘	未聘	已定	未定	
2004	466	328	305			3	4	70	50	117	58	122	42	139
2005	528	324	302			4	4	68	62	101	75	174	40	204
2006	589	323	301		1	4	8	59	82	128	12	268	27	266
2007	634	316	296	2		11	17	38	90	133	61	256	26	318
2008	654	308	292	2		11	16	82	45	171	19	278	30	346
2009	689	300	286	1		16	13	99	93	109	35	297	26	389
2010	739	287	280	1		21	8	115	93				49	452
2011	826	276	271			23	7	112	82	117	85	185	246	547
2012	916	268	267		1	25	2	164	73	199	152		300	648
2013	1083	263	262	1	3	23	4	187	57	184	222		402	820
2014	1149	267	266	1	4	22	5	184	75	156	334		368	882
2015	1123	262	262	3	2	27	6	207	61	281	290	169	77	861

第二章　组织管理

第一节　护理组织管理体系

漳州福音医院时期，未设专职护理管理岗位，由院长直接管理护理工作。

民国 28 年（1939 年），漳州协和医院设护士部总护士长岗位，管理护士部日常事务和临床护理工作；组织护士业务学习；管理护士学校。

1952 年，龙溪专区医院设护理室护士主任和护士长，管理护理工作。1954 年，医院实施科主任负责制管理，取消护士主任管理职能。1956 年，龙溪专区医院护理工作恢复设置护理室护士主任和科室护士长管理岗位，科主任仅做业务指导。

1958 年，龙溪专区医院成立护理部，设总护士长，负责组织和管理医院的护理工作；门诊部、供应室、手术室、内科、外科、儿科、妇产科设护士长岗位，管理基层科室护理工作，实行护士长 24 小时负责制管理模式。

1968 年，龙溪专区医院组织机构实行连队编制，管理护理工作。

1972年，龙溪地区医院撤销连队建制，恢复护理组织管理系统，医务组设总护士长，门诊部、供应室、内科、外科、妇产科、儿科、中医科、手术室相继复设护士长岗位。

1981年，龙溪地区医院贯彻卫生部《关于加强护理工作意见》的精神，根据实际情况制定《关于加强护理工作的几项规定》。护理工作由分管业务的副院长分管；重新成立护理部，设副主任2名，实施主任负责制管理；各科室（病区）设护士长岗位，实施护士长负责制管理。形成在业务副院长领导下，护理部主任—科室（病区）护士长二级管理体系。

1989年，漳州市医院成立医疗护理质量管理委员会，进行护理质量管理。对全院护理质量进行全面的质控，实行综合目标管理责任制，分病房管理组、基础护理质量管理组、消毒隔离质量管理组、急救物品管理组、护理技术操作考核组和护理文件书写质量管理组；由病区/科室护士长分组担任监控管理员，定期进行临床护理专项检查和整改，形成护理部—护理质量监控管理组的二级质量监控管理系统。是年，漳州市编制委员会同意漳州市医院护理部为行政副科级编制。

1991年，漳州市医院按照等级医院评审标准，各科室设护理质量监控小组，以护士长为组长，2名骨干护士为组员，每月自查自纠护理质量，发现问题及时纠正。1995年，漳州市医院调整与充实医疗护理质量管理委员会，形成医疗护理质量管理委员会—护理质量监控管理组—科室护理质量监控小组的三级护理质量监控管理体系。完善各项护理质量监控检查标准，负责过程及终末质量监控。1998年，漳州市医院加强护理质量监控管理力度，调整护理部主任为医疗护理质量管理委员会副主任。

2006年，漳州市医院按照三级甲等综合医院管理标准，完善护理管理组织机构，增设内科、外科的科护士长，形成在分管副院长领导下，护理部主任—科护士长—科室（病区）护士长三级管理体系。

2009年，漳州市医院调整护理质量管理委员会，由分管业务的副院长任委员会主任，护理部主任为副主任，科护士长2名和护理单元护士长4名为委员，设病房管理组、医院感染管理组、分级护理管理组、护理安全管理组、护理文件书写管理组、急救护理质量监控组和护理技术考核组；护理质量管理委员会重新制订和完善各项质量监控标准，全面开展护理质量监督、检查、指导、改进与管理。每季度召开1次工作会议，由护理部负责执行护理质量管理委员会决议事项，分析各科室存在的护理质量问题，提出整改措施，研究提高护理质量的办法。布置下个季度的工作重点和进行不定期的护理质量检查，促进护理质量的持续改进。

2010年8月，漳州市医院有科护士长3名。护理部重新调整护理质量监控管理组成员，改进管理措施，实施"日抽查、夜检查、月重点查、季全面查"的检查模式，对护理质量问题加强集中反馈和讨论、分析，及时改进和提高。

2011年，漳州市医院内科科护士长兼任全院护生、进修护士的教学、实习考核以及护士注册、护理学继续教育等管理，外科科护士长兼任医院感染管理、护理科研等管理，门急诊和重症监护室的科护士长兼任护理"三基"的训练和考核、护理学继续教育培训等管理。

第二节　护理管理制度

漳州福音医院时期，未建立科学的护理管理制度。民国28年（1939年）起，漳州协和医院护士部定期组织护理讨论会，讨论和通过新的工作方法，逐渐形成护理常规和工作制度。至1950年，漳州协和医院基本建立护士早会制度、护理查房制度、执行医嘱制度、值班交接班制度、护理会议制度和护理业务学习制度。

1952年，龙溪专区医院建立护理查对制度，护理人员在执行医嘱或进行护理操作前后须查对床号、姓名、药名、剂量、药单、用法。

1954年，龙溪专区医院推行保护性医疗，建立工休会制度，加强医患沟通，改善医患关系；建立三级护理制度，对危重症患者采用Ⅰ级护理，恢复期患者采用Ⅱ级护理，病情好转期患者采用Ⅲ级护理；建立传染病消毒隔离管理制度，进出传染病隔离室者按规定穿脱消毒隔离衣、戴口罩帽子、手消毒，统一消毒处理可疑传染性分泌物和用具。

1956年，龙溪专区医院建立消毒灭菌供应室工作制度，登记各临床科室消毒灭菌、领取、更换的物品，严格遵守高压灭菌操作规程，做好登记工作。

1958年，龙溪专区医院建立护理检查评比制度，定期检查评比各科基础护理、分级护理、重症患者护理、服务态度、病房管理、护理文件书写、消毒隔离、陪护家属的管理、环境卫生、夜班护士工作情况、急救物品准备、劳动纪律、医护团结协作和患者满意度，持续改进护理质量；建立护士长夜查房制度，保障夜间护理质量与安全；建立护理差错事故报告制度，分析讨论后及时报告处理意见；建立护士排班制度；建立交接班制度；建立护理人员工作守则。

1962年，龙溪专区医院建立护理查房制度，每天1次临床护理查房，重点巡查新入院患者、危重症、手术前后等患者的护理情况，抽查医嘱执行情况，征求医生、护士和患者意见，及时发现和解决疑难护理病例的护理疑点或难点；每周1次护理行政查房，评价护理效果；每月1次教学查房，指导护理工作，落实护理计划和措施；建立疑难护理讨论和会诊制度，解决特殊和危重患者的疑难护理问题。建立跟随医师查房制度，及时了解患者病情和治疗方案，紧密配合医疗，提升护理质量。修订《护理常规手册》，收编护理人员工作守则、护理管理制度、护理质量标准、分级护理管理制度和护理常规，人手1册。

1974年，龙溪地区医院重新建立护理交接班制度和查对医嘱制度、护士长周例会制度、三级护理查房制度、计划领用物品制度、口服用药和注射用药的登记制度。1979年，医院重新建立重病室护理管理制度。

1980年，龙溪地区医院建立护理业务学习和考核管理制度，将护理人员日常工作表现和定期理论与技术操作考核成绩纳入干部技术档案，作为护理人员晋级升职的依据。1981年，龙溪地区医院建立护理文件书写制度和护理病历书写质量评分标准；贯彻中华人民共和国卫生部《关于加强护理教育工作的意见》《关于加强护理工作意见》的精神，制定《关于加强护理工作的几项规定》。1982年，龙溪地区医院制定护理技术操作规程、病房管理质量标准、各级护理人员岗位职责、各班次工作职责和护士长总值班制度。

1984年，龙溪地区医院完善护理查房制度；建立计划护理管理制度，要求临床护理工作根据患者病情有针对性地提出护理问题，应用医学理论作为护理依据，采取有效的护理措施，评价护理效果，总结经验教训，提高护理质量。

1989年，漳州市医院修订《医疗护理管理手册》。1991年，漳州市医院按医院分级评审标准，建立护理考核标准和考核制度，护理操作制度化、规范化，护理检查评比统一标准化。1994年，漳州市医院按照福建省护理工作质量标准和三级乙等医院的评审标准，重新修订与完善护理管理制度和各类各级护理人员岗位职责；建立抢救工作制度；建立分娩室工作制度、母婴同室制度；严格执行《出生医学证明》管理制度；建立婴儿监护室工作制度、急诊室护理工作管理制度、门诊护理工作管理制度；修订消毒灭菌供应室工作管理制度；建立手术室工作管理制度；设立安全护理措施，预防小儿、老年、神志不清及麻醉未醒的患者坠床、挫伤、烫伤等意外事故发生；建立注射室工作管理制度；病房严格执行"三查七对"制度，建立治疗室工作管理制度、换药室工作管理制度。

1995年，漳州市医院建立护理人员外出进修学习管理制度；建立护士轮转培训管理制度。

1996年，漳州市医院建立护理继续教育管理制度，按期办理护士注册登记，健全护理人员技术档案。

2005年，漳州市医院按照医院管理年工作要求和三级甲等综合医院的评审标准，修订特殊重点科室的消毒隔离制度与措施，建立压疮预报告管理制度和防坠床或跌倒管理制度；针对临床护理中可能突发病情变化、猝死、自杀倾向、发生自杀、停电、失窃、暴徒袭击、火灾、发现传染病患者等事件，制订临床护理安全预案与流程；修订护士排班制度，遵循以病人为中心、弹性排班的原则；修订护理查房制度，由护理部组织全院疑难或特殊病例护理查房每季度1次，参加病区业务查房每季度1次，护士长组织本病区护理查房每月1次；建立护理会诊制度，由护理部组织专科或多科相关专业护理专家进行临床护理会诊，协助解决专科护理问题；建立护理病例讨论制度，由护士长组织科室护理人员讨论危重症、疑难病例的护理情况，拟定最佳护理方案，减少发生护理并发症；建立健康教育工作管理制度，促使健康教育覆盖率100%；建立重症监护室护理人员准入制度，重症监护室的护理人员须经过专科培训，考核合格后，方可独立上岗；修订患者入院和出院护理管理制度。

2006年，漳州市医院建立护士5年规范化培训管理制度、护士轮转培训管理制度、岗前教育管理制度；修订和完善护理安全管理制度，补充规定护理工作重点环节管理办法和专项护理工作管理办法；补充修订血液透析室护理管理制度；补充修订输液室工作管理制度。

2007年，漳州市医院建立陪护人员管理暂行规定、腕带识别标识使用管理制度、输液安全管理制度、急诊患者入院护送管理制度、高危药品管理制度、"危急值"报告管理制度；建立护理"五常法"管理制度，即常组织、常整顿、常清洁、常规范、常自律。2008年，建立在职护士培训管理制度。2009年，建立护理人力资源调配制度，建立临床教学管理制度，实行任期教学目标考核；建立护理缺陷管理制度。

2010年，漳州市医院重新修订护士职业礼仪、查对制度、分级护理管理制度等37项护理管理制度、12项临床护理应急处理程序；修订分级护理管理、病房管理、护理安全管理、护理病历书写管理、急救物品管理、医院感染管理等护理质量标准；修订婴儿沐浴室工作管理制度。

2011年，漳州市医院建立专科护士培训管理制度，手术室、急诊室、血液净化中心等特殊专科护士须接受相关的准入培训，经考核合格方能独立上岗，并按照专科建设指南规定接受定期的再培训。

第三节　护理主题活动

一、技能竞赛活动

民国35年（1946年）5月12日，漳州协和医院护士部举行庆祝护理鼻祖南丁格尔生日仪式，组织护士表演节目"提灯女郎",加深对护理专业的认识和理解,以护理工作为崇高职业,以博大的仁爱服务患者。

1979年,龙溪地区医院举行4次的18项护理技术操作表演赛。1981年,举行12项护理技术操作表演赛,选派优胜者4名参加地、市级医院护理技术操作下县巡回示范表演。1983年,选派护士参加龙溪地区护理技术操作表演赛,获集体第一名,个人操作2项第一名。1984年,举行护理技术操作示范表演和护理基础知识智力竞赛活动。1985年,选派护士参加漳州市护理学会举办的护理理论知识竞赛获得第二名。

1986年,漳州市医院组织护理人员参加漳州市卫生局纪念"5·12"国际护士节暨表彰大会,有37名从事护理工作30年以上的护士和5名优秀护士获得漳州市委宣传部、漳州市卫生局联合授予荣誉证书、奖章、奖状和纪念品;由护龄30年的护士组成的女声合唱队获文娱表演赛第三名;有1名手术室护士获漳州市卫生系统护士医德演讲比赛第二名。

1989年,漳州市医院庆祝"5·12"国际护士节,举行医院护理专家为新入职护士授戴燕尾帽、集体向南丁格尔画像庄严宣誓以及"传烛"仪式,立志弘扬人道主义和南丁格尔精神,把一生奉献给神圣的护理事业;选派护士参加漳州市护理知识智力竞赛获集体第二名。

1992年,漳州市医院举办"5·12"国际护士节护士代表座谈会,护士代表互相交流临床护理经验和工作体会,表示在南丁格尔精神的引领下,为构建和谐的护患关系奉献青春和热情。1993年,医院选派35名护士参加漳州市护理学会举办的庆祝"5·12"国际护士节文娱汇演,宣扬和传承南丁格尔精神。1995年,医院开展庆祝"5·12"国际护士节——"病人在我心中"护理演讲比赛,演讲者以切身经历和体会讲述临床护理工作中的感人事迹,表达护士对患者的关爱与真情,颂扬护士的无私奉献精神。

2002年,漳州市医院护理部联合医院团委举办青年岗位能手电脑医嘱录入操作比赛,四病区护士获集体冠军。5月,医院举办护理技术操作大比武;开展"护理伦理与职业道德"讲座和以"文明服务"为主题的文娱汇演。2003年,医院举办"我爱护理岗位"演讲比赛。2004年,医院护理部举办"人文关怀"为主题的"护士形象大赛",优胜者参加漳州市护士形象大赛获漳州市护士形象大赛第二名,被选送参加福建省护理学会组织的庆祝"5·12"国际护士节文艺汇演。

2005年,漳州市医院护理部联合医院团委举办青年护士"徒手心肺复苏术"技能操作比赛,有24个病区48名选手参加,评选优胜者参加漳州市护理学会举办的庆祝"5·12"国际护士节操作技能比赛,获第一名。2006年5月,医院举办"弘扬南丁格尔精神,做患者满意的护士"演讲比赛。2007年5月,举办庆祝"5·12"国际护士节——护理技术操作表演赛。

2008年5月,漳州市医院举办"尊重生命,从关爱开始"为主题的实践活动和"奉献让我们更加美丽"为主题的演讲活动,提升现代护理服务意识;护理部联合医院团委举办"心电监护与电除颤操作技术"技能比赛,评选优胜者参加福建省卫生厅组织的护理岗位技能竞赛,获团体三等奖,单项二等奖1个,单项三等奖2个;参加福建省"民安杯"急救技能比赛,获团体三等奖和个人二等奖1个。

2009年5月,漳州市医院开展"护士礼仪"竞赛活动,规范护士日常礼仪,提倡使用文明用语,树立良好的职业形象,提升护士的整体素养。2010年5月,医院举办"志愿护理服务"系列活动和静脉留置针护理操作技能比赛。2011年5月,医院举办以"平安、和谐、奉献"为主题的文艺表演,颂扬护理人员爱岗敬业、热爱集体的奉献精神。

二、评优活动

1952年后，龙溪专区医院建立荣誉激励机制，开展评选先进工作者、优秀护士、工作积极分子活动，表彰和鼓励工作积极、成绩突出的护理人员，以提高护理人员的荣誉感和成就感。1956年，医院评选护理先进工作者3名，并作为医院先进代表参加福建省先进工作者表彰大会。1960年，医院开展护理工作流动红旗赛，每季度1次评选护理质量好、工作认真负责、群众满意度高的红旗科室。

1984年，龙溪地区医院开展创建文明医院活动，评选优秀护理工作者25名。

1986年始，漳州市医院每年表彰从事护理工作30年的护理人员，授予荣誉证书、奖章和纪念品。1989年，经逐级评选，漳州市医院有2名护士获评省级优秀护士、有7名获评市级优秀护士、有27名获评院级优秀护士。1994年，医院开展"十佳医务人员"评选活动，有3名青年护士获得医院授予的"十佳医务人员"荣誉称号。

2000年下半年开始，漳州市医院护理部开展评选"星级护士"活动，在每年的"5·12"国际护士节和年终医院工作总结大会上，举行授星仪式和荣誉表彰。是年，评选"星级护士"17名。

2002年始，漳州市医院开展评选"优秀临床护理带教教师"活动，每年评选"优秀临床护理带教教师"2名，在年终医院工作总结大会上给予表彰和职称评聘考核中给予加分。2005年，医院评选优秀护士3名。2009年，医院评选优秀护士4名。

2000—2011年，漳州市医院护理部评选表彰"星级护士"530人次，其中有部分护士连续2-4次获评"星级护士"。

三、竞聘上岗

1998年始，漳州市医院实施护理专业技术职务评聘分开方式，由科主任、护士长根据任职资格、业务水平、医德医风等考核内容对聘期满者提出评定意见，上报医院党政会研究决定予续聘、高职低聘、解聘或待聘，以优胜劣汰、奖罚分明的措施优化队伍结构。

1999年始，漳州市医院实施新入职护士双向选择定科方式。新入职护士经岗前培训、临床轮岗3年结束后，由用人科室和待定科护士双向竞选，选中者定科，落选者继续轮岗参加下一轮竞选。既尊重护士自主选择权，又激发护士爱岗敬业、精益求精的服务理念。

2000年始，漳州市医院实施护士长岗位竞聘上岗，竞聘者自荐报名，通过人事资格认定后，参加护理管理理论考试、竞聘演讲、面试、民意测评、组织考核，优胜者经党政会讨论决定后公示7天，无异议者予以聘任，试用期半年，任期2年，期满进行任期目标考核。是年，聘任副护士长7名。2001年，实施中级职称护理岗位定岗定编、竞聘上岗。2002年，实施门诊护理岗位竞聘上岗。2003年，漳州市医院对新入职护士采取试用期1年，经业务考核合格者给予办理人事代理，并与绩效工资挂钩。2004年，医院对聘期满的20名护士长进行任期目标考核，其中有15名考核合格者续任护士长，有5名考核不合格者重新参与下一轮的护士长岗位竞聘。

2005年，漳州市医院实施临床护理带教教师岗位竞聘上岗、任期考核管理，临床护理带教教师任期2年，期满重新考核。是年，有42名护士参加护士长岗位竞聘，经理论考试、竞聘演讲、群众与领导评议、组织考核，聘任护士长15名，任期2年。2006年，医院增设内科和外科科护士长管理岗位，经护理部推荐，医院党政会议讨论决定任命科护士长2名。2008年，按照漳州市医院中层干部目标管理考核方案，调整部分护士长管理岗位，激活用人机制。

2009-2011年，漳州市医院实施护士长轮岗机制，以更好发挥管理能力和调动工作积极性。

第四节　护理单元管理

一、门诊、急诊护理管理

漳州福音医院时期，护理人力缺乏，未设门诊、急诊护理岗位。民国30年（1941年），漳州协和医院门诊开始有公共卫生护士引导患者挂号、候诊、按号排队就诊、缴费、取药，为患者解释医嘱，指导用药，执行医嘱实施注射治疗、伤口换药和传染病消毒隔离等工作。

1952年，龙溪专区医院设专职门诊护士，负责登记、分科、分诊、测量体温、安排就诊，及时发现、隔离传染病患者，优先安排年老体弱、病情较重患者就诊，维持候诊、就诊秩序及安全管理工作，及时准确填写门诊工作量报表及各级医师出门诊情况，收集传染病报告卡，整理诊后的诊室环境。

1953年，龙溪专区医院内科试行门诊预约，由门诊护士负责登记预约，按序传呼患者就诊，以缩短候诊时间，方便患者。1954年，医院推行门诊预约、定员定额分科挂号，分诊护士根据患者病情进行分科分诊、加强导诊。1957年，门诊延长开诊时间，护士实行上午、中午、晚上轮班，设置群众意见簿，提高患者满意度。

1960年，龙溪专区医院成立急诊室，并设急诊观察室，急诊与平诊分开，急诊或危重症患者由急诊护士负责接诊、配合急救、留院观察、护送住院，观察室实行开放式管理，不限制家属探视，不要求书写护理病历。1963年，急诊室实行24小时护士轮值制，调配资深护士定岗急诊护理，利于配合抢救危重症患者；并由护士护送急诊患者住院。

1980年，龙溪地区医院急诊室建立急救护理常规和抢救流程图，试行分科急诊，护士须根据患者病情的轻重缓急进行预检分诊；为危重症患者测量生命体征、给氧、吸痰、清创包扎、建立静脉通道、配合抢救，护送抢救后病情稳定的患者住院继续治疗；住院办理处有2名急诊护士负责联系住院床位，协助办理住院手续和卫生处置，由工人运送患者入院；急诊护士还兼任院前急救工作，负责接听呼救电话，通知出诊医师和救护车驾驶员，并同行出诊。

1983年，龙溪地区医院急诊室护理单元独立，有护士长和固定的急诊护士。急诊室配置抢救器械8大件和常用急救药品14类，由急诊护士统一管理，做到定人保管、定点放置、定量储备、定时清点检查，保障抢救仪器性能完好，熟悉仪器性能和使用注意事项，用后及时归位，物品和药品按顺序排列整齐，标记醒目，班班交接，以保证急救所需。

1984年，龙溪地区医院门诊部增加内科、外科、儿科、妇产科候诊区导诊护士，按照"一医一患"进行导诊，改善就诊秩序，提高诊疗质量；儿科开设星期天门诊，分诊护士提前30分钟上班，为患者测量体温、安排就诊顺序，护送危重症患者到急诊室优先就诊或急救。1985年，急诊室安装中心给氧设备后，由急诊护士负责为门诊孕妇和哮喘患者提供氧疗护理。

1988年，漳州市医院急性传染性结膜炎（红眼病）流行期间，眼科门诊护士加强消毒隔离措施，安排有序就诊，指导患者滴眼药水，宣传用眼卫生和就诊、复诊的注意事项。

1990年，漳州市医院门诊输液室划归急诊室管理，为满足门诊患者输液治疗的需要，急诊室护士增加中午、晚上和节假日时间服务患者。1994年，在开展"创文明行业、建满意窗口"活动中，门诊护理简化就诊流程，增设导医服务，为患者提供方便、快捷、优质的服务；观察室护理按照病区护理标准进行管理。

1995年，漳州市医院急诊科按三级乙等医院管理标准完善急诊护理常规和抢救流程。更新和补充抢救器械设备，加强急诊护士紧急救护训练，提高院前急救速度和院内急诊抢救水平。对"三无"（无身份证、无家属在场、无能力支付医疗费用）急危重症患者开通急救生命绿色通道，实行先抢救后补挂号和缴费；加强急危重症患者安全运送措施，护士负责安全运送和交接急危重症患者住院、手术、医技检查等。

1997年，漳州市医院门诊注射室划归急诊科，由急诊科护士承担门诊注射室工作。观察室病床增至30张，与门诊输液室合并为急诊综合病房。1998年，漳州市急救中心挂靠医院成立，急诊科护士协助接听呼救电话、调度出诊、院前急救、安全转运和途中监护，并加入漳州110社会服务联动网络，对因交通事故受伤的患者实施无条件收容救治，加大急救生命绿色通道的开通范围。

2000年，漳州市医院门诊部护士配合保卫科举行突发地震的应急救护和疏散演练。通过现场提问，抽查指导，强化和提高护士应对公共突发事件的处理能力；急诊科护士落实急诊首问、首诊负责制，定期演练和考核有关紧急救护、创伤急救与包扎、腹部疾病分诊技巧等技术，提高快速反应能力和分诊准确率。2002年，门诊部设导医台，开通电话预约，由门诊护士负责预约登记和提供咨询；门诊分诊护士为门诊患者提供快速测量末梢血糖服务；急诊科特别设计自制心形"急诊"免排队牌，急诊患者可以持牌优先挂号、缴费和医技检查；急诊综合病房从急诊科分出，急诊护士不再兼职急诊综合病房的护理；急诊注射室添置雾化吸入治疗仪，方便门诊患者雾化吸入治疗。

2003年4月，抗击"非典"时期，漳州市医院设发热门诊预检处，门诊护士加强对发热患者的初步检诊，排除特定传染病后再引导至专科诊室就诊；设发热门诊，由专职护士负责登记可疑传染病患者、测量生命体征、采集血样或咽拭子标本，隔离观察护理留观患者。是年，共接诊发热患者4105人次，留医学观察排除"非典"5例；急诊科添置防护设备，加强医院感染管理知识的培训，提高应急抢救速度和安全防护措施。

2005年，漳州市医院门诊部转变服务理念，实行"首问负责制"。设置投诉箱，公开举报电话，及时了解和改进存在的问题；调整护理质量控制小组成员和任务分工；每月召开1次全员护理缺陷讨论会，讨论分析存在的安全隐患、患者不方便或不满意的问题。综合各专科医疗主任的意见，学习和讨论"有关门诊护患冲突常见原因"，制订整改与防范措施；邀请漳州宾馆人事培训部经理为门诊护士传授服务窗口的礼仪知识，强化门诊护士的文明举止、礼貌服务和规范用语，做到不说"不礼貌的话、不耐烦的话、傲慢的话、责难的话、讽刺的话、刁难的话、泄气的话、庸俗的话"，对患者多一声问候、多一句解释、多一点同情、多一份关爱、多一些笑容、多一声祝福；分诊护士实行弹性排班或提前上班，做好开诊前准备和预检分诊、电脑录入排序，缩短患者候诊时间；内科诊室配置急救箱、氧气袋，心血管内科诊室、妇产科检查室配置活动的诊床，方便应急抢救；感染性疾病科和肠道门诊增加预检分诊护士，加强一患一诊、就诊登记、疫情报告和门诊日志填写、诊后消毒隔离的管理，配合漳州市卫生局开展有关霍乱、人感染禽流感的防控演练；完善急诊功能配套设施，增加急诊科护理人力，护士实行弹性排班，加强预检分诊和抢救配合，提高应急反应能力，争分夺秒抢救患者；改用表格式急诊护理记录单，规范和简化抢救护理记录，及时安全运送患者急诊手术或入院治疗；设置便民箱、轮椅、雨具、遮阳伞、饮水机和一次性口杯、公用电话、咨询台、意见簿等便民设施；公开投诉电话，设护士长接待投诉日。

2006年，漳州市医院门诊部配合保卫科开展打击"医托、药托"活动；组织护士学习消防灭火和应急疏散预案，提高消防安全意识，维护安全医疗；在肿瘤科门诊设置治疗室，为留置中心静脉导管带管出院的患者提供定期维护导管和护理；急诊科调整护理质量监控管理员，加强质量监控管理，抢救仪器设置处于备用状态，提高快速抢救能力；修订急诊护理常规和急诊抢救预案与抢救流程；配合漳州市急救中心做好院前、院内急救衔接，急诊科护士与院前急救现场人员随时保持电话联系，及时了解救护现场患者病情，提前做好接诊抢救准备，通知专科医生及时应诊和抢救。

2007年，漳州市医院使用"门诊磁卡一卡通就诊管理系统"，采用电脑排序叫号系统，保安人员协助管理，维护诊室内"一医一患"的就诊秩序，保护患者隐私权；优先照顾高龄患者；根据各专科特点在诊室放置常用的抢救急救药品和设备。

2008年5月，在漳州地区爆发流行手足口病期间，漳州市医院门诊护士加强手足口病的预检分诊和消毒隔离，维护儿科、感染科门诊的正常就诊秩序。遵照漳州市疾病控制中心要求，对可疑患者进行采集咽拭子标本，预防院内交叉感染的发生；9月，漳州市医院门诊护士加强对食用可疑含"三聚氰胺"问题奶粉的患者进行导诊、分诊、筛查、登记、健康教育；急诊科加强护理质量与安全管理，每月召开1次科室护理缺陷和护理质量监控讨论会；派送新定科护士轮流到麻醉科培训气管插管技术，提高年轻护士应急配合抢救能力；规范急诊患者安全运送流程，提前通知重症监护室、手术室或接收病区做好床单位、抢救仪器的准备，选择适合的运送工具和携带必需抢救器械（氧气袋、血管钳、监护仪、简易呼吸器、输液泵），做好转运前患者卫生处置、专人护送，护送过程中注意遮挡、保暖、防坠床、防跌倒、防管道滑脱，保证抢救仪器正常运行，做好交接。

2009年，漳州市医院门诊部落实"以病人为中心"的首问负责制，维护文明导医、礼貌接诊的文明窗口形象。增加预检分诊台导诊护士，扩大门诊预约服务范围，采用分时段预约，个体化安排就诊号。坚持预约优先就诊的原则，根据预约情况及时调整专家预约号源，有效缩短患者候诊时间；在手足口病、流感、肠道传染病高发时期，门诊大厅、儿科门诊入口处、分诊台前增设预检分诊处；急诊科重新调整布局，设置更加规范、合理，在节假日和晚上急诊高峰期增加护理人力，完善服务机制，规范服务行为，提高服务质量和急诊应急能力。2011年，门诊、急诊护理继续完善服务流程，加强优质护理服务力度，为危重症患者采用身份识别腕带和抢救记录二联单的交接制度。

二、病房护理管理

漳州福音医院时期，部分病房护理工作由修女兼职，未建立完善的管理规范。

漳州协和医院时期，有注册护士专职负责病房护理工作和管理病房。病房分男、女病房，10岁以下患者收住女病房；普通病房不能有陪护家属，特别病房可以有陪护家属1名；统一室内布局，床位摆放整齐，物品定点放置，保持环境整洁、舒适、安静；护理人员统一着装天蓝色或白色过膝旗袍，头戴白色燕尾帽，留短发，一般不超过耳垂下一寸，不留披肩长发，刘海不过眉，不涂口红，不佩戴首饰；仪表端庄，举止大方，走路、说话、关门、操作轻柔；护士层级分明，以燕尾帽上的黑色条形横杠为标志，3条杠者为总护士长，2条杠者为护士长，1条杠者为普通护士。实行派班制护理工作模式，护理人员遵照医嘱执行治疗、护理和巡视患者。

1952年2月，龙溪专区医院成立后，护理人员统一着装白大褂搭配白色工作裤、白色护士鞋配白色或肉色袜子，头戴白色圆筒帽，佩带工作牌，不化妆，不戴耳饰、手饰，头发不外露。实行包干制护理工作模式，提高护理人员的工作责任感，促进医护沟通，建立良好的工休关系，严格查对床号、姓名、药单、药名、剂量和用法，减少发生护理差错事故。

1954年，龙溪专区医院推行分级护理，建立三级护理制度，根据护理等级安排床位，分组管理，合理调配护理人力，重点加强重症、手术后患者的护理。医院推行保护性医疗，护理人员不在晨间患者休息时间内测量生命体征、发药、注射治疗，以保证患者充足睡眠；改善病房设施，安装自来水，增设卫生间、娱乐阅览室和配餐室；在房门和窗户安装橡皮密封条，在桌椅脚上安装橡皮垫，以降低噪音，为患者创造安静、舒适、轻松的住院环境。1956年，医院禁止护理人员执行口传医嘱，严格采用治疗通知单的书面形式转抄和传达医嘱。

1957年，龙溪专区医院建立护理差错事故登记本，护理质量与年终考核挂钩。参照苏联病历记录法进行护理记录、护理小结和新入院患者护理评估。规定临床护理人员要参加患者死亡病例讨论会，总结经验教训，减少护理差错。1958年，医院开展护理质量检查评比和患者满意度调查，规定病房护理人员听到患者床头铃声响应及时赶到床旁处理问题，对出院患者应热情相送。1959年，医院限制病房患者的家属探视时间和陪护人数，重症患者可以留陪护家属1名。

1960年，龙溪专区医院开展"病人之家"护理活动，定期举行工休座谈会，主动宣传住院守则，了解住院患者的需求和思想动态，征求群众意见和建议，促使患者及家属配合治疗和服从病房管理。

1962年，龙溪专区医院以病区为单位设护理单元，方便病房管理。每个护理单元根据护理人员的资历进行合理搭配，明确岗位职责，由高资历护理人员带领和指导低资历护理人员工作，有分工有协作；严格执行各项护理常规和操作规程，加强基础护理、专科护理、危重症护理；开展护理查房；规范护理文件书写和体温单描画标准，统一危重症患者护理记录格式，用蓝色笔记录日间护理，用红色笔记录夜间护理，记录内容须及时、准确、完整，记录抢救和患者死亡时间须与医师的记录时间保持一致性和准确性。1963年，医院加强住院患者的饮食护理，护理人员根据医嘱通知营养室准备和配送膳食，协助配餐员分发治疗膳食和做好饮食护理。

1978年，龙溪地区医院实施重症患者护理周计划管理，加强重症患者的基础护理和病情交接；实行"日小查、周大查、临时医嘱随时查"的查对工作制度，避免发生遗漏或错误执行医嘱；对新入院患者须测量生命体征；护理病历记录次数按照护理等级分次记录，Ⅰ级护理每天记录1次，Ⅱ级护理每星期记录1次，Ⅲ级护理免记录。

1979年，龙溪地区医院病房护理实行岗位责任制护理工作模式，按岗位分工，提高工作效率，节省人力、时间。加强对重症患者病情、治疗和护理的床头交接，严格执行"三查七对"（复查摆药、注射、处置前、中、后，核对床号、姓名、药名、剂量、浓度、用法、时间），定期检查护理记录和护理技术操作。

1980年，龙溪地区医院恢复对患者家属实行"定时、定人数、凭证"的病房陪护、探视管理，并禁止学龄前儿童进病房探视患者；加强病房卫生管理，开展"每日一清扫、每星期六下午一大扫"，每月卫生检查评比活动；病房设置卫生宣传栏，开展防病知识和卫生常识宣传；规范护理操作流程，统一"盘子化"备物，即节省时间又方便操作和临床教学；建立重病室护理常规，加强重症患者的责任制护理；病房护士实行周期轮值班制和8小时工作时间，保持护理工作有相对的连续性。

1981年，龙溪地区医院使用颜色标示病房管理护理工作，床头卡上的红色标示代表Ⅰ级护理，绿色标示代表Ⅱ级护理，无标示者代表Ⅲ级护理；抹布和拖布上有红色标示用于污染区、白色标示用于清洁区、黄色标示用于半污染区。加强危重症患者的晨晚间护理和管道护理，做到勤巡视、勤观察、勤护理，抢救器械和药品有专人管理、班班交接；每季度1次护理技术操作考试和护理检查评比。

1982年，龙溪地区医院按照福建省病房管理质量标准，重新统一病房摆设，定点放置物品，床头桌上限摆放热水瓶和水杯，床、桌、椅、棉被呈直线排列，摆放整齐，被套、枕头开口背门，悬挂式圆形蚊帐收拢方向一致，定位摆放；保持病房卫生间整洁、管道通畅、无臭味，库房物品有序摆放，按计划领取；住院患者统一穿着医院分发的患者衣服，不能擅自离开病房回家留宿，不能在病房内会客。

1983年，龙溪地区医院病房护理实行包干责任制管理，增强责任感，提高护理质量。包干责任护士按床位分管患者，重症患者5-7床，普通患者15-20床，配合医生管理辖区内患者的治疗、护理、病情观察，每周制订护理计划，提出护理要点，评估护理效果，协助为无家属陪护的重症患者送饭、送水、送医技检查。

1986年，漳州市医院在病区增设便民利民措施，推广文明礼貌用语，改善服务态度，建立文明护患关系。1988年，病房实行护理小组责任制管理，设护理小组责任护士和辅助护士，按床位数分管患者和落实治疗与护理，提高护理质量和工作效率；护理部根据"十个率"的标准对病房护理进行护理质量评价，要求护理技术操作合格率100%，基础护理合格率100%，特护一级护理合格率≥90%，护理人员"三基"考核合格率100%，五种表格合格率≥95%，护理文件书写合格率≥95%，患者对护理工作服务态度满意度合格率≥95%，急救物品完好率100%，消毒隔离合格率≥95%，常规器械消毒灭菌合格率100%。

1989年，漳州市医院实行"以病人为中心"的护理责任制管理，推广应用护理程序开展整体护理，重视患者的心理需求和社会适应能力的评估与护理，重视患者社会支持系统在护理中的作用与动员；改进护理病历书写格式，参照护理程序的PES公式，记录特殊、危重症、手术后、Ⅰ级护理患者病情变化和主诉、护理措施和护理效果；各班次护理人员记录患者出入院流动人数、Ⅰ级护理或特殊需要交接的患者护理问题、护理体检、护理过程和护理效果；责任护士每周1次记录护理小结，使护理记录具有整体性、连贯性和科学性。

1990年，漳州市医院加强住院患者及家属的健康宣教和禁烟管理，改变患者不良生活习惯，降低病房安全隐患。

1993年，漳州市医院开展创建"爱婴医院"活动，每个病区推选1名健康宣教员，加强宣传母婴保健知识、倡导母婴同室和母乳喂养。根据福建省医院护理质量考评规定，统一使用Ⅰ级护理检查本和16种规范化管理的记录表格，采用简化的表格式记录护理病历，提高书写效率。是年，护理人员改着装浅蓝色衣领白大褂，头戴白色燕尾帽，护理部主任、副主任、护士长的燕尾帽上分别以3条、2条、1条蓝色条形标示加以区别。

1994年，漳州市医院按照福建省护理工作质量标准和三级乙等医院的评审标准，重新统一病区布局，上墙公布病区服务公约、特殊护理制度；对护理人员实行弹性排班，按职称层级定岗管理。

1996年，漳州市医院加强规范管理病区的麻醉药和急救药品，重新确定病区预存药品种类和基数，确定专人管理，定点放置；加强压疮管理，对入院时已存在压疮者，必须于24小时内上报护理部；属于不可避免压疮者，报请护理部质量监控管理组鉴定。

1998年，漳州市医院实行"以病人为中心"的整体护理责任制管理，全面开展整体护理示范工程活动，建立4个整体护理示范病区。各病区增加护理人员配置和后勤保障支持，调整护理工作程序，增加服务项目，设立病区服务责任卡和服务咨询电话、便民箱，发放"青年文明号"服务卡，提供住院无陪护、出院随访、上门服务等亲情式服务模式，向家庭和社区延伸开展健康教育。

2001年，漳州市医院开展全院性护理查房和科室间护理会诊。2002年，漳州市医院强化医疗安全意识，加强查找和整改可能存在的安全隐患，规范护理病历书写模式，规定准确、真实、及时和全面记录患者病情变化、有关治疗和护理的具体内容。实施护理目标管理，强化过程管理，坚持护理质量每月查、每季度查和综合测试、评价，院、科二级质量控制管理组每周不定期抽查，加强班外时间护理质量检查与指导。各病区广泛开展健康教育，举办糖尿病健康俱乐部、高血压康复俱乐部、肿瘤病友联谊会、肾脏病友俱乐部、"哮喘之家"联谊会等活动，发放健康教育卡片、处方，加强疾病防治知识的宣传，指导医技检查、术前术后配合、用药注意事项，引导健康的生活方式。健康教育覆盖面100%。

2003年，漳州市医院儿科和产科护理人员改着粉红色工作服、头戴粉红色燕尾帽。病区启用计算机管理系统进行核对、查询、执行医嘱和书写护理病历，保存护理信息。科室每月召开1次护理缺陷讨论会和护理质量监控会，分析存在问题，提出改进措施，评估整改效果，填写护理质量分析报告表，上报护理部。护理部每月1次召开护理质量监控管理组组长会，汇总分析、总结全院存在的护理缺陷，制订和检查、落实整改措施。

2004年，漳州市医院建立护理质量检查控制点数据库，实施护理过程质量控制与终末质量控制相结合，重点检查护理薄弱环节，采用加倍扣分的办法，查处护理隐患，及时改进护理缺陷。设立病区健康教育记录本和咨询联系卡，病区护士定期电话或上门回访出院患者。

2005年，漳州市医院设病区护士长接待投诉日，护士长主动接受患者和家属的咨询、建议或投诉，及时解决实际问题，改进工作方法，避免潜在的医疗纠纷。医院加大护士长夜查房管理力度，每天抽查夜间值班护理人员的仪容仪表、文明礼貌、无菌操作规范、对危重症患者病情了解及护理病历记录情况；检查病房整洁、安静、按时熄灯，落实护理安全措施；检查病区治疗室、办公室、抢救车急救物品和无菌物品的基数、有效期、应急状态；加大护理质量监控力度，开展每周1-2项专项检查，每月上报、汇总存在问题，分析原因、做出整改和效果评价，做到持续改进；各病区规范专科护理记录，规定如实记录病情变化和护理问题、护理措施、跟踪评价，体现专科护理特点，提高护理病历书写质量和效率。

2006年，漳州市医院重新规范病区急救车药品和物品的摆放顺序，保证抢救时方便取用、物品齐全；定期检查抢救仪器的使用和维护情况，保证仪器性能完好，处于随时备用状态；加强安全用药管理，及时发现、报告和登记药物不良反应；加强分级护理管理，责任护士须对分管的危重、一级护理患者"五知道"（知道患者的诊断、现病史、阳性体征、治疗方案、护理措施）；加强各种管道的护理管理和压疮的评估，根据压疮随访表，评估患者压疮分期，制订和落实各期的护理措施，评价护理效果。

2007年，漳州市医院建立"危急值"报告制度；加强病区储药冰箱温、湿度检查；使用"腕带"识别患者身份信息；加强手术前、后患者交接核查管理；加强病区高危药品专柜放置的管理；采用不同颜色标识带区分不同的护理管道，并注明管道名称、置管时间、置管长度，避免管道混淆，加强交接和巡视，保证管道安全；加强护理病历质量管理，由病区护理病历质量监控员每天检查手术、危重症患者的护理记录单和护理措施落实情况，护士长每周检查出院病历，确保护理病历质量；加大健康教育力度，开展多形式的健康教育活动，举办"防治高血压""关爱女性、健康人生"等健康教育讲座和健康教育俱乐部活动；加强新入院患者的卫生宣教、治疗饮食和医技检查前后注意事项的指导，手术患者的术前、术后访视与指导。是年，全院随访出院患者783人次，健康教育覆盖率100%，住院患者疾病知晓率80.3%。

2008年，漳州市医院落实患者安全目标管理，在病区设置防坠床、防跌倒警示标识，统一使用护理缺陷登记表、皮肤压疮危险因素评估表、管路滑脱登记表、患者坠床/跌倒危险因素评估表，护理人员对患者可能存在的危险因素进行全面评估，做好安全指导，强调记录和交接使用约束带患者的局部受约束情况，消除护理安全隐患，减少不良事件发生。医院鼓励护理人员主动报告不良事件、护理差错，分析原因，及时整改。医院强调给药、治疗护理须双人核对信息、签署核对者姓名、核对时间后方可执行；病区剧毒、麻醉、精神类药品管理采用专柜、双锁、专人管理，钥匙不离身，班班交接；统一使用有醒目标签和警示标识的高危药品专用领药盒。医院规定在传染病患者的病历首页和床头卡上须有消毒隔离特殊标识，避免发生交叉感染；规范药物外渗的处理流程；全面开展三级护理查房。

2009年，漳州市医院根据中国医院协会《2009年患者安全目标管理》要求和专科特点，完善并落实患者身份确认方法，建立和规范急诊手术流程、患者出入重症监护室流程、使用呼吸机流程，统一制作并规范使用感染性疾病隔离、青霉素与头孢类药物阳性、各种引流管、预防压疮、预防坠床与跌倒、预防管路滑脱的安全管理标识；加强重点科室、重点岗位、关键环节护理质量跟踪管理，实施"日抽查、夜检查、月重点查、季全面查"的检查模式，进行全院护理质量缺陷点评，提高护理人员的质量与服务意识。

2010年，漳州市医院实行优质整体护理责任制管理，制定优质护理服务示范工程实施方案和优质护理服务质量考核标准，建立优质护理服务试点病区，改变护理工作分工模式，扩大弹性排班，合理调整班次，科学设置护理岗位，简化护理病历书写，强调及时记录患者病情变化，取消每周护理小结和Ⅰ级护理的常规夜班护理记录，让护理人员有更多时间为患者提供全方位、整体、细致优质的护理服务，营造和谐的护患关系。11月，内分泌科联合门诊部、护理部在医院礼堂成立"蓝环俱乐部"，举办糖尿病防治、专家咨询义诊和健康教育活动。

2011年，漳州市医院规范病区护理人员分发口服药着装，统一穿着印有"正在发药、请勿打扰"的红色马甲，拒绝旁人打扰发药，避免发生发药差错。是年，医院继续推广优质整体护理服务，建立第二批优质护理服务示范病区13个；开展临床路径护理模式，缩短患者住院日；继续推进健康教育、家庭护理和社区护理。全院健康教育覆盖率100%、知晓率90.6%、护理文件书写合格率92.8%。

三、供应室消毒灭菌管理

1949年，漳州协和医院中心供应室有专职护士负责消毒灭菌和供应外科无菌器械、治疗物品。

1955年，龙溪专区医院供应室改进橡皮手套的消毒方法，及时清洗被污染的手套，与硼酸水、盐水分开高压消毒，使手套经久耐用。利用回收的空盐水瓶连接橡皮管、玻璃管和鼻胃管，自制成滴注式鼻饲装置，使临床鼻饲简便易行。1956年，供应室制订每周工作计划，在清洗、包装、消毒、配发、回收等环节上实行责任分工。安装自来水龙头，提高静脉输液器冲洗速度；小件手术器械消毒灭菌前先系上标签，注明器械名称，避免发生差错或遗失。1958年，供应室有工作间3间；护士采用手工制作棉球、棉签和敷料，手工清洗、装配、包装玻璃输液器、注射器，运用立式高压锅（烧木柴、煤球）进行物品、器械的消毒与灭菌，改用冷消毒法（即化学药物浸泡消毒法）消毒橡胶手套，降低手套毁损率，节约大量手套。

1962年，龙溪专区医院供应室的消毒灭菌间与普通工作间分开，减少交叉污染。在每件消毒物品外包装上标注名称、消毒日期，定期清点数量，检查消毒有效期限，定期做细菌培养，以保证消毒灭菌合格；采用计划供应管理模式，根据临床科室所需物品的种类和数量准备齐全，于次日或约定时间由临床科室派护士到供应室领取。1963年，改进输液器冲洗消毒流程，输液、输血改用密闭式输液器、输血器，有效降低污染率和输液反应；器械按种类包装改为按操作项目包装，减少灭菌包开包次数，方便临床使用，又降低被污染的机会。

1981年，龙溪地区医院修订供应室工作制度和操作流程，改造工作区，明确划分清洗区、包装区、消毒区、敷料制作区和配发区，实施流水线作业方式；根据各种治疗和处置的需要，供应各种常规消毒包、通用的无菌器材，统一各种治疗包内器械、敷料的品种、数量和规格；改用下排式压力蒸汽灭菌器，提高灭菌合格率；增加工作人员，实施护士24小时轮值制，方便为临床科室提供预约供应、固定供应和临时供应灭菌医疗器械或无菌敷料。1988年，供应室采用新鲜蒸馏水冲洗输液器导管，减少致热源，降低输液反应发生率。1989年，购置针头冲洗机1台，提高针头冲洗效率和合格率。1990年，由供应室护士分组直接发送无菌器械和敷料到临床科室，再回收被污染或过期需重新消毒灭菌的医疗器械和物品，减轻临床护士工作量。

1991年，漳州市医院供应室改进开放式输液器的灭菌方法，彻底处理致热源，有效预防热源反应和细菌性感染的发生，在福建省消毒供应室工作检查验收中达标，评分97.2分。1993年，供应室采用物理监测法连续监测和记录每次压力蒸汽灭菌的压力、温度和时间，避免发放灭菌效果不合格的物品。1995年，供应室采用在待灭菌的物品包外粘贴3M化学指示胶带，高危物品包内中心位置放置化学指示卡后再进行灭菌，通过检查化学指示胶带和化学指示卡变色结果以检测物品的灭菌效果；采用在标准测试包（用41cm×66cm的全棉手术巾16条制作成体积23cm×23cm×15cm的标准测试包）的中心部位放置压力蒸汽灭菌生物指示剂，在压力蒸汽灭菌器内的排气口上方或灭菌器内最难以灭菌的部位放置标准测试包，经过1个灭菌周期后，在无菌条件下取出标准测试包内的生物指示剂进行细菌培养，以检测压力蒸汽灭菌效果。每月检测1次，连续3次生物检测合格方可使用，不合格者召回重新处理。

2000年，漳州市医院供应室改用预真空压力蒸汽灭菌器和空气消毒机。2001年，应用三槽式数控超声清洗器，提高种类物品的清洗效果。2003年，供应室应用B-D试验（即布维-狄克试验）检测预真空压力蒸汽灭菌器的系统功能，在每天灭菌前预热后将一次性B-D标准试验包放置于灭菌器底层，靠近柜门与排气口上方，测定灭菌器内室在灭菌过程中有无残留冷空气凝聚点，检测灭菌器室内空气排除效果，测试合格后方可使用。2005年，供应室在预真空灭菌器上安装蒸汽发生器，避免管道过长冷凝过多导致湿包；将待消毒和已消毒的敷料包、器械包分开放置于专用房间，无菌室配装空调机，存放一次性物品的仓库间内木制物品货架改用塑料面层架，避免虫害污染医用物品。

2008年，漳州市医院落实供应室行业标准，加强职业防护与"安全第一"的意识，严格控制人员出入供应室，未经许可者禁止进入工作区；严格执行查对制度，做好标准预防和消毒隔离，掌握各种应急预案，确保职业安全；明确分工，相互协作，加强与临床医护人员沟通、协调，定期收集意见、建议，根据临床科室需要备齐物品，做好"下收下送"工作；加强物资管理，定期核对账物、请领报销、检验维修、统计上报、总结改进，专室存放无菌物品，标识清楚，分类上架，杜绝过期；专人保管贵重的仪器设备，定期检查维护，确保使用安全。

2009年，漳州市医院落实中华人民共和国卫生部关于医院消毒供应中心（室）的管理规范、清洗消毒及灭菌技术操作规范、清洗消毒及灭菌效果监测标准，完善各项规章制度和操作流程，调整工作间功能，规范布局，优化工作流程，实行集中供应消毒灭菌物品、器械和一次性注射用物品，统一回收、清洗、消毒、保养、包装、灭菌和发放临床、医技、门诊部等科室检查、治疗、手术用的器械包；应用全自动器械清洗器及超声清洗器，增加高压气枪、高压水枪和洗眼设备。2010年，增配全自动器械清洗器、预真空压力蒸汽灭菌器、干燥柜及压力蒸汽灭菌快速生物监测阅读器各1台，每周1次生物监测；采用3小时快速生物监测法监测植入型器械的压力蒸汽灭菌效果，监测合格方可使用。

至2011年，漳州市医院供应室主要设备有全自动器械清洗器、预真空压力蒸汽灭菌器、干燥柜、压力蒸汽灭菌快速生物监测阅读器、空气消毒机、针头冲洗机、高压气枪、高压水枪和洗眼设备。

表5-2　各时期护理岗位管理人员名表

姓　名	职　务	任职部门	任职时间（年）	职　称
毕仁恕	总护士长	护士部	1949-1951	护士
王玉宋	护士主任 总护士长	护理室 护理部	1952-1956 1956-1958	主治医师
王鼎华	副护士主任 副总护士长	护理室 护理部	1952-1956 1956-1958	主治医师
蓝道华	护士长	内科	1953-1958	主治医师
曹文敏	护士长	内科	1954-1965	护士
陈仰真	护士长	内科	1956-（不详）	护士
余顾华	护士长	内科	1956-（不详）	护士
陈岳贞	护士长	外科	1956-（不详）	护士
林辉	护士长 副主任 总护士长	外科 门诊部（内科）兼 护理部	1956-1961 1960-1961 1961-1973	主治医师
周雅璇	副护士长	门诊部、传染科	1956-1970	护士
黄向群	护士长	门诊部	1956-（不详）	护士
叶玉英	护士长	儿科	1956-（不详）	护士
蔡丽珊	副护士长	儿科	1956-（不详）	护士
马丽金	副护士长	妇产科	1957-（不详）	护士
黄玉秋	护士长	妇产科	1957-（不详）	护士
潘梅桂	副护士长	手术室	1957-1977	护士

续表

姓　名	职　务	任职部门	任职时间（年）	职　称
洪毅颖	副总护士长 护士长（兼） 副主任 主任	护理部 门诊部 护理部 护理部	1958—1983 1972—1983 1983—1984 1984—1991	主管护师
张惠贞	副护士长 护士长 副主任	内科 内科 护理部	1958—1964 1980—1981 1981—1989	副主任护师
叶美端	护士长	供应室	1958—1959	主治医师
苏灵芝	副护士长 副护士长 护士长	儿科 外科 外科	1958—1962 1962—1972 1973—1989	主管护师
陈美琼	副护士长	妇产科 门诊部	1958—1973 1973—1975	护士
杨清秀	护士长	五官科 儿科 外科	1959—1960 1962—1964 1964—1972	主治医师
王美英	护士长	供应室 门诊部	1960—1973 1973—1984	主治医师
林亚珍	副护士长 副护士长 副护士长	中医科 外科 门诊部	1960—1961 1961—1965 1972—1973	主治医师
陈淑珍	副护士长 护士长 副主任	外科 儿科 护理部	1962—1973 1973—1981 1981—1992	主管护师
吴惠琴	副护士长 副主任	营养室	1962—1982 1982—1985	护师
吴福庆	护士长	内科	1972—1975	护士
张琅璃	副护士长 护士长	内科 传染科	1972—1980 1980—1983	护师
高赛英	护士长	妇产科	1972—1990	主管护师
陈淑娥	副护士长	门诊部	1972—1973	主管护师
许灵梅	副护士长	外科	1972—1984	主管护师
吴玉卿	副护士长	儿科	1972—1982	护士
陈纯芳	副护士长	供应室	1973—1984	护士
李坤英	副护士长 护士长 护士长	儿科、中医科 中医科／五官科 肿瘤科／耳鼻喉科	1973—1984 1984—1986 1986—1992	主管护师
王月英	护士长	供应室	1976—1991	主管护师

续表

姓 名	职 务	任职部门	任职时间（年）	职 称
蔡玲玲	副护士长 护士长	外科 神经科	1979–1984 1984–1995	主管护师
熊玉秀	副护士长 护士长	门诊部 急诊室	1979–1980 1980–1988	主管护师
邱雪英	副护士长 副主任 主任 主任兼护士长	内科 护理部 护理部 门诊部	1980–1986 1989–1992 1992–1999 1999–2003	副主任护师
黄巧云	副护士长 护士长	手术室 手术室	1980–1985 1985–1992	主管护师
蔡彩繁	副主任 副主任	护理部 门诊部	1982–1983 1983–1990	主管护师
林秀兰	副护士长	门诊部	1982–1988	主管护师
陈素贞	护士长	儿科	1982–1983	护士
曾碧云	副护士长 护士长	中医科 外科	1982–1984 1984–1999	副主任护师
庄敏侬	副护士长 副护士长 护士长	妇产科 门诊部 妇产科	1982–1986 1986–1989 1989–1994	主管护师
郭秀紫	护士长	儿科	1982–1990	主管护师
庄碧珍	副护士长	内科	1982–1987	护士
刘梅	副护士长 护士长	传染科 内科	1982–1986 1986–2005	副主任护师
杨亦亦	副护士长	急诊室	1983–1988	护师
曾秀贞	护士长	供应室	1985–1998	主管护师
郑开英	副护士长 副护士长	供应室 门诊部	1985–1989 1989–1992	主管护师
梁兴珍	副护士长	内科	1986–2000	主管护师
朱金莺	副护士长 副主任 主任	内科 护理部 护理部	1986–1993 1993–2004 2004–2007	主任护师
黄美意	副护士长	外科	1986–1988	主管护师
林秀琴	副护士长 护士长	急诊室 急诊科	1988–1991 1991–2002	主管护师
阮雪华	副护士长	肿瘤科	1988–1990	主管护师
陈彩英	副护士长 护士长	外科 肿瘤放疗科	1989–1995 1995–1997	副主任护师
林石花	副护士长 护士长	手术室 手术室	1990–1996 1996–1998	副主任护师

续表

姓 名	职 务	任职部门	任职时间（年）	职 称
朱丽玉	副护士长 护士长	儿科 儿科	1990-1996 1996-2000	主管护师
康亚婵	副护士长 副主任 主任	外科 护理部 护理部	1991-1995 1995-2007 2007-2011	主任护师
杨娇玲	副护士长	外科	1991-1995	主管护师
朱小燕	副护士长 副护士长 护士长 护士长 科护士长	神经科 肿瘤科 十三病区（肿瘤科） 急诊科 护理部	1991-1992 1992-2000 2000-2005 2005-2008 2008-2013	副主任护师
郑荷莲	副护士长 副护士长 护士长	神经科 供应室 供应室	1993-1998 1998-2000 2000-2005	主管护师
陈素玉	副护士长 护士长 护士长	内科 十一病区（干部病房） 门诊部	1994-2003 2003-2005 2005-2013	副主任护师
蓝美莉	副护士长 护士长	门诊部 供应室	1994-2005 2005-2008	副主任护师
章安安	副护士长	儿科	1994-2003	副主任护师
黄丽珠	副护士长 副护士长 护士长	五病区（妇产科） 六病区（产科） 六病区（产科）	1995-1996 1997-2000 2000-2013	主管护师
孙燕华	副护士长 护士长 护士长	外科 八病区（普外二科） 眼科	1996-1997 2003-2009 2009-2014	副主任护师
江燕琼	副护士长 护士长 护士长	手术室 手术室 供应室	1996-2000 2000-2008 2008-2015	副主任护师
林羡枝	副护士长 护士长 护士长	外科 十病区（骨科） 手术室	1997-2000 2000-2009 2009-2013	副主任护师
陈开珠	副护士长 护士长 科护士长 副主任	肿瘤科 十四病区（肿瘤放疗科） 护理部 护理部	1997-2000 2000-2011 2012-2014 2014-	主任护师
郭亚白	副护士长 副护士长 护士长 护士长 护士长	外科 外科重症监护室 外科重症监护室 普外一科 体检中心	1997-1998 1998-2000 2000-2005 2005-2009 2009-2011	副主任护师

续表

姓 名	职 务	任职部门	任职时间（年）	职 称
杨明珠	副护士长 副护士长	内科 三病区（肾病/消化科）	1997–1999 1997–2000	主管护师
谢丽琴	副护士长 护士长 护士长 科护士长 负责人 主任	七病区（神经科） 七病区（神经科） 神经外科 护理部 护理部 护理部	2000–2002 2002–2005 2005–2008 2008–2012 2012–2013 2013–	主任护师
郑素珠	副护士长 护士长 科护士长 副主任	四病区（血液/风湿科） 四病区（血液/风湿科） 护理部 护理部	2000–2003 2003–2010 2010–2014 2014–	副主任护师
王美玉	副护士长 护士长	九病区 九病区 胸心外科	2000–2002 2002–2005 2005–2014	副主任护师
许琼瑛	副护士长 护士长	一病区 （耳鼻喉科/口腔科）	2000–2003 2003–2005	主管护师
江美雅	副护士长 护士长	五病区（妇科）	2000–2002 2002–2012	副主任护师
柯专叶	副护士长 护士长	急诊科 十七病区 儿二科 支持中心	2000–2002 2002–2005 2005–2014 2014–	副主任护师
徐雪芬	副护士长 护士长	三病区（肾病/消化科） 三病区（肾病/消化科）	2000–2003 2003–2005	主管护师
陈立群	护士长	急诊科 输液室/观察室 急诊病房/内分泌科 急诊病房/内分泌科 康复科/中医科	2002–2005 2005–2007 2007–2010 2010–	主管护师
张宝羡	护士长	儿科 儿科兼新生儿重症监护室护士长 输液室 门诊部	2002–2009 2002–2009 2009–2013 2013–	副主任护师
蔡红灵	护士长	呼吸内科	2005–2013	副主任护师
邱淑琴	护士长	外科重症监护室 神经外科	2005–2008 2008–	副主任护师
肖碧云	护士长	神经内科 内科重症监护室 儿童重症监护室 心血管内科	2005–2009 2009–2010 2010–2012 2012–	副主任护师

续表

姓　名	职　务	任职部门	任职时间（年）	职　称
郑荣花	护士长	普外三科	2005–2013	副主任护师
蔡惠贞	护士长 科护士长	泌尿外科 护理部	2005–2014 2014–	副主任护师
姚亚葱	护士长	肿瘤内科	2005–2012	副主任护师
郭培琴	护士长	心血管内科 体检中心	2005–2011 2011–	主管护师
朱喜琴	护士长	肾内科	2005–	主管护师
方美蓉	护士长	消化内科	2005–	主管护师
林英	护士长 科护士长	内分泌科 干部病房 护理部	2005–2007 2008–2014 2014–	副主任护师
郑凤苹	护士长	眼科 耳鼻喉科/口腔科 支持中心	2005–2009 2009–2010 2014–	主管护师
姚秀娥	护士长	耳鼻喉科/口腔科 骨科	2005–2009 2009–	主管护师
葛志华	护士长	内科重症监护室 神经内科	2007–2009 2009–	主管护师
郑义春	护士长	朝阳分院	2008–	主管护师
高旭华	护士长	外科重症监护室 内科重症监护室 干部病房	2008–2010 2010–2015 2015–	主管护师
张月葵	护士长 科护士长	急诊科 护理部	2008–2014 2014–	主管护师
杨秋香	副护士长 护士长	手术室	2008–2015 2015–	主管护师
黄志芬	护士长	普外二科	2010–	主管护师
林月娟	护士长	外科重症监护室	2010–	主管护师
李巧玲	护士长	普外一科	2010–	主管护师
吴玲	护士长	血液风湿科	2011–	主管护师
凌碧娟	护士长	普外四科	2011–	主管护师
林淑贞	副护士长 护士长	产科	2011–2015 2015–	主管护师
洪春美	副护士长	骨科	2011–	主管护师
吴春风	副护士长 护士长	儿一科	2011–2015 2015–	主管护师
杨玉燕	副护士长 副护士长 护士长	外科重症监护室 内科重症监护室 内科重症监护室	2012–2014 2014–2015 2015–	主管护师

续表

姓　名	职　务	任职部门	任职时间（年）	职　称
吴小梅	副护士长 护士长	康复科	2012–2015 2015–	主管护师
吴素华	副护士长 护士长	肿瘤放射治疗科	2012–2015 2015–	主管护师
郑淑敏	副护士长 护士长	儿科（新生儿科）	2012–2015 2015–	主管护师
沈静华	副护士长 护士长	肿瘤内科	2012–2015 2015–	主管护师
蓝素纯	副护士长 护士长	妇科	2012–2015 2015–	主管护师
郭舒文	副护士长 护士长	新生儿重症监护室	2013–2015 2015–	主管护师
杨月玲	副护士长 护士长	供应室	2013–2015 2015–	主管护师
杨莉娜	副护士长 护士长	呼吸内科	2013–2015 2015–	主管护师
刘玲红	副护士长 护士长	普外三科	2013–2015 2015–	主管护师
黄秀碧	副护士长 护士长	血液净化中心	2013–2015 2015–	主管护师
张嚣	副护士长 护士长	儿科门急诊、儿科输液室	2014–2015 2015–	主管护师
郑艺淑	副护士长 护士长	泌尿外科	2014–2015 2015–	主管护师
胡碧珠	副护士长 护士长	儿二科	2014–2015 2015–	主管护师
孙超君	副护士长 护士长	胸心外科	2014–2015 2015–	主管护师
游秀华	副护士长 护士长	耳鼻喉科	2014–2015 2015–	主管护师
张丽芬	副护士长 护士长	眼科	2014–2015 2015–	主管护师
杨惠恋	副护士长	产科	2014–	主管护师
杨幼华	副护士长	手术室	2014–	主管护师
罗春绸	副护士长	儿三科	2014–	主管护师

第三章 护理技术发展

第一节 基础护理与专科护理技术

漳州福音医院时期，护理工作以生活护理为主。

漳州协和医院时期，护士开展病房环境整洁和患者舒适体位、排泄护理、饮食与营养指导等基础护理；掌握伤口包扎换药处理、肌肉注射、皮下注射、静脉注射和血涂片标本的采集；根据医嘱发药并指导患者用药；开展新生儿、早产儿的基础护理；配合医师进行穿刺、手术等技能性操作；开展公共卫生护理服务，向民众宣传卫生常识并进行传染病预防接种疫苗。

1952年后，龙溪专区医院开展无痛注射、静脉输液、无痛分娩等护理技术；儿科护士应用口对口鼻吸痰法成功抢救脑炎窒息患儿。1954年，医院开展局部封闭注射、静脉输血技术。1955年，龙溪专区医院护士自制橡皮套引流尿液，改进尿失禁的护理；自制环形棉垫用于预防骨突处压疮的护理；使用自制假性肛袋和阴囊提举带，开展结肠造瘘和阴囊手术后护理。1956年，龙溪专区医院开展中医护理，部分护士掌握针灸手法和穴位注射；开展新生儿早期哺乳，指导产妇初次哺乳时间为产后6小时。开展脐带夹断脐法，用脐带夹替代结扎线断脐，促进新生儿早脱脐；开展青霉素过敏试验法以及将刻度测量法用于统计出入量。1958年，龙溪专区医院自制活动的床头架，用于患者舒适卧位的护理；自制虹吸式鼻饲管，用于鼻饲护理；自制输液夹板套用于小儿输液穿刺部位的固定，自制灌洗器用于鼻窦穿刺灌洗护理；改良约束带，用于小儿腰椎穿刺后护理。

1959年，龙溪专区医院开展重症护理技术，在各科重病室配备急救治疗车，护士掌握急救药品和器械的使用以及抢救配合护理技术；外科开展烧伤护理技术。1960年，龙溪专区医院开展流行性乙型脑炎护理。1961年，龙溪专区医院护士掌握静脉采血法，承担住院患者静脉血液标本的采集。1962年，龙溪专区医院开展消毒隔离技术和传染病专科护理。1964年，龙溪专区医院开展骨科、胸心外科、泌尿外科、小儿外科、神经外科患者术后护理。

1979年，龙溪地区医院开展头皮针静脉输液技术；自制负压引流装置用于手术后引流护理。1980年，龙溪地区医院开展桡动脉穿刺技术，护士承担住院患者动脉血气分析血标本的采集；眼科开展泪道冲洗、结膜囊冲洗、球旁注射、球后注射、结膜下注射等专科技术；五官科开展蒸气雾化吸入法、超声雾化吸入法的应用；妇产科开展胎心监护技术；内窥镜室开展纤维结肠镜检查的配合与护理。1981年，外科开展硅胶管周围静脉置管输液技术和气管切开护理；儿科开展骨穿刺和腰椎穿刺的配合与术后护理。1982年，内科开展微量灌注泵输液技术；神经科护士开展颅脑手术术前备头皮技术、脑室引流管护理、气管切开护理；手术室开展动脉导管未闭手术的配合与护理。1983年，妇产科开展全层会阴8字缝合技术，提高会阴愈合率。1984年，肾内科开展血液透析护理、血管通路护理、血液透析患者饮食营养指导、患者自我管理指导；骨科开展断指再植术护理；急诊室护士自制半自动静脉注射助推器，用于静脉注射给药中代替手动助推注射器，节省人力，缩短患者等候时间。1985年，内窥镜室开展大肠息肉肠镜下电凝、电切治疗的配合与护理；胸心外科开展风湿性心脏病二尖瓣闭式扩展术、动脉导管未闭结扎术的护理；手术室开展体外循环心脏直视手术的配合与护理。

1986年，漳州市医院肿瘤科开展肺癌、乳腺癌、食管癌、胃癌、结直肠癌手术后辅助化疗、放疗的专科护理。1987年，消化内科开展内镜下逆行性胰胆管造影术（ERCP）的护理。1988年，手术室开展胆道镜手术的配合与护理。1990年，儿科开展暴发型心肌炎安装临时心脏起搏器的抢救配合与护理；手术室开展主动脉窦瘤破裂并严重心衰的手术配合与抢救护理。1991年，漳州市医院开展静脉留置套管针穿刺技术；肿瘤科开展为恶性肿瘤化疗后骨髓抑制患者足三里穴位注射地塞米松；护士自发研制"红花酊"局部外敷，用于预防化疗性静脉炎、化疗药皮下渗漏性皮下组织坏死。1993年，血液净化中心开展动—静脉内瘘血管的护理；内窥镜室开展内镜下食管静脉曲张破裂出血注射硬化剂止血术的配合与护理；肿瘤科开展中心静脉穿刺置管进行输液化疗的护理；手术室开展腔镜手术、骨盆骨折和髋臼骨折手术、股骨颈骨折内固定术、股骨粗隆间骨折加压钢板术等手术的配合与护理。1994年，呼吸内科开展高频呼吸机的应用技术与护理；血液风湿内科开展治疗性血浆置换的护理；肿瘤外科开展乳腺癌围手术期护理；妇产科开展母婴同室、母乳喂养护理。1995年，血液净化中心开展腹水回输技术与护理；手术室开展神经外科各种脑肿瘤切除、开颅血肿清除的配合与护理。1996年，漳州市医院肿瘤内科开展体内埋置泵（输液港）化学治疗的护理、静脉高营养治疗3升袋（营养大袋）的配制和应用。1997年，呼吸内科开展无创机械通气技术与护理；血液净化中心开展无肝素透析、血液灌流治疗与护理；肿瘤放射治疗科开展鼻咽癌、肺癌、食管癌分割放射治疗的护理；骨科开展臂丛神经损伤修复术、四肢骨折多功能外固定的护理；手术室开展血管外科手术的配合与护理；儿科开展预防、治疗、康复相结合的整体护理，加强健康教育和回访出院患者，定期举办健康俱乐部活动。

1998年，漳州市医院心血管内科应用小剂量、定时、定量、定速泵入的一次性静脉微量泵给药法，达到准确给药和提高工作效率；肾内科开展超声引导下经皮肾穿刺活检术的护理；消化内科开展原发性肝癌介入治疗术的护理；骨科开展颈椎椎体部分切除、植骨、内固定术的护理、Halo-vest架颈椎外固定护理；泌尿外科开展同种异体肾脏移植术的护理；血管外科开展下腔静脉、门静脉瓣膜狭窄球囊扩张术、主动脉瘤切除加人造血管移植术的护理；妇产科开展新生儿疾病筛查和新生儿二次断脐护理；手术室开展肾移植、肝移植手术、术中自体血液回输等术中的配合与护理；儿科开展小儿经皮肾穿刺活检术的配合与护理。

1999年，漳州市医院神经外科开展顽固性呃逆穴位注射的观察与护理；心血管内科开展临时起搏器植入术的护理；肿瘤内科开展中心静脉持续微量泵入化疗药物的护理；肾内科开展腹膜透析置管技术与护理；骨科开展膝关节镜检查、髋关节置换术的护理，骨肉瘤大剂量化疗及保肢治疗的护理，经皮椎体穿刺活检术及经皮椎体成形术的护理；手术室开展非体外循环下心脏搭桥手术、经皮肾镜手术、应用美国Styker电视胸腔镜手术的配合与护理。

2000年，漳州市医院呼吸内科开展肺功能检查；肿瘤科开展经锁骨下中心静脉穿刺置管术与护理；骨科开展膝关节置换术的护理；神经外科开展颅内动脉瘤夹闭手术的护理；妇产科开展新生儿听力筛查，应用中央网络监护系统开展胎儿宫内监护，应用多普勒胎心监测仪开展中期妊娠胎儿宫内监测；儿科开展小儿输液泵、推注泵的应用。

2001年，漳州市医院消化内科开展食管支架置入治疗术的护理，血液净化中心开展连续性血液净化技术与护理，呼吸内科开展气道支架置入治疗术的护理，骨科开展闭合复位顺行插钉、交锁髓内钉治疗股骨和胫骨骨折、双钢板法治疗肱骨髁间粉碎性骨折、切开复位钢板内固定治疗桡骨远端骨折及拇指撕脱伤移植治疗术、复杂髋臼骨折手术、髂骨钢板内固定治疗骶髂关节脱位的护理，儿科开展小儿静脉留置针穿刺置管技术。

2002年，漳州市医院心血管内科开展冠状动脉造影（CAG）和经皮冠状动脉腔内成形介入治疗（PTCA）、心导管射频消融治疗、动脉导管未闭和房间隔缺损封堵术治疗的护理，肾内科开展患者居家腹膜透析治疗的护理，消化内科开展幽门螺杆菌感染 ^{14}C 呼气试验检测，普外一科开展腹腔镜胆总管切开取石术、肝叶切除术、血管置入支架术、先天性巨结肠手术的护理，骨科开展脊柱手术的专科护理，神经外科开展立体定向开放性手术治疗颅内病变、立体定向颅内病灶活检术、立体定向 Ommaya 管置入治疗囊性颅咽管瘤、立体定向胶质瘤等体积切除、经鼻蝶垂体瘤切除术的护理，妇科开展腹腔镜下全子宫切除术、阴式子宫切除术、广泛性盆腔淋巴结清除术的护理。

2003年，漳州市医院肿瘤科开展经外周静脉置入中心静脉导管（PICC）与护理，胸外科开展漏斗胸无蒂、全胸骨翻转术及支气管断裂重建术的护理，儿科应用皮肤点刺试验法开展小儿过敏源测定和脱敏注射疗法。

2004年，漳州市医院呼吸内科开展纤维支气管镜全肺灌洗术的配合与护理，神经内科开展急性脑梗塞静脉溶栓治疗的护理，神经外科开展神经内镜辅助下经鼻蝶垂体瘤切除术的护理，普外一科开展经肛门巨结肠拖出式根治术的护理；妇科开展乙状结肠代阴道术的护理。

2005年，漳州市医院心血管内科开展应用中心静脉导管进行胸腔积液和心包积液的引流与护理，开展埋藏式心脏复律除颤器（ICD）植入术护理；内分泌科开展糖尿病专科护理；普外一科护士运用微波治疗仪理疗技术防治伤口感染，减少术后并发症；普外三科开展造口护理；妇科开展腹腔镜下恶性肿瘤清扫术、全子宫切除术、宫腹腔镜下联合手术、宫颈癌、子宫内膜癌、卵巢癌晚期、广泛性盆腔淋巴清扫术护理；儿科开展超短波雾化吸入治疗与护理。

2006年，漳州市医院血液风湿内科开展同胞全相合异基因外周血造血干细胞移植技术治疗急性髓细胞白血病的护理；神经内科开展脑卒中患者医疗体操训练，运用日常生活活动能力（ADL）评价患者康复效果；泌尿外科开展尿路造口护理；骨科开展经口腔寰枢椎脱位松解复位术、后路寰枢椎椎弓根钉内固定植骨融合术、寰枢椎椎弓根钉内固定治疗上颈椎疾患、颈后路寰枢椎 Magerl 法钉板或钉棒内固定治疗上颈椎疾患、下颈椎椎弓根钉内固定治疗颈椎疾患、经椎弓根截骨、胸椎部分切除、人工椎体植骨、椎弓根钉内固定术、一期胸、腰椎前后路减压、植骨内固定手术的护理；妇科开展经阴道无张力尿道中段悬吊术护理。

2007年，漳州市医院血液风湿内科开展同胞不全相合异基因外周血造血干细胞移植治疗急性白血病的护理；开展"自体外周血造血干细胞移植术 + 半相合淋巴细胞输注术"护理；神经外科开展颅内 ^{125}I 粒子植入术的护理；儿科开展亚低温治疗护理技术；产科开展新生儿游泳配合抚触护理。

2008年，漳州市医院血液净化中心开展应用枸橼酸抗凝连续性血液净化技术与护理；普外一科开展 B 超引导下小儿早期肠套叠水压灌肠整复术、腹腔镜下肝癌切除术护理；产科应用电脑综合治疗仪治疗乳房肿胀、尿潴留，解除产后患者痛苦；配合医师开展产前筛查和产前诊断，降低畸形儿的发生率，提高出生人口素质；儿科开展小儿重症手足口病合并脑炎的护理、房颤射频消融术的护理；血液风湿内科、放射科、骨科联合应用 Heamonetic MSC+ 血细胞分离仪采集外周血自体造血干细胞治疗无菌性股骨头坏死的护理；儿一科开展重症手足口病合并脑炎的抢救配合与护理，开展小儿房颤射频消融术护理。

2009年，漳州市医院神经内科开展脑缺血支架置入术的护理，血液风湿内科开展急性白血病造血干细胞移植术后复发者供者淋巴细胞输注术、血浆置换术、粒细胞清除术的护理，消化内科开展小肠胶囊内镜检查的配合与护理，干部病房开展心脏再同步化介入治疗的护理，普外一科开展肝脏肿瘤射频消融术护理，骨科开展胸腰椎手术后感染病灶持续冲洗引流、关节镜下前或后交叉韧带重建术、肩关节及人工肱骨头置换术护理，妇科开展自体微粒口腔粘膜移植阴道再造术、外阴癌手术、无张力悬吊术治疗尿失禁、盆腔脏器脱垂修补重建手术的护理。

2010年，漳州市医院心血管内科开展冠状动脉介入治疗的护理，消化内科开展鼻—胆管引流术（ENBD）、经皮肝穿刺胆管引流术（PDCT）、结肠息肉电切、内镜下黏膜切除术（EMR）、内镜下黏膜下层剥离术（ESD）、食管支架置入术的护理，肾内科开展结肠透析技术与护理，骨科开展封闭负压引流技术（VSD）在创腔持续冲洗的护理，手术室开展术中皮层脑电图（ECoG）监测、脑干听觉诱发电位（BAEP）监测、颅神经自发肌电（Free EMG）监测、体感诱发电位（SSEP）监测、脑皮质中央沟定位（Mapping）、妇科新术式盆底重建手术的配合与护理。

2011年，漳州市医院肿瘤放射治疗科开展肺癌脑转移大分割三维适形放射治疗、宫颈癌后装放射治疗的护理，心血管内科开展射频消融术（RFCA）的护理，呼吸内科开展重症甲型H1N1流感的护理，肾内科开展全自动腹膜透析和结肠透析与护理，妇科开展功血症、子宫肌瘤、宫颈病变射频消融术护理，儿科开展动态视频脑电图检查，耳鼻喉科开展全喉半喉切除、新喉再造术、腭咽成形术、舌癌根治皮瓣移植术的护理。

第二节 急救护理与重症监护技术

一、急救护理技术

1952-1960年，龙溪专区医院急诊护理主要是接诊、登记、测量生命体征，遵医给药和联系办理住院手续。1960-1965年，龙溪专区医院急诊护士开展配合医师紧急处理伤口、快速输液用药、观察与护理观察室患者工作；参与出诊配合抢救和运送重大车祸以及各种创伤、烧伤、爆炸伤、淹溺等患者。

1970-1979年，龙溪地区医院急诊护理开展急性中毒、高热危象、高血压危象、急性呼吸衰竭、急性心力衰竭等常见急症的急救与护理。

1980年，龙溪地区医院急诊室逐渐实施分科急诊，护士开展急诊护理评估、初步诊断病情、按病情的轻重缓急安排救治顺序和分配专科就诊；为危重症患者给氧、吸痰、清创包扎、建立静脉通道。1981年，龙溪地区医院急诊护士开展常用急救药品和抢救器械的使用与护理。

1983年，龙溪地区医院落实急诊护理常规、护理工作制度和抢救流程。急救物品与器械定人保管、定点放置、定量储备、定时清点检查，用后及时归位，班班交接。急诊护士掌握14类常用急救药品的使用和用药护理；开展气管切开、胸腔穿刺、气胸抽气、腰椎穿刺、腹腔穿刺、人工呼吸、胸外心脏按压和心内注射、清创缝合等技术的配合与护理；开展快速清理呼吸道、快速给氧、快速输液和输血、心电图检查、气管插管、洗胃、急诊分娩接生法、手控非同步呼吸机的应用等技术。急诊护士参与医院应急医疗队出诊，承担漳州地区意外灾害性事故、创伤、中毒和急危重症的院前急救与护理。1984年，龙溪地区医院急诊护士改良洗胃装置，提高洗胃效果和抢救速度。开展急救护理训练，提高配合抢救中毒、烧伤、烫伤、爆炸伤、昏迷患者的速度与护理水平。1985年，龙溪地区医院急诊护士开展宫外孕、急性颅脑损伤、急性脑出血的抢救配合与急诊手术前准备，力争在最短时间内护送患者进手术室，为手术赢得黄金时间；开展哮喘持续状态、小儿高热、惊厥、霍乱的抢救配合与护理，及时发现和就地隔离狂犬病、传染性肝炎患者。

1986年，漳州市医院急诊护士开展徒手心肺复苏术；开展内脏破裂、严重出血性休克、重度颅脑损伤的抢救配合与护理；开展电动洗胃机洗胃技术。1992年，急诊护士开展浅静脉套管针穿刺、动脉血气分析标本采集、心电监护、留置三腔二囊管压迫止血的配合与护理；开展急性上消化道大出血的抢救配合与护理。1994年，急诊护士开展颈外静脉穿刺技术；开展急性心肌梗死并发急性左心衰竭、心源性休克、呼吸衰竭的抢救配合与护理。

1995年，漳州市医院急诊科按三级乙等医院管理标准完善急诊护理常规和抢救流程，更新和补充心肺复苏仪、多功能心电监护仪、除颤器等抢救设备，护士开展新抢救设备的应用与配合护理。1996年，急诊护士开展群体性食物中毒、子宫破裂大出血、造影剂导致癫痫持续状态严重毒副反应的抢救配合与护理。

1998年，漳州市急救中心成立后挂靠漳州市医院管理，开通"120"急救电话专线，加入"漳州110社会服务联动"网络。由漳州市医院急诊护士协助接听呼救电话、调度出诊，做好院前急救护理和途中安全转运，对交通事故伤员实施无条件收治。漳州市医院急诊护士开展胸腔穿刺闭式引流的配合与护理；开展小儿巨结肠大量不保留灌肠、肠套叠急救护理、新生儿头皮静脉头皮针穿刺注射。

1999年，漳州市医院急诊护士配合医师抢救集体食物中毒患者；参与抗击14号强台风的紧急救护。

2000年，漳州市医院急诊护士开展急诊首问、首诊负责制，加强接诊、分科分诊，提高腹部疾病分诊准确率；开展糖尿病酮症酸中毒、急性肾功能衰竭、急性肺栓塞的抢救配合与护理。学习新的急救概念和急救技术，开展社区急救服务、现场检查与病情判断、创伤现场救护、现场心肺复苏，提高快速反应能力，抓住"现场救命的黄金时刻"。2002年，漳州市医院急诊科实施为"三无"（无身份证、无家属在场、无能力支付医疗费用）急危重症患者开通急救生命绿色通道。急诊护士开展院内抢救与院前急救无缝对接；开展多参数心电监护、中心静脉压监测以及除颤器和人工呼吸机的应用技术与护理；开展挤压综合征、脊柱脊髓损伤、大面积皮肤撕脱伤、复合伤、多发性粉碎性骨折的抢救配合与护理；采用破膜分娩技术成功抢救带胎膜分娩的产妇和孕期8个月早产儿。

2003年，漳州市医院急诊科添加抗击"非典"的防护设备，急诊护士开展"非典"的预检分诊、快速穿脱防护服、应急抢救与隔离观察、面罩加压给氧等技术。2004年，急诊护士开展Ⅲ°喉梗阻的抢救配合与护理。

2005年，漳州市医院按三级甲等综合医院标准重新划分急诊科各个功能区，完善急诊基础设施和急救设备。急诊护士采用主动服务的整体护理模式，主动与漳州市急救中心出诊护士保持电话联系，了解院外现场患者病情，提前做好接诊和抢救的准备工作；加强节假日和夜间值班的人力资源调配，确保每个班次有足够人力开展争分夺秒的急救与护理；改用表格式急诊护理记录单，重新规范和简化抢救护理记录，及时安全运送患者住院或手术治疗。2006年，漳州市医院急诊护士开展环甲膜穿刺技术；应用腹部冲击法（海默立克手法）成功抢救气道异物导致呼吸骤停的2岁患者。2007年，急诊护士配合医师应用心肺复苏术、机械呼吸机辅助通气技术成功抢救自缢致呼吸心跳骤停患者；配合医师进行紧急气管切开成功抢救颅脑损伤、癫痫持续状态喉头梗阻痉挛患者。2008年，急诊科开展外科急诊手术前护理，根据医院规定的急诊手术流程，由急诊护士在急诊科完成各类外科急诊手术患者的术前准备，并安全护送进手术室，确保患者在最短时间内得到更及时的救治。2009年，漳州市医院急诊护士开展手足口病的预检分诊和护理；慢性阻塞性肺疾病（COPD）、急性呼吸衰竭的抢救配合与护理。2011年，漳州市医院急诊护士开展"伟康ESPRIT、J-IIIC"机械呼吸机的应用技术与护理。

二、重症监护技术

（一）心脏病重症监护室

1984年，龙溪地区医院心脏病重症监护室护士开展心电监测、电复律以及急性心肌梗死、严重心律失常、重症心力衰竭的监护；掌握危重症治疗常用药物的护理。1986年，心脏病重症监护室护士开展高龄患者Ⅲ度房室传导阻滞安装永久性心脏起搏器（VVI型）的护理。

（二）外科重症监护室

1984年起，龙溪地区医院心脏病重症监护室护士开展心电监测、电复律以及急性心肌梗死、严重心律失常、重症心力衰竭的监护。龙溪地区医院外科重症监护室护士开展气管插管、气管切开的配合与护理；开展放置口咽通气管、拔除气管导管技术与护理；开展人工气道温度、湿化技术、胸腔闭式引流护理、胃肠减压护理、留置导尿管技术与护理、胃肠外营养和肠内营养支持与护理；开展有创血压监测和中心静脉压监测；运用漂浮导管（Swan-Ganz导管）监测肺动脉压、肺动脉楔压；开展多功能心电监护仪、简易呼吸器、机械呼吸机、除颤仪、微量注射泵的应用与护理；开展心脏瓣膜换瓣手术、体外循环心脏直视矫治手术的术前准备与术后监护技术。

1986年，漳州市医院心脏病重症监护室护士开展高龄患者Ⅲ度房室传导阻滞安装永久性心脏起搏器（VVI型）的护理。1994年起，漳州市医院儿科重症监护室护士开展新生儿心电监测、亚低温治疗与护理、新生儿呼吸机的使用与气道管理、挠动脉血气分析等技术。1998年，漳州市医院外科重症监护室护士开展德尔格呼吸机（附带小儿模式和无创模式）、熊1000呼吸机的应用与护理；开展肾脏移植手术、各种重症心脏病手术患者的监护。漳州市医院儿科重症监护室护士开展极低体重早产儿的抢救配合与护理。

2000年，漳州市医院外科重症监护室护士开展静脉留置针穿刺技术和中心静脉置管护理、T管护理。2002年，漳州市医院外科重症监护室护士运用新生儿辐射保暖台，开展新生儿外科疾病的抢救与监护。2003年，漳州市医院新生儿重症监护室（NICU）护士开展新生儿高胆红素血症外周静脉同步换血治疗、小儿先天性心脏病微创介入手术的配合与护理。2004年，漳州市医院外科重症监护室护士开展多发性创伤、多器官功能衰竭、休克、肝功能衰竭等重症的护理。新生儿重症监护室护士开展极低出生体重儿静脉营养治疗与护理。2005年，漳州市医院新生儿重症监护室护士开展常规应用肺表面活性物质+机械通气治疗新生儿肺透明膜病的护理，持续呼气末正压通气（CPAP）

治疗新生儿重症肺炎及呼吸暂停的护理，小儿室间隔缺损封堵术护理。2006年，漳州市医院外科重症监护室开展空肠造瘘管护理、肠内营养支持治疗、大容量营养液配制与肠外营养支持治疗的护理。新生儿重症监护室护士开展应用高频震荡通气＋一氧化氮抢救重症胎粪吸入综合征并持续肺动脉高压患儿的配合与护理。2007年，漳州市医院内科重症监护室（MICU）护士开展机械通气技术、床边心肺复苏术、电除颤技术、亚低温疗法、洗胃术、深静脉穿刺置管术、中心静脉测压、营养支持与护理、急性心肌梗死、严重心律失常、重症心力衰竭的护理。外科重症监护室护士开展有创和无创机械辅助通气治疗与护理，开展体疗技术、体外排痰技术和膨肺技术，加强患者呼吸道的管理；开展持续有创血压监测与护理。2008年，漳州市医院内科重症监护室护士开展呼吸机密闭式吸痰管吸痰技术、床边血液净化治疗技术与护理。2009年，漳州市医院内科重症监护室护士开展呼吸机相关性肺炎的预防与护理；开展专用气管导管固定器固定技术，减少导管滑脱。外科重症监护室护士应用百特床边血液滤过仪开展床边血液滤过治疗与护理。新生儿重症监护室护士开展极低出生体重儿经外周静脉置入中心静脉导管（PICC）技术与护理、重度高胆红素血症同步换血疗法的护理。

2010年，漳州市医院内科重症监护室护士开展有创实时监测动脉血压、床旁临时起搏器置入术的配合与护理、床旁持续性血液滤过技术与护理、空肠喂养与护理；采用输液器连续按需添加呼吸机湿化用水，降低气管导管堵管率；开展输液泵、微量注射泵的应用。外科重症监护室护士开展床旁动脉血气分析技术、动脉置管持续有创血压监测、腹内压监测、床边脉波指示连续心排血量监测（PICCO）等技术与护理，应用床旁血液灌流、床旁血浆置换技术配合抢救危重症农药中毒和产后肝衰竭患者。儿童重症监护室（PICU）护士开展有创血压监测、多功能呼吸机和高频振荡呼吸机的应用技术与护理，开展危重症手足口病、重症甲型H1N1流感、急性呼吸窘迫综合征（ARDS）、肺出血病、重型渗出性多型性红斑的抢救配合与护理。2011年，漳州市医院内科重症监护室护士开展纤维支气管镜吸痰术、气管插管术的配合与护理。外科重症监护室护士开展重症肺部感染俯卧位通气治疗与护理。

卷六　教学与科研

光绪三十一年（1905年），巴阿美招收华人教徒子弟，以临床经验为主要内容传授医术。民国24年（1935年），漳州协和医院开办护士学校，培养护理人员。民国26年（1937年），接收医学院校临床专业实习生。民国31年（1942年），漳州协和医院护士学校（ChangChow Union Hospital Nursing School）在中华护士学会备案注册。民国34年（1945年），学校更名为漳州协和医院仁恕高级护士职业学校（ChangChow Union Hospital Jin-Su Nursing School，简称仁恕护士学校），并向教育部提出申请注册。1952年2月，福建省人民政府龙溪区专员公署接管仁恕护士学校后，改称龙溪护士学校，行政归属福建省人民政府龙溪区专员公署。1971年6月至1972年6月，龙溪地区革命委员会委托龙溪地区医院开办龙溪地区医院卫生学校试点班，招收工农兵学员63名。1975-1983年，龙溪地区政府委托龙溪地区医院与龙溪地区卫生学校联合办学，开设院办护士班，培养毕业生4届有护士153名、助产士10名。

1992年12月，漳州市医院成为福建医学院教学医院。2006年8月，成为福建医科大学非行政隶属附属医院，设立教学办公室管理福建医科大学临床医学专业本科生的见习教学、理论授课、实习教学和其他医学高等院校的实习教学工作。2010年，漳州市医院接收福建医科大学公共事业管理专业医院管理方向的实习生。至2011年，漳州市医院作为武汉华中科技大学附属同济医学院、福建中医药大学、泉州医学高等专科学校、莆田学院、厦门医学高等专科学校、福建卫生职业学院、漳州卫生职业学院的教学医院，承担福建医科大学临床医学专业本科的理论授课和实习教学任务；承担大、中专医学院校临床医学、医学影像、医学检验、病理等专业学生的实习带教任务；承担各医学院校大专和本科护士学生的临床带教、漳州卫生职业学院护理专业实验课的教学辅导与理论授课任务；为福建省住院医师规范化培训基地、福建省全科医师规范化培训基地、漳州市医师定期考核定点机构。

1950年，漳州协和医院受福建省龙溪区专员公署委托举办各类培训班和学习班，支援下级医疗机构建设。1979年后，龙溪地区医院到港澳台地区、国外访问进修学习的医务人员有13人次；定期派送护士外出进修，每年对全院护士进行"三基"（基本理论、基本知识、基本技能）考核，鼓励年轻护士参加高等自学考试。

1964年，龙溪专区医院开始实施住院医师轮转培训制度。1982年，龙溪地区医院对毕业3年内的临床住院医师实行12小时岗位负责制。1992年，漳州市医院实行护士上岗前培训，各科轮转学习合格后再定科；培养重症监护、急诊急救、血液净化、肿瘤手术等领域的专科护士。1994-1998年，漳州市医院以创建三级乙等医院为契机，初步形成系统的科教管理体系。1996-1998年，漳州市医院根据福建省临床住院医师进行规范化培训试行办法，对新分配和刚调入的医师进行岗位培训，确定本科毕业后的临床住院医师培训分3个阶段的时间为5年。2003-2007年，漳州市医院完善健全科教管理制度，学校教育、住院医师规范化培训、继续医学教育、科研和重点专科等各项工作走向规范化、制度化。2009年，漳州市医院成立卫生部内镜专业技术培训基地4个。2010年，漳州市医院成立福建省住院医师规范化培训基地13个。

1962年，龙溪专区医院成立科研委员会。1985年，龙溪地区医院成立医院学术委员会和技术顾问小组，为院长领导下的学术权力机构和学术咨询机构。1995年，漳州市医院制定医院科技发展规划和战略措施，设立科技成果和引进技术奖、论文奖、职业道德奖、宣传报道奖，资金向科研项目和人才培养倾斜。

1978年，龙溪地区医院科技成果项目《鲜苔珠硼散治疗食管癌梗阻》获福建省科技大会授奖。2008年，漳州市医院血液风湿内科的科研项目获得省部级科研立项。2009年，漳州市医院建成临床技能培训室、科研实验室。至2011年，漳州市医院获得市厅级以上科技进步奖91项；获得市厅级以上科研立项66项；发表在SCI论文4篇；发表在CSCD-C或Medline论文161篇；附设漳州市肿瘤研究所、漳州市眼科中心。

2001年，漳州市医院确定血液科、骨科、胸心外科、神经外科、肾内科为重点专科并于2005年进行总结评选，血液科、骨科获医院"优秀重点专科"称号。2006年，医院制定《漳州市医院重点学科管理办法》《漳州市医院重点专科学科带头人选聘和管理制度》《漳州市医院重点学科建设专项资金管理办法》。2007年，医院根据三级甲等综合医院评审标准，重新遴选血液科、骨科、肾脏内科、普通外科、神经外科、放射介入科6个专业为医院重点专科。2008-2011年，漳州市医院对重点专科进行动态管理，血液科获医院"优秀重点专科"称号。2010年，漳州市医院根据医院管理年和福建省三级综合性医院评审实施方案的要求，从11个申报科室中选拔出血液科、肾内科、普通外科、产科、泌尿外科、骨科、神经外科等7个重点专科。

第一章　医学生教育

第一节　医疗医技教育

光绪十三年十二月初八（1888年1月20日），漳州福音医院开办时，主要由医学博士巴阿美担任医疗与教学工作。的医生都是由国外基督教徒担任医生，在业务兴盛时，医院为缓解人手紧张招收华人加入教会并当"学徒"，其医学教育是传教的"副产品"。光绪三十一年（1905年），漳州福音医院院长巴阿美开始招收少量华人青年传授医术，只要懂得罗马字（闽南语方言的拼音字母）便可入学，以类似学徒的形式在医院边学习西医边协助医疗工作，学习年限为5年，以缓解人手不足。学习内容主要是临床经验。医院学生总人数10名。每年毕业2名，补额2名。这种"学徒"式教育培养出漳州区域内的第一批西医人才。

民国10年（1921年），巴阿美告老返国，院务暂行停顿，医学生教育随之中止。

民国33年（1944年）9月，漳州协和医院首次接收沙县医学院实习生Miss S.K.Liu在医院实习。

民国35年（1946年），漳州协和医院漳浦分院接收实习生1名。是年，漳州协和医院实验室首次接收医技实习生。至民国36年（1947年），漳州协和医院接收福建省立医学院毕业班实习生5名。民国37年（1948年），漳州协和医院接收实习期半年的实习生1名。

1955年，龙溪专区医院接收南平卫生学校医士实习生14名、福建医学院医疗系实习生18名；接收福建省卫生干部学校检验科毕业班学生3名，接收南靖县卫生院检验调剂实习生1名。1955-1960年，龙溪专区医院制定实习计划，学生在内、外科实习均能直接参加尸体解剖；进一步加强上级医师的常规指导，但组织领导机构不够健全，工作制度不完整，指导医师没有统一的教学计划，讲课与临床实际结合不够。

1956年，龙溪专区医院接收高等专业学校实习生19名，中等专业学校医士实习生24名，牙科实习生1名。

1959年，龙溪专区医院接收福建医学院实习生4名，厦门卫生学校实习生11名。是年，漳州医学专科学校校长由龙溪专区医院院长兼任，教务处主任由医院外科主任兼任。医院部分医师担任临床学科教师，承担3个班级10门课程的教学任务。

1963年，龙溪专区医院开展教学查房、手术示教、病案讨论、讲座等多种形式的教学活动。

1978-1993年，龙溪地区医院和漳州市医院接收福建医学院、福建省各地大专院校、卫生学校实习生、见习生共2706名。教学中做到层层落实，各科均有高年资医生负责教学。各科室按教学大纲的要求安排小讲座。

1991年，漳州市医院内科被福建中医学院评为教学先进单位。

1992年12月，经福建省卫生厅批准，漳州市医院成为福建医学院教学医院，于1993年3月3日医院举行挂牌仪式。11月，漳州市医院成立教学组，设医院教学领导小组，内科系统教学组和外科系统教学组。选派临床教师讲授临床专业课，指导见习、实习，进行教学查房，修改学生书写的病历，组织病案讨论，完成过程考核和出科考核等工作。结合临床开展教学方法和医学教学研究。

1994年3月，漳州市医院成为福建中医学院教学医院，并举行挂牌仪式。1995年12月，漳州市医院成立福建中医学院临床教研室。

1996年，漳州市医院投资4万元添置电教设备。1997年，漳州市医院调整教学组成员。1998年，漳州市医院注重师资条件和教育标准，按照教育部和各医学院校教学大纲要求实施医学生教育；漳州市医院教学组分设内科、外科、儿科、妇产科教研室，各教研室由主任和教研人员组成，临床科室和医技科室的带教教师纳入医院教学组管理。

1999年12月，漳州市医院高等院校临床教学基地通过福建省卫生厅和教育厅评估验收。是年，为加强教学发展，漳州市医院以年总收入的1-1.5%用于科研、教学、人才培养，其中教学经费16万元。

2001年，漳州市医院调整教学领导小组及各科教研组，确定内科、外科、小儿科、妇产科、神经科、耳鼻喉科、眼科、口腔科、皮肤科、药剂科、检验科、放射科、超声科、CT室、磁共振、心电图教研组成员；制定《漳州市医院临床实习生教学查房规定》和《漳州市医院教学管理制度》，健全和完善教学查房制度，完成构建医院教学组织机构和管理制度框架。是年，评选优秀带教教师4名；投资20万元建成多媒体视听室、语音室并添置投影仪、桌椅等教学设施。

2002年9月，漳州市医院成为华中科技大学武汉同济医学院教学医院并举行挂牌仪式。1994-

2002年，漳州市医院接收福建医学院、福建中医学院、漳州卫生学校等本科大中专院校实习生共1990名，见习生229名。

2003年，漳州市医院选派内科、外科、儿科、妇产科教研组成员4名参加福建医科大学师资培训。6月14日，福建医科大学副校长张鹏飞代表学校到院为13名医师颁发兼职教授、副教授聘书。是年，漳州市医院接收华中科技大学同济医学院、漳州卫生学校、安溪卫生学校、福建中医学院、莆田学院、莆田卫生学校、泉州卫生学校、福建医科大学高职临床医学专业的实习生83名，在内科、外科、儿科、妇产科、内科护理、肿瘤科、耳鼻喉科、眼科、CT、MR、超声科、放射介入、放射治疗、X线摄影技术、X线诊断等科室及专业进行为期1-17周的轮转实习。评选先进带教科室1个、优秀带教教师4名。

2004年，漳州市医院成为福建省临床教学基地、住院医师规范化培训试点医院；组织带教教师培训，强化主治医师教学查房，规范教学行为；接收漳州卫生职业学院高职临床医学、中专医学检验技术、中专药剂，华中科技大学同济医科大学本科临床、大专临床医学，湖北职业技术学院，莆田学院临床医学、妇幼、医学影像学，福建医科大学高职，福建中医学院、莆田学院、泉州医学高等专科学校临床医学、妇幼等专业的实习生共151名，在内科、外科、儿科、妇产科、内科护理等科室及专业进行为期1-17周的轮转实习。

2005年，漳州市医院在各学科学生轮转前2周，制定具体带教计划，指定带教老师具体负责实习生基本技能和病历书写的教学工作，实行"一带一"的临床带教模式；接收华中科技大学同济医学院临床医学，福建医科大学本科临床医学，大连医科大学本科临床医学，漳州卫生职业学院高职临床医学中专医学检验技术、中专药剂，华北煤炭医学院本科临床医学，哈尔滨医科大学专科临床病理学与检验技术，九江医学院专科临床医学，莆田学院临床医学、妇幼、医学影像学，福建中医学院中医学、针灸推拿学实习生共119名。在内科、外科、妇科、儿科、眼科、耳鼻喉科、皮肤科、检验科、超声科、病理科、CT、MR、药剂科、放射介入、放射治疗、X线摄影技术、X线诊断等科室及专业进行为期1-20周的轮转实习。

2006年8月，经福建省卫生厅批准，漳州市医院成为福建医科大学非行政隶属附属医院。11月2日，漳州市医院举行福建医科大学非行政隶属附属漳州市医院授牌仪式，福建医科大学校长陈元仲与福建省卫生厅科教处处长曾超英共同为医院授牌。医院的领导体制、经费渠道和隶属关系不变，但接受福建医科大学的业务指导，按照福建医科大学的教学管理制度和教学大纲标准进行医学生教育，承担福建医科大学临床医学专业本科理论授课和见习、实习教学任务。医院建立健全各临床教研室，充实兼职教学人员，完善教学体系；成立医院教学委员会，下设教学办公室和内科、外科、儿科、妇科等教研室，健全和完善临床教学管理规章制度，制定临床教学计划，实行规范化管理；加强师资队伍的培训，通过集体备课、试讲，加强教学督导，提高教学水平；成立学生党支部和团支部，活跃学生业余生活，提高学生的整体素质；开展临床教学工作，促进医务人员提高医学理论和教学质量。是年，漳州市医院接收华中科技大学同济医学院临床医学研究生，福建医科大学临床医学，福建中医学院成人教育学院函授中医学、中医学、临床医学，莆田学院临床医学、妇幼、医学影像学，安徽理工大学医学院本科临床医学，宜春医学医学院本科临床，遵义医学院珠海校区本科临床医学，漳州卫生职业学院高职临床医学、中专药剂等专业实习生共97名。在内科、外科、妇科、儿科、眼科、耳鼻喉科、皮肤科、检验科、药剂科、超声医学科、病理科、CT、MR、放射介入、放射治疗、X线摄影技术、X线诊断等科室及专业进行为期1-24周的轮转实习。

2007年，漳州市医院首次接收福建医科大学四年级学生60名。按照福建医科大学附属医院的教学标准，通过学生评教、集体备课、组织同行听课等改进教学方法；选派各教研室教师参加福建医科大学组织的师资培训；加大教学投入，重新装修阶梯教室、多媒体设备自动化系统；成立学生工作小组，开展球赛等各类文娱活动；根据《福建医科大学教学管理手册》，制定《福建医科大学附属漳州市医院教学管理制度》。加强临床教学与实践教学建设，促进临床教学管理的规范化、制度化，强化教学过程的质量管理，进一步规范教学，提高教学质量。是年，漳州市医院医务人员被福建医科大学聘为兼职教授、副教授共35名；被莆田学院医学院聘为兼职教授、副教授共17名，被聘为讲师17名；首获副教授任职资格者1名，首获高校教师资格者3名。漳州市医院接收福建医科大学本科临床医学，福建中医药大学中医学、中西医临床医学，福建卫生职业技术学院医学检验技术、医学影像学、医学药学，莆田学院临床医学、医学影像技术，漳州卫生职业学院高职医学检验技术、高职医用电子仪器与维护、中专药剂、高职卫生信息管理等专业实习生127名，在内科、神经内科、外科、妇科、儿科、眼科、耳鼻喉科、皮肤科、检验科、药剂科、超声医学科、病理科、CT、MR、放射介入、放射治疗、X线摄影技术、X线诊断、医务科、质控科、科教科、人事科、党办等科室及专业进行为期1-17周的轮转实习。

2008年，漳州市医院调整教学机构设置，增设皮肤科教研室；完成福建医科大学3个专业、4个班级及12门课程理论授课，见习带教等教学任务；坚持评教评学，加强课堂、见习、实习教学质量控制，组织教案讲稿的检查与评比；发展学生预备党员11名；组织学生参加职工运动会、"红五月"表彰文艺晚会；举行泉州医学高等专科学校教学医院授牌仪式；举行福建医科大学附属漳州市医院首届临床医学本科生毕业典礼，60名临床医学本科生被授予毕业证书和学位证书；获得副教授任职资格者2名；被聘为福建医科大学兼职教授、副教授者8名；通过福建医科大学获高校教师资格证者18名，参加高等学校青年教师岗前培训并获得合格证书者有13名；获得福建医科大学青年教师讲课比赛优秀奖1名。接收福建医科大学临床医学，福建中医药大学中医学、中西医临床医学，莆田学院临床医学、药学、医学影像学，漳州卫生职业学院中专眼视光技术、高职中药，福建卫生职业技术学院医学检验技术、医学影像学、药学，泉州医学高等专科学校临床医学等专业实习生113名。在内科、外科、儿科、妇产科、内科护理、外科护理、儿科护理、妇产科护理、肿瘤科、耳鼻喉科、眼科、CT、MR、药剂科、检验科、超声医学科、放射介入、放射治疗、X线摄影技术、X线诊断等科室及专业进行为期1-17周的轮转实习。

2009年5月，福建医科大学教学工作评估组到漳州市医院检查教学工作。6月，漳州市医院接收福建医科大学2004级临床医学本科毕业生共59名。是年，漳州市医院参加福建省高校师资培训者14名，取得青年教师岗前培训合格证者91名，通过教学水平测试获高校教师资格证者22名；获得副教授任职资格者5名；完成福建医科大学3个专业、2个班级及13门课程理论授课、见习实习带教任务，完成医学检验本科专业的实习教学任务；改建医技楼5楼旧礼堂，用约三分之二的面积建立临床技能培训室，集中配置和管理各类临床模拟技能训练模型；接收福建医科大学临床医学、医学检验技术、口腔，莆田学院临床医学、医学影像技术、药学，福建中医药大学中医学、针灸推拿学、中西医临床医学、医学影像学，漳州师范学校社会工作，漳州卫生职业学院高职医学检验技术、卫生信息管理、中专眼视光技术、高职卫生，福建卫生职业技术学院医学检验技术、医学影像学、医学药学，泉州医学高等专科学校临床医学、临床麻醉、公共卫生管理，厦门医学高等专科学校口腔医学、昆明医学院海源学院临床医学等专业实习生216名，在内科、外科、儿科、妇产科、内科护理、外科护理、儿科护理、妇产科护理、肿瘤内科、耳鼻喉科、眼科、CT、MR、药剂科、检验科、超声医学科、口腔科、放射介入、放射治疗、X线摄影技术、X线诊断等科室及专业进行为期1-17周的轮转实习。

2010年，漳州市医院组织22名教师参加福建医科大学师资培训；表彰30名优秀教师；获得副教授任职资格者2名。6月7日，漳州市医院举行2010届临床医学毕业生毕业典礼，毕业学生55名。12月2日，漳州市医院举办福建医科大学2010年第二期临床高级师资培训班，为期3天，共有150余名临床教师参加交流；被聘任为福建医科大学临床兼职教授2名，被聘任福建医科大学临床兼职副教授10名。是年，漳州市医院接收福建医科大学临床医学、口腔医学、医学检验技术、麻醉、公共事业管理（医院管理方向），福建中医药大学中医学、针灸推拿学、中西医临床医学、医学影像学，莆田学院临床医学、医学影像学，江西中医学院中西临床医学，山东万杰医学院口腔医学，郧阳医学院医学影像学，漳州师范学院社会工作，漳州卫生职业学院高职医学检验技术、高职眼视光技术、高职临床医学、中专药剂、高职药学，厦门医学高等专科学校临床医学、卫生信息管理、口腔医学泉州医学高等专科学校临床医学、医学检验技术长沙医学院临床医学，福建卫生职业技术学院医学影像学、医学检验技术、药学，漯河医学高等专科学校医学检验技术，昆明医科大学海源学院临床，北京中医药大学东方学校中医临床，天津中医药大学临床药学，黑龙江齐齐哈尔医学院临床，漳州边防支队军事医学等专业实习生253名在内科、外科、儿科、妇产科、内科护理、外科护理、儿科护理、妇产科护理、肿瘤科、耳鼻喉科、眼科、CT、MR、药剂科、超声医学科、检验科、口腔科、放射介入、放射治疗、X线摄影技术、X线诊断、医务科、质控科、科教科、人事科、党办等科室及专业进行为期1-18周的轮转实习。

2011年，漳州市医院调整教学机构设置，成立医院教学委员会，增设麻醉学、临床病理学、急危重症医学、检验医学、药学教研室；组织12名临床教师参加福建医科大学临床高级师资培训，组织150名临床教师参加福建省高等学校青年教师岗前培训并通过考试并取得证书，获得福建医科大学教师资格者4名。3月，组织2007级临床医学专业学生开展"深入社区，服务孤寡老人"的学雷锋活动。6月，福建医科大学为2011届临床医学专业80名毕业生举行毕业典礼。首获福建医科大学博士研究生导师任职资格1名。是年，接收福建医科大学临床医学、影像医学、医学检验、口腔医学、临床病理、医管、药学专升本，福建中医药大学医学影像、中西医临床、中医学、心理学、针推、制药，莆田学院临床医学、医学影像学，辽宁医学院临床医学，漳州师院社会工作，江西中医学院科技学院骨伤，福建生物工程职业技术学院中药，漳州卫生职业学院高职医学检验技术、中专医学检验技术、高职临床医学、高职药学、中专药剂，泉州医高专口腔医学、医学检验临床、妇产科临床（麻醉）、临床医学，福州卫生职业技术学院影像医学、药学，福州卫生职业技术学院实习生300名，在内科、外科、儿科、妇产科、内科护理、外科护理、儿科护理、妇产科护理、肿瘤科、耳鼻喉科、眼科、CT、MR、药剂科、超声医学科、检验科、口腔科、放射介入、放射治疗、X线摄影技术、X线诊断、医务科、质控科、科教科、人事科、党办等科室及专业进行为期1-20周的轮转实习。

2007-2011年，漳州市医院承担358名福建医科大学临床医学专业本科生理论大课授课和临床见习带教任务。

2008-2011年，漳州市医院每年举办福建医科大学附属漳州市医院教师节表彰大会暨师生联欢晚会，表彰10名优秀理论授课老师、20名优秀临床带教老师。

第二节 护理教育

一、学校教学

民国24年（1935年），漳州协和医院为培养护理人员，开办漳州协和医院护士学校，校址设在漳州五权路新兴巷（漳州市芗城区解放路中医院所在地），校长由漳州协和医院院长抚安（Wilfred Busby）兼任，教师由医师兼任。招收小学毕业或初中文化水平的青年学生入学，学制3年。开设部分医学基础课和护理专业课，重点以临床实习护理操作为主，实行半工半读，毕业后留院工作。首届招生2名。

民国27年（1938年），漳州协和医院护士学校随同漳州协和医院搬迁至闽南神学院院舍（中共漳州市委党校所在地），培养毕业生2名，招收新生11名。

民国28年（1939年），漳州协和医院护士学校开始参照中华护士学会规定课程制定教学大纲，分春、秋季开学，学制3年。开设生理学、药物学、检验学、内科学、外科学、心理学、伦理学、护理学等课程；教师由医院医师、护士兼任，另请抚安夫人、文美德师姑、郭景辉先生、牧师慕乐真及夫人等教授查经班、英文、音乐、罗马文、国文等课程；提高新生入学资格，招收具备初中二年级以上文化程度新生7名。民国30年（1941年），漳州协和医院护士学校培养毕业生9名。民国31年（1942年），漳州协和医院护士学校在中华护士学会立案注册，有教师15名，学生29名。于12月学校组织毕业班学生12名参加中华护士学会举办的全国会考，全部获得合格证书。

民国33年（1944年）10月，因漳州沿海地区战乱，局势紧张，漳州协和医院护士学校随同漳州协和医院内迁到漳平县永福里，并坚持办学。

民国34年（1945年），漳州协和医院护士学校随同漳州协和医院回迁漳州闽南神学院后，校名更改为漳州协和医院仁恕高级护士职业学校（ChangChow Union Hospital Jin-Su Nursing School，简称仁恕护士学校），正式向教育部提出申请注册，学制3年半，有教师14名，学生28名。民国36年（1947年），仁恕护士学校学生增至46名。民国37年（1948年），仁恕护士学校为丰富学生课余活动，组织学生青年社团利用星期五晚上和星期天参加基督联谊会的祈祷、演讲和唱诗经比赛，与其他学校的青年社团开展网球、排球、歌咏比赛。

1949年11月，仁恕护士学校随同漳州协和医院迁入芝山南麓新院址（漳州市医院现址），共有学生55名，其中一年级11名，二年级15名，三年级11名，临床实习18名。1950年，仁恕护士学校根据政府要求，充实办事机构和师资力量，改招初中毕业文化程度的学生就读2年制护士班。组织学生上街游行、宣传、表演，动员群众拥护人民政府。1951年，仁恕护士学校首次召开学生代表大会，成立学生会，加强思想政治教育，发动学生报考军事干部学校。

1952年2月，福建省龙溪区专员公署接管仁恕护士学校后更名为龙溪护士学校，归属福建省龙溪区专员公署领导。

1958—1960年，龙溪专区医院选送护士长、护理骨干入学福建医学院专修班和漳州医学专科学校，学制2年，毕业后选拔成绩优良者晋升担任医生，其他学员回到原来的护理岗位或护理管理岗位工作。

1959年，龙溪专区医院开办助理护士训练班，教师由医院的医师、护士长担任，培养助理护士15名，毕业后留院录用就业。是年，选送11名护理骨干进福建医学院专修班学习，选送1名护士进中等卫生学校学习。

1969年，龙溪专区卫生学校停办。1971年6月，龙溪地区医院受龙溪地区革命委员会委托，开办龙溪地区医院卫生学校试点班，招收龙溪地区辖内具备初中毕业及以上文化水平、有实践经验、经过村镇或居委会推荐的工农兵学员和市直机关干部子女61名，医院委培生2名，共63名，学制2年，由龙溪地区医院选派临床医师、护士长担任。按照课程要求轮流授课。1972年下半年，龙溪地区卫生学校复办时，龙溪地区医院卫生学校试点班移交龙溪地区卫生学校管理。1973年1月，龙溪地区医院根据地区生产指挥处通知，与龙溪地区卫生学校联合开办龙溪地区医专班，由各县选送护士13名入学，学制2年。

1975年，龙溪地区政府委托龙溪地区医院与龙溪地区卫生学校联合办学，开设院办护士班，采用医教结合形式办学，由医院选派部分临床医师、护士长承担专业课程的教学任务，学校教师参与医院临床工作；按照全日制中等专业学校招生制度，实行统招统配，学制2年，招收护理专业学生40名、助产专业学生10名。1978年3月，龙溪地区医院院办护士班改学制为2年半，招收护理专业学生34名。11月，龙溪地区医院开办助理护士培训班，招收学生22名，结业后留院录用任助理护士。1979—1980年，院办护士班每年招收护理专业学生40名。1983年，院办护士班停办，共培养护理专业毕业生4届163名，其中护士153名，助产士10名。

1985年，龙溪地区医院选送4名助理护士通过成人高考进入龙溪地区卫生学校护理专业职工班，全脱产学习2年，结业后回医院担任护士。

1985—1992年，龙溪地区医院和漳州市医院选送8名护士通过成人高考进入福建医科大学医学系护理干部专修科专业，全脱产学习3年，并取得大专文凭，毕业后成为医院高级护理人员。

2006年，漳州市医院与漳州医学职业护理学院联合教学，有8名护理专家被聘为兼职讲师，承担《护理学基础》部分理论授课任务。

二、临床教学

漳州协和医院护士学校创办初期，学生半工半读，没有系统的临床教学规范。至民国28年（1939年），学校根据教育部制定的教学大纲进行教学，对学生要求严厉，教学严格，临床实习采用传、帮、带的教学模式；一年级学习基础护理，二年级学习发药、注射，三年级学习查对医嘱；学生统一穿天蓝色过膝旗袍外套白色围裙，配白色鞋子和过膝白色袜子，头戴白色燕尾帽；每天早上先参加病房的晨间护理工作，上午9时回教室上课，下午下课后参加病房的晚间护理工作，晚上参加巡视病房。

1952年，龙溪专区医院成为辖区内县级护理人员、龙溪护士学校护理专业学生的临床实习基地，由护士长按照学校教学大纲进行带教、培训护理实习生，为部分公社卫生院培训护理人员。1955年，龙溪专区医院接收中国人民解放军第九四医院护理实习生19名，龙溪专区护士学校护理实习生80名。1956年，龙溪专区医院接收龙溪专区护士学校护理实习生11名。

1973年，龙溪地区医院作为龙溪地区卫生学校实习基地接收护理专业、助产专业实习生，按照学校教学实习大纲要求完成临床实习教学任务和实习鉴定工作。1975-1983年，龙溪地区医院接收龙溪地区卫生学校、院办护士班护理和助产专业实习生及院办助理护士班实习生约750名。1984年，龙溪地区医院由护理部副主任分管临床护理教学，重视安全实习，各科室配带教教师，注意言传身教，对实习生的操作"放手不放眼"，根据各科护理特点进行出科考试。

1986年，在漳州市医院实习的漳州卫生学校第十一班护理专业学生参加全省统考成绩获第一名。1992-2001年，漳州市医院接收漳州卫生学校护理、助产专业实习生850名。2002年，漳州市医院开始接收大专院校专科护理实习生。采用PDCA的管理方式进行教学管理。各科室护士长、临床带教教师根据实习大纲内容要求制定教学目标和教学计划，根据各科专业特点定时举行专科护理知识小讲课，组织教学查房，定期召开带教教师与实习组长会议，互相交流实习中带与教的问题。实习结束前，教师和学生进行实习总结与评价，评选优秀带教老师，促进教育质量的提高。2007年，漳州市医院开始接收大学本科护理实习生，并承担毕业论文指导与鉴定工作。2008年，医院发放《临床护理带教质量调查表》了解实习生的实习意见。2009年，医院成立护理教研室。

2002-2011年，漳州市医院接收漳州卫生学校中专护理专业实习生265名、保健护理专业实习生19名、英语护理专业实习生92名、助产专业实习生33名、高级护理专业实习生289名、中西医结合高级护理专业实习生26名、中医高级护理专业实习生5名、高级助产专业实习生54名、5年制大专护理专业实习生133名、5年制大专涉外护理专业实习生93名、5年制大专助产专业实习生50名、高职高专护理专业实习生61名；接收莆田学院实习生高级护理专业实习生48名、高级助产专业实习生12名、本科护理专业实习生6名；接收福州卫校高级护理专业实习生9名；接收福建卫生学校护理专业实习生6名、英语护理专业实习生2名、高级护理专业实习生18名、高级助产专业实习生2名；接收福建闽北卫校麻醉护理专业实习生7名；接收福建卫生职业技术学院护理专业实习生19名、5年制高职高专护理专业实习生5名；接收福建中医学院护理专业专升本和护理本科实习生49名，福建中医学院五洲学院护理本科实习生5名、护理专科实习生1名，五洲科技学院护理专业实习生3名；接收福建医科大学海峡学院高级护理专业实习生18名、莆田分校高级护理和高级助产专业实习生9名；接收福州卫生学校急救护理专业实习生5名；接收龙岩卫生学校中专护理专业实习生1名、高级护理专业实习生1名；接收泉州医高专高级护理专业实习生41名；接收厦门医高专护理专业实习生20名、英语护理专业实习生4名、助产专业实习生1名、口腔护理专业实习生2名；接收三明职业技术学院护理实习生14名；接收同济医科大学成教部护理实习生3名；接收江西新余专科学校、怀桦医学高等专科学校、邢台医学高等专科学校、大理学院、荆门职业技术学院医学分院、昆医海源学院、江西中医学院科技学院、山东省淄博卫生学校、遵义医学院珠海校区、湖北中医药高等专科学校、湘南学院、长沙医学院、安徽医科大学、永州职业技术学院等护理实习生各1名；接收江西宜春职业技术学院护理实习生2名；接收常德职业技术学院护理实习生4名。共接收实习生1451名。

第二章　毕业后医学教育

第一节　培训

一、住院医师培训

1961-1962年，龙溪专区医院内科有计划地安排住院医师轮值重病室、急诊室；为提高住院医师处理危、急、重症的能力，提出内科17种危重疾病诊疗规范并组织学习。

1963年，龙溪专区医院技术指导小组通过蹲点，摸索县医院急需解决的问题，建立一套保证医疗工作的常规制度，提倡"三基三严"（基础知识、基本理论、基本技能严格要求、严谨态度、严肃作风）训练，健全内科、外科、妇产科、儿科临床科室及检验科、放射科、手术室、供应室等辅助科室培训制度。

1964年，龙溪专区医院开始实施住院医师轮转培训制度，安排内科医师到放射科轮转。

1978-1981年，龙溪地区医院对1966年后毕业的低年资医生进行轮转培训和定期专项培训，放射科医生到内科轮转6个月；外科、妇科、儿科、五官科医生到内科轮转3个月、到检验科轮转1个月；妇科、外科、五官科医生在各自科室参加护理临床实践3个月。

1982年，龙溪地区医院对新毕业的医生在各专业科室轮转学习1年后再定科，举办低年资住院医师医学基础课学习班，有学员32名，并对毕业3年内的临床住院医师实行12小时岗位负责制。

1995年，漳州市医院按照福建省卫生厅"三基"训练要求，首次有目标、有计划、有组织地开展多形式的全员"三基"训练，分期分批由医院、科室组织"三基"考试，做到人人重视、人人参加、人人考核、人人过关；组织349人次参加"三基"考核，考试合格率97%；组织235人次观看技术操作示范、教学录像带。

1996-1998年，漳州市医院根据福建省临床住院医师进行规范化培训试行办法，对新分配和刚调入的医师进行岗位培训，确定本科毕业后的临床住院医师培训时间为5年，分3个阶段：第一阶段基础培训，完成24小时住院医师规范化培训2年，培训完成后实行二次分配双向选择定专业；第二阶段为第3-4年专业定向培训；第三阶段为第五年担任总住院医师培训；从事放射、检验、B超、病理等医技专业的本科毕业生在所在科室培训，2年内实行12小时负责制。分期分批由院、科两级组织"三基"考核。1996-2001年，漳州市医院有5届共58名临床医学的本科毕业生接受培训。1996年，漳州市医院对32名住院医师进行规范化培训，其中对13名住院医师实行24小时岗位负责制；参加"三基"考核3078人次，考核率达96.3%。

1998年，漳州市医院建立健全住院医师规范化培训制度，着重抓好完整病历的书写，临床技能技术操作考核、英语考试，提高住院医师"三基"水平和外语水平。4月，医院根据中华人民共和国卫生部临床住院医师培训有关文件精神，在内科、外科、小儿科、妇产科、肿瘤科、神经科、口腔科、眼科、耳鼻喉科实行总住院医师责任制，任期6-12个月，并规定总住院医师考核合格方可晋升主治医师。同时，给予总住院医师每人每月一定的生活补贴。这项培训制度有效提升高年资住院医师专业理论知识和业务技术操作、急危重病抢救、医疗行政管理能力。首批培训总住院医师结业12名。1999年，医院强化培训第2批总住院医师35名。

2000年，漳州市医院制定《住院医师规范化培训实施细则》，在病历书写、英语水平、"三基"理论、基本技能、读书报告等方面对1999年毕业的临床住院医师进行培训及考核。

2001年，漳州市医院对毕业3年以内的住院医师实行院内轮转培训制度，对2000年毕业的临床住院医师实行24小时岗位负责制，医技科室医师实行为期2年的12小时负责制。是年，漳州市医院参加住院医师规范化培训的轮转住院医师共21名、总住院医师8名。

2002年，漳州市医院对2001年毕业的临床住院医师实行为期2年的24小时岗位负责制，同时加强管理，严格病历检查和英语水平测试；完善落实医师准入制度，做好执业医师临床实践技能考试，为250名医师办理执业医师申请、资格认可、证书发放及注册手续；是年，参加规范化培训的住院医师有33名，总住院医师有10名。

2003年，漳州市医院引入公开、公平、公正的竞争机制，激发培训对象的积极性；建立住院医师规范化培训对象量化考核定科制度，即将住院医师规范化培训第一阶段培训期间的成绩按一定比例汇总排序（包括福建省卫生厅和医院组织的各项考核、临床能力测试），根据培训对象成绩的高低依次挑选亚专科科室；实行福建省临床住院医师规范化培训试行办法，对新毕业的临床医师进行为期2年内科、外科系统轮转培训，制定2003年度临床住院医师规范化培训对象的考核内容及计划，建立住院医师规范化培训考核小组，并明确职责；改革总住院医师的培训管理，建立考核制度。

2004-2005年，漳州市医院对总住院医师实行导师制和双向目标管理责任制。2004年，漳州市医院成为福建省住院医师规范化培训试点医院，住院医师规范化培训与福建省住院医师规范化培训工作接轨，住院医师规范化培训的第一阶段轮转时间由2年改为3年。是年，制定漳州市医院临床住院医师规范化培训对象的考核内容及计划，完善量化指标管理，对定科的程序和临床测评、考试成绩等分数比例做出调整；具有本科学历的临床医师在报考主治医师资格时，必须先取得住院医师规范化培训合格证。2005年，漳州市医院采取理论讲课、现场培训等多种形式进行执业医师考前培训，执业医师考试通过率100%；实行临床住院医师导师制培训，为新招聘的硕士研究生学历的临床医师安排相应专科的1名高级职称医师作为导师，负责指导其临床实践能力培训。

2006年，漳州市医院制定"三基三严"培训和考核制度，加强中级职称及其以下医务人员"三基"培训，并纳入科主任的目标管理考核内容；组织2次全院性"三基"技能考试与培训；开展青年岗位能手专业技能操作比赛；举办首届青年医护人员心肺复苏技能操作比赛，提高青年医护人员业务技能。参加福建省三级综合医院医师技能大赛获团体第二名，3名参赛人员获单项二、三等奖。

2007年，漳州市医院参加福建省卫生厅规范化培训的专业课、技能理论课考试的住院医师有69名；参加公共必修课考试的住院医师有84名；抓好对聘任期未满3年的主治医师及住院医师"三基"训练，科教科分期分批组织抽考，参加考核人员占培训对象90%以上；开展青年岗位能手专业技能操作比赛，提高年轻医师的临床技能和实际工作能力。

2008年，漳州市医院按照中华人民共和国卫生部专科医师培训标准要求，重新制定并实施住院医师培训考核计划，组织81名住院医师参加福建省卫生厅规范化培训专业课、技能理论课考试；组织68名住院医师参加公共必修课考试。加强总住院医师培训管理，强化日常的检查与考核，继续实行和落实导师制和双向目标管理责任制。加大对聘任未满3年的主治医师和全体住院医师"三基三严"理论知识和操作技能的培训力度，组织"三基"培训、专题讲座、理论及操作技能考试11场次，共有3367人次接受各种培训及考核，通过现场技能操作培训和专题理论讲座等形式，强化"三基"训练。开展青年岗位能手专业技能操作比赛，提高年轻医护人员的临床技能和实际工作能力，在当年福建省三级医院临床医师、护士技能竞赛中，漳州市医院代表队获全省护理技能竞赛团体三等奖和全省临床医师技能竞赛团体优秀奖，4名队员获得单项二、三等奖；在福建省首届"民安杯"急救技能竞赛中，医院代表队获团体三等奖，4名获得单项二、三等奖。

2009年，漳州市医院组织71名住院医师参加福建省住院医师规范化培训必修课和选修课的培训与考试；组织25名总住院医师上岗培训；漳州市医院作为福建省全科医师培训基地，首批接收来自辖区内各乡镇卫生院和城市社区服务中心的基层医师培训对象47名。因增加硕士研究生人数，暂停实施住院医师培训导师制。

2007-2009年，漳州市医院参照中华人民共和国卫生部专科医师培训标准（试行），按内科、外科、儿科、妇产科等普通专科医师类别安排轮转培训。

2010年，漳州市医院实施《福建省住院医师规范化培训实施意见（试行）》《福建省住院医师规范化培训实施细则（试行）》，申报的内科、外科、儿科、妇产科、急诊科、神经内科、眼科、耳鼻喉科、麻醉科、医学影像科、病理科、口腔科、全科医学住院医师规范化培训基地均通过福建省卫生厅认定，获得福建省住院医师规范化培训基地招生培训资格。11月，漳州市医院承办福建省住院医师规范化培训仪式暨管理提高班，医院培训档案被安排在培训仪式现场展出。是年，漳州市医院按福建省卫生厅制定的《住院医师规范化培训实施细则》及《福建省住院医师规范化培训标准（试行）》文件要求，安排本科学历的培训对象在普通专科轮转培训3年，科研型硕士研究生在普通专科轮转培训2年，临床型硕士研究生和科研型博士研究生在普通专科轮转培训1年，以上人员培训期满或临床型博士研究生要参加福建省组织的结业综合考核，取得住院医师规范化培训合格证，才能参加主治医师资格考试。是年，漳州市医院成立毕业后医学教育领导小组和专家小组，建立住院医师规范化培训管理机构并明确各级职责，调整毕业后医学教育管理委员会。12月13日，漳州市医院参加住院医师规范化培训者有55名。

2011年5月，福建省毕业后教育委员会委托省立医院牵头组织的住院医师培训基地督导小组对漳州市医院7个基本达标的住院医师规范化培训基地进行年度复审，其中妇产科、急诊科、神经内科、医学影像科、全科医学科、口腔科等6个培训基地顺利通过复审。9月，漳州市医院招收70名住院医师规范化培训对象，其中，本科生有50名，硕士研究生有20名，按《福建省住院医师规范化培训标准（试行）》实施培训。为进一步改善培训对象的培训条件，制定外院培训对象的生活补贴发放标准，对2010届以后的外院培训对象给予一定生活和住宿补贴。医院对医学影像、急诊科基地、全科医学等多学科组建成的培训基地进行多次督导、多方联动，与东铺头社区卫生服务中心和通北社区卫生服务中心签订双向转诊协议，并组织启动；协助安排内科重症监护室（MICU）和外科重症监护室（SICU）与急诊科的医师互轮，加强学科建设；与漳州市疾病预防与控制中心、云霄县陈岱中心卫生院、东铺头社区卫生服务中心和通北社区卫生服务中心签订全科医师联合培训协议。是年，漳州市医院组织编印《漳州市医院住院医师规范化培训指南》。调整教研室组织机构、住院医师规范化培训基地组织机构。组织 2010 级 5 名临床型博士和临床型硕士参加省卫生厅举办的普通专科医师培训结业综合考试。完成第 14 批总住院医师考核并安排第 15 批总住院医师上岗，继续安排总住院医师到内科重症监护室和外科重症监护室，各轮转 1-2 个月。组织完成循证医学、急危重症抢救流程及解析等公共课程组织考试；组织专业必修、专业选修、专业技能等专业课的报名考试；组织 13 名培训基地主任参加全省住院医师规范化培训基地主任培训班。组织"三基"理论考试 1 次，考试合格率达 90% 以上。7 月、11 月分别组织 2 次临床技能抽考，全院近 400 人次参加培训，临床技能培训合格率达 100%。同时，在院内开展医师临床技能竞赛，协助漳州市卫生局举办漳州地区的临床技能竞赛，并在此基础上组织选手参加省厅和省工会联合举办的全省医师和护士临床技能竞赛；受漳州市卫生局委托，承办 2011 年执业医师实践技能考试的组织工作，完成 576 名考生的考试任务；对 2009 届乡镇卫生院医师进行半年的强化临床技能培训后，支援朝阳分院的传染病防治工作，为期各 1 个月。首批 47 名 2009 届乡镇卫生院医师结束 2 年的培训；组织开展培训生座谈会、评选优秀培训生、编印通讯录等工作；接收 7 名 2011 届乡镇卫生院培训生到漳州市医院培训。

二、护士培训

1954-1960 年，龙溪专区医院开展西医学中医运动，护士分批参加中医知识学习班，改进中医护理工作。1957 年，龙溪专区医院选派 4 名护士参加针灸班学习。1959 年，龙溪专区医院选送 11 名骨干护士参加医专班学习，选送 1 名护士参加中等卫生学校学习。1960 年，龙溪专区医院举办业余护士培训班，有学员 32 名。选拔 13 名护士跟班医师学习诊疗知识，提高护理能力。

1963 年，龙溪专区医院每月 1 次组织护士"三基"训练，邀请医师、护士长授课，主要学习生理学、解剖学、化学、物理、基础护理知识、护理操作技术、检验正常值、消毒隔离法、麻醉药的应用、患者出入院护理常规；制订技术操作考核评分办法，定期进行技术操作考核。

1964 年，龙溪专区医院为规范护理技术操作，各病区指定 1 名护士作示范操作，根据护理技术研究组研究、整理后的护理技术操作，其他护士按照示范动作规范平时的操作规程，护士长定期检查考核。

1979 年，龙溪地区医院为提高护理人员的技术水平，举行全院性护士 18 项护理技术演练 4 次，并进行评比，使技术演练与临床实践密切结合。1980 年，医院为提高护理人员的技术水平，定期举行全院性护理操作技术比赛，不断地提高护理技术水平。1981 年，龙溪专区医院护理部重新整顿和管理全院护理业务学习，建立在职护士理论考试、操作技术考核制度，护理操作采取"盘子化"备物，保证每项护理操作前备物齐全，操作过程规范，既提高工作效率，又便于带教示范。开展 12 项护理操作技术基本功训练比赛；采用以老带新的传、帮、带模式对新入职的护理人员进行各专业科室轮转培训 1 年，经考核合格再转正定科。1982 年，医院在参加龙溪地区护理技术操作表演赛时获得集体第一名，2 项个人第一名。

1983 年，龙溪专区医院为提高护理人员业务素质，采用半脱产办法举办短期补习班，培训初级护理人员，进行理论补习与技术操作培训、考核；对 1966-1976 年推荐入学的护士进行理论与技术考核，于第四季度对 14 名初级护士进行"2 岁以下小儿头皮静脉注射"操作技术考核。

1984 年，龙溪专区医院编印《基础护理技术操作规程手册》，分发护理人员复习和训练。1985 年，龙溪专区医院按照年龄分段实施护理理论与技术操作考核，入职 2 年内护士实施基础护理理论与技术操作考试，45 岁以下护士实施专科护理理论考试。

1992 年后，漳州市医院护理部加强新入职护理人员的岗前培训，严格执行转正前基础理论及基础操作技术的全面考核，临床护理单元轮转 2 年后定科。加强护理人员的"三基"训练，按照年龄分段制定护理专业技术考核标准。是年，对 45 岁以下的 229 名护理人员进行护理基础知识考核，合格率 93.6%。

1994 年，漳州市医院为创建等级医院，护理部重新制定和实施在职护理人员培训计划和考核标准，组织全院护理人员进行各项技术操作训练和业务考核，使技术操作常规化；完善以岗位责任制为中心的各项规章制度，明确各级人员的职责，制定护理常规 51 项，严格执行护理常规和各项技术操作规程；对护理病历书写、急症抢救配合、查对工作、交接班、医院感染管理等关键性制度经常检查实施情况。

1995 年，漳州市医院护理部组织护理人员 1553 人次进行"三基"理论考试，平均分数 92 分，组织技术操作考核 511 人次，合格率 96%。各科室利用班外时间组织业务学习，通过"三基"知识小讲座或观看技术操作示范教学录像，开展形式多样的"三基"训练活动。1996 年，漳州市医院组织护理人员 3078 人次进行"三基"考核，考核覆盖面 96.3%。1998 年，漳州市医院有 93 名护理人员参加护理学成人高等教育自学考试。1999 年，护理部举办首期重症监护室护理骨干培训班。结合临床工作实际按照不同职称、不同层次实施护理培训与考核，取得护师资格 5 年以内护理人员侧重基础护理与常规操作技能的培训考核；参加 5 项护理操作技能考核 937 人次，合格率达 98%；参加"三基"和专科理论考试 837 人次，合格率达 93.5%。有 105 名护理人员参加护理学成人高等教育自学考试，有 7 名取得自学考试大专学历。

2000 年，漳州市医院护理部举办整体护理、危重病护理学习班，实施护士长轮流进入重症监护室培训 2 周，加强"三基"训练和考核，进行"三基"理论考试合格率为 93%，专科理论考试和医院感染管理知识考试合格率 98%，护理操作技能考核 305 人次，合格率 92%。

2001 年，漳州市医院护理部为提高急危重症的抢救技能，选派护理骨干 9 名到重症监护室培训。进行"三基"理论考试合格率 92%，护理操作技能考核 937 人次，合格率 98%；有 182 名护理人员参加护理学成人高等教育自学考试。

2002 年，漳州市医院按照爱婴医院各项标准要求，落实"福建省母亲安全"十项技术的推广应用；加强产科、儿科护士岗前规范化培训，使之胜任产科、儿科工作；开展计算机医嘱录入操作、护理技术操作等训练和比赛；进行"三基"理论考试 837 人次，合格率为 93.5%，护理操作训练考试 683 人次，合格率 95%。2003 年，护理部组织护理人员培训徒手心肺复苏术、穿脱防护服、气管切开护理常规等专项操作技术。

2005 年，漳州市医院重新规定岗前培训内容，加强护理规章制度、安全医疗、护理质量标准、护理技术操作常规、护理文件书写等培训；组织心肺复苏术专项技能全员训练和选拔比赛。进行"三基"理论考试 266 人次，合格率 92.5%，专科理论考试 420 人次，合格率 93.6%。

2006 年，漳州市医院参照等级医院评审标准，制定毕业 5 年内护士规范化培训目标，各科室组织业务学习每月 2 次，业务查房每月 1 次，晨会提问每人每月 1 次；毕业 3 年内护士进行临床科室轮转培训，各科轮转培训结束按要求如实填写《轮转护士鉴定表》；试用期护士转正前进行严格基础理论与技术考核，不合格者予延期办理人事代理。进行"三基"理论考试 306 人次，合格率

92.6%。

2007年，漳州市医院完善护士5年规范化培训制度，制订培训计划和培训措施，将规范化培训列入护理部重点管理项目，修改《轮转护士鉴定表》为护士规范化培训记录本，详细记录规范化培训人员个人信息、培训内容、培训考核成绩、培训过程考核和出科考核、个人总结、带教教师鉴定等。护士5年规范化培训对象须每年8次以上参加科室及全院性业务学习讲座、护理查房并通过科室及护理部组织的理论、操作考试。是年，护士5年规范化培训对象有293名（含产假），规范化培训参加率80%。2008年，漳州市医院完成护士5年规范化培训对象共270名（含产假），全年规范化培训参加率80%。2009年，漳州市医院重点进行护士5年规范化培训对象"三基""三严"训练，考核规范化培训对象1956人次，合格率99.3%。2010年6月，漳州市医院为提高护士静脉留置针穿刺技术，举办"BD杯"留置针护理技能操作比赛。11月，根据三级甲等综合医院评审要求，护理部按照50项护理技术操作规范组织护理技术操作示范，全员进行13项护理技术操作项目培训与考核，抽考护士5年规范化培训对象267人次，合格率97.6%。是年，规范化培训对象259名（含产假），规范化培训参加率100%。

2011年6月，漳州市医院进行护士5年规范化培训对象"三基"理论知识考试1132人次，合格率88.1%。规范化培训率100%。

第二节 研究生教育

一、教育师资

2002年，漳州市医院首获福建省医科大学硕士研究生导师任职资格者有2名。2004年，漳州市医院获得福建医科大学硕士研究生导师任职资格者有2名。2006年，漳州市医院获得福建省医科大学硕士研究生导师任职格者有1名。2011年，漳州市医院首获福建医科大学博士研究生导师任职资格者有1名。

二、招生与培养

2003年，漳州市医院招收福建医科大学全日制硕士研究生1名。2004年，漳州市医院招收福建医科大学全日制硕士研究生1名。2006年，漳州市医院招收福建医科大学全日制硕士研究生2名；指导2名福建医科大学同等学力硕士研究生并通过论文答辩获得硕士学位。2007年，漳州市医院招收福建医科大学全日制硕士研究生4名；指导2名福建医科大学同等学力硕士研究生并通过论文答辩并获得硕士学位。2008年，漳州市医院招收福建医科大学全日制硕士研究生3名；指导3名福建医科大学同等学力硕士，通过论文答辩并获得硕士学位。2009年，招收福建医科大学全日制硕士研究生2名；指导4名福建医科大学同等学力硕士研究生并通过论文答辩并获得硕士学位。2010年，漳州市医院指导7名福建医科大学同等学力硕士研究生并通过论文答辩并获得硕士学位。

2011年，漳州市医院指导10名福建医科大学同等学力硕士研究生并通过论文答辩并获得硕士学位。2006-2011年，漳州市医院每年举行福建医科大学非行政隶属附属医院硕士研究生复试和硕士学位论文答辩暨开题报告会。至 2011 年，漳州市医院共培养研究生 39 名。

三、选送教育

1997 年，漳州市医院选送 2 名医生参加福建医科大学首次招收的同等学力硕士研究生课程班学习内科学专业。1998 年，漳州市医院选送 4 名医生参加福建医科大学同等学力内科学、外科学、神经内科等专业课程班学习。

2001 年 7 月，漳州市医院有 2 名医生获得福建省医科大学同等学力内科学（血液）、内科学（内分泌与代谢）硕士学位。2002 年，漳州市医院选送 8 名医生参加福建医科大学同等学力内科学、生物化学与分子生物学、麻醉学、药理学、肿瘤学、口腔临床医学、外科学等专业课程班学习。2003 年，漳州市医院选送 8 名医生参加福建医科大学同等学力影像医学与核医学、外科学、内科学等专业课程班学习。是年，漳州市医院有 1 名医生获得福建省医科大学同等学力内科学（血液）硕士学位。2004 年，漳州市医院选送 9 名医生参加福建省医科大学同等学力外科学、内科学、肿瘤学、老年医学等专业课程班学习。2005-2006 年，漳州市医院有 2 名医生获得福建省医科大学同等学力内科学（内分泌与代谢）、内科学硕士学位。2006 年，漳州市医院选送 6 名医生参加福建医科大学同等学力外科学、病理学与病理生理学、影像医学与核医学、内科学、麻醉学等专业课程班学习。2007 年 7 月，漳州市医院有 2 名医生获得福建省医科大学同等学力人体解剖与组织胚胎学、妇产科学硕士学位。

2008 年，漳州市医院承办福建医科大学 2008 级硕士研究生课程班，共有学员 85 名，其中漳州市医院学员有 52 名，来自闽西南地区的学员有 33 名，参加福建省医科大学同等学力妇产科学、护理学、整形外、影像医学与核医学、病理学与病理生理学、肾病、普外、消化系病、骨外、血液病、呼吸系病、儿科学、耳鼻咽喉科学、肿瘤学、神经病学、免疫学、细胞生物学、老年医学、麻醉学、内分泌与代谢病、神外、心血管病、胸心外、眼科学、药理学等专业硕士研究生课程班学习。是年 1 月，漳州市医院有 1 名医生获得福建省医科大学同等学力内科学（血液）硕士学位。6 月，漳州市医院有 5 名医生获得福建省医科大学同等学力生物化学与分子生物学、内科学（肾病）、内科学（消化）、麻醉学、药理学硕士学位。

2009 年，漳州市医院承办福建医科大学 2009 级硕士研究生课程班，共有学员 113 名，其中漳州市医院学员有 54 名，来自闽西南地区的学员有 59 名，参加福建省医科大学同等学力呼吸系病、心血管病、骨外、肾病、消化系病、老年医学、肿瘤学、神经病学、普外、胸心外、神外、泌尿外、整形外、儿科学、麻醉学、妇产科学、影像医学与核医学、药理学、临床检验诊断学、流行病与卫生统计学等专业课程班学习。6 月，漳州市医院有 2 名医生获得福建省医科大学同等学力内科学（肾病）外科学（泌尿外）硕士学位。

2010 年，漳州市医院选送 5 名医务人员参加福建省医科大学同等学力麻醉学、儿科学、老年医学等专业课程班学习。

2011 年，漳州市医院选送 3 名医务人员参加福建省医科大学同等学力普外、麻醉学、心血管病等专业课程班学习。2011 年 1-6 月，漳州市医院有 7 名医生获得福建医科大学同等学力外科学、内科学、儿科学、影像医学与核医学硕士学位。

第三章　继续医学教育

第一节　院内业务学习

1950年，漳州协和医院职工分为医师组、护士组、看护和工友组开展业务学习，每周听取专题报告、进行卫生常识的学习和讨论。

1955年，龙溪专区医院举办教学训练班、乙型脑炎训练班。医院的业务学习内容主要取材于各专科杂志、护理杂志、相关科室的课本及健康报等；医务人员通过听课、做笔记、实习、测验的方法，将理论应用于临床医疗和护理工作。贯彻党的中医政策，开始组织西医学习中医，走中西医结合道路，用中药治疗各种疾病。

1956年，龙溪专区医院举办中医学习班学习伤寒论、三字经及药物、针灸学。开展业务学习内科学消化系统并进行病例讨论，配合尸体解剖开展临床病理讨论。1958年，龙溪专区医院举办业余文化学习班，有学员23名。1959年，龙溪专区医院按照系统学习，全面掌握，整理提高的方针，举办西医学习中医班，有学员38名，占全院医师（士）80%，是年，全体学员完成学习中医学概论的上篇，基本掌握辨证论治原则；组织护士、药剂人员学习中药学概论、针灸、经络测定，80%的学员掌握针灸技术和常见穴位的应用。同时，提倡中医学习西医，掌握化验、输液以及其他抢救措施，通过互相学习，取长补短，共同提高。

1960年，龙溪专区医院举办西医学习中医班，采用集体上课、分散自学与个别带徒相结合，系统学习与一方一病学习相结合，定期检查评比，边学边用边研究等方法，全体学员完成学习中医概论中篇，学员中基本掌握辨证论治者占35%，初步理解辨证论治者占55%，基本停留在一方一剂者10%；举办中药学习班，掌握50-100种中药性能与使用，为期4个月，有学员91名；举办短期经络测定学习班2期，有学员60名；举办气功疗法学习班，有学员91名，在全院开展气功疗法和经络测定工作；组织全院性学习针灸活动3次，检查针灸普及和掌握程度；中医师个个带徒，分科包干指导，西医师人人拜师学习；举办中医讲座46次，中医病案讨论24次。增添大量图书资料，业务书籍1.5万本，举办业余文化班4班，有学员82名，业余护士班1班，有学员32名，业余医专班有学员20名；举办初级卫生人员训练班，有学员30名；挑选13名护士跟医师当学徒，技术层层下放，定指标、定时间，分别带徒，按期完成培养。

1962年，龙溪专区医院重视业务学习，尽量少开会、开短会、开好会，创造条件保证医务人员的学习时间。改善图书资料室的管理和供应，成立4个资料报导组，定期组织新资料介绍，掌握最新国内外学术动态；检验科针对检验质量问题，系统组织科室业务学习，解决嗜伊红白细胞直接、间接计数矛盾和白喉杆菌阳性率低的技术问题。举办英语、日语学习班，要求医师掌握2门外语。

1963年，龙溪专区医院科室每季度进行1次业务考核、全院每年进行2次业务考核，不定期抽查、考试、观摩，以达到促进学习的效果。针对各县普遍缺乏的项目办培训班4期，有学员66名。

至1963年，龙溪专区医院科室每周组织业务学习，晚上个人自修，医师带护士，护士带护理员，举办全院性学习，播放医学教育录像，组织护士边工作边学习边提高；医院创办业余文化班、针灸班、护士班、医专班、助理护士训练班。培养助理护士共计39名，担任一般医师工作的护士13名，训练初级卫生人员30名；分批组织护士学习中医知识，使80%以上人员掌握针灸技术。

1964年，龙溪专区医院护理部加强护理管理业务学习，组织全院性业务学习每2个月1次，科室每月1次，护士长每周1次。

1974年，龙溪地区医院成立科教领导小组，各科室相应成立教学指导小组，实行"四定"制度：即定指导教师、定时间、定课目、定期召开教学座谈会。举办中医理论知识授课，组织中医师轮流下各科病房同西医一道工作，通过定期讲课、专题讲座、中西医共同诊治、共同进行病例讨论、学术活动等多种形式进行中医知识学习。小儿科在中西医结合方面做到"三固定"：即固定人员、固定床位、固定病种；实行"三共同"：即共同巡房、共同研究讨论、共同抢救治疗。1978-1980年，龙溪地区医院每月举办全院性业务学习讲座1次。1978年，龙溪地区医院举办外语学习班，其中英语中级班有学员25名、初级班有学员55名，日语中级班有学员8名、初级班有学员20名；自办西医学中医班（不脱产）有学员44名，护士班有学员34名，助理护士班有学员22名。1979年，龙溪地区医院根据医护人员各自专业进行书面考核，同时对"文化大革命"中毕业的医护人员进行技术摸底考核；举办日语班、英语初级和中级班，其中英语班有学员70名、日语班有学员28名。1980年，龙溪地区医院有计划地组织医护人员参加业务学习，做到少开会、开短会、开好会，保证医护人员有5/6的工作时间从事业务；各科室结合临床工作情况安排业务学习每周2-3次；举办业余日语初级班、英语初级、中级班、英语语法学习班和英语病历范例、英语临床会话、护理英语单词和英语辅导学习班，参加学习的人数有218名。1981年，龙溪地区医院各科室每周业务学习1-2次、教学查房1次，由科主任主持，科内医师、护士长参加，要求事先准备，当场示教，重点解决疑难病症；举办英语初级、中级班和日语初级班。1982年，龙溪地区医院举办英语初级、中级班和日语初级班，共有学员80名。1983年，龙溪地区医院举办3个英语学习班、1个日语学习班。

1986年，漳州市医院护理部组织10次业务学习抢救技术操作、医德教育、检验常识、责任护理、护理查房、各种抢救仪器的操作；举办护士长学习班学习《医院护理管理学》和护理杂志上的有关护理管理的文章。1987年，全院组织学习《医学知识》《临床护理知识》《护理心理学》《急救器械使用》等专业知识；每月举办医疗护理新理论或其他学科知识讲座1次；各科根据科室的特点组织医护人员学习临床常用医疗仪器的使用和管理知识，如急诊室、内科、外科的护士通过学习掌握心电图、心电监护和胸外监护等护理新技术。

1992年，漳州市医院组织护理业务学习124次。1993年，医院组织全院性研讨会1场，专题讲座8场。1994年，医院举办全院性业务研讨会5次，专题讲座25场。举办业务学习讲座66场。1995年，医院组织业务学习67次，举办初、中级英语学习班，参加学习考试人员共196名；举办护理讲座18场。

1996-2004年，漳州市医院贯彻执行福建省专业技术人员继续教育条例和继续医学教育工作意见。1996-1999年完成继续教育人数2725名，完成率97%；为改善学习条件，医院建立多功能厅，配置录像机、幻灯机、DVD、电脑投影仪、电视机等各种设备。1996年，医院举办全院性业务学习讲座26场，参加学习3626人次；举办护理讲座22次。举办初中级英语学习班，参加学习考试186名。是年，医院成立继续教育指导小组，制定《临床医技在职人员继续教育的有关规定》，贯彻实行学分管理。1997年，医院举办全院性业务学习讲座39次，参加人员8558人次，播放"三基"教育录像34场，参加人员3324人次；继续举办初中级英语学习班。是年，继续医学教育实行学分管理，与职称晋升聘任挂钩；完成人事局继续教育验证594人次，占全院技术人员90.14%；其中高级职称人员完成87.03%；中级职称人员完成76.58%；初级职称人员完成93.01%。

1996年，漳州市医院成立继续教育指导小组，制定《临床医技在职人员继续教育的有关规定》，贯彻实行学分管理。是年，漳州市医院举办全院性业务学习讲座26场，参加学习3626人次；举办护理讲座22次。举办初中级英语学习班，参加学习考试186名。1997年，漳州市医院继续医学教育实行学分管理，与职称晋升聘任挂钩。是年，医院举办全院性业务学习讲座39次，参加人员8558人次，播放"三基"教育录像34场，参加人员3324人次；继续举办初中级英语学习班。完成人事局继续教育验证594人次，占全院技术人员90.14%；其中高级职称人员完成87.03%；中级职称人员完成76.58%；初级职称人员完成93.01%。1998年，漳州市医院举办全院性业务学习讲座26次，参加人员3626人次。

1999-2004年，漳州市医院按福建省人事厅《关于我省专业技术人员继续教育学时计算问题的通知》的要求计算继续教育学时。1999年，医院举办全院性的业务学习讲座、播放医学教育录像51次，参加学习4584人次。2000年，漳州市医院获漳州市人事局授予1996-2000年度"继续教育先进单位"荣誉称号。

2001年，漳州市医院完成2000年度继续医学教育验证者有693名，完成率92.5%；举办全院性业务学习讲座、播放录像50场，参加学习4187人次；选派9名护理骨干到重症监护室学习，提高急危重症的抢救技能。2002年，漳州市医院完成2001年度继续医学教育验证者有720名，完成率95.88%；举办全院性业务学习讲座、播放录像56场，参加学习4625人次。2003年，漳州市医院制定实施继续医学教育培训实施办法。是年，漳州市医院完成2002年度继续医学教育验证者有708名，完成率94.19%；举办全院业务学习讲座、播放录像62场，参加学习人数5890人次。2004年，漳州市医院执行福建省继续医学教育学分授予管理办法，完成2003年度继续医学教育验证者有755名，通过率95.93%；举办全院性业务学习讲座、播放录像42场，参加学习4930人次；举办现代化科技知识、防治"非典"和禽流感传染病知识等培训班，参加人员占全院职工总数97%以上。举办护理骨干培训班、护士长管理培训班、医院感染管理学习班和护理读书报告会。

2005年，漳州市医院将重点传染病防治知识培训纳入继续医学教育范畴；完成2004年度继续医学教育院内验证工作，通过率97%；举办全院性业务学习讲座、播放录像34场，参加学习3812人次；参加福建省通讯继续教育学习的护士有224名。1月，漳州市医院获福建省卫生厅授予"2003-2004年继续护理教育先进集体"荣誉称号。

2006年，漳州市医院继续将重点传染病防治知识培训及全员健康教育培训纳入继续医学教育范畴。举办全院性业务学习讲座40场，参加学习4935人次；举办护理业务学习讲座7场，参加学习人数698名；完成2005年度继续医学教育验证者有873名，通过率99.77%；举办医院感染管理培训班和人禽流感等重点传染病的培训及考核，参加培训的医务人员达98.9%，考核合格率达100%。

2007年，漳州市医院开展全院性业务学习讲座17场，参加培训1051人次，举办新处方管理办法和医师定期考核管理办法等专题培训及考核；鼓励年轻医师参加在职研究生学习，提高专业人员的理论水平；举办护理技术操作培训班、急危重症护理理论学习班，参加培训1447人次；举办护士沟通礼仪和机械通气管理与护理知识讲座，参加人员1550人次。获福建省护理学会授予"福建省2005-2006年继续护理学教育先进单位"荣誉称号。

2008年，漳州市医院执行新修订的福建省继续医学教育学分管理办法，加强各类学分的授予和管理；开展全院性业务学习讲座45场，参加培训人员4615人次，举办手足口病的诊疗与预防控制、医务人员感染性职业暴露的防护等专题讲座；举办护患沟通技巧、急危重病护理理论培训班，参加培训人员222人次；举办护理人员怎样防范护理纠纷和医护人员感染性职业暴露的防护专题讲座，听讲的护理人员1852人次。

2009年，漳州市医院完成2008年度医务人员继续医学教育学分验证1202名，通过率98.8%，举办全院性业务学习讲座20场，参加培训人员4500人次；开展全院性护理业务学习讲座12场，听讲的人员1606名；举办新生儿窒息复苏和甲型H1N1流感防控知识培训专题讲座。

2010年，漳州市医院完成2009年继续医学教育验证，通过率98.2%；举办全院性业务学习讲座39场，开展新生儿窒息复苏、手足口病诊疗与预防控制和侵权责任法解读等专题讲座。12月，漳州市医院获福建省护理学会授予"福建省2009-2010年继续护理学教育先进单位"荣誉称号。

2011年，漳州市医院举办全院性学术讲座8场。3月，医院举办护理质量管理学习班和护理质量管理提高班；组织2011年度公共科目《低碳经济与循环经济》的报名和学习，2010年度继续教育验证通过率99%。

第二节　学术交流

1952年前，教会医院以传教为主导进行医疗活动。1955年，龙溪专区医院举办教学训练班、乙型脑炎训练班。1956年开始，医院的学术交流性质侧重于为基层培训医疗卫生人才，并在交流中建立、健全医疗工作的规章制度。是年，医院举办县级医院护士长训练班。1957年，医院选派内科医师1名、护士4名参加针灸学习班；选派内科医师2名、外科医师1名、中医师2名参加中医学习班；选派医务处人员1名、化验室人员2名、护理员1名，药剂员1名参加专区文化补习班。1958年，医院在主治医师以上职称者撰写的临床经验综合论著及病例报告共8篇，护士长和护士撰写的护理经验和改进医疗用具等的文稿共7篇，其中发表于学术性杂志的有3篇。1959年，医院接收龙溪专区辖区内各县医务技术人员参加临床病案讨论会及学术报告会。撰写文章125篇，其中刊登于学术性杂志的有30篇。1960年，医院职工撰写关于中医中药临床应用研究的论文和经验总结242篇，医话医案160条。1962年，医院开展教学查房、手术示教、病案讨论、讲座等多种形式进行学术交流活动；组织邀请有关同级医院参加病案讨论。

1974年，龙溪地区医院小儿科制定的中西医结合治疗脑炎及中毒性菌痢方案，在龙溪地区乙脑学术会议上和福建省小儿中西医结合会议上进行经验交流。

1978年始，龙溪地区医院逐步形成"请进来、走出去"的学术交流制度。1978年，医院邀请福建省内外高级医师到院讲学9次，结合会诊或手术进行技术指导，同时选派人员外出参加短期培训班、学术交流会议，不断促进理论和实践的融合，提升医疗技术水平；选派人员5名参加龙溪地区西医学中医班学习。是年，龙溪地区医院在全国中西医结合会议上交流中西医结合治疗乙脑的几点体会；在全省会议上介绍《经络感传镇痛 150 例观察》；在《福建医药卫生杂志》发表《大块肺动脉栓塞一例报告》《皮肤炎并发恶性肿瘤一例报告》；在福建省五官科会议交流论文 3 篇，其中在会上发言 2 篇；印刷出版《内科急诊手册》；整理出版已故老中医余勉堂遗著《中医儿科简验疗法汇编》《临床资料汇编（第五期）》。

1979 年，龙溪地区医院邀请省内外教授、专家 6 人次到院讲学；组织医务人员 6 次到厦门市参加学术讲座；规定 1966 年前入伍的医务人员每人各写 1 篇结合临床实践心得体会或总结论文。全院共有学术论文 115 篇，其中 6 篇论文发表在各种学术杂志上或在专业学术会上交流。

1980 年，龙溪地区医院邀请上海、武汉等地 6 名教授、专家到院讲学；举办心电图学习班和检验学习班，参加学习人数 100 名；在省护理学会上作《硅胶管静脉插管输液》专题介绍；刊登在国家级、省级刊物的论文、译文、科普文章共 7 篇。

1981 年，龙溪地区医院选派 5 名医务人员参加地区各种业务学习班；受龙溪地区卫生局委托举办临床生化检验质控学习班、五官科学习班、医院统计学习班，有学员 56 名；儿科、五官科医师轮流参加龙溪地区在云霄县举办的儿科、五官科学习班；举办急诊学习班，组织门诊护士学习急诊业务知识，提高急诊医疗质量；与上海肿瘤医院、上海瑞金医院、北京阜外医院等开展横向联系，邀请福建籍的专家、名医到院以会诊、讲学的形式进行学术交流；是年，上海、福州等地教授、专家 27 人次到院会诊、技术指导、讲学，结合临床实践进行学术交流；撰写论文资料总结 80 篇、译文 12 篇（日文 7 篇、英文 5 篇），其中参加全国性学术会议交流 5 篇，省级会议交流 21 篇（大会发言 1 篇），在省级正式刊物发表 7 篇。

1982 年，龙溪地区医院举办心电图知识补习班 1 期，学员 16 名；邀请北京、上海、福州等地教授、专家 8 人次到院讲学；派出医务人员和有关领导 96 人次到外地进行短期参观学习；书写论文资料总结 53 篇，译文 21 篇（英文 17 篇、日文 4 篇），其中在省级以上学术会议宣读交流 4 篇，在省级以上正式刊物发表 7 篇，如《鼻咽癌临床研究》《小儿脑膜炎脑脊液免疫球蛋白及乳酸脱氢酶测定在鉴别诊断和预后判断上的价值》等项目在福建省专业会议上进行宣读；编印出版《临床资料汇编》，汇集各科论文资料 118 篇。

1983 年，龙溪地区医院邀请上海、广州、福州等地教授、专家 6 人次到院讲学；龙溪地区医院医务人员外出短期学习参观 44 人次；购置图书资料 1064 本、杂志 345 种，其中外文 62 种；受龙溪地区卫生局委托，龙溪地区医院举办为期 1 年的检验学习班，有学员 41 名；举办五官科学习班，有学员 20 名；举办病案图书学习班，有学员 17 名；共撰写论文 86 篇、译文 16 篇（英文 11 篇、日文 5 篇），其中在省级以上学术交流宣读或汇编 16 篇，在省级以上正式刊物发表 5 篇；编印《临床资料汇篇》译文专辑 1 册，汇集各科译文资料 30 篇。

1985 年，龙溪地区医院邀请省内外专家教授 57 人次到院讲学；龙溪地区医院医务人员 137 人次参加各种专业性会议和到省内外作短期参观学习；内科多次参加省、华东区和全国性学术会议，并在第一届全国消化内窥镜讨论会、第一次全国血细胞学术会、华东区第五次肺心病等会议上宣读论文；医务人员全年撰写论文 77 篇、译文 5 篇，其中在全国性学术会议上交流 8 篇、省级学术会议上交流 9 篇、在省级以上正式刊物发表 9 篇；检验科完成《常见微生物各种引起的主要的感染及寄生部位》小手册。是年，受龙溪地区卫生局委托，龙溪地区医院举办内科、放射、消化、肿瘤诊疗、化疗等 5 个学习班，共有学员 150 名。

1986 年，漳州市医院医务人员 110 人次应邀参加各兄弟单位会诊、手术、讲学，结合临床实践进行学术交流；受漳州市卫生局委托，漳州市医院举办和协助举办的各种学习班、学术会议6期，共有学员572名；撰写论文、资料总结41篇，译文15篇，其中在全国性学术会议上交流8篇、华东学术会议上交流7篇、省级学术会议上交流8篇、在省级以上正式刊物发表3篇。

1987年，漳州市医院邀请外地专家40人次到院指导手术、会诊，结合临床实践进行学术交流，到院讲学25人次；外出参加各种学术会议70人次、短期学习22人次；受漳州市卫生局委托，漳州市医院举办急诊、口腔、心电图、医务科长、护理骨干、后勤管理等学习班7期，共有学员200名；撰写论文81篇，译文17篇，在省级学术会议上交流29篇，在华东地区学术会议上交流3篇，在全国性学术会议上交流5篇；在省级以上正式刊物发表论文17篇，其中CSCD-C论文2篇。

1988年，漳州市医院邀请外地专家教授27人次到院讲学、会诊、指导手术，结合临床实践进行学术交流；受漳州市卫生局委托，漳州市医院举办急诊、心电图等学习班6期，共有学员216名；撰写论文73篇、译文10篇；其中在省级学术会议上交流20篇，在省级以上正式刊物发表论文22篇，其中Medline论文1篇。

1989年，漳州市医院邀请外地专家教授24人次到医院会诊、手术、讲学，结合临床实践进行学术交流，选派短期参观学习人员50名；在省级杂志在省级以上正式刊物发表论文13篇、其中CSCD-C论文1篇。参加各类专业学术会论文66篇，其中在大会宣读交流34篇，译文2篇；获福建省优秀论文一等奖1篇、二等奖1篇，第三届漳州市医学会优秀论文奖5篇，芗城区科技优秀论文一等奖5篇。参加厦门召开的华东地区第四届医院管理学术会议，《增强自我约束机制是医院深化改革健康发展的保证》的论文在会议上宣读交流；参加在龙岩召开的全省第二次医学伦理学术会议，《加强医德医风建设是评价医院工作好坏的重要标准》的论文在会上宣读交流并被推荐为参加1990年5月召开的全国医德伦理学术会议材料。

1990年，漳州市医院邀请外地专家教授17人次到院讲学、会诊、手术，结合临床实践进行学术交流；选派人员外出参加各类学术活动41人次；漳州市医院医务人员应邀到各同级医院参加会诊、手术，结合临床实践进行学术交流121人次；受上级委托举办口腔、肿瘤2个学习班，学员45名；举办护士长学习班1期，学员14名。撰写论文84篇，参加各类专业学术会议交流23篇，在省级以上正式刊物发表论文22篇，其中CSCD-C论文2篇。

1991年，漳州市医院邀请外地专家教授28人次到医院会诊、手术、讲学，结合临床实践进行学术交流；选派医务人员91人次外出参加短期学习班和各类学术活动；医务人员692人次到各县医院会诊、手术，结合临床实践进行学术交流；撰写各类学术论文75篇，参加各类学术会议交流论文52篇，在省级以上正式刊物14篇；1名儿科医师参编《小儿腹泻》在人民卫生出版社出版。

1992年，漳州市医院邀请北京、上海、南京、广州、福州等地专家教授26人次到医院会诊、手术、讲学，结合临床实践进行学术交流，开展专题学术讲座16场；与上海肿瘤医院签订协议，安排在3年中每个月1名专家到医院驻点指导工作。同时，医院选派人员外出进修。在上海肿瘤医院的指导和帮助下，漳州市医院成立漳州肿瘤研究所；医院选派人员参加外地短期学习班15人次，外出参加各类专业学术会议80人次；接受到院考察指导的各级人员184人次；医院派出医务人员150人次，到漳州市辖内各县医院进行会诊、手术，结合临床实践进行学术交流；为漳州市辖内各县医院、乡镇卫生院举办心电图、B超等学习班，共有学员67人次；为初、中级专业技术人员举办心电图、放射、病理学习班3期，共有学员73人次。5月14日，漳州市医院召开1991年度优秀论文和新技术交流会，编印1991年度《论文摘要汇编》，评选优秀论文24篇；对开展新技术革新成绩显著者和各类、各级刊物发表的论文分别给予奖励；全院共撰写论文223篇，在省级以上正式刊物发表28篇，其中CSCD-C论文6篇、Medline论文2篇。

1993年，漳州市医院邀请上级医院专家、教授26人次到医院会诊、手术、讲课，结合临床实践进行学术交流；选派护士59人次参加省内外学习、培训；举办外语、生理、药理等学科培训班6期，护士207人次参加；全院有229篇论文参加各类学术会议交流；论文《坚持两手抓把医院精神文化建设提高到新水平》在1993年全国城市医院思想政治工作研讨会上交流，并评为优秀论文三等奖；在省级以上正式刊物发表论文34篇，其中CSCD-C论文3篇、Medline论文3篇；儿科叶光华副主任医师主编《使用儿科新知识》由北京科学文献出版社出版。

1994年，漳州市医院邀请外地专家、教授20人次到医院会诊、指导手术，结合临床实践进行学术交流，邀请专家举办学术讲座6次；组织医务人员45人次到外地参观、学习；参加省内外学术会议交流论文103篇，在省级以上正式刊物论文72篇，其中CSCD-C论文3篇、Medline论文8篇。

1995年，漳州市医院邀请外地专家教授到医院会诊、指导手术，结合临床实践进行学术交流20次；组织医务人员75人次到外地参观学习；医务人员108人次应邀到漳州市辖内县医院会诊和手术，结合临床实践进行学术交流；参加各类专业学术交流论文94篇，在省级以上正式刊物发表论文73篇，其中CSCD-C论文12篇、Medline论文6篇。邀请美国休斯敦纪念医疗集团医院管理顾问、原副总裁、休斯敦大学医院管理系教授唐纳德·瓦格纳访问医院并进行医院管理学讲座。

1996年，漳州市医院引进安装上海远程医疗会诊网络，成立医院远程医疗网络会诊中心。选派医师39名、护士66名外出短期学习和培训，邀请外地专家到院指导手术26次；参加各类专业学术交流论文51篇，在省级以上正式刊物发表论文79篇，其中CSCD-C论文4篇、Medline论文1篇。

1997年，漳州市医院邀请专家教授作专题报告7场，参加人数1054人次；协助漳州市卫生局举办学习班7期，参加学习人员185人次；在省级以上正式刊物发表论文97篇，其中CSCD-C论文6篇、Medline论文2篇。

1998年，漳州市医院邀请上海、福州等地专家、教授到医院作专题报告8场，参加人数1256人次；在省级以上正式刊物发表121篇，其中CSCD-C论文4篇、Medline论文3篇。

1999年，漳州市医院邀请上级专家教授到医院讲学、作专题报告6场，参加人数675人次；举办首期重症监护室护理骨干培训班；为加强学术交流，用年总收入的1%-1.5%（即140.05万元）支持科研、教学、人才培养，其中外出参加学术交流的活动经费35.45万元；制定关于外出参加继续教育、学术交流、学习班的有关规定；在省级以上正式刊物发表论文116篇，其中7篇CSCD-C、5篇Medline。2000年，漳州市医院邀请北京、上海、武汉等地专家到院讲学6场，参加人员565人次；举办院感管理、整体护理、危重病护理学习班；选派医护人员192名外出参加学术交流和短期培训；在省级以上正式刊物发表论文82篇，其中CSCD-C论文7篇、Medline论文5篇。

2001年，漳州市医院邀请上海等专家到院讲学7场，参加人员682人次；选派医师25名、护士57名外出参加学术交流或短期培训；举办危重症抢救、急救技术、护理管理学习班；选派医务人员参加继续教育基地讲学47人次；有4名院级领导参加卫生部举办的医院管理和院长培训班；在省级以上正式刊物发表论文89篇，其中CSCD论文6篇、Medline论文2篇。

2002年，漳州市医院选派143名专业技术人员外出参加学术交流或短期培训；选派护理骨干7名进重症监护室培训学习；举办英语、日语学习班；邀请复旦大学肿瘤医院、北京安贞医院、福建省人民医院专家到院讲课，参加人员346人次；医院选派20名专家到县级医院继续教育基地讲学；

参加国家、福建省、漳州市继续教育学习班 45 名；举办护理健康教育、护理科研设计，安全医疗与防范措施等学习班。是年，选派第一批由副高以上技术骨干 8 名往武汉同济医院进行为期 3 周的短期培训。在省级以上正式刊物发表论文 66 篇，其中 CSCD-C 论文 5 篇、Medline 论文 3 篇。

2003 年，漳州市医院选派高中级专业人员外出参加学术交流或短期培训 126 人次；选派护理骨干 19 名进重症监护室培训学习；严格 "三基" 训练和护理操作训练；举办护理质量管理、危重症护理等学习班；邀请华中科技大学武汉同济医学院教授到院进行教学查房示范；邀请北京医院输血科主任和福建省护理专家来到院讲课，听课人员有 627 人次；外出参加学术交流和短期培训的高中级专业专业人员 126 人次；在省级以上正式刊物发表论文 80 篇，其中 CSCD-C 论文 4 篇、Medline 论文 2 篇。

2004 年，漳州市医院组织护士长到香港圣堡路医院参观学习先进的管理方法，举办护士长管理培训班、举办护理骨干培训班、医院感染管理学习班，学习科学管理理论和护理管理技巧，提高管理质量；根据专科发展需要，选派护士 74 名参加全国性或省、市学习班；选派高中级专业人员 139 名外出参加学术交流或短期培训；邀请国内著名专家来院讲学，邀请福建医科大学教授到院示范全身体检和教学查房；在省级以上正式刊物发表论文 62 篇，其中 CSCD-C 论文 2 篇、Medline 论文 1 篇。

2005 年，漳州市医院选派 231 名高中级专业人员外出参加学术交流和短期培训；邀请 43 名省内外专家到院会诊，指导手术和开展新项目，结合临床实践进行学术交流；举办护理教学研讨会、院内感染学习班、护士长读书报告会等，在省级以上正式刊物发表论文 76 篇，其中 CSCD-C 论文 4 篇、Medline 论文 2 篇。

2006 年 4 月 29 日，漳州市医院邀请纽约大学医学院血液肿瘤科教授刘德龙到院讲学。是年，有 4 名国内专家、学者到院讲学；邀请省内外专家到医院会诊、指导高难度手术，结合临床实践进行学术交流 129 人次；承办第三届全省肿瘤放疗质控会议及省级继续医学教育项目 创伤骨科新进展学习班；首次主办国家级继续医学教育项目全国周围神经操作与修复暨手外科新技术学习班，邀请院士顾玉东等骨科专家、教授 6 名举行讲座；举办新形势下护患关系研讨、急危重症护理技能培训班，参加培训 1025 人次；组织医院职工参加学术会议交流及省、市学习班共 135 人次；参加短期培训 146 人次；在省级以上正式刊物发表论文 92 篇，CSCD-C 论文 3 篇、Medline 论文 3 篇，首次在 SCI 收录的杂志《International Journal of oncology》发表论文《Phenylhexyl isothiocyanate inhibits histone deacetylases and remodels chromatins to induce growth arrest in human leukemia cells》。

2007 年，漳州市医院组织职工参加短期学习班或学术交流 247 人次；举办福建省风湿病学习班、福建省妇科内分泌学习班及漳州市相关专业学习班等省级继续教育项目；邀请省内外专家到院讲课，举办管理知识培训班和领导管理艺术报告会；邀请华中科技大学同济医学院附属医院以及福建医科大学教授为全院中层干部授课。7 月 22-24 日，漳州市医院承办由福建医科大学主办的福建医科大学 2007 年（第十期）临床教学管理干部培训暨临床教学工作研讨会，，参加研讨会的 25 家医院的教学管理干部近 60 名；在省级以上正式刊物发表论文 76 篇，其中 CSCD-C 论文 2 篇、Medline 论文 1 篇。

2008 年 2 月 20 日，波士顿大学医学院人类遗传学中心研究员黄新力应邀到漳州市医院作《医学遗传学临床和产前诊断技术进展概况》讲座。5 月 26 日，漳州市医院举办百家医院管理公益讲坛，北京大学教授潘习龙讲授《拿什么感动患者——感动式服务》。是年，漳州市医院邀请中国著名矫形外科专家、北京垂杨柳医院矫形外科教授秦泗河到医院讲授《如何做一个人文型的智慧医生》；邀请北京大学人民医院教授王宏宇作《中国血管健康促进计划》专题讲座；在省级以上正式刊物发表论文119篇，其中CSCD-C论文7篇、Medline论文4篇。

2009年，漳州市医院选派高中级医务人员75名外出参加学术交流或短期培训。6月，医院承办福建省耳鼻喉—头颈外科新进展学习班；举办护士长和护理骨干管理培训班，参加培训人员有112名；选派护士长12名到福建省立医院跟班学习；选派护理人员104名参加全国、省级学习班、学术交流。4月23日，医院邀请清华大学医疗健康发展中心主任、北京安贞医院副院长、教授周生来到医院作公立医院创新与发展专题讲座；在省级以上正式刊物发表论文141篇，其中SCI论文1篇、4篇CSCD-C论文、4篇Medline论文。

2010年，漳州市医院选派高中级职称的专业人员321名外出参加学术交流或短期培训；举办护理质量管理学习班与护理质量管理提高班。8月27-30日，医院举办国家级继续医学教育项目《临床医学新进展学习班——肾脏病领域》，与会交流的专家有中国科学院院士侯凡凡、首都医科大学附属北京安贞医院肾内科主任、教授谌贻璞，北京大学附属第一医院前任院长、中华肾脏病学会副主任委员、教授章友康，北京大学医学部病理系主任、全国肾脏病理首席专家、教授邹万忠，华中科技大学附属同济医院肾内科、《临床肾脏病杂志》主编、教授孙世澜，华中科技大学附属同济医院肾内科主任、教授曾红兵等；先后举办省级继续医学教育项目的学习班3期；承办全省住院医师规范化培训启动仪式暨管理提高班，医院住院医师规范化培训经验作为先进典型在会上介绍。12月2-3日，医院承办福建医科大学2010年第二期临床高级师资培训班；在省级以上正式刊物发表论文155篇，其中SCI论文1篇，12篇CSCD-C论文、2篇Medline论文。

2011年，漳州市医院选派164名高中级专业技术人员外出参加学术交流或短期培训，邀请中科院院士、教授姚开泰到医院讲学；邀请浙江台州医院院长、中国医院协会副秘书长、北京大学法学院教授等专家到医院开展讲座；举办腔镜护理培训班和急危重症护理理论学习班；在省级以上正式刊物发表论文182篇，其中SCI论文1篇，CSCD-C论文2篇、Medline论文2篇。副院长、主任医师吴彼得与武汉同济医院教授孙世澜共同主编《肾衰竭诊断治疗学（第2版）》（ISBN：9787509156711），总字数104.4万字，由人民军医出版社出版；主任医师杨舒萍、主治医师沈浩霖主编《临床心脏超声影像学》（ISBN：9787117147149），总字数53.5万字，由人民卫生出版社2011年10月出版。

第三节 进修 培训

一、外出进修

1948年，漳州协和医院选送1名护士到南京接受公共卫生护理服务进修6个月。

1957年，龙溪专区医院选送内科、儿科、五官科、眼科医师和内科医士各1名到省级医院进修学习。1958年，龙溪专区医院选送麻醉医师、护士到广州中山医院、上海进修麻醉学和心血管外科护理。1959年，龙溪专区医院选送病理科、外科、内科、放射科、检验科及护理骨干到广州、上海、福建医学院病理教研组进修心血管内科、心血管X光诊断、病理制片及尸体解剖、检验、护理专业知识。1961-1963年，龙溪专区医院选送3名医生到福建医学院病理教研组、福建省医学院附属协和医院进修病理诊断、制片及尸体解剖、病理学、麻醉学，为期为6-12个月。

1971-1977年，龙溪地区医院选送5名医生到福建医学院病理进修班、福建省立医院病理科、上海中山医院、上海新华医院、上海华山医院进修病理学、呼吸内科、消化内科、颅脑麻醉，为期为6-12个月。1978-1979年，神经科2个医疗组8名医师到上海华山医院进修、选派5名医生到上海广慈医院、福建医学院进修内分泌代谢、中医学等专业。

1980-1981年，龙溪地区医院选送60名中年技术骨干到福建省立医院、上海第二医学院附属第九人民医院、上海第一医学院附属肿瘤医院、上海第三人民医院、福建医学院麻醉理论学习班、北京阜外医院、上海华山医院等医院进修肿瘤放射治疗学、眼科学、口腔学、病理学、麻醉学、胸心外学、心脏手术配合等专业，为期1-15个月。

1982-1983年，龙溪地区医院选送28名医生、护士到上海第二医学院附属济仁医院、上海中山医院、北京阜外医院、浙江医学院附属第二医院、上海第二医学院附属瑞金医院、福州军区总医院、中山医学院附属肿瘤医院、山东齐鲁医院、南京胸科医院等医院进修心血管外科、心血管麻醉、胸心外学、心血管内科、消化内科、重症监护、血液透析、病理学妇产科学，为期3-15个月。

1984-1985年，龙溪地区医院选送37名医生、护士到上海第二医学院附属仁济医院、南京军区总医院、北京医学院第三医院、福建省立医院、广州中山医科大学附属中山医院、南京市儿童医院等医院进修神经外科学、麻醉学、心肺疾病、整形外科学、新生儿护理等专业，为期1-12个月。

1986年，漳州市医院选送4名医生到福建医科大学附属第一医院、广州第一人民医院、上海医科大学附属肿瘤医院、北京医科大学第一医院泌尿研究所等医院进修内分泌代谢、眼科学、肿瘤化疗学、泌尿外科学等专业，为期6-12个月。

1987-1988年，漳州市医院选送31名医生、护士到上海第二医科大学附属仁济医院、上海第一医科大学附属中山医院、上海医科大学附属肿瘤医院、上海第二医科大学瑞金医院、江苏省人民医院、北京阜外心血管病医院进修耳内科学、放射介入学、肿瘤放射治疗学、内分泌代谢、危重症监护、体外循环等专业，为期1-12个月。

1989年，漳州市医院选送11名医生、护士到上海第二医科大学附属仁济医院、北京协和医院、上海第二医科大学附属瑞金医院、江苏省人民医院等医院进修超声学、眼底病、灼伤护理、心脏术后监护及危重症监护，为期3-11个月。

1990年，漳州市医院选送17名医生到福建医学院附属第一医院、上海新华医院、上海第二医科大学附属仁济医院、上海医科大学附属妇产科医院、北京医科大学第一医院等医院进修斜视弱视、小儿麻醉学、消化内科、妇产科、CT诊断，为期4-12个月。

1991年，漳州市医院选送到3名医生、护士到上海第九人民医院、北京阜外心血管医院等医院进修口腔外科麻醉学、心脏术后监护，为期3-6个月。

1992年，漳州市医院选送放射科主治医师沈庆隆到美国芝加哥CT培训中心进修全身CT诊断学习1个月；选送8名医生、护士到福建医学院附属协和医院、上海华东医院、上海第二医科大学附属瑞金医院、北京阜外医院、上海新华医院、福州军区总院进修放射介入、肿瘤放疗学影像诊断、灼烧整形外科学、呼吸内科学、血液透析心外科监护和小儿外科护理，为期3-12个月。

1993年，漳州市医院选派10名医生、护士到中山医科大学附属第一医院、北京武警总医院、上海第九人民医院、南京鼓楼医院、上海华山医院、上海第二医科大学附属瑞金医院、中国医学科学院天坛医院、北京医科大学三院、福建省肿瘤医院进修妇科腔镜、头颈肿瘤切除后发音重建、口腔正畸、呼吸内科学、颅脑外科麻醉学、心血管内科学、红外线扫描、整形美容，为期1-12个月。

1994年，漳州市医院选送15名医生、检验师、护士到北京医科大学肿瘤医院、中国医学科学院肿瘤医院、卫生部全国物理医学与康复医师进修班、上海第二医科大学附属仁济医院等医院进修肿瘤放射治疗学、普通外科、康复学、检验等专业，为期6-12个月。1994年9月至1995年5月，漳州市医院血液风湿内科主治医师马旭东作为访问学者到美国休斯敦纪念医疗集团主修医院管理学。

1995年6月，漳州市医院护士肖碧云由福建省卫生厅选派到新加坡新樟宜医院内科培训护理专业，为期2年。1995年，漳州市医院选送14名医生、护士到西安第四军医大学堂都医院、上海胸科医院、上海第九人民医院、北京医科大学第三医院、上海医科大学附属华山医院、北京阜外医院等医院进修超声科、胸外学、口腔内科、危重医学科护理、神经外科术中配合、神经外科护理、心脏外科术后监护，为期2-6个月。

1996年，漳州市医院选送15名医生、护士到上海第六人民医院血液病、上海医科大学附属妇产科医院、北京医科大学附属第三医院、中国医学科学院肿瘤医院、北京协和医院、上海东方肝胆外科医院、北京阜外医院等医院进修病理学、妇科内分泌、整形外科学肿瘤放射治疗学、耳鼻咽喉头颈外科、新生儿监护、肝外科护理、介入术中配合、心血管内科监护，为期1-12个月。

1997年，漳州市医院选送11名医生、护士到北京医科大学第一临床学院、上海医科大学附属妇产科医院、北京医科大学第三临床医院、北京同仁医院、武汉同济医院、上海中山医院进修肾内学、妇产科、骨科、眼科、手术配合、眼科护理、泌尿外科护理、血管外科手术配合，为期1-12个月。

1998年，漳州市医院选送医生14名、护士到中山医科大学附属第一医院、卫生部北京医院、北京安贞医院、上海眼耳鼻喉医院、安徽省立医院神经外科研究所、第四军医大学唐都医院、福建省立医院、北京医科大学附属人民医院骨关节肿瘤中心、北京医科大学附属人民医院血液研究所、北京阜外医院进修妇科腔镜、肝胆外科、心血管内科学、眼科、神经外科学肝病传染病、心血管病介入、骨科、血液学及造血干细胞方外科监护，为期3-12个月。

1999年，漳州市医院院长、党委副书记、外科主任医师郑亚才，副院长、主治医师黄进顺作为访问学者，到荷兰王国莱登大学公共管理系学习医院管理专业，为期3个月。是年，漳州市医院选送17名医生、药剂师、护士到中国医学科学院天津血液病医院、上海眼耳鼻喉医院、华西医科大学药学院、上海第二医科大学附属中山医院、上海医科大学附属华山医院、解放军总医院、北京积水潭医院、北京阜外医院、福建医科大学附属第一医院、北京协和医院、广州南方医院、湖南省儿童医院进修病理学、玻璃体视网膜手术、临床药学、呼吸内科学、耳鼻咽喉头颈外科、骨科、全身影像诊断、外科监护、危重症护理、心血管内科监护、外科监护、危重症护理、新生儿重症监护（NICU）护理、内镜下胰胆管疾病治疗、危重症护理、心脏冠脉手术配合，为期1-12个月。

2000年，漳州市医院选送12名医生、护士到上海市第六人民医院、北京安贞医院、广州中心大学眼科中心、上海男科高级进修班、北京安贞医院、第一军医大学南方医院、北京同仁医院、北京协和医院、上海第二医科大学附属仁济医院、北京大学人民医院、福建省妇幼保健院进修超声医学、体外循环、白内障与青光眼、肿瘤外科专业、胸外学、泌尿外科、心血管内科学、耳鼻咽喉头颈外科专业、普通妇科及妇科肿瘤、神经外科学、免疫风湿病、骨关节护理、新生儿抢救、重症监护，为期3-12个月。

2001年4月，漳州市医院选派护师李珠梅、护士王旭琴参加福建省卫生厅外语培训后分别到新加坡樟宜医院外科、新加坡中央医院整形外科培训护理专业，为期2年；选派内分泌科主治医师陈锦凤到日本琉球大学进行福建省与日本冲绳县的学术交流及进修培训，为期1年。是年，漳州市医院选送23名医生、检验师、护士到北京医院、北京大学人民医院、天津第一中心医院、复旦大学附属妇产科医院、北京大学口腔医院、天津市肿瘤医院、北京天坛医院、复旦大学附属肿瘤医院、中山大学附属光华口腔医院、北京大学第一医院、第二军医大学附属上海长征医院、北京同仁医院、复旦大学附属中山医院、中山大学附属肿瘤医院、第一军医大学南方医院、卫生部北京医院骨科、北京协和医院、上海交通大学附属第九人民医院、华中科济大学附属同济医院、北京大学医院肾脏病研究所、北京儿童研究所进修妇产科、心血管内科学、多层螺旋CT临床应用、口腔学、耳鼻咽喉头颈外科专业、神经外科学、肿瘤内科学、泌尿外科学、呼吸内科学、眼部肿瘤、整形、眼底病、肿瘤外科专业、麻醉学、胸心外科、肝病与感染病、骨科、介入科、内分泌代谢、耳鼻咽耳鼻喉科护理、儿童哮喘护理，为期2-12个月。

2002年4月，漳州市医院选派护士郑艺淑、沈爱彬参加福建省卫生厅外语培训后到新加坡国家心脏中心内科、新加坡中央医院培训护理专业，为期2年。是年，漳州市医院选派送12名医生、护士到中日友好医院、第二军医大学附属长海医院、中山大学附属光华口腔医院、北京协和医院、北京积水潭医院、中国人民解放军总医院、北京安贞医院、复旦大学附属中山医院、北京阜外医院、武汉同济医院、北京儿童医院进修肾脏病、病理学、微创外科胸心外科、口腔正畸、超声医学、骨科学、麻醉学、放射诊断与介入学、护理管理、外科重症监护室（SICU）护理，为期1-12个月。

2003年10月至2004年12月，漳州市医院主任医师、副院长马旭东作为高级访问学者，到美国纽约医学院血液肿瘤科进行肿瘤组蛋白调控的相关研究。2003年，漳州市医院选送14名医生、检验师、护士到中山大学附属肿瘤医院、中山大学附属第一医院、复旦大学附属妇产医院、四川大学华西口腔医院、北京海军总医院、上海交通大学附属瑞金医院、北京同仁医院、上海交通大学附属仁济医院、武汉同济医院、卫生部北京医院、福建省肿瘤医院进行病理学、超声医学、口腔学、全身影像诊断、泌尿外科学、耳鼻咽喉头颈外科、消化内科学、血液学、泌尿微创学、放疗护理，为期3-12个月。

2004年，漳州市医院选送16名医生、护士到南京军区总医院、上海交通大学附属新华医院、解放军总医院、上海市神经外科医学中心、复旦大学附属华山医院、复旦大学附属中山医院、北京天坛医院、中山大学肿瘤防治中心、上海市第九人民医院、北京大学人民医院、北京天坛医院、广州医科大学附属第一医院、北京儿童医院进修麻醉学、老年医学专业、神经外科学、呼吸内科学、口腔修复、肿瘤放射治疗学、口腔学、超声医学、放射学、血液学、胸心外科学、造血干细胞移植护理、眼科护理，为期1-12个月。

2005年，漳州市医院选送43名医生、药剂师、护士到上海东方医院、广州中山肿瘤防治中心、上海华山医院、第二军医大学长海医院、中山大学附属第一医院、广州中山大学眼科中心、上海交通大学附属瑞金医院、北京协和医院、北京宣武医院、江苏省人民医院、中山大学肿瘤医院、上海交通大学仁济医院、北京安贞医院、北京积水潭医院、北京人民医院、广州医科大学附属第一医院微创中心、北京安贞医院、中国医学科学院肿瘤医院、北京大学第三医院、上海市胸科医院、北京阜外医院、北京大学人民医院、华中科技大学附属同济医院进修心血管内科学、妇科肿瘤、临床药理与血药浓度监测、内镜中心ERCP、麻醉学、青光眼、整形、普通外科、消化内科学、神经内科学、病理学、肿瘤学、心血管内科学、超声医学、骨关节诊断学、全身影像诊断学、泌尿微创学、耳鼻咽喉头颈外科、肿瘤放射治疗学、骨科、胸心外科、护理管理、胸外科护理，为期1-12个月。

2006年11月至2007年5月，漳州市医院主任医师詹阿来作为高级访问学者到美国约翰·霍普金斯大学医学院进修。2006年，漳州市医院选送25名医生、护士到安徽省立医院、广州中山大学肿瘤防治中心、中山大学附属佛山医院、第二军医大学附属长海医院、复旦大学附属肿瘤医院、北京协和医院、复旦大学附属华山医院、复旦大学附属儿科医院、北京大学第一医院、中国医学科学院血液学研究所、北京大学第三临床医院、北京阜外医院、广州南方医院、北京大学泌尿外科研究所、中山大学附属第一医院、广州中山大学肿瘤防治中心、广州呼吸研究所、上海儿童医学中心、北京阜外医院、福建医科大学附属第一医院进修妇科、腹腔镜外科、内镜中心ERCP、乳腺外科超声学、皮肤学、胸外科学、内分泌代谢、肝胆外科、儿科、核医学科、放射科、心电图、血液学、放射科、麻醉学、消化内科学、泌尿外科学、耳鼻咽喉头颈外科、呼吸内科学、儿童血液肿瘤护理、重症监护室护理、心内科介入护理，为期3-12个月。

2007年，漳州市医院选送30名医生、检验师、护士到上海华山医院显微外科研究室、复旦大学附属华山医院、福建医科大学代谢病研究室、武汉大学口腔医学院、四川大学华西医院、湖北省妇幼保健院、北京同仁医院、复旦大学附属肿瘤医院、北京大学第一医院、山东大学齐鲁医院、上海交通大学附属新华医院、中山大学肿瘤防治中心、山东大学齐鲁医院、广东省人民医院、北京协和医院、复旦大学附属儿科医院、西南医院、中山大学附属肿瘤医院、北京大学第三医院、中山医科大学附属第一医院、北京宣武医院、上海交通大学附属新华医院、北京安贞医院、复旦大学附属中山医院、上海复旦大学附属肿瘤医院、中山大学肿瘤防治中心放疗科、厦门妇幼保健院、上海交通大学附属第九人民医院、复旦大学附属儿科医院进修口腔学、核医学科、超声学、耳鼻喉科CT诊断、肿瘤学、肾内学、心电图、肝胆外科、肿瘤内科、心内科、重症医学科、外科、呼吸内科、儿科、肝胆代谢、全身影像诊断、整形外科、妇产科、急诊科、麻醉学、血管外科、肿瘤放射治疗学、新生儿重症监护室（NICU）护理，为期3-12个月。

2008年10月18日，漳州市医院内分泌科主任医师陈诺琦作为高级访问学者到美国匹兹堡大学医学院进修学习，为期半年。2008年，漳州市医院选送24名医生、药剂师、护士到南方医科大学附属南方医院、首都医科大学附属北京同仁医院、湖北省妇幼保健院、上海交通大学附属瑞金医院、中山大学肿瘤防治中心、复旦大学附属华山医院、北京大学第一医院、北京大学第三医院、北京宣武医院、福建医科大学附属第一医院、复旦大学附属中山医院、复旦大学附属儿科医院、复旦大学附属华山医院、邵逸夫医院、北京医院、中国人民解放军第174医院、中国医学科学院肿瘤医院、北京友谊医院、复旦大学附属儿科医院、北京协和医院、福建省立医院进修腹腔镜胃癌根治术、腹腔镜胃癌、妇产科、64层冠脉CTA诊断、临床听力、肿瘤内科、超声医学、微创外科、放疗、神经外科学、麻醉学、肾内科、放射、儿科、肝胆代谢、临床药学、内分泌、消化内科、神经内科、危重症监护、新生儿重症监护室（NICU）护理，为期1-12个月。

2009年，漳州市医院选送48名医生、检验师、护士到北京积水潭医院、福建医科大学附属协和医院、北京宣武医院超声科、厦门妇幼保健院、福建医科大学附属第一医院、上海交通大学附属第九医院、中南大学医学遗传学国家重点实验室、江苏省人民医院、福建省立医院、中山大学附属第一医院、广东省人民医院、深圳市妇幼保健院、复旦大学附属华山医院、上海交通大学附属瑞金医院、北京大学第一医院、北京大学附属肿瘤医院、邵逸夫医院、北京医院、复旦大学附属中山医院、南京大学附属鼓楼医院、广东省人民医院、北京医院、北京大学人民医院、中山大学肿瘤防治中心、苏州大学附属第一医院、北京协和医院、浙江大学附属儿童医院、第二军医大学东方肝胆外科医院、北京宣武医院、武汉市第一医院、上海交通大学附属新华医院进修辅助生殖、肾内科、整形美容、妇产科、心电图、乳腺外科、超声学、临床药学、微创外科、老年心血管、胃肠肿瘤外科、病案室、肝胆外科、放射科、儿科、肿瘤内科、血液风湿内科、检验、麻醉学、肝胆外科、神经外科、神经内科、皮肤科、心血管内科、重症护理、儿外护理、护理管理，为期1-13个月。

2010年7月，漳州市医院肾内科主治医师周雪丽作为访问学者到日本大学肾脏内分泌研究所进修学习，为期1年。8月，漳州市医院神经外科副主任医师于涛到台湾长庚纪念医院林口总院访问学习，为期半年。11月，漳州市医院肾内科副主任医师陈珊莹作为高级访问学者到美国犹他州盐湖城大学肾脏病及高血压科进修学习，为期1年。2010年，漳州市医院选送54名医生、检验师、护士到上海华山医院、上海中山医院、福建省妇幼保健院、上海交通大学附属第一人民医院、福建省立医院、北京大学第三医院、江苏省人民医院辅助生殖实验室、福建省肿瘤医院、上海交通大学医学院附属瑞金医院、福建医科大学附属协和医院、北京大学第一医院、中山大学肿瘤防治中心、中山医科大学附属第二医院、武汉大学口腔医学院、中国医学科学院肿瘤医院、中南大学湘雅第二医院、北京天坛医院、福州军区总医院院、上海市儿童医学中心、复旦大学附属肿瘤医院、中山大学附属第一医院、复旦大学附属中山医院、四川大学华西医院、南方医科大学附属南方医院、广州中山大学附属第一医院、北京阜外医院、北京医科大学第一临床医院第二军医大学长海医院、北京大学第三医院、北京积水潭医院、北京大学人民医院、复旦大学附属肿瘤医院、浙江大学附属儿童医院、广州医科大学附属第一医院进修显微外科、骨科、64层CT血管成像技术、胸心外科、产科、消化内科、急诊科、妇产科、检验科、微创外科、神经外科、肾内科、病理学、泌尿外科、口腔学、放疗科、内分泌代谢、神经内科、心电图、超声学、肿瘤内科、放射科、院感科、重症医学科、检验、感染科、耳鼻咽喉头颈外科、麻醉学、微创外科及血管外科、心血管内科、感染科、骨科、肿瘤放射治疗学、肾内科、儿科重症监护室护理、急诊、重症监护护理、骨科手术配合、腹膜透析、腔镜妇科手术配合、胸腔镜手术配合，为期1-12个月。

2011年，漳州市医院选送46名医生、检验师、护士到福建省立医院、福建医科大学附属第一医院、复旦大学附属华山医院、福建医科大学附属协和医院、厦门市妇幼保健院、浙江大学附属第一院、北京天坛医院、中国医学科学院肿瘤医院、中国医学科学院血液病医院、中山大学附属第一医院、北京协和医院、上海仁济医院、中南大学湘雅三医院、广东省人民医院、中山大学附属肿瘤医院、复旦大学附属肿瘤医院、中山大学附属第一医院、福建省立医院、中山大学附属肿瘤医院、北京大学第三医院、北京大学第一医院、福建医科大学附属口腔医院、第二军医大学东方肝胆外科医院、上海交通大学附属儿童医学中心、上海交通大学附属瑞金医院、中山大学肿瘤防治中心、中山大学附属第一医院、北京协和医院、北京大学人民医院、华中科技大学附属同济医院、上海交通大学医学院附属第九人民医院、北京阜外医院、邵逸夫医院、浙江儿童医院、上海儿童医学中心进修心血管内科、骨科、胸心外科、检验科、妇产科、神经外科、肿瘤放疗、耳鼻咽喉头颈外科、急诊科、普内科、神经外科学、外科重症监护室、超声医学、胃肠外科、病理学、麻醉学、心电图、保健科、肿瘤放射治疗学、肾内科、口腔修复、肝病与感染病、肝胆外科、儿科、血液内科学、肿瘤内科学、消化内科、整形外科、呼吸内科、护理管理、心内科护理、伤口、造口专科护理、儿科重症监护室护理、急重症护理、儿科护理，为期3-12个月。

二、接收进修

1952年后，龙溪专区医院承担龙溪专区辖区内各基层医疗机构及部队医院的医生进修和委托培训；开始承担公益性培训任务，通过学术交流向基层医疗卫生机构培训卫生和保健人才。

1956-1960年，龙溪专区医院接收龙溪专区建设委员会X光学习成员、漳州工人保健院、空军卫生所、漳州市复员建设委员会学员、县医院、卫生院进修生共97名。1958年，接收中国人民解放军第九四医院进修护士6名。

1978-1998年，龙溪地区医院和漳州市医院接收龙溪地区和漳州市辖区内县、部队等医疗单位的进修人员共537名。

1999年，漳州市医院接收漳浦县旧镇镇中心卫生院、宁德地区第二医院医生、护士到儿科、肾内科进修学习，为期2-3个月。

2000年，漳州市医院接收云霄县中医院、长泰县医院、漳浦县旧镇镇中心卫生院、芗城区中医院、漳浦县医院、平和县医院13名医生、护士到手术室、急诊科、儿科、营养室、消化内镜、供应室进修学习，为期2-6个月。

2001年，漳州市医院接收漳浦县医院、长泰县医院、武夷山市立医院、南靖县中医院、东山县中医院、平和县医院、芗城区天宝镇中心卫生院、龙海市第二医院、南靖县中医院、芗城区妇幼保健院、漳浦县医院、云霄县妇幼保健院、漳州卫生学校等医院和学校的医务人员共95名，到五官科、急诊科、血透室、手术室、呼吸内科、内科四区神经科、胸心外科、泌尿外科、内窥镜室、儿科、妇产科进修学习，为期1-12个月。

2002年，漳州市医院接收漳浦县医院、长泰县医院、南靖县中医院、东山县中医院、平和县医院、龙海市第二医院、漳浦县妇幼保健院、龙海县中医院等医院的医务人员共69名，到外科重症监护室（SICU）、儿科、内科、妇产科、外科进修学习，为期1-12个月。

2003年，漳州市医院接收漳浦县医院、漳浦县中医院、长泰县医院、漳州福康医院、南靖县中医院、东山县中医院、平和县医院、龙海市第二医院、漳浦县妇幼保健院、龙海市中医院、漳州农校等医院和学校的医务人员共74名，到外科重症监护室（SICU）、儿科、十一区、八区、手术室、妇产科、内科、外科、内窥镜室进修学习，为期1-12个月。

2004年，漳州市医院接收漳浦县医院、漳浦县中医院、长泰县医院、漳州福康医院、南靖县中医院、云霄县医院、云霄县中医院、东山县中医院、平和县医院、龙海市第二医院、漳浦县妇幼保健院、龙海县中医院、诏安县西潭乡中心卫生院、漳浦县旧镇镇卫生院、云霄县莆美镇卫生院、厦门市妇幼保健院、平和县九峰镇医院、龙海市角美镇卫生院、漳州市农业学校等医院和学校的医务人员共94名，到外科重症监护室（SICU）、儿科、妇产科、手术室、内科、外科、血透室、CT室进修学习，为期1-12个月。

2005年，漳州市医院接收东山县中医院、漳浦县中医院、华安县医院、东山县医院、云霄县中医院、漳浦县第二医院、漳浦县杜浔镇中心卫生院、云霄县妇幼保健院、厦门市妇幼保健院、晋江市医院、芗城区妇幼保健院的医务人员共42名，到神经内科、放射科、骨科、妇产科、眼科、儿科、新生儿科、骨科、普通外科、内窥镜室、院感科进修学习，为期1-12个月。

2006年，漳州市医院接收诏安县妇幼所、芗城区妇幼保健院、龙海市石码镇社区卫生服务中心、长泰县第二医院、东山县中医院、漳浦县医院、南靖县二院、龙海市第二医院、芗城区医院、龙海市中医院、龙海市隆教乡畲族卫生院、诏安县医院、龙海市白水镇中心卫生院、芗城区天宝镇中心卫生院、龙文医院、龙海市第一医院角美分院、漳浦县杜浔中心卫生院、漳浦县古雷镇卫生院、诏安县妇幼保健所、平和县国强镇卫生院、长泰县第二医院、南靖县金山镇卫生所、云霄县陈岱镇中心卫生院、云霄县中医院、南靖县第二医院、漳州市妇幼保健所、漳浦县石榴镇卫生院、龙文区潮阳耀南医院、厦门市妇幼保健院、漳州职业技术学院等单位的医务人员共82名，到儿科、超声医学科、耳鼻喉科、消化内科、心血管内科、心电图、呼吸内科、普通外科、放射科、眼科、麻醉科、妇产科、CT室、大内科、病理科、药剂科、消化内镜室、手术室、儿一科、新生儿、妇产科、门诊部、肾内科血透室、外科重症监护室（SICU）进修学习，为期3-12个月。

2007年，漳州市医院接收漳浦县沙西镇卫生院、龙海市第一医院、龙海市第二医院、平和县医院、漳浦县医院、漳浦县中医院、龙海市东泗镇卫生院、云霄县中医院、漳浦县第二医院、云霄县医院、南靖县第二医院、平和县医院、芗城区天宝镇中心卫生院、平和县五寨镇卫生院、平和县城关卫生院、平和县南胜镇卫生院、南靖县书洋镇中心卫生院、漳浦县杜浔镇中心卫生院、龙海市第一医院角美分院、漳州监狱、漳州市中医院、南靖县妇幼保健院、厦门市鼓浪屿干部疗养、华安县医院、漳州常山华侨经济开发区医院、漳浦县沙西镇卫生院、龙岩人民医院等单位的医务人员共75名，到眼科、耳鼻喉科、口腔科、儿科、院感科、神经内科、检验科、皮肤科、麻醉科、骨科、神经外科、消化内科、大内科、大外科、超声医学科、磁共振、心电图、病理科、放射科、CT室、新生儿重症监护室（NICU）、产房、血透室、门诊妇产科进修学习，为期2-12个月。

2008年，漳州市医院接收平和县城关卫生院、南靖县靖城卫生院、诏安县医院、长泰县第二医院、漳浦县湖西镇卫生院、漳浦县医院、漳浦县杜浔镇中心卫生院、龙海市白水镇卫生院、漳浦县中医院、南靖县医院、龙海市浮宫镇中心卫生院、漳浦县中医院、龙海市榜山镇卫生院、芗城区天宝镇中心卫生院、漳州市医学科学研究所、芗城区过塘镇卫生院、南靖县中医院、龙海市第一医院、芗城区医院、云霄县中医院、华安县医院、长泰县医院、龙海市中医院、漳浦县沙西镇卫生院、云霄县计划生育服务站、漳州监狱、芗城区新桥街道卫生服务中心、南靖县第二医院、龙海市第一医院角美分院、龙海市第二医院、诏安县霞葛镇中心卫生院、诏安县四都镇中心卫生院、平和县医院、云霄县医院、南靖县靖城卫生院、漳浦县马坪镇卫生院等单位的医务人员共63名，到心血管内科、呼吸内科、消化内科、皮肤科、超声医学科、心电图、麻醉科、普外一科、普外二科、普外三科、口腔科、儿科、院感科、神经外科、消化内镜室、产科、耳鼻喉科、肿瘤内科、大内科、妇科、骨科、放射科、大外科、病理科、消化内科、手术室、胃镜室、新生儿科进修学习，为期3-12个月。

2009年，漳州市医院为进一步规范和完善进修管理，提高到院进修人员的培训质量，更好地为患者服务，制定《福建省漳州市医院进修人员管理规定》。进修期间一般不授予处方权，进修医师要在上级执业医师的指导下从事临床工作。自觉遵守卫生部颁发的《医院工作人员守则》，文明行医、廉洁行医。是年，接收漳浦县第二医院、南靖县妇幼保健院、龙海市第一医院角美分院、漳浦县城关卫生院、龙海市第一医院、芗城区妇幼保健医院、华安县中医院、芗城区计生服务站、漳州市中医院、漳浦县旧镇镇中心卫生院、诏安县霞葛镇中心卫生院、漳浦县医院、诏安县医院、南靖县中医院、东山县医院、云霄县妇幼保健医院、漳浦县杜浔镇中心卫生院、南靖县中医院、漳浦县医院、南靖县医院、诏安县中医院、长泰县眼科医院、漳浦县第二医院、漳州市妇幼所、漳浦县盘陀镇卫生院、华安县医院、龙海第二医院、龙海市中医院、芗城区天宝镇卫生院、漳州消化专科医院、东山县中医院、南靖县医院金山分院、漳浦县湖西镇卫生院、云霄县医院、漳平市医院等单位的医务人员共85名，到妇产科、超声医学科、心电图室、口腔科、妇产科、血液透析、儿科、大内科、检验科、消化内科、耳鼻喉科、神经内科、CT室、整形美容科、眼科、药剂科、放射科、麻醉科、消化内镜室、骨科、普外二科、急诊科、病理科、骨科、血透室、手术室、新生儿重症监护室（NICU）进修学习，为期3-12个月。

2010年，漳州市医院接收芗城区天宝镇卫生院、云霄县莆美镇卫生院、龙海市第二医院、漳州监狱、漳浦县医院、云霄县医院、南靖县医院、漳浦县旧镇镇中心卫生院、龙海市第一医院、诏安县医院、东山县医院、漳浦县妇幼保健医院、漳州市龙文医院、漳浦县中医院、南靖县妇幼保健院、云霄县妇幼保健医院、东山县中医院、龙海市妇幼保健院、漳州市中医院、云霄县医院、云霄县陈岱镇中心卫生院、长泰县医院、龙海市浮宫镇中心卫生院、诏安县妇幼保健院、龙海市妇幼保健院、华安县计划生育服务站、长泰县妇幼保健院、平和县妇幼保健院、华安县中医院、南靖县第二医院、漳州市皮肤病防治院、东山县陈城镇中心卫生院、龙海市中医院、华安县医院、漳浦县旧镇镇中心卫生院、平和县医院、云霄县中医院、漳州卫生职业学院、芗城区妇幼保健院、芗城区通北社区卫生服务中心、漳州市芗城区兰光医院、东山县西埔镇社区卫生服务中心、漳浦县深土镇卫生院等单位的医务人员共90名，到妇产科、超声、普一、心电图、大内科、泌尿外科、麻醉科、口腔科、儿科、肾内科、病理科、大外科、病理科、脑电图、放射、消化内镜室、院感科、眼科、药剂骨科、CT室、皮肤科、产科、肿瘤内科、血透室、妇科、急诊科、供应室、儿童重症监护室（PICU）进修学习，为期1-12个月。

2011年，漳州市医院接收诏安县医院、长泰县医院、南靖县医院、漳州市急救中心、龙海市浮宫镇中心卫生院、云霄县中医院、云霄县医院、诏安县霞葛镇中心卫生院、南靖县妇幼保健院、漳浦县古雷镇卫生院、南靖县第二医院、诏安县医院、华安县医院、漳浦县妇幼保健院、漳浦县杜浔镇中心卫生院、漳州师范学院卫生所、漳浦县医院、漳浦县中医院、漳州市龙文医院、漳州市郭坑镇卫生院、龙海市第一医院、漳浦县中医院、云霄县火田镇卫生院、芗城区妇幼保健院、云霄县下河镇中心卫生院、东山县医院、龙海市角美社区卫生服务中心、漳浦县官浔镇卫生院、郭坑镇中心卫生院、龙海市中医院、芗城区通北社区卫生服务中心、漳州市卫生职业学院、龙海市东园镇卫生院、漳浦县赤湖镇卫生院、云霄县云陵社区卫生服务中心等单位的医务人员共86名，到药剂科、口腔科、病理科、大内科、内科重症监护室（MICU）、心内科、妇产科、呼吸内科、消化内科、内分泌科、骨科、胸心外科、泌尿外科、普外一科、普外二科、普外三科、检验科、麻醉科、眼科、耳鼻喉科、CT室、磁共振、神经外科、急诊科、手术室、消化内镜、儿童重症监护室（PICU）、新生儿重症监护室（NICU）进修学习，为期3-12个月。

表6-1　若干年份港澳台地区、国外访问学者名表

姓名	时间（年·月）	出访国家或地区	出访内容	派出单位
马旭东	1994.9-1995.5	美国休斯敦纪念医疗集团	访问学者	漳州市医院
肖碧云	1995.6-1997.6	新加坡新樟宜医院内科	护理培训	福建省卫生厅
郑亚才 黄进顺	1999.9-1999.12	荷兰王国莱登大学公共管理系	医院管理	漳州市卫生局
陈锦凤	2001.4-2002.3	日本琉球大学	友好城市学者交流进修	福建省人民政府外事办公室

续表

姓名	时间（年·月）	出访国家或地区	出访内容	派出单位
李珠梅 王旭琴	2001.4–2003.3	新加坡樟宜医院外科 新加坡中央医院整形外科	护理培训	福建省卫生厅
郑艺淑 沈爱彬	2002.4–2004.3	新加坡国家心脏中心内科 新加坡中央医院	护理培训	福建省卫生厅
马旭东	2003.10–2004.12	美国纽约医学院血液肿瘤科	访问学者	福建省委组织部
詹阿来	2006.11–2007.5	美国约翰霍普金斯大学医学院	访问学者	福建省委组织部
陈诺琦	2008.10–2009.3	美国匹兹堡大学医学院	访问学者	福建省委组织部
周雪丽	2010.7–2011.7	日本大学肾脏内分泌研究所	进修学习	漳州市医院
于涛	2010.8–2011.1	台湾长庚纪念医院林口总院	访学进修	漳州市公务员局
陈珊莹	2010.12–2011.12	美国尤他大学医学院	进修学习	福建省卫生厅
赖亚栋	2012.3–2012.5	香港中文大学威尔斯亲王医院	访学进修	漳州市公务员局
苏海燕	2012.10–2012.12	香港中文大学病理解剖与细胞学系	访学进修	漳州市公务员局
郑桂安	2014.4–2015.4	日本大学	访学进修	漳州市医院
陈柏龄	2014.5–2014.6	台湾高雄长庚纪念医院	访学进修	漳州市公务员局
沈浩霖	2014.11–2015.1	意大利罗马皇后区教会医院	访学进修	漳州市医院
江浩清	2015.3–2015.7	美国迈阿密米勒医学院	访学进修	漳州市医院
易婷玉	2015.10–2016.1	澳大利亚皇家墨尔本医院	访问进修	漳州市医院

第四章　科研与重点学科建设

第一节　科研

一、科研立项

1956年后，龙溪专区医院医学技术研究工作侧重于流行病调查。1956年，龙溪专区医院协助龙溪专区血吸虫、血丝虫防治委员会进行血吸虫、血丝虫、乙型脑炎的调查研究工作。1957年，龙溪专区医院收集恙虫病例720例，进行恙虫病临床治疗调查研究工作；对地方性疾病进行摸底与研究，发现长期发热肝脾肿大为主要表现的"稠状内皮细胞系统疾病"病例，6例经尸体解剖证实。进行尸体解剖23例；科主任学习血液骨髓细胞的检验方法。1959年，龙溪专区医院开展科研课题21项，其中中医、中药15项占总数74.2%；对100例无菌性脑膜炎、821例乙型脑炎进行分析总结；

探讨研究本地区Q热及恙虫病临床特点；检验科开展钩端螺旋体培养及动物接种以及钩端螺旋体Q热补体结合试验，购置低温冰箱，开展部分病毒分离工作。

1960年，龙溪专区医院进行中医中药研究，采用专门小组和群众运动相结合的办法，探讨中医理论和机制。1962年，龙溪专区医院成立科研委员会，下设针灸经络研究小组、民间草药研究小组、肿瘤研究小组、病毒研究小组、传染性肝炎研究小组、心血管研究小组，成员共28名。

1971年，龙溪地区医院参与福建省革命委员会卫生局1971-1972重点医学科研项目中的《防治肿瘤的研究》《防治"乙脑""钩端"的研究》《"针麻"中药麻醉及其他麻醉的研究》等课题研究。1973年，龙溪地区医院参与1973年医药卫生科研技术重点项目《烧伤、骨折、蛇伤的研究》及福建省革命委员会卫生局1971-1975医学科学实验设想项目《应用虎杖、毛冬青治疗烧伤的临床疗效和药理试验》《紫珠草头治疗痢疾的临床效果观察》等课题研究。1976年，龙溪地区医院参与福建省卫生局1976-1977蛇伤防治研究计划项目《防治五部蛇和银环蛇咬伤蛇药研究承担15例》、1976年福建省卫生局科研项目《免疫方面研究》、福建省1976-1980年全省恶性肿瘤防治研究计划《食管癌细胞学诊断某些标准的探讨》及福建省1976-1980中西医结合治疗急腹症规划《急性阑尾炎、急性胰腺炎、急性肠梗阻、尿路结石上消化道出血的中西医结合治疗》等课题研究。1977年，龙溪地区医院参与福建省卫生局针麻研究计划《急腹症休克患者针麻手术15例》《胃切除针麻手术50例》等课题研究。

1978年，龙溪地区医院参与1978-1985福建省医药卫生科学研究重点规划《食管癌流行病学与病因学、早期诊断方法、治疗方法的研究》《亲肿瘤阳性扫描对恶性肿瘤诊断价值探讨》《心肌体外显影》《乙型脑炎和病毒性脑炎的研究》等课题的研究。

1982年，龙溪地区医院妇产科参加科研协作，总结龙溪地区葡萄胎发病情况，其资料被人民卫生出版社应用于《滋养细胞肿瘤的诊断和治疗》一书出版；医院开展体外循环动物试验10次共7项研究。检验科、血液病风湿病治疗组与上海儿童医院联合开展福建省血红蛋白病调查，发现福建省首例血红蛋白病。

1983年，龙溪地区医院开展婴幼儿秋泻粪便轮状病毒电镜检查（阳性率87.5%）、鼻咽癌病理分型与预后的观察、1000例青少年屈光不正的分析和显微外科动物试验等15项研究。

1985年，龙溪地区医院成立学术委员会和技术顾问小组，分别为院长领导下的学术权力机构和学术咨询机构；成立肿瘤协作组；参加福建省协作组开展继续重点进行肺心病高血粘度综合症的属性探讨，与漳州市医科所协作鼻咽癌的研究。龙溪地区医院科研项目《超四倍体染色体分析诊断恶性肿瘤的研究》获福建省1985年医药卫生科学研究项目立项。

1986年，漳州市医院血液病风湿病治疗组《中西医结合治疗急性白血病》项目获福建省医药卫生科研招标中标课题立项。1987年，漳州市医院血液病风湿病治疗组《中西医结合治疗急性白血病》项目获福建省第一批重点医学科学研究项目立项。1988年，漳州市医院血液病风湿病治疗组《中西医结合治疗急性白血病》项目获福建省中医药、中西医结合科研课题立项。

1990年，漳州市医院血液病风湿病治疗组完成"七五"省中标的科研课题《中西医结合治疗急性白血病》63例，有效缓解率84.1%。1994年，漳州市医院血液病风湿病治疗组《自体骨髓移植治疗实体瘤》项目获得福建省医药卫生科研中标课题立项。

1995年，漳州市医院坚持科技兴院的方针，制定漳州市医院科技发展规划和战略措施，设立科技成果和引进技术奖、论文奖、职业道德奖、宣传报道奖等奖项，在资金上向科研项目和人才培养倾斜，人才培养经费25万元，占职工工资总额8.2%。1996年，漳州市医院参与上海科技成果《急性白血病诱导分化疗法的临床与实验研究》的项目研究。1997年，血液病风湿病治疗组《聚合酶链反应（PCR）检测EB病毒在恶性肿瘤等疾病的应用》项目获得福建省医药卫生科研课题立项。1998年，放射影像科《快速FIAIR技术在椎管内病变MRI中的应用》项目获得福建省卫生厅青年科研课题立项。1999年，泌尿外科《保留导尿的金属导尿管的研制及临床应用》课题获得漳州市科技项目中标课题，儿科《大气污染与哮喘发病的关系》课题获得福建省卫生厅青年科研基金科研课题立项。2002年，泌尿外科《精索静脉曲张中肾上腺代谢产物的浓度及与不育症的关系研究》项目获得福建省卫生厅青年科研课题建议资助项目立项。2003年，骨科《胸腔镜在胸椎、上腰椎手术的应用研究》及内分泌科《胰岛素对成人隐匿性自身免疫性糖尿病（LADA）患者血清瘦素水平的影响》等项目获得漳州市科技计划项目立项。

2004年，漳州市医院制定《漳州市医院科研暂行管理办法》。血液病风湿病治疗组《恶性血液病INK46基因家族甲基化实验与临床研究》项目获漳州市科技计划项目立项；放射科《主动脉夹层的多螺旋CT应用研究》及《Ki67、HIF-1在前列腺癌中的表达及意义研究》项目获福建省卫生厅青年科研课题建议资助项目立项。

2005年，漳州市医院血液风湿内科《PHI诱导急性白血病细胞凋亡的分子机理的研究》项目及内分泌科《Ⅱ型糖尿病患者血炎症因子水平与胰岛素抵抗和动脉粥样硬化的关系及二甲双胍干预的研究》项目获漳州市科技计划项目立项；内分泌科《CTGF等细胞因子在糖尿病心肌病发病中的作用及氧伐他汀干预的研究》项目及《Ⅱ型糖尿病患者血炎症因子水平与胰岛素抵抗和动脉粥样硬化的关系及二甲双胍干预的研究》项目获福建省卫生厅青年科研课题立项。

2006年，漳州市医院对2004年医院立项课题进行中期检查和结题验收，其中如期完成并按结题验收的有8项；放射科介入组《选择性动脉管注自体造血干细胞治疗股骨头坏死的临床研究》、骨科《脊神经交叉缝合在SCI后痉挛性膀胱的应用研究》及血液风湿内科《VPA治疗急性白血病的实验与临床研究》等项目获2006年漳州市科技计划项目立项。

2007年，漳州市医院学术委员会对2007年度申报医院科研项目进行评审论证，确定《半肝切除及血管重建治疗肝门部胆管癌的临床研究》等24项科研课题的立项。血液风湿内科《急性白血病细胞组蛋白调控异常的研究》及产科《血清松弛素和阴道超声测量宫颈长度预测早产的实验研究》项目获漳州市科技计划项目立项；肾内科《局部枸橼酸抗凝在连续血液净化中的作用》及血液风湿内科《PHI对肝癌SMMC7721细胞株蛋白调控的实验研究》项目获福建省卫生厅青年科研课题立项。

2008年，漳州市医院血液风湿内科《急性白血病表观遗传学调控的研究》项目被列入中华人民共和国卫生部科学研究基金—福建省卫生教育联合攻关项目，获资助基金20万元，为医院首次获省级以上科研立项；血液风湿内科《急性白血病细胞组蛋白调控异常的研究》、肾内科《序贯性血液净化治疗急性重症药物/毒物中毒》、普外二科《局部麻醉下免气体锁骨下途径腔镜甲状腺瘤切除术的应用研究》、妇科《经阴道子宫肌瘤剔除术与经阴道子宫次全切除术应用价值》、泌尿外科《Caveolin-1在肾透明细胞癌中的表达及生物学意义》及《PHI对前列腺癌PC3细胞株组蛋白末端修饰的实验研究》获得福建医科大学非直属附属医院科技发展专项基金项目立项。

2009年，漳州市医院调整医学伦理委员会。拓宽科研申报渠道，做好科研及成果档案计算机管理及文本资料的归档，建成临床技能培训室，投入资金30万元建成科研实验室；普外一科《RUNX3基因与肝癌发生相关性研究》项目获福建省科技项目（自然科学基金）立项；肾内科《连续性血液净化治疗多种产科危重症》项目获福建省医学创新课题资助计划项目立项；超声医学科《实时彩色多普勒超声技术在神经外科手术中的应用》项目及骨科《退变性脊柱侧凸矫形术临床研究》项目获福建省卫生厅青年科研课题资助计划项目立项。

2010年，漳州市医院血液风湿内科《常见恶性肿瘤表观遗传学调控的研究》、普外一科《RASSF1A在肝癌的表达及其在RAS/RAF/ERK转导通路中的实验研究》及内分泌科《转录因子FOXO1去乙酰化对胰岛β细胞功能的影响》项目获得漳州市科技计划项目立项；《食管癌DNA修复基因JWA多态性与表观遗传学研究》《急性白血病组蛋白末端调控的研究》及《双光子显微镜在皮肤恶性黑色素瘤诊断中的应用研究》项目获得福建省卫生厅青年科研课题立项；《胸腔置管引流术治疗胸腔积液或气胸》项目获得福建省卫生厅面向农村和城市社区推广适宜技术项目计划立项；《乳腺疾病MRI研究》等27个项目获漳州市医院科技计划项目立项。

2011年，漳州市医院血液风湿内科与厦门市中山医院合作的《抑制Notch信号逆转多发性骨髓瘤化疗耐药及其分子机制的研究》项目获得国家自然科学基金立项；放射科《乳腺癌早期MRI诊断研究》及超声医学科《胃窗造影结合sonoVue造影技术在临床诊疗中的应用》项目获漳州市科技计划项目立项；普外一科《β-cadherin在肝癌的表达及其在Wnt/β-catenin信号通路中的实验研究》及儿科《RSV所致毛细支气管炎患儿外周血树突状细胞分布研究》等课题获福建省医学创新课题立项；检验科《类风湿关节炎患者外周DC细胞以及辅助性T细胞分群的研究》项目获得福建省青年科研课题立项；消化内科《急诊胃镜的临床应用》项目获得福建省卫生厅面向农村和城市社区推广适宜技术项目计划立项。

二、科研成果

1978年，龙溪地区医院内科《鲊苔珠硼散治疗食管癌梗阻》科技成果项目获福建省科技大会授奖。1980年，医院制定《1980年度医学科技成果评奖试行办法》。1982年，医院设立《医学科技成果评奖办法》等奖励制度。1983年，《硅胶管静脉输液法》《B超测量胎头双顶径以估计胎儿生长情况》《中西医结合综合治疗粘连性肠梗阻》《脑浆液免疫球蛋白及乳酸脱氢酶测定小儿急性脑膜炎》及《复方丹参和鹿茸精注射液治疗新生儿硬肿症》等5个项目获龙溪地区科技进步奖。

1984年，龙溪地区医院五官科《应用EB病毒VCA-IgA抗体检测对鼻咽癌临床研究》和肿瘤外科《保留幽门次全胃切除带蒂空肠移植代胃术》获龙溪地区1983-1984年度科技进步奖三等奖；妇产科《孕妇血清、羊水、脐血甲胎蛋白测定研究》检验科《酶联葡萄球菌A蛋白测定抗核抗体》和皮肤科《香附注射剂研制》等项目获得龙溪地区1983-1984年度科技进步奖四等奖。1985年，皮肤科《研制香附注射液治疗扁平疣》项目获得福建省医药卫生科技成果二等奖。

1986年，漳州市医院骨科《末节及远侧指间关节主面断指再植术》获漳州市科技进步奖二等奖；肿瘤外科《食管贲门癌根治术食管隧道式吻合术》、消化内科《纤维结肠镜下高频电凝电切治疗直肠结肠息肉》、神经外科《颅内占位性病变应用B型超声扫描的探讨》、五官科《眼底荧光血管造影在多种眼底病上的应用》《眼震电图在眩晕病上的诊断》等项目获得漳州市科技进步奖三等奖。1988年，中医科副主任医师游开泓主持的《桃核承气汤治疗肝性卟啉病35例报告》项目获福建省卫生厅医药科技进步奖二等奖及漳州市科技进步奖三等奖；内科《遗传性进行性肾炎一家系七例及染色体异常报告》项目获漳州市科技进步奖三等奖。

1989年，漳州市医院胸心外科《风湿性心脏瓣膜病应用机械瓣置换术20例》项目获漳州市科技进步奖二等奖；中医科《乌头通痹汤治疗类风湿性关节炎》及耳鼻喉科《冷冻治疗头颈部恶性肿瘤》等项目获漳州市科技进步三等奖。

1991年，血液风湿内科《维甲酸治疗急性早幼粒白血病的推广应用》项目获得漳州市1990-1991年度科技进步奖二等奖；血液风湿内科《简明农药中毒抢救治疗手册》项目获得漳州市1990-1991年度科技进步奖三等奖。

1992年，漳州市医院妇产科努力推广新技术，与外科协作开展显微外科输卵管复通术和两性畸形矫形术，并获《省出生缺陷监测研究》医药卫生科技进步二等奖。

1993年，漳州市医院血液风湿内科《改良M2方案治疗浆细胞白血病》、胸心外科《主动脉窦破裂治疗研究》及普通外科《胰胃吻合在胰十二指肠切除术中的应用》等项目获得漳州市1992-1993年度科技进步奖二等奖；内科《中西结合治疗急性白血病》《早期大肠癌的处理研究》、胸心外科《食管置入吻合术的改进》、眼科《改进直接眼底镜用于眼底荧光血管造影观察》及内科《胃镜下食管狭窄扩张术》等获得漳州市1992-1993年度科技进步奖三等奖。

1995年，漳州市医院坚持科技兴院的方针，制定漳州市医院科技发展规划和战略措施，设立科技成果和引进技术奖、论文奖、职业道德奖、宣传报道奖，在资金上向科研项目和人才培养倾斜，用于人才培养经费25万元，占职工工资总额8.2%。内科《大肠广基型息肉内镜诊断与处理》和胸心外科《法乐氏联征32例治疗体会》项目获得1994-1995年度漳州市科技进步奖二等奖；骨科《单侧多功能外固定器治疗四肢骨折》和内科《骨髓增生异常综合征转化成急性白血病的观察和研究》项目获得1994-1995年度漳州市科技进步奖三等奖；内科《骨髓穿刺干抽的临床及病理》项目获得福建省医药卫生科技进步奖三等奖。

1996年，漳州市医院妇产科参与的全国协作课题《中国围产儿出生缺陷检测及高危高发出生缺陷的病因探讨》获国家科技进步三等奖；骨科《单侧多功能外固定器治疗四肢骨折》获福建省医药卫生科技进步奖二等奖；血液风湿内科《骨髓增生异常综合征转化成急性白血病的观察和研究》项目获得福建省医药卫生科技进步奖三等奖。

1997年，漳州市医院口腔科《肌蒂型胸大肌肌皮瓣修复口腔颌面部肿瘤术后缺损》获漳州市1996-1997年度科技进步奖一等奖，是医院首次获市级一等奖项目；肾内科《肾病综合症合并急性肾功能衰竭的研究》和内分泌科《高血糖尿病合并急性脑梗塞的影响》获得漳州市1996-1997年度科技进步奖二等奖；超声波室《彩色多普勒血流显像在门静脉海绵样变性中的应用》、病理科《口腔结外型非何杰金氏恶性淋巴瘤26例临床病理分析》、胸心外科《食管胃单层缝合加大网膜覆盖治疗中下段食管癌》和儿科《新生儿尿路感染78例临床分析》等项目获得漳州市1996-1997年度科技进步奖三等奖。

1998年，漳州市医院领导重视科研工作，加大投入，制定科研教学经费管理规定，对获得成果的科技人员给予重奖，鼓励医务人员在专业技术上大胆开拓创新，多出成果。

1999年，漳州市医院为加快科研发展，以年总收入的1-1.5%（140.05万元）支持科研、教学、人才培养，其中科研经费29.6万元，购买科技书籍12万元；建立鼓励知识创新和技术创新的激励机制，血液风湿内科《急性早幼粒细胞白血病复发的临床研究》获漳州市1998-1999年度科技进步奖二等奖；儿科《改良经皮穿刺心导管造影法诊断小儿复杂型先天性心脏病》、血液风湿内科《急性白血症早期死亡原因和预防分析及对策研究》、肾内科《无肝素血液透析治疗高危出血倾向尿毒症的研究》、CT 室《CT 诊断上颌窦霉菌性病变的研究》、骨科《腓肠浅动脉逆行岛状皮瓣的临床应用》等项目获得漳州市 1998-1999 年度科技进步奖三等奖。神经科护理组《穴位注射治疗顽固性呃逆临床观察》项目获得福建省护理学会第二届护理科技进步奖三等奖。

2000 年,漳州市医院放射科《快速 FLAIR 技术在腹盆腔 MRI 中的应用及价值》和麻醉科《重症心脏瓣膜病患者瓣膜置换术的麻醉处理》等项目获得漳州市科技进步奖二等奖;神经外科《脑肿瘤显微外科手术 115 例分析》《尿激酶脑室内灌注治疗脑室内出血 50 例报告》及脑电图室《阀值强度刺激 BAEP 检测在梅氏疾病的应用》等项目获得漳州市科技进步奖三等奖。

2001 年,漳州市医院胸心外科《体外循环心脏手术节约输血的研究》和泌尿外科《新型金属导尿管的研制及临床应用》等项目获得漳州市科技进步奖三等奖。

2002 年,漳州市医院血液风湿内科《EB 病毒 BNLF-1 基因在恶性淋巴瘤和急性白血病的表达临床意义及其对恶性淋巴瘤发病后机理的探索》项目获得漳州市科技进步奖一等奖;CT 室《脑裂畸形、CT、MRI 诊断价值》和消化内科《术中内镜诊断不明原因胃肠道出血性病变》等项目获得漳州市科技进步奖三等奖。

2004 年,漳州市医院血液风湿内科《EB 病毒 BNLF-I 基因在恶性淋巴瘤和急性白血病的表达、临床意义及其对恶性淋巴瘤发病机理的探讨》获福建省科技进步奖三等奖;血液风湿内科《血浆置换联合常规疗法抢救重度有机磷农药中毒的研究》项目获漳州市科技进步奖二等奖,神经外科《20 例脑前循环动脉瘤显微手术临床分析》项目和普外一科《腹腔镜胆囊切除术系列研究》项目获漳州市科技进步奖三等奖。

2005 年,漳州市医院骨科《胸腔镜在胸椎、上腰椎手术的应用研究》项目获漳州市科技进步二等奖。

2006 年,漳州市医院儿科《应用肺功能指标(MMEF、RV、PEF、和 PEF1)评价儿童哮喘早期干预疗效的研究》项目和内分泌科主任医师陈诺琦主持的《胰岛素对成人隐匿性自身免疫性糖尿病(LADA)患者血清瘦素水平的影响》获得漳州市科技进步奖二等奖。

2007 年,漳州市医院骨科《胸腔镜在胸椎、上腰椎手术的应用研》项目和普外一科《经肛门 I 期(斜形吻合)巨结肠根治术》项目获福建省科技进步奖三等奖。普外一科《腹腔镜联合胆道镜治疗胆总管结石》项目获漳州市科技进步奖三等奖。

2008 年,漳州市医院泌尿外科《Ki-67 在前列腺癌中的表达及临床意义研究》项目及神经外科《立体定向开放性手术治疗颅内病变》项目获漳州市科技进步奖三等奖。

2009 年,漳州市医院普外一科《半肝切除及血管重建治疗肝门部胆管癌的临床研究》项目获得福建省医学科技奖三等奖及漳州市科技进步奖二等奖;血液风湿内科《恶性血液病 INK4b 基因家族甲基化实验与临床研究》项目获得漳州市科技进步奖二等奖;肾内科《混合型血液净化治疗急性重症中毒》项目获得漳州市科技进步奖三等奖。

2010 年,漳州市医院血液风湿内科《恶性血液肿瘤表观遗传学异常及 PHI 对恶性肿瘤表观遗传学调控的研究》项目获漳州市科技进步奖一等奖;内分泌科《2 型糖尿病患者炎症因子水平与胰岛素抵抗和动脉粥样硬化的关系及二甲双胍干预的研究》项目获漳州市科技进步奖二等奖;超声医学科《多普勒超声造影在不同系统疾病诊疗中的应用》项目及麻醉科《胸腔镜下脊柱前路手术麻醉的临床研究》项目获漳州市科技进步奖三等奖。

2011 年,漳州市医院血液风湿内科《丙戊酸钠治疗急性白血病和骨髓瘤的实验研究》项目和护理部《舒适护理系列研究》项目获得漳州市科技进步奖三等奖。

三、新技术、新项目

1958年，龙溪专区医院外科新开展的手术有空肠双腔合一代胃术、回肠膀胱成形术、脊椎结核病灶清除术、髋关节结核病灶清除术、动静脉瘘结扎术、慢性骨髓炎腐骨摘出及凝血块填充术，动脉吻合术、大隐静脉剥离术及胆总管胃吻合术等；内科开展淋巴结病理穿刺检查，经骨髓腔化疗治疗血液恶性肿瘤；妇产科经膀胱修补膀胱阴道瘘成功，对会阴破裂进行皮内缝合法，愈合良好无需拆线；牙科创制"破化学金水"做到简便无痛拆除化合金，并配制"清扫水"，效果比上海亚美清扫水好，特点是可煮浸的时间比上海货短，浸透力强；检验科用试管法检测白细胞计数，康氏反应两管试验法，尿胆素试验改良法等；儿科和内科在省流行病研究所的协助下发现Coxsakie病原的病毒性脑膜炎而且在临床早期诊断上获得一些经验。

1959年，龙溪专区医院检验科开展钩端螺旋体培养及动物接种以及钩端螺旋体Q热补体结合试验，购置低温冰箱，开展部分病毒分离工作。是年，开展肺叶切除术，并在低温麻醉下进行动物试验；开展2次技术革新运动，完成技术革新431项，其中有价值的30项。1960年，龙溪专区医院完成技术革新项目931项，其中应用于临床559项，占60%。1963年，龙溪专区医院开展高位硬膜外麻醉，应用于甲状腺手术3例；开展恶性肿瘤化学疗法；采用结肠癌术后肠腔插管给药和外阴癌股动脉插管给药；开展胃癌根治性胃次全切除术；慢性脓胸纤维板剥脱术；开展血氨测定、焦点照片。开展胆囊切除，臀畸胎瘤切除，骨折钢板内固定手术。

1974年，龙溪地区开展中西医结合治疗"乙型脑炎"7例，均无死亡及后遗症；中西医结合治疗中毒性痢疾，治愈率优于单用西医疗法；收治白喉患儿175例，其中用中西医结合治疗160例，死亡率为1.98%，比1973年的10.6%下降8.6%；外科采用中西医结合方法治疗急腹症的治疗；开展针麻手术应用于22个病种，其中开展指压麻醉16例；妇产科开展中西医结合治疗恶性葡萄胎和绒毛膜上皮癌+子宫次广泛切除三联序贯疗法；开展新技术新疗法30种，撰写新技术新疗法的文章22篇。

1978年，龙溪地区医院结合临床开展科研活动，新开展的科研项目和新疗法计有内科4项、外科21项、儿科4项、妇产科6项、同位素室4项、五官科6项、检验科11项。

1979年，龙溪地区医院开展与推广新技术、新疗法共计136项。五官科开展冷冻治疗肿瘤，门诊妇产科开展冷冻治疗子宫颈糜烂，外科应用硅胶管于空肠造瘘、自体输血，开展高颈段脊髓肿瘤切除术、小脑脓肿切除术、硬脊膜外脓肿清除术，在放射科的配合下进一步提高脑血管、脑室、气脑、椎管造影技术。检验科建立免疫室，进行免疫球蛋白测定和H—玫瑰花结形成试验1494人次，并开展快速细菌性痢疾免疫染色法和血清高密度脂蛋白胆固醇测定236例。

1980年，龙溪地区医院制定年度医学科技成果评奖试行办法，推广新技术、新疗法项目101项，其中医院学术委员会推荐五肽胃泌素、免疫酶标法检测血清EB病毒、非开胸食管内翻剥脱术、膀胱颈尿道折叠术+球海绵体肌脂垫移植术应用于复杂的膀胱阴道瘘等4项新技术参加福建省1980年度科技进步奖评定。

1981年，龙溪地区医院推广新技术、新疗法项目共96项，其中有不全断臂再植术、显微镜下精索淋巴管与精索静脉吻合术、甲状腺素T4放射免疫分析、角池碘油造影术、B型超声波检查诊断技术、二氧化碳激光治疗肿瘤技术、同位素169Yb-DTPA脊髓蛛网膜下腔扫描技术等。

1982年，龙溪地区医院设立医学科技成果评奖办法。内科、外科等有关科室成立心血管协作小组、消化病协作小组、泌尿系协作小组、肺心病协作小组等4个协作小组；开展新技术、新手术、新疗法共87项，其中外科26项、内科12项、检验科8项、神经科6项、耳鼻喉科6项、针灸理疗科6项、儿科3项、麻醉科3项、病理科3项、妇产科12项、眼科1项、放射科1项，比较突出的有下列15项：腹会阴联合切除肛管直肠癌、股薄肌肛门形成术、应用死婴骨同种异体移植术、经皮肝穿胆道造影术、动脉导管未闭手术、膀胱粘膜移植尿道成形术、人工肾（血液透析疗法）、1%硝酸甘油局部外用治疗心绞痛和心衰、异常血红蛋白检验、血清T3放射免疫分析、乙型肝炎表面抗体测定、脑室—膀胱分流术、碘拉葡胺脑室造影、微量灌注泵输液法、激光治疗子宫颈管糜烂；参加福建省肺心病协作组部分研究工作并开展微血管吻合术动物试验，家兔耳动脉、股动脉切断吻合术65次，106个吻合，通畅率达78%，并且应用于临床断肢再植；动物试验（狗）血液透析（人工肾）1例；260例孕妇血液甲胎蛋白测定发现畸胎儿9例；开展血红蛋白病的普查工作，普查青少年1740名中发现血红蛋白病8例，地中海贫血综合征7例，中药治疗肠粘连动物（家兔）试验50次。

1983年，龙溪地区医院开展新项目97项，其中新技术37项、新手术14项、新疗法46项，比较突出的有下列12项：纤维结肠镜检查、人工股骨头置换法、喉会厌癌实行半喉截除术—保留发音功能、眼前部及眼底彩色照相、食管癌切除、隧道式食管胃吻合术、M型超声心动图、全血比黏度血浆（血清）比黏度等血液流变学检查、冷热空气内耳功能检查、微波治疗机治疗小儿肺炎、视网膜脱离修复术、铟脊髓同位素扫描。

1984年，龙溪地区医院开展新项目91项。开展的新项目中较突出的有：体外循环心内直视下心瓣膜修补术；带血管肩胛骨皮瓣移植术；结肠巨大息肉分段高频电凝电切术；带鞘细针经皮肝穿刺胆道造影；食管贲门癌切除食管胃遂道式吻合共73例，没有发生吻合口瘘并发症。在心向量图、心电图蹬车试验等检查诊断质量的同时，增加切面超声心动图。

1986年，漳州市医院开展腹腔选择性动脉造影、肝动脉造影、逆行性胰胆管造影（ERCP）等为疑难疾患诊断提供条件；床边快速脑室钻洞术及应用B超扫描诊断颅内占位性病变；同位素在开展胰岛素放射免疫等13种项目后，开展铁蛋白、促甲状腺素、苯妥英钠、皮质醇等放射免疫测定，提高核医学在临床应用；开展检验项目如血气分析、血液流变学检查等；在全国临床生化质量评价活动中，接受6次检测，每次11项中有7项达最佳结果，获卫生部临床检验中心的嘉奖。

1987年，漳州市医院开展新项目共102项（其中新技术50项、新手术24种、新疗法28种）。内窥镜室开展逆行胰胆管造影（ERCP）检查15例，纤维结肠镜下大肠息肉高频电凝电切术36例，开展支气管内窥镜检查30例，及开展肺功能测定；内科开展16个胎肝输注治疗再生障碍性贫血，取得较好疗效；放射科在开展选择性动脉造影的基础上，全脑造影术5例成功，为神经疾患临床诊断提供可靠的依据；检验科11项生化项目参加全国室间质量控制评价活动均达最佳结果，变异指数移动（ViS）总均值在84以内；妇产科采用压舌根刺激法解决产后尿潴留，较好地克服因产后尿潴留导尿所引起的泌尿系感染问题。

1988年，漳州市医院开展新技术、新疗法共71项。1989年，漳州市医院提高在胸心外科、肿瘤手术、放疗、化疗，成形和显微外科等方面的医疗技术。共开展体外循环心内视手术47例，换瓣16例；肿瘤放射治疗405人次，食管贲门癌手术120例，根治101例；显微外科成功率达91%；成形外科手术已突破口腔颌面部范围，开展躯干及四肢成形术；口腔颌面外科技术有较大提高。开展胸大肌肌皮瓣行口腔颌面部、肿瘤切除后缺损修复，全舌再造术等方面也取得较好成果。

1990年，漳州市医院开展新项目56项，其中新手术12项，新疗法17项；新开展的项目中比较突出的有10项：左侧第二趾移植再造拇指术、背阔肌皮瓣吻合血管移植修补足背软组织缺损术、选择性腹腔动脉造影、内窥镜下逆行性胰胆管造影（ERCP）、右心造影术、间位空肠人工套叠瓣膜胆管十二指肠吻合术、铁蛋白放射免疫测定（SF-RiA）、自体组织压薄片在鼓室成形术的应用、咽后壁瓣腭裂成形术、宫颈宫体癌根治术。

1991年，漳州市医院在引进推广新技术、新疗法66项的同时总结临床医疗工作经验。1992年，漳州市医院引进新技术、新疗法64项。如先天性巨结肠切除，根治性前列腺癌切除术，在著名专家于仲嘉教授的指导下开展肢体骨折单侧多功能外固定器固定术；妇产科努力推广新技术，与外科协作开展显微外科输卵管复通术和两性畸形矫形术。

1996年，漳州市医院开展新技术、新疗法38项。1997年，漳州市医院设立科技成果和引进技术奖、论文奖，在资金上向科研项目和人才培养倾斜。鼓励医务人员积极开展科研工作。奖励上半年引进46项新技术、新项目，给予颁发奖金3万多元，激发广大医务人员学知识、学技术、搞科研的积极性和创造性。

1999年，漳州市医院建立鼓励知识创新和技术创新的激励机制，对1998年开展应用的新技术、新项目67项及优秀论文6篇给予奖励，颁发奖金3万元。

2001年，漳州市医院对1999-2000年开展应用的新技术、新项目90项给予奖励，其中一等奖13项、二等奖23项、三等奖54项，颁发奖金3.6万元。开展新技术70项，心血管内科开展冠状动脉造影术4例、射频消融治疗室上性心动过速2例及美国人工双腔永久性心脏起搏器植入术等新技术；肾内科开展连续性肾脏替代疗法（CRRT），成功抢救多脏器功能衰竭患者；胸心外科成功开展冠状动脉搭桥术2例，马凡氏综合征矫治术、胸腔镜下肺叶切除术等新技术8项；骨科开展高选择性脊神经后根切断术治疗脑瘫，腕上皮支皮瓣修复手背、掌侧皮肤缺损等新项目；泌尿外科开展本省首例三件套膨胀型阴茎假体植入术、普通外科开展肝门部胆管癌切除术、右三叶肝切除术、腹腔镜小儿外科等多项新技术；儿科开展临时心脏起搏器抢救小儿暴发型心肌炎，应用先进的新生儿重症监护技术，成功抢救新生儿呼吸衰竭12例，抢救成功率85.7%，其中成功抢救新生儿持续胎儿循环及体重850克早产儿各1例；妇产科开展乙状结肠代阴道术新技术；神经科开展巨大脑膜瘤血管内栓塞术后显微切除术、动脉瘤破裂早期开颅手术、重症脑干出血抢救等新项目；眼科开展青光眼复合式小梁切除术、眼电生理、电脑视野等新业务；麻醉科开展经颈内动脉放置漂浮导管、术中监测肺嵌入压、心排量、完成冠状搭桥术的麻醉及复杂血管外科手术的麻醉；肿瘤科开展非何杰金氏恶性淋巴瘤单克隆抗体治疗；超声医学科开展超声监测输卵管通液术、前列腺活检术等新业务；CT室开展多层螺旋CT多期增强扫描在诊断胰腺肿瘤、肝肿瘤及门静脉瘤栓的应用等新技术。

2003年，漳州市医院共有新技术60项参加院内2001-2002年度新项目评奖，评出一等奖2项、二等奖3项、三等奖5项、优秀奖7项，其中，骨科的借助胸腔镜技术的胸段 上腰段脊柱前路手术、内分泌科的GAD IAA ICA联合检测在LADA诊断中的应用项目获一等奖；泌尿外科的后腹腔镜肾上腺肿瘤切除术中的应用、胸心外科的冠状动脉旁路移植术、心血管内科的冠状动脉造影术，项目获二等奖；CT室的探讨多层螺旋CT在诊断主动脉瘤的价值、妇科的子宫热球内膜去除术、胸心外科的"三野"食道癌根治术、放射科的动脉化疗盒（PCS）植入术治疗晚期恶性肿瘤、儿科的脑性瘫痪的家庭康复项目获三等奖；口腔科的根尖囊肿的根管治疗、妇科的毕式缝合法在产后出血的临床应用、儿科的定压型呼吸机配合气管内注入蛇凝血素酶治疗新生儿肺出血、肾内科的连续性血液净化治疗重度毒鼠强中毒、肿瘤放疗科的热塑面罩在放射治疗中心应用、普通外科的非开腹经肛门巨结肠根治术、神经科的鞘注大剂量地塞米松治疗脊髓型多发性硬化项目获优秀奖。

2004年，漳州市医院有新技术、新项目76项应用于临床，如内科开展单侧全肺灌洗治疗肺泡蛋白沉积症，以吡柔比星为基础的方案治疗难治性恶性血液病，血浆置换抢救治疗有机磷农药中毒、重症肝衰竭、肝细胞性黄疸等新技术15项；外科开展首例肝移植手术，采用联合肝、胆、胰、十二指肠切除及门静脉重建术治疗肝门部巨大胆管癌、胰头癌等新技术13项；儿科开展极低出生体重儿静脉营养治疗，先天性心脏病的介入治疗等新技术10项；妇产科开展腹腔镜下全子宫切除术及LEEP子宫颈环切等新技术；神经科开展立体定向下颅内小脑膜瘤的开放性手术治疗，颅内动脉瘤破裂并动静脉畸形切除术等新技术11项；肿瘤科开展早期乳腺癌以保乳手术为主的肿瘤综合治疗，进展期食管癌术前同期化放疗+手术治疗等新技术5项；耳鼻喉科开展鼻中隔翻转腭瓣成形术等新技术5项；口腔科开展口腔颌面部恶性肿瘤功能性颈清扫+皮瓣Ⅰ期修复，颞颌关节强直的关节成形术等新技术5项；眼科开展采用复发胬肉切除术+粘连松解+羊膜移植术治疗复发性胬肉伴睑球粘连等新技术4项。病理科开展肾穿活检病理诊断及免疫荧光技术，肿瘤多耐药免疫组化等新技术6项；超声科开展颈动脉及股动脉联合超声检查预测冠心病等新项目。

2005年，漳州市医院有新技术106项应用于临床，如血液风湿内科应用流式细胞仪开展白血病的免疫分型、细胞遗传学检测、应用MINE方案治疗难治性淋巴瘤等新技术10项；肾内科开展床边血滤机在急性肾功能衰竭、多脏器功能不全、重症胰腺炎、ARDS（急性呼吸窘迫综合征）、严重电解质紊乱、肺功能衰竭、药物、毒物中毒等患者抢救；神经内科开展鞘内注药治疗中枢神经系统免疫性疾病、感染性疾病；脑梗塞的降纤治疗等新技术7项；肿瘤内科开展高剂量促红细胞生成素治疗肿瘤相关贫血；唑来膦酸钠治疗转移性骨肿瘤；奈达铂联合方案治疗头颈癌等新技术7项；胸心外科开展胸段气管肿瘤、气管袖状切除吻合术、胸腔镜辅助小切口食管癌根治术等新技术8项；神经外科开展邻近功能区的巨大动静脉畸形合并动脉瘤切除术、幕上幕下联合入路切除桥小脑角及斜坡区胆脂瘤等新技术3项；普外一科开展累及大血管的大肝癌及大血管瘤切除术，肝尾状叶切除、右三叶切除、腹腔镜脾切除、胰腺假性囊肿胃引流术、极低体重儿肠道多发畸形纠正术及食道闭锁根治术等新技术8项；骨科成功开展腹膜后腹腔镜辅助下腰椎前路手术以及上颈椎先天性畸形并不全瘫的经口咽前路松解、后路侧块钢板内固定术；泌尿外科开展腹腔镜肾（肿瘤）切除术、腹腔镜输尿管切开取石术、尿道瘢痕狭窄冷刀切开术等新技术5项；儿科开展NCPAP治疗新生儿重症肺炎及呼吸暂停、小儿室间隔缺损封堵术、VP16联合地塞米松治疗噬血综合征、肝素、双嘧达莫、甲泼尼龙、环磷酰胺（CTX）联合治疗重症紫癜性肾病、急性肾功能衰竭等新技术14项；妇产科开展腹腔镜下全子宫切除术、新式阴式非脱垂全子宫切除术、leepd宫颈锥切等新技术；眼科开展准分子激光治疗近视、特发性黄斑裂孔的玻切术+内界膜切除等新项目；耳鼻喉科开展咽喉癌切除+带蒂肌瓣修复术、鼻咽癌放疗后颈部清扫术等新技术8项；超声医学科开展胎儿畸形筛查、小儿颅脑超声检查、心脏学造影技术等新技术4项。放射科开展门脉支架置放术、先天性心脏病动脉导管未闭封堵术的X线定位测定等新技术；磁共振室开展磁共振弥散成像技术。

2006年，漳州市医院有新技术20项应用于临床，如血液风湿内科开展异基因外周血造血干细胞移植术2例；肾内科与普通外科合作开展腹腔镜下腹膜透析置管术；胸心外科开展二尖瓣成形术；泌尿外科开展全膀胱切除原位新膀胱术、保留性神经的前列腺癌根治术；普外二科开展腹腔镜辅助下胃大部分切除术；妇科开展经阴道子宫次全切除术；耳鼻喉科开展人工耳蜗植入术、经鼻侧或冠状切口中颅底肿物切除术、下咽癌累及颈段食管切除+咽胃吻合术；口腔科开展种植牙修复、组合式桩核在后牙残根残冠中应用、透明矫正器在反颌中的应用；超声医学科开展超声造影在左室整体和局部心功能应用；药学部开展高效液相色谱法测定全血中环孢素A的浓度。

2007年，漳州市医院有新技术32项应用于临床，血液风湿内科成功开展自体外周血造血干细胞移植+异基因单个核细胞输注项目；心血管内科开展肾动脉狭窄支架置入术；呼吸内科开展胸腔镜在呼吸系统疾病治疗中的应用；肾内科开展局部枸橼酸抗凝在连续血液净化中的应用；骨科开展脊神经交叉缝合在SCI痉挛性膀胱的应用研究；普外三科开展腹腔镜结直肠癌根治术；儿科开展HLH-04方案治疗噬血综合征、高频振荡通气+NO吸入治疗持续胎儿循环（PPHN）；神经外科开展显微血管神经减压术治疗面肌抽搐；肿瘤内科开展爱必妥（西妥昔单抗C-225）联合化疗晚期大肠癌的临床研究；肿瘤放射治疗科开展局部晚期直肠癌术前同步化放疗疗效观察新技术；内镜室开展可回收食管被膜支架治疗难治性食管良性狭窄。

2008年，漳州市医院各科室开展新技术、新项目有30项，如心血管内科开展心房纤颤三维心电生理导航下双肺静脉隔离术，呼吸内科开展外科胸腔镜在呼吸系统疾病治疗中的作用新项目，超声医学科开展血管病变早期检测技术。召开科技表彰大会，表彰2003-2007年度优秀论文23篇、2005-2007年度新技术21项。

2009年，漳州市医院开展新技术、新项目有76项，如消化内科开展胶囊内镜的临床应用；普外一科开展经皮射频治疗肝脏肿瘤临床研究；儿科开展婴幼儿全麻下经皮肾活检术；磁共振室开展早期乳腺癌的MRI诊断研究；CT室开展64排螺旋CT冠脉、脑血管成像；病理科开展荧光原位杂交（FISH）检测技术，以及微创外科技术在多学科的广泛应用。

2010年，漳州市医院开展新技术、新项目有38项，如消化内科、血液风湿内科联合开展成体骨髓、脐带血干细胞治疗肝硬化；普外二科开展胃上部癌托出式脾门淋巴结清扫；肾内科开展全自动腹膜透析技术；神经外科开展神经电生理监测技术在神经外科手术中的应用；血液风湿内科开展造血干细胞移植术、供者淋巴细胞输注术；超声医学科开展超声造影在食管胃底静脉曲张的应用等新技术。

2011年，漳州市医院重视技术创新，以新技术、新疗法促进医疗技术水平、医疗质量的不断提高。全年开展新技术、新项目有22项，如产科开展夫精宫腔内人工授精辅助生殖技术；普外二外科成功施行腹主动脉瘤腔内隔绝术；耳鼻喉科开展声带内自体脂肪注射移植治疗声带沟症；消化内科开展胶囊内镜、超声内镜及小肠镜等新技术；神经内科开展急性缺血性脑卒中的动静脉联合溶栓治疗；放射治疗科开展腔内放疗在妇科肿瘤的临床应用；CT室开展颅脑CTA；磁共振室开展乳腺癌早期MRI诊断；超声医学科开展胃轻瘫患者胃排空功能的超声显像观察，术中超声导航新技术。新技术的开展带动相关学科的发展，提高临床诊疗水平，进一步增强医院竞争力。

第二节　重点学科建设

2001年，漳州市医院确定血液风湿内科、骨科、胸心外科、神经外科、肾内科为重点专科。制定为期5年的重点专科优惠政策。为加快发展重点专科，从人员、设备、经费等方面给予扶持。

2005年，漳州市医院对血液风湿内科、骨科、胸心外科、神经外科、肾内科进行总结评选，血液风湿内科、骨科获医院"优秀重点专科"称号；实行竞争上岗选拔新一批重点专科，经过科室申报、竞聘演讲、院学术委员会评审，从13个申报科室中选拔出骨科、普外一科、神经外科、胸心外科、血液风湿内科、肾内科、心血管内科、放射科介入诊疗等8个重点专科。

2006年，漳州市医院经过考核增加妇产科、泌尿外科为重点专科。为促进医院重点学科学术水平的不断提高，加强专业技术人才队伍建设，建立择优竞争的人才使用长效机制，制定《漳州市医院重点学科管理办法》，重点学科按所有二级专业数比例20%配置，由医院学术委员会领导，科教科为重点学科建设的职能机构，以各学科为基本单元，形成纵向行政流畅通，横向学术流活跃的矩阵式学科建设组织构架；重点学科条件在三级甲等综合医院重点学科条件的基础上进行适当调整；选拔重点学科采用竞争方式遴选，有意者提交申请，医院学术委员会组织申报竞选演讲。医院学术委员会进行讨论、评议后评选出重点学科，并向医院推荐。经医院领导研究确定重点学科，医院发文公布选拔结果；重点学科参照三级甲等综合医院评审标准，制定学科3年发展规划和任期目标，要求发挥学科优势，形成学科特色，制定发展规划、进行学科建设，建立并不断完善学科的各项规章制度；制定并落实学科3年发展规划及人才梯队建设和培养计划；制定《漳州市医院重点学科带头人选聘和管理制度》，由个人提出申请或科室讨论推荐，医院学术委员会根据情况进行评选审核，选拔身体健康，政治合格，具备良好的医德医风、科研水平及管理能力，具有团结协作精神，在同行中享有较高的学术影响的主任医师作为学科带头人。经医院领导研究后聘任，签订双向目标达标计划书；优先考虑重点学科各级人才外出进修学习或参加学术会议；在同等条件下，优先考虑重点学科各级人才的晋升和专业技术职务评聘；医院学术委员会每年对重点学科带头人进行考核，实行动态管理；制定《漳州市医院重点学科建设专项资金管理办法》。重点学科建设专项资金由医院总体安排、合理配置，款项纳入财务科统一管理，要确保专款专用，单独核算。优先支持购买学科发展所需的仪器设备。

2007年，漳州市医院为加快培育新的重点学科，对《漳州市医院重点学科建设专项资金管理办法》进行补充规定。在原有重点学科的基础上决定遴选候选重点学科；重点学科建设专项资金改由医院投入，医院给予重点科室每年投入2万元、候选重点科室每年投入1万元作为科研启动基金，医院支持重点学科给予学术交流费用的70%，支持候选重点学科给予学术交流费用的30%；根据三级甲等综合医院评审标准，重新遴选血液风湿内科、骨科、肾脏内科、普通外科、神经外科、放射科介入诊疗6个专业为院重点专科，胸心外科、心血管内科、泌尿外科、妇科、产科5个专业为候选重点专科。制定3年发展规划及人才梯队建设和培养计划，开展新项目、新疗法，对重点专科实行动态管理，发挥重点专科的作用，以重点专科带动相关学科的发展，促进医院整体医疗技术水平的提高。

2008年，漳州市医院为合理和方便使用重点学科建设专项经费，充分鼓励和调动科研人员的积极性和创造性，促进医院科研工作的快速发展，补充修订专项资金的管理和使用方法。根据修订后《漳州市医院重点学科建设专项资金管理办法》，给予重点科室每年投入2万元、候选重点科室每年投入1万元作为科研启动基金。财务科按科研专项基金设立学科子账户，单独核算，实行重点学科带头人负责制，专款专用，经费使用范围参照医院《科研经费管理办法》。在文件下发后的1个月内划拨60%，中期考核合格再拨40%。申请经费须先填写《重点学科专项经费使用申请表》，经科教科审核后报分管副院长、院长审批；调整和充实医院学术委员会，继续实施医院重点专科建设计划，提升重点专科的整体水平。

2008-2010年，漳州市医院对重点专科进行动态管理，检查评估重点专科的发展情况，对重点专科进行考核总结，血液风湿内科获医院"优秀重点专科"称号。

2010年，漳州市医院为进一步推动医疗卫生事业的发展，形成学科优势和特色学科，带动多学科共同发展，根据医院管理年和《福建省三级综合性医院评审实施方案》（2009年版）的要求，结合医院实际和发展规划，通过科室申请，经医院学术委员会讨论，院党政联席会研究决定，从11个申报科室中选拔出血液风湿内科、肾内科、普通外科、产科、泌尿外科、骨科、神经外科共7个重点专科，从资金、设备、人才等方面给予倾斜和优惠，有力促进学科建设发展，形成学科优势和特色学科，带动医院多学科的共同发展。

2011年，漳州市医院对重点专科进行动态管理，检查评估重点专科的发展情况，对重点专科进行考核总结。

表6-2 若干年份获市厅级以上科研立项一览表

时间（年）	项目名称	负责人（姓名）	科 室	立项来源（编号）
1971	防治肿瘤的研究			福建省革命委员会卫生局 1971-1972重点医学科研项目
1971	防治"乙脑""钩端"等病的研究			福建省革命委员会卫生局 1971-1972重点医学科研项目
1971	"针麻"中药麻醉及其他麻醉的研究			福建省革命委员会卫生局 1971-1972重点医学科研项目
1973	烧伤、骨折、蛇伤的研究			1973年医药卫生科研技术重点项目
1973	应用虎杖、毛冬青治疗烧伤的临床疗效和药理试验			福建省革命委员会卫生局 1971-1975医学科学实验设想项目
1973	紫珠草头治疗痢疾的临床效果观察			福建省革命委员会卫生局 1971-1975医学科学实验设想项目
1976	防治五步蛇和银环蛇咬伤蛇药研究承担15例			福建省卫生局 1976-1977蛇伤防治研究计划
1976	免疫方面研究			1976年福建省卫生局科研项目
1976	食管癌细胞学诊断某些标准的探讨			福建省1976-1980年全省恶性肿瘤防治研究计划
1976	急性阑尾炎、急性胰腺炎、急性肠梗阻、尿路结石上消化道出血的中西医结合治疗			福建省1976-1980中西医结合治疗急腹症规划
1977	急腹症休克病人针麻手术15例			福建省卫生局1977针麻研究计划
1977	胃切除针麻手术50例			福建省卫生局1977针麻研究计划
1978	食管癌流行病学与病因学、早期诊断方法、治疗方法的研究			1978-1985福建省医药卫生科学研究重点规划
1978	亲肿瘤阳性扫描对恶性肿瘤诊断价值探讨			1978-1985福建省医药卫生科学研究重点规划

续表

时间（年）	项目名称	负责人（姓名）	科室	立项来源（编号）
1978	心肌体外显影			1978-1985福建省医药卫生科学研究重点规划
1978	乙型脑炎和病毒性脑炎的研究			1978-1985福建省医药卫生科学研究重点规划
1984	肺心病的高血黏度综合征的属性探讨			福建省1984年医药卫生科学研究项目补充计划
1985	超四倍体染色体分析诊断恶性肿瘤的研究			福建省1985年医药卫生科学研究项目
1986	中西医结合治疗急性白血病	游慧萍	内科	福建省医药卫生科研招标中标课题
1987	中西医结合治疗急性白血病	游慧萍	内科	福建省第一批重点医学科学研究项目
1988	中西医结合治疗急性白血病	游慧萍	内科	福建省中医药、中西医结合科研课题
1994	自体骨髓移植治疗实体瘤	游慧萍	内科	福建省医药卫生科研课题
1997	聚合酶链反应（PCR）检测EB病毒在恶性肿瘤等疾病的应用	马旭东	内科	福建省医药卫生科研课题
1998	快速FIAIR技术在椎管内病变MRI中的应用	詹阿来	放射科	福建省卫生厅青年科研课题
1999	能保留导尿的金属导尿管的研制及临床应用	林海利	外科	漳州市科技项目中标课题
1999	大气污染与哮喘发病的关系	张家祥	儿科	福建省卫生厅青年科研基金科研课题
2002	精索静脉曲张中肾上腺代谢产物的浓度及与不孕症的关系研究	林海利	泌尿外科	福建省卫生厅青年科研课题建议资助项目
2003	胸腔镜在胸椎、上腰椎手术的应用研究	郑亚才	骨科	漳州市科技计划项目立项
2003	胰岛素对成人隐匿性自身免疫性糖尿病（LADA）患者血清瘦素水平的影响	陈诺琦	内科	漳州市科技计划项目立项
2004	恶性血液病INK46基因家族甲基化实验与临床研究	叶宝国	内科	漳州市科技计划项目立项
2004	主动脉夹层的多螺旋CT应用研究	黄睿刚	放射科	福建省卫生厅青年科研课题建议资助项目
2004	Ki67、HIF-1在前列腺癌中的表达及意义研究	林海利	泌尿外科	福建省卫生厅青年科研课题建议资助项目
2005	PHI诱导急性白血病细胞凋亡的分子机理的研究	马旭东	血液风湿内科	漳州市科技计划项目立项
2005	II型糖尿病患者血炎症因子水平与胰岛素抵抗和动脉粥样硬化的关系及二甲双胍干预的研究	陈锦凤	内分泌科	漳州市科技计划项目立项
2005	CTGF等细胞因子在糖尿病心肌病发病中的作用及氧伐他汀干预的研究	赖鹏斌	内分泌科	福建省卫生厅青年科研课题资助计划项目

续表

时间（年）	项目名称	负责人（姓名）	科 室	立项来源（编号）
2005	Ⅱ型糖尿病患者血炎症因子水平与胰岛素抵抗和动脉粥样硬化的关系及二甲双胍干预的研究	陈锦凤	内分泌科	福建省卫生厅青年科研课题建议资助
2006	脊神经交叉缝合在SCI痉挛性膀胱的应用研究	郑亚才	骨科	漳州市科技计划项目立项
2006	VPA治疗急性白血病的实验与临床研究	林聪猛	血液风湿内科	漳州市科技计划项目立项
2006	选择性动脉灌注自体造血干细胞治疗股骨头坏死的临床研究	庄少鹉	放射科介入组	福建省卫生厅青年科研课题立项
2007	急性白血病细胞组蛋白调控异常的研究	马旭东	血液风湿内科	漳州市科技计划项目立项
2007	血清松弛素和阴道超声测量宫颈长度预测早产的实验研究	庄红梅	产科	漳州市科技计划项目立项
2007	局部枸橼酸抗凝在连续血液净化中的作用	陈珊莹	肾内科	福建省卫生厅青年科研课题立项建议医院资助项目
2007	PHI对肝癌SMMC7721细胞株蛋白调控的实验研究	黄轶群	血液风湿内科	福建省卫生厅青年科研课题立项资助项目
2008	急性白血病表观遗传学调控的研究	马旭东	血液风湿内科	卫生部科学研究基金（第二轮福建省卫生教育联合攻关计划项目立项）
2008	急性白血病细胞组蛋白调控异常的研究	马旭东	血液风湿内科	福建医科大学非直属附属医院科技发展专项基金项目立项
2008	序惯性血液净化治疗急性重症药物/毒物中毒	吴彼得	肾内科	福建医科大学非直属附属医院科技发展专项基金项目立项
2008	局部麻醉下免气体锁骨下途径腔镜甲状腺瘤切除术的应用研究	蔡丽生	普外二科	福建省卫生厅青年科研基金建议医院资助项目
2008	经阴道子宫肌瘤剔除术与经阴道子宫次全切除术应用价值	李玲	妇产科	福建医科大学非直属附属医院科技发展专项基金项目立项
2008	Caveolin-1在肾透明细胞癌中的表达及生物学意义	沈在雄	泌尿外科	福建医科大学非直属附属医院科技发展专项基金项目立项
2008	PHI对前列腺癌PC3细胞株组蛋白末端修饰的实验研究	庄志明	泌尿外科	福建医科大学非直属附属医院科技发展专项基金项目立项
2009	RUNX3基因与肝癌发生相关性研究	李建国	普外一科	福建省科技项目（自然科学基金）
2009	连续性血液净化治疗多种产科危重症	陈珊莹	肾内科	福建省医学创新课题资助计划项目
2009	实时彩色多普勒超声技术在神经外科手术中的应用	陈明	超声医学科	福建省卫生厅青年科研课题资助计划项目
2009	退变性脊柱侧凸矫形术临床研究	郑毅全	骨科	福建省卫生厅青年科研课题资助计划项目

续表

时间（年）	项目名称	负责人（姓名）	科室	立项来源（编号）
2010	常见恶性肿瘤表观遗传学调控的研究	马旭东	血液风湿内科	漳州市科技计划项目立项
2010	RASSF1A 在肝癌的表达及其在 RAS/RAF/ERK 转导通路中的实验研究	李建国	普外一科	漳州市科技计划项目立项
2010	转录因子 FOXO1 去乙酰化对胰岛 β 细胞功能的影响	陈诺琦	内分泌科	漳州市科技计划项目立项
2010	食管癌 DNA 修复基因 JWA 多态性与表观遗传学研究	陈伟霖	肿瘤放射治疗科	福建省卫生厅青年科研课题资助项目
2010	急性白血病组蛋白末端调控的研究	黄轶群	血液风湿内科	福建省卫生厅青年科研立项建议单位资助项目
2010	双光子显微镜在皮肤恶性黑色素瘤诊断中的应用研究	曹宁	烧伤整形科	福建省卫生厅青年科研立项建议单位资助项目
2010	胸腔置管引流术治疗胸腔积液或气胸	刘建南	呼吸内科	福建省卫生厅面向农村和城市社区推广适宜技术项目计划
2011	抑制 Notch 信号逆转多发性骨髓瘤化疗耐药及其分子机制的研究	马旭东	血液风湿内科	国家自然科学基金面上项目（与厦门中山医院的项目合作）
2011	LI-cadherin 在肝癌的表达及其在 Wnt/β-catenin 信号通路中的实验研究	李建国	普外一科	福建省医学创新课题
2011	RSV 所致毛细支气管炎患儿外周血树突状细胞分布研究	张家祥	儿科	福建省医学创新课题
2011	类风湿关节炎患者外周 DC 细胞以及辅助性 T 细胞分群的研究	梅序桥	检验科	福建省卫生厅青年科研课题建议单位资助课题
2011	乳腺癌早期 MRI 诊断研究	詹阿来	磁共振室	漳州市科技计划项目立项
2011	胃窗造影结合 sonoVue 造影技术在临床诊疗中的应用	杨舒萍	超声医学科	漳州市科技计划项目立项
2011	急诊胃镜的临床应用	赖亚栋	消化内科	福建省卫生厅面向农村和城市社区推广适宜技术项目
2012	急性白血病组蛋白甲基化修饰异常的研究	马旭东	血液风湿内科	福建省自然科学基金项目
2012	辛伐他汀对前列腺增生细胞生物学行为的影响及其分子生物学机制的实验研究	杨明根	泌尿外科	福建省自然科学基金项目
2012	急性白血病组蛋白甲基化修饰异常的研究	马旭东	血液风湿内科	福建省医学创新课题
2012	COX-2 与 mTOR 信号通路在肾细胞癌发生发展中的相关性研究	庄志明	泌尿外科	福建省医学创新课题
2012	胎儿细胞 NR3C1 甲基化改变及在产前诊断中的应用	吴阿阳	检验科	福建省医学创新课题

续表

时间（年）	项目名称	负责人（姓名）	科　室	立项来源（编号）
2012	NADPH氧化酶在胰岛β细胞脂毒性损害中的作用及槲皮素干预	赖鹏斌	内分泌科	福建省医学创新课题
2012	缺血修饰白蛋白在急性心肌梗死（AMI）患者诊疗中的应用研究	吴阿阳	检验科	863计划子课题
2012	胃动力超声测定与放射性核素测定的对比研究	沈浩霖	超声医学科	福建省卫生厅青年科研课题资助项目
2012	Wnt/β-catenin信号通路在儿童非霍奇金淋巴瘤的表达意义	何金水	儿科	福建省卫生厅青年科研课题建议医院资助项目
2012	绒毛膜羊膜炎与早产儿不良预后的相关性研究	许丽萍	儿科	福建省卫生厅青年科研课题建议医院资助项目
2012	残余肾功能、蛋白尿与尿毒症患者的营养状况	吴彼得	肾内科	漳州市科技计划项目立项
2012	MIC-1与胰腺癌恶性生物学特征的关系的初步研究	杨新星	消化内科	漳州市科技计划项目立项
2012	基于CISS分型指导下的急性缺血性脑卒中溶栓干预模式研究	陈柏龄	神经内科	漳州市科技计划项目立项
2012	电生理皮层功能定位在脑胶质瘤手术中的应用研究	于涛	神经外科	漳州市科技计划项目立项
2012	非小细胞肺癌表皮生长因子受体基因及KRAS基因突变与临床病理相关性研究	苏海燕	病理科	漳州市科技计划项目立项
2013	南方医科大学肿瘤干细胞研发中心漳州市分中心	马旭东	血液风湿内科	福建省引进重大研发机构资助项目
2013	联合mTOR和COX2信号通路靶向治疗在肾癌的实验研究	庄志明	泌尿外科	福建自然科学基金项目面上项目
2013	JARID1B在急性白血病细胞中的表达意义及鉴定调控其表达的特异microRNAs	马旭东	血液风湿内科	福建医科大学非直属附属医院科研发展专项基金计划项目（重点项目）
2013	RASSF6基因在肝癌的表达及其临床意义	李建国	普外一科	福建医科大学非直属附属医院科研发展专项基金计划项目（一般项目）
2013	炎性体信号通路相关microRNA多态性与食管鳞癌的预后	陈伟霖	放疗科	福建医科大学非直属附属医院科研发展专项基金计划项目（一般项目）
2013	生长激素缺乏症患者的瘦素表和瘦素受体基因多态性的研究	何金水	儿科	福建医科大学非直属附属医院科研发展专项基金计划项目（一般项目）
2013	iRNA沉默MafA对FoxO1及胰岛β细胞功能的影响	陈锦凤	内分泌科	漳州市自然科学基金立项
2013	浓缩生长因子促进骨组织再生和修复的临床研究	陈永辉	口腔科	漳州市自然科学基金立项

续表

时间（年）	项目名称	负责人（姓名）	科室	立项来源（编号）
2013	新生儿发育支持护理对其生长发育影响的相关性研究	罗春稠	儿科	漳州市自然科学基金立项
2013	体外溶血试验疑难配血技术	原敏	输血科	漳州市自然科学基金立项
2013	肾素独立于血管紧张素Ⅱ生成途径外的致肾间质纤维化作用机制研究	周雪丽	肾内科	漳州市自然科学基金立项
2013	靶向干扰Jaggedl对肾透明细胞癌发生发展及肿瘤血管生成的影响	林建贵	泌尿外科	福建省卫生厅青年科研课题建议医院立项项目
2013	基于MLPA技术检测B细胞非霍奇金淋巴癌IgH基因重排的研究	杨惠聪	检验科	福建省卫生厅青年科研课题建议医院立项项目
2013	0-2岁婴幼儿脑白质纤维束DTI成像研究	陈玉珊	放射影像科	福建省卫生厅青年科研课题建议医院立项项目
2013	1.5%双氧水口腔护理预防新生儿呼吸机相关性肺炎	郭舒文	儿科	福建省卫生厅青年科研课题建议医院立项项目
2013	洗涤液及洗涤方式对高通量ELISA检测系统测抗HIV和梅毒抗体的影响	吴阿阳	检验科	参与中华人民共和国卫生部课题
2014	异体单个核细胞输注防治白血病移植后复发的临床研究	郑瑞玑	血液风湿内科	福建省卫生系统中青年骨干人才培养项目
2014	漳州市脑卒中高危人群筛查与预防	陈跃鸿	神经内科	漳州市科技计划项目立项
2014	GRIM-19、BLCA-38在前列腺癌组织中的表达及生物学意义	林海利	泌尿外科	漳州市科技计划项目立项
2014	急性白血病血清相关蛋白的鉴定及单克隆抗体的制备	郑瑞玑	血液风湿内科	漳州市科技计划项目立项
2014	漳州市慢性病"云"管理	方勇强	干部病房	漳州市科技计划项目立项
2014	多蛋白联合检测对肾脏疾病辅助诊断和预后的探讨	沈洪武	病理科	漳州市科技计划项目立项
2014	超声新技术在胃动力检测中的应用研究	沈浩霖	超声医学科	福建省医学创新课题
2014	甲基化-hsa-miR-125a-5p-Suv39H1通路在胃癌的作用及机制研究	蔡丽生	普外二科	福建省医学创新课题
2014	HMGB1在骨肉瘤的表达及对细胞生物学行为影响研究	钟志辉	骨科	福建卫生厅青年科研课题立项
2014	住院老年人餐后低血压现况、药物影响及心血管风险研究	林娟	干部病房	福建卫生厅青年科研课题立项
2014	由CYP3A介导的环孢霉素体内代谢的内源性标志物研究	蔡凝芳	药学部	福建卫生厅青年科研课题立项
2014	Rac1在血管平滑肌细胞增殖中的作用及其Rac1/PAK1信号传导通路	郑桂安	心血管内科	福建卫生厅青年科研课题立项

续表

时间（年）	项目名称	负责人（姓名）	科　室	立项来源（编号）
2014	医疗机构抗菌药物临床应用管理长效工作机制研究	白辉鹏	质量控制管理科	福建省卫生厅青年科研课题建议医院资助立项
2014	超声在类风湿关节炎的应用研究	蔡晓菡	超声医学科	福建省卫生厅青年科研课题建议医院资助立项
2014	不同血清 MnSOD 表达水平及是否联合右雷佐生对复发转移性乳腺癌含蒽环类抗肿瘤抗生素化疗疗效及心脏毒性差异的对比研究	王贻军	肿瘤内科	福建省卫生厅青年科研课题建议医院资助立项
2014	细胞周期调控因子 Cyclin D1、CDK4 与 P16INK4a 在 MCL 石蜡包埋组织中的应用研究	陈顺平	病理科	福建省卫生厅青年科研课题建议医院资助立项
2015	Exendin-4 对 1 型糖尿病大鼠 CXCL10 及其受体表达的影响	何金水	儿科	福建省医学创新课题立项
2015	JARID1B 基因在套细胞淋巴瘤中的功能鉴定及表达调控研究	黄轶群	血液风湿内科	福建省医学创新课题立项
2015	阻塞性睡眠呼吸暂停低通气综合征患者非酒精性脂肪性肝病发生率、血清肝酶水平变化及无创持续正压通气疗效	陈理达	呼吸内科	福建省卫生计生委青年科研课题立项
2015	术中胸内喉返神经旁淋巴结冰冻在指导胸段食管鳞癌三野淋巴结清扫的意义	沈国义	胸心外科	福建省卫生计生委青年科研课题建议单位资助项目
2015	自制装置形成皮下隧道内窥镜下治疗肘管综合征的临床研究	罗艺	骨科	福建省卫生计生委青年科研课题建议单位资助项目
2015	组蛋白甲基转移酶 G9a 与子宫内膜癌发生发展关系的研究	林燕玲	病理科	福建省卫生计生委青年科研课题建议单位资助项目
2015	腔镜双侧乳晕途径甲状腺腺瘤切除术、甲状腺次全、甲状腺癌根治、颈清扫术	陈秋贤	普外二科	福建省卫生计生委青年科研课题建议单位资助项目
2015	超声在类风湿关节炎的应用	蔡晓菡	超声医学科	福建省卫生计生委面向农村和城市社区推广适宜技术资助项目

表 6-3　若干年份市厅级以上科研成果一览表

时间（年）	项目名称	负责人	所在科室	奖　项
1978	鲈苔珠硼散治疗食管癌梗阻	梁崇真	内科	福建省科技大会授奖的科技成果项目
1983	硅胶管静脉输液法		护理部	龙溪地区科技进步奖
1983	B 超测量胎头双顶径以估计胎儿生长情况		妇产科	龙溪地区科技进步奖
1983	中西医结合综合治疗粘连性肠梗阻		外科	龙溪地区科技进步奖

续表

时间（年）	项目名称	负责人	所在科室	奖　项
1983	脑浆液免疫球蛋白及乳酸脱氢酶测定小儿急性脑膜炎		儿科	龙溪地区科技进步奖
1983	复方丹参和鹿茸精注射液治疗新生儿硬肿症		儿科	龙溪地区科技进步奖
1984	应用EB病毒VCA-IgA抗体检测对鼻咽癌临床研究	陈昭午 王济民	耳鼻喉科	龙溪地区1983-1984年度科技进步奖三等奖
1984	保留幽门次全胃切除带蒂空肠移植代胃术	陈建成	肿瘤科	龙溪地区1983-1984年度科技进步奖三等奖
1984	孕妇血清、羊水、脐血甲胎蛋白测定研究	冯彩珠 吴世标	妇产科	龙溪地区1983-1984年度科技进步奖四等奖
1984	酶联葡萄菌A蛋白测定抗核抗体	林为澄	检验科	龙溪地区1983-1984年度科技进步奖四等奖
1984	香附注射剂研制	谢敦华 庄宗镇	皮肤科	龙溪地区1983-1984年度科技进步奖四等奖
1985	研制香附注射液治疗扁平疣	谢敦华	皮肤科	福建省医药卫生科技成果二等奖
1986	末节及远侧指间关节主面断指再植术	郑亚才 李文来	骨科	漳州市科技进步奖二等奖
1986	食管贲门癌根治术食管隧道式吻合术	陈建成 黄文献	肿瘤科	漳州市科技进步奖三等奖
1986	纤维结肠镜下高频电凝电切治疗直肠结肠息肉	施至乾 陈宝英	内科	漳州市科技进步奖三等奖
1986	颅内占位性病变应用B型超声扫描的探讨	黄荣华 沈明 黄铭生 李榕 杨舒萍	神经科	漳州市科技进步奖三等奖
1986	眼底荧光血管造影在多种眼底病上的应用	蔡友棣 许淑德	眼科	漳州市科技进步奖三等奖
1986	眼震电图在眩晕病上的诊断	陈昭午	耳鼻喉科	漳州市科技进步奖三等奖
1988	遗传性进行性肾炎一家系七例及染色体异常报告	沈长福 吴彼得 吴泽沦 黄新力 马红英	内科	漳州市科技进步奖三等奖
1988	桃核承气汤治疗肝性卟啉病35例报告	游开泓	中医科	福建省卫生厅医药科技进步奖二等奖
1988	桃核承气汤治疗肝性卟啉病35例报告	游开泓	中医科	漳州市科技进步奖三等奖
1989	风湿性心脏瓣膜病应用机械瓣置换术20例	杨祖谦 朱元佑 张锦生 黄进顺 郭志坚	外科	漳州市科技进步奖二等奖

续表

时间（年）	项目名称	负责人	所在科室	奖　项
1989	乌头通痹汤治疗类风湿性关节炎	游开泓 周爱英 杨舒谨	中医科	漳州市科技进步奖三等奖
1989	冷冻治疗头颈部恶性肿瘤	陈昭午 黄永安	耳鼻喉科	漳州市科技进步奖三等奖
1991	维甲酸治疗急性早幼粒白血病的推广应用	游慧萍 叶宝国 林骥 马旭东 杨素美	内科	漳州市1990-1991年度科技进步奖二等奖
1991	简明农药中毒抢救治疗手册	叶宝国 曾友三	内科	漳州市1990-1991年度科技进步奖三等奖
1993	改良M2治疗浆细胞白血病	游慧萍	内科	漳州市1992-1993年度科技进步奖二等奖
1993	主动脉窦破裂治疗研究	朱元祐	外科	漳州市1992-1993年度科技进步奖二等奖
1993	胰胃吻合在胰十二指肠切除术中的应用	吴召南	外科	漳州市1992-1993年度科技进步奖二等奖
1993	中西结合治疗急性白血病	游慧萍	内科	漳州市1992-1993年度科技进步奖三等奖
1993	早期大肠癌的处理研究	施至乾 吴文乔 杨天赐	内科	1992-1993年度漳州市科技进步奖三等奖
1993	食管置入吻合术的改进	黄文献 洪永寿 陈建成	外科	1992-1993年度漳州市科技进步奖三等奖
1993	改进直接眼底镜用于眼底荧光血管造影观察	庄鹏 刘明玉 阮敏毅	眼科	1992-1993年度漳州市科技进步奖三等奖
1993	胃镜下食管狭窄扩张术	杨天赐 陈宝英 施至乾 孙木泉 许向农	内科	1992-1993年度漳州市科技进步奖三等奖
1995	大肠广基型息肉内镜诊断与处理	杨天赐 施至乾 孙木泉 陈宝英 刘其樱	内科	1994-1995年度漳州市科技进步奖二等奖
1995	法乐氏联征32例治疗体会	朱元祐 杨祖谦 张锦生 黄进顺	外科	1994-1995年度漳州市科技进步奖二等奖

续表

时间（年）	项目名称	负责人	所在科室	奖项
1995	单侧多功能外固定器治疗四肢骨折	郑亚才 李文来 严康宁	骨科	1994–1995年度漳州市科技进步奖三等奖
1995	骨髓增生异常综合征转化成急性白血病的观察和研究	马旭东 游慧萍 林骥 杨素美	内科	1994–1995年度漳州市科技进步奖三等奖
1995	骨髓穿刺干抽的临床及病理	叶宝国	内科	1995年度福建省医药卫生科技进步奖三等奖
1996	单侧多功能外固定器治疗四肢骨折	郑亚才 李文来 严康宁	骨科	1996年度福建省医药卫生科技进步奖二等奖
1996	骨髓增生异常综合征转化成急性白血病的观察和研究	马旭东 游慧萍 林骥 杨素美	内科	1996年度福建省医药卫生科技进步奖三等奖
1997	肌蒂型胸大肌肌皮瓣修复口腔颌面部肿瘤术后缺损	郑伟 郑定国 张志坚	口腔科	漳州市1996–1997年度科技进步奖一等奖
1997	肾病综合征合并急性肾功能衰竭的研究	吴彼得 沈长福 连学坚	内科	漳州市1996–1997年度科技进步奖二等奖
1997	高血糖尿病合并急性脑梗塞的影响	陈诺琦 涂梅 赵闽芳	内科	漳州市1996–1997年度科技进步奖二等奖
1997	彩色多普勒血流显像在门静脉海绵样变性中的应用	沈明 杨舒萍 陈红 林美华	超声科	漳州市1996–1997年度科技进步奖三等奖
1997	口腔结外型非何杰金氏恶性淋巴瘤26例临床病理分析	吴文乔 郑伟 何宗德	病理科	漳州市1996–1997年度科技进步奖三等奖
1997	食管胃单层缝合加大网膜覆盖治疗中下段食管癌	朱天佑 杨祖谦 张锦生 郭志坚 张奕	外科	漳州市1996–1997年度科技进步奖三等奖
1997	新生儿尿路感染78例临床分析	柯千明	儿科	漳州市1996–1997年科技进步奖三等奖
1999	急性早幼粒细胞白血病复发的临床研究	叶宝国 游慧萍 林骥 游旭闽	血液风湿内科	漳州市1998–1999年度科技进步奖二等奖

续表

时间（年）	项目名称	负责人	所在科室	奖项
1999	改良经皮穿刺心导管造影法诊断小儿复杂型先天性心脏病	傅思源 郭浩溶	儿科	漳州市1998–1999年度科技进步奖三等奖
1999	急性白血症早期死亡原因和预防分析及对策研究	马旭东 游慧萍 叶宝国 郑瑞玑 杨素美	内科	漳州市1998–1999年度科技进步奖三等奖
1999	无肝素血液透析治疗高危出血倾向尿毒症的研究	吴彼得 沈长福 马旭东 连学坚	内科	漳州市1998–1999年度科技进步奖三等奖
1999	CT诊断上颌窦霉菌性病变的研究	沈庆隆 詹阿来 蔡毅勇 余主花	CT室	漳州市1998–1999年度科技进步奖三等奖
1999	腓肠浅动脉逆行岛状皮瓣的临床应用	严康宁 郑亚才	骨科	漳州1998–1999年度科技进步奖三等奖
1999	穴位注射治疗顽固性呃逆临床观察	林建英	神经科	福建省护理学会第二届护理科技进步奖三等奖
2000	快速FLAIR技术在腹盆腔MRI中的应用及价值	詹阿来 李红婴 洪映红	磁共振室	2000年度漳州市科技进步奖二等奖
2000	重症心脏瓣膜病患者瓣膜置换术的麻醉处理	林玉霜 邓继平 吴跃坤 陆志伟	麻醉科	2000年度漳州市科技进步奖二等奖
2000	脑肿瘤显微外科手术115例分析	黄荣华 李榕 林瑞生 黄铭生 王荆夫	神经科	2000年度漳州市科技进步奖三等奖
2000	尿激酶脑室内灌注治疗脑室内出血50例报告	林瑞生 黄荣华 黄铭生 李榕 汪伟巍	神经科	2000年度漳州市科技进步奖三等奖
2000	阀值强度刺激BAEP检测在梅氏疾病的应用	颜文辉 林传成 刘林勇 韩丽英	脑电图室	2000年度漳州市科技进步奖三等奖

续表

时间（年）	项目名称	负责人	所在科室	奖　项
2001	体外循环心脏手术节约输血的研究	朱元佑 郭志坚 杨祖谦 张奕 陈红英	外科	2001年度漳州市科技进步奖三等奖
2001	新型金属导尿管的研制及临床应用	林海利 郑周达 陈森期 陈元波 阮敏惠	泌尿外科	2001年度漳州市科技进步奖三等奖
2001	自体血液回收机在手术中的应用	江燕琼	手术室	2001年度福建省第三届护理学会科技进步奖三等奖
2002	EB病毒BNLF-I基因在恶性淋巴瘤和急性白血病的表达、临床意义及其对恶性淋巴瘤发病机理的探讨	马旭东 陈元仲 林为澄 吴文乔 郑瑞玑	内科	2002年度漳州市科技进步奖一等奖
2002	脑裂畸形的CT与MRI诊断价值	沈庆隆 詹阿来 蔡毅勇 黄睿刚 余主花	CT室	2002年度漳州市科技进步奖三等奖
2002	术中内镜诊断不明原因胃肠道出血性病变	杨天赐 陈宝英 孙木泉 林淑惠 刘麒樱	消化内科	2002年度漳州市科技进步奖三等奖
2004	EB病毒BNLF-I基因在恶性淋巴瘤和急性白血病的表达临床意义及其对恶性淋巴瘤发病机理的探讨	马旭东 陈元仲 林为澄 吴文乔 郑瑞玑	内科	2004年度福建省科技进步奖三等奖
2004	血浆置换联合常规疗法抢救重度有机磷农药中毒的研究	叶宝国 许向农 郑凤苹 林聪猛 刘文平	内科	2004年度漳州市科技进步奖二等奖
2004	20例脑前循环动脉瘤显微手术临床分析	李榕 黄荣华	神经科	2004年度漳州市科技进步奖三等奖

续表

时间（年）	项目名称	负责人	所在科室	奖　项
2004	腹腔镜胆囊切除术系列研究	李建国 韩明瑞 蔡铭智 李辉 蔡丽生	普通外科	2004年度漳州市科技进步奖三等奖
2005	胸腔镜在胸椎、上腰椎手术的应用研究	郑亚才 严康宁 李应国 李洪瀚 陈进鸿	骨科	2005年度漳州市科技进步奖二等奖
2006	应用肺功能指标（MMEF、RV、PEF和PEF1）评价儿童哮喘早期干预疗效的研究	张家祥 傅思源 林惠泉 张宝忠 欧阳武	儿科	2006年度漳州市科技进步奖二等奖
2006	胰岛素对成人隐匿性自身免疫性糖尿病（LADA）患者血清瘦素水平的影响	陈诺琦 陈锦凤 杨红英 林为澄	内分泌科	2006年度漳州市科技进步奖二等奖
2006	经肛门I期（斜形吻合）巨结肠根治术	李建国 李辉 林志川 韩明瑞	普外一科	2006年度漳州市科技进步奖二等奖
2007	胸腔镜在胸椎、上腰椎手术的应用研究	郑亚才 严康宁 李应国 李洪瀚 陈进鸿	骨科	2007年度福建省科技进步奖三等奖
2007	经肛门I期（斜形吻合）巨结肠根治术	李建国 李辉 林志川 韩明瑞	普外一科	2007年度福建省科技进步奖三等奖
2007	腹腔镜联合胆道镜治疗胆总管结石	李建国 李辉 林志川	普外一科	2007年度漳州市科技进步奖三等奖
2008	Ki-67在前列腺癌中的表达及临床意义研究	林海利 郑周达 陈森期 许振强 庄志明	泌尿外科	2008年度漳州市科技进步奖三等奖

续表

时间（年）	项目名称	负责人	所在科室	奖　项
2008	立体定向开放性手术治疗颅内病变	林瑞生 于涛 李榕 汪伟巍 王荆夫	神经外科	2008年度漳州市科技进步奖三等奖
2009	半肝切除及血管重建治疗肝门部胆管癌的临床研究	李建国 韩明瑞 林志川 刘泉源 卢燕辉	普外一科	2009年度漳州市科技进步奖二等奖
2009	恶性血液病INK4b基因家族甲基化实验与临床研究	叶宝国 沈建箴 林福安 傅海英 林聪猛	血液风湿内科	2009年度漳州市科技进步奖二等奖
2009	半肝切除及血管重建治疗肝门部胆管癌	李建国 韩明瑞 林志川 刘泉源 卢燕辉	普外一科	2009年度福建省科技进步奖三等奖
2009	混合型血液净化治疗急性重症中毒	吴彼得 陈珊莹 沈长福 连学坚 陈文腾	肾内科	2009年度漳州市科技进步奖三等奖
2009	半肝切除及血管重建治疗肝门部胆管癌的临床研究	李建国	普外一科	2009年度福建医学科技奖三等奖
2010	恶性血液肿瘤表观遗传学异常及PHI对恶性肿瘤表观遗传学调控的研究	马旭东 黄铁群 陈宝安 鹿全意 肖丽云	血液风湿内科	2010年度漳州市科技进步奖一等奖
2010	II型糖尿病患者炎症因子水平与胰岛素抵抗和动脉粥样硬化的关系及二甲双胍干预的研究	陈锦凤 陈诺琦 林为澄 周爱英 杨红英	内分泌科	2010年度漳州市科技进步奖二等奖
2010	多普勒超声造影在不同系统疾病诊疗中的应用	杨舒萍 沈浩霖 王康健 陈红 黄宁结	超声医学科	2010年度漳州市科技进步奖三等奖

续表

时间（年）	项目名称	负责人	所在科室	奖项
2010	胸腔镜下脊柱前路手术麻醉的临床研究	林玉霜 林建 林建聪 唐华东 吴跃坤	麻醉科	2010年度漳州市科技进步奖三等奖
2011	丙戊酸钠治疗急性白血病和骨髓瘤的实验研究	林聪猛 叶宝国 林福安 梅序桥 朱艺芳	血液风湿内科	2011年度漳州市科技进步奖三等奖
2011	舒适护理系列研究	康亚婵 黄晓晖 林月娟 陈玉苹 李珠梅	护理部	2011年度漳州市科技进步奖三等奖
2012	RUNX3在肝癌发生发展中的作用	李建国 卢燕辉 江小杰 林志川 陈谭根	普外一科	2012年度漳州市科技进步奖三等
2012	异硫氰酸苯已酯调控血液肿瘤表观遗传学的研究	马旭东 黄轶群 肖丽云 邹勇 蒋少红 赖亚栋 杨育青	血液风湿内科	2012年度福建省科技进步奖二等奖
2013	上消化道出血急诊内镜止血的临床应用研究	赖亚栋 许向农 陈俊杰 黄文宝 杨新星	消化内科	2013年度漳州市科技进步奖三等奖
2014	新生儿发育支持护理及其对生长发育影响的相关性研究	罗春绸 谢丽琴 陈开珠 郑素珠 杨李娜	儿科	2014年度漳州市科技进步奖三等奖
2014	胃窗造影结合SonoVue造影技术在临床诊疗中的应用	杨舒萍 沈浩霖 王康健 江文婷 林丽卿	超声医学科	2014年度漳州市科技进步奖三等奖

续表

时间（年）	项目名称	负责人	所在科室	奖　项
2015	经阴道系列手术治疗子宫良性疾病的临床应用	李玲 施飞凤 张惠娇 柯桂珠 吴雪斌	妇科	2015年度漳州市科技进步奖三等奖

表6-4　若干年份发表于SCI论文一览表

论文题目	第一作者	所在科室	发表刊物	卷（期）	IF（影响因子）
Phenylhexyl isothiocyanate inhibits histone deacetylases and remodels chromatins to induce growth arrest in human leukemia cells	马旭东	血液风湿内科	International Journal of Oncology	2006,28(6):1287-1293.	3.99
Deficient Histone Acetylation in Acute Leukemia and the Correction by an Isothiocyanate	肖丽云（通讯作者马旭东）	儿科	Acta Haematologica	2009;123:71-134	0.894
Reachivating aberrantly hypermethylated p15 gene in leukemic T cells by a qhenylhexyl isothiocyanate mediated inter-active mechanism on DNA and chromatin	蒋少红（通讯作者马旭东）	药学部	Journal of Hematology & Oncology	2010;3(1):48-53	1.35
Loss of runt-related transcription factor 3 expression associated with human hepatocellular carcinoma progression and prognosis	李建国	普外一科	Asian Pacific Journal of Cancer Prevention	2011;12(9)2285-2290	1.24
Effect of phenylhexyl isothiocyanate on aberrant histone H3 methylation in primary human acute leukemia	邹勇（通讯作者马旭东）	血液风湿内科	Journal of Hematology & Oncology	2012;5(36)	3.99
Clinical reagents of GM-CSF and IFN-α induce the generation of functional chronic myeloid leukemia dendritic cells in vitro	翁开枝	儿科	Cytotechnology	2012;64(1):469-473	1.207
Our experiences of the management of distal posterior inferior cerebellar artery aneurysms	林瑞生	神经外科	Journal of Craniofacial Surgery	2012;23(5):1388-1390	0.822
Quercetin ameliorates diabetic nephropathy by reducing the expressions of transforming growth factor-β1 and connective tissue growth factor in streptozotocin-induced diabetic rats.	赖鹏斌	内分泌科	Renal Failure	2012;34(1):83-87	0.824

续表

论文题目	第一作者	所在科室	发表刊物	卷（期）	IF（影响因子）
Complement 3 activates the renal renin-angiotensin system by induction of epithelial-to-mesenchymal transition of the nephrotubulus in mice	周雪丽	肾内科	Am J Physiol Renal Physiol	2013；305（7）：957-967	3.3
Immunomodulatory and Anti-inflammatory properties of artesunate in experimental colitis	杨钊斌	内科重症监护室	Current Medical Chemistry	2012；9（19）：4541-4551	4.07
The transcriotome study of subtype M2 myeloblastic leukemia	吴阿阳	检验科	Cell Biochemistry and Biophysics	2015；72（3）：653-656	2.38
Cardiac troponin I in nin-acute coronary syndrome patients with chronic kidney disease	陈珊莹	肾内科	PLOS ONE	2013；8（12）：e82752.	3.7
Lower number of plasmacytoid cells in peripheral blood of children with bronchiolitis following respiratory syncytial virus infection	翁开枝（通讯作者张家祥）	儿科	Influenza Other Respir Viruses	2014；8（4）：75-81	1.895
Evaluation of gastric emptying in diabetic gastropathy by an ultrasonic whole stomach cylinder method	沈浩霖	超声医学科	Ultrasound in Medicine and Biology	2014；40（9）：1998-2003	2.099
Role of immune dysfunction in pathogenesis of type 1 diabetes mellitus in children	何金水	儿科	Asian Pacific Journal of Tropical Medicine	2014；7（10）：823-826.	0.902
A new animal bioreactor for producing pharmaceutical proteins	何金水	儿科	Acta Biochim Biophys Sin	2014；46（9）：826-828	2.089
ImmunoCyt and cytology for diagnosis of bladder carcinoma	杨明根	泌尿外科	Chinese Medical Journal	2014；127（4）：758-764	1.016
Aberrant histone methylation and the effect of suv39H1 siRNA on gastric carcinoma	蔡丽生（通讯作者马旭东）	普外二科	Oncology Repsrts	2014；31（6）：2593-2600	2.297
Association between metabolically unhealthy overweight/obesity and chronic kidney disease：the role of inflammation	陈珊莹	肾内科	Diabetes Metab	2014；40（6）：423-430	2.845
Total thoracoscopic combined lingulectomy and pericardial cystectomy	张奕	胸心外科	Journal of Thoracic Disease	2014；6（12）：1816-1818	0
Ultra-sensitive ohpsphorescence sensor for the detection of trace As（v）based on the signal amplification effect of As（v）catalyzing H2O2 oxideze CdTe-Cys-quantum dots	黄轶群	血液风湿内科	RSC Advances	2014；4：7410-7417	3.708

续表

论文题目	第一作者	所在科室	发表刊物	卷（期）	IF（影响因子）
Pharmacodynaic analysis of intravenous recombinanturate oxidase using an indirect pharmacological response model in healthy subjects	蔡凝芳	药学部	acta pharmacologica sinica	2014；35（11）：1447-1452	2.496
Protective effects of poly（butyl）cyanoacrylate nanoparticles containing vasoactive intestinal peptide against 6-hydroxydopamine-induced neurotoxicity in vitro.	王吴芳	药学部	J Mol Neurosci	2014；55（4）：854-864	2.757
A non-invasive CYP3A4 biomarker and body mass index predict cyclosporine dosage requirements in chinese renal transplant recipients	蔡凝芳	药学部	Pharmazie	2015；70：1-4	1.052
Specific inhibition of β-catenin in jeko-1 mantle cell lymphoma cell line decreases peoliferation and induces apoptosis	何金水	儿科	Medical Science Monitor	2015；21（7）：2218-2224	1.433
JARID1B deletion induced apoptosis in Jeko-1 and HL-60 cell lines	苏海燕（通讯作者 马旭东）	病理科	International Journal of Clinical and Experimental Pathology	2015；8（1）：171-183	1.891
The effect of CXCL10 receptor of antagonlist on islet cell apoptosis in a type 1 diabetes rat model	何金水	儿科	International Journal of Clinical and Experimental Pathology	2015；8（11）：14542-14548	1.891
Study of Melanin Bleaching After Immunohistochemistry of Melanin-containing Tissues	沈洪武	病理科	Appl Immunohistochem Mol Morphol	2015；23（4）：303-307	2.012
Pregnancy in women with SLE: A retrospective study of 83 pregnancies at a single centre	陈珊莹	肾内科	Int J Environ Res Public Health	2015；12（8）：876-888	2.063
Assessment of bilateral cerebral peduncular infarction: Maganetic resonance imaging, clinical features, and prognosis	陈文伙	神经内科	Journal of The Neurological Sciences	2015；357（1-2）：131-135	2.474
The Effect Statin therapy on Coronary Plaque Composition Using Virtual Histology Intravascular Ultrasound: A Meta-Analysis	郑桂安	心血管内科	PLOS ONE	2015；10（7）1-14	3.234
Effect of continuous positive airway pressure on insulin growth factor-1 in patients with obstructive sleep apnea: a meta-analysis.	陈理达	呼吸内科	Growth Horm IGF Res	2015；25（2）：75-79.	1.448

续表

论文题目	第一作者	所在科室	发表刊物	卷（期）	IF（影响因子）
Effectof Continuous Positive Airway Pressure on Adiponectin in Patients with Obstructive Sleep Apnea: A Meta-Analysis.	陈理达	呼吸内科	PLOS ONE	2015; 10（9）: e0136837	3.057
Application of contrast-enhanced ultrasonography and ultrasonography scores in rheumatoid arthritis	蔡晓菡	超声医学科	International Journal of Clinical and Experimental Medicine	2015; 8（11）: 20056–20064	1.2
The relationship between excessive daytime sleepiness and metabolic syndrome in severe obstructive sleep apnea syndrome.	陈理达	呼吸内科	Clin Respir J	2015; 1: 56–62	2.147
Jinxiu Lin. Effect of statin therapy on fibrous cap thickness in coronary plaques using optical coherence tomography: a systematic review and meta-analysis.	郑桂安	心血管内科	J Interv Cardiol	2015; 28（6）: 514–522.	1.3
Peritumoral edema on MR imaging predicts poor clinical outcome in malignant glioma	林国诗	神经外科	Oncol Lett	2015; 10（5）: 2769–2776.	1.5

表6-5　若干年份发表于Medline、CSCD-C论文一览表

论文题目	第一作者（姓名）	所在科室	刊物	发表时间 年份	期	级别
心脏穿透伤4例抢救体会	朱元佑	外科	中国循环杂志	1989	1	CSCD-C
肠道脂肪瘤并发肠套叠4例	黄庄钦	外科	中国肿瘤临床	1990	3	CSCD-C
左房巨大血栓一例	朱元佑	外科	中国循环杂志	1990	3	CSCD-C
B型超声诊断食道上段癌的体会	杨舒萍	超声波室	中国超声医学杂志	1992	S1	CSCD-C
食管癌快速分段放疗34例	邱锡谦	肿瘤科	中华放射肿瘤学杂志	1992	1	CSCD-C
66例原发性胃肠道恶性淋巴瘤临床病理分析	黄文献	外科	癌症	1992	2	Medline
B超监测穿刺引流术治疗小儿巨大脑脓肿	黄荣华	神经科	中国超声医学杂志	1992	3	CSCD-C
深静脉导管引起肺栓塞致死一例的教训（附尸体解剖分析）	严康宁	骨科	中国循环杂志	1992	3	CSCD-C
机械呼吸危险并发症——早发性外套管阻塞	黄荣华	神经科	中国危重病急救医学	1992	3	Medline、CSCD-C
心房粘液瘤的八例手术治疗体会	杨祖谦	外科	中国循环杂志	1992	4	CSCD-C

续表

论文题目	第一作者（姓名）	所在科室	刊物	发表时间 年份	期	级别
风湿性二尖瓣病变机械瓣替换术30例报告（摘要）	杨祖谦	外科	中国循环杂志	1992	4	CSCD-C
眼眶爆裂骨折影像学诊断	庄鹏	眼科	中国医学影像技术	1993	1	CSCD-C
食管置入吻合术117例	黄文献	外科	癌症	1993	1	Medline
主动脉窦瘤破裂九例治疗体会	朱元佑	外科	中国循环杂志	1993	2	CSCD-C
骨髓转移癌25例分析	马旭东	内科	癌症	1993	4	Medline
保留幽门全胃切除带血管蒂空肠代胃术	黄文献	外科	癌症	1993	5	Medline
心包片修补二尖瓣裂二例	朱元佑	外科	中国循环杂志	1993	6	CSCD-C
灸法治疗难治性肺结核的红细胞免疫学观察	杨晓蓓	针灸科	中国针灸	1994	S1	Medline
遗传性椭圆形红细胞增多症一家八例	游慧萍	内科	中华医学遗传学杂志	1994	2	Medline、CSCD-C
胎儿骶尾部畸胎瘤一例	薛丽珠	妇产科	中华妇产科杂志	1994	3	Medline、CSCD-C
全反式维甲酸治疗急性早幼粒细胞白血病30例临床观察	游慧萍	内科	癌症	1994	3	Medline
三苯氧胺治疗老年人晚期乳腺癌16例报告	林兰珠	肿瘤科	癌症	1994	4	Medline
十二指肠球溃疡伴异物一例	李启桃	放射科	临床放射学杂志	1994	5	CSCD-C
B超诊断胆道多发性乳头状腺瘤1例	沈明	超声波室	中国超声医学杂志	1994	6	CSCD-C
泪囊瘤细胞腺癌一例	庄鹏	眼科	中华眼科杂志	1994	6	Medline、CSCD-C
锥体功能不良综合征三例	许淑德	眼科	中华眼科杂志	1994	6	Medline、CSCD-C
锥体细胞变性三例	刘明玉	眼科	中华眼科杂志	1994	6	Medline、CSCD-C
法乐氏四联症32例治疗体会（摘要）	朱元佑	外科	中国循环杂志	1994	8	CSCD-C
左肝叶神经鞘瘤1例	曾西池	病理科	肿瘤	1995	1	CSCD-C
贲门癌术前应用实时超声检查的临床价值	黄文献	外科	癌症	1995	1	Medline
幽门螺杆菌相关性疾病	郑恬	内科	中国实用内科杂志	1995	1	CSCD-C
应重视人类免疫缺陷病毒—2的检测	郑恬	内科	中华内科杂志	1995	1	Medline、CSCD-C
巨型颅骨动脉瘤样骨囊肿二例	林瑞生	神经科	中华神经外科杂志	1995	1	CSCD-C
彩色多普勒成像诊断颈动脉海绵窦瘘	庄鹏	眼科	中国超声医学杂志	1995	1	CSCD-C
超声诊断技术在食管癌的应用及评价	杨舒萍	超声波室	中国医学影像技术	1995	2	CSCD-C
鼻咽癌颈淋巴结转移临床意义探讨	邱锡谦	肿瘤科	中华放射肿瘤学杂志	1995	3	CSCD-C
腹部卒中二例	黄庄钦	外科	中华消化杂志	1995	3	CSCD-C

续表

论文题目	第一作者（姓名）	所在科室	刊物	发表时间年份	期	级别
利凡诺羊膜腔注射并钳刮术引产652例	林爱华	妇产科	解放军医学杂志	1995	3	CSCD-C
脊髓病变与剧烈腹痛	林新祝	儿科	中华儿科杂志	1995	3	Medline、CSCD-C
颅高压时特异性颅内感染的细菌学检查	黄荣华	神经科	中国危重病急救医学	1995	3	Medline、CSCD-C
鱼精蛋白中和肝素引起急剧反应死亡一例	朱元佑	外科	中国循环杂志	1995	4	CSCD-C
残胃癌15例分析	洪永寿	肿瘤科	癌症	1995	5	Medline
食管贲门癌病人手术前后外周血T淋巴细胞亚群变化的研究	黄文献	外科	癌症	1995	5	Medline
大腿恶性上皮样神经鞘膜瘤一例	沈庆隆	放射科	中华放射学杂志	1995	6	CSCD-C
食管胃单层缝合加大网膜覆盖治疗胸中下段食管癌（附120例报告）	朱元佑	外科	中国肿瘤临床	1995	7	CSCD-C
介入超声在死胎引产中的应用	林美华	妇产科	中国超声医学杂志	1995	12	CSCD-C
前颅窝硬脑膜动静脉瘘	黄荣华	神经科	中华神经外科杂志	1996	1	CSCD-C
心外膜巨大脂肪瘤一例	李大新	内科	中国循环杂志	1996	2	CSCD-C
内镜诊断食管上段癌（附459例分析）	施至乾	内科	中国肿瘤临床	1996	2	CSCD-C
肾脏恶性纤维组织细胞瘤一例报告	陈森期	外科	中华泌尿外科杂志	1996	9	CSCD-C
蒿甲醚治疗抗二盐酸奎宁恶性疟疾34例	郑恬	内科	中华内科杂志	1996	10	Medline、CSCD-C
舌根部异位甲状腺1例	林美华	超声波室	中国超声医学杂志	1997	1	CSCD-C
血液透析患者配合中药治疗减少透析次数	沈长福	内科	中华器官移植杂志	1997	1	CSCD-C
圆锥马尾室管膜瘤并发脊髓蛛网膜下腔出血及脑积水1例	吴宗忠	神经科	中国神经精神疾病杂志	1997	1	CSCD-C
Derome's前颅底入路手术方法探讨	李榕	神经科	中华实验外科杂志	1997	2	CSCD-C
颈静脉球瘤放疗一例报道	黄建丽	肿瘤科	中华放射肿瘤学杂志	1997	2	CSCD-C
罕见髓内长条状脂肪瘤一例	黄铭生	神经科	中华神经外科杂志	1997	3	CSCD-C
老年人IgD型多发性骨髓瘤二例	游慧萍	内科	癌症	1997	4	Medline
静脉营养在新生儿硬肿症中的应用	林新祝	儿科	中华儿科杂志	1997	10	Medline、CSCD-C
平滑肌肉瘤并发低血糖症一例	钟芷芬	病理科	中华病理学杂志	1998	1	Medline、CSCD-C
以柏—查综合征为首发症状的急性淋巴细胞白血病一例	叶宝国	内科	中华血液学杂志	1998	1	Medline、CSCD-C
Peutz——Jeghers综合征并胃十二指肠套叠1例	李建国	普外一科	中华小儿外科杂志	1998	3	CSCD-C

续表

论文题目	第一作者（姓名）	所在科室	刊物	发表时间年份	期	级别
食管癌并发纵隔瘘长期生存一例	林兰珠	肿瘤内科	中华放射肿瘤学杂志	1998	4	CSCD-C
高颈段椎管内肿瘤20例	林瑞生	神经外科	中华神经外科杂志	1998	6	CSCD-C
以AIHA为首发症状的恶性淋巴瘤二例	游慧萍	内科	癌症	1998	6	Medline
高度近视误植高度数人工晶体2例	罗添场	眼科	中国实用眼科杂志	1998	8	CSCD-C
眼科文献与检索	庄鹏	眼科	中华眼科杂志	1999	1	Medline、CSCD-C
血浆置换联合长春新碱治疗TTP	叶宝国	内科	中华血液学杂志	1999	3	Medline、CSCD-C
恶性淋巴瘤合并乳糜胸一例	游慧萍	内科	癌症	1999	3	Medline
无肝素血液透析治疗血友病甲伴急性肾功能衰竭一例	吴彼得	内科	中华器官移植杂志	1999	3	CSCD-C
肝海绵状血管瘤的MRI诊断	詹阿来	磁共振室	中国医学影像技术	1999	3	CSCD-C
奥美拉唑治疗重度溃疡性全结肠炎	金慧君	内科	中华消化杂志	1999	0	CSCD-C
胎儿期左睾丸瘀血坏死一例报告	林海利	外科	中华泌尿外科杂志	1999	4	CSCD-C
同时罹患肺癌和肠癌一例	游慧萍	内科	癌症	1999	6	Medline
静脉注射丙种球蛋白预防早产儿肺透明膜病机械通气后感染的疗效观察	林新祝	儿科	中华儿科杂志	1999	6	Medline、CSCD-C
浅谈眼科文献及其检索	庄鹏	眼科	中国实用眼科杂志	1999	7	CSCD-C
系统性红斑狼疮眼部病变的临床观察	林映竑	眼科	中国实用眼科杂志	1999	7	CSCD-C
快速FLAIR技术在腹盆腔MRI中的应用及价值	詹阿来	磁共振室	临床放射学杂志	1999	11	CSCD-C
组织瓣移植修复肿瘤切除术后组织缺损	郑亚才	骨科	中华显微外科杂志	2000	1	CSCD-C
应用湿润烧伤膏发生不良后果的报告	潘开云	外科	中华烧伤杂志	2000	1	Medline、CSCD-C
硅胶囊充注式假体隆乳误置入胸腔内一例	潘开云	外科	中华整形外科杂志	2000	3	CSCD-C
脑肿瘤显微外科手术115例分析	黄荣华	神经科	中华神经外科杂志	2000	3	CSCD-C
腰椎后缘软骨结节的MRI研究	詹阿来	磁共振室	临床放射学杂志	2000	3	CSCD-C
中华眼科杂志发表基金资助项目的论著统计分析	庄鹏	眼科	中华眼科杂志	2000	4	Medline、CSCD-C
21例延迟性脾破裂的诊治分析	张炳先	普通外科	中华创伤杂志	2000	12	CSCD-C
铜针通电治疗血管瘤并发急性溶血的临床与实验研究	许和平	外科	中华整形外科杂志	2001	1	CSCD-C
罕见椎管内海绵状血管瘤一例	李榕	神经科	中华小儿外科杂志	2001	2	CSCD-C
平阳霉素局部注射治疗小儿血管瘤51例	陈敏华	皮肤科	中华整形外科杂志	2001	2	CSCD-C

续表

论文题目	第一作者（姓名）	所在科室	刊物	发表时间年份	期	级别
第99例——发热、双侧耳后淋巴结肿大2个月	傅思源	儿科	中华儿科杂志	2001	2	Medline、CSCD-C
有腋蹼畸形的Poland's综合征一例	许和平	外科	中华整形外科杂志	2001	3	CSCD-C
HA方案联合妥拉唑啉、己烯雌酚治疗慢性粒细胞白血病并阴茎异常勃起二例	叶宝国	内科	中华血液学杂志	2001	4	Medline、CSCD-C
超声诊断左侧巨大鞘膜积液并右腹股沟斜疝1例	吴瑞明	超声科	中国医学影像技术	2001	5	CSCD-C
鼻腔横纹肌肉瘤一例	沈庆隆	放射科	临床放射学杂志	2001	10	CSCD-C
AVM术后胶质瘤一例	黄荣华	神经科	中华神经外科杂志	2002	3	CSCD-C
口腔淋巴瘤的临床病理、免疫表型与分型的研究	吴文乔	病理科	中华病理学杂志	2002	3	Medline、CSCD-C
显微手术治疗Arnold-chiari畸形38例	王荆夫	神经科	中国神经精神疾病杂志	2002	4	CSCD-C
新生儿缺氧缺血性脑病血清钙测定与补钙方法探讨	林新祝	儿科	中国当代儿科杂志	2002	5	Medline
426例眼部肿瘤病理分析	钟芷芬	病理科	中国实用眼科杂志	2002	6	CSCD-C
小儿狼疮性肾炎误诊9例临床分析	蔡丽萍	儿科	中国当代儿科杂志	2002	6	Medline
原发性腹膜后肿瘤切除时主要血管的重建	韩明瑞	普外一科	中国实用外科杂志	2002	8	CSCD-C
牵引综合治疗椎动脉型颈椎病疗效分析	张荣瑄	理疗科	中华物理医学与康复杂志	2002	10	CSCD-C
股四头肌原发恶性淋巴瘤一例报告	林文祥	骨科	中华骨科杂志	2003	1	CSCD-C
苯巴比妥钠预防早产儿机械通气后脑室内出血的疗效观察	林新祝	儿科	中国当代儿科杂志	2003	2	Medline
仅表现小脑出血的海绵窦动静脉瘘一例	汪伟巍	神经科	中华神经外科杂志	2003	2	CSCD-C
一次开颅成功夹闭三个动脉瘤	黄荣华	神经科	中华神经外科杂志	2003	4	CSCD-C
奥曲肽治疗新生儿上消化道大出血的临床研究（附6例报告）	林新祝	儿科	中国当代儿科杂志	2003	4	Medline
腘窝蹼状皱襞综合征一例	许和平	外科	中华整形外科杂志	2003	6	CSCD-C
酷似脑桥肿瘤的脱髓鞘疾病1例	郑建玲	神经科	中国神经精神疾病杂志	2004	1	CSCD-C
多索茶碱静脉应用治疗儿童哮喘急性发作的临床研究	张家祥	儿科	中华儿科杂志	2004	2	Medline、CSCD-C
白内障超声乳化吸除术学习过程中后囊膜破裂的发生与预防	庄鹏	眼科	中国实用眼科杂志	2004	3	CSCD-C

续表

论文题目	第一作者（姓名）	所在科室	刊物	发表时间 年份	期	级别
左眼虹膜黄色肉芽肿一例	庄鹏	眼科	中华眼科杂志	2005	3	Medline、CSCD-C
甲状腺功能亢进性心脏病误诊13例分析	谢建忠	急诊科	中国实用内科杂志	2005	5	CSCD-C
侧卧式冲洗在儿童外耳道植物性异物的应用	徐守基	耳鼻喉科	中华耳鼻咽喉头颈外科杂志	2005	6	Medline、CSCD-C
侧面视角最佳计算方法在颅内动脉瘤诊断中的应用	刘丽莎	放射科	中华放射学杂志	2005	7	CSCD-C
冠心病病人非心脏手术围术期胸段硬膜外阻滞的效应	林玉霜	麻醉科	中华麻醉学杂志	2005	10	CSCD-C
胸腔镜辅助下经膈肌手术治疗胸腰椎爆裂骨折	林建聪	骨科	中华骨科杂志	2005	10	CSCD-C
卵巢放线菌病一例	黄毓珍	病理科	中华病理学杂志	2006	1	Medline、CSCD-C
甲状腺伴有胸腺分化的梭形上皮肿瘤	苏海燕	病理科	中华病理学杂志	2006	1	Medline
颅咽管瘤术后并左小脑半球出血一例	郑水顺	神经外科	中华神经外科杂志	2006	2	CSCD-C
梨状窝内壁贯穿异物误诊一例	李兆生	耳鼻喉科	中华耳鼻咽喉头颈外科杂志	2006	4	Medline
MRI诊断颅骨动脉瘤样骨囊肿三例	詹阿来	放射科	中华放射学杂志	2006	11	CSCD-C
立体定向辅助定位手术治疗颅内病变（附15例报告）	林瑞生	神经外科	中华神经外科杂志	2006	12	CSCD-C
半巢式甲基化特异性聚合酶链反应对肿瘤细胞株p15基因甲基化或缺失状态的检测	林福安	血液风湿内科	中国实验血液学杂志	2007	2	Medline
Bcl-2、Bax蛋白在不同年龄组患者脑挫裂伤组织中的表达	庄志军	神经外科	第二军医大学学报	2007	10	CSCD-C
神经白塞病1例	方勇强	干部病房	中国实用内科杂志	2007	0	CSCD-C
2型糖尿病患者血清白细胞介素18、C反应蛋白水平与胰岛素抵抗相关	陈锦凤	内分泌科	中华内分泌代谢杂志	2008	1	CSCD-C
三种常见HBV抗原肽-HLA-A*0201复合物四聚体的构建及初步检测应用	杨新星	消化内科	免疫学杂志	2008	2	CSCD-C
单开门颈椎管扩大术后脊髓后移的MRI测量及其临床意义	林建聪	骨科	中华外科杂志	2008	3	CSCD-C
早期应用rhu-EPO对早产儿神经行为发育的影响	何金水	儿科	中国当代儿科杂志	2008	5	Medline
小儿急性腹泻病继发急性假性肠梗阻10例临床分析	刘友隆	儿科	中国当代儿科杂志	2008	6	Medline
VPA和As_2O_3对Molt-4细胞的协同作用及可能机制	叶宝国	血液风湿内科	中国实验血液学杂志	2008	6	Medline

续表

论文题目	第一作者（姓名）	所在科室	刊物	发表时间 年份	期	级别
脑动静脉畸形破裂出血的急诊手术治疗体会	林瑞生	神经外科	中华神经外科杂志	2008	8	CSCD-C
组蛋白去乙酰化酶抑制药研究现状	蒋少红	药学部	中国新药与临床杂志	2008	8	CSCD-C
血小板源生长因子与糖尿病的研究进展	张蕾	中医科	中国老年学杂志	2008	9	CSCD-C
异硫氰酸酯化合物的抗癌作用及其机制研究进展	蒋少红	药学部	中国新药与临床杂志	2008	9	CSCD-C
颈部脓肿误诊为鳃裂囊肿1例	李兆生	耳鼻喉科	临床耳鼻咽喉头颈外科杂志	2008	22	Medline
脓毒症大鼠心脏组织基因表达的研究	刘勇	外科重症监护室	中国危重病急救医学	2009	3	CSCD-C
椎动脉—小脑后下动脉动脉瘤破裂的诊断和治疗（附五例报告）	林瑞生	神经外科	中华神经外科杂志	2009	4	CSCD-C
异硫氰酸苯己酯诱导Molt-4细胞p15基因去甲基化及机制研究	蒋少红	药学部	药学学报	2009	4	Medline、CSCD-C
肠道病毒71所致重症手足口病并脑干脑炎2例	朱少波	儿科	中国当代儿科杂志	2009	6	Medline
胎儿肢体—体壁综合征超声表现1例	陆志红	超声医学科	中华超声影像学杂志	2009	8	CSCD-C
床边碘水灌肠X线照片诊断先天性肠旋转不良1例	郑丽玲	儿科	中国当代儿科杂志	2009	11	Medline
单极电刀切除治疗扁桃体病变122例临床观察	许振跃	耳鼻喉科	临床耳鼻咽喉头颈外科杂志	2009	20	Medline
同时性喉甲状腺多原发癌二例	沈伟林	耳鼻喉科	中华耳鼻咽喉头颈外科杂志	2010	1	CSCD-C
经肛门拖出式斜形吻合治疗先天性巨结肠	李建国	普外一科	上海医学	2010	3	CSCD-C
异硫氰酸苯乙酯对SMMC-7721细胞甲基化和乙酰化组蛋白表达及细胞生长和凋亡的影响	黄轶群	血液风湿内科	中华肝脏病杂志	2010	3	CSCD-C
PHI调控Molt-4细胞组蛋白甲基化诱导p15基因去甲基化后再表达	马旭东	血液风湿内科	中国实验血液学杂志	2010	3	Medline
丙戊酸钠抑制人多发性骨髓瘤U266细胞增殖及组蛋白乙酰化调控的研究	朱艺芳	血液风湿内科	中国实验血液学杂志	2010	3	Medline
蝶骨嵴内侧脑膜瘤的手术治疗体会（附12例报告）	林瑞生	神经外科	中华神经外科杂志	2010	4	CSCD-C

续表

论文题目	第一作者（姓名）	所在科室	刊物	发表时间 年份	期	级别
简化局部枸橼酸抗凝在连续性静—静脉血液滤过中的应用	陈珊莹	肾内科	中国危重病急救医学	2010	5	CSCD-C
地塞米松对水通道蛋白1、4、5在大鼠变应性鼻炎鼻贴膜中表达的影响及意义	许海波	耳鼻喉科	解剖学杂志	2010	6	CSCD-C
缬沙坦对糖尿病大鼠心肌血小板源生长因子-B的表达及心肌纤维化的影响	赖鹏斌	内分泌科	中国老年学杂志	2010	6	CSCD-C
急性白血病组蛋白甲基化、乙酰化修饰异常的研究	马旭东	血液风湿内科	中华血液学杂志	2010	8	CSCD-C
乌司他丁预处理对脓毒症大鼠肾组织基因表达的影响	刘勇	外科重症监护室	中国危重病急救医学	2010	9	CSCD-C
异硫氰酸苯已酯对前列腺PC3细胞组蛋白乙酰化及Akt信号转导通路的影响	庄志明	泌尿外科	中华泌尿外科杂志	2010	10	CSCD-C
异硫氰酸苯己酯调控肝癌细胞株SMMC-7721组蛋白乙酰化及诱导细胞凋亡	赖亚栋	消化内科	中华肿瘤杂志	2010	11	CSCD-C
VPA对Molt-4细胞抑制作用及其去甲基化机制探讨	林聪猛	血液风湿内科	中华血液学杂志	2010	12	CSCD-C
小切口腹膜外入路手术治疗下腰椎骨折初步探讨	林建聪	骨科	中华骨科杂志	2011	1	CSCD-C
PHI对Burkitt淋巴瘤Daudi细胞株组蛋白甲基化和乙酰化调控的实验研究	马旭东	血液风湿内科	中国实验血液学杂志	2011	1	Medline
后腹腔镜肾蒂淋巴管结扎手术治疗乳糜尿	许振强	泌尿外科	华中科技大学学报	2011	3	Medline、CSCD-C
眼颅巨大异物漏诊一例	胡小坤	眼科	中国实用眼科杂志	2011	10	CSCD-C
闽东南地区特教学校听力障碍学生线粒体基因变异调查	吴阿阳	检验科	中华耳科学杂志	2012	1	CSCD-C
人RUNT相关转录因子3、细胞周期素在胰腺癌组织中mRNA水平的表达及其与临床病理伊苏的关系	林志川	普外一科	中华实验外科杂志	2012	1	CSCD-C
H3K9甲基化在白血病中的表观遗传调控	赵婷	血液风湿内科	中国实验血液学杂志	2012	1	Medline
非营养性吸吮在机械通气治疗早产儿中的应用	罗春绸	儿科	中国当代儿科杂志	2012	3	Medline
表现为八个半综合征的脑桥梗死一例	郭婷辉	神经内科	中华神经科杂志	2012	3	CSCD-C
癫痫持续状态后并发选择性皮层坏死MR表现1例报告	吴燕敏	神经内科	中国神经精神疾病杂志	2012	4	CSCD-C

续表

论文题目	第一作者（姓名）	所在科室	刊　物	发表时间 年份	期	级　别
与血液病相关的自发性多造性脑出血死亡8例分析	郑建玲	神经内科	中国危重病急救医学	2012	5	Medline、CSCD-C
siRNA干扰JARID1B基因表达对HL-60细胞增殖和凋亡的影响	马旭东	血液风湿内科	中华血液学杂志	2012	5	Medline、CSCD-C
PHI对前列腺癌PC3细胞组蛋白甲基化、乙酰化的调控	庄志明	泌尿外科	华中科技大学学报	2012	6	CSCD-C
超声血流向量成像评价心肌梗死患者左心室节段性血流结构变化	杨舒萍	超声医学科	中华超声影像学杂志	2012	7	CSCD-C
胰腺癌中人RUNT相关转录因子3基因启动子区甲基化及其临床意义	林志川	普外一科	上海交通大学学报	2012	8	CSCD-C
绒毛膜羊膜炎对早产儿脑损伤的影响	许丽萍	儿科	中国当代儿科杂志	2012	9	Medline
以鼻出血为主要症状的鼻腔Rosai-Dorfman病一例	许振跃	耳鼻喉科	中华耳鼻咽喉头颈外科杂志	2012	11	CSCD-C
关节镜辅助下外固定架治疗桡骨远端严重粉碎骨折	李洪瀚	骨科	南方医科大学学报	2012	11	Medline、CSCD-C
超声双重造影诊断肠系膜上动脉综合征	江文婷	超声医学科	中国医学影像技术	2012	12	CSCD-C
三维超声检测消化道梗阻合并羊水过多胎儿的产尿率	沈小玲	超声医学科	中国医学影像技术	2012	12	CSCD-C
三种全身麻醉方法对老年病人术后认知功能的影响	陆志伟	麻醉科	中国老年学杂志	2012	24	CSCD-C
原发性肝癌RUNX3基因启动子区甲基化及其意义	李建国	普一科	第三军医大学学报	2012	19	CSCD-C
双侧丘脑旁正中动脉梗死10例临床分析	郭婷辉	神经内科	中国实用内科杂志	2013	0	CSCD-C
沉默SUV39H1基因对急性髓系白血病KG-1细胞凋亡的影响	马旭东	血液风湿内科	中国实验血液学杂志	2013	1	Medline
异硫氰酸苯已酯抑制T细胞白血病Jurkat细胞Wnt/β-catenin信号通路的研究	林娟	干部病房	中国实验血液学杂志	2013	2	Medline
三维超声检测妊娠期高血压疾病和宫内生长受限胎儿的产尿率	沈小玲	超声医学科	中国超声医学杂志	2013	2	CSCD-C
异硫氰酸苯已酯对K562/G01细胞伊马替尼耐药性的影响	吴荣娟	血液风湿内科	中华血液学杂志	2013	2	CSCD-C
产前超声诊断胎儿体蒂异常5例	陆志红	超声医学科	中国超声医学杂志	2013	4	CSCD-C
脓毒症大鼠肝脏组织基因表达变化的研究	刘勇	外科重症监护室	中国急救医学	2013	4	CSCD-C

续表

论文题目	第一作者（姓名）	所在科室	刊物	发表时间年份	期	级别
口服胃窗造影联合Sono Vue血管造影诊断胰腺局灶性病变	沈浩霖	超声医学科	中华超声医学影像杂志	2013	5	CSCD-C
LY294002对Jeko-1细胞的增殖抑制及作用机制研究	陈宏浦	血液风湿内科	中国实验血液学杂志	2013	5	Medline
下调组蛋白去乙酰化酶1的表达引起人白血病HL-60细胞的分化	卢善良	影像医学科	药学学报	2013	5	Medline、CSCD-C
胃排空功能超声测定方法的研究	杨舒萍	超声医学科	中华超声医学影像杂志	2013	6	CSCD-C
急性白血病血清蛋白质谱特征研究	郑瑞玑	血液风湿内科	中华血液学杂志	2013	6	CSCD-C
呼吸道合胞病毒感染细支气管炎患儿外周血树突状细胞的数量及其与临床症状的相关性	张家祥	儿科	细胞与分子免疫学杂志	2013	7	Medline
Stanford B型主动脉夹层52例报告	蔡丽生	普外二科	中国微创外科杂志	2013	10	CSCD-C
国产与进口七氟烷在开胸手术中应用的麻醉效果比较	陆志伟	麻醉科	中国新药与临床杂志	2013	11	CSCD-C
抗生素对经皮肾镜取石术后感染并发症预防效果的meta分析	杨明根	泌尿外科	中华外科杂志	2013	11	Medline
高频超声引导肌间沟与腋窝臂丛神经两点阻滞的比较研究	赖振汉	超声医学科	中国超声医学杂志	2014	1	CSCD-C
RNA干扰沉默急性白血病细胞SUV39H1基因表达的实验研究	赵婷	血液风湿内科	中华血液学杂志	2014	1	CSCD-C
RNA干扰沉默HDAC1基因对胃癌细胞增殖、凋亡、组蛋白乙酰化和甲基化的影响	庄涵虚	消化内科	南方医科大学学报	2014	2	Medline、CSCD-C
体外溶血试验配血救治急性溶血性贫血危象产妇的临床应用	原敏	输血科	中国实验血液学杂志	2014	4	Medline、CSCD-C
胸腔镜单孔隐蔽切口治疗手汗症30例	沈国义	胸心外科	中国微创外科杂志	2014	5	CSCD-C
shRNA干扰NOTICH1基因对套细胞淋巴瘤Akt/mTOR信号通路的影响	黄轶群	血液风湿内科	中国实验血液学杂志	2014	5	Medline、CSCD-C
地塞米松溶液预处理外周静脉置入中心静脉导管预防早产儿静脉炎随机双盲对照试验	罗春绸	新生儿重症监护室	中国循证儿科杂志	2014	5	CSCD-C
12例急性自身免疫性溶血性贫血患者体外溶血试验配血与输血研究	原敏	输血科	中国实验血液学杂志	2014	6	Medline
腔镜辅助锁骨下途径甲状腺手术中喉返神经的显露及保护	蔡丽生	普外二科	中国微创外科杂志	2014	7	CSCD-C
宫颈鳞癌RUNX3基因启动子区甲基化及其临床意义	张惠娇	妇产科	上海交通大学学报医学版	2014	8	CSCD-C

续表

论文题目	第一作者（姓名）	所在科室	刊物	年份	期	级别
60例产科急性肾损伤的救治分析	黄春鸿	肾内科	中国急救医学	2014	9	CSCD-C
新生儿肺出血预后影响因素分析	郑丽玲	儿科	临床儿科杂志	2014	9	CSCD-C
他汀类药物的使用与良性前列腺增生和下尿路症状相关性第临床研究	杨明根	泌尿外科	中华男科学杂志	2014	9	Medline
新生儿细菌性肺炎患者外周血自然杀伤细胞的数量变化及其临床意义	翁开枝	儿科	细胞与分子免疫学杂志	2014	10	Medline
BIX-01294对Molt-4对细胞增殖、凋亡及组蛋白甲基化的影响	黄小红	药学部	中国药理学通报	2014	10	CSCD-C
微创食管癌切除术150例分析	张奕	胸心外科	中国微创外科杂志	2014	11	CSCD-C
2型糖尿病患者颈动脉内膜中层厚度与血清白介素18、C反应蛋白、脂联素水平的关系	陈锦凤	内分泌科	中国老年学杂志	2014	18	CSCD-C
性腺外卵黄囊瘤8例临床病理分析	陈月清	病理科	诊断病理学杂志	2015	1	CSCD-C
shRNA干扰mTOR基因对套细胞淋巴瘤Jeko-1细胞增殖抑制及其作用机制研究	郑瑞玑	血液风湿内科	中华血液学杂志	2015	1	CSCD-C
表现为"丘脑枕"征何边缘叶脑炎的弥漫大B细胞淋巴瘤一例	郭婷辉	神经内科	中华神经科杂志	2015	1	CSCD-C
辛伐他汀对前列腺上皮细胞RWPE-1增殖及凋亡的影响	杨明根	泌尿外科	中华男科学杂志	2015	2	CSCD-C
瘢痕子宫产前预测改良评分法的临床研究	洪婧贞	妇科	实用妇产科杂志	2015	2	CSCD-C
β-catenin特异性抑制剂XAV939对套细胞淋巴瘤Jeko-1细胞增殖抑制的实验研究	何金水	儿科	中国实验血液学杂志	2015	2	CSCD-C
套细胞淋巴瘤患者β-catenin和P-GSK-3β表达的变化	何金水	儿科	中国实验血液学杂志	2015	2	CSCD-C
内镜下切除胃麻固有肌层肿瘤的临床价值研究	许秋泳	消化内科	中华消化内镜杂志	2015	3	CSCD-C
2型糖尿病患者血清chemerin水平与糖尿病肾病相关性研究	陈锦凤	内分泌科	大连医科大学	2015	3	CSCD-C
对冠心病合并房颤老年病人经皮冠脉介入术后出血的药学服务	陈宜锋	药学部	药学服务与研究	2015	3	CSCD-C
漳州市和中山市儿童和青少年胰岛素抵抗指数分布情况	何金水	儿科	卫生研究	2015	4	CSCD-C
329例不同年龄段急性B淋巴细胞白血病免疫表型分析	黄轶群	血液风湿内科	中国实验血液学杂志	2015	5	CSCD-C

续表

论文题目	第一作者（姓名）	所在科室	刊物	发表时间年份	期	级别
轻中度慢性阻塞性肺疾病患者行腹腔镜与开腹胃癌根治性手术的安全性比较	王乐声	普外二科	中国微创外科杂志	2015	5	CSCD-C
颈动脉体瘤的外科治疗：附24例报告	高金辉	普外二科	中国普通外科杂志	2015	6	CSCD-C
麒麟丸联合氯米芬治疗特发性少弱精子症疗效观察	杨明根	泌尿外科	中华男科学杂志	2015	6	CSCD-C
LY294002对套细胞淋巴瘤增殖、凋亡及Notch1信号通路的影响	黄轶群	血液风湿内科	华中科技大学学报	2015	6	CSCD-C
超声评分法在类风湿关节炎的应用研究	蔡晓菡	超声医学科	中国超声医学杂志	2015	7	CSCD-C
那格列奈对老年2型糖尿病胰岛素抵抗及相关炎症因子的影响	陈锦凤	内分泌科	中国老年学杂志	2015	7	CSCD-C
介入栓塞治疗胃癌术后假性动脉瘤致迟发消化道大出血4例报告	陈秋贤	普外二科	中国微创外科杂志	2015	7	CSCD-C
腹腔镜辅助与开腹胃癌根治术的中期疗效比较	高金辉	普外二科	中国微创外科杂志	2015	7	CSCD-C
替格瑞洛致呼吸困难的研究进展	黄小红	药学部	中国新药与临床杂志	2015	8	CSCD-C
特发性炎性肌病育龄女性患者的生育情况调查	林福安	血液风湿内科	中华风湿病学杂志	2015	9	CSCD-C
腹部手术后腹腔干分支假性动脉瘤消化道瘘的临床分析：附5例分析	蔡丽生	普外一科	中国微创外科杂志	2015	9	CSCD-C
耳源性颈深部脓肿的诊断治疗	李兆生	耳鼻咽喉科	中国耳鼻咽喉头颈外科	2015	10	CSCD-C
腓骨长肌腱与腘绳肌腱重建前交叉韧带的疗效比较	吴市春	骨科	中国修复重建外科杂志	2015	11	CSCD-C
下调组蛋白赖氨酸特异性脱甲基酶1的表达引起人白血病MOLT-4细胞的凋亡	许可珍	药学部	中国药理学通报	2015	11	CSCD-C
尿道下裂患者术后抑郁情况及抑郁相关因素分析	杨明根	泌尿外科	中国循证医学杂志	2015	11	CSCD-C
经内镜支架置入术在左侧结直肠癌梗阻中的应用	高金辉	普外二科	中国微创外科杂志	2015	11	CSCD-C
经阴道实时三维超声子宫输卵管造影与腹腔镜检查评价输卵管通畅性	廖建梅	超声医学科	中国超声医学杂志	2015	12	CSCD-C
超选择性术前栓塞富血供大型脑膜瘤的疗效观察	张智洲	神经外科	中华神经医学杂志	2015	12	CSCD-C
细胞色素P4502D6*10基因多态性对单次及多次口服必洛尔药代动力学的影响	蔡凝芳	药学部	中国临床药理学杂志	2015	21	CSCD-C

论文题目	第一作者（姓名）	所在科室	刊 物	发表时间 年份	期	级 别
超声引导肌间沟臂丛神经两点阻滞的临床应用	赖振汉	超声医学科	中国超声医学杂志	2015	9	CSCD-C
非小细胞肺癌EGFR基因突变与扩增及蛋白表达的相关性分析	陈顺平	病理科	临床与实验病理学杂志	2015	6	CSCD-C

表6-6　1952-1986年省部级以上刊物论文一览表

第一作者（科室）	题 名	杂志名称	年	期
吴云山	中医治疗流行性乙型脑炎的一些情况介绍	福建中医药杂志	1957	2
麦少卿	阿米巴肺脓肿误诊为肺结核一例报告	中级医刊	1958	8
余勉堂	我对乙型脑炎的认识和治疗体验	福建中医药	1958	4
包国材	治愈膀胱炎（尿血）一例	福建中医药	1958	9
麦少卿	针刺治疗神经官能性尿潴留54例疗效分析	中级医刊	1959	10
冯兆森	柳枝接骨四例初步介绍	福建中医药	1959	6
冯兆森	四妙汤治愈血栓闭塞性脉管炎症	福建中医药	1959	6
冯兆森	龙溪专区医院研究中医药获成就	福建中医药	1959	8
何道周	针灸治疗急性阑尾炎分析报告	福建中医药	1959	3
江主民	急性细菌性痢疾五十例中西药治疗初步观察	福建中医药	1960	4
汪主民	辨证治疗传染性肝炎	福建中医药	1960	1
刘家璧	治疗肺结核咯血七十二例的初步观察	福建中医药	1960	3
龙溪专区医院针灸科	针刺治疗甲状腺肿大的初步观察	福建中医药	1960	5
林卿云	安胎汤治疗先兆流产、早产四十七例	福建中医药	1960	5
冯兆森	乌梅片、胆道驱蛔汤治疗胆道蛔虫病十二例	福建中医药	1960	2
郑明祥	三黄解毒汤加减治疗乙型脑炎五十六例	福建中医药	1960	6
何道周	中医正骨法治疗四肢单纯性骨折的体会	福建中医药	1960	6
冯兆森	应用蜂蜜、石膏治疗烧伤二十五例	福建中医药	1960	6
冯兆森	急性肾炎并发心力衰竭	福建中医药	1960	9
林载金	辨证治疗肾炎十五例	福建中医药	1960	9
冯彩珠	介绍一种无痛人工引产法（附六十例分析）	福建中医药	1960	10
许兆荣	由结核引起上腔静脉阻塞综合病征一例报告	中国防痨	1960	3
麦少卿	临证经络测定的初步探讨	福建中医药	1961	2
龙溪专区医院传染性肝炎研究小组	从传染性肝炎的不同疗法看祖国医学的优越性	福建中医药	1961	2

续表

第一作者（科室）	题　名	杂志名称	年	期
龙溪专区医院针刺治疗阑尾炎机制研究小组	针刺治疗阑尾炎机制初步探讨	福建中医药	1961	3
麦少卿	耳针疗法的临床研究及作用机制的初步探讨	福建中医药	1961	3
麦少卿	民间草药治疗的临床观察及其机制探讨	福建中医药	1961	4
余勉堂	应用运气学说辨证治愈脊髓灰质炎	福建中医药	1962	2
麦少卿	针刺治疗神经官能性尿潴留五十四例	福建中医药	1963	4
王尧聚	用三爪铁夹代替布包扎盐水瓶口	中国药学杂志	1964	8
高琪瑜	灸三阴交矫正胎位 67 例	福建中医药	1964	1
麦少卿	对肾炎应用辨证论治的体会	福建中医药	1964	2
麦少卿	中医辨证论治对外科手术善后处理的体会	福建中医药	1964	4
徐思俊	破伤风 132 例临床分析	中级医刊	1964	1
福建省龙溪专区医院小儿科脑炎护理组	重型乙型脑炎护理体会	护理杂志	1964	3
丘琼璋	盐酸丁卡因注射液的 pH 值	中国药学杂志	1965	1
邱琼璋	右旋糖酐丁卡因注射液配制方法介绍	中国药学杂志	1965	2
麦少卿	福建地区针灸治疗阑尾炎 1855 例的疗效探讨	福建中医药	1965	1
张锦煌	"七味脓肿汤"治疗软组织炎症 102 例临床观察	福建中医药	1965	3
邱琼璋	白陶土泥罨剂配制的经验点滴	中国药学杂志	1966	2
麦少卿	中西医结合治疗破伤风的经验和体会	福建中医药	1966	2
黄镇西	下颌阻生智齿拔除中误致全牙掉入咽旁间隙 1 例报告	新医学	1978	Z1
黄学文	胃、十二指肠溃疡急性穿孔 217 例临床分析	福建医药杂志	1979	4
黄学文	肝脓肿 112 例临床分析	福建医药杂志	1979	5
游慧萍	病毒性肝炎并发再障 3 例报告	福建医药杂志	1980	5
谢敦华	香附治疗扁平疣 14 例疗效观察	福建医药杂志	1980	1
郑明祥	复方丹参、鹿茸精注射液治疗新生儿硬肿症 20 例临床疗效观察	福建医药杂志	1981	1
甘思远	急性脑血管疾病 638 例临床分析	福建医药杂志	1981	3
陈昭午	耳源性颅内并发病（附 94 例分析）	福建医药杂志	1981	3
黄荣华	严重颅脑损伤自主呼吸停止 6 小时 40 分钟 1 例抢救成功	福建医药杂志	1981	3
徐思俊	粘连性肠梗阻的防治（附 111 例临床分析）	福建医药杂志	1981	2
高琪如	挑治法治疗睑腺炎 68 例	福建医药杂志	1981	2
陈承施	民间药——竹露	福建中医药	1981	3
高琪如	腧穴注射治疗神经性头痛 24 例	中国针灸	1982	4
游开泓	中西医结合治疗血紫质病 14 例临床观察	新中医	1982	5

续表

第一作者（科室）	题 名	杂志名称	年	期
黄学文	左上腹包块；伴持续疼痛、呕吐、高热	福建医药杂志	1982	1
乔爱伦	亨特（Hunt）氏综合征1例报告	福建医药杂志	1982	2
游开泓	乳糜尿的辩证分型与治疗	福建中医药	1982	3
游开泓	胆囊炎、胆石症360例临床观察	福建中医药	1982	5
高琪如	针灸促使流产20例临床观察	中国针灸	1983	5
冯兆森	小剂量碘苯酯内听道脑池造影术（附1例报告）	福建医药杂志	1983	2
冯彩珠	B型超声测量胎头双顶径以估计胎儿生长情况（附470例次分析）	福建医药杂志	1983	3
游开泓	运用《金匮》方探讨急性消化道出血的证治	福建中医药	1983	5
游开泓	过敏性鼻炎的证治体会	江苏中医杂志	1983	6
施至乾	纤维胃镜诊断胃癌127例	福建医药杂志	1984	1
黄荣华	脑脂肪栓塞1例报告	福建医药杂志	1984	2
陈采菲	Sturge-Weber综合征1例报告	福建医药杂志	1984	5
赵士亮	福建省首例血红蛋白J Bangkok及其一级结构分析	福建医药杂志	1984	4
游慧萍	铁粒幼细胞性贫血21例临床小结	福建医药杂志	1984	4
郑志高	苦参百部汤治疗梨形鞭毛虫病15例	福建中医药	1984	4
高琪如	针灸治疗手术后肠麻痹50例临床观察	福建中医药	1984	4
谢敦华	香附注射液治疗扁平疣疗效观察	中医杂志	1984	6
高琪瑜	针刺治疗62例破伤风后遗症	中国针灸	1985	1
黄荣华	急性颅脑损伤并发咽部局灶刺激症状	中华神经外科杂志	1985	4
甘思远	狂犬病疫苗注射后脑脊髓病	中国神经精神疾病杂志	1985	1
林源震	茯苓治疗婴幼儿秋冬季腹泻	北京中医	1985	5
黄荣华	脑血管造影术并发颈部血肿致窒息2例	福建医药杂志	1985	4
陈昭午	三叉神经痛迷路后进路手术2例报告	福建医药杂志	1985	3
游开泓	谈肺肾升降出入功能及临证体会	福建中医药	1985	2
游开泓	柴葛解肌汤加减治疗呼吸系统感染性发热125例疗效观察	福建中医药	1985	5
林源震	中西医结合治疗白喉165例	福建中医药	1985	6
高琪瑜	三伏天穴位贴药治哮喘	中国针灸	1986	4
陈采菲	隐球菌性脑膜炎误诊16例分析	实用内科杂志	1986	3
徐思俊	术后反流性胃炎的防治（附长臂Roux-en-Y手术14例报告）	实用外科杂志	1986	2
施至乾	纤维结肠镜下高频电凝电切直肠、结肠息肉32例	福建医药杂志	1986	6
陈承施	试论雷丰的医德修养	福建中医药	1986	6

卷七 人物

人物传

巴阿美（Achmed Fahmy）（1861-1933）清咸丰十一年（1861年）8月25日出生于埃及亚历山大。幼年时就读于教会学校，学习英语和法语。光绪元年（1875年），受雇驻埃及的美国长老会，担任阿拉伯语临时教员。在教会和《圣经》的影响下，巴阿美开始信仰基督教，于光绪三年（1877年）11月25日接受洗礼，成为基督教徒。巴阿美对宗教信仰的改变被当地穆斯林教会视为叛徒而备受迫害甚至关押。当时美国和英国基督教会曾出面干预，要求埃及当局保证其生命安全但未果。适逢第七代阿伯丁勋爵（加拿大总督）在埃及度蜜月，得知巴阿美事件后，出手帮助其成功摆脱困境，并偷渡到英国。翌年年初，巴阿美进入苏格兰爱丁堡大学医学院学习，于光绪十二年（1886年）毕业并获医学博士学位。

清光绪十二年十二月廿七（1887年1月20日），巴阿美与苏格兰人玛丽（Mary Auchterlonie Chalmers）结婚。婚后20天，受英国基督教伦敦公会派遣，乘船前往中国施医传教。4月1日抵达厦门后，辗转至平和县小溪镇开办基督教传教站，成为漳州史上首位借助施医赠药、治病救人传播基督教的外国人。光绪十三年（1887年），巴阿美在漳州接官亭礼拜堂牧师的帮助下，租用东门街元魁庙（今漳州市芗城区新华东189号）旁的大民宅，创办漳州史上首家西医医院——漳州福音医院，于光绪十三年十二月初八（1888年1月20日）开业。光绪二十八年（1902年），其妻玛丽因霍乱病逝。光绪三十一年（1905年）5月，巴阿美与美国新泽西人苏珊（Susan Rankin Duryee，1864-1961年）再婚，并加入美国籍。民国元年至2年（1912-1913年），巴阿美休假回英国，医院关闭。民国3年（1914年），巴阿美再到漳州，医院重新开业。民国8年（1919年）8月，巴阿美退休返居英国。医院因经费困难，无人承接，再次关闭。民国22年（1933年），巴阿美病逝于英国伦敦，享年72岁。

开办漳州福音医院期间，巴阿美曾招收基督教徒为学生，传授西方文化、医疗技术和临床实践经验，治学严谨，管理严厉，所带徒弟有蒋天汉、朱楚材、李永清、杨抱道、林元径等人，后来均成为漳州、石码、厦门地域名医。蒋天汉出师后，在新桥头大庙口建寿南医药局独立行医，巴阿美曾出资为其购置医疗器械。

余勉堂（1891-1971）清光绪十七年（1891年）出生于福建省龙溪县（今芗城区），籍贯福建省龙溪县（今芗城区）。少时入私塾、师范学堂求学，后继承父业行医，随父侍诊多年。抗日战争期间，为逃避日本侵略军飞机袭炸，余勉堂全家搬迁到华安县丰山乡，继续为当地村民诊病。民国 34 年（1945 年）迁回龙溪县重新开业行医。1949 年 9 月，余勉堂响应中国共产党号召，参加漳州医务工作者协会各项活动。中华人民共和国成立后，1955 年被选调到龙溪专区医院担任中医师，1959 年参加中国农工民主党，1964 年任龙溪专区医院中医科主任。曾任福建省防治乙型脑炎学习班讲师、福建省中医药研究所特约研究员、福建中医学院临床导师。1971 年逝世。

余勉堂出身行医世家，其父余沛若是清末民初漳州有名的儒医，抗日战争以前在漳州断蛙池（今漳州市芗城区延安南路）开设得生药局。余勉堂从小接受家庭熏陶，熟读神农本草，汤方歌赋，博览历代医家名著，涉猎名医验案，理论基础扎实，临床经验丰富，擅长内科、妇科、儿科常见病的诊治，精于瘟疫病论述，研制独特疗效的头风丸、瓜蒌霜、百草丹等中药剂，对诊治乙型脑炎后遗症有独特的疗效。余勉堂平日诊务繁忙，诊余仍手不释卷，研读古藏私学和国内外医学书籍，至古稀之年，视力下降，仍借助放大镜查阅书刊、编写医作，先后撰写《对乙型脑炎的认识和治疗经验》等临床经验总结 8 篇，医案医话 48 则，中医内科、妇科、儿科及中药等专著初稿 4 部，约 25 万字，其中《儿科简验疗法汇编》编印成册。

余勉堂医德高尚，行医济贫，深受患者爱戴，为中医药学界推崇。学术思想颇有独见，主要表现为辩证精明、立法严谨、处方灵活、遣药机变；他治学严谨，注重言传身教，临床带教着重"四诊"的运用技巧，强调治病要审症求因、揆度奇恒、知常达度，力求正确诊治，要求学生诊余要背诵方歌，熟读专著，书写病案和练习书法，定期面试。所带教的中医院校学生遍及省内外，成为高、中级职称的中医骨干力量。

余勉堂于 1956 年被推选出席全国防治乙脑经验交流会，受到中华人民共和国卫生部表彰和领导接见，多次获省、地、市奖励和表彰，以及地、市"先进工作者"荣誉称号，1964 年被誉为全省首批名老中医。

包国材 （1894-1985）又名包梓沂。清光绪二十年（1894 年）7 月出生于福建省龙溪县（今芗城区），籍贯福建省龙溪县（今芗城区）。光绪二十五年至民国 5 年 8 月（1899-1916 年）就读私塾。民国 6 年（1917 年）8 月至民国 18 年（1929 年）7 月随父包德星习医。民国 18 年（1929 年）8 月至民国 19 年（1930 年）7 月于龙溪县立乙种商业学校任教员。民国 19 年（1930 年）8 月至中华人民共和国成立后的 1955 年 11 月，自立诊所开业行医。曾兼任龙溪救济院施医所医师、主任、龙溪考询中医委员会委员、龙溪县城关区防疫委员会委员、救治乙型脑炎小组医师。1955 年 12 月于龙溪专区医院中医门诊部任中医师。1956 年 10 月加入中国农工民主党。1959 年 12 月任中医科副主任。1961 年 11 月当选为漳州市人民委员会委员。1962 年 2 月当选中国农工民主党福建省委员会候补委员、漳州市委员会委员。1964 年 5 月调任龙溪专区中医院内科主任。1971 年 11 月退休。1985 年逝世。

包国材专业特长为中医，临床经验丰富。民国 28-29 年间（1939-1940 年），华安县流行乙型脑炎传染病，包国材应用"急下存阴，继用大剂白虎加增液汤法"救治患者；勤于实验研究，常参考、采用日本汉医家效方，改制中药为酊剂、水剂、硫膏剂、油糖剂等应用于临床；善于总结，曾撰写"新中药应用新说、阴阳新解、治疗热病之石膏、蔗虫考"等文章，在漳州市中医界有一定威望。1950 年 12 月，包国材参加防疫工作，获龙溪县人民政府防疫指导委员会授予"甲等奖状"；1951 年 6 月获龙溪县人民政府防疫指导委员会授予"乙等奖状"。1954 年 12 月参加福建省中医代表会议，1955 年 5 月参加龙溪专区中医代表会议。

厚士端（Richard Hofstra）（1896-2001）美国籍荷兰人，民国 9 年（1920 年）毕业于美国芝加哥医科大学，医学博士，全科医生，注册中国医师。于民国 28 年（1939 年）1 月，受美国归正教会派遣抵达漳州，4月9日接任漳州协和医院院长。民国33年（1944年）6月休假回美国，民国35年（1946年）12月至1950年11月续任漳州协和医院院长。任职期间，完成位于芝山南麓（胜利西路59号）的院舍建设工程；民国28年（1939年）秋至36年（1947年）10月，兼任漳州协和医院龙岩分院（爱华医院）院长。于2001年逝世，享年105岁。

蔡晷汝 （1899-1994）清光绪二十五年（1899年）7月出生于福建省龙溪县（今芗城区），籍贯福建省惠安县。民国11年（1922年）6月，毕业于上海南洋医科大学，医学学士，全科医师；11月开业行医。民国26年（1937年）1月于漳州协和医院任医师。民国37年（1948年），被中华基督教闽南大会聘任为漳州协和医院董事。民国38年（1949年）1月离任后自己开设西医诊所行医。1951年3月至1952年1月，被漳州协和医院董事会及医院工会聘任为漳州协和医院院长。1952年2月至1962年，任龙溪专区医院五官科主任。1962年退休。1994年11月逝世。

蔡晷汝是医院五官科奠基人之一。专业特长为外科、五官科，熟悉普通外科和耳鼻喉科常见病、多发病的诊治，尤其擅长鼻息肉、扁桃体手术，技术过硬，有丰富的临床经验。工作认真负责，服务态度好，受到群众好评。

蔡晷汝于1956年8月，在参加建设鹰厦铁路支援前线的医疗工作中，获8507部队龙溪工区民工大队部授予三等功1次、"先进工作者"荣誉称号2次；1958年12月获龙溪专区医院授予"先进工作者"荣誉称号。

毕仁恕（Jessie Margaret Platz）（1905-？）女，美国籍。清光绪三十一年（1905年）12月出生于美国纽约市布鲁克林区。民国14年（1925年）毕业于恩格尔伍德医院（the Englewood Hospital）护理学院，获注册护士资格。民国19年（1930年）由美国归正教会派遣到厦门工作，任厦门救世医院护士长职。民国24年（1935年）利用休假到哥伦比亚师范学院学习。民国27年（1938年）至中华人民共和国成立后的1951年，任漳州协和医院总护士长（护士主任）。民国31年至民国36年（1942-1947年）10月，任漳州协和医院护士学校校长。中华人民共和国成立后，1985年9月6日，毕仁恕故地重游，到漳州参观龙溪地区医院（漳州协和医院旧址）。

毕仁恕采用西方国家医院管理模式进行病房管理和护理管理，对护理工作要求严格。民国30年（1941年）8月，创办公共卫生护理服务，护士上门巡访患者，提供护理服务和卫生咨询。民国31年（1942年），重视漳州协和医院护士学校管理和教学，根据中华护士学会规定课程制定护理教学大纲，加强理论课程的教学和临床实践考核，组织毕业班学生参加中华护士学会举办的全国会考，培养优秀护理人才。民国34年（1945年），漳州协和医院护士学校以其中国名"仁恕"更名为漳州协和医院仁恕高级护士职业学校，并向国民政府教育部申请注册。

洪秉章 （1906-2001）清光绪三十二年（1906年）9月出生于福建省龙溪县（今芗城区），籍贯福建省龙溪县（今芗城区）。民国10年（1921年）当牙医学徒，民国15年（1926年）开办牙科诊所，民国20年至民国21年（1931-1932年），在上海万国牙科学校进修牙科专业。中华人民共和国成立后，自1952年12月起，在龙溪专区医院任牙科医师、主治医师。1959年任口腔科副主任，1979年任龙溪地区医院口腔科主任。是福建省人民代表大会第五届、第六届代表，漳州市政协第七届常务委员。1984年7月退休。2001年3月逝世。

洪秉章擅长于口腔内科常见病的诊治，致力于开展总义齿、固定义齿等复杂义齿修复上的技术性革新和牙颌畸形的矫治工作。1958年自行研制"破化学金水"，应用于化合金固定桥修复后的拆除，明显减轻患者痛苦并提高工作效率，在漳州市市民中内享有较高的声誉。

石维岩 （1908-1966）清光绪三十四年（1908年）4月出生于福建省龙溪县（今芗城区），籍贯福建省龙溪县（今芗城区）。医学专科毕业。民国21-23年（1932-1934年）6月于台北医院任眼科医师。民国23年（1934年）6月至1952年10月，自己开业行医。1952年10月于龙溪专区医院任眼科医师。1956年11月参加中国农工民主党。1962年8月任龙溪专区医院眼科副主任。1966年6月逝世。

石维岩为龙溪专区医院眼科创始人，擅长眼科常见病、多发病的诊治，诊断水平高，技术熟练，工作负责任，对患者态度好，在闽南地区享有较高的威望，因医术高超被誉为"石眼科"。

陈鼎盛 （1911-1987）清宣统三年（1911年）6月出生于福建省龙溪县（今芗城区），籍贯福建省龙溪县（今芗城区）。民国20年（1931年）9月至民国26年（1937年）6月，就读于广东光华医学院，获医学学士学位。民国27年（1938年）1月至民国29年（1940年）2月，任中国红十字医疗队副队长。民国29年（1940年）3月至民国34年（1945年）3月，任莆田圣路加医院外科医师。民国34年（1945年）4月至民国36年（1947年）2月，任漳州协和医院主治医师。民国36年（1947年）4月至9月，任龙溪青年医院主治医师。民国36年（1947年）9月至中华人民共和国成立后的1951年2月，于漳州市新华西路175号自己开业行医。1951年3月至1952年1月任漳州协和医院外科主任。1952年2月任龙溪专区医院外科主治医师。1954年10月任龙溪专区医院外科副主任。1972年7月退休。1987年6月逝世。

陈鼎盛长期从事外科临床医疗工作，手术技术熟练，坚持每周1-2次总查房，每天巡视住院患者，随时做好抢救危重症患者的准备。重视病案分析和鉴别诊断，坚持每周1-2次举行科室理论授课或病案讨论，指导青年医师业务学习以提高临床诊疗水平。医院首位提出分科值班以加强责任感。

陶明路 （1911-2001）清宣统三年（1911年）12月出生于河北省赞皇县，籍贯河北省赞皇县，初级中学教育文化程度。民国26年（1937年）9月加入中国共产党。中华人民共和国成立后，曾任教员、指导员、县政府秘书、副县长等职。1951年12月至1952年2月，任福建省第六专区人民医院副院长。1952年2月至6月，任龙溪专区医院副院长，1952年7月任龙溪专区医院第二院长，兼任医院党支部书记；1955年8月至1956年8月于上海中共中央第三中级党校学习。1956年9月调任龙溪专署卫生科科长。1957年7月至1958年3月调回龙溪专区医院工作。1958年4月调任龙溪专署卫生局局长。1960年7月调任福建医学院任总务处长。于2002年7月3日逝世。

陶明路在龙溪专区医院任职期间，作风严谨，工作认真负责，有强烈的事业心和责任感，热情接待患者，关心体贴困难职工。

朱浴沂 （1912-2008）民国元年（1912年）10月出生于福建省龙溪县（今芗城区），籍贯福建省龙溪县（今芗城区）。民国29年（1940年）毕业于上海圣约翰大学医学院，先后获理学学士和医学博士学位。先后任昆明医院医师、川滇铁路昆明站医师、西南联合大学校医与昆明惠滇医院主治医师。民国36年（1947年）12月受聘为漳州协和医院主治医师。中华人民共和国成立后，于1952年2月任龙溪专区医院医务处主任兼内科主任。1953年4月加入中国农工民主党。1956年5月任龙溪专区医院副院长。1961年9月加入中国共产党。1962年10月至1968年5月任龙溪专区医院院长。1967年1月至1978年10月任龙溪地区医院革委会副主任兼医务组副组长；1972年至1973年11月兼任龙溪地区医院门诊部主任；1973年12月兼任内科主任；1978年11月至1984年1月任龙溪地区医院院长。1981年7月任龙溪地区医院内科主任医师。1986年2月任漳州市医院内科主任医师。曾兼任龙溪地区卫生学校副校长职。是中华医学会会员，曾当选中华医学会龙溪分会理事长、名誉会长、漳州分会顾问，漳州市人民代表大会第一、二、三、四、五、八届代表，中国农工民主党漳州市第一、二、三、四届委员会主任委员，中国农工民主党漳州市第五、六届委员会顾问，中国农工民主党福建省第三、四、五届常务委员，中国农工民主党全国第七、八次代表大会代表，福建省首届政治协商会议特邀代表，历任漳州市政协第二、三、四、五、六届委员会副主席和第七届委员会常务委员。1986年6月退休。2008年7月逝世。

朱浴沂长期从事医疗工作，精通内、外、儿、妇科等理论，有着丰富的临床经验，医术高超，为人谦和，工作中兢兢业业，勤勤恳恳，一丝不苟地为患者服务，表现出高尚的医德修养。曾与江主民、梁崇真合编《遗传性疾病综合症》一书。民国29年（1940年），朱浴沂大学毕业后与部分同学抵达昆明，在滇缅公路一带参加抗日救援工作，协助抢救伤员和转运南洋华侨回国服务团人员。自1952年至1956年任医务主任期间，组织疾病会诊、病案讨论、医学讲座交流，指导医师解决复杂疑难病症，不断提高医疗技术水平；重视科研工作，参考国外医学文献，开展技术革新；负责主治医师职称考试英语试卷的出题与审卷，参与职称考核与评定。1956年至1983年任龙溪专区医院、龙溪地区医院院长期间，廉洁自律，带领全体员工艰苦奋斗，勤俭办院，建立和完善医院规章制度与技术操作规程。1986年5月，朱浴沂年过古稀，坚持发挥余热，义务为医院翻译进口医疗设备英文说明书，指导青年医务人员撰写学术论文的英文摘要，为学龄前儿童免费开办外语学习班。

王国琛 （1916-2001）民国5年（1916年）7月出生于山西省朔县（今朔城区），籍贯山西省朔县（今朔城区）。大学本科学历。民国28年（1939年）12月参加革命工作，民国35年（1946年）1月加入中国共产党。1949年服役于中国人民解放军长江支队，1949年9月23日随部队进驻漳州。中华人民共和国成立后，曾任福建省军区漳州军管会军代表，参与接管闽南医院、青年医院、龙溪县卫生院，并筹办福建省第六专区人民医院。1949年11月至1952年2月，于福建省第六专区人民医院先后任医师、主治医师、副院长、院长，中共福建省第六专区人民医院支部书记。1952年2月至1956年8月，任龙溪专署卫生科科长兼龙溪专区医院院长。1956年8月调到省委党校任职。2001年11月7日逝世。

王国琛于1951年12月17日受命带队接办漳州协和医院和仁恕护士学校。在工作中深入群众，从解除员工的思想顾虑开始，进行思想动员，联合医院和学校的青年团员、工会会员、工友、学生会干部、医务人员积极分子，传达人民政府的政策精神及内容，说明人民政府接办的意义，成立接办委员会，建立学生委员会，充分发扬民主作风，发动员工爱护国家财产，积极参加财产清点工作。1952年1月5日顺利完成接办工作后，遵照上级指示，于1月29日完成漳州市协和医院和福建省第六专区人民医院 合并为龙溪专区医院的工作。1952年2月至1956年8月任龙溪专区医院院长期间，克服各种困难，整顿医院秩序，带领全院员工勤俭办院，建立各项规章制度和工作职责，完善各个部门管理，使医院的工作逐步走上正轨；重视政治思想教育和干部培养，强调树立为人民服务的人生观；重视医疗技术人才的培养，支持技术革新和引进先进的医疗技术，为医院的建设与发展奠定基础。

冯彩珠 （1917-1991）女，民国6年（1917年）7月出生于福建省龙溪县（今芗城区），籍贯福建省龙溪县（今芗城区）。民国35年（1946年）7月毕业于沙县福建省立医学院医疗专业，6年制本科学历。民国35年（1946年）9月至民国37年（1948年）6月于福建省高级助产学校任教员兼医师。民国37年（1948年）7月至1949年中华人民共和国成立初期的1949年11月，于南平卫理医院任妇产科医师。1949年12月至1952年1月在福建省第六专区人民医院任外科、妇产科医师。1952年2月任龙溪专区医院妇产科医师、科负责人；1954年10月至1967年1月任妇产科副主任，1961年参加福建省卫生厅举办的中西医理论学习班4个半月，1967年1月晋升为龙溪专区医院妇产科主治医师；1981年7月晋升为龙溪地区医院妇产科副主任医师，1982年7月任妇产科主任；1986年2月任漳州市医院妇产科副主任医师。1987年9月退休后，于同年10月取得主任医师资格。1991年12月逝世。

冯彩珠是医院妇产科专业学术带头人，掌握妇产科专业理论和诊疗技术，开展膀胱阴道瘘、膀胱子宫瘘修补术及滋养叶细胞肿瘤的诊治，为漳州市妇幼卫生事业做出重要贡献。其主持的科研课题《孕妇血清、羊水、脐血甲胎蛋白测定研究》获1983-1984年度龙溪地区科技进步奖四等奖。

冯彩珠于1956年获龙溪专区医院授予"先进工作者"、1958年获福建省卫生厅授予"福建省卫生先进工作者"、1960年获龙溪专区医院授予"七好标兵"、1979年获龙溪地区医院授予"先进工作者"等荣誉称号。

郑明祥（1917-2003）民国6年（1917年）6月出生于龙岩市上杭县，籍贯龙岩市永定县（今永定区）。民国32年（1943年）毕业于江苏医学院。曾就职于漳州协和医院。1952年2月任龙溪专区医院小儿科医师，1954年10月任小儿科主任。1959年8月受聘任福建省龙溪专区中医研究所临床研究员。1956年11月加入中国农工民主党，1961年9月加入中国共产党。1981年7月任龙溪地区医院儿科主任医师。1986年2月任漳州市医院儿科主任医师。1986年11月退休。2003年10月24日逝世。

郑明祥长期从事儿科临床医疗、科研工作，为医院儿科专业学术领头人，具有良好的职业道德，工作严谨，临床经验丰富，有较高的医疗技术水平。1952年漳州暴发流行"乙脑"，受命协助建立临时急救站，开展流行病学调查、卫生宣传、为基层医务人员讲授防治知识和抢救技术、控制疫情蔓延。1974年开展转移因子治疗"乙脑"病毒的应用研究。

郑明祥于1958年9月获中华人民共和国卫生部授予"卫生医药技术革命先锋"奖章并出席全国卫生医药技术革新表彰大会。1960年1月获福建省卫生厅授予"1959年卫生先进工作者代表"荣誉称号，5月获中国共产党福建省委员会、福建省人民委员会授予"福建省教育和文化、卫生、体育、新闻方面社会主义建设先进工作者"荣誉称号。

陈忠信（1918-1994）民国7年（1918年）2月出生于福建省漳浦县，籍贯福建省漳浦县。民国21年至民国25年（1932-1936年）于漳浦协生药房师从名老中医。民国26年（1937年）起，先后在漳浦县各乡村行医济世。中华人民共和国成立后，1953年参加漳浦县中医进修班学习10个月。1954年1月至1955年6月，参加福建省中医进修学校第一、二期进修班学习，结业后先后任漳浦县石榴区中西联合诊所中医师、主任。1957年2月至1969年任龙溪专区卫生学校中医学教师。1970年调入龙溪地区医院任中医师，1979年7月任中医科副主任。1983年加入中国农工民主党。1986年2月至1987年7月任漳州市医院中医科副主任、主治医师。1987年8月退休后，于同年10月取得副主任医师资格。1994年12月逝世。

陈忠信长期从事中医临床医疗、教学工作。具有严谨的科学态度，主张发扬古义、融会新知，学而不倦，温故知新，刻苦钻研中医经典著作和各家学说，结合学习新知识新技术，充实提高专业技术水平。擅长中医内科、妇科、儿科临床诊疗。注重整体，强调"四诊"脉证合参，把握主症，分析病机，立法严谨、处方灵活。教学工作中认真负责，耐心传授。

王济民（1921-2004）民国10年（1921年）5月出生于山东省，籍贯辽宁省开源县。民国29年（1940年）6月毕业于长春医科大学药学部，大学学历。民国29年（1940年）6月至1949年中华人民共和国成立初期的 10 月，分别任沈阳市卫生试验所代理所长、中央卫生实验院东北分院技术员。1949 年 11 月至 1950 年 6 月，于东山自行开设济民诊所。1950 年 7 月至 1952 年 9 月，于东山县人民政府卫生院先后任院长、卫生科科长。1952 年 10 月调任龙溪专区医院，任检验科副主任。1956 年 8 月加入中国农工民主党。1960 年 2 月至 8 月，于中山医学院附属第二医院检验科、微生物教研组进修。1979 年 7 月至 1984 年 9 月，任龙溪地区医院检验科主任，1980 年 11 月晋升为主任技师。1986 年 2 月至 1988 年 9 月任漳州市医院检验主任技师。1988 年 10 月退休。是漳州市第七、八届政协委员会委员。2003 年 1 月 2 日逝世。

王济民长期从事检验工作，具备严谨的科学态度，深入实验，刻苦钻研技术。以身作则，严格执行正规化实验操作，详细制订细菌培养、血清生化检验、病毒分离等操作规程。吸收国内外先进技术，耐心传授丰富的经验和精湛的技术，做好传、帮、教工作。于 1962 年获龙溪专区医院授予"五好工作者"荣誉称号。

许兆荣 （1922-1970）民国 11 年（1922 年）10 月出生于福建省莆田县，籍贯福建省莆田县。1949 年 6 月毕业于福建省立医学院医疗系，6 年制本科学历。1949 年中华人民共和国成立初期的 11 月，参与创办福建省第六专区人民医院并任内科医师。1952 年 2 月任龙溪专区医院内科医师。1954 年 10 月至 1960 年 6 月任内科主任。1956 年 9 月加入中国共产党。1959 年到上海仁济医院进修心血管内科和心电图，师从教授黄铭新、郑道声。1960 年 6 月至 1968 年，任龙溪专区医院副院长兼内科主任、医院党总支委员、干部病房主任。1961 年，于福州市参加福建省卫生厅举办的第四期中西医理论学习班学习。1970 年 5 月 16 日逝世。

许兆荣长期从事内科疾病的临床医疗、教学和医疗管理工作。擅长于心血管疾病、消化疾病、传染性肝病、钩端螺旋体病的诊疗，1962 年医院首次成立科研委员会时，许兆荣任传染性肝病研究小组组长兼心血管研究小组成员，协助建立传染性肝病和肺结核科病房。在担任龙溪专区医院内科主任、副院长期间，以身作则，严于律己，不断完善医院管理制度；首次开展高血压病普查；在省内率先建立医院内科重病室，提高业务水平和危重症抢救成功率；对内科进行专科分组，分为心肺组、消化组、血液风湿病组、传染性肝病组、肺结核病组，为医院专科发展奠定良好的基础；建立生化室、心电图室，引进先进的医疗设备，重视医技科室的发展，对检验科、病理科、麻醉科、图书室建设倾注心血。在干部病房的建设与管理中，关注老干部的保健和健康，争取老干部支持帮助医院工作。

许兆荣教学严谨，重视住院医师的"三基"训练，亲自批改住院医师的案例记录，每月 1 次对住院医师进行医学理论和外文笔试，通过看操作、查病历、临床总结，结合平时服务态度、学习能力、劳动纪律、病历书写质量进行评定成绩，在其严格教导下住院医师打下扎实的临床诊疗基础，提高处理急危重症能力，为医院培养一批临床基础扎实、吃苦耐劳、技术过硬、有良好医德医风的内科医疗骨干和优秀人才。许兆荣善于总结临床经验，于省级医学刊物上发表论文 3 篇。

许兆荣于 1954 年 2 月获漳州市人民委员会授予"漳州市二等模范先进工作者"荣誉称号。1956 年当选福建省 1956 年第一期卫生先进工作者代表会议代表。1957 年 1 月获龙溪专区医院授予"先进工作者"荣誉称号，并作为医院代表出席全省表彰大会。1958 年 2 月获漳州市人民委员会授予"漳州市先进工作者"荣誉称号。

蔡坤 （1924-2008）民国 13 年（1924 年）10 月出生于福建省龙溪县（今芗城区）。籍贯福建省龙溪县（今芗城区）。高小文化。1949 年 9 月至中华人民共和国成立后的 1952 年 1 月，就职于漳州协和医院。1952 年 2 月至 1961 年 8 月，就职于龙溪专区医院放射科，先后任工人、技术员。

1953 年 7 月加入中国共产党。1961 年 9 月至 1970 年 8 月任龙溪专区医院行政科副科长、总务科副科长；1970 年 9 月任龙溪地区医院总务科副科长、总务处副主任；1981 年 7 月至 1985 年 10 月先后任龙溪地区医院总务科科长、工会副主席；1986 年 2 月至 1986 年 11 月，任漳州市医院总务科科长。1986 年 11 月退休。2008 年 2 月 19 日逝世。

蔡坤认真学习文化知识，熟悉 X 光机操作技能，掌握 X 光拍片和透视技术，埋头苦干，为医院增产节支。善于管理，能合理调度人力，合理安排工作，积极改进物品保管、供应方法，为临床一线提供保障后勤。

蔡坤于 1959 年获龙溪专区医院授予"先进工作者"荣誉称号。

孟国忠 （1925-1987）民国 14 年（1925 年）出生于江苏省南通市，籍贯江苏省南通市。民国 29 年（1940 年）4 月参加革命工作，民国 31 年（1942 年）2 月加入中国共产党。中华人民共和国成立后，1956 年 8 月至 1959 年 6 月，任龙溪专区医院第二院长（主持工作）。1959 年 6 月任龙溪专区医院院长兼漳州医学专科学校校长。1961 年 7 月调漳州医学专科学校任校长。1972 年 4 月调龙溪地区卫生学校任校长。1987 年 5 月逝世。

孟国忠在医院任职期间，密切联系群众，作风严谨，认真贯彻以医院为中心扩大预防的方针，深入开展预防接种、防治传染病的公共卫生工作；组织开展学习中医、发挥祖国医学的群众运动；重视医院发展规划，推进医院业务发展；关心职工，努力培养医务人员。

梁崇真 （1926-2002）民国 15 年（1926 年）11 月 14 日出生于福建省长泰县，籍贯福建省长泰县。中华人民共和国成立后，1950 年 7 月梁崇真毕业于福建医学院医学专业，6 年制本科学历。1953 年 7 月至 1958 年 10 月任龙溪县医院业务副院长兼医务科长、内科副主任。1956 年 11 月加入中国农工民主党。1960 年 5 月，调龙溪专区中医院任医务主任（内科副主任医师）。1962 年调任龙溪专区医院内科副主任，1972 年 10 月任门诊部主任。1977 年 11 月至 1989 年 11 月任漳州市（县级）医科所副所长（内科副主任医师、主任医师）。1980 年加入中国共产党。曾当选中国农工民主党漳州市委员会第三届委员、第四届常务委员，第五届和第六届主委，第七届顾问；漳州市政协第五、六、九届委员，第七、八届常务委员；漳州市医学会理事长。1989 年退休，2002 年 6 月逝世。

梁崇真从医 36 年，为解除患者疾苦，兢兢业业，辛勤忘我，以精湛的医术医治疑难杂症，有一定的声望；对青年医务、科技工作者循循善诱，甘做人梯，为医院培养和推荐科技英才。曾对老人慢性支气管疾病做专题的调研和治疗研究，曾主持食道癌的多发地区普查调研并进行食道癌的中西医结合治疗的科研工作。其主持的科研课题《鲊苔珠硼散治疗食管癌梗阻》获 1978 年福建省科技大会授予科技成果奖。曾与朱浴沂合编《遗传性疾病综合症》一书。

冯兆森 （1927-1985）民国 16 年（1927 年）11 月出生于福建省龙溪县（今芗城区），籍贯福建省龙溪县（今芗城区）。中华人民共和国成立后，1953 年 7 月冯兆森毕业于福建医学院医疗系，6 年制本科学历，毕业后分配到汉口协和医院任外科医师。1954 年 8 月至 1957 年 9 月于长沙湖南医学院任助教医师。1957 年 10 月调入龙溪专区医院任外科医师，1959 年晋升为主治医师。1962 年 12 月至 1964 年 2 月，于北京宣武医院进修神经外科。1980 年 1 月，任龙溪地区医院神经科负责人，1982 年 4 月任神经科副主任。1985 年 4 月因病逝世。

冯兆森是龙溪地区医院神经科创始人，专业特长为神经外科。系统掌握神经科专业理论知识，1961 年于龙溪地区医院首位开展颅脑手术、脑瘤切除术、开颅止血术等，临床经验丰富。对患者服务态度好，有较强的组织领导能力，耐心指导青年医师开展临床诊疗工作。

冯兆森于 1962 年获龙溪专区医院授予"五好工作者"荣誉称号。

抚　安（Wilfred Busby）　民国 17 年（1928 年），英国基督教伦敦公会派遣抚安到漳州复办漳州福音医院，因经费等多方面困难，一时难以复办。其间，抚安曾在接官亭礼拜堂坐诊为民众看病。后经多方教会机构联合协作，在漳州福音医院基础上创办漳州协和医院，于民国 20 年（1931 年）4 月 1 日正式开业，由抚安任院长主持院务。民国 24 年（1935 年），医院创办漳州协和医院护士学校，招收学生，培养护理人才，院长抚安兼任校长。民国 28 年（1939 年）4 月 8 日抚安卸任院长职，于同年 10 月回英国。

王玉宋（1928-1974）女，民国 17 年（1928 年）11 月出生于福建省福清县，籍贯福建省福清县。中华人民共和国成立后，于 1950 年 7 月毕业于福州柴井护士学校。1950 年 8 月于福建省第六专区人民医院任护士。1952 年 2 月任龙溪专区医院护士，至 1958 年 9 月，历任护士主任（总护士长、护理部主任）、护士长。1952 年 10 月加入中国共产党。1958 年 9 月至 1960 年 8 月就读于漳州医学专科学校，大专学历。毕业后任龙溪专区医院内科医师。1962 年 6 月至 1965 年，先后任龙溪专区医院心电图及超声波医师、内科医师、中共龙溪专区医院总支部委员会委员、内科党支部书记。1965 年调至福建省工人疗养院任医师，曾在福建省立医院任医师。1973 年调回龙溪地区医院。1974 年因病逝世。

王玉宋专业特长是护理、内科医疗、心电图机和超声波诊断仪的使用及分析、诊断技术。她热爱工作，心系患者。组织观念强，关心集体，主动加班，常常忙完自己的工作又去帮助其他同事，积极争取做力所能及的事情。以身作则，生活朴素，总是舍小家顾大家，小病不请假，以共产党员的优秀品质和模范行为影响和带动同事们干好工作。

王玉宋于 1962 年 1 月、1963 年 7 月获中共龙溪专区医院支部委员会、龙溪专区医院授予"五好工作者"荣誉称号。

张珠爱（1928-1991）女，又名张慈爱，民国 17 年（1928 年）7 月出身于福建省长泰县，籍贯福建省长泰县。民国 35 年（1946 年）7 月，于长泰县简易师范毕业后任演柄村教师。中华人民共和国成立后，于 1951 年 9 月至 1951 年 11 月在龙溪区专员公署行政干校会计短训班学习。1952 年 3 月至 1954 年 6 月，任龙溪华纱布贸易公司会计。1954 年 7 月至 1959 年 8 月，任龙溪县工业品批发部会计。1959 年 9 月至 1960 年 9 月，任龙溪县商业局会计。1960 年 10 月至 1962 年 12 月，任龙海县（今龙海市）驻漳州市副食品仓库会计。1963 年 1 月至 1985 年 7 月，历任龙溪专（地）区医院出院结算员、会计员、主办会计、财务科副科长。1984 年 9 月加入中国共产党。1982 年被评定为会计师。1986 年 2 月任漳州市医院财务科副科长、会计师。1986 年 10 月退休。1991 年 1 月逝世。

张珠爱长期从事财务工作，业务熟练，工作认真负责，经办账务清楚、细致，熟悉国营商业和卫生事业的财务会计，参与医院的经济管理改革，健全医院增收节支等财务管理制度。

张珠爱于 1963-1985 年，11 次获医院授予"先进工作者"荣誉称号；1987 年，获漳州市人民政府授予"财会先进工作者"荣誉称号。

李文行（1928-2006）民国 17 年（1928 年）3 月出生于福建省平和县，籍贯福建省平和县。1949 年中华人民共和国成立初期，于 10 月考入闽南公学干训班。1950-1955 年，先后于石码（支前）联合办事处、龙溪中心卫生院、龙溪专区医院任材料会计、事务长、总务股长。1953 年 4 月加入中国共产党。1956 年 2 月，在漳州报社管理部任副经理，1959 年 2 月任编辑部记者、编辑。1959 年 7 月于福建省委党校新闻班学习。1960 年 3 月任漳州报社印刷厂管理干部，1963 年 2 月在平和县国强公社、文丰公社社教工作组工作。1964年10月分别任龙溪专区医院财务科、总务科科长,1977年12月任龙溪地区医院革委会副主任,1978年11月任龙溪地区医院副院长,1984年2月任医院调研员。1986年2月任漳州市医院调研员。1989年8月退休。2006年1月31日逝世。

李文行爱岗敬业,恪尽职守,无私奉献。担任总务科长时,重视医院后勤的物资供应、设备维修、住院患者膳食、房屋修建、院容整顿、水电气供应,提高服务质量;担任财务科长时,廉洁自律,严格遵守财会纪律,建立健全医院财会制度,积极探索分配制度改革方案。担任副院长时,加强管理,勇于创新,为医院事业发展做出贡献。退休后,一如既往关心国家大事,关心医院改革与发展,经常为医院的建设出谋献策。

马中 (1928-2006)民国17年(1928年)10月出生于山东省博兴县闫坊乡,籍贯山东省博兴县闫坊乡。民国31年(1942年)8月,在八路军山东军区滨海支队工作,民国35年(1946年)毕业于中国共产党主办的山东省渤海三分区卫生学校。民国36年(1947年)8月加入中国共产党。在革命队伍里曾任卫生员、助理军医、军医。解放战争期间,担任中国人民解放军第三野战军第十兵团军医、卫生队队长。中华人民共和国成立后,任中国人民解放军28军83师卫生所所长,上尉军衔。1950年当选为福清县(今福清市)人民代表大会代表,1951年当选为平潭县人民代表大会代表。1956年9月转业于福建省建设厅门诊部任主任、疗养所所长。1963年10月调入龙溪专区医院,任干部病房主任;1964年12月任保健科主任。1972年4月任龙溪地区医院中医科主任;1973年11月任龙溪地区医院门诊部主任;1979年4月任中共龙溪地区医院门诊支部书记。1986年2月任中共漳州市医院门诊支部书记。1988年6月取得中西医结合主治医师资格。1988年10月离休。2006年9月17日逝世。

马中医德高尚,生活简朴,谦虚谨慎,对患者高度负责,关心同情农村、山区患者,经常主动捐款捐物救助困难群众。勤奋学习,医术精湛,通过自学"四诊八纲"辩证诊治,应用中西医结合研究治疗血小板减少症、白塞病、阻塞性脉管炎、男性不育症,研究有效方剂36种应用于临床。

马中于民国36年(1947年)7月获中国人民解放军第三野战军医院嘉奖1次。中华人民共和国成立后,1949年和1951年,分获83师司令部授予四等功2次。1955年5月,被国家授予独立自由勋章、解放勋章各1枚。转业后多次获医院授予"优秀共产党员""优秀党务工作者""先进工作者"等荣誉称号。

陈昭午 (1929-2011)民国18年(1929年)12月出生于福建省福州市,籍贯福建省福州市。中华人民共和国成立后,1957年8月毕业于山东医学院医疗系耳鼻喉科专业。1957年9月,于武汉医学院附属医院任耳鼻喉科住院医师、助教。1963年2月调入龙溪专区医院任耳鼻喉科主治医师。1972年4月任龙溪地区医院五官科副主任,1980年11月晋升为副主任医师,1984年任耳鼻喉科主任。1986年2月至1990年3月任漳州市医院耳鼻喉科主任,1987年10月晋升为主任医师。1986年6月加入中国共产党。1993年4月退休。2011年5月逝世。

陈昭午擅长于耳鼻喉科各种急危重症、常见病、多发病、疑难病症的诊断和治疗,工作计划性强,手术细致,积累丰富的临床经验。他主持的科研课题《应用EB病毒VCA-IgA抗体检测对鼻咽癌临床研究》获龙溪地区1983-1984年度科学技术进步奖三等奖;科研课题《眼震电图在眩晕疾病上的诊断》获1986年度漳州市科学技术进步奖三等奖;科研课题《冷冻治疗头颈部恶性肿瘤》获1989年度漳州市科学技术进步奖三等奖。

许羡珠 (1931-2006)女,民国20年(1931年)12月2日出生于福建省漳浦县,籍贯福建省古田县。中华人民共和国成立后，1955年10月毕业于福建医学院医疗系内科专业。1955年10月至1957年3月于福州市省级机关第一门诊部任住院医师。1957年3月至1958年10月任南京医学院附属医院内科住院医师。1958年10月至1981年1月，历任福建省三明地区第一医院内科住院医师、主治医师、内科行政副主任。曾参加福建省第一届血液病学习班、福建省传染病院、福建省中医学习班培训。1981年2月调入龙溪地区医院任传染科主治医师；1983年10月任龙溪地区医院传染科副主任；1986年2月任漳州市医院传染科副主任，1986年8月任门诊部副主任、急诊室主治医师。1986年6月加入中国农工民主党。1987年9月退休。1987年10月取得内科副主任医师资格。2006年3月20日逝世。

许羡珠长期从事内科、传染科临床医疗与教学工作，熟悉血液病、传染病及其他内科常见病、多发病的诊治，积累丰富的临床经验，是传染科学术带头人。熟悉急诊抢救工作，关心患者，爱护同事，热爱集体，为医院的医疗事业做出贡献。

曾友三 （1932-2002）民国21年（1932年）1月出生于福建省平和县，籍贯福建省平和县。中华人民共和国成立后，1956年6月毕业于湖北医学院，大学学历，毕业后分配甘肃省芝州卫生学校任教师。1957年2月调于甘肃省人民医院任内科医师。1960年2-7月，于中国医学科学院协和医院参加卫生干部进修班学习。1971年12月调入龙溪地区医院，历任内科主治医师、内科代理主任；1981年任医务科副科长、科长。1986年2月任漳州市医院医务科科长，1987年12月晋升为副主任医师。1988年6月调任漳州市医科所所长。曾任漳州市医学会秘书长。2002年逝世。

曾友三熟悉内科常见病、多发病的诊治及危重患者的抢救工作，对防治慢性支气管炎及肺心病有较深的研究，勤于总结经验，认真带教，指导青年医师临床诊疗和科研工作。团结同事，办事公道，服务态度好，善于思考问题，关心医院的建设。

曾友三于1970年获甘肃省人民医院授予"先进工作者、五好职工"荣誉称号。1973-1981年多次获龙溪地区医院授予"先进工作者"荣誉称号。

邱亚关 （1933-2002）民国22年（1933年）1月26日出生于福建省龙溪县（今龙海市），籍贯广东省大埔县。1949年中华人民共和国成立初期的10月，任龙溪县石码区委会群团干部。1950年10-12月于龙溪地委党校学习。1952年12月至1953年7月任龙溪地区助理护士训练班干事。1953年7月任龙溪地区中医进修班指导员。1953年10月至1970年1月，历任龙溪专区医院秘书、工会主席兼共青团总支书记、行政副院长。1956年6月加入中国共产党。1961年10月任龙溪专区医院副院长。1972年10月至1980年11月，历任龙溪地区防疫站党支部书记、革命委员会主任、站长。1980年11月任中共龙溪地区医院总支部委员会副书记、龙溪地区医院副院长；1982年12月任中共龙溪地区医院委员会副书记；1984年2月任龙溪地区医院第一副院长；1986年2月任漳州市医院第一副院长。1991年5月31日调任漳州市中医院党委书记。1993年11月退休。2002年12月逝世。

邱亚关长期从事医院管理工作，主要分管行政、后勤、财务等工作，有丰富的管理经验，具备较强的综合管理能力。处理问题果断、勤政廉洁，在群众中享有较高的威信。任职期间，主持建设职工宿舍108套，缓解职工住房困难；扩建和改建门诊部和干部病房，根据医疗建筑工程的规划要求，进行基建改造和配套建设；1984年负责扩建托儿所，容纳100名幼儿入托，解决女职工后顾之忧；负责医疗器械的引进和购置，与外商洽谈，争取合理价格购置先进仪器，为国家节约资金；组建劳动服务公司，关心职工的生活福利；善于倾听各级员工的合理化建议，经常实地检查和督促工作，及时发现和解决问题，不断完善医院的各项规章制度和发展规划。敢于为医院的发展献言献策，推荐年轻的优秀人才。

冯玉秀 （1935-1995）女，民国24年（1935年）2月出生于福建省龙溪县（今芗城区），籍贯福建省龙溪县（今芗城区）。中华人民共和国成立后，1958年9月毕业于安徽医学院。1958年10月分配到龙溪专区医院任内科住院医师，1967年任放射科住院医师；1980年3月任龙溪地区医院放射科主治医师，1984年8月任放射科主任；1986年2月至1990年3月任漳州市医院放射科主任，1987年10月晋升为副主任医师。1991年当选漳州市政协第八届委员。1992年4月退休。1995年7月19日逝世。

冯玉秀有良好的职业道德，较丰富的工作经验和较高的技术水平，是漳州市放射专业的专家，为漳州市医疗卫生事业默默奉献毕生精力，受到群众的尊敬和好评。

蔡玲玲（1940-1996）女，民国29年（1940年）10月5日出生于缅甸仰光，籍贯福建省晋江县（今晋江市）金井镇。1962年8月，毕业于福建省龙溪卫校护士专业。1962年9月，分配到福建省龙溪专区医院任外科护士。1977年至1978年，于上海华山医院参加第七届全国神经外科进修班学习。1979-1984年任龙溪地区医院外科副护士长，1984年任神经科护士长。1984年3月加入中国共产党。1986年2月任漳州市医院神经科护士长，1987年11月晋升为主管护师。是中共福建省漳州市第七次代表大会代表。1996年5月27日因病逝世。

蔡玲玲长期从事临床护理和教学，工作一丝不苟，以身作则，经常加班加点，对患者温和体贴，细心护理，应用中西医结合疗法有效防治压疮，开展颈外静脉穿刺硅胶管置管输液技术。参与课题《硅胶管静脉输液法》研究获1983年龙溪地区科技进步奖。

蔡玲玲于1981年获龙溪地区医院授予"劳动模范"荣誉称号，1982年获福建省卫生厅授予"福建省卫生系统先进工作者"荣誉称号，1984年获福建省卫生厅授予"优秀护士"荣誉称号，1988年获中华人民共和国卫生部授予"全国模范护士"荣誉称号。1996年7月，《福建侨报》在头版头条刊登福建省侨联五届七次常委通过《关于在全省归侨侨眷中开展向蔡玲玲学习活动的通知》的决定，要求全省归侨侨眷学习蔡玲玲爱国奉献的优秀品质，爱岗敬业的进取精神，树立正确的世界观、人生观和价值观，积极进取，在各自的岗位上创造优异的成绩。中共漳州市卫生局党组发文《全市卫生人员向蔡玲玲同志学习的决定》、中共漳州市医院委员会发文《开展向蔡玲玲同志学习的决定》，以蔡玲玲为榜样，投身卫生改革，爱岗敬业，无私奉献，推动医院的精神文明建设活动。

人物录

徐思俊 民国7年（1918年）2月出生于山东省青岛市郊徐家村，籍贯山东省青岛市。民国34年（1945年）7月毕业于福建省立医学院医疗系，毕业后任福州协和医院外科住院医师。民国37年（1948年）7月至1949年9月任南平卫理医院外科主治医师。1949年中华人民共和国成立初期的11月，参与创建福建省第六专区人民医院并任外科主任。1952年2月任龙溪专区医院外科医师，

1954年10月任外科主任，1959年6月兼任漳州医学专科学校教务处主任。1962年任外科主任医师、肿瘤治疗组组长。1973年8月至1984年12月先后任龙溪地区医院外科副主任、主任；1980年3月至1985年9月任龙溪地区医院副院长兼任外科主任。1981年7月晋升为主任医师。1984年6月加入中国共产党。1985年9月当选漳州市人民代表大会第十届代表。1986年2月任漳州市医院外科主任医师。1988年7月退休。至2000年受聘任漳州市医院肿瘤外科专家门诊。

徐思俊从事外科、肿瘤科临床医疗、教学、科研工作60年，是医院普通外科、肿瘤外科奠基人。在1953年7月东山保卫战期间，冒着生命危险坚守岗位抢救战斗中受伤的解放军战士和各种危重症患者。1960年至1980年完成大量的手术病例，手术范围主要有胃肠手术及当时难度较大的肝、胆、胰、脾手术，开展在休克期进行急性梗阻性化脓性胆管炎手术，保留幽门双腔合一小肠代胃治疗胃癌手术，有丰富的临床经验。徐思俊工作兢兢业业，精益求精；为人谦逊和蔼，时刻考虑患者的安危与实际情况，将患者的利益放在首位，真正做到"医者仁心"。

徐思俊有较高的英语、德语、日语阅读能力，通过学习国内外先进专业知识与技术，不断提高临床医疗水平。善于总结经验，指导青年医师开展临床诊疗工作。曾于中华人民共和国成立初期应福建省卫生厅邀请主编《常见外伤处理》，由福建省人民卫生出版社出版，该书在各县卫生人员诊疗工作中起到重要的指导作用。在省级以上医学刊物发表专业学术论文5篇。

朱曙光 民国8年（1919年）5月6日出生于福建省龙溪县，籍贯福建省龙溪县（今芗城区）。民国32年（1943年）毕业于上海圣约翰大学生物系，民国35年（1946年）6月毕业于上海圣约翰大学临床医学专业，获理学学士、医学博士，熟悉英语。中华人民共和国成立后，1950年9月至1952年1月于漳州协和医院任放射科医师。1952年2月于龙溪专区医院任放射科医师。1956年加入中国农工民主党。1959年7月至10月于上海胸科医院放射科进修胸部X线诊断。1959年11月至1960年2月于上海仁济医院放射科进修骨关节、神经系统X线诊断。1960年1月任龙溪专区医院放射科副主任。1970年9月任龙溪地区医院放射科副主任，1972年4月至1984年8月任放射科主任，1981年7月晋升为副主任医师。1986年2月任漳州市医院放射科副主任医师。1987年9月退休。

朱曙光从事放射科X线诊断专业37年，专业理论知识扎实，实践技能熟练，掌握国内外放射技术发展情况，吸收先进的科研成就应用于实践中，对肺结核空洞透视及拍片与断层的比较、不同工种致矽肺的分析、乳房摄影与诊断、慢性支气管炎的X线分析有较深研究。

谢敦华 民国10年（1921年）12月出生于福建省福州市，籍贯福建省闽侯县。中华人民共和国成立后，1950年1月毕业于福建医学院。1950年6月至1953年7月，于福州市合组医院任皮肤花柳科医师。1953年8月至1960年2月，于福建省公费医疗第一门诊部皮肤花柳科任住院医师、主治医师。1958年8月至1959年1月，于西安医学院皮肤性病教研组进修。1959年2月至4月于上海第一医学院皮肤性病学教研组进修。1960年3月至1963年9月任福建医学院附属协和医院皮肤科主治医师。1963年10月调入龙溪专区医院任皮肤科主治医师；1979年7月任龙溪地区医院皮肤科副主任，1980年11月晋升为副主任医师。1983年加入中国农工民主党。1986年2月任漳州市医院皮肤科副主任，副主任医师。1987年9月退休后，1987年10月取得主任医师资格，受聘任漳州市医院退休专家诊所皮肤科主任医师。

谢敦华从事皮肤性病科的临床诊疗工作37年，有丰富的临床经验，能处理皮肤科较复杂的疑难病症，有较强的教学、科研、培养和提高下级医师的能力，主持的科研课题《香附注射剂研制》

获龙溪地区1983-1984年度科技进步奖四等奖、科研课题《研制香附注射液治疗扁平疣》获1985年度福建省医药卫生科技成果奖二等奖。

谢敦华于1956年获福建省卫生厅直属卫生处授予"福建省卫生先进工作者"荣誉称号。

黄存礼 民国12年（1923年）8月出生于福建省龙溪县，籍贯福建省龙溪县。中华人民共和国成立后，1951年8月毕业于福建医学院医疗系。1952年9月于漳州市卫生科门诊所任助理医师。1955年5月调入龙溪专区医院任内科医师；1959年7月晋升为内科主治医师；1961年11月任传染科主治医师。1980年3月任龙溪地区医院传染科副主任；1980年11月晋升为副主任医师。1986年2月任漳州市医院传染科副主任、副主任医师。1988年6月离职移居美国。

黄存礼是医院传染科创始人，掌握传染科常见病、多发病的诊治和急危重症的抢救技术，参加院内外传染病会诊、出诊工作，坚持每天病房查房后到门诊开诊；利用休息时间编排刻印传染病学临床教材、制订传染科工作制度，设计输液出入量记录表和加压输液装置；关心体贴传染病患者，耐心指导患者配合治疗。

陈坚 女，民国12年（1923年）11月出生于江苏省丹阳县（今丹阳市），籍贯江苏省丹阳县（今丹阳市）。民国34年（1945年）11月参加中国人民解放军，于苏北兴化县医院担任卫生员。民国35年（1946年）11月受命安全转移轻伤员至中共领导的苏中野战军第七纵队后方医院后，留七纵队卫生学校学习。民国36年（1947年）2月加入中国共产党。同年3月从卫生学校毕业后留任苏中野战军第七纵队后方医院卫生员。1949年4月负责渡江战役后方医院收容、救治、转移伤员等工作，并随军第三批渡江。1949年中华人民共和国成立后，12月至1950年10月于解放军苏南军区卫生部培训队学习。1950年11月至1955年4月任华东青岛海军基地卫生部军医。1955年5月转业。至1965年5月，先后任青岛市北区卫生所医师、副所长，青岛市北区医院副院长，福建农学院保健科科长，漳浦县防疫站副站长，漳浦县政府卫生科科长。1965年6月调入龙溪专区医院，任人事科科长。1968年4月任龙溪专区医院革委会副主任。1971年10月兼任龙溪地区医院医务组组长。1977年12月任中共龙溪地区医院总支部委员会副书记。1983年2月任中共龙溪地区医院委员会副书记。1983年11月离休。

陈坚经历解放战争艰苦环境的考验，立场坚定，组织纪律性强，工作热情高，敢抓敢管。关心爱护职工，做好职工计划生育工作，重视技术人才的培养和队伍建设。1971年6月受命筹办龙溪地区医院卫生学校，开设试点班，组织招生和教学管理，为培养医药卫生人才做出贡献。

陈坚在解放军服役期间，于1947年、1950年立四等功各1次。1983年获福建省人民政府授予"计划生育工作先进工作者"荣誉称号。

林继虞 民国13年（1924年）6月出生于广东省惠阳县，籍贯广东省惠阳县（今惠州市惠阳区）。中华人民共和国成立后，1950年6月毕业于江西中正医学院，1950年7月参加工作。1952年任2月任龙溪专区医院外科医师，1961年9月加入中国共产党，1963年6月任龙溪专区医院外科副主任、主治医师；1972年4月任龙溪地区医院外科主任，1973年9月至1978年11月，任龙溪地区医院革命委员会副主任兼外科主任，1980年3月至1980年7月，任龙溪地区医院副院长。1980年始先后任龙溪地区医院学术委员会副主任、医院经济管理小组副组长、中西医结合领导小组副组长、组长、保健小组副组长职务。1981年7月晋升为副主任医师。1981年10月调到位于广州的暨南大学医学院，先后任临床外科副教授，教授，医学院外科教研室副主任兼附属医院外科副主任。1989年退休后移居加拿大。

林继虞是龙溪专区医院普通外科创始人之一，理论知识扎实，专业技术熟练，曾于1960年在福建省立医院院长李温仁指导下开展医院首例二尖瓣狭窄闭式扩张术。

林继虞于1953年4月参加抗美援朝医疗队期间在部队立"三等功"。

邓葆和 女，民国14年（1925年）4月出生于福建省厦门市，籍贯福建省厦门市。中华人民共和国成立后，1951年8月毕业于江西中正医学院。1952年2月，任龙溪专区医院妇产科医师；1962年至1970年8月，任病理科主治医师。1970年9月至1980年，任龙溪地区医院病理科负责人、主治医师；1980年11月晋升为副主任医师。1981年10月，调到位于广州的暨南大学医学院，先后任病理科讲师，副教授，副主任医师。1990年退休后移居加拿大。

邓葆和是龙溪专区医院病理科创始人，于1959年负责组建病理科，从无到有，从小到大，不断创新，积累大量的病理资料，为病理科的发展做出贡献。

吴泽沧 民国15年（1926年）6月出生于福建省晋江县（今晋江市），籍贯福建省泉州市。中华人民共和国成立后，1954年2月毕业于安徽医学院医疗系。1954年3月至1957年，于安徽医学院内科呼吸系任助教、安徽医学院附属医院任住院医师。1957年调入龙溪专区医院任内科住院医师，1959年2月晋升为内科主治医师。1961年于广州中山医学院附属第一医院内科进修。1970年9月任龙溪地区医院内科主治医师，1973年4月至1986年2月任内科副主任。1980年于上海医学院附属仁济医院进修心血管内科，1980年11月任内科副主任医师。1986年2月至1987年10月任漳州市医院内科副主任医师；1986年2月至1988年5月任漳州市医院内科副主任；1987年10月晋升为内科主任医师。是中国人民政治协商会议福建省漳州市第七届委员会常务委员。1991年5月退休。

吴泽沧从事内科的临床医疗工作，专业特长为呼吸内科学和心血管内科学，掌握内科常见病、多发病及疑难病症的诊疗，工作认真负责，关心下级医师的成长，热情接待患者，细心诊治，工作中注意经验的积累，有较高的诊治水平。

陈宝琛 民国16年（1927年）4月27出生于福建省漳浦县，籍贯福建省漳浦县。中华人民共和国成立后，1956年4月毕业于福建医学院医疗系，大学本科学历。1956年9月任江苏南通医学院附属医院外科住院医师。1957年1月任南京医学院附属医院外科住院医师。1958年10月调任福建省三明地区医院外科、烧伤科住院医师；1973年3月晋升为主治医师；曾兼任三明地区卫生学校外科学教员。1981年5月调任龙溪地区医院外科主治医师。1986年2月任漳州市医院外科主治医师。1987年9月退休后，于1987年10月取得副主任医师资格。1998年受聘任漳州市医院退休专家诊所外科副主任医师。

陈宝琛专业特长为外科、烧伤病学，在临床诊疗中积累丰富的经验。1960年开始，致力于灼伤的防治与研究，培养烧伤专科护理人员，参与组建三明地区医院灼伤病房，经手收治大量大面积烧伤患者，其中烧伤面积80%以上的Ⅲ度烧伤患者有30余例。开展人工皮及胶封治疗大面积烧伤的临床研究，总结一套规范的具有明显疗效的治疗方法。1964年，开展上消化道冷冻治疗动物实验；参与三明地区医院设计、试制小型高压氧舱，应用于临床缺氧性疾病、厌氧菌感染、严重疾病之缺氧者的增氧治疗，取得一定成果后，经过华东区的改良和推广，使高压氧治疗广泛应用于临床。1970年发表论文"215例烧伤治疗"获三明地区科技进步奖一等奖。

王尧聚 民国16年（1927年）9月出生于山东省诸城市，籍贯山东省诸城市。民国35年（1946年）7月参军入伍。1950年2月加入中国共产党。1956年10月至1969年10月先后任龙溪专区医院药剂科负责人、药房主任、中共龙溪专区医院支部委员；1970年9月任龙溪地区医院药师，1972

年 4 月任药剂科主任，1979 年任龙溪地区医院制药厂厂长、主管药师，1982 年 10 月任药剂科主任。1986 年 2 月任漳州市医院药剂科主任。1988 年 3 月取得西药主管药师资格；1988 年 4 月离休。1989 年 9 月任中共漳州市医院离退休支部副书记。

王尧聚长期从事药品管理、制剂配制和处方调剂工作。1956-1976 年期间，带领龙溪专区医院、龙溪地区医院药师开发中草药口服制剂山花生糖浆，配制烧伤油、胃乳合剂、胎盘注射液、香附注射液。工作勤恳，服务态度好，同情关心患者；努力钻研业务，管理得当，为医院增产节支做出贡献。

王尧聚于 1991 年获中共漳州市委老干部局授予"市退休先进个人"、福建省老龄工作委员会授予"老有所为先进个人"等荣誉称号。

严堃鼎 民国 17 年（1928 年）7 月出生于福建省龙溪县（今龙海市），籍贯福建省龙海县（今龙海市）。民国 32-34 年（1943-1945 年）于龙溪县石码镇存善诊所当学徒。民国 34 年任龙溪县石码镇存善诊所中医师。中华人民共和国成立后至 1956 年，仍在该所任中医师。1952-1954 年于龙溪县中医进修班学习中医学，1955-1956 年 5 月于福建省中医进修学校师资培训班学习。1956 年加入中国农工民主党。1956 年 6 月至 1969 年 11 月，先后任福建省中医进修学校教员、福州第一护士学校中医学教员、福建省卫生厅中医处任干事。1969 年 11 月至 1972 年 4 月，下放华安县丰山人民公社，1972 年 4 月至 12 月任华安县医院任工作队队员。1972 年 12 月调入龙溪地区医院，任中医科主治医师；1985 年 8 月至 1986 年 2 月任中医科副主任。1986 年 2 月至 1988 年 12 月任漳州市医院中医科副主任。1987 年 10 月至 1989 年 5 月任中医科副主任医师。1989 年 6 月退休。

严堃鼎的专业特长是中医内科、中医妇科，有较扎实的中医基础理论知识和熟练的临床辨证施治经验及教学经验，熟悉肝病的中医治疗，能独立处理本专科复杂的临床问题，工作积极肯干，认真负责，团结同事。曾于 1958 年、1959 年获福建省卫生厅授予"社会主义建设积极分子"荣誉称号。

林辉 女，民国 19 年（1930 年）5 月出生于福建省闽侯县，籍贯福建省闽侯县。1949 年 11 月，毕业于福州柴井护士学校。1950 年 3 月至 1951 年 12 月于龙溪专区人民医院任护士。1951 年 12 月至 1952 年 3 月于龙溪专区行政干校学习。1952 年 3 月至 1960 年 2 月调入龙溪专区医院任护士长。1960 年 2 月至 9 月于福州高级护士进修班学习。1960 年 6 月至 1961 年 9 月任龙溪专区医院门诊部副主任，1961 年 9 月至 1970 年 8 月先后任总护士长、医院工会副主席。1970 年 9 月 1973 年 1 月任龙溪地区医院总护士长，1973 年 1 月至 1974 年 2 月于龙溪地区医专班学习。1974 年 3 月至 1982 年 11 月龙溪地区医院任儿科医师。1982 年 11 月调任龙溪地区医药研究所副所长。1984 年 6 月加入中国共产党。1989 年 3 月退休。

林辉的专业特长为护理、儿科诊疗。1961 年参编《龙溪地区医院护理手册》。

林辉于 1956 年获福建省卫生厅授予"福建省卫生系统先进工作者"、1957 年获漳州市人民委员会授予"漳州市建设社会主义积极分子"等荣誉称号。

马连通 民国 19 年（1930 年）12 月出生于福建省龙溪县（今芗城区），籍贯福建省龙溪县（今芗城区）。1952 年 2 月任龙溪专区医院会计。1959 年 8 月毕业于上海第二医学院医疗系。毕业后分配到龙溪专区医院任内科医师；1970 年 9 月龙溪地区医院任内科医师；1972 年 1 月晋升为内科主治医师。1979 年 12 月至 1980 年 12 月于上海第二医学院附属上海瑞金医院进修内分泌专业。1986 年 2 月漳州市医院任内科主治医师，1987 年 10 月任内科副主任医师。1993 年 3 月退休后，受聘任漳州市医院退休专家诊所内科副主任医师。

马连通的技术特长为内分泌疾病的临床诊治，是医院首位内分泌专科医师，积累丰富的临床经验，在漳州地区有一定的名望。

杨祖谦 民国19年（1930年）12月出生于福建省建瓯县（今建瓯市），籍贯福建省古田县。1954年2月毕业于福建医学院临床医疗系。1954年3月至10月于福建省公路指挥部任医师。1954年10月至1979年任东山县医院外科医师、副院长。1973年10月加入中国共产党。1979年12月至1981年12月任第三批援助塞内加尔医疗队队长。1982年3月调入龙溪地区医院，至1984年12月任外科副主任。1983年于中国医学科学院心血管病研究所阜外医院心血管外科专业进修1年。1984年1月至1986年2月4日任龙溪地区医院院长。1986年2月5日任漳州市医院院长。1987年10月晋升为主任医师。1991年12月至1993年12月任第九批援助塞内加尔医疗队队长、外科主任医师。是福建省第七届人民代表大会代表，福建省医学会胸心外科分会常务委员，漳州市第十一届人民代表大会代表，漳州市医学会副主任。1994年1月退休后留任院长至1995年1月，1995年2月受聘任漳州市医院外科主任医师。

杨祖谦擅长于胸心外科疾病的诊治。1984年带领胸心外科专业组开展体外循环下行先天性心脏病—房室间隔缺损修补术、法氏四联症、风湿性心脏瓣膜置换术、心脏左房黏液瘤切除术、主动脉窦瘤修补术等。1991年12月，在塞内加尔共和国无特殊手术设备条件下，带领医疗队员成功摘除重13公斤的腹膜后肿瘤，获得塞内加尔共和国权威报纸《太阳报》的专题报道和称赞。其主持的科研课题《风湿性心脏瓣膜病应用机械瓣置换术20例》获1989年漳州市科技进步奖二等奖；参与的课题研究有1项获1994-1995年度漳州市科技进步奖二等奖，2项获1996-1997年度和2001年度漳州市科技进步奖三等奖。在国家级、省级医学刊物以第一作者发表的学术论文4篇。

杨祖谦于1981年、1993年获塞内加尔共和国授予"塞内加尔共和国狮子勋章"、1982年获福建省人民政府授予"福建省劳动模范"、1987年12月获中华人民共和国卫生部授予"全国卫生文明建设先进工作者"、1989年获中华人民共和国国务院侨务办公室和全国归侨联合会授予"全国归侨侨眷优秀知识分子"、1989年9月获中华人民共和国国务院授予"全国先进工作者"等荣誉称号。1992年10月获中华人民共和国国务院批准享受政府特殊津贴并颁发证书；1993年4月获中华人民共和国卫生部授予"援外医疗队模范队长"荣誉称号；1993年、1997年获中共漳州市委、漳州市人民政府授予"第二批市管专业技术拔尖人才"荣誉称号；1995年4月获卫生部医政司、全国医院优秀院长评审委员会授予"第四届全国医院优秀院长"荣誉称号；1995年6月获福建省卫生厅授予"援外医疗队先进医疗队长"荣誉称号。

蔡友棣 民国20年（1931年）10月出生于福建省莆田市江口镇，籍贯福建省莆田市，马来西亚归侨。中华人民共和国成立后，1955年8月毕业于福建医学院医疗系。1955年12月分配到海澄县卫生院任外科医师。1957年5月至1980年4月任眼科住院医师、主治医师。1963年5月至1964年6月于浙江医科大学附属一院眼科进修，1966年5月至11月再次于浙江医科大学附属一院眼科进修。1980年5月调入龙溪地区医院任眼科主治医师。1980年10月第三次于浙江医科大学附属一院眼科进修。1982年2月加入中国农工民主党。同年10月任龙溪地区医院眼科副主任；1985年11月任眼科主任。1985年当选为漳州市第十届人民代表大会代表。曾当选为漳州市农工民主党组委委员。1987年2月移民美国。

蔡友棣专业特长为眼科，有较全面的专业基础和丰富的临床经验，尤其擅长于眼底病、眼屈光方面的治疗，主持的科研课题《眼底荧光血管造影在多种眼底病上的应用》获1986年漳州市科技进步奖三等奖。蔡友棣于1956年获福建省卫生厅授予"福建省卫生系统先进工作者"荣誉称号。

李文来 民国20年（1931年）11月出生于福建省晋江县（今晋江市），籍贯福建省晋江县（今晋江市）。1957年7月毕业于哈尔滨医科大学医疗系。1957年9月至1962年9月，任黑龙江省伊春市林业管理局中心医院外科住院医师。1962年10月调入龙溪专区医院，任骨科住院医师。1970年9月任龙溪地区医院骨科住院医师，1972年1月晋升为主治医师。1974年11月至1975年10月于天津医院骨科进修。1975年11月至1985年任龙溪地区医院骨科主治医师。1985年11月任龙溪地区医院外科主任。1986年2月至1992年7月任漳州市医院外科主任；1987年10月晋升骨科副主任医师；1994年4月晋升为骨科主任医师。是中国人民政治协商会议漳州市第八届委员会常务委员。1994年4月退休后，受聘任漳州市医院骨科门诊主任医师。

李文来长期从事以骨伤、骨关节病为主的临床诊疗工作，临床经验丰富，帮助基层医院提高医疗水平，在中西医结合治疗骨折的临床实践中，取得较好疗效。参与的课题研究获1986年漳州市科技进步奖二等奖、1995年漳州市科技进步奖三等奖、1996年度福建省医药卫生科技进步奖二等奖。在国家级、省级医学刊物上以第一作者发表专业学术论文4篇。于1988—1992年获福建省残疾人三项康复工作领导小组授予"先进个人"荣誉称号。

陈彩菲 女，民国20年（1931年）11月出生于浙江省黄岩县（今黄岩区），籍贯浙江省黄岩县（今黄岩区）。中华人民共和国成立后，1956年9月毕业于哈尔滨医科大学医疗系，本科学历。1957年9月于伊春林业管理局中心医院任医师。1962年10月调入龙溪专区医院，任内科住院医师。1970年9月任龙溪地区医院内科住院医师；1975年于福建医学院第一医院神经科进修；1976年于上海第二医科大学附属仁济医院神经科进修；1980年3月晋升为主治医师；1984年8月任龙溪地区医院神经科副主任。1985年1月加入中国共产党。1986年2月至1987年9月任漳州市医院神经科副主任；1987年10月任神经内科副主任医师。1988年3月退休。

陈彩菲的专业特长为神经内科常见病、多发病和疑难病症的诊治，积累丰富的临床经验，工作热情，服务态度好，重视培养青年医师钻研业务，开展诊疗新技术。

黄庄钦 民国20年（1931年）11月出生于福建省平和县，籍贯福建省平和县。中华人民共和国成立后，1956年9月毕业于哈尔滨医科大学医疗系。1956年10月于哈尔滨医科大学附属第一医院任临床医师。1957年10月至1977年11月于内蒙古呼和浩特市医院任外科医师、主治医师。1960年5月至9月于北京积水潭医院进修创伤外科；1964年4月至1965年5月于上海儿童医院新华医院进修小儿外科。1974年8月加入中国共产党。1977年11月调入龙溪地区医院，任外科主治医师；1980年任外科副主任。1986年2月至1992年7月任漳州市医院外科副主任；1987年10月晋升为外科副主任医师；1994年4月晋升为外科主任医师后办理退休，1994年5月至2012年5月受聘任体检中心外科主任医师。

黄庄钦从事外科临床医疗工作38年，掌握普通外科、小儿外科专业理论知识和常见病、多发病的手术治疗，有丰富的临床经验，乐于指导下级医师和参与对口帮扶工作，援助农村医疗开展新技术，协助处理疑难重症。在省级以上医学刊物上以第一作者发表专业学术论文4篇。

林源震 民国21年（1932年）3月出生于福建省莆田市，籍贯福建省莆田市。中华人民共和国成立后，1956年8月毕业于江苏医学院儿科系。毕业后分配到广西省柳州市工人医院，任儿科医师。1962年10月调入龙溪专区医院，任儿科住院医师；1965年7月晋升为主治医师。1970年9月至1980年10月任龙溪地区医院儿科主治医师；1978年2月至1979年3月参加福建医学院第四期西学中医班学习；1979年8月任医院儿科副主任；1980年7月加入中国共产党；1980年11月晋升为儿科副主任医师；1984年8月任儿科主任。1986年2月至1988年8月任漳州市医院儿科主任、副主任医师；1987年10月取得主任医师资格，1988年8月至1992年7月任儿科主任、主任医师。1992年7月至1995年5月任儿科主任医师。1995年6月退休后，受聘任漳州市医院退休专家诊所儿科主任医师。

林源震长期从事儿科临床医疗、教学、科研工作，专业特长为儿科、儿科传染病、消化系统疾病。擅于采用中西医结合方法治疗儿科常见病、多发病，对疑难病症、危重患儿的抢救有丰富的临床经验。重视业务学习和病历书写质量，强调岗位责任制管理，坚持专科门诊和专业查房。在国家级、省级医学刊物上以第一作者发表专业学术论文14篇。参编《儿科常见病诊疗手册》，译文7篇。林源震于1983年获福建省卫生厅授予"福建省儿童青少年工作先进工作者"荣誉称号。

林骥 民国21年（1932年）3月出生于福建省南安市，籍贯福建省晋江市。中华人民共和国成立后，1959年7月毕业于福建医学院医疗系。1959年9月于漳州医学专科学校任教。1962年调入龙溪专区医院，任内科住院医师。1970年9月任龙溪地区医院内科住院医师。1972-1973年脱产参与筹办龙溪地区卫生学校医疗大专班并任教。1976年参加福建省第三期血液病学习班学习。1980年3月晋升为内科主治医师。1986年2月于漳州市医院任内科主治医师。1987年12月任内科副主任医师；1994年4月取得主任医师资格，5月任内科主任医师。1994年1月至1996年6月任漳州市医院小坑头分院院长。1994年12月退休后，受聘任漳州市医院体检中心任总检主任医师。

林骥长期从事内科临床医疗、教学、科研工作，专业特长为血液病及风湿病的诊疗。1965年参加龙溪专区巡回医疗队，为平和县九峰、崎岭、长乐等人民公社56名农村医生作为期1年的培训。1976年参与筹建龙溪地区医院内科血化室。临床经验丰富，认真撰写学术论文，参与的4项科研项目获得市厅级科技进步奖。

韩俊如 民国21年（1932年）9月出生于山西省榆社县，籍贯山西省榆次市榆社县。民国35年（1946年）8月任共产党创办太行公立豫北医院药剂员、司药。1949年2月于中国人民解放军长江支队第五大队供卫处任司药。1949年9月任中国人民解放军福建省军区漳州军事管制委员会驻龙溪卫生院联络员。1949年中华人民共和国成立初期的11月任福建省第六专区人民医院药房负责人。1950年5月加入中国共产党。1953年6月任龙溪县人民政府卫生科副科长。1955年7月任龙溪专区卫生科副科长。1957年10月毕业于福建省卫生干部学校高中班。1958年9月至1961年7月任龙溪专区医院副院长；1961年7月至1962年10月任院长；1961年9月至1966年4月，任中共龙溪专区医院支部委员会书记；1966年4月至1968年5月，任中共福建省龙溪专区医院总支部委员会书记。1970年9月下放诏安县仕江农业生产大队劳动，先后任诏安县水产站领导小组副组长、诏安县防疫站领导小组组长。1973年9月至1977年12月，任中共福建省龙溪地区医院总支部委员会副书记；1977年12月至1982年12月，任中共福建省龙溪地区医院总支部委员会书记；1982年12月至1987年10月，任中共福建省龙溪地区医院委员会书记。1987年10月至1994年12月，任中共福建省漳州市医院委员会书记。1972年1月至1977年12月任龙溪地区医院革命委员会副主任；1977年12月至1978年11月任医院革命委员会主任。1991-1993年，代理漳州市医院院长。1996年12月离休。

韩俊如于1990年6月获中共福建省委、福建省人民政府授予"1988-1989年度社会主义精神文明建设积极分子"荣誉称号，1991年11月获中共福建省委、福建省人民政府授予"省老年工作先进个人"荣誉称号，1992年1月获中华人民共和国卫生部授予"全国卫生系统模范工作者"荣誉称号。

何道周 民国21年（1932年）10月出生于福建省龙溪县（今芗城区），籍贯福建省漳浦县。

中华人民共和国成立后，1957年9月毕业于哈尔滨医科大学医疗系，本科学历。1957年10月于龙溪专区医院任外科住院医师。1961年2月至7月于上海第二医学院附属仁济医院麻醉科进修，师从蓝锡淳教授。1963年至1970年8月任麻醉科住院医师。1970年9月至1979年7月任龙溪地区医院麻醉科主治医师。1979年8月离职移居香港。

何道周从事普通外科、骨科、泌尿外科和麻醉科等工作，技术专长为麻醉专业，积累丰富的临床经验。1960年任龙溪专区医院麻醉科负责人，开展硬膜外麻醉、低温麻醉、全身麻醉，完成医院首例风湿性心瓣膜病二尖瓣狭窄心导管造影术和二尖瓣狭窄闭式扩张术的麻醉，为医院的麻醉专业做出贡献。

张惠贞　女，民国22年（1933年）4月出生于福建省漳浦县，籍贯福建省漳浦县。中华人民共和国成立后，1952年毕业于龙溪护士学校。1952年9月任龙溪专区医院护士；1958年至1964年任内科副护士长。1960年参加福建省第一期高护班学习。1965-1968年任龙溪专区医院护士班教师。1972年任龙溪地区卫生学校（试点班）内科护理学兼职教师。1973年4月任龙溪地区医院内科副护士长，1980年3月任内科护士长，1981年至1986年2月任龙溪地区医院工会女工委员、工会副主席、护理部副主任。1984年9月加入中国共产党。1986年2月至1989年8月任漳州市医院护理部副主任；1988年3月晋升为副主任护师。曾当选漳州市人民代表大会第一届人民代表，漳州市护理学会第二、三、四、五届理事长。1989年9月退休。

张惠贞从事临床护理、教学及管理工作59年。1981年，参与龙溪地区医院护理部的恢复和整顿工作，参与制定和恢复一系列护理管理制度。1982年编写《病房管理质量标准》《各级护理人员的工作程序》。1983年，整理《25项护理技术操作规程》，并在其他县、市级医院推广、交流。在省级医学护理刊物以第一作者发表专业学术论文1篇。

张惠贞于1962年获龙溪专区妇女联合会授予"五好积极分子"、1963年获龙溪专区地直机关授予"五好职工"、1982年获福建省人民政府授予"省卫生先进工作者"、2005年获中共漳州市卫生局机关委员会授予"优秀共产党员"、2009获福建省科技人才活动周"先进个人"等荣誉称号。

郑光渊　民国22年（1933年）11月出生于福建省晋江县（今晋江市），籍贯福建省晋江县（今晋江市）。中华人民共和国成立后，1956年7月毕业于泉州市晋江医士学校医士专业，1961年8月毕业于广州中山医学院医疗系。1961年9月至1963年4月任广州中山医学院附属第二医院放射科医师、助教。1963年10月调入龙溪专区医院，任内科住院医师。1970年9月任龙溪地区医院内科住院医师。1972年11月至1973年12月于福建医科大学西医学中医学习班学习1年。1980年3月晋升为内科主治医师。1980年9月至1981年9月于上海第二医学院附属第二人民医院内科进修心血管专业。1986年2月于漳州市医院任内科主治医师；1988年3月任内科副主任医师。1988年12月任门诊部主任兼急诊室主任。1994年4月退休后，至1999年受聘任漳州市医院退休专家诊所内科副主任医师。

郑光渊的专业特长是内科、心血管专业。熟悉心血管病和其他内科危重症的急诊治疗和抢救措施，知识面较广，有较丰富的临床经验和教学经验，善于总结。曾应邀在院内、市内作关于心脏监护、安装心脏起搏器、电复律的临床应用等学术讲座和交流。

魏俊川　民国23年（1934年）7月出生于福建省漳浦县，籍贯福建省漳浦县。中华人民共和国成立后，1957年8月毕业于福建医学院，5年制大学本科学历。1957年9月分配到龙溪专区医院任内科住院医师；1966年5月至1970年6月于南靖船场水电站工程医疗所任医师。1970年9月至

1971年下放漳浦县参加劳动。1972年调回龙溪地区医院，任内科住院医师，1980年3月晋升为主治医师。1986年2月于漳州市医院任神经科主治医师；1987年10月任神经科副主任医师；1988年12月至1995年3月任神经科副主任。1995年6月退休后至1999年，受聘任漳州市医院退休专家诊所神经内科副主任医师。

魏俊川的专业特长是神经内科常见病、多发病的诊治，有丰富的临床经验和教学经验，工作认真负责，团结同事。

李大新 民国23年（1934年）8月出生于福建省晋江县（今晋江市），籍贯福建省晋江县（今晋江市）。中华人民共和国成立后，1959年8月毕业于中国医科大学医疗系，本科学历。1959年9月至1961年12月任山西省太原市中心医院内科住院医师。1962年1月至1964年1月任山西省太原卫生学校内科教师。1964年2月至1984年7月，先后任山西省晋中第二医院内科住院医师、主治医师。1980年8月至1981年1月于四川医学院华西医院进修心血管专科。1981年11月至1982年9月于山西医学院参加"无创心血管检查进修班"学习。1983年6月加入中国共产党。1984年8月调入龙溪地区医院任内科主治医师。1986年2月于漳州市医院任内科主治医师；1987年12月任内科副主任医师；1991年10月至1995年3月任内科副主任；1995年9月取得主任医师资格，11月任内科主任医师。1996年10月退休后，受聘任漳州市医院内科门诊心血管专科主任医师。

李大新从事内科医疗、教学、科研工作53年，技术专长为心血管内科疾病的诊疗，积累丰富的临床经验。在国家级、省级医学刊物上以第一作者发表专业学术论文5篇。

蔡进来 民国23年（1934年）11月出生于福建省云霄县，籍贯福建省云霄县。中华人民共和国成立后，1955年3月参加中国人民解放军。1956年12月加入中国共产党。1960年3月退役，于龙溪专区体育学校人事科任秘书。1961年7月至1963年7月于漳州市机关干校文科高中学习2年。1962年8月调入龙溪专区医院人事科任干事。1973年3月调任龙溪地区医院政工组副组长；1978年12月任政治处副主任；1984年1月至1987年10月任中共龙溪专（地）区医院委员会副书记兼任人事科科长；1987年10月至1994年12月任中共漳州市医院委员会副书记；1988年3月至1994年12月任中共漳州市医院纪律检查委员会书记；1995年6月退休。1995年7月至2008年10月任中共漳州市医院离退休支部委员会书记、医院关心下一代工作委员会副主任。蔡进来长期从事人事管理，任职期间，从健全以岗位责任制为中心内容的规章制度入手，建立人事考核标准，把工作态度、工作质量和经济手段结合起来，进行制度化管理；建立后勤员工合同制管理制度，加强督查管理措施；组织招聘医院集体工，解决职工子女就业问题；组建离退休职工活动室，关心离退休干部，逢年过节亲自上门慰问和探望患病老同事，落实离退休员工各项政策；负责创办4个退休专家门诊部，为医院退休的医疗专家发挥余热提供平台。

蔡进来于1958年参加炮击金门战斗并立"三等功"。1991年1月获中共福建省委老干部局、福建省老龄工作委员会、福建省关心下一代协会授予"关心下一代工作积极分子"；1999年6月获福建省人事厅授予"福建省先进退休干部"荣誉称号。

施海莱 女，民国23年（1934年）12月出生于福建省龙溪县（今芗城区），籍贯福建省龙溪县（今芗城区）。中华人民共和国成立后，1958年9月毕业于福建医学院医疗系。1957年11月加入中国共产党。1958年10月至1963年4月任福建省613厂职工医院医师、负责人。1963年5月调入龙溪专区医院，任妇产科医师。1970年9月任龙溪地区医院妇产科住院医师；1972年4月任妇产科副主任；1980年晋升为主治医师；1985年11月任妇产科主任。1986年2月至1990年3月任漳州市医院妇产科主任；1987年10月晋升为妇产科副主任医师，1994年4月晋升为妇产科主任医师。1995年5月退休。1998年2月至2011年，受聘任漳州市医院退休专家诊所妇产科主任医师。

施海菜专业特长为妇产科疾病的诊疗，曾参加全国宫外孕学习班及学习中医1年，长期承担福建医科大学、漳州卫生学校临床实习教学，为漳州市妇幼保健、计划生育、优生、优育等方面做出贡献。参与的科研项目1项获1991年度福建省医药卫生科技进步奖二等奖。在省级及以上医学刊物以第一作者发表专业学术论文2篇。

高琪如 女，民国24年（1935年）1月出生于福建省同安县（今厦门市同安区），籍贯福建省厦门市。中华人民共和国成立后，1952年8月毕业于龙溪护士学校护理专业。1952年8月于龙溪专区医院外科任护士。1956年7月于龙溪地区参加福建省卫生厅举办的针灸师资培训班学习半年。1959年1月于福州参加福建省卫生厅举办的针灸经络师资学习班学习1年。1970年9月至1981年5月任龙溪地区医院中医科护士。1972年7月参加龙溪地区举办的西医学习中医班学习1年。1981年6月至1986年2月任龙溪地区医院针灸科住院医师。1986年2月任漳州市医院针灸科住院医师；1987年11月晋升为主治医师。曾兼任龙溪地区卫生学校中医针灸学教员。1990年5月退休。

高琪如长期从事针灸科诊疗工作，掌握一定的中医学理论和针灸、按摩技术，能应用中医针灸技术处理常见病、多发病。1978-1982年代表医院参与在安徽省合肥市的4省1市协作科研课题《十四经感传线路的研究》工作，获中华人民共和国卫生部授予"乙级科学技术成果荣誉证书"。

黄镇西 民国24年（1935年）1月出生于福建省龙溪县（今芗城区），籍贯福建省龙溪县（今芗城区）。中华人民共和国成立后，1960年9月毕业于北京医学院口腔医疗系。1960年10月于长春吉林医科大学附属二院任医师。1964年4月于云霄县医院任口腔科医师。1974年4月调入龙溪地区医院，任口腔科医师；1980年9月晋升为主治医师。1979年于南京医学院附属南京市口腔医院进修颌面外科。1986年2月任漳州市医院口腔科主治医师；1987年10月取得口腔科副主任医师资格，1988年8月任口腔科副主任医师。1995年6月退休后，于1995年9月取得主任医师资格。

黄镇西从事口腔专业医疗工作36年，掌握口腔内科、外科常见病、多发病的诊治，开展唇裂、腭裂带咽后壁瓣手术及各种组织转移瓣手术，积累丰富的临床经验，服务态度好，指导青年医师开展口腔专业临床诊疗工作。

乔爱伦 女，民国24年（1935年）3月出生于福建省厦门市，籍贯北京市。中华人民共和国成立后，1952年7月毕业于龙溪护士学校。1952年7月至1956年5月任龙溪专区医院保健科护士。1956年5月至1957年11月调任福建省康复二院一科护士。1957年11月调回龙溪专区医院，任院长办公室医政干事。1960年6月至1964年7月参加上海第二医学院公共卫生系函授班学习。1962年7月毕业于漳州医专班医疗专业。1969年至1970年8月任龙溪专区医院内科医师。1970年9月任龙溪地区医院内科医师；1981年12月晋升为主治医师；1984年8月任保健科副科长。1986年2月至1990年3月任漳州市医院保健科副科长；1988年12月取得副主任医师资格；1989年4月任保健科副主任医师。1995年6月退休。

乔爱伦的专业特长是预防保健和公共卫生。主要负责医院公共卫生和职工预防保健，主持龙溪地区、漳州市政府机关离退休干部体检、国家领导人及外宾到漳州考察期间的医疗保健。

李朝明 民国25年（1936年）2月出生于福建省南安县（今南安市），籍贯福建省南安县（今南安市）。中华人民共和国成立后，1963年7月毕业于福建医学院医疗系，5年制大学本科学历。1963年9月至1969年7月任中国人民解放军2836部队军医。1966年4月加入中国共产党。1969

年7月转业至南安县淘江医疗站任医师。1972年8月调任龙溪机器厂卫生所，先后任医师、所长。1981年7月调入龙溪地区医院，任传染科住院医师。1983年3月至1984年4月于上海第二结核病院进修肺内科。1986年2月任漳州市医院内科住院医师；1987年11月晋升为内科主治医师；1994年4月取得副主任医师资格，5月任内科副主任医师；6月任门诊部副主任。曾任门诊党支部书记。1997年3月退休后，受聘任漳州市医院退休专家诊所内科副主任医师。

李朝明专业特长是肺结核专业。熟悉肺结核病的规范治疗、重症抢救、预防与隔离，开展气胸胸腔穿刺排气、闭式引流技术，积累丰富的临床经验。曾于1966年参加援越抗美作战并获团嘉奖。

许淑德 女，民国25年（1936年）3月出生于福建省晋江县（今晋江市），籍贯福建省晋江县（今晋江市）。中华人民共和国成立后，1961年8月毕业于福建医学院医疗系，5年制本科学历。1961年9月分配到龙溪专区医院，任眼科住院医师。1977年3月至1978年1月参加龙溪地区第六期西医学习中医班学习。1979年11月至1981年12月参加第三批援助塞内加尔医疗队，获塞内加尔共和国授予"塞内加尔共和国骑士勋章"荣誉称号。1980年3月晋升为眼科主治医师。1986年2月任漳州市医院眼科主治医师；1987年10月取得副主任医师资格，1988年8月任眼科副主任医师；1988年5月至1993年7月任漳州市医院眼科副主任。1996年12月退休。

许淑德的专业特长为眼科，熟悉眼科常见病、多发病的中西医结合治疗和手术治疗，对待患者热情、和蔼，工作认真负责，指导下级医师开展新的医疗技术，有丰富的临床经验。在国家级、省级医学刊物上以第一作者发表专业学术论文2篇。

许舜琳 民国25年（1936年）4月出生于福建省惠安县，籍贯福建省惠安县。中华人民共和国成立后，1954年7月毕业于厦门卫生学校护理专业，1954年9月分配到厦门市立第一医院任手术室护士。1956年2月于鹰厦铁路八五〇七民工大队部卫生所任护士。1957年1月调入龙溪专区医院任手术室护士。1958年9月至1959年8月于广州中山医学院第一期麻醉进修班学习。1959年9月任龙溪专区医院麻醉科医师。1960年1月加入中国共产党。1970年9月至1986年2月任龙溪地区医院麻醉科医师。1975年4月至10月于福州省立第一医院麻醉科进修。1976年12月至1977年5月于福建省卫生厅法语学习班学习。1977年7月至1979年10月参加第二批援助塞内加尔医疗队任麻醉医师。1984年10月至1986年2月任龙溪地区医院麻醉科副主任。1986年2月至1988年12月任漳州市医院麻醉科副主任。1987年11月晋升为主治医师。1991年9月退休。

许舜琳从事护理和麻醉专业，熟悉麻醉专业理论知识，有较丰富的临床麻醉经验。主要开展硫苯妥钠肌肉注射用于小儿基础麻醉、连续导管式硬脊膜外腔麻醉、针麻、颅脑手术麻醉及医院首例心导管造影麻醉，工作认真负责，团结同事，有较强的组织领导能力。许舜琳于1993年4月获中华人民共和国卫生部授予"参加援塞内加尔医疗队工作并光荣完成任务"光荣证书。

詹祖泽 民国25年（1936年）5月出生于福建省安溪县，籍贯福建省安溪县。中华人民共和国成立后，1960年8月毕业于安徽医学院医疗系，5年制大学本科学历。1960年9月任安徽省岳西县医院内科住院医师；1979年9月晋升为主治医师。1980年5月调入龙溪地区医院任传染科主治医师。1986年2月至1988年2月任漳州市医院保健科主治医师；1988年3月取得副主任医师资格，8月任保健科副主任医师；1986年5月至1996年11月任保健科副科长。1996年12月退休。2007年5月加入中国共产党。

詹祖泽专业特长是预防保健，主持离退休干部定期体检，推行预防接种乙肝疫苗，参与开展医院感染监控和卫生管理，历任高考招生和征兵体检的总检医师。

林传成　民国25年（1936年）9月出生于福建省泉州市，籍贯福建省泉州市。中华人民共和国成立后，1960年9月毕业于福建医学院医疗系。1960年9月至1969年于龙溪专区卫生学校任临床内科教员，1972年至1986年1任龙溪地区卫生学校临床内科教员，1986年2月至1993年7月于漳州卫生学校任临床内科教员、临床学科教研组组长、常务副校长兼中共漳州卫生学校总支副书记。1984年6月加入中国共产党。1987年12月晋升为高级讲师。1993年7月调任漳州市医院副院长兼任神经科副主任医师；1994年4月兼任神经科主任医师。1995年9月至1997年8月受聘任福建医学院兼职副教授。曾当选漳州市芗城区第三届人民代表大会代表、漳州市医学会内科分会理事会副会长。1998年5月退休后，受聘任漳州市医院神经内科专家门诊主任医师。

林传成长期从事内科、神经内科临床医疗、教学和科研工作，学术专长为神经内科。临床诊疗技术精湛，医德高尚、服务态度好，善于"传、帮、带"。参与的科研项目1项获2000年漳州市科技进步奖三等奖。

林传成于1985年获福建省教育厅授予"先进教育工作者"荣誉称号，1988年获福建省卫生战线授予"先进工作者"荣誉称号，1989年获国家教委、劳动人事部、中国教育工会授予"全国优秀教师"荣誉称号，1991年获福建省人民政府授予"福建省劳动模范"等荣誉称号。

吴召南　民国25年（1936年）10月出生于福建省南靖县，籍贯福建省南靖县。中华人民共和国成立后，1961年8月毕业于浙江医科大学医疗系。1982年11月加入中国共产党。1961年9月至1987年3月于浙江衢化工厂职工医院先后任外科医师、主治医师、副主任医师、副院长、院长、党总支委员。1987年2月调入漳州市医院，任外科副主任医师；1992年7月任外科主任；1994年4月晋升为主任医师。1995年9月至1997年8月受聘任福建医学院兼职副教授。曾当选福建省医学会外科分会常务委员，漳州市外科学会主任委员。1996年11月退休后，受聘任漳州市医院外科主任医师。

吴召南从事普通外科、肿瘤外科工作35年，对肝、胆、胰、脾、胃、肠及甲状腺等外科疾病有较丰富的诊治经验。主持的科研课题《胰胃吻合在胰十二指肠切除术中的应用》获1992-1993年度漳州市科技进步奖二等奖；在省级及以上医学刊物以第一作者发表专业学术论文12篇。曾合译《休克的综合护理》一书。

赵士亮　民国25年（1936年）11月出生于江苏省泰州市，籍贯江苏省泰州市。中华人民共和国成立后，1954年8月于龙溪专区医院参加工作，任检验士；1960年1月加入中国共产党。1960年6月至1970年8月任检验科副主任。1970年9月任龙溪地区医院检验科检验士；1972年4月任检验科副主任、检验士；1979年12月至1981年12月，参加第三批援助塞内加尔医疗队任检验师，获塞内加尔共和国授予"塞内加尔共和国骑士勋章"荣誉称号。1986年2月任漳州市医院检验科副主任。1987年调任漳州市芗城区医院检验科主任。1996年12月退休。

赵士亮是龙溪专区医院检验科创始人之一，长期从事检验技术，工作积极，理论知识扎实，实验操作能力强，技术专长为血液形态学、组织化学。

施至乾　民国25年（1936年）12月出生于福建省晋江县（今晋江市），籍贯福建省晋江县（今晋江市）。中华人民共和国成立后，1960年2月加入中国共产党。1961年12月毕业于福建医学院医疗系。毕业后分配到龙溪专区医院任内科住院医师。1970年9月任龙溪地区医院内科主治医师；1972年参加福建医学院西医学习中医班学习10个月。1972年4月任内科领导小组副组长；1972年11月至1986年1月任内科副主任。1975-1976年于上海第二医学院附属新华医院进修。1977年12月任医院党总支部委员。1986年2月至1987年10月任漳州市医院内科主治医师；1987年10月任内科副主任医师；1994年4月晋升为主任医师。1986年2月至1996年11月任内科副主任。1992-1993年参加福建省卫生厅高级英语函授班学习。曾当选中华医学会福建分会消化病学分会第一届、第二届常务委员，中华医学会福建分会消化内镜学会第一届常务委员会常务委员，曾任漳州市劳动鉴定委员会医疗组组长。1996年12月退休后，受聘任漳州市医院消化内科专家门诊主任医师。

施至乾为漳州市医院消化内科创始人之一，擅长胃镜、十二指肠镜、结肠镜诊疗技术及大肠疾病的诊疗，有较丰富的消化内科临床诊疗经验。主持的科研项目《纤维结肠镜下高频电凝电切治疗直肠结肠息肉》获1986年漳州市科技进步奖三等奖、《早期大肠癌的处理研究》获1992-1993年度漳州市科技进步奖三等奖；参与的2项科研项目获1993年和1995年漳州市科技进步奖三等奖。在省级以上医学刊物以第一作者发表专业学术论文2篇。

施至乾于1987年7月获中共福建省委组织部授予"优秀共产党员"荣誉称号；1988年4月28日获福建省人民政府授予"福建省劳动模范"荣誉称号。

曾西池 民国26年（1937年）7月出生于福建省龙溪县（今芗城区），龙溪县（今芗城区）。中华人民共和国成立后，1962年10月毕业于福建医学院医疗系。毕业后分配龙溪专区医院，任病理科医师。1970年9月任龙溪地区医院病理科主治医师；1980年担任院办护士班病理学教师。1981年于上海第一医学院附属肿瘤医院进修1年。1986年2月任漳州市医院病理科主治医师，1987年10月任病理科副主任医师；1988年12月任病理科副主任；1996年11月取得病理科主任医师资格，1997年2月任病理科主任医师。1997年5月退休后，受聘任漳州市医院病理科主任医师。

曾西池从事病理专业50年，开展细针吸取细胞学诊断、多项免疫组化、淋巴瘤免疫新分型诊断、肿瘤细胞DNA含量测定的图像分析系统相关的病理检验和诊断工作。1990-1997年，带领病理科克服设备短缺和人力不足，开展病理活检、细胞学检查、尸检等项目，达到省内同级医院发展水平。在省级医学刊物以第一作者发表专业学术论文1篇。

杨清秀 女，民国26年（1937年）10月出生于福建省厦门市，籍贯福建省龙海县（今龙海市）。中华人民共和国成立后，1954年7月毕业于龙溪护士学校。1954年9月于龙溪专区医院任护士。1956年1月至1957年1月于鹰厦铁路八五〇七民工大队部卫生所任护士。1960年6月加入中国共产党。1959年4月至1964年任五官科副护士长、儿科护士长。1964年至1970年9月龙溪专区医院任外科护士长。1970年9月至1972年任龙溪地区医院外科护士长。1973年1月至1974年3月于龙溪地区医专班学习。1974年4-8月任小儿科医师。1974年8月任同位素室住院医师；1987年11月晋升为同位素室主治医师。1980年任同位素室负责人；1985年11月任同位素室副主任。1994年4月退休。

杨清秀从事护理、同位素诊疗工作，是同位素室创始人。任职期间，努力钻研业务技术，应用113m铟-DTPA开展肾扫描、脊髓蛛网膜下腔扫描、131IVY-MAA肺扫描，改进检查用药，提高检查安全系数；订立患者随访制度，通过书信联系、提前预约等方式方便患者；克服有限的防辐射条件，在工作中勤勤恳恳，时刻为患者着想，不断提高服务质量和诊疗水平。

杨清秀于1985年4月获中共福建省委授予"优秀共产党员"、1989年3月获中华人民共和国卫生部授予"全国卫生文明建设先进工作者（1988年度）"、福建省卫生厅授予"福建省卫生文明建设先进工作者（1988年度）"等荣誉称号。

洪永寿 民国26年（1937年）10月出生于福建省同安县（今厦门市同安区）马巷镇，籍贯厦门市翔安区。中华人民共和国成立后，1963年8月毕业于福建医学院医学系。1963年9月至1984年1月任南靖县医院医师、外科主治医师。1973年6月加入中国共产党。1984年1月31日调任龙溪地区医院副院长，1985年11月兼任外科主任。1986年2月至1998年4月任漳州市医院副院长，1992年10月兼任肿瘤科主任。1987年12月晋升为肿瘤科副主任医师；1995年9月取得主任医师资格，11月任肿瘤外科主任医师。曾当选漳州市医院评审委员会副主任。曾是漳州市医学技术鉴定委员会成员。是中共漳州市第五次党员代表大会代表，并于1987年6月15日列席中共福建省代表大会。1998年5月退休后，受聘任漳州市医院肿瘤外科专家门诊主任医师。

洪永寿从事普通外科、肿瘤科工作40年。熟练掌握外科和肿瘤外科常见病、多发病和疑难重症的诊疗技术，积极帮助基层医疗单位开展外科手术。在省级以上医学刊物以第一作者发表专业学术论文5篇。

甘思远 民国26年（1937年）12月出生于福建省海澄县（今龙海市），籍贯福建省龙海县（今龙海市）。中华人民共和国成立后，1962年8月毕业于福建医学院医疗系，本科学历。1962年9月分配到龙溪专区医院任内科医师。1970年9月任龙溪地区医院内科住院医师；1981年6月晋升为主治医师。1986年2月任漳州市医院神经科主治医师；1988年3月任副主任医师；1994年4月晋升为主任医师。1998年1月退休后，受聘任漳州市医院专家门诊神经内科主任医师。

甘思远的专业特长是神经内科常见病、多发病的诊疗，较好地掌握专业基础理论知识，有丰富的临床经验和教学经验。1983年参与筹建龙溪地区医院脑电图室，1996年开展门诊心理咨询工作。在省级以上医学刊物以第一作者发表专业学术论文18篇。

林维瀚 民国27年（1938年）2月出生于福建省莆田市，籍贯福建省莆田市。中华人民共和国成立后，1960年10月毕业于福建医学院医疗系。1960年11月分配到龙溪专区医院，任内科住院医师。1970年9月任龙溪地区医院内科住院医师，1980年晋升为主治医师。1986年2月任漳州市医院内科主治医师；1987年10月任内科副主任医师；1994年4月晋升为主任医师。是漳州市政协第八届委员、第九届常务委员。1998年2月退休后，受聘任漳州市医院心血管内科专家门诊主任医师。

林维瀚从事内科心血管疾病的临床诊疗、教学工作40年，在心电图分析诊断、心律失常诊断治疗、心力衰竭的抢救及各种心脏病、心肌病诊治方面临床经验丰富。1962年、1978年主持全市高血压大普查和参与1990年全国高血压抽样调查。

薛丽珠 女，民国27年（1938年）2月出生于福建省泉州市，籍贯福建省泉州市。中华人民共和国成立后，1962年8月毕业于福建医学院医疗系，本科学历。1962年9月任龙溪专区医院妇产科医师。1970年9月任龙溪地区医院妇产科住院医师，1980年3月晋升为主治医师；1984年任妇产科副主任。1986年2月任漳州市医院妇产科副主任、主治医师；1987年10月晋升为妇产科副主任医师；1994年4月晋升为主任医师。1992年6月至1997年4月任妇产科主任。1984年6月加入中国共产党。1995年9月至1997年8月受聘任福建医学院兼职副教授。曾当选漳州市母婴保健医学技术鉴定委员会委员，漳州市卫生技术职务评审委员会委员，漳州市产科质量技术协作组组长，漳州卫生学校大专班妇产科学兼职教师，全国优生协作组成员。1998年2月退休后，受聘任漳州市医院妇产科专家门诊主任医师。

薛丽珠技术特长为妇科常见病，多发病及疑难病症的临床诊疗，开展妇产科各类相关手术，临床经验丰富。1984年，参加全国优生科学大会并被吸收为协作组成员，参加国家"十五"科技攻关项目《中国围产儿出生缺陷分布图绘制及高发地区出生儿缺陷病因探讨》的研究工作，该项目分别于1991年、1994年获福建省、卫生部科技二等奖。在省级以上医学刊物以第一作者发表专业学术论文3篇。

薛丽珠于1995年获中共福建省委宣传部、福建省总工会授予五一劳动奖章和"省十佳职业道德标兵"荣誉称号，1997年1月获中华人民共和国卫生部授予"全国妇幼工作先进个人"荣誉称号。

李启桃 民国27年（1938年）5月出生于福建省龙溪县（今龙海市），籍贯福建省龙海县（今龙海市）。中华人民共和国成立后，1964年9月毕业于福建医学院医疗系。毕业后分配到龙溪专区医院放射科，任住院医师。1970年9月任龙溪地区医院放射科住院医师；1972年4月任放射科副主任。1979年6月至1980年6月于上海华山医院进修临床放射诊断专业。1981年晋升为放射科主治医师。1986年2月至1998年5月任漳州市医院放射科副主任；1992年兼任CT室负责人。1988年12月取得放射科副主任医师资格，1989年4月任放射科副主任医师。1998年6月退休后，于1998年7月取得主任医师资格。

李启桃长期从事临床放射诊断，专业特长为神经放射诊断。系统掌握放射诊断医学基础知识，对常见病、多发病的放射诊断明确，主要开展胃肠双重造影、结肠低张钡气造影、PTC和ERCP及神经系统的各项放射检查等技术，提高放射诊断准确率；掌握神经系统、骨骼系统和呼吸系统常见病的CT诊断。在省级以上医学刊物以第一作者发表专业学术论文5篇。

柯千明 民国27年（1938年）5月出生于福建省晋江县（今晋江市），籍贯福建省晋江县（今晋江市）。中华人民共和国成立后，1965年9月毕业于福建医学院；10月分配到顺昌县医院任儿科医师。1973年6月至1978年12月于龙溪地区卫生学校任儿科学教师。1975年5月至1976年5月于南京儿童医院进修儿内科。1979年1月调入龙溪地区医院，先后任儿科住院医师、主治医师。1986年2月任漳州市医院儿科主治医师；1991年10月任儿科副主任医师；1984年8月至1998年5月先后任儿科副主任、主任。1980年7月加入中国共产党。1981年1月至6月于上海儿童医院进修新生儿科。1995年9月至1997年8月受聘任福建医学院兼职副教授。1997年11月当选福建省医学会儿科分会常务委员。1998年6月退休后，于1998年7月取得主任医师资格。

柯千明长期从事儿科教学、医疗与科研工作，专业特长为儿科、新生儿科，熟悉本专业的常见病和多发病的诊治，勤于临床教学，指导青年医师开展临床诊疗新技术。善于总结经验，主持的科研课题《新生儿尿路感染78例临床分析》获1996-1997年漳州市科技进步奖三等奖。在国家级、省级医学刊物上以第一作者发表专业学术论文16篇。柯千明于1982年5月获福建省卫生厅授予"福建省卫生系统先进工作者"荣誉称号。

郑伟 民国27年（1938年）8月出生于福建省龙溪县（今芗城区），籍贯福建省龙溪县（今芗城区）。中华人民共和国成立后，1964年8月毕业于北京医学院口腔医学系。1964年9月至1969年3月于黑龙江省佳木斯医学院附属医院任口腔颌面外科医师、助教。1969年3月至1979年8月于诏安县医院任口腔科医师。1979年8月调入龙溪地区医院，任口腔科主治医师。1986年2月任漳州市医院口腔科副主任、主治医师；1988年12月任口腔科副主任医师；1994年9月取得主任医师资格，同年12月任口腔科主任医师。1988年2月至1999年4月任漳州市医院口腔科主任。1980年11月至1981年10月于上海第二医学院附属第九医院进修口腔颌面外科。1983年9月加入中国共产党。2000年9月退休后，受聘任漳州市医院口腔颌面外科主任医师。

郑伟从事口腔颌面外科临床工作49年，擅长口腔颌面部疾患的诊疗，特别是口腔颌面部肿瘤的诊治及修复重建。主持的科研项目《肌蒂型胸大肌肌皮瓣修复口腔颌面部肿瘤术后缺损》获漳州市1996-1997年度科技进步一等奖；参与的1项课题研究获漳州市1996-1997年度科技进步三等奖。在省级以上医学刊物以第一作者发表专业学术论文6篇。

游慧萍 女，民国27年（1938年）8月出生于福建省莆田市，籍贯福建省莆田市。中华人民共和国成立后，1960年8月毕业于福建医学院医疗系。1960年11月至1962年3月任龙溪轴承厂医疗所医师。1962年4月调入龙溪专区医院任内科医师、主治医师。1984年1月加入中国共产党。1970年9月任龙溪地区医院内科住院医师；1980年3月晋升为主治医师；1984年1月至1986年2月任医院副院长兼任内科主任。1986年2月至1994年2月任漳州市医院副院长兼任内科主任；1987年10月任内科副主任医师；1994年4月晋升为主任医师。1994年至1997年4月兼任漳州市血液病研究所所长、内科主任。1995年9月至1997年8月受聘任福建医学院兼职副教授。是中共福建省第五次党代表大会代表、芗城区第三届人民代表大会代表。曾当选福建省医学会血液学会常务委员，漳州医学会副会长、顾问，漳州市医学会内科学会主任委员、名誉主任、顾问，漳州市中西医结合研究会副理事长、漳州市医学会老年学分会副会长，医学专委会主任，漳州市老科协副会长、漳州市医疗卫生专委会副主任。1998年10月退休后，受聘任漳州市医院血液风湿内科专家门诊主任医师。

游慧萍长期从事内科临床诊疗、教学工作，临床经验丰富，专业特长为血液病、风湿性疾病，应用维甲酸治疗急性早幼粒白血病并推广应用于临床医疗。在抢救急危重患者及疑难病症工作中成绩突出。主持的科研项目《维甲酸治疗急性早幼粒白血病的推广应用》获漳州市1990—1991年度科技进步奖二等奖，科研项目《改良M2治疗浆细胞白血病》获漳州市1992—1993年度科技进步奖二等奖，科研项目《中西医结合治疗急性白血病》获漳州市1992—1993年度科技进步奖三等奖；参与的4项科研项目获市厅级科技进步奖。在国家级、省级医学刊物上以第一作者发表专业学术论文35篇。

游慧萍于1993年获中共漳州市委、漳州市人民政府授予"漳州市劳动模范"，1993年获中共漳州市委、漳州市人民政府授予"第二批市管专业技术拔尖人才"，1996年中共漳州市委、漳州市人民政府授予"第三批市管专业技术拔尖人才"，1994年获福建省人民政府授予"福建省劳动模范"，1996年获福建省妇女联合会授予"福建省三八红旗手""福建省城镇妇女'巾帼建功科技进步杯'先进个人"，1998年获漳州市妇女联合会授予第二届"十佳女性"等荣誉称号。

卢明福 民国27年（1938年）10月出生于福建省晋江县（今晋江市），籍贯福建省晋江县（今晋江市）。中华人民共和国成立后，1962年7月毕业于福建医学院医疗系。1962年10月任龙溪专区医院放射科住院医师。1970年9月任龙溪地区医院放射科住院医师；1980年9月任放射科主治医师。1982年2月任漳州市医院放射科主治医师；1988年3月任放射科副主任医师；1992年6月任放射科副主任；1995年9月取得主任医师资格，同年11月任放射科主任医师。曾当选第三届漳州市卫生技术人员中级职务评审委员会委员，首届漳州市卫生技术人员副高级专业技术职务评审委员会委员，九三学社漳州市委员会筹备委员会主任委员，九三学社漳州市委员会第一届主任委员，九三学社福建省委员会常务委员，漳州市政协第八届委员、第九届常务委员，福建省人民代表大会第九届代表。1998年9月退休。

卢明福长期从事影像学诊断工作，熟练掌握常见病的放射诊断、MR诊断及鉴别诊断，有丰富的诊断经验。技术特长为骨骼系统的放射诊断。

邱锡谦 民国27年（1938年）11月出生于福建省上杭县，籍贯福建省上杭县。中华人民共和国成立后，1962年9月毕业于福建医学院医疗系临床医学与放射医学专业，毕业后分配到上海第一医学院工业卫生研究所任放射防护学教员。1964年11月调到华侨大学医疗系任内科临床教员；1973年7月调到福建省立医院任肿瘤科放射治疗组医师；1974年7月调到福建省晋江地区国专医院任肿瘤科放射治疗组主治医师，1985年4月任福建省晋江地区国专医院肿瘤科副主任。1985年7

月调入龙溪地区医院,任肿瘤科主治医师。1986年2月任漳州市医院肿瘤科主治医师;1988年3月晋升为副主任医师;1996年11月取得主任医师资格,1997年2月任肿瘤科主任医师。1997年5月加入中国国民党革命委员会。1998年12月退休。

邱锡谦在肿瘤诊治方面经验丰富,1984年倡议筹建创办龙溪地区医院肿瘤放疗中心,与上海肿瘤医院建立协作关系,以加快肿瘤科的创建步伐。1986年负责监督钴60治疗机室的施工建设、放疗设备的安装调试;开展食管癌快速分段放疗、肺癌快速分段综合治疗。1990年成功开展老年人乳腺癌内分泌治疗和骨盆转移癌超远距离全骨盆放射技术。带领和培养新一代放射治疗专业的医生和技术员,为医院的放射治疗做出贡献。在省级以上刊物以第一作者发表专业学术论文5篇。

华曼陀(D.J.Harman) 英国籍,民国27年(1938年)毕业于爱丁堡大学,获外科学士学位,全科医生。民国29年(1940年)由英国基督教伦敦公会派遣到漳州协和医院任外科医师,申请注册中国医师。开展外科手术和处理产科疑难问题,经常带护士到乡村巡回医疗,为村民患者诊治和布施。中华人民共和国成立后,1950年7月返回英国。

苏志明 民国28年(1939年)3月出生于福建省晋江县(今晋江市),籍贯福建省晋江县(今晋江市)。中华人民共和国成立后,1963年8月毕业于龙溪专区卫生学校中医士专业,中专学历。1963年10月分配到龙溪专区医院,任中医科医士。1970年9月任龙溪地区医院中医科医士;1981年6月任中医科医师。1986年2月任漳州市医院中医科医师;1987年11月晋升为中医科主治医师;1988年12月任中医科副主任;1996年11月晋升为中医科副主任医师。1999年4月退休后,受聘任漳州市医院中医科专家门诊副主任医师。

苏志明从事中医药临床诊疗、教学工作,擅长将传统中医诊疗法和现代诊疗法相结合,辩证治疗内科常见病、多发病、疑难杂病,自创方药有蝉蜕煎、葛根通络汤、清胃消炎汤等,应用于临床,有较高的中医诊治水平。

苏志明于1991年获福建省卫生厅授予的"优秀中医药工作者"荣誉称号。

林爱华 女,民国28年(1939年)3月出生于福建省诏安县,籍贯福建省诏安县。中华人民共和国成立后,1963年7月毕业于福建医学院医疗系,本科学历。1963年9月分配到龙溪专区医院任妇产科住院医师。1970年9月任龙溪地区医院妇产科住院医师,1980年3月晋升为主治医师。1986年2月任漳州市医院妇产科主治医师;1991年10月任副主任医师;1991年10月至1997年4月任妇产科副主任;1998年7月晋升妇产科主任医师。是芗城区第四届人民代表大会代表、漳州市第十二届人民代表大会常务委员。1999年3月退休后,受聘任漳州市医院门诊妇产科主任医师。

林爱华从事妇产科临床医疗、教学与科研工作39年,有扎实的专业理论知识,熟练掌握妇产科常见病、多发病的诊治,积累丰富的临床经验。在省级以上医学刊物以第一作者发表专业学术论文3篇。

陈建成 民国28年(1939年)8月出生于福建省龙溪县(今龙海市),籍贯福建省龙海县(今龙海市)。中华人民共和国成立后,1964年8月毕业于福建医学院医疗系,本科学历。毕业后分配到龙溪专区医院任外科医师。1970年9月任龙溪地区医院外科住院医师。1975-1976年于福建省立医院肿瘤科进修。1979年晋升为主治医师。1986年2月至1999年4月任漳州市医院肿瘤科副主任;1988年12月晋升为副主任医师;1998年7月取得主任医师资格,同年12月任肿瘤科主任医师。1997年加入中国农工民主党。1999年9月退休。

陈建成长期从事肿瘤外科临床医疗、教学与科研工作,对以外科为主的恶性肿瘤综合治疗方面积累一定的经验。主持的科研课题《保留幽门次全胃切除带蒂空肠移植代胃术》获龙溪地区 1983-1984 年度科技进步奖三等奖，科研课题《食管贲门癌根治术食管隧道式吻合术》获漳州市 1986 年度科技进步三等奖；参与的 1 项课题研究获 1992-1993 年度漳州市科技进步奖三等奖。在省级以上医学刊物以第一作者发表专业学术论文 5 篇。

郑昌霖 民国 28 年（1939 年）8 月出生于福建省龙溪县（今芗城区），籍贯福建省龙溪县（今芗城区）。中华人民共和国成立后，1964 年 6 月毕业于福建医学院医疗系。1964 年 8 月分配到龙溪专区医院任内科医师。1970 年 9 月任龙溪地区医院内科住院医师。1974 年 6 月至 1975 年 5 月于上海第一医科大学附属中山医院进修呼吸内科学。1981 年 12 月晋升为内科主治医师。1986 年 2 月任漳州市医院内科主治医师；1991 年 10 月取得呼吸内科副主任医师资格，任呼吸内科副主任。1987 年 9 月于上海参加全国第二次纤支镜学习班、上海中山医院进修纤维支气管镜技术。1994 年 5 月加入中国共产党。1999 年 9 月退休后，受聘任漳州市医院呼吸内科专家门诊副主任医师。

郑昌霖专业特长是呼吸系统疾病的诊治，熟练掌握呼吸系统常用的专业诊疗技术，开展经皮肺穿刺活检、肺功能测定、纤维支气管镜检查术、经纤支镜肺内穿刺活检术。重视病历记录。曾担任龙溪地区医院卫生学校开办的护士班内科学呼吸系统疾病的教学。

陈嘉敏 民国 28 年（1939 年）10 月出生于福建省龙溪县（今龙海市），福建省龙海县（今龙海市）。中华人民共和国成立后，1963 年 8 月毕业于福建医学院医疗系，5 年制本科学历。1963 年 9 月至 1970 年任龙溪专区医院住院医师。1970-1974 年调任福建建设兵团二团医院五官科医师。1974-1979 年调任永定矿务局医院外科医师。1979 年调入龙溪地区医院，任麻醉科住院医师，1981 年 11 月晋升为主治医师。1986 年 2 月任漳州市医院麻醉科主治医师；1988 年 8 月任麻醉科副主任；同年 12 月晋升为麻醉科副主任医师。曾当选漳州市医学会麻醉学分会第二、三届主任委员。1999 年 10 月退休。

陈嘉敏的专业特长是麻醉学，有丰富的临床麻醉和教学经验，任科副主任期间，带领麻醉科医疗团队开展临床疼痛治疗、自体输血治疗，规划麻醉科的发展方向，在等级医院评审工作中，做好麻醉科的参评工作。

陈治文 民国 28 年（1939 年）12 月出生于福建省上杭县，籍贯福建省上杭县。中华人民共和国成立后，1963 年 8 月毕业于福建医学院医疗系后，分配到上杭县医院任内科医师。1976 年 8 月调入龙溪地区医院，任内科医师；1980 年 5 月至 1985 年 6 月任传染科主治医师；1985 年 6 月任内科主治医师。1986 年 2 月任漳州市医院内科主治医师；1991 年 10 月任内科副主任医师；1995 年 4 月至 1999 年 4 月任急诊科副主任，先后兼任门诊消化内科副主任医师、主任医师；1998 年 7 月取得主任医师资格，同年 12 月任门诊消化内科主任医师。2000 年 1 月退休。

陈治文熟悉内科、传染科常见病、多发病的临床诊疗，熟悉急诊内科常见病危重症的抢救程序和抢救技术，参与急诊科开通"120"急救专线和急救生命绿色通道以及"110"社会联动服务等工作。在省级刊物以第一作者发表专业学术论文 1 篇。

戴鸿恩 民国 29 年（1940 年）4 月出生于福建省龙溪县（今芗城区），籍贯福建省龙溪县（今芗城区）。中华人民共和国成立后，1963 年 7 月毕业于福建医学院医疗系，5 年制大学本科学历。同年 9 月至 1968 年 2 月任龙岩地区武平县防疫站医师。1968 年 2 月至 1973 年 2 月任武平县医院内科医师。1973 年 3 月至 1982 年 2 月任武平县岩前医院内儿科医师，1981 年 11 月晋升为主治医师。1976 年 10 月至 1977 年 9 月参加龙岩地区西医学习中医班学习。1982 年 2 月至 1984 年 5 月先后任武平县医院内科、传染科主治医师。1984年5月调入龙溪地区医院，任传染科主治医师；1985年10月任皮肤科主治医师。1986年2月任漳州市医院皮肤科主治医师；1986年2月加入中国农工民主党；1986年6月至12月于上海华山医院进修皮肤科专业；1988年5月任漳州市医院皮肤科副主任；1994年4月任皮肤科副主任医师。2000年5月退休后，受聘任漳州市医院退休专家诊所皮肤科副主任医师。

戴鸿恩的专业特长是皮肤科。熟悉皮肤科常见病、多发病的诊治，有较丰富的临床经验和教学经验，在省级医学刊物上以第一作者发表专业学术论文1篇。于1982年5月获福建省卫生厅授予"福建省卫生系统先进工作者"荣誉称号。

黄铭生 民国29年（1940年）7月出生于福建省长汀县，籍贯福建省长汀县。中华人民共和国成立后，1965年8月毕业于福建医学院医疗系，学制5年。同年9月分配到武平县医院，任外科医师；1980年11月晋升为外科主治医师。1979年2月至1980年4月于上海仁济医院进修神经外科。1984年5月调入龙溪地区医院任神经科主治医师。1986年2月任漳州市医院神经科主治医师；1994年4月晋升为副主任医师；2000年8月退休后，于2000年12月取得主任医师资格。

黄铭生的专业特长为神经外科疾病的诊疗，于20世纪80年代开始开展颅脑损伤、颅内肿瘤手术，颅内脑血管、全脑、脑室及椎管造影术，开展难度较大的颅内幕上及幕下、脊髓高颈段肿瘤手术。参与的3项课题研究均获漳州市科技进步奖。在省级以上医学刊物以第一作者发表专业学术论文2篇。

游斌根 民国29年（1940年）9月出生于福建省龙溪县（今芗城区），籍贯福建省龙溪县（今芗城区）。中华人民共和国成立后，1966年7月毕业于福建医学院医疗系，5年制大学本科学历。1968-1970年任东山县樟塘村卫生院医师。1971-1976年任东山县医院医师。1976年调入龙溪地区医院，任放射科住院医师。1984年于上海第一医院附属中山医院进修放射科。1986年2月任漳州市医院放射科住院医师；1987年12月晋升为放射科主治医师；1994年4月任放射科副主任医师。1994年加入中国农工民主党，曾任农工民主党漳州市医院总支书记。1996年8月至1999年4月任漳州市医院放射科副主任。2000年9月退休。

游斌根专业特长是放射诊断、X线技术，擅长呼吸系统、消化系统的放射诊断及小儿肠套叠的整复，积累丰富的临床经验，在国家级、省级医学刊物上以第一作者发表专业学术论文2篇。

朱元佑 民国29年（1940年）10月出生于福建省龙溪县（今龙海市），籍贯福建省龙海县（今龙海市）。中华人民共和国成立后，1964年7月毕业于福建医学院医疗系。同年9月分配到福建医学院附属协和医院，任外科医师。1971年10月至1977年10月于福建医学院医疗系任外科教师。1977年6月至1979年12月任第二批援助塞内加尔医疗队外科医师。1980年9月晋升为主治医师。1980年11月调入龙溪地区医院，任外科主治医师。1981年3月至1982年5月于中国医学科学院心血管病研究所阜外医院进修心血管外科。1983年6月加入中国共产党。1986年2月任漳州市医院外科主治医师；1991年10月任外科副主任医师；1996年11月取得主任医师资格，1997年2月任外科主任医师。1991年10月任外科副主任，1997年4月至2002年7月任外科主任、外科支部书记；1995年9月至1997年8月受聘任福建医学院临床外科兼职副教授。曾当选中华医学会漳州市外科学会主任委员。2002年11月退休后，受聘任漳州市医院胸心外科专家门诊主任医师。

朱元佑主要从事胸心外科临床诊疗、教学工作，在心脏外科疾病、肺癌、食管癌、纵隔肿瘤等手术治疗上有丰富的临床经验。1983-1998年，先后开展经皮肺、纵膈穿刺细胞学诊断、体外循环心脏直视手术、主动脉弓上食管床内吻合治疗中下段食管癌、肺癌临床分析、体外循环心脏直视手术不输血、少输血等专业课题的研究；主持的科研课题《法乐氏四联征32例治疗体会》获1994-

1995年度漳州市科技进步奖二等奖，科研课题《食管胃单层缝合加大网膜覆盖治疗中下段食管癌》获1996-1997年度漳州市科技进步奖三等奖，科研课题《体外循环心脏手术节约输血的研究》获2001年度漳州市科技进步奖三等奖。参与的1项课题研究获1989年漳州市科技进步奖二等奖。在国家级、省级医学刊物以第一作者发表专业学术论文12篇。

朱元佑于1995年获漳州市直党工委授予"漳州市优秀党务工作者"，1996年获中共漳州市委、漳州市人民政府授予"第三批市管专业技术拔尖人才"，1997年获漳州市卫生局授予"漳州市十佳先进工作者"，1998年获中共漳州市委、漳州市人民政府授予"漳州市首届'创文明行业·建满意窗口'先进个人"等荣誉称号。1998年获福建省总工会授予五一劳动奖章。

郑恬 民国29年（1940年）10月出生于福建省龙溪县（今芗城区），籍贯福建省龙溪县（今芗城区）。中华人民共和国成立后，1961年8月毕业于浙江医科大学医疗系，本科学历；毕业后分配到浙江省杭州市建德第一医院任内科医师；1980年12月晋升为内科主治医师。1984年5月加入中国共产党。1987年8月至1990年4月任浙江省建德市第一医院院长、副主任医师。曾当选中华医学会建德市分会理事长，浙江省第六届人大代表。1990年5月调入漳州市医院，任内科副主任医师。1991年12月至1993年12月参加第九批援助塞内加尔医疗队任副队长，获塞内加尔共和国授予"塞内加尔共和国骑士勋章"。1994年9月取得主任医师资格，同年12月任内科主任医师。2000年11月退休后，受聘任漳州市医院消化内科专家门诊主任医师。

郑恬从事内科专业临床工作50年，专业特长为消化内科。善于总结临床经验，参编著作《药源性疾病》一书，在省级以上医学刊物以第一作者发表专业学术论文10篇。

金慧君 女，民国29年（1940年）10月出生于上海市，籍贯上海市。中华人民共和国成立后，1964年8月毕业于浙江医科大学医疗系，本科学历；毕业后分配到浙江省杭州市建德第一医院任外科医师；1981年任外科主任；1982年6月晋升为外科主治医师；1988年12月任外科副主任医师。1990年5月调入漳州市医院，任外科副主任医师；1998年12月取得主任医师资格，2000年8月任外科主任医师。2000年10月退休后，受聘任漳州市医院外科专家门诊主任医师。

金慧君从事外科工作48年，熟练诊疗乳腺、肝胆胰脾、胃肠道、甲状腺、血管疾病、肿瘤等常见病、多发病、疑难病症，担任医大实习医师的教学任务，具有丰富的临床经验。在省级以上刊物以第一作者发表论文11篇。

林兰珠 女，民国30年（1941年）1月出生于香港，籍贯福建省福州市。中华人民共和国成立后，1966年毕业于福建医学院医疗系，获得学士学位；毕业后留校工作2年。1968年8月至1985年8月先后于惠安城关医院、晋江地区国专医院任内科、肿瘤化疗、肿瘤放疗医师。1978年5月至1979年5月于福建省立医院进修肿瘤化疗专业；1982年10月至1983年10月于参加卫生部于上海第一医学院附属肿瘤医院举办的肿瘤放射治疗学习班学习。1985年9月调入龙溪地区医院任肿瘤科住院医师，参与筹建肿瘤科和管理肿瘤内科诊疗工作。1986年2月任漳州市医院肿瘤科住院医师，1987年11月晋升为主治医师，1994年4月晋升副主任医师。2000年12月取得主任医师资格。2001年1月退休后，受聘任漳州市医院肿瘤内科专家门诊主任医师。

林兰珠从事肿瘤临床工作39年，熟悉各种肿瘤化疗、放疗适应证，在诊治方面有较丰富的临床经验，较早开展胸腹腔穿刺药物灌注化疗、瘤体内注射药物化疗、经动脉导管注射药物化疗等技术，能处理晚期恶性肿瘤并发症、化疗并发症等工作，专业理论知识较全面。在省级以上医学刊物以第一作者发表专业学术论文6篇。

沈明 女,民国30年(1941年)5月出生于重庆市,籍贯浙江省绍兴市。中华人民共和国成立后,1966年7月毕业于北京医学院医疗系,6年制本科学历。1968-1976年任冶金部902厂职工医院内科住院医师。1977年调入龙溪地区医院,至1979年任内科住院医师。1980年于上海仁济医院进修超声诊断。1981年12月任龙溪地区医院超声科主治医师。1986年2月任漳州市医院超声科主治医师;1991年10月任超声科副主任医师;1998年7月取得主任医师资格,同年12月任超声科主任医师。1988年12月至1999年4月任漳州市医院超声波室副主任。1991年于301医院进修超声诊断。曾当选中国超声医学工程学会颅脑诊断委员会委员,中国超声医学工程学会福建分会常务理事,中华医学会福建超声医学专科学会第一届常务委员。2001年6月退休后,至2002年5月受聘任漳州市医院超声科主任医师。

沈明是医院B型超声波诊断专业学科带头人之一,熟悉B型超声波及多普勒超声诊断技术,在腹部、心脏、颅脑等部位超声诊断技术突出,自制"水囊"探头用于颅脑手术中,帮助定位、定性及测量肿物大小及浅表器官的检查,采用矩形探头开展风湿性心脏瓣膜病和心脏肿物的检查。主持的科研课题《彩色多普勒血流显像在门静脉海绵样变性中的应用》获1996-1997年漳州市科技进步奖三等奖;参与的1项课题研究获1986年漳州市科技进步三等奖。于1996年参编中国医药科技出版社出版的《实用超声诊断学》。在省级以上医学刊物以第一作者发表专业学术论文2篇。

沈明于1992年3月获漳州市卫生局授予市卫生系统"学习雷锋、白求恩先进个人"荣誉称号。

黄丽芳 女,民国31年(1942年)1月出生于上海市,籍贯浙江省余姚县(今余姚市)。中华人民共和国成立后,1965年8月毕业于上海第二医科大学儿科专业,6年制本科学历。1965-1983年先后于福建医学院附属协和医院、清流县医院、福建医学院附属第一医院分别任儿科医师、主治医师。1979年10月至1980年10月于上海儿童医院进修。1980年9月晋升为主治医师。1984年4月调入龙溪地区医院,任儿科主治医师。1986年2月任漳州市医院儿科主治医师;1994年4月任儿科副主任医师;2000年12月取得主任医师资格,2001年4月任儿科主任医师。2002年1月退休后,受聘任漳州市医院儿科专家门诊主任医师。

黄丽芳从事儿科临床工作47年,专业特长为儿科、新生儿科,擅长儿科常见病、多发病的诊治和学术总结,曾参编1993年10月和1994年4月科技文献出版社出版的《实用儿科新知识》《儿科学新论》,1991年人民卫生出版社出版的《小儿腹泻》《实用小儿心脏器械检查》等儿科专业书籍。在省级以上医学刊物以第一作者发表专业学术论文4篇。

黄荣华 民国31年(1942年)1月出生于福建省龙溪县(今龙海市),籍贯福建省龙海县(今龙海市)。中华人民共和国成立后,1966年8月毕业于北京医学院医疗系,学制6年。1966年9月至1976年于冶金部902厂职工医院任普通外科医师。1968年9月于陕西第二康复医院进修外科。1977年1月调入龙溪地区医院,任外科住院医师;1981年12月晋升主治医师。1977年8月至1978年9月于上海医科大学华山医院进修神经外科。1986年2月任漳州市医院神经科主治医师;1991年11月任神经科副主任医师;1996年11月取得主任医师资格,1997年2月任神经科主任医师。1995年3月至2002年7月任漳州市医院神经科副主任。1982年11月加入中国共产党。1997年受聘任福建医科大学兼职副教授。是福建省医学会神经外科分会第二届常务委员,漳州市神经外科分会第一届主任委员。2004年2月退休后,受聘任漳州市医院神经外科专家门诊主任医师。

黄荣华专业为神经外科,主要学术专长为颅脑肿瘤、脑血管病、颅脑外伤等疾病的手术治疗。主持的科研课题"颅内占位性病变应用B型超声扫描的探讨"获1986年度漳州市科技进步三等奖、

"脑肿瘤显微外科手术115例分析"获2000年度漳州市科技进步三等奖;参与的2项课题研究获2000年和2004年漳州市科技进步三等奖。在省级以上医学刊物以第一作者发表专业学术论文14篇。

王白丽 女,民国31年(1942年)3月出生于福建省永春县,籍贯福建省永春县。中华人民共和国成立后,1964年8月毕业于福建医学院医疗系,获本科学历、学士学位。1964年9月至1971年3月于福建省水电厅九龙江工程处任内科、儿科、妇产科医师。1971年4月调入龙溪地区医院,任妇产科住院医师。1982年9月至1983年10月于广州中山医学院附属第一医院进修妇产科。1986年2月任漳州市医院妇产科主治医师;1991年10月年任妇产科副主任医师;1998年8月取得主任医师资格,同年12月任妇产科主任医师。1993年11月加入九三学社。2000年1月至2002年12月受聘任福建医科大学兼职副教授。是漳州市政协委员会第九、十届委员。2002年4月退休后,受聘任漳州市医院妇产科专家门诊主任医师。

王白丽长期从事妇产科临床医疗、教学工作,擅长妇产科常见病、多发病的诊治和手术技巧,能处理妇产科各种疑难重症,较早关注和研究高危儿出生缺陷病因,临床经验丰富。在省级医学刊物以第一作者发表专业学术论文1篇。

吴文乔 民国31年(1942年)4月出生于越南簿寮市,籍贯广东省潮阳县(今广东省汕头市潮南区)。中华人民共和国成立后,1961年2月毕业于龙溪专区卫生学校医士专业;毕业后分配到龙溪专区医院任病理科医士。1970年9月任龙溪地区医院病理科医士。1980年7月加入中国共产党。1981年6月晋升为病理科医师;1985年6月任中共龙溪地区医院医技支部书记、龙溪地区医院工会副主席。1986年2月任漳州市医院任医技支部书记、医院工会副主席。1987年11月晋升为病理科主治医师。1994年2月至1997年1月调任中共漳州市中医院委员会副书记、漳州市中医院副院长;1994年9月晋升为病理科副主任医师。1997年2月调回漳州市医院任副院长;1997年8月兼任病理科主任、病理科副主任医师;1998年10月兼任漳州市中心血站站长。曾当选福建省医学会第四届病理学分会常务委员,漳州市医学会病理学分会主任委员,福建省病理质控中心漳州分中心主任,漳州市病理质控中心主任。2002年5月退休后,受聘任漳州市医院病理科副主任医师,2003年7月取得主任医师资格后续受聘任病理科主任医师。

吴文乔从事临床病理诊断、教学、科研工作50年。擅长肿瘤、骨髓活检、肾脏穿刺活检等病理诊断,经验丰富。先后于福建医学院、省立医院、广州中山医学院附属肿瘤医院、上海第六人民医院、天津血液病医院、北京中日友好医院进修,师从国内著名病理学专家沈云英、肖玉山、陈天水、李瑛、陆献瑜、浦权、陈辉树教授。1997年于漳州市医院病理科开展骨髓活检塑料包埋半薄切片技术,应用于血液病病理诊断;1998年参与筹建漳州市医院病理免疫组化室和细胞室;2003年开展肾穿免疫荧光病理诊断技术;2009年开展荧光原位杂交(FISH)技术。吴文乔主持的科研课题《口腔结外型非何杰金氏恶性淋巴瘤26例临床病理分析》获1996-1997年度漳州市科技进步三等奖,参与的2项课题研究分别获2002年漳州市科技进步一等奖、2004年福建省科技进步二等奖。在国家级、省级医学刊物以第一作者发表专业学术论文5篇。吴文乔于1982年获福建省卫生厅授予"福建省卫生系统先进工作者"荣誉称号。

沈长福 民国32年(1943年)9月出生于福建省龙溪县(今芗城区),籍贯福建省龙溪县(今芗城区)。中华人民共和国成立后,1966年7月毕业于福建医学院医疗系,获本科学历。1966年9月至1968年9月于福建医学院任医师。1968年9月至1970年9月任南靖县船场卫生院医师。1970年9月至1980年10月任南靖县医院内科主治医师。1980年10月调入龙溪地区医院任内科主治医师。

1986年2月任漳州市医院内科主治医师；1991年10月任内科副主任医师；1998年7月取得主任医师资格，同年12月任内科主任医师。1996年6月至2007年11月任漳州市医院内科副主任；1999年7月至2002年1月兼任内二科主任。1995年11月加入中国农工民主党。是农工民主党漳州市委员会主任委员，福建省政协第八届、第九届委员会常务委员，漳州市政协第十届副主席、第十一届委员，漳州市卫生系统高级职称评审委员会副主任，中西医结合学会漳州市分会理事长，中华医学会福建省分会肾病学常务理事，漳州市科教兴市专家顾问组顾问。2008年3月退休后，受聘任漳州市医院肾内科专家门诊主任医师。

沈长福的技术特长为内科肾脏疾病的诊断与治疗，是医院肾内科及血液净化中心开创者、肾内科学科带头人。主持的科研项目《遗传性、进行性肾炎一家系七例及染色体异常报告》获1988年漳州市科技进步三等奖；参与3项课题研究分别获1997年、1999年、2009年漳州市科技进步三等奖。在国家级、省级医学刊物以第一作者发表专业学术论文6篇。

林为澄 民国32年（1943年）9月出生于福建省莆田市，籍贯福建省莆田市。中华人民共和国成立后，1961年2月毕业于福建省卫生学校检验专业。1961-1968年任福建省光泽县卫生防疫站检验士。1968-1978年任福建省光泽县医院检验科负责人。1978年调入龙溪地区医院任检验科医士，1981年6月晋升为临床检验师；1987年11月晋升为检验科主管技师；1995年9月晋升为检验科副主任技师。1984年8月任龙溪地区医院检验科主任；1986年2月任漳州市医院检验科主任；1998年9月兼任漳州市中心血站副站长。曾兼任漳州卫生学校检验专业教员。1996年6月参加中国农工民主党。1999年当选漳州市医学会检验学分会首届主任委员。2003年10月退休。

林为澄长期从事临床检验、生化检验、免疫检验及基因实验室工作，专业特长是医学检验技术，尤其是免疫学技术，有丰富的工作经验。2000年，参与组建中心实验室、基因检测实验室，引进美国贝克曼全自动特定蛋白分析仪、美国应用生物公司全自动基因扩增仪，提高IgG、A、M和K、L轻链等测定的准确率。开展HDV、HEV、PAPPA等检验项目，改进GHbA、C的测定方法。其主持的科研课题"酶联葡萄球菌A蛋白测定抗核抗体"获龙溪地区1983-1984年度科技进步奖四等奖；参与的科研项目获福建省科技进步奖三等奖1项、漳州市科技进步奖一等奖1项、二等奖2项。在省级医学刊物上以第一作者发表专业学术论文3篇。

力戈登（L.Gordon.phillips） 英国籍。曾任闽南神学院教授。民国33年（1944年）6月至民国35年（1946年）7月，在漳州协和医院院长厚士端回美国休假期间，担任医院执行负责人。

郭浩溶 民国34年（1945年）2月出生于福建省龙岩市，籍贯福建省龙岩市。中华人民共和国成立后，1970年7月毕业于北京医学院医疗系。1970年8月至1980年6月于甘肃省中医院任内科心肾专业住院医师。1980年6月调入龙溪地区医院，任内科心血管专业住院医师。1982年4月至1983年4月于上海仁济医院进修心血管专业。1986年2月任漳州市医院内科住院医师；1987年11月晋升为主治医师；1995年9月任内科副主任医师。1997年4月任内科副主任；1999年4月任内科主任；1999年7月兼任内一科主任。曾任福建医科大学、福建中医学院、华中科技大学同济医学院兼职副教授。曾当选福建医学会心血管病学分会常务委员。是漳州市医学会医疗事故技术专家库成员，漳州市劳动鉴定委员会医疗诊断组组长，漳州市母婴保健医学技术鉴定委员会委员。2005年3月退休后，受聘漳州市医院干部病房任副主任医师。

郭浩溶从事心血管内科临床诊疗、教学工作32年，为心血管内科的学科带头人，在医院最早开展心导管和心室造影术、安装永久性心脏起搏器（单腔、双腔）等心血管介入诊疗技术，临床经验丰富。1986年10月参加医院首批扶贫医疗队到贫困地区开展农村医疗工作。参与课题研究获1998-1999年度漳州市科学技术进步奖三等奖1项。在国家级、省级医学刊物以第一作者发表专业学术论文3篇。

杨天赐 民国34年（1945年）9月出生于福建省龙溪县（今龙海市），籍贯福建省漳浦县。中华人民共和国成立后，1965年7月毕业于福建省漳州医学专科学校西医士专业。1965年9月于龙溪专区医院任医士。1970年9月任龙溪地区医院内科医士，1981年6月晋升为内科医师。1983年11月至1984年12月于中国人民解放军南京军区南京总医院进修消化内科、消化内镜。1986年2月任漳州市医院内科住院医师；1987年11月晋升为主治医师；1996年11月晋升为副主任医师；2002年6月任内科主任医师。1997年5月任漳州市医院门诊部副主任。1998年4月加入中国共产党。2005年10月退休后，受聘任漳州市医院消化内科专家门诊主任医师。

杨天赐擅长内科消化系疾病与消化内镜常见病、疑难疾病的诊疗及与胃肠道疾病相关的研究工作。主持的科研项目《胃镜下食管狭窄扩张术》获1992-1993年度漳州市科技进步三等奖，科研项目《大肠广基型息肉内镜诊断与处理》获1994-1995年漳州市科技进步二等奖，科研项目《术中内镜诊断不明原因胃肠道出血性病变》获2002年度漳州市科技进步三等奖。参与的1项课题研究获1992-1993年度漳州市科技进步奖三等奖。在省级及以上医学刊物以第一作者发表专业学术论文12篇。

杨天赐于2003年获中共漳州市卫生局机关委员会授予"优秀共产党员"荣誉称号。

吴阿粉 女，民国35年（1946年）1月出生于福建省龙溪县（今芗城区），籍贯福建省龙溪县（今芗城区）。中华人民共和国成立后，1970年7月毕业于福建医学院医疗系，获本科学历。毕业后到华安县上山下乡参加劳动。1972年3月重新分配至龙溪地区医院任住院医师，1982年任眼科住院医师。1986年2月任漳州市医院眼科住院医师；1986年7至1987年7月在广州市第一人民医院进修眼科。1987年12月晋升为眼科主治医师；1998年7月取得副主任医师资格，2000年6月任眼科副主任医师。1989年10月加入中国农工民主党。1990年于福建医科大学附属第一医院眼斜视、弱视诊疗中心进修。2006年1月退休后，于8月取得主任医师资格，受聘任漳州市医院眼科专家门诊主任医师。

吴阿粉从事眼科临床医疗、教学工作40年，熟练掌握眼科白内障、青光眼及眼表疾病手术的各项操作，擅长斜视、弱视、屈光不正等眼科疾病的诊疗，积累丰富的临床经验。在省级医学刊物以第一作者发表专业学术论文7篇。

胡甜 女，民国35年（1946年）3月出生于福建省漳浦县，籍贯福建省漳浦县。中华人民共和国成立后，1965年8月参加工作。1969年2月毕业于中国人民解放军第二军医大学药学系，本科学历。1969年3月于中国人民解放军云南省军区门诊部任药剂师。1970年10月加入中国共产党。1987年12月转业至漳州市医院，任西药主管药师；1994年4月晋升副主任药师。1991年10月任药剂科副主任；1995年11月至2003年9月任药剂科主任。2006年3月退休。

胡甜熟悉药学与药事管理工作，较系统掌握药剂专业理论及实际操作，密切配合临床开展新技术项目提供合格的药品制剂，有一定的专业技术水平及药事管理能力。努力创造条件培养临床药师，为临床合理用药提供指导和咨询。善于发现和培养技术骨干，为医院药学发展做出贡献。在省级医学刊物以第一作者发表专业学术论文2篇。

胡甜于1993-1999年多次获漳州市医院授予"优秀共产党员""优秀党务工作者""先进工作者"等荣誉称号，于2003年6月获中共漳州市卫生局机关委员会授予"优秀共产党员"荣誉称号。

刘明玉 民国35年（1946年）4月出生于山东省招远市，籍贯山东省招远市。中华人民共和国成立后，1967年9月至1974年9月任福建省长泰县医院眼科、耳鼻喉科住院医师。1973年5月加入中国共产党。1977年7月毕业于福建医科大学医疗系，毕业后分配到龙溪地区医院任眼科住院医师。1986年2月任漳州市医院眼科住院医师，1987年12月晋升为主治医师；1996年11月任眼科副主任医师；2002年6月取得主任医师资格，同年10月任眼科主任医师。1993年7月任眼科副主任。曾当选漳州市医学会眼科分会主任委员，漳州市医学会医疗事故技术鉴定专家库成员。2006年5月退休。

刘明玉先后于福建省立医院眼科、北京协和医院眼科及广州中山眼科进修、培训，师从国内著名眼科专家、教授张承芬、劳远秀、胡峥、金陈进。对眼底疾病的研究与治疗方面有丰富的临床经验。参与的1项课题获得1992-1993年度漳州市科技进步奖三等奖。在省级医学刊物以第一作者发表专业学术论文7篇。

刘明玉于1998年获华东地区防盲指导组授予"华东地区防盲及眼保健工作先进个人"、1999年获福建省政府残疾人工作协调会授予"中共福建省委、福建省人民政府为民办实事项目——白内障'复明工程'先进个人"等荣誉称号。

陈森期 民国35年（1946年）10月出生于福建省海澄县（今龙海市），籍贯福建省龙海县（今龙海市）。中华人民共和国成立后，1976年1月毕业于福建医科大学医疗系。1976年2月分配到龙溪地区医院任住院医师。1986年2月任漳州市医院外科住院医师；1987年11月晋升为外科主治医师；1996年11月任泌尿外科副主任医师；2005年7月取得主任医师资格，同年9月任泌尿外科主任医师。是漳州市医学会泌尿外科分会第一届副主任委员。2006年10月退休后，受聘任漳州市医院泌尿外科专家门诊主任医师。

陈森期从事外科临床、教学与科研工作36年，技术专长为泌尿外科、男科常见病、多发病的诊治，具有丰富的临床经验。1998年开展同种异体肾移植术。参与的2项课题研究分别获2001年、2008年漳州市科技进步奖三等奖。在省级刊物以第一作者发表专业学术论文9篇。

周爱英 女，民国36年（1947年）12月出生于福建省平和县，籍贯福建省平和县。中华人民共和国成立后，1971年1月加入中国共产党。1976年1月毕业于福建医科大学中医专业。1976年2月至1979年3月于福建省龙溪地区长泰县医院任医师。1979年4月调入龙溪地区医院，任中医科住院医师。1986年2月任漳州市医院中医科住院医师；1987年12月晋升中医科主治医师；1998年12月任中医科副主任医师；2007年10月取得主任医师资格，同年11月任中医科主任医师。1998年8月任保健科负责人。曾是福建省中医妇科学会第四届常务委员。2007年12月退休后，受聘任保健科、健康体检中心主任医师。

周爱英长期从事中医诊疗工作，擅长妇科疾病的中医诊疗。参与的2项课题研究分别获1989年、2010年漳州市科技进步三等奖和二等奖。在省级医学刊物以第一作者发表专业学术论文4篇。

周爱英于1999年6月获福建省卫生厅、财政厅授予"全省公费医疗管理先进工作者"荣誉称号。

康基顺 民国37年（1948年）8月出生于福建省龙溪县（今龙海市），籍贯福建省龙海县（今龙海市）。中华人民共和国成立后，1967年8月毕业于龙溪专区卫生学校。1967年10月至1975年8月在长泰县医院任医生。1973年2月加入中国共产党。1978年1月毕业于福建医科大学医疗系。1978年2月至1985年5月任龙溪地区卫生学校内科学讲师。1985年6月至1986年5月于南京总医院进修心肺疾病。1986年6月至1991年11月任漳州卫生学校内科学讲师。1991年11月至1993

年12月参加第九批援助塞内加尔医疗队任内科主治医师，获塞内加尔共和国授予"塞内加尔共和国骑士勋章"。1993年12月任漳州卫生学校高级讲师、福建省中专卫生学校内科教研组长；1994年12月任中共漳州卫生学校总支副书记。1998年5月至2008年2月任中共漳州市医院委员会副书记；1998年5月至2006年12月兼任漳州市医院纪律检查委员会书记；1998年7月至2008年8月兼任医院工会主席。1998年12月兼任呼吸内科副主任医师；2007年10月取得主任医师资格，11月任呼吸内科主任医师。2007年1月受聘任福建医科大学兼职教授。2008年8月退休后，受聘任漳州市医院呼吸内科主任医师。

康基顺长期从事内科学教学和内科临床医疗工作。擅长呼吸系统疾病的内科诊疗，积累丰富的临床经验。在省级医学刊物以第一作者发表专业学术论文4篇。

张炳先 女，民国37年（1948年）10月出生于福建省长乐市，籍贯福建省长乐市。中华人民共和国成立后，1976年1月毕业于福建医科大学医疗系。1976年2月分配到龙溪地区医院，任外科住院医师。1986年2月任漳州市医院外科住院医师；1988年3月晋升为主治医师；1998年3月任外科副主任医师；2007年10月晋升为普通外科主任医师。1985–1986年于福建省立医院普通外科进修；2001年北京大学第二附属医院乳腺中心乳腺专科进修。2008年11月退休。

张炳先从事外科临床诊疗、教学工作35年，掌握普通外科常见病、多发病及疑难重症的诊治，擅长乳腺专科。在省级及以上医学刊物以第一作者发表专业学术论文8篇。

郑亚才 1949年1月出生于福建省龙溪县（今芗城区），籍贯龙溪县（今芗城区）。中华人民共和国成立后，1976年1月毕业于福建医科大学医疗系。1976年2月分配到龙溪地区医院，任外科住院医师。1986年2月任漳州市医院外科住院医师；1987年11月晋升为外科主治医师；1994年9月任骨科副主任医师；2000年12月取得主任医师资格，2001年4月任骨科主任医师。1984年10月加入中国共产党。1993年7月至1995年1月任漳州市医院副院长；1995年1月至2006年11月任漳州市医院院长；1995年2月至2008年2月兼任中共漳州市医院委员会副书记。是福建医科大学副教授、硕士生导师。曾当选福建省医学会骨科分会常务委员、副主任委员，漳州市医学会骨科专业委员会主任委员，漳州市医学会副会长，漳州市科学技术协会副主席。2009年1月退休后，受聘任漳州市医院骨科主任医师。

郑亚才长期从事骨科临床医疗、教学、科研和医院管理工作，专业特长为骨科，积累丰富的临床经验，工作一丝不苟，为人谦和。主持的科研项目《末节与远侧指间关节断平面指再植术》获1986年漳州市科技进步奖二等奖，科研项目《单侧多功能外固定架治疗四肢骨折》获1996年漳州市科技进步奖三等奖和1997年福建省医药卫生进步奖二等奖，科研项目《胸腔镜在胸椎上腰椎手术的应用研究》获2005年漳州市科技进步二等奖和2007年福建省科技进步三等奖；参与的1项课题研究获1998–1999年度漳州科技进步奖三等奖。2006年，科研课题《脊神经交叉缝合在SCI后痉挛性膀胱的应用研究》获得漳州市科技计划项目立项。在国家级、省级医学刊物以第一作者发表专业学术论文16篇。

郑亚才于1987年获福建省总工会授予五一劳动奖章，1996年获漳州市人民政府授予"1994–1995年度安排残疾人劳动就业工作先进个人"、2006年获福建省卫生厅授予"优秀医院管理者"等荣誉称号。

刘莲根 女，1949年6月出生于福建省龙溪县（今龙海市），籍贯福建省龙海县（今龙海市）。中华人民共和国成立后，1969年9月至1972年9月为龙海莲花人民公社广播站职工。1976年1月毕业于福建医科大学医疗系。1976年2月分配到龙溪地区医院，任住院医师。1980年9月至1984年3月于长乐县医院任住院医师。1984年3月调入龙溪地区医院任妇产科住院医师。1986年2月于漳州市医院任妇产科住院医师；1987年11月晋升为妇产科主治医师；1996年11月任妇产科副主任医师；2006年8月取得妇产科主任医师资格，2007年5月任妇产科主任医师。2001年1月至2002年12月受聘任福建医科大学兼职副教授。曾当选漳州市医学会妇产科分会第一届、第二届常务委员。2009年6月退休后，受聘任漳州市医院门诊妇产科主任医师。

刘莲根长期从事妇产科诊疗、教学工作，临床经验较丰富，胜任妇产科常见病、多发病、各种妇产科疑难病症及妇产科各种急危重患者的抢救与诊疗工作。在省级及以上医学刊物以第一作者发表专业学术论文2篇。

高红月 女，1949年8月出生于福建省龙溪县（今芗城区），籍贯福建省龙溪县（今芗城区）。中华人民共和国成立后，1972年1月加入中国共产党。1976年1月毕业于福建医科大学医疗系。1976年2月分配到龙溪地区医院，任妇产科住院医师。1986年2月任漳州市医院妇产科住院医师；1987年12月晋升为妇产科主治医师；1995年9月任妇产科副主任医师；2003年7月晋升为妇产科主任医师。1997年4月任妇产科副主任。1991年12月至1993年12月参加第九批援助塞内加尔医疗队任妇产科主治医师，获塞内加尔共和国授予"塞内加尔共和国骑士勋章"荣誉称号。曾当选福建省计划生育委员会、漳州市医学会妇产科分会主任委员、漳州市围产保健协作组组长。2009年8月退休后，受聘任漳州市医院门诊妇产科主任医师。

高红月从事妇产科临床医疗、教学工作36年，熟练掌握各种妇科疾病和妇科肿瘤、产科常见病、多发病的诊疗工作，在产科危、急、重疑难病症的临床诊断与治疗方面有丰富的临床经验。在省级及以上医学刊物以第一作者发表专业学术论文2篇。

高红月于1998年获福建省总工会授予"女职工标兵"、1999年获福建省卫生厅授予"卫生系统职业道德先进个人"、2001年获福建省总工会授予"十佳职业道德标兵"和五一劳动奖章、2003年获中华全国总工会授予全国五一劳动奖章和中共福建省委、福建省人民政府授予"先进工作者"等荣誉称号。

钟芷芬 女，1949年9月出生于福建省龙溪县（今芗城区），籍贯福建省龙溪县（今芗城区）。中华人民共和国成立后，1977年7月毕业于福建医科大学医疗系。1977年9月分配到长泰县城关卫生院内科，任医师。1981年10月调入龙溪地区医院，任病理科住院医师。1986年2月任漳州市医院病理科住院医师；1987年12月晋升为病理科主治医师；1996年11月任病理科副主任医师；2003年7月取得主任医师资格，同年11月任病理科主任医师。1985年于上海第一医科大学附属肿瘤医院参加卫生部举办的肿瘤病理诊断学习班学习，师从著名软组织肿瘤专家、教授张仁元、朱雄增；于北京同仁医院参加头颈部肿瘤疑难病理学习班学习。曾当选漳州市医学会病理学分会副主任委员、漳州市医学会医疗事故技术鉴定专家库成员。2009年9月退休。

钟芷芬从事临床病理诊断、教学工作30年，在病理诊断、鉴别诊断方面积累丰富经验，对肿瘤病理、眼科病理有较深入的研究。2006年6月参编福建省科学技术出版社出版的《肿瘤病理诊断与鉴别诊断学》。在省级及以上医学刊物以第一作者发表专业学术论文8篇。

张永成 1949年10月出生于福建省云霄县，籍贯福建省云霄县。1969年12月毕业于福建省机电安装学校。1970年2月分配到任三明专员公署明溪县盖洋公社，任干部。1980年1月加入中国共产党。1981年9月至1984年7月任龙溪地区医院人事科科员；1984年8月任人事科副科长。

1986年2月任漳州市医院人事科副科长；1988年5月至1992年5月任中共漳州市医院纪委副书记兼任人事科副科长；1992年6月至1994年12月任中共漳州市医院委员会副书记兼人事科科长；1994年12月任中共漳州市医院委员会书记。2010年4月退休。

张永成长期从事医院行政管理及党务工作，有丰富的工作经验和领导才能。

张永成于1995年获福建省总工会授予"财务工作荣誉积极分子"，1997年获漳州市直党工委授予"优秀党务工作者"，1999年获中共漳州市委授予"政治思想工作先进工作者"，2003年获福建省卫生厅授予"卫生系统纠风工作先进工作者"，2004年获福建省人事厅和卫生厅联合授予"卫生系统先进工作者"荣誉称号。2006年获福建省卫生厅、福建省卫生系统精神文明建设委员会分别授予"优秀医院管理者"和"全省卫生系统2003-2005年度精神文明建设先进工作者"荣誉称号。

陈生枝 1949年11月出生于福建省南靖县，籍贯福建省南靖县。1968年3月参军入伍，先后任空军86837部队卫生员、助理军医、军医、卫生队长。1969年11月加入中国共产党。1983年毕业于中国人民解放军空军军医学校，大专学历，1985年9月部队精简整编后在86616部队任卫生队长，1988年1月被空军第八军专业技术评委会评定为主治医师。于1983年、1987年、1989年在部队立三等功各1次。1993年9月转业到漳州市卫生防疫站任防疫科科长、主治医师。1994年12月调入漳州市医院，任中共漳州市医院委员会副书记兼任医院工会主席。1998年5月26日调到漳州市卫生防疫站，先后任中共漳州市卫生防疫站总支部委员会副书记、副站长、书记、站长，漳州市疾病预防控制中心主任。2010年8月退休。

陈生枝曾是福建省防痨协会第四届常务理事，漳州市防痨协会理事长，漳州市医学会副会长，漳州市卫生协会副会长，漳州市预防医学会副会长，漳州市医疗事故专业技术鉴定专家库成员。

傅思源 1950年1月出生于福建省龙溪县（今芗城区），籍贯福建省龙溪县（今芗城区）。1969年11月参加上山下乡到华安县仙都人民公社劳动。1978年7月毕业于福建医科大学医疗专业。1978年9月至1984年10月于福建医科大学附属第一医院任儿科住院医师。1984年10月调入龙溪地区医院，任儿科住院医师。1985年1月至1986年1月于上海第二医科大学附属新华儿童医院进修儿科心血管专业。1986年2月任漳州市医院儿科住院医师，1988年晋升为主治医师；1995年9月任儿科副主任医师；2001年6月取得主任医师资格，12月任儿科主任医师。1996年8月任儿科副主任；2003年6月至2006年7月任儿科主任；1989年6月加入中国共产党。曾当选福建省医学会儿科学会常务委员、福建省医学会围产分会常务委员、漳州市医学会儿科学会主任委员。2010年1月退休后，受聘任漳州市医院儿科主任医师。

傅思源从事儿科临床工作35年，主要致力于小儿心血管及呼吸道疾病的临床诊疗、教学、科研工作，熟悉小儿心导管诊疗技术，有较丰富的儿科临床经验。主持的科研课题《改良经皮穿刺心导管造影法诊断小儿复杂型先天性心脏病》获1998-1999年度漳州市科技进步三等奖；参与的1项课题研究获2006年漳州市科技进步奖二等奖。在省级及以上医学刊物以第一作者发表专业学术论文6篇。

黄进顺 1950年10月出生于福建省漳浦县，籍贯福建省漳浦县。1969年1月于中国人民解放军铁道兵3师11团卫生队任卫生员、班长。1970年7月加入中国共产党。1978年7月毕业于福建医科大学医疗系。1978年9月分配到龙溪地区医院任外科医师；1984年6月任中共龙溪地区医院外科支部书记；1985年12月任龙溪地区医院工会主席。1986年2月至1994年2月任漳州市医院工会主席；1986年9月当选中共漳州市医院委员会委员；1987年12月任胸外科主治医师；1993年4月至12月任漳州市医院小坑头分院院长；1993年7月至2010年10月分别任漳州市医院副院长、中共漳州市医院委员会委员。2010年10月退休后，至2012年8月，受聘任漳州市医院招商局漳州开发区分院行政院长。

黄进顺的专业技术特长为胸心外科，熟悉胸心外科常见病、多发病的诊治。1983年于北京阜外医院心血管外科专业进修1年，于1984年进修结束后回龙溪地区医院开展体外循环手术，为医院首位专职心脏手术体外循环灌注医师，参与1984年6月医院首例心脏手术的体外循环工作。参与的2项课题研究分别获1988-1989年度、1994-1995年度漳州市科技进步二等奖。黄进顺长期从事医院行政管理工作，善于沟通协调，组织开展多种文娱、体育活动，丰富医院员工业余生活；协助后勤部门做好职工住房调整分配工作，维护职工合法权益；积极探索医院改革和后勤保障措施，参与筹建和管理漳州市医院小坑头分院；1991年参加农村社会主义思想教育工作中成绩显著，获中共福建省委授予"农村社会主义思想教育工作优秀工作队员"荣誉称号；1992年获中共福建省委、福建省人民政府授予"福建省扶贫先进个人"荣誉称号。

邱雪英 女，1951年11月出生于福建省厦门市，籍贯福建省仙游县。1972年11月加入中国共产党，1975年1月毕业于龙溪地区卫生学校护士专业，毕业后分配龙溪区地医院从事护理工作；1980年3月至1986年2月任内科副护士长。1986年2月任漳州市医院内科副护士长；1986年8月任中共漳州市医院委员会办公室副主任、医院党委委员；1988年5月任护理部副主任、医院工会副主席；1992年10月至1999年7月任护理部主任；1999年7月至2002年4月任门诊部主任兼护士长。1990年9月至1991年8月于南京医学院参加全国第二期护理管理学习班学习。1997年当选漳州市护理学会副理事长。1999年12月晋升副主任护师。是中共福建省第四次代表大会代表。2006年11月退休。

邱雪英长期从事临床护理、教学和护理管理工作，重视护理人员的职业道德教育和继续医学教育，带领护理团队开展责任制护理和整理护理，建立整理护理模式病房。参与创建爱婴医院，制定应对突发事件、急救生命绿色通道护理工作制度。

邱雪英于1998年5月获福建省卫生厅授予"优秀护士"荣誉称号。

朱金莺 女，1952年9月出生于福建省莆田市，籍贯福建省莆田市。1975年1月毕业于龙溪地区卫生学校护士专业，毕业后分配到龙溪地区医院从事护理工作。1984年9月加入中国共产党。1986年2月任漳州市医院内科护士；1999年12月晋升护理部副主任护师；2007年10月晋升护理部主任护师，受聘任莆田学院医学院护理学兼职副教授。1986年8月任漳州市医院内科副护士长；1993年11月任护理部副主任；2004年1月至2007年10月任护理部主任。2008年7月于漳州市医院科教科工作；2009年10月退休。曾当选漳州市护理学会副理事长，福建省护理学会第六届理事会常务理事，福建省健康教育协会医院健康教育学术委员会第一、二届理事会常务理事。

朱金莺从事临床护理、教学、护理管理工作33年。注重团队建设，坚持科学管理；组织并参编《漳州市医院护士工作手册》。朱金莺于1989年5月获漳州市卫生局授予"漳州市优秀护士"、1999年获福建省总工会授予"工会宣传思想工作先进个人"、2002年7月获漳州市卫生局授予"漳州市卫生系统民主评议行风工作先进个人"、2005年5月获福建省卫生厅授予"优秀护士"等荣誉称号。

叶宝国 1952年10月出生于福建省漳州市（今芗城区），籍贯福建省漳州市（今芗城区）。1979年5月加入中国共产党。1980年2月毕业于福建医科大学医疗系。1980年3月至1987年5月任上海铁路局永安铁路医院内科医师。1987年5月调入漳州市医院，任内科住院医师；1991年12月晋升为主治医师；1996年11月任内科副主任医师；2002年6月晋升内科主任医师；1997年4月至 2005 年 3 月任内科副主任，2003 年 1 月至 2012 年任医院副院长。曾是福建医科大学副教授、华中科技大学和湖北同济医学院兼职教授，福建医科大学内科学硕士研究生导师。是福建省医院管理协会医院感染管理专业委员会常务委员，福建省医学会急诊医学分会第三届委员会常务委员，福建省医学会风湿病分会第三、四届委员会常务委员，福建省医学会健康管理分会常务委员，卫生部初级创伤救治委员会委员。2012 年 10 月退休后继续留用半年。

叶宝国长期从事血液病、风湿病的临床医疗、教学、科研工作，具有丰富的临床诊疗经验。主持的科研项目《简明农药中毒抢救治疗手册》获 1990-1991 年度漳州市科技进步奖三等奖，科研项目《骨髓穿刺干抽的临床及病理》获 1995 福建省医药卫生科技进步奖三等奖，科研项目《急性早幼粒细胞白血病复发的临床研究》获 1998-1999 年度漳州市科技进步奖二等奖，科研项目《血浆置换联合常规疗法抢救重度有机磷农药中毒的研究》获 2004 年度漳州市科技进步奖二等奖，科研项目《恶性血液病 INK4b 基因家族甲基化实验与临床研究》获 2009 年度漳州市科技进步奖二等奖。参与的 3 项课题研究分别获 1990-1991 年度漳州市科技进步奖二等奖，1998-1999 年度和 2011 年度漳州市科技进步奖三等奖。在国家级、省级医学刊物以第一作者发表专业学术论文 19 篇。

叶宝国于 1991 年获福建省卫生厅授予"学习雷锋、白求恩先进个人"荣誉称号，1999 年、2000 年、2009 年分别获中共漳州市委、漳州市人民政府授予"漳州市第四批市管专业技术拔尖人才""漳州市劳动模范""漳州市优秀人才"等荣誉称号。

沈庆隆 1953 年 3 月出生于福建省南靖县，籍贯福建省南靖县。1978 年 7 月毕业于福建医科大学医疗系。1978 年 9 月至 1984 年 11 月于龙溪地区华安县医院任医师。1984 年 12 月调入龙溪地区医院，任放射科主治医师。1986 年 2 月任漳州市医院放射科住院医师；1991 年 12 月晋升为主治医师；1998 年 3 月任放射科副主任医师；2004 年 6 月取得放射科主任医师资格，同年 8 月任放射科主任医师；1999 年 4 月任放射科副主任，分管 CT 室；2006 年 7 月兼任 CT 室主任；2012 年 4 月任放射影像科副主任。1990 年 2 月至 1991 年 2 月于北京大学第一医学院进修全身 CT 诊断。是漳州市政协第十一届、十二届常务委员，欧洲放射学会会员，中华医学会漳州市第二、三届放射学会副主任委员，漳州市医疗事故鉴定委员会专家库成员，漳州市卫生技术（副高）职称评审委员会专家库成员。

沈庆隆从事医学影像诊断 24 年，曾到各县及周边地区参加会诊或指导基层开展 CT 诊断工作。先后协助组织"厦—漳放射学"读片报告会 7 次，推动漳州地区影像诊断的整体水平。主持的科研课题《CT 诊断上颌窦霉菌性病变的研究》获 1998-1999 年度漳州市科学技术进步奖三等奖，科研课题《脑裂畸形的 CT 与 MRI 诊断价值》获 2002 年度漳州市科学技术进步奖三等奖。在省级及以上医学刊物以第一作者发表专业学术论文 9 篇。

沈庆隆于 2009 年获中共漳州市委、漳州市人民政府授予"漳州市第一批优秀人才"荣誉称号。

林玉霜 女，1953 年 10 月出生于福建省漳州市（今芗城区），籍贯福建省漳州市（今芗城区）。1975 年 1 月毕业于福建省龙溪地区卫生学校护士专业。1975 年 2 月至 1975 年 11 月于龙溪地区华安县医院任麻醉士。1975 年 11 月调入龙溪地区医院，任麻醉科医师。1982 年 1 月至 1983 年 1 月于上海复旦大学附属中山医院麻醉科进修心血管麻醉。1986 年 2 月任漳州市医院麻醉科医师；1994 年 11 月任麻醉科主治医师；1999 年 12 月任麻醉科副主任医师；2006 年 8 月取得主任医师资格，2007 年 5 月任麻醉科主任医师；1994 年 2 月任麻醉科副主任，主持工作；2003 年 6 月任麻醉科主任。1991 年 11 月加入中国共产党。1998 年至 2011 年先后任中共漳州市医院外科支部书记、外科第二支部书记。1991 年 12 月至 1993 年 12 月任第九批援助塞内加尔医疗队麻醉医师。是福建医学会麻醉学分会常务委员，漳州市医学会麻醉分会主任委员，漳州市医疗事故鉴定委员会专家库成员，漳州市卫生技术副高级职称评审委员会专家库成员。

林玉霜长期从事临床麻醉工作与危重患者的抢救治疗工作。主要擅长心血管麻醉及危重患者的抢救。作为学科带头人，规范开展各项业务，主持的科研项目《重症心脏瓣膜病患者瓣膜置换术的麻醉处理》获2000年度漳州市科技进步奖二等奖，科研项目《胸腔镜下脊柱前路手术麻醉的临床研究》获2010年度漳州市科技进步奖三等奖。在省级及以上医学刊物以第一作者发表专业学术论文5篇。

林玉霜于1993年获塞内加尔共和国授予"塞内加尔共和国骑士勋章"，1995年获福建省卫生厅、省人事厅授予的首届创"双十佳"先进工作者，1999年获福建省总工会授予"省十佳职业道德标兵"，1999年获福建省总工会授予五一劳动奖章，2006年获中华全国总工会授予全国五一劳动奖章等荣誉称号。

潘开云　1953年10月出生于福建省福州市，籍贯福建省福州市。1969年12月参军入伍。1972年5月加入中国共产党。1974年10月毕业于中国人民解放军第三军医大学医疗系。1974年10月至1987年12月任陆军186医院外科住院医师。1988年1月转业到漳州市医院任外科住院医师；1991年12月晋升为烧伤外科主治医师；1998年3月任肿瘤外科副主任医师；2006年8月取得主任医师资格，2007年5月任胸心外科主任医师。曾于全军烧伤整形学习班、南京胸科医院胸外科、中国医科大学肿瘤外科进修。

潘开云长期从事外科临床诊疗、教学工作，积累丰富的外科临床经验。熟练掌握肿瘤外科、胸外科各类疾病的诊疗技术。在省级及以上医学刊物以第一作者发表专业学术论文17篇。

许和平　1955年1月出生于福建省漳州市（今芗城区），籍贯福建省漳州市（今芗城区）。1983年7月毕业于福建医学院医疗系；1983年9月分配到龙溪地区医院，任外科住院医师。1986年2月任漳州市医院外科住院医师；1992年6月晋升为外科主治医师；1998年12月任外科烧伤整形专业副主任医师；2006年8月取得主任医师资格，2007年5月任烧伤整形科主任医师。2009年1月任烧伤整形科负责人。是中华医学会福建省整形与美容专业学会常务委员。2003年5月加入九三学社。

许和平从事整形美容、烧伤外科临床医疗、教学工作，擅长体表先天性畸形、体表肿瘤、头面部五官缺损畸形、皮肤软组织缺损的外科整形治疗及面部美容手术。在省级及以上医学刊物以第一作者发表专业学术论文12篇。

陈吴南　1955年5月出生于福建省龙溪县（今龙海市），籍贯福建省龙溪县（今龙海市）。1980年2月毕业于福建省医疗器械学校医疗器械维修专业。1987年7月毕业于福建电视大学，获电子技术及应用专业大专学历。1997年12月取得工程师资格，1998年1月被聘任为器械科工程师。1996年8月任漳州市医院器械科副科长；1999年4月任器械科科长；2006年8月任医院电脑中心主任；2011年4月再次任器械科科长。

陈吴南在设备管理和维修上有丰富的经验，且善于总结，在省级专业刊物发表专业论文2篇。

许向农　1955年6月出生于福建省漳州市（今芗城区），籍贯福建省莆田市。1974年7月至1976年12月于漳州市城郊人民公社下乡。1976年12月至1978年10月任漳州市冶金机械制造厂工人。1983年7月毕业于福建医学院医疗系，获学士学位。1983年9月分配到龙溪地区医院，任内科住院医师。1986年2月任漳州市医院内科住院医师；1992年7月晋升为内科主治医师；1998年12月任内科副主任医师；2006年8月取得主任医师资格，2007年5月任消化内科主任医师。2005年3月至2011年5月任消化内科主任；2007年12月任内科主任；2011年10月任内科主任、漳州市医院朝阳分院副院长。1990-1991年于上海第二医科大学附属仁济医院消化内科进修。是福建省医学会消化病学分会第五届常务委员，福建省消化内镜学分会第二、三届常务委员，漳州市医学会消化分会第一、二届主任委员。

许向农长期从事消化系统疾病及消化内镜的临床诊疗、教学、科研工作，在胃、肠、肝、胆、胰腺疾病的诊断与治疗方面具有丰富的临床经验，擅长消化内镜的诊疗，尤其是胆胰结石和肿瘤的内镜诊疗。在担任消化内科主任期间，推动医院消化专业诊疗技术的全面开展和临床应用，注重人才培养，推进医院取得"卫生部内镜与微创专业技术消化科培训基地"资格，并担任基地主任。在省级及以上医学刊物以第一作者发表专业学术论文2篇。

游旭闽 女，1955年6月出生于福建省福州市，籍贯福建省上杭县。1970年12月至1973年3月于福州172医院工作。1973年9月至1977年2月于三明市立医院检验科工作。1980年2月毕业于福建医科大学医疗系，毕业后分配到龙溪地区医院任内科住院医师。1985年8月加入中国共产党。1986年2月任漳州市医院内科住院医师，1987年12月晋升为内科主治医师。1998年3月任内科副主任医师。1999年8月至2002年6月任漳州市中心血站副站长。2007年10月至2012年任漳州市医院血液风湿内科主任医师。

游旭闽从事内科临床诊疗、教学工作30年，专业特长为血液风湿内科。参与的3项课题获得漳州市科技进步奖二、三等奖；在省级及以上刊物以第一作者发表论文2篇。

张秀芬 女，1955年8月1日出生于福建省平和县，籍贯福建省平和县。1975年1月至1977年2月于广东省地质局海南地质队医务室工作。1980年8月毕业于广州中山医学院医疗系。1980年9月任龙溪地区医院内科住院医师，1986年2月任漳州市医院内科住院医师；1992年6月任内科主治医师；1998年3月取得副主任医师资格，同年6月任内科副主任医师。2001年10月任内科党支部书记；2006年12月任门诊部主任。1984年9月加入中国共产党。1986年5月至11月于福建省第一届内分泌学习班学习。1988年11月至1989年11月于上海第二医科大学附属瑞金医院参加全国第十届内分泌进修班学习。是漳州市内分泌学会副主任委员，漳州市老年学学会老年医学专业副主任委员。2010年受聘任福建医科大学兼职副教授。

张秀芬长期从事内科临床医疗、教学、科研工作，1993年担任漳州市医院内科总带教工作，专业特长是内分泌与代谢性疾病的临床诊疗，有较丰富的临床经验。在省级及以上医学刊物以第一作者发表专业学术论文5篇。

张秀芬于1990-2001年获中共漳州市卫生局机关委员会授予"市直卫生系统关心下一代先进工作者"，2002年获漳州市卫生局授予"2001年度全市卫生系统民主评议行风工作先进个人"，2003年、2005年分别获中共漳州市卫生局机关委员会授予"漳州市直卫生系统优秀党员""漳州市直卫生系统优秀党务工作者"等荣誉称号。

游煌 1955年10月出生于福建省南靖县，籍贯福建省南靖县。1974年12月参加工作。1974年11月至1985年12月于中国人民解放军32511部队，历任班长、排长、副连长。1977年9月加入中国共产党。1986年1月转业到龙溪地区医院，1986年2月至1995年10月于漳州市医院人事科任职员。1995年11月任保卫科副科长；2006年12月任保卫科科长；2009年3月任总务科科长。

游煌于1998年获漳州市公安局"1996-1997年度嘉奖"。

陈珍珠 女，1956年2月出生于福建省漳州市（今芗城区），籍贯广东省普宁县（今普宁市）。1980年7月毕业于福建省龙溪地区卫生学校护理学专业。毕业后在龙溪地区医院任保健科护士。

1985年7月于漳州市业余大学中文专业毕业。1986年2月任漳州市医院保健科护士；1990年至1997年4月任医院工会干事、院长办公室职员；1997年5月任院长办公室副主任；2003年12月至2011年6月任院长办公室主任。1994年12月加入中国共产党。2000年12月于漳州市委党校党政管理专业毕业。2010年10月退休后，受聘于漳州市医院院史办公室、离退休职工管理办公室工作。

陈珍珠于2000年1月获漳州市卫生局授予"1999年度漳州卫生系统优秀通讯员"，2001年7月获福建省卫生厅授予"全省卫生系统办公室（1998-2000年）先进工作者"，2004年10月获福建省卫生厅授予"福建省卫生系统卫生信息工作先进个人"，2009年1月获中共漳州市委宣传部授予2007-2008年度"舆情信息先进工作者"等荣誉称号。

杨晓蓓　女，1956年7月出生于福建省漳州市（今芗城区），籍贯河南省林县。1974年7月参加工作。1979年1月至1989年8月任漳州市中医院针灸科医师。1979年9月至1980年9月于福建省针灸进修班进修。1992年7月毕业于上海中医学院针灸专业，获医学硕士学位。1992年8月分配到漳州市医院任针灸科医师；1994年7月晋升为针灸科主治医师；1999年12月任针灸科副主任医师；2009年9月取得主任医师资格，2010年4月任针灸科主任医师；2000年7月任康复科副主任；2006年8月任康复科负责人；2012年6月退休。曾是漳州市医学会针灸学分会副会长。

杨晓蓓长期从事临床针灸诊疗、教学工作，擅长穴位敷贴中药治疗哮喘、气管炎等呼吸系统疾病。在省级及以上医学刊物以第一作者发表专业学术论文3篇。

刘建南　1956年10月出生于山东省青岛市，籍贯福建省漳浦县。1981年6月毕业于龙溪地区卫生学校医疗大专班。1982年5月任龙溪地区医院内科住院医师。1986年2月任漳州市医院内科住院医师；1992年6月晋升为主治医师；2000年12月取得副主任医师资格，2001年12月任内科副主任医师；2005年3月任呼吸内科主任。1992年5月至1993年5月于上海瑞金医院进修呼吸内科。2009当选漳州市医学会呼吸学分会主任委员。

刘建南从事内科工作31年，擅长呼吸系统疾病的诊治，在漳州市医院率先开展纤维支气管镜检查、胸腔镜介入诊疗、无创机械通气治疗呼吸衰竭，在漳州市独家开展睡眠监测。2007年4月参编人民卫生出版社出版的《人感染高致病性禽流感》。

刘建南于2003年获中共漳州市委、漳州市人民政府授予"漳州市防治非典工作先进个人"荣誉称号，2006年获漳州市卫生局授予"漳州市结核病防治工作先进个人"，2009年获中共漳州市委、漳州市人民政府授予"漳州市第一批优秀人才"荣誉称号，2011年获福建省总工会授予"福建省医德标兵"，2012年获漳州市人民政府授予"漳州市劳动模范"等荣誉称号。

李碧峰　1956年10月出生于福建省漳浦县，籍贯福建省龙海县（今龙海市）。1980年7月毕业于福建省卫生学校药剂专业。毕业后分配到龙溪地区医院药剂科任药剂士。1986年2月任漳州市医院药剂科药剂师；1998年5月晋升为西药主管药师；2005年7月取得副主任药师资格，2006年5月任药剂科副主任药师。2003年9月任药剂科主任。2007年毕业于北京大学医学院网络教育部学院应用药学专业，本科学历。是福建省医院协会药事管理专业委员会常务委员，福建省药学会医院药剂专业委员会常务委员，漳州市卫生局临床用药质量控制中心主任。

李碧峰从事医院药学工作32年，任药剂科主任期间，创建"零距离发药"和大件药品送药上门的服务模式，开展临床药学服务。负责筹建用药咨询室、肿瘤化疗药物静脉用药集中调配中心和药物临床试验机构。

李碧峰于2006年3月获漳州市卫生局授予"全市卫生系统文明行业创建先进个人"荣誉称号。

康亚婵 女，1956年10月出生于福建省龙溪县（今龙海市），籍贯福建省龙海县（今龙海市）。1980年8月毕业于福建省龙溪地区卫生学校护理专业。毕业后分配到龙溪专区医院从事护理工作。1982年5月至1983年5月于北京阜外医院进修。1984年12月加入中国共产党。1986年2月任漳州市医院外科护士；1988年9月毕业于福建医学院医学系护理干部专修科专业，获大专学历；1991年10月任外科副护士长；1995年11月任护理部副主任；1999年12月任护理部副主任护师；2006年8月任护理部主任护师；2007年10月任护理部主任。2005-2009年任医院工会副主席、女职工委员会主任。2007年6月至2009年5月受聘任莆田学院医学院护理学兼职教授。2008年至2011年10月任医院纪检委员会委员。是漳州市第十一届人民代表大会代表。曾当选漳州市护理学会副理事长、理事长，福建省护理学会常务理事。2011年10月退休。

康亚婵长期从事临床护理、护理教学与管理工作，工作认真，教学严格，有一定的管理经验。曾参编由人民卫生出版社出版的高等卫生职业院校教材《健康评估》。在省级及以上医学刊物以第一作者发表专业论文9篇。

康亚婵于1990年获福建省总工会授予五一劳动奖章，2003年获福建省妇女联合会授予"三八红旗手"荣誉称号，2006年获漳州市直党工委、市妇女联合会授予"市直热心支持'双带三创'活动先进个人"荣誉称号。

陈同元 1956年11月出生于福建省漳州市（今芗城区），籍贯福建省漳州市（今芗城区）。1976年8月参加工作，1988年4月加入中国共产党。1980年1月毕业于龙溪师范学校。1980年1月至1985年11月漳州市石亭学区任教。1985年11月至1990年6月任漳州市精神文明建设办公室科员；1990年6月至1999年12月任漳州市精神文明建设办公室创建科副科长（主持工作）；1999年12月至2001年1月任漳州市精神文明建设办公室创建科科长。2001年1月至2006年12月任中共漳州市委宣传部机关委员会专职副书记兼纪委书记。2006年12月至2008年2月任中国共产党漳州市医院委员会委员兼纪委书记；2008年2月至2008年9月任中国共产党漳州市医院委员会副书记兼纪委书记；2008年9月起任中国共产党漳州市医院委员会副书记兼纪委书记、漳州市医院工会主席。

陈同元长期从事中共党务与纪检监察工作，特别在文化与精神文明建设方面具有丰富的工作经验、创新能力与管理才能。在漳州市医院工作期间，负责党务与思想政治工作、纪检与监察工作、医院文化与精神文明建设、医德医风、工青妇、内部审计、院务公开、计划生育、职工之家、青年文明号、巾帼文明岗、志愿者服务以及离退休等工作，成绩斐然。创办"养心俱乐部"职工讲坛、"谈心交友使者"活动、"幸福天使·美满一生"职工集体婚礼、《道德讲堂》等，打造医院深厚文化内涵；组织指导"漳州市医院艺术团"开展品位高尚、技艺精湛、行业特色突显的文艺活动，自编自导自演医院大型职工迎新春联欢晚会，风格独特鲜明，内涵丰富深厚。引领医院文化软实力成为特色品牌。

陈同元于1993年8月获中共漳州市委、漳州市人民政府授予"1990-1992年度军民共建福厦漳文明路先进工作者"等荣誉称号；2005年12月获中共漳州市委、漳州市人民政府授予"漳州市第九届（2003-2005年度）精神文明建设先进工作者"；2006年6月获中共漳州市委授予"2003-2006年度优秀党务工作者"。

李鸿州 1956年12月23日出生于福建省漳州市（今芗城区），籍贯山东省烟台市。1973年7月毕业于龙溪地区卫生学校中药剂专业。1973年8月至1974年8月任龙海县程溪人民公社卫生院中药剂员。1974年8月至1982年12月任龙海县皮肤病防治院中药剂员。1982年12月调入龙溪地区医院，任保卫科干事。1985年5月参加漳州市首批扶贫工作队到平和县文峰乡开展扶贫工作1年；1986年5月扶贫工作期满后回漳州市医院保卫科工作，1991年10月任保卫科副科长，1993年1月任人事科副科长，1997年11月任总务科科长，2009年3月轮岗任保卫科科长4年。1987年6月加入中国共产党。

李鸿州于1991年获福建省卫生厅授予"学习雷锋、白求恩先进个人"荣誉称号。

李玲 女，1957年6月出生于福建省漳州市（今芗城区），籍贯福建省福州市。1980年2月毕业于福建医科大学医疗专业。1980年3月分配到龙溪地区医院，任住院医师。1986年2月任漳州市医院妇产科住院医师；1987年12月晋升为妇产科主治医师；1995年9月任妇产科副主任医师；2001年6月取得主任医师资格，同年12月任妇产科主任医师。1999年7月任妇产科副主任，2002年6月任妇产科主任；2012年8月任妇产科主任兼任妇科主任。1983-1984年于山东齐鲁医院进修妇产科。1984年9月加入中国共产党。是福建医科大学兼职教授，内镜与微创专业技术全国考评委员会妇科内镜与微创专业委员会委员，福建省医学会妇产科分会常务委员，福建省医学会计划生育学会常务委员，福建中西医结合学会微创学分会常务委员，漳州市医学会妇产科分会主任委员。

李玲从事妇产科临床医疗、教学、科研工作32年，在妇科内分泌疾病、妇科肿瘤、不孕不育等疑难杂症的治疗上积累丰富的临床经验，把微创手术经阴道子宫切除术、子宫次全切除术、子宫肌瘤剔除术等技术作为创新的切入点开展新疗法新技术。2011年带领团队成功开展夫精人工授精的辅助生殖技术。2008年主持1项科研课题获福建医科大学非直属附属医院科技发展专项基金项目立项。在国家级、省级医学刊物以第一作者发表专业学术论文10篇。

李玲于2003年获中共漳州市委、漳州市人民政府授予"漳州市第五批专业技术拔尖人才"，福建省总工会授予"福建省女职工标兵"，2008年获漳州市人民政府授予"2007年度感动漳州人物"，2009年获漳州市人民政府授予"漳州市劳动模范""漳州市优秀人才""漳州市首届敬业奉献道德模范"等荣誉称号，2011年获福建省总工会授予五一劳动奖章。

韩明瑞 1957年8月出生于福建省福州市，籍贯山西省榆次市榆社县。1974年7月至1977年3月为龙溪地区石亭畜牧场下乡知青。1980年2月毕业于福建医科大学医疗专业。1980年3月任龙溪地区医院外科住院医师。1986年2月任漳州市医院住院医师；1987年12月晋升外科主治医师；1995年9月任外科副主任医师；2004年6月取得主任医师资格，同年8月任外科主任医师。1984年12月至1986年1月于北京医科大学附属第三医院进修肝胆外科。1991年12月至1993年12月参加第九批援助塞内加尔医疗队任外科主治医师，获塞内加尔共和国授予"塞内加尔共和国骑士勋章"。1994年7月至1995年3月于上海东方肝胆外科医院肝外科进修。1997年4月任外科副主任；1999年7月至2006年2月兼任外一科主任；2003年6月至2007年12月任外科主任；2006年2月任漳州市医院院长助理，2007年10月任漳州市医院副院长。是福建省医学会外科分会常务委员、漳州市医学会外科分会主任委员。

韩明瑞长期从事外科临床医疗、教学、科研工作，擅长于肝、胆、胰、脾等外科疾病的手术诊疗。1995年在漳州市首次开展肝癌切除术。开展腹腔镜微创手术，将腔镜手术进行常态化扩展，推进医院取得卫生部普外腔镜培训基地资格。是漳州市普通外科的学科带头人。参与的5项科研课题分别获2004年漳州市科技进步奖三等奖、2006年漳州市科技进步奖二等奖、2007年福建省科技进步奖三等奖、2009年漳州市科技进步奖二等奖和福建省科技进步奖三等奖。在国家级、省级医学刊物以第一作者发表专业学术论文7篇。

韩明瑞于2012年获中共漳州市委、漳州市人民政府授予"漳州市第二批优秀人才"荣誉称号。

吴彼得 1957年8月出生于福建省云霄县，籍贯福建省云霄县。1982年7月毕业于福建医科大学医疗系，获学士学位。1982年9月至1983年10月于福建省云霄县下河中心医院任医师。1983年10月调入龙溪地区医院，任传染科医师。1986年2月任漳州市医院内科住院医师；1991年12月任内科主治医师；1998年3月任内科副主任医师；2004年6月取得主任医师资格，同年8月任内科主任医师。1984年12月加入中国共产党。2002年1月任内二科主任；2005年3月至2007年12月任内科主任；2006年2月至任漳州市医院院长助理；2007年10月任医院副院长、党委委员。2012年6月兼任漳州市医院朝阳分院院长。2008年1月当选福建省医学会肾脏病学分会副主任委员。曾是国家中医药管理局中医药防治传染病临床基地负责人，福建医科大学副教授，漳州市医学会肾脏病专业委员会主任委员，漳州市血液透析质控中心主任委员。是漳州市政协第十一届、第十二届委员。

吴彼得长期从事内科学及肾脏病学的临床医疗、教学、科研工作，是漳州市医院重点学科肾脏内科学科带头人，积累丰富经验。1993-1994年在全国较早开展肾病综合征并急性肾脏功能衰竭的研究。2008年开展序惯性血液净化治疗急性重症药物/毒物中毒的研究，获得福建医科大学科技发展专项基金计划资助。主编由人民军医出版社出版的《肾衰竭诊断治疗学》，参编由人民军医出版社出版的《血液净化理论与实践》。主持科研课题《肾病综合征合并急性肾功能衰竭的研究》获1996-1997年度漳州市科技进步二等奖，科研课题《无肝素血液透析治疗高危出血倾向尿毒症的研究》获1998-1999年度漳州市科技进步三等奖，科研课题《混合型血液净化治疗急性重症中毒》获2009-2010年度漳州市科技进步三等奖。主持漳州市科技计划项目2项。参与课题研究获1988年漳州市科技进步奖三等奖1项。在国家级、省级医学刊物以第一作者发表专业学术论文11篇。

吴彼得于1994年获漳州市人事局、漳州市科学技术委员会授予"第二批市管中青年专业技术人才"。2003年获中共漳州市委、漳州市人民政府授予"漳州市第五批专业技术拔尖人才"荣誉称号，2009年获中共漳州市、漳州市人民政府授予"漳州市优秀人才"荣誉称号。

严康宁 1957年10月出生于福建省龙溪县（今龙海市），籍贯福建省龙海县（今龙海市）。1982年7月毕业于福建医科大学临床医疗系。1982年9月分配到龙溪地区医院，任外科住院医师。1986年2月任漳州市医院骨科住院医师；1991年12月晋升为骨科主治医师；1998年3月任骨科副主任医师；2006年8月取得主任医师资格，2007年5月任骨科主任医师。2001年1月任外三科主任；2003年6月至2005年4月任外科副主任兼任外三科主任；2006年7月任骨科主任。1993-1994年于北京积水潭医院进修骨科；2003年作为访问学者前往瑞士Kantonsspipal Liestal医院进行访问学习。

严康宁从事骨科临床医疗、教学、科研工作30年，积累丰富的临床经验。通过不断学习国内外先进的专业理论与技术，于1994年在漳州市率先开展颈椎病前后环手术、膝关节表面置换术等。主持科研课题《腓肠浅动脉逆行岛状皮瓣的临床应用》获1998-1999年度漳州市科技进步奖三等奖；参与课题研究获市厅级科技进步奖3项。在国家级、省级医学刊物以第一作者发表专业学术论文2篇。

杨舒瑾 1957年10月出生于福建省漳州市（今芗城区），籍贯福建省龙海县（今龙海市）。1982年2月毕业于福建省厦门市卫生学校中医士班。1982年3月任龙溪地区医院中医科中医士。1986年2月任漳州市医院中医科中医师；1998年5月晋升为中医科主治医师；2006年12月取得副主任医师资格，2007年7月任中医科副主任医师；2011年1月任中医科负责人。1989年6月毕业于福建中医学院中医大专班。1993年于中日友好医院肿瘤科进修1年，师从著名中西医结合肿瘤专家张代钊教授。1998年11月加入九三学社。

杨舒瑾从事中医诊疗30年，对中医内科常见病、多发病为研究诊治方向。注重学习现代医学知识，尊古而不泥古，善治消化系统及男科疑难病症。采用辨病辩证、标本兼治，扶正祛邪，提高恶性肿瘤的综合治疗效果。先后在国家级、省级医学刊物以第一作者发表专业学术论文10篇。

马旭东　女，1957年11月出生于福建省漳州市（今芗城区），籍贯河北省涉县。1975年8月参加工作。1977年2月加入中国共产党。1982年7月毕业于福建医科大学医疗系。1982年8月分配到龙溪地区医院任内科住院医师。1985年9月至1986年9月在苏州医学院血液科参加卫生部血液学进修班。1986年2月任漳州市医院内科住院医师；1991年12月晋升为主治医师；1995年9月任内科副主任医师；2001年6月取得主任医师资格，同年12月任内科主任医师。1983年2月至1986年2月任中共龙溪地区医院委员会委员、内科党支部书记；1985年5月兼任共青团龙溪地区医院委员会书记。1992年至2012年任中共漳州市医院委员会委员。1995年11月任漳州市医院院长助理，1996年11月兼任医务科科长；1998年5月任副院长；2003年6月至2006年9月兼任医教科科长；2005年1月任常务副院长；2006年11月任漳州市医院院长，2008年3月兼任中共漳州市医院委员会副书记；2010年4月任中共漳州市医院委员会书记、漳州市医院院长。1994年9月至1995年5月作为美国休斯敦纪念医疗集团访问学者，主修医院管理学。2001年获福建医科大学血液肿瘤硕士学位。2002年兼任福建省医科大学硕士研究生导师。2003年9月至2004年12月作为高级访问学者到美国纽约医学院血液肿瘤科进行肿瘤组蛋白调控的相关研究。2007年兼任福建医科大学副教授；2011年兼任福建医科大学博士生导师。曾任中华医学会福建分会风湿病学会常委，中华医学会福建分会血液学会副主任委员，中华医学会福建分会中西医结合治疗血液学会副主任委员，中华医学会福建省内科学会常务委员，中共福建省第七、八次党员代表大会代表，福建省第十一、十二届人民代表大会代表，美国血液学会正式会员，中华医学会漳州分会内科学会主任委员，中华医学会血液分会漳州分会主任委员。是福建省医学会血液学分会红细胞学组组长、漳州市科协副主席。

马旭东长期从事血液病及风湿病的临床医疗、教学、科研工作。主要研究方向为血液肿瘤学、肿瘤组蛋白调控异常的研究，带教硕士、博士研究生30余名；以第一作者或通讯作者发表论著32篇，其中SCI论著4篇，有11篇论文被引用83篇次。主持科研课题《骨髓增生异常综合征转化成急性白血病的观察和研究》获1996年福建省医药卫生科技进步三等奖、漳州市科技进步三等奖；科研课题《急性白血症早期死亡原因和预防分析及对策研究》获1999年漳州市科技进步奖三等奖；科研课题《EB病毒BNLF-I基因在恶性淋巴瘤和急性白血病的表达、临床意义及其对恶性淋巴瘤发病机理的探讨》获2002年度漳州市科技进步奖一等奖、2004年度福建省科技进步奖三等奖；科研课题《恶性血液肿瘤表观遗传学异常及PHI对恶性肿瘤表观遗传学调控的研究》获2010年漳州市科技进步一等奖；科研课题《异硫氰酸苯乙酯调控血液肿瘤表观遗传学的研究》获2012年福建省科技进步奖二等奖。

马旭东于1993年获共青团漳州市委员会、漳州市青年委员会授予"漳州市第二届十大杰出青年""漳州市青年新长征突击手"荣誉称号，1994年、1997年被漳州市人民政府列为第二批、第三批中青年优秀人才并获1997年"第二批市管中青年优秀人才先进个人"荣誉称号，1998年被福建省卫生厅列入福建省卫生系统首批跨世纪学术和技术带头人后备人选，1999年、2000年度获中共漳州市委、漳州市人民政府授予"漳州市110社会服务联动工作先进个人"荣誉称号，1999年、

2006年被中共漳州市委、漳州市人民政府列为漳州市第四批专业技术拔尖人才，2001年被福建省人事厅列入福建省第五批"百千万人才工程"第三层次人选，2005年获中共漳州市委、漳州市人民政府授予"优秀科技人员"荣誉称号，2008年获中华人民共和国人事部、卫生部、国家中医药管理局授予"全国卫生系统先进工作者"荣誉称号，2009年享受国务院政府特殊津贴，2012年获福建省知识产权局、福建省妇女联合会、福建省发明协会授予"福建省优秀巾帼发明者"荣誉称号。

王希平　1957年12月出生于福建省漳州市（今芗城区），籍贯福建省惠安县。1982年7月毕业于福建医科大学医疗系，获医学学士学位。1982年8月分配到龙溪地区医院任住院医师。1986年2月任漳州市医院肿瘤科住院医师；1991年12月晋升为主治医师；1998年12月取得副主任医师资格，2000年6月任肿瘤科副主任医师。2005年3月任普外三科科主任。1993年于北京医学科学院肿瘤医院腹、胸部外科进修1年；1999年于上海瑞金医院腹部外科培训。2002年11月加入中国国民党革命委员会。2007年受聘任福建医科大学兼职副教授。是漳州市政协第十一、十二届委员、常务委员。

王希平从事肿瘤外科临床医疗、教学、科研工作31年，技术专长为乳腺、肠道疾病、体表肿瘤的诊断和手术治疗，有较丰富的临床经验。在国家级、省级医学刊物以第一作者发表专业学术论文5篇。

李超英　女，1957年12月出生于福建省漳州市（今芗城区），籍贯山西省黎城县。1982年7月毕业于福建中医学院中医医疗专业。1982年8月分配到龙溪地区医院任任中医科住院医师；1991年12月晋升为主治医师；1998年12月任中医科副主任医师；2006年8月取得主任医师资格，2007年5月任中医科主任医师。1993年3月加入中国共产党。1993-1994年于北京中国中医研究院西苑医院进修中医学。

李超英从事中西医结合临床工作31年，对内科肝胆、脾胃、心、肺、肾以及妇科经带方面疾病的诊断和中西药治疗，积累较丰富的临床经验，尤其是中医辩证施治方面疗效显著。钻研中西医方面新的医学理论、诊疗方法和临床中遇到的疑难病症。担任福建医科大学、福建中医药大学实习生临床带教工作。在国家级、省级医学刊物以第一作者发表专业学术论文4篇。

郑周达　1958年2月出生于福建省漳州市（今芗城区），籍贯福建省龙海县（今龙海市）。1982年7月毕业于福建医科大学临床医学专业，毕业后分配到龙溪地区医院任外科住院医师。1986年2月任漳州市医院外科住院医师，1991年12月晋升为外科主治医师；1998年12月任泌尿外科副主任医师；2006年8月取得主任医师资格，2007年5月被聘任泌尿外科主任医师。1998年4月加入中国共产党。1999年7月至2000年8月任外二科副主任；2000年8月任外科副主任；2005年4月任泌尿外科主任，2006年8月兼任外科教研室副主任、主任。2007年12月任外科主任兼泌尿外科主任。是福建省医学会泌尿外科分会和男科分会常务委员，漳州市医学会泌尿外科分会主任委员。

郑周达长期从事泌尿外科的临床诊疗、教学及科研工作，在各种泌尿外科疾病的诊断、治疗方面积累丰富的临床经验。在国家级、省级医学刊物以第一作者发表专业学术论文3篇。

郑周达于2009年获中共漳州市委、漳州市人民政府授予"漳州市第一批优秀人才"荣誉称号。

罗添场　1958年11月出生于福建省云霄县，籍贯福建省云霄县。1984年7月毕业于福建医学院临床医学专业，获学士学位。1984年8月至1996年5月于福建医学院附属第一医院任眼科住院医师，1991年12月晋升为眼科主治医师。1996年6月调入漳州市医院任眼科主治医师；1998年7月任眼科副主任医师；2005年7月取得主任医师资格，同年9月被聘任为眼科主任医师。1991年9

月加入中国农工民主党。曾当选任中国农工民主党漳州市委员会副主任委员，漳州市第十四届、第十五届人民代表大会常务委员。

罗添场长期从事眼科临床诊疗、教学工作，对白内障、青光眼、玻璃体视网膜疾病、斜视、弱视等有较丰富的临床诊疗经验。在国家级、省级医学刊物上以第一作者发表专业学术论文19篇。

罗添场于2003年获中共漳州市委、漳州市人民政府授予"漳州市第五批专业技术拔尖人才"荣誉称号。

黄淑娜　女，1958年12月出生于福建省漳州市（今芗城区），籍贯福建省漳州市（今芗城区）。1982年7月毕业于福建医科大学医疗系，获本科学历、学士学位。毕业后分配到龙溪地区医院，任儿科住院医师。1986年2月任漳州市医院儿科住院医师；1991年12月晋升为儿科主治医师；1999年12月任儿科副主任医师；2009年9月取得主任医师资格，2010年4月任儿科主任医师。1998年5月加入九三学社。是漳州市医学会医疗事故技术鉴定专家库成员。

黄淑娜长期从事小儿消化、内分泌系统疾病、遗传咨询和各种危重病急救诊疗工作及临床医疗、教学工作。在国家级、省级医学刊物上以第一作者发表专业学术论文5篇。

杨娇玲　女，1959年6月出生于福建省龙溪县（今龙海市），籍贯福建省龙海县（今龙海市）。1982年1月于福建省龙溪地区卫生学校护理专业毕业。毕业后分配龙溪地区医院从事护理工作。1984年12月加入中国共产党。1986年2月任漳州市医院外科护士；1991年10月至1995年3月任外科副护士长；1995年3月任中共漳州市医院委员会办公室副主任，1997年5月任中共漳州市医院委员会办公室主任；2007年10月任医院人事科科长；2008年3月任中共漳州市医院委员会委员、医院纪委副书记；2010年10月至2012年交叉派任漳州市中医院纪委副书记（副科级，享受院长助理待遇）、监察室主任。

杨娇玲于1987年获漳州市人民政府授予"三八红旗手"，1989年获福建省卫生厅授予"福建省卫生文明建设先进工作者"，2003年获中共漳州市委、漳州市人民政府授予"第八届精神文明建设先进个人"和中共漳州市委授予"优秀共产党员"，2006年获漳州市卫生局授予"卫生系统精神文明建设先进工作者"和福建省卫生系统思想政治工作研究会授予"福建省卫生系统思想政治工作研究先进工作者"，2008年获中共漳州市直党工委授予"优秀共产党员"等荣誉称号。

原敏　1959年8月出生于福建省福州市，籍贯福建省福州市。1980年7月毕业于福建省卫生学校医学检验专业。毕业后分配到龙溪地区医院从事检验工作。1986年2月任漳州市医院检验科检验师；1999年6月晋升为主管检验师；2007年11月任输血科副主任技师；2008年8月任输血科负责人。是福建省临床用血质控中心委员、漳州市临床用血质控中心副主任。

原敏从事检验医学和临床输血工作，深入研究自身免疫性溶血性贫血患者配血与输血、红细胞免疫功能测定及临床应用、易敏体质与输血过敏、血栓弹力试验与临床疑难止血等方面技术，积累较多临床实践经验。在国家级、省级医学刊物以第一作者发表专业学术论文4篇。长期担任漳州市卫生职业技术学院临床输血教学工作。

祁绿萍　女，1960年4月出生于河北省涉县，籍贯河北省涉县。1981年6月毕业于福建省龙溪地区卫生学校医疗大专班，毕业后分配到龙溪地区医院任耳鼻喉科医师。1986年2月任漳州市医院耳鼻喉科住院医师，1992年6月晋升为耳鼻喉科主治医师；1999年12月任耳鼻喉科副主任医师。1991年7月至1992年6月于上海复旦大学眼、耳鼻喉科医院进修。1993年任漳州市医院耳鼻喉科负责人，1996年6月至2005年9月任耳鼻喉科副主任。2004年4月毕业于西南师范大学网络教育学院应用心理学专业，获本科学历。2005年10月调到福建省厦门市中医院耳鼻喉科。

祁绿萍在龙溪地区医院、漳州市医院从事耳鼻喉科工作期间，能熟练地处理本专业常见病、多发病、危重疑难病例。在国家级、省级医学刊物上以第一作者发表专业学术论文7篇。

李榕 1960年9月出生于福建省漳州市（今芗城区），籍贯福建省福州市。1981年6月毕业于龙溪地区卫生学校医疗大专班。2002年6月加入中国共产党。1981年6月任龙溪地区医院神经科住院医师。1986年2月任漳州市医院神经科住院医师；1992年6月晋升为主治医师；2000年12月任神经科副主任医师；2007年10月取得主任医师资格，同年11月任神经外科主任医师；2007年10月任中共漳州市医院妇产科支部书记。1984年5月至1985年11月，于上海交大医学院附属仁济医院进修。1998年7月至1998年11月北京天坛医院神经外科进修。2003年参加福建医科大学在职研究生班学习。是漳州市医学会神经外科分会副主任委员。

李榕从事神经外科临床工作30年，擅长颅内肿瘤、脑血管病的诊断治疗和重症颅脑外伤的抢救。主持的科研课题《20例脑前循环动脉瘤显微手术临床分析》获2004年漳州市科学技术进步奖三等奖，参与的4项课题研究分别获1986年、2000年（2项）、2008年漳州市科技进步奖三等奖。在国家级、省级医学刊物以第一作者发表专业学术论文6篇。

陈建东 1960年10月出生于福建省龙海县（今龙海市），籍贯福建省龙海县（今龙海市）。1984年7月毕业于福建医学院医疗系。1984年9月分配到龙溪地区医院，任内科住院医师。1986年2月任漳州市医院内科住院医师；1992年6月晋升为主治医师；1998年12月任内科副主任医师；2005年7月取得主任医师资格，同年9月任心血管内科主任医师。2005年3月任心血管内科主任，兼任福建医科大学附属漳州市医院内科教研室副主任。是福建医科大学兼职副教授、福建中医学院兼职教授。世界中医药学会联合会第一、二届心血管病专业委员会理事，福建省医学会心血管病学分会第五、六届常务委员，福建省第一、二届生物医学工程学会心电学技术分会常务委员，福建省中西医结合学会心血管疾病分会第二届常务委员，漳州市医学会第一届心血管专业委员会主任委员，漳州市医学会医疗事故技术鉴定专家库成员，漳州市高级专业技术职务评委库委员。

陈建东主要从事心血管系统疾病的临床医疗、教学、科研工作，专业特长是心血管介入治疗和高血压防治。于2002年4月在漳州市率先开展房间隔缺损封堵术。参与编译由北京大学医学出版社出版的《心电图高阶》。以第一作者在国家级、省级医学刊物发表专业学术论文7篇。

叶小玲 女，1961年3月出生于福建省南平市，籍贯福建省南平市。1982年12月加入中国共产党。1984年7月毕业于福建医学院医疗专业。1984年9月分配到福建省医科大学附属第一医院，任儿科住院医师。1986年2月调入漳州市医院，任儿科住院医师；1992年6月任儿科主治医师；1998年12月任儿科副主任医师；2007年10月取得主任医师资格，11月任儿科主任医师。1998年6月至2003年5月任漳州市医院医务科副科长；2003年5月任儿科副主任；2005年7月任医院感染管理科科长兼儿科副主任，2006年7月兼任儿科主任，2007年1月兼任漳州市医院感染质控中心主任。1997年2月于北京医科大学第一临床医学院妇女儿童医院进修1年，主攻小儿肾脏病专业。是漳州市医学会第三届儿科分会主任委员。

叶小玲从事儿科临床工作28年，主要致力于小儿肾脏、血液疾病及儿科常见病的诊疗，有较丰富的儿科临床诊疗经验。

叶小玲于2010年1月获中华人民共和国卫生部、国家食品药品监督管理局、国家中医药管理局联合授予"全国医药卫生系统先进个人"荣誉称号，2月获福建省公务员局、福建省妇女联合会、福建省人力资源开发办公室联合授予"福建省三八红旗手"荣誉称号。2012年获中共漳州市委、漳州市人民政府授予"漳州市第二批优秀人才"荣誉称号。

朱少波 1961年8月出生于福建省云霄县，籍贯福建省云霄县。1984年7月毕业于福建医学院临床医学系。1984年9月分配到龙溪地区医院，任儿科住院医师。1986年2月任漳州市医院儿科住院医师；1992年6月晋升为主治医师；1998年12月任儿科副主任医师；2005年7月取得主任医师资格，同年9月任儿科主任医师。2006年7月任儿科副主任。2001年于北京医科大学第一临床医学院进修。2010-2012年受聘任福建医科大学儿科兼职教授；当选漳州市政协第十、十一、十二届委员；任漳州市医学会儿科专业委员会常务副主任。

朱少波从事儿科医疗、教学、科研工作28年、技术专长为小儿神经病学专业，对小儿癫痫及各种小儿神经系统遗传代谢病的诊断和治疗有丰富的临床经验。是福建省开展托吡酯单药治疗癫痫方面研究专家之一。1989年参编福建省科技出版社出版的《儿科疑难疾病鉴别诊断》。在国家级、省级医学刊物以第一作者发表专业学术论文7篇。

李应国 1961年8月出生于福建省漳州市（今芗城区），籍贯福建省惠安县。1989年7月毕业于福建医学院，获本科学历、学士学位。1989年8月分配到漳州市医院任外科住院医师；1997年3月晋升为骨科主治医师；2003年4月任骨科副主任医师；2010年10月取得主任医师资格，同年12月任骨科主任医师。1997-1998年于北京医科大学第三临床医院进修脊柱外科。2003年加入中国农工民主党。曾当选农工民主党漳州市医院支部总支委员，漳州市劳动能力鉴定委员会专家组成员。2009-2012年受聘任福建医科大学兼职副教授。

李应国长期从事骨科临床医疗、教学、科研工作，专业特长为颈椎、胸椎、腰椎疾患的诊断和治疗，对骨科常见病、多发病有较丰富的临床经验。参与的1项课题研究获2005年度漳州市科学技术进步奖二等奖，2007年福建省科学技术进步奖三等奖。在国家级、省级医学刊物以第一作者发表专业学术论文8篇。

刘丽莎 女，1961年9月出生于上海市，籍贯河北省沧州市。1983年7月毕业于福建医学院医学系。1983年9月分配到龙溪地区医院，任放射科住院医师。1986年2月任漳州市医院放射科住院医师；1992年6月晋升为放射科主治医师；1998年3月任放射科副主任医师；2004年6月取得主任医师资格，同年8月任放射科主任医师。1999年4月任放射科副主任，2002年9月任放射科主任；2012年4月任介入诊疗科主任。2001年7月加入中国共产党。曾当选漳州市医学会放射学分会副主任委员。2006年当选漳州市放射医学专业质控中心主任。

刘丽莎从事放射影像诊断工作26年，专业为呼吸系统，消化系统等疾病影像诊断，擅长介入性影像诊断及治疗，与消化内科，心内科，神经科等合作开展各类造影及支架介入治疗。在国家级、省级医学刊物以第一作者发表专业学术论文1篇。

刘丽莎于2008年获中共漳州市卫生局机关委员会授予"漳州市卫生系统优秀共产党员"荣誉称号。

许慎 女，1962年3月出生于福建省漳州市（今芗城区），籍贯福建省龙海县（今龙海市）。1984年7月毕业于福建医学院医疗系，获学士学位。1984年9月分配到龙溪地区医院，任肿瘤科住院医师。1986年2月任漳州市医院肿瘤科住院医师；1992年6月晋升为主治医师；1998年12月任肿瘤内科副主任医师；2006年8月取得主任医师资格，2007年5月任肿瘤内科主任医师。2000年7月任肿瘤科副主任，2005年4月任肿瘤内科主任。1986年4月至10月于上海肿瘤医院化疗科进修。是中国医师协会肿瘤医师分会委员，福建省医学会肿瘤分会常务委员，漳州市医学会肿瘤分会主任委员，福建省抗癌协会常务委员、化疗专业委员会副主任委员、肺癌专业委员会常务委员、癌症康复与姑息治疗专业委员会常务委员、乳腺癌专业委员会常务委员，漳州市抗癌协会副会长，福建省肿瘤化疗专业质控中心委员，漳州市肿瘤化疗专业质控中心主任。

许慎为漳州市医院肿瘤内科创始人之一，技术专长为常见恶性肿瘤的化疗、生物治疗、分子靶向药物治疗、癌痛治疗及多学科综合治疗等，积累丰富的临床经验。参加芬太尼透皮贴剂全国临床协作研究、紫三醇为主的联合化疗方案治疗进展期胃癌的中心临床研究、重组人血管内皮抑制素联合化疗治疗非小细胞肺癌的IV期临床研究。在国家级、省级医学刊物以第一作者发表专业学术论文1篇。

陈诺琦 1962年5月出生于福建省龙海县（今龙海市），籍贯福建省安溪县。1984年7月毕业于福建医学院临床医学系。1984年9月分配到龙溪地区医院，任内科住院医师。1986年2月任漳州市医院内科住院医师；1992年6月晋升为主治医师；1998年3月任内科副主任医师；2005年7月取得主任医师资格，同年9月被聘任内分泌科主任医师。2003年5月任漳州市医院医教科副科长，2006年8月兼任漳州市医院教学办公室主任，2006年10月任漳州市医院科教科副科长，2007年10月任科教科科长。2001年7月获福建医科大学医学硕士学位。2003年受聘任福建医科大学兼职副教授。2004-2012年任福建医科大学硕士研究生导师、副教授。2008年作为中共福建省委组织部公派高级访问学者赴美国匹兹堡大学医学院进行为期半年的访问、学习。是漳州市医学会内分泌糖尿病分会主任委员、福建省医学会内分泌专业委员会常务委员、中国青年科技工作者协会委员。

陈诺琦长期从事内科、内分泌与代谢疾病的临床诊疗、教学与科研工作。主持的科研项目"高血糖尿病合并急性脑梗塞的影响""胰岛素对成人隐匿性自身免疫性糖尿病（LADA）患者血清瘦素水平的影响"获1996-1997年度和2006年度漳州市科技进步奖二等奖，参与的1项课题研究获2010年漳州市科技进步奖二等奖。在国家级、省级医学刊物以第一作者发表专业学术论文5篇。

陈诺琦于1998年被福建省卫生厅列入福建省卫生系统跨世纪学术和技术带头人后备人选，获共青团漳州市直机关委员会授予的"漳州市直十佳青年服务标兵"荣誉称号，1999年获中共漳州市委、漳州市人民政府授予的"第四批市管专业技术拔尖人才"荣誉称号、共青团漳州市委员会、漳州市青年联合会授予的第四届"漳州市十大杰出青年"荣誉称号，2004年被福建省人事厅批准确定为福建省第六批"百千万人才工程"第三层次人选，2005年获漳州市人事局授予的"2001-2004年度专业技术人员继续教育先进工作者"，2009年获中共漳州市委、漳州市人民政府授予的"漳州市优秀人才"荣誉称号。

杨舒萍 女，1962年5月出生于福建省漳州市（今芗城区），籍贯福建省龙海县（今龙海市）。1984年7月毕业于福建医学院医疗系。1984年9月分配到龙溪地区医院，任超声波室住院医师。1986年2月任漳州市医院超声波室住院医师；1992年6月晋升为主治医师；1998年3月任超声科副主任医师；2000年7月任超声科副主任；2006年7月任超声医学科主任；2006年8月取得主任医师资格，2007年5月任超声医学科主任医师。1989年6月至12月于上海仁济医院进修超声诊断。2005年3月至9月于北京安贞医院进修超声诊断。2010年2月受聘任福建医科大学兼职副教授。是漳州市医学会超声医学分会第一、二届委员会主任委员，第三届委员会名誉主任；漳州市超声医学质控中心主任；漳州市超声医学质控小组组长；中华医学会福建省超声学会分会常务委员；中国医师影像技术研究会超声分会腹部专业委员会委员。是漳州市第十四届人民代表大会代表，漳州市第十二届政协委员会委员。

杨舒萍长期从事超声影像学的临床医疗、教研工作，专业特长为心脏、腹部脏器、生殖系统等部位常见疾病的超声诊断及介入性超声、超声造影等技术的应用。积极开展科研工作，主持的科研项目"多普勒超声造影在不同系统疾病诊疗中的应用"获2010年漳州市科技进步三等奖，参与的2项课题研究获1986年龙溪地区科技进步奖三等奖、1996-1997年度漳州市科技进步奖三等奖。2009年度负责题为"彩色多普勒超声技术在神经外科手术中的应用"的科研项目获福建省卫生厅的青年科研课题资助经费，2011年主持和指导漳州市科研项目"肾超声结合soaovue造影技术在临床治疗中的应用"的研究。在国家级、省级医学刊物以第一作者发表专业学术论文10篇。2011年主编《临床心脏超声影像学》在人民卫生出版社出版。

周火旺 1962年7月出生于福建省云霄县，籍贯福建省云霄县。1985年7月毕业于上海第二医科大学儿科医学系儿科专业，本科学历，学士学位。1985年8月分配到龙溪地区医院，任儿科住院医师。1986年2月任漳州市医院儿科住院医师；1994年6月晋升为儿科主治医师；2003年3月任儿科副主任医师；2009年9月取得主任医师资格，2010年4月任儿科主任医师。1992年6月加入中国农工民主党；当选中国农工民主党漳州市委员会第七、八、九届委员会委员。是中国残疾人康复协会小儿脑瘫康复专业委员会委员。

周火旺长期从事儿科的临床医疗、教学工作。1992年开展小儿脑性瘫痪的诊断和康复治疗，2001年创办漳州市医院小儿脑瘫康复室。擅长小儿神经心理、小儿脑性瘫痪、高危新生儿的早期干预和康复治疗，开展各年龄段儿童及成人的智力测定。在国家级、省级医学刊物以第一作者发表专业学术论文3篇。

郭志坚 1962年7月出生于福建省龙海县（今龙海市），籍贯福建省龙海县（今龙海市）。1984年7月毕业于福建医学院临床医学系。1984年9月分配到龙溪地区医院，任外科住院医师。1986年2月任漳州市医院外科住院医师；1992年6月晋升为主治医师；1998年3月任外科副主任医师；2005年7月取得主任医师资格，同年9月任胸心外科主任医师。1993年3月加入中国致公党，是中国致公党漳州市委员会副主席。是漳州市政协第九、十届委员会常务委员，第十一届委员。2010年6月被漳州市卫生和计划生育委员会借用；2012年离岗待退。

郭志坚在漳州市医院从事胸心外科专业临床工作期间，开展各类心脏病的手术治疗。参与的2项课题分别获1996-1997年度和2001年度漳州市科技进步奖三等奖。在国家级、省级医学刊物以第一作者发表专业学术论文5篇。

郭志坚于2001年获漳州市人事局、市科学技术委员会授予的"第四批市直接管理中青年专业技术人才"荣誉称号，2003年、2006年获中共漳州市委、漳州市人民政府授予"漳州市第五批专业技术拔尖人才"荣誉称号，2005年获福建省卫生厅授予的"福建省卫生系统职业道德建设先进个人"荣誉称号，2006年获中共中央统战部授予的"各民主党派工商联无党派人士为全面建设小康社会作贡献先进个人"荣誉称号，2009年获中共漳州市委、漳州市人民政府授予的"漳州市优秀人才"荣誉称号并继续列入双向目标管理。

张捷 女，1963年1月出生于河南省鹤壁市，籍贯福建省诏安县。1985年7月毕业于华北煤炭医学院医学专业，本科学历、学士学位。1985年8月分配到河南省鹤壁市职工医院内科，任住院医师。1987年8月调入漳州市医院任神经科住院医师；1994年6月晋升为主治医师；2002年3月任神经科副主任医师；2010年10月取得主任医师资格，同年12月任神经内科主任医师；2011年5月取得国家心理治疗师资格。2003年5月至2004年1月于福建医科大学附属第一医院心理卫生科进修。

2006年6月加入中国农工民主党。

张捷长期从事神经内科常见病、多发病及疑难病症的临床医疗、教学工作。特别关注综合医院患者心理卫生问题的诊疗工作，负责全院心理科疾病的会诊。2004年5月建立心理门诊电子病历库。在国家级、省级医学刊物以第一作者发表专业学术论文4篇。

连学坚　1963年3月出生于福建省长泰县，籍贯福建省长泰县。1985年7月毕业于福建医学院医疗专业。1985年8月至1989年7月任福建省长泰县医院内科住院医师。1989年7月调入漳州市医院任内科住院医师；1994年7月晋升主治医师；2000年12月任肾内科副主任医师；2007年10月取得主任医师资格，同年11月任肾内科主任医师；2006年7月任肾内科主任。1997年2月至1997年8月于北京医科大学肾脏病研究所进修。1997年10月加入中国农工民主党，是中国农工民主党漳州市委员会副主任委员。是福建省漳州市政协第十一、十二届委员。

连学坚长期从事肾内科临床诊疗、教学工作，对肾内科疑难病症有较高的诊治能力。2000年于漳州市首次开展经皮肾穿刺自动活检病理技术。在国家级、省级医学刊物以第一作者发表专业学术论文7篇。

李建国　1963年3月出生于福建省漳州市（今芗城区），籍贯福建省福州市。1985年7月毕业于福建医学院医疗系。1985年9月分配到龙溪地区医院，任外科住院医师。1986年2月任漳州市医院外科住院医师；1994年6月晋升为主治医师；1999年12月取得副主任医师资格，2000年6月任外科副主任医师；2006年8月任外科主任医师；2006年7月至2010年2月任普外一科主任。1991-1992年于上海新华医院进修。1993年5月加入中国共产党。2002年获福建医科大学硕士学位。2003年10月获腹腔镜技术准入证。2006年受聘任福建医科大学兼职教授、硕士研究生导师，2008年受聘任福建医科大学副教授。2010年10月至2011年9月于福建省漳州市首批援西藏林芝地区墨脱县人民医院医疗队任外科主任医师。是福建省医学会小儿外科常务委员，漳州市医学会外科分会副主任委员，漳州市医学会肝病分会副主任委员。

李建国从事普通外科临床医疗、教学、科研工作27年，以肝胆外科、腹腔镜外科及小儿外科为专长。主持的科研项目《腹腔镜胆囊切除术系列研究》获2004年度漳州市科技进步奖三等奖，科研项目《经肛门I期（斜形吻合）巨结肠根治术》获2006年漳州市科技进步奖二等奖和福建省2007年度科学技术进步奖三等奖，科研项目《腹腔镜联合胆道镜治疗胆总管结石》获2007年漳州市科技进步奖三等奖，科研项目《半肝切除及血管重建治疗肝门部胆管癌的临床研究》获2009年漳州市科学技术进步奖二等奖和福建省医学科技奖三等奖，科研项目《RUNX3基因与肝癌发生相关性研究》获2009年福建省自然科学基金项目立项，科研项目《RUNX3在肝癌发生发展中的作用》获2012年漳州市科学技术进步奖三等奖。在国家级、省级医学刊物以第一作者发表专业学术论文26篇，其中发表SCI论文1篇。

李建国于2003年、2006年分别获得中共漳州市委、漳州市人民政府授予"漳州市第五批专业技术拔尖人才"荣誉称号，2009年获中共漳州市委、漳州市人民政府授予"漳州市优秀人才"荣誉称号，并继续列入双向目标管理。

江燕琼　女，1963年4月出生于福建省漳州市（今芗城区），籍贯福建省龙海县（今龙海市）。1981年7月毕业于龙溪地区卫生学校。毕业后分配到龙溪地区医院从事护理工作。1989年7月加入中国共产党。1990年6月毕业于福建医学院医学系护理干部专修科专业，大专学历。1996年7月任漳州市医院手术室副护士长；1997年3月任手术室主管护师；2000年12月任手术室护士长；

2004年6月取得外科副主任护师资格，2006年5月任手术室副主任护师；2012年12月取得外科主任护师资格。2007年6月通过高等教育自学考试获福建医科大学护理学本科学历。2007-2012年受聘任莆田学院医学院护理学兼职副教授。2008年9月至2012年任消毒供应室护士长。2012年12月取得主任护师资格。

江燕琼长期从事临床护理、护理管理、护理教学工作。在国家级、省级医学刊物以第一作者发表论文8篇。

林瑞生 1963年5月出生于福建省漳州市（今芗城区），籍贯福建省泉州市。1987年7月毕业于福建医学院医疗专业。1987年8月分配到漳州市医院，任神经科住院医师；1994年6月晋升为主治医师；2002年3月任神经科副主任医师；2009年9月取得主任医师资格，2010年4月任神经外科主任医师。2005年3月任神经外科副主任；2011年7月任神经外科科主任。1994年1月于北京天坛医院神经外科研究所进修1年。1997年于安徽省立医院脑立体定向神经外科研究所进修。2006年受聘任福建医科大学兼职副教授。2009年加入中国民主建国会，是中国民主建国会漳州市副主任委员。是福建省医学会神经外科分会常务委员，漳州市医学会神经外科分会主任委员，漳州市政协第十二届常务委员。

林瑞生长期从事神经外科的临床医疗、教学工作。擅长神经外科常见病、危重症的诊治和显微神经外科手术、介入治疗、脑立体定向手术等，积累丰富的临床经验。主持的科研课题《尿激酶脑室内灌注治疗脑室内出血50例报告》获2000年漳州市科技进步奖三等奖，科研课题《立体定向开放性手术治疗颅内病变》获2008年漳州市科技进步奖三等奖；参与的1项课题研究获2000年漳州市科技进步奖三等奖。在国家级、省级医学刊物以第一作者发表专业学术论文12篇。

林瑞生于2009年9月获中共漳州市委、漳州市人民政府授予"漳州市第一批优秀人才"荣誉称号。

陈跃鸿 1963年6月出生于福建省龙海县（今龙海市），籍贯福建省龙海县（今龙海市）。1984年7月毕业于福建医学院医疗系。1984年9月分配到龙溪地区医院，任神经科住院医师。1986年2月任漳州市医院神经科住院医师；1992年6月晋升为主治医师；1998年12月任神经科副主任医师；2006年8月取得主任医师资格，2007年5月任神经内科主任医师；2002年6月任神经科负责人；2003年6月任神经科副主任。2005年4月任神经内科主任。2000年受聘任福建医科大学兼职副教授。2001年5月任漳州市首批援疆医疗队队长，赴新疆昌吉州玛纳斯县医院开展为期1个月医疗援助工作。2011年受聘任福建医科大学兼职教授。2011年6月加入中国致公党。是漳州市医学会神经病学专业委员会主任委员。

陈跃鸿长期从事神经内科临床医疗、教学工作，在脑血管病、中枢神经系统感染等疾病的临床诊疗中积累丰富的临床经验。在国家级、省级医学刊物以第一作者发表专业学术论文2篇。

陈跃鸿于2001年获漳州市人事局、市科学技术委员会授予"第四批市直接管理中青年专业人才"荣誉称号。

邱陆阵 1963年12月出生于福建省漳州市（今芗城区），籍贯福建省漳州市（今芗城区）。1991年7月毕业于上海医科大学临床医学专业（6年制）。1991年8月分配到漳州市医院，任内科住院医师；1998年5月晋升为主治医师；2005年11月取得心血管内科副主任医师资格，2006年5月任心血管内科副主任医师。2008年9月任内科重症监护室负责人，2008年12月任内科重症监护室主任。1999年担任全国高血压普查漳州市芗城区普查小组组长。2000年2月加入中国共产党。

2000年于北京市安贞医院心内科进修。是福建医学会重症医学分会常务委员，漳州市重症医学分会主任委员。

邱陆阵长期从事内科临床诊疗、教学工作，专业特长为心血管内科和重症医学，对各种内科急危重症、疑难杂症有较强的临床处理能力。担任内科重症监护室主任期间，重视科室规范化建设，提高内科危重症的救治率。在国家级、省级医学刊物以第一作者发表专业学术论文9篇。

施飞凤 女，1963年12月出生于福建省云霄县，籍贯福建省云霄县。1985年7月毕业于福建医学院临床医疗专业。1985年8月分配到龙溪地区医院，任妇产科住院医师。1986年2月任漳州市医院妇产科住院医师；1994年7月晋升为主治医师；1999年12月任妇产科副主任医师；2006年8月取得主任医师资格，2007年5月任妇产科主任医师。1990年8月至1991年8月于复旦大学附属肿瘤医院进修妇产科。是漳州市医疗事故鉴定委员会委员。1998年11月加入中国农工民主党。

施飞凤长期从事妇产科临床诊疗，教学、科研工作。熟练开展各种妇科内镜手术，对女性盆腔脏器脱垂微创手术及妇科恶性肿瘤规范诊治有一定的经验。在国家级、省级医学刊物以第一作者发表专业学术论文7篇。

庄红梅 女，1964年2月出生于福建省漳州市（今芗城区），籍贯福建省龙海县（今龙海市）。1985年2月加入中国共产党。1986年7月毕业于福建医学院医疗系。1986年9月分配到漳州市医院，任妇产科住院医师；1994年6月晋升为妇产科主治医师；1999年12月任妇产科副主任医师；2006年8月取得主任医师资格，2007年5月任妇产科主任医师；2006年7月任妇产科副主任，2012年8月兼任产科主任。1994年4月至1995年4月于上海第二医院附属瑞金医院妇产科进修。1999年6月参加福建省漳州市援藏医疗队赴西藏林芝地区米林农场开展为期3个月的医疗援助工作。2000年受聘任福建医科大学兼职副教授。2007年7月获福建医科大学同等学力妇产科医学硕士学位。2008年3-8月于北京大学附属北京协和医院妇产科进修产前诊断与咨询及辅助生殖技术。是福建省围产医学会常务委员，漳州市医学会妇产科分会副主任委员，漳州市医学会医疗事故技术鉴定委员会专家库成员。

庄红梅长期从事妇产科临床医疗、教学、科研工作，技术特长为高危产科疾病的诊治、产前咨询、优生优育产前诊断、不孕不育症的诊治。主持的科研课题《血清松弛素和阴道超声测量宫颈长度预测早产的实验研究》获2007年漳州市科技局科研立项。在国家级、省级医学刊物以第一作者发表专业学术论文8篇。

庄红梅于1999年获中共漳州市委、漳州市人民政府授予"漳州市第二批优秀青年科技人才"荣誉称号。

谢丽琴 女，1964年2月出生于福建省龙海县（今龙海市），籍贯福建省龙海县（今龙海市）。1983年2月毕业于福建省龙溪地区卫生学校护理学专业。1983年3月分配到龙溪地区医院从事临床护理工作。1986年2月任漳州市医院干部病房护士；2000年7月任神经科副护士长；2002年9月任第七病区（神经科）护士长；2005年3月任神经外科护士长；2006年8月晋升副主任护师；2008年6月任外科科护士长；2012年3月任护理部负责人。1991年7月毕业于福建医学院医学系护理干部专修科专业，获大专学历。2002年7月加入中国共产党。

谢丽琴长期从事临床护理、护理管理及教学工作。先后于国家级、省级护理刊物以第一作者发表论文3篇。

谢丽琴于2002年获漳州市妇女联合会授予"巾帼建功明星"荣誉称号。

蔡铭智 1964年3月出生于福建省漳州市（今芗城区），籍贯福建省漳州市（今芗城区）。1986年5月加入中国共产党。1987年7月毕业于福建医学院医疗专业。1987年8月分配到漳州市医院，任外科住院医师；1994年6月任外科主治医师；1999年12月任普通外科副主任医师；2006年8月取得主任医师资格，2007年5月任普通外科主任医师；2005年3月任普外二科主任。1990年12月任共青团漳州市医院委员会书记，2007年10月任中共漳州市医院外科一支部书记，2008年2月任中共漳州市医院纪律检查委员会委员。是国际内镜医师学会理事，福建省医学会血管外科学组副组长，海峡两岸医药卫生交流协会肿瘤防治专家委员会胃肠肿瘤专业组常委，漳州市医学会外科分会主任委员、漳州市医学会专家协会外科分会青年委员会主任委员。

蔡铭智从事临床外科医疗、教学、科研工作25年，技术专长为胃肠外科、血管外科、甲状腺外科、软组织肉瘤等疾病的诊治，擅长血管外科，积累丰富的临床经验。参与的1项课题获得2004年漳州市科技进步奖三等奖。在国家级、省级医学刊物以第一作者发表专业学术论文6篇。

蔡铭智于2001年获共青团漳州市委、漳州市科学技术委员会、市科协、市青年联合会联合授予"漳州市十佳青年科技工作者"和漳州市人事局、市科学技术委员会联合授予"第四批市直接管理中青年专业技术人才"等荣誉称号，2012年获中共漳州市委、漳州市人民政府授予"漳州市第二批优秀人才"荣誉称号。

庄鹏 1964年8月出生于福建省厦门市，籍贯福建省厦门市。1986年7月毕业于福建医学院医学专业。1986年8月任分配到漳州市医院眼科，任住院医师；1994年6月任眼科主治医师；1999年12月任眼科副主任医师；2006年8月任眼科主任医师；2006年7月任眼科主任。2002年8月至9月任漳州市援边医疗队队长，赴西藏开展防盲白内障手术等工作。2007年受聘任福建医科大学兼职副教授，2009年受聘任莆田学院医学院兼职教授。是漳州市医院眼科学教研室主任，福建省眼科住院医师规范化培训基地主任。是福建省眼科学会常务委员，漳州市医学会眼科分会主任委员，漳州市防盲技术指导组长，美国国际视觉与眼科研究协会会员，亚洲太平洋地区白内障屈光外科医生协会会员。

庄鹏从事眼科临床诊疗工作27年，临床经验丰富，技术特长为白内障超声乳化人工晶状体手术和角膜等眼前段疾病的诊治。主持的科研项目《改进直接眼底镜用于眼底荧光血管造影观察》获1992-1993年度漳州市科技进步奖三等奖。在国家级、省级医学刊物以第一作者发表专业学术论文60篇。

庄鹏于1994年、1997年获漳州市人事局、漳州市科学技术委员会授予"第二批市管中青年专业技术人才"荣誉称号。1998年始，每年下乡到基层各县区完成漳州市人民政府复明工程白内障手术任务，于2000年获漳州市人民政府残疾人工作协调委员会授予"1999年度残疾人就业工作先进个人"荣誉称号、2001年获"'九五'期间残疾人康复工作先进个人"荣誉称号、2006年获"先进工作者"荣誉称号，2012年获漳州市人民政府残疾人工作委员会授予"优秀助残志愿者"。

张奕 1964年8月出生于福建省云霄县，籍贯福建省云霄县。1985年7月毕业于福建医学院医疗系，获学士学位。1985年8月分配龙溪地区医院，任放射科住院医师。1986年2月任漳州市医院外科住院医师；1994年6月任外科主治医师；2000年12月任外科副主任医师；2007年10月任胸心外科主任医师；2005年3月任胸心外科主任。1995-1996年于上海市胸科医院胸心外科进修。1999年10月至2001年8月参加福建医科大学同等学力申请硕士学位胸心外科专业课程在职学习。2006年福建医科大学外科学兼职副教授，2009年受聘任兼职教授。是中华医学会福建分会胸心血管外科学会常委兼胸腔镜外科学组副组长、福建省中西医结合学会胸外科分会副主任委员、福建省抗癌协会食管癌专业委员会常委、漳州市医学会外科分会和肿瘤学分会副主任委员和胸心外科学分会主任委员。

张奕的专业为胸心外科学，是漳州市医院胸心外科学科带头人。胜任胸心外科各类疾病的临床诊疗和急、危、重、疑难病症的抢救与治疗，在漳州市率先引进胸腔镜、纵隔镜微创外科技术，开展支气管肺癌扩大根治、规范化胸内淋巴结廓清术，支气管袖状肺叶切除术，隆突成形术，复杂纵隔肿瘤切除术，重症肌无力外科治疗、电视胸腔镜微创手术，漏斗胸胸骨翻转术，高位食管癌"三切口""三野"根治术，全胸腔镜肺叶手术。参与的2项课题研究分别获1996-1997年度和2001年度漳州市科技进步奖三等奖。在国家级、省级医学刊物以第一作者发表专业学术论文7篇。

张奕于2009年获中共漳州市委、漳州市人民政府授予"漳州市第一批优秀人才"荣誉称号。

黄建丽 女，1964年9月出生于福建省漳州市（今芗城区），籍贯广东省揭阳市。1989年7月毕业于福建医学院临床医学专业。1989年8月分配到漳州市医院任肿瘤科住院医师；1998年5月任肿瘤放射治疗科主治医师；2005年11月取得副主任医师资格，2006年5月任肿瘤放射治疗科副主任医师；2002年1月任肿瘤科副主任；2005年4月任肿瘤放射治疗科主任。1993-1994年于中国医学科学院肿瘤医院进修学习。是福建省抗癌协会第一届鼻咽癌专业委员会副主任委员，漳州市医学会第一届肿瘤分会副主任委员，福建省医学会放射肿瘤治疗分会第二届委员会常务委员。

黄建丽的专业特长为肿瘤放射治疗。擅长各类肿瘤的放射治疗。特别是采用直线加速器治疗、模拟机、切割机等新设备，开展和推广加速器在肿瘤放疗的临床应用、挡铅模制作、激光定位、面罩体模固定装置制作等新技术。2003年开展拍摄机下验证片等新技术，提高和完善放疗质控水平，受省质控中心高度肯定并推广，同时开展鼻咽癌食管癌同期放化疗、放疗增敏剂的应用等新疗法，提高肿瘤患者生存率。2007年将三维适形放疗推广至全身各部位肿瘤应用、大大提高治疗精度。在国家级、省级医学刊物以第一作者发表专业学术论文4篇。

张家祥 1964年10月出生于福建省云霄县，籍贯福建省云霄县。1987年7月毕业于上海第二医科大学儿科学系，6年制本科学历。毕业后分配到漳州市医院任儿科住院医师；1994年6月任儿科主治医师；1999年12月任儿科副主任医师；2006年8月取得主任医师资格，2007年5月任儿科主任医师。1989-1990年在北京儿童医院进修1年。1991年5月加入中国共产党。2007年10月任中共儿科支部书记。1999年6月参加福建省漳州市援藏医疗队赴西藏米林农场开展为期3个月的医疗援助工作。

张家祥长期从事儿科临床医疗、教学、科研工作，临床经验丰富，擅长小儿呼吸道常见病、多发病的临床诊疗。2000年在漳州市开展儿科哮喘流行病调查，并在全市推广儿童哮喘防治方案，有效控制哮喘患儿哮喘发作。主持的科研课题《应用肺功能指标（MMEF、RV、PEF和PEF1）评价儿童哮喘早期干预疗效的研究》获2006年漳州市科技进步奖二等奖，科研课题《RSV所致毛细支气管炎患儿外周血树突状细胞分布研究》获2011年福建省医学创新课题资助。在国家级、省级医学刊物以第一作者发表专业学术论文10篇。

张家祥于1994年3月获漳州市人事局、市科学技术委员会授予"漳州市第二批直接管理中青年专业技术人员"荣誉称号，1997年12月获漳州市人事局、市科学技术委员会授予"第三批直接管理中青年专业人才"荣誉称号，2009年漳州市委、漳州市人民政府授予"漳州市第一批优秀人才"荣誉称号。

谢建忠 1964年10月出生于福建省龙海县（今龙海市），籍贯福建省龙海县（今龙海市）。

1986年7月毕业于福建医学院医疗系。1986年9月分配到龙海县第二医院任内科住院医师。1994年6月晋升为主治医师，1999年12月取得副主任医师资格。1996年6月加入中国共产党。1999年12月调入漳州市医院急诊科，任急诊内科主治医师，2003年11月任急诊内科副主任医师；2006年8月至2011年5月任急诊科负责人；2010年10月取得主任医师资格，2012年7月任急诊心血管内科主任医师。2001年2月至2002年4月于上海长征医院ICU及心内科进修。2009年5月至9月参加福建省对四川地震灾区第五批医疗队对口支援。谢建忠从事内科临床医疗、教学工作26年，技术专长为心血管内科常见病、多发病的诊治和内科危重症的急救，掌握心、肺、脑复苏术，深静脉置管术等急危重症抢救技术。在国家级、省级医学刊物以第一作者发表专业学术论文5篇。

张玉彬 女，1964年12月出生于福建省云霄县，籍贯福建省云霄县。1988年7月毕业于福建医学院医疗系，获学士学位。1988年7月分配到漳州市医院妇产科，任住院医师；1996年1月任妇产科主治医师；2002年3月任妇产科副主任医师；2009年9月取得主任医师资格，2010年4月任妇产科主任医师。1999年在上海复旦大学妇产科医院妇产科进修。2009年参加全国产前诊断培训班进修。2009年受聘任福建医科大学兼职副教授。

张玉彬从事妇产科工作24年，专业特长为高危产科疾病的诊治、产前咨询、优生优育产前诊断、产科危急重症的抢救和腹腔镜下妇科微创手术。有较丰富的临床实践技能及带教经验。在国家级、省级医学刊物以第一作者发表专业学术论文10篇。

詹阿来 1964年12月出生于福建省漳州市（今芗城区），籍贯福建省漳州市（今芗城区）。1985年7月毕业于福建医学院医疗系。1985年7月分配到漳州市中医院任放射科医师；1988年9月至1991年6月于青岛医学院攻读医学影像学专业研究生，获硕士学位。1991年7月分配到漳州市医院任放射科住院医师，1994年6月任主治医师；1999年12月任放射科磁共振室副主任医师；2006年8月取得主任医师资格，2007年5月任放射科主任医师。1999年4月任放射科副主任，2006年7月兼任磁共振室主任，2012年4月普通放射、CT室、MR室重组后任放射影像科主任。1999年4月加入中国国民党革命委员会。2006年11月至2007年5月为美国约翰·霍普金斯医学院访问学者。是福建省放射学会常务委员、漳州市放射学会主任委员。是漳州市政协第十届委员、第十一届和第十二届常务委员。

詹阿来长期从事放射诊断工作，掌握普通X线、CT以及磁共振成像的诊断及鉴别诊断，对骨关节及神经系统疾病的诊断有深入的研究，有较强的英译汉能力。主持的科研课题《快速FIAIR技术在椎管内病变MRI中的应用》获1998年福建省卫生厅青年科研课题立项，科研课题《快速FLAIR技术在腹盆腔MRI中的应用及价值》获2000年漳州市科技进步奖二等奖，科研课题《乳腺癌早期MRI诊断研究》获2011年漳州科技计划项目立项。参与的2项课题研究分别获1998-1999年度和2002年度漳州市科技进步奖三等奖。在国家级、省级医学刊物以第一作者发表专业学术论文5篇。

詹阿来于1998年被福建省卫生厅列入福建省卫生系统跨世纪学术和技术带头人后备人选，1999年获中共漳州市委、漳州市人民政府授予"漳州市第二批优秀青年科技人才"荣誉称号，被福建省人事厅列入福建省第四批"百千万人才工程"第三层次人选，2006年获中共漳州市委、漳州市人民政府授予"漳州市第六批专业技术拔尖人才"荣誉称号，2009年获中共漳州市委、漳州市人民政府授予"漳州市优秀人才"荣誉称号和继续列入双向目标管理。

陈宇峰 1965年1月出生于福建省漳州市（今芗城区），籍贯福建省漳州市（今芗城区）。1985

年12月加入中国共产党。1987年7月毕业于福建医学院医疗专业，获学士学位。1987年7月分配到漳州市医院外科，任住院医师；1996年1月任外科主治医师；2002年3月任普通外科副主任医师；2009年9月取得主任医师资格，2012年7月任普通外科主任医师。2001年5月，参加漳州市援疆医疗队，到新疆昌吉州玛纳斯县医院开展为期1个月的医疗援助工作。2010年11月任普外一科负责人。

陈宇峰从事普通外科临床诊疗、教研工作25年，技术专长为肝、胆、胰、脾外科及微创外科疾病的诊断和手术治疗，有丰富的临床经验。在国家级、省级医学刊物以第一作者发表专业学术论文5篇。

李兆生　1965年10月出生于福建省诏安县，籍贯福建省诏安县。1988年7月毕业于福建医学院医疗专业。1988年8月分配到漳州市医院，任耳鼻咽喉科住院医师；1998年8月任耳鼻喉科主治医师；2001年6月任耳鼻喉科副主任医师；2007年10月取得主任医师资格，同年11月任耳鼻喉科主任医师；2006年7月任耳鼻喉科主任。1994年4月加入中国共产党。1996年8月至1997年8月于北京协和医院进修耳鼻咽喉头颈外科。2007年7月获福建医科大学医学硕士学位。2009年10月受聘任福建医科大学副教授。是福建省耳鼻咽喉—头颈外科学学会常务委员，漳州市医学会耳鼻咽喉—头颈外科学会分会主任委员。

李兆生从事耳鼻咽喉科专业24年，对本专业的各种急、危、重症、常见病、多发病、疑难病症的诊断和治疗有丰富的临床经验。擅长鼻咽癌、喉癌等恶性肿瘤的早期诊断。在国家级、省级医学刊物以第一作者发表专业学术论文10篇。

李兆生于1996年5月获共青团漳州市委员会、漳州市青年联合会、漳州市卫生局联合授予"1995年度漳州市优秀青年医疗卫生工作者"荣誉称号。

陈永辉　1965年11月出生于福建省龙海县（今龙海市），籍贯福建省龙海县（今龙海市）。1988年3月加入中国共产党。1989年7月毕业于福建医学院口腔系，本科学历。1989年8月分配到漳州市医院口腔科，任住院医师；1996年1月任口腔科主治医师；2002年6月任口腔科副主任医师，2010年10月取得主任医师资格，同年12月任口腔科主任医师；2006年7月任口腔科主任。1995-1996年于上海第二医科大学附属第九人民医院进修。2007年受聘任福建医科大学兼职副教授。是福建省口腔医学会黏膜病专业委员会副主任委员、种植专业委员会常务委员，漳州市科协委员，漳州市医学会口腔分会会长，漳州医学护理职业学院临床医学与医学技术类专业指导委员会副主任。

陈永辉长期从事口腔专业临床诊疗、教学、科研工作，能系统掌握口腔专业的基础理论及疾病的诊治。擅长牙种植、牙体牙髓病、牙周病、口腔黏膜病的综合治疗。在国家级、省级医学刊物以第一作者发表专业学术论文9篇。

张惠娇　女，1965年12月出生于福建省晋江市，籍贯福建省晋江市。1988年7月毕业于福建医学院医疗系，获本科学历、学士学位。1988年8月分配到任石狮市医院，任妇产科医师；1996年2月任妇产科主治医师。1993年12月加入中国共产党。1998年2月调入漳州市医院，任妇产科主治医师；2002年3月任妇产科副主任医师；2010年10月取得主任医师资格，同年12月任妇产科主任医师。2010年受聘为福建医科大学副教授。2000-2001年于北京协和医院进修普通妇科及妇科肿瘤专业，2005年于广州中山肿瘤医院进修。

张惠娇从事妇产科临床医疗、教学、科研工作25年，技术专长为妇科肿瘤的治疗，掌握国内外妇产科，尤其妇科肿瘤诊疗新进展，严格按照妇科恶性肿瘤规范化诊治原则，腹腔镜手术及阴式手术的手术技巧较好。在国家级、省级医学刊物以第一作者发表专业学术论文13篇。

洪鹭蓉 女，1965年12月出生于福建省厦门市，籍贯福建省漳州市（今芗城区）。1989年7月毕业于福建医学院医疗系。1989年8月分配到漳州市医院内科，任住院医师；1997年3月任内科主治医师；2003年4月任心血管内科副主任医师；2009年9月取得主任医师资格，2010年4月任心血管内科主任医师。2008年12月任干部病房科主任；1998年4月至1999年4月于福建省立医院进修心血管介入专业。

洪鹭蓉从事心血管内科疾病、老年性疾病专科的临床诊疗工作23年，熟练掌握心血管专业知识与技术，承担本专业疑难、危重症的诊疗和抢救工作，擅长心脏起搏和心血管介入治疗技术，临床经验丰富。参与的1项课题研究获2008年度漳州市科学技术进步三等奖。在国家级、省级医学刊物以第一作者发表专业学术论文4篇。

蔡东锋 1965年12月出生于福建省龙海县（今龙海市），籍贯福建省龙海县（今龙海市）。1989年7月毕业于福建师范大学学前教育专业，本科学历，获教育学学士学位。1989年8月分配到漳州市教育学院任教，同年借调到漳州市教育局幼教科工作。1993年3月调入漳州市医院，任院长办公室职员。1997年8月至1999年12月于中共中央党校函授学院本科班党政管理专业学习并获本科学历。2002年9月调任漳州市急救中心办公室主任。2004年4月加入中国共产党。2006年12月任漳州市医学科学研究所副所长。2009年6月取得国家二级心理咨询师资格。2011年5月调任漳州市医院院长办公室主任。是福建省红十字会水上安全救生教练，漳州市红十字会水上安全救生志愿者服务队队长。

蔡东锋于1999年8月获中共漳州市委、漳州市人民政府授予"漳州市110社会服务联动工作先进工作者"荣誉称号。

陈菁 女，1966年3月出生于福建省漳州市（今芗城区），籍贯三明市沙县。1987年7月毕业于福建医学院医疗系，本科学历，获学士学位。1987年8月分配到漳州市医院妇产科任住院医师；1996年1月任妇产科主治医师；2002年3月取得副主任医师资格，2003年11月任妇产科副主任医师；2011年9月取得主任医师资格，2012年7月任妇产科主任医师。2002年1月加入九三学社。

陈菁从事妇产科临床医疗、教学、科研工作25年，技术专长为妇科内分泌的诊治及产科急危重症救治、产前筛查、遗传咨询、新生儿窒息复苏等，积累丰富的临床经验。在国家级、省级医学刊物以第一作者发表专业学术论文5篇。

林华东 1966年8月出生于福建省华安县，籍贯福建省东山县。1989年7月毕业于福建中医学院，获学士学位。1989年8月分配到漳州市医院，任针灸科医师；1996年1月任针灸科主治医师；2006年7月任健康体检中心主任；2006年12月取得副主任医师资格，2007年7月任针灸科副主任医师。

林华东技术特长为针灸学，积累一定的临床诊疗经验。在省级医学刊物以第一作者发表专业学术论文2篇。

张跃能 1966年10月出生于福建省龙海县（今龙海市），籍贯福建省龙海县（今龙海市）。1989年7月毕业于厦门水产学院电子仪器与测量技术专业，获工学学士学位。1989年8月就职于漳州市医院器械科；1997年3月任器械科工程师；2002年12月任器械科高级工程师；2010年获高级医学设备管理师注册职业资格；1997年4月任器械科副科长；2007年10月任器械科科长；2011年3月至2012年任信息科科长。2007年6月加入中国共产党。2012年5月至10月于北京大学首届医疗行业CIO班学习并取得结业证书。2012年9月参加国家信息技术紧缺人才职业技能培训，并取得高级网络安全工程师岗位资质。

张跃能从事医院管理、医疗器械的维修及信息管理工作，在省级刊物发表专业论文3篇。

李继红 女，1967年1月出生于福建省漳州市（今芗城区），籍贯福建省平和县。1986年7月毕业于三明师范专科学校体育专业。1986年9月至1990年12月于芗城区过塘中学任教。1991年1月调入漳州市医院总务科工作；1996年7月至2008年10月任医院团委专职副书记、医院工会总干事。1997年3月加入中国共产党。2007年10月至2012年任中共漳州市医院党委办公室主任。1997年9月至1999年12月参加中央党校漳州分校行政管理（本科）函授班学习。

李继红于1999年5月获共青团福建省委授予"福建省优秀共青团干部"荣誉称号，2005年4月获福建省总工会授予"福建省工会工作积极分子"荣誉称号，2008年12月获福建省科教文卫体工会工作委员会授予"福建省科教文卫体系统优秀工会工作者"荣誉称号。

刘文平 1967年1月出生于福建省福州市，籍贯福建省福州市。1987年9月加入中国共产党。1990年7月毕业于福建医学院医疗专业，获医学学士学位。1990年8月分配到南平市立医院任内科医师。1993年调入漳州市医院，任消化内科住院医师；1996年7月至2008年10月兼任共青团漳州市医院委员会书记。1999年6月任消化内科主治医师；2006年12月任消化内科副主任医师；1996年7月共青团漳州市医院委员会书记；2003年5月医教科副科长；2006年9月医教科科长；2007年10月质量管理控制科科长；2010年7月医院院长助理；2011年12月医院副院长。1999年6月参加漳州市援藏医疗队，赴西藏林芝地区米林农场开展为期3个月的医疗援助工作。2000年于北京协和医院消化内科进修。

刘文平从事消化系统疾病的诊治和医院管理工作，2006年负责组建质量管理控制科，主要分管医疗质量与安全等工作。技术专长为消化系统常见病、多发病的诊治，消化道内窥镜的检查及内镜下治疗。参与课题研究《血浆置换联合常规疗法抢救重度有机磷农药中毒的研究》获2004年度漳州市科技进步奖二等奖。在国家级、省级医学刊物以第一作者发表专业学术论文5篇。

刘文平于1999年获共青团漳州市委授予"漳州市新长征突击手"荣誉称号，2001年获共青团福建省委授予"福建省优秀共青团干部"荣誉称号、2006年获福建省卫生厅授予"先进医院工作者"荣誉称号和福建省总工会授予"2003-2005年度全省工会经审工作先进工作者"荣誉称号。

刘勇 1967年7月出生于福建省漳浦县，籍贯广东省顺德县。1990年7月毕业于福建医学院临床医学系，获学士学位。1990年9月于漳州市芗城区医院任住院医师；1999年6月任主治医师。1998年1月调入漳州市医院任外科重症监护室主治医师；2006年12月任外科副主任医师；2011年5月任外科重症监护室主任。1999年于上海长征医院ICU进修。2008年获医学硕士学位，2009年12月取得全国重症医学专科师资资质。2008年6月加入中国共产党。是华东危重病急救协作委员会常务委员，漳州市医学会重症医学分会副主任委员。

刘勇从事外科临床诊疗工作22年，技术专长为外科重症医学，熟练掌握各种抢救技能，开展漂浮导管、脉搏指示连续心排量监测、经皮穿刺气管造口术，组织抢救严重多发伤、严重感染并多脏器功能衰竭等危重症患者，积累一定的经验。在国家级、省级医学刊物以第一作者发表专业学术论文9篇。

方文革 1967年8月出生于福建省云霄县，籍贯福建省云霄县。1990年7月毕业于福建医学院医学系，获本科学历、学士学位。1990年8月于云霄县中医院任外科住院医师；1996年7月任外科主治医师；2002年7月任云霄县中医院副院长；2003年4月晋升外科副主任医师。2006年5月加入中国共产党。2009年5月调入漳州市医院，任外科副主任医师；2011年5月任急诊科主任。曾当选云霄县政协第九届、十届委员，云霄县围产期协作组专家成员，云霄县突发公共卫生事件专家组成员，福建省急诊医学会创伤学组专家组成员。

方文革从事外科临床诊疗、教学工作，在普通外科和外科急症急救方面有一定的临床经验。在国家级、省级医学刊物以第一作者发表专业学术论文5篇。

沈炳荣 1968年11月出生于福建省龙岩市，籍贯福建省龙岩市。1991年7月毕业于华西医科大学口腔专业，获本科学历、学士学位。1991年8月于中国人民解放军175医院任口腔科医师，1997年12月晋升为主治医师。1995年9月加入中国共产党。2000年转业于漳州市医院，任医务科职员；2004年6月取得口腔专业副主任医师资格。2006年9月任医务科负责人；2007年10月任医务科科长。

沈炳荣于2006年获中共漳州市委、漳州市人民政府授予"2003-2005年漳州市110社会服务联动工作先进工作者"荣誉称号，2007年获漳州市创建平安医院活动领导小组授予"2007年漳州市创建平安医院活动先进个人"荣誉称号。在省级医学刊物上发表专业学术论文2篇。

赖亚栋 1970年3月出生于福建省南靖县，籍贯福建省南靖县。1994年7月毕业于福建医学院医疗专业。1998年8月加入中国共产党。1994年9月于漳州市医院任内科住院医师；2003年3月晋升内科主治医师；2007年10月当选中共漳州市医院内科第一支部书记、医院纪律检查委员会委员；2008年7月获福建医科大学内科学硕士学位。2009年8月任消化内科副主任医师；2011年5月任消化内科主任。2012年3月至5月为香港中文大学威尔斯亲王医院访问学者。是中国中西医结合学会消化专业委员会第一届内镜与肿瘤专家协作委员会委员，福建省消化病学分会青年委员，福建省消化内镜分会超声内镜学组成员，漳州市医学会肝脏病学分会副主任委员，漳州市医学会消化病学分会副主任委员。

赖亚栋从事消化内科临床诊疗、教学及科研工作，熟练掌握消化系统常见病、多发病的诊治和危重症的抢救。在漳州市率先开展胃镜下胃底静脉曲张出血组织粘合剂注射止血术和超声内镜检查术。主持的科研课题《急诊胃镜的临床应用》获2011年福建省卫生厅面向农村和城市社区推广适宜技术项目立项；参与的1项课题研究获2012年福建省科技进步奖二等奖。先后在国家级、省级医学刊物以第一作者发表专业学术论文7篇。

赖亚栋于1997年获共青团漳州市委员会授予"优秀共青团员"荣誉称号，2012年获全国医药卫生系统创先争优活动指导小组授予"全国医药卫生系统创先争优活动先进个人"荣誉称号。

赖鹏斌 1971年2月出生于福建省平和县，籍贯福建省平和县。1993年7月毕业于福建医学院临床医学专业。1993年8月于福建医科大学附属第一医院任内科医师。1997年6月调入漳州市医院，任内科内分泌专业医师；2000年7月任内科内分泌专业主治医师；2007年11月任内分泌科副主任医师；2005年3月任内分泌科主任。2008年9月至2012年1月在福建医科大学内科学（内分泌与代谢）博士研究生班学习，获福建医科大学内分泌代谢学博士学位。是福建省医学会糖尿病学分会常务委员，漳州市医学会内分泌—糖尿病学分会副主任委员。当选漳州市人民代表大会第十五届代表。

赖鹏斌从事内分泌代谢学临床医疗、教学、科研工作，熟练诊治内分泌代谢专科常见病、多发病、疑难病症。把握本学科国内外新进展，致力于糖尿病及并发症基础与临床科学研究。先后在国家级、省级医学刊物以第一作者发表专业学术论文20篇，其中发表于SCI论文1篇。

赖鹏斌于2006年获中共漳州市委、漳州市人民政府授予"漳州市第四批优秀青年科技人才"荣誉称号，2009年获中共漳州市委、漳州市人民政府授予"漳州市第一批优秀人才"荣誉称号，

2012年获福建医科大学授予博士"优秀毕业生"荣誉称号。

林聪猛 1971年3月出生于福建省东山县，籍贯福建省东山县。1994年7月毕业于福建医学院医疗系临床医学专业，获本科学历、学士学位。1994年7月于漳州市医院任血液风湿内科住院医师；2003年3月任血液风湿内科主治医师；2009年8月取得副主任医师资格，2010年12月任血液风湿内科副主任医师；2005年3月任血液风湿内科主任。1998-1999年于北京医科大学血液病研究所进修。2000年3月加入中国共产党。

林聪猛从事血液病、风湿病的临床医疗、教学、科研工作，熟练掌握血液、风湿病的常见病、多发病及疑难病症的诊疗，有较丰富的临床经验。造血干细胞移植术及血浆置换术的临床应用有较深入的研究，主持的科研课题《VPA治疗急性白血病的实验与临床研究》获2006年漳州市科技计划项目立项，科研课题《丙戊酸钠治疗急性白血病和骨髓瘤的实验研究》获2011年漳州市科技进步奖三等奖；参与的2项课题研究分别获2004年和2009年漳州市科技进步奖二等奖。先后于国家级、省级医学刊物以第一作者发表专业学术论文10篇。

林聪猛于2008年获中共漳州市卫生局机关委员会授予"漳州市卫生系统优秀共产党员"荣誉称号，2009年获中共漳州市委、漳州市人民政府授予"漳州市第五批优秀青年科技人才"荣誉称号，2011年获中共漳州市委组织部、漳州市人力资源和社会保障局、漳州市科学技术局、漳州市科学技术协会授予的"第三届漳州市青年科技奖"荣誉称号。

吴阿阳 1972年11月出生于福建省云霄县，籍贯福建省云霄县。1992年7月毕业于福建医学院检验系，获本科学历。1992年8月任漳州市医院检验科检验师；2000年7月任检验科主管技师；2008年9月取得副主任技师资格，2009年11月任检验科副主任技师；2001年11月任检验科负责人；2006年7月任检验科副主任；2011年7月任检验科主任。1994年12月加入九三学社。2001年5月至8月于北大医院进修。2001年参加福建医科大学在职研究生学习。2011年获医学实验室评审员合格证。曾当选漳州市医学会检验分会副主委，漳州市卫生职业学院医学检验技术与指导委员会副主任，漳州市临床检验中心副主任，中国合格评定国家认可委员会医学实验室评审专家。

吴阿阳从事临床检验工作，先后在国家级、省级医学刊物以第一作者发表专业学术论文3篇；参与的1项课题研究获2008年漳州市科学技术进步奖三等奖1项；2010年参编人民卫生出版社出版的《病原生物与免疫学学习指导》，2011年主编华中科技大学出版社出版的《临床实验室管理》。主持的科研课题《胎儿细胞NR3C1甲基化改变及在产前诊断中的应用》获2012年福建省医学创新课题立项，科研课题《缺血修饰白蛋白在急性心肌梗死（AMI）患者诊疗中的应用研究》获2012年863计划子课题立项。

郭永林 1973年10月出生于福建省云霄县，籍贯福建省云霄县。1993年7月毕业于厦门卫校卫生财会专业。1993年9月至1999年7月先后任漳州市医院出纳、基建会计、成本会计、主管会计。2002年12月取得会计师资格；2010年5月取得高级会计师专业技术职称。1999年7月任财务科副科长，2006年9月任财务科科长；2010年7月任院长助理兼任财务科科长；2011年12月至任副院长兼任财务科科长。1999年6月加入中国共产党。2006年1月获厦门大学网络学院本科学历。2010年12月获聘高级会计师职称。是漳州市卫生经济学会副秘书长、漳州市内部审计协会常务理事。郭永林从事医院财会工作19年，擅长医院卫生财务管理。在省级刊物以第一作者发表专业论文3篇。

郭永林于2003年获中共漳州市卫生局机关委员会授予"优秀共产党员"荣誉称号，2004年获漳州市人民政府残疾人工作协调委员会授予"2002-2003年度残疾人按比例就业工作先进个人"荣

黄小红 女，1976年9月出生于福建省漳州市（今芗城区），籍贯福建省漳州市（今芗城区）。1998年1月加入中国共产党。1998年7月毕业于华东理工大学药物制剂专业，本科学历，学士学位。福建医科大学在职研究生。1998年8月于漳州市医院药学部工作；2006年5月任药学部主管药师、药学部青年文明号负责人；2010年3月任医院工会委员、医院女工委员会副主任；2011年11月任中共药学部支部书记；2012年10月任药学部副主任；同年12月取得副主任药师专业技术职务。2011年8月参加青年教师岗前培训并获高校教师资格证书。

黄小红从事临床药学、科研工作14年，主要专业方向为药学。于国家级、省级专业刊物发表专业论文10篇。于2008年获共青团漳州市团委、漳州劳动和社会保障局授予"漳州市卫生系统好青年"和"第四届漳州市十佳青年岗位能手"荣誉称号，2011年获中共漳州市卫生局机关委员会授予"漳州市直卫生系统优秀共产党员"荣誉称号。

林广民 1978年10月出生于福建省漳浦县，籍贯福建省漳浦县。1998年5月加入中国共产党。2001年7月毕业于福建医科大学，获本科学历、学士学位。2001年8月任漳州市医院外科住院医师；2004年1月任整形外科住院医师；2008年10月任共青团漳州市医院委员会书记；2012年10月任烧伤整形科负责人。2007年12月至2008年12月于上海交通大学医学院附属第九人民医院整复外科进修。2011年获福建医科大学同等学力临床医学专业硕士学位。是共青团漳州市直工委委员。

林广民从事整形外科临床医疗、教学、科研工作，技术专长侧重于修复重建领域的研究，在体表肿瘤的规范化治疗、唇腭裂序贯治疗以及慢性难治性创面的治疗上有较丰富的经验积累，擅长眼、鼻、乳房整形美容，微创技术面部年轻化的相关研究。2010年参与福建省卫生厅青年科研课题《双光子显微镜在皮肤恶性黑色素瘤诊断中的应用研究》的研究工作。在省级医学刊物以第一作者发表专业学术论文2篇。

人物表

表 7-1　1958-2015年获市厅级以上荣誉先进人物名表

获奖时间（年）	荣誉获得者（姓名）	荣誉称号	授奖部门
1953	林继虞	参加"抗美援朝手术医疗队"立三等功	所在部队
	黄敬璋	参加"抗美援朝手术医疗队"立三等功	所在部队
1958	郑明祥	医药卫生技术革命先锋	中华人民共和国卫生部
1981	许淑德	塞内加尔共和国骑士勋章	塞内加尔共和国
	赵士亮	塞内加尔共和国骑士勋章	塞内加尔共和国
	林石花	塞内加尔共和国骑士勋章	塞内加尔共和国

续表

获奖时间（年）	荣誉获得者（姓名）	荣誉称号	授奖部门
1982	郑宗恩	福建省卫生先进工作者	福建省人民政府
	吴文乔	福建省卫生系统先进工作者	福建省卫生厅
	蔡玲玲	福建省卫生系统先进工作者	福建省卫生厅
	杨祖谦	福建省劳动模范	福建省人民政府
	张惠贞	福建省卫生先进工作者	福建省人民政府
1983	郑宗恩	全国卫生先进工作者	中华人民共和国卫生部
	陈坚	计划生育工作先进工作者	福建省人民政府
	郑世璜	计划生育先进工作者	福建省人民政府
1984	蔡玲玲	福建省优秀护士	福建省卫生厅
1985	杨清秀	福建省优秀共产党员	中共福建省委
1987	郑亚才	福建省五一劳动奖章	福建省总工会
	施至乾	福建省优秀共产党员	中共福建省委
	张珠爱	财会先进工作者	漳州市人民政府
	杨祖谦	全国卫生文明建设先进工作者	中华人民共和国卫生部
1988	蔡玲玲	全国模范护士	中华人民共和国卫生部
	施至乾	福建省劳动模范	福建省人民政府
1989	杨清秀	全国卫生文明建设先进工作者	中华人民共和国卫生部
	杨清秀	福建省卫生文明建设先进工作者（1988年度）	福建省卫生厅
	杨娇玲	福建省卫生文明建设先进工作者（1988年度）	福建省卫生厅
	洪毅颖	福建省优秀护士	福建省卫生厅
	曾琼	福建省优秀护士	福建省卫生厅
	杨祖谦	全国归侨侨眷优秀知识分子	中华人民共和国国务院侨务办公室、全国归侨联合会
1990	康亚婵	福建省五一劳动奖章	福建省总工会
	韩俊如	社会主义精神文明建设积极分子（1988-1989年度）	中共福建省委、福建省人民政府
1991	甘友同	福建省卫生系统基建先进工作者	福建省卫生厅
	黄刊治	福建省卫生系统计财先进工作者	福建省卫生厅
	叶宝国	福建省学习雷锋、白求恩先进个人	福建省卫生厅
	李鸿州	福建省学习雷锋、白求恩先进个人	福建省卫生厅
	苏志明	优秀中医药工作者	福建省卫生厅
	韩俊如	老年工作先进个人	中共福建省委、福建省人民政府
	蔡进来	关心下一代工作积极分子	中共福建省委老干部局、福建省老龄工作委员会、福建省关心下一代协会
	王尧聚	老有所为先进个人	福建省老龄工作委员会
	黄进顺	农村社会主义思想教育工作优秀工作队员	中共福建省委

续表

获奖时间（年）	荣誉获得者（姓名）	荣誉称号	授奖部门
1992	韩俊如	全国卫生系统模范工作者	中华人民共和国卫生部
	杨祖谦	享受政府特殊津贴	中华人民共和国国务院
	蔡天道	福建省卫生系统后勤工作先进个人	福建省卫生厅
	王惠贞	漳州市计划生育先进个人	中共漳州市委、漳州市人民政府
	黄进顺	省扶贫先进个人	中共福建省委、福建省人民政府
	赖金福	福建省卫生系统档案工作先进个人	福建省卫生厅、福建省档案局
1993	杨祖谦	援外医疗队模范队长	中华人民共和国卫生部
	许舜琳	参加援塞内加尔医疗队工作并光荣完成任务的光荣证书	中华人民共和国卫生部
	杨祖谦	塞内加尔共和国狮子勋章	塞内加尔共和国
	郑恬	塞内加尔共和国骑士勋章	塞内加尔共和国
	韩明瑞	塞内加尔共和国骑士勋章	塞内加尔共和国
	高红月	塞内加尔共和国骑士勋章	塞内加尔共和国
	林玉霜	塞内加尔共和国骑士勋章	塞内加尔共和国
	李君钊	塞内加尔共和国骑士勋章	塞内加尔共和国
	陈青青	塞内加尔共和国骑士勋章	塞内加尔共和国
	蓝雅恭	塞内加尔共和国骑士勋章	塞内加尔共和国
	游慧萍	漳州市劳动模范	中共漳州市委、漳州市人民政府
	游慧萍	福建省三八红旗手	福建省妇女联合会
	游慧萍	福建省城镇妇女"巾帼建功"奖	福建省"巾帼建功"领导小组
1994	游慧萍	福建省劳动模范	福建省人民政府
1995	杨祖谦	第四届全国医院优秀院长	卫生部医政司、全国医院优秀院长评审委员会
	林玉霜	首届创"双十佳"先进工作者	福建省卫生厅、福建省人事厅
	薛丽珠	福建省五一劳动奖章、福建省十佳职业道德标兵	中共福建省委宣传部、福建省总工会
	张永成	全省工会财务工作荣誉积极分子	福建省总工会
1996	游慧萍	1995年度福建省城镇妇女"巾帼建功科技进步杯"先进个人	福建省妇女联合会、福建省科学技术委员会
	游慧萍	福建省三八红旗手	福建省妇女联合会
	郑亚才	1994-1995年度安排残疾人劳动就业工作先进个人	漳州市人民政府
	黄刊治	全省卫生系统先进计财工作者	福建省卫生厅
	甘友同	全省卫生系统先进计财工作者	福建省卫生厅
	胡惠文	好军嫂	中国人民解放军福建省军区

续表

获奖时间（年）	荣誉获得者（姓名）	荣誉称号	授奖部门
1997	薛丽珠	全国妇幼工作先进个人	中华人民共和国卫生部
	赖金福	1996年度《福建卫生报》优秀通讯员	福建省卫生厅
	赖金福	1996年度《福建卫生报》优秀通讯员	福建省卫生厅
	刘明玉	建省人民政府为民办实事项目——白内障"复明工程"工作先进个人	福建省政府残疾人工作协调委员会
	阮敏毅	中共福建省委、福建省人民政府为民办实事项目——白内障"复明工程"，工作先进个人	福建省政府残疾人工作协调委员会
	林映红	中共福建省委、福建省人民政府为民办实事项目——白内障"复明工程"工作先进个人	福建省政府残疾人工作协调委员会
1998	高红月	福建省女职工标兵	福建省总工会
	蔡丽娜	漳州市第六届精神文明建设先进工作者	中共漳州市委、漳州市人民政府
	朱元佑	漳州市首届"创文明行业·建满意窗口"先进个人	中共漳州市委、漳州市人民政府
	朱元佑	福建省五一劳动奖章	福建省总工会
	邱雪英	福建省优秀护士	福建省卫生厅
	王美玉	福建省优秀护士	福建省卫生厅
	林建英	福建省优秀护士	福建省卫生厅
	刘明玉	华东地区防盲及眼保健工作先进个人	华东地区防盲指导组
	丁小惠	福建省红十字系统抗洪救灾先进个人	福建省红十字会
1999	朱元佑	全国首届百名优秀医生	中华医学会、中华医院管理协会、健康报
	张永成	市政治思想工作先进工作者	中共漳州市委
	刘明玉	中共福建省委、福建省人民政府为民办实事项目——白内障"复明工程"先进个人	福建省政府残疾人工作协调委员会
	朱金莺	工会宣传思想工作先进个人	福建省总工会
	马旭东	漳州市110社会服务联动工作先进工作者	中共漳州市委、漳州市人民政府
	蔡东锋	漳州市110社会服务联动工作先进工作者	中共漳州市委、漳州市人民政府
	李继红	福建省优秀共青团干部	共青团福建省委员会
	林玉霜	福建省五一劳动奖章、省十佳职业道德标兵	福建省总工会
	王金明	福建省卫生部门通讯继续教育先进个人	福建省继续教育委员会（省教育厅）
	黄进顺	漳州市重点工程重点建设先进个人	中共漳州市委、漳州市人民政府
	高红月	福建省卫生系统职业道德先进个人	福建省卫生厅
	蔡进来	福建省先进退休干部	福建省人事厅

续表

获奖时间（年）	荣誉获得者（姓名）	荣誉称号	授奖部门
2000	陈立群	福建省110社会联动工作先进个人	福建省人事厅、福建省110社会联动办公室
	叶宝国	漳州市劳动模范	中共漳州市委、漳州市人民政府
	姚秀娥	漳州市第二届满意服务先进个人	漳州市人民政府
	丁小惠	"救两条生命，还一家幸福生命救助行动"奉献奖	福建省红十字会、福建省卫生厅
2001	刘文平	福建省优秀共青团干部	共青团福建省委员会
	陈珍珠	福建省卫生系统办公室（1998-2000）先进工作者	福建省卫生厅
	高红月	福建五一劳动奖章、福建省十佳职业道德标兵	福建省总工会
2002	赵少华	福建省卫生系统职业道德建设先进个人	福建省卫生厅
	王金明	福建省科学技术协会先进工作者	福建省科学技术协会
2003	杨娇玲	漳州市第八届精神文明建设先进个人	中共漳州市委、漳州市人民政府
	高红月	全国五一劳动奖章	中华全国总工会
	高红月	福建省先进工作者	中共福建省委、福建省人民政府
	李玲	福建省女职工标兵	福建省总工会
	张永成	福建省卫生系统纠风工作先进工作者	福建省卫生厅
	刘建南	漳州市防治非典工作先进个人	中共漳州市委、漳州市人民政府
	简小兰	福建省防治非典型肺炎工作优秀团干部	共青团福建省委员会
	康亚婵	福建省三八红旗手	福建省妇女联合会
	刘建南	福建省抗击"非典"奉献之家	福建省妇女联合会
	杨娇玲	优秀共产党员	中共漳州市委
	陈立群	漳州市110社会服务联动工作先进工作者	中共漳州市委、漳州市人民政府
2004	张永成	福建省卫生系统先进工作者	福建省人事厅、福建省卫生厅
	陈珍珠	福建省卫生系统卫生信息工作先进个人	福建省卫生厅
	杨亦亦	福建省卫生系统人事工作先进个人	福建省卫生厅
2005	郭志坚	福建省卫生系统职业道德建设先进个人	福建省卫生厅
	朱金莺	福建省优秀护士	福建省卫生厅
	陈素燕	福建省优秀护士	福建省卫生厅
	朱小燕	福建省优秀护士	福建省卫生厅
	李继红	福建省工会工作积极分子	福建省总工会
	黄恩梅	档案工作先进个人	福建省卫生厅
	康志强	福建省工会财会先进工作者	福建省总工会

续表

获奖时间（年）	荣誉获得者（姓名）	荣誉称号	授奖部门
2006	林玉霜	全国五一劳动奖章	中华全国总工会
	邱淑琴	"巾帼建功"标兵	福建省妇女联合会、福建省卫生厅
	张永成	优秀医院管理者	福建省卫生厅
	郑亚才	优秀医院管理者	福建省卫生厅
	刘文平	先进医院工作者	福建省卫生厅
	郭志坚	各民主党派工商联无党派人士为全面建设小康社会作贡献先进个人	中共中央统战部
	沈炳荣	2003-2005年漳州市110社会服务联动工作先进工作者	中共漳州市委、漳州市人民政府
	张永成	福建省卫生系统精神文明建设先进工作者	福建省卫生系统精神文明建设委员会
	杨娇玲	福建省卫生系统思想政治工作研究先进工作者	福建省卫生系统思想政治工作研究会
	刘文平	2003-2005年度福建省工会经审工作先进工作者	福建省总工会
2007	林立	福建省卫生系统救灾防病先进个人	福建省卫生厅
	林月娟	预备役部队优秀"四会"教练员标兵	中国人民解放军福建省军区
	杨玉燕	2005-2007年度全省卫生系统"医德标兵"	福建省卫生系统精神文明建设领导小组、福建省科教文卫体工会工作委员会
2008	马旭东	全国卫生系统先进工作者	中华人民共和国人事部、中华人民共和国卫生部、国家中医药管理局
	杨玉燕	福建省卫生系统先进工作者	福建省人事厅、福建省卫生厅
	洪建明	福建省抗震救灾先进个人	中共福建省委、福建省人民政府
	陆志伟	福建省抗震救灾先进个人	中共福建省委、福建省人民政府
	林建聪	福建省抗震救灾先进个人	中共福建省委、福建省人民政府
	杨凤兰	福建省抗震救灾先进个人	中共福建省委、福建省人民政府
	李清花	福建省抗震救灾先进个人	中共福建省委、福建省人民政府
	林羡枝	福建省抗震救灾先进个人	中共福建省委、福建省人民政府
	李玲	2007年度"感动漳州人物"	漳州市人民政府
	李继红	福建省科教文卫体系统优秀工会工作者	福建省科教文卫体工会工作委员会
2009	马旭东	享受国务院政府特殊津贴	中华人民共和国国务院
	李清花	全国卫生系统护理专业"巾帼建功标兵"	中华人民共和国卫生部、全国妇女联合会
	郭亚白	福建省优秀护士	福建省卫生厅
	颜乐灵	福建省优秀护士	福建省卫生厅
	陈琼	福建省优秀护士	福建省卫生厅
	林月娟	福建省优秀护士	福建省卫生厅
	李玲	漳州市劳动模范	漳州市人民政府

续表

获奖时间（年）	荣誉获得者（姓名）	荣誉称号	授奖部门
2010	叶小玲	福建省三八红旗手	福建省公务员局、福建省妇女联合会、福建省人力资源开发办公室
	叶小玲	全国医药卫生系统先进个人	中华人民共和国卫生部、国家食品药品监督管理局、国家中医药管理局
	林建聪	第七届福建青年五四劳动奖章	中共福建省委组织部
	庄涵虚	福建省对口援建彭州市灾后医疗卫生工作先进个人	彭州市人民政府
	王荆夫	福建省对口援建彭州市灾后医疗卫生工作先进个人	彭州市人民政府
	庄志明	福建省对口援建彭州市灾后医疗卫生工作先进个人	彭州市人民政府
	王荆夫	彭州市"荣誉市民"	彭州市人民政府
2011	李玲	福建省五一劳动奖章	福建省总工会
	姚秀娥	优质护理服务考核优秀个人	中华人民共和国卫生部、中国人民解放军总后勤部卫生部
	蔡旭杰	全国优秀采报价人员	国家发展和改革委员会价格监测中心
	刘建南	福建省医德标兵	福建省总工会、福建省卫生厅
	邱淑琴	福建省医德标兵	福建省总工会、福建省卫生厅
2012	马旭东	福建省优秀巾帼发明者	福建省知识产权局、福建省妇女联合会、福建省发明协会
	赖亚栋	全国医药卫生系统创先争优活动先进个人	全国医药卫生系统创先争优活动指导小组
	阮敏毅	福建省卫生系统创先争优活动先进个人	福建省卫生系统创先争优活动指导小组
	刘建南	漳州市劳动模范	漳州市人民政府
	杨榕源	2012年度全国医院感染横断面调查先进个人	卫生部全国医院感染监测网、全国医院感染监控管理培训基地
2013	李玲	福建省先进工作者	中共福建省委、福建省人民政府
	刘林勇	先进工作者	福建省疾病预防控制中心
	韩明瑞	漳州市2011-2012年度安全生产工作先进个人	漳州市人民政府
	李浩	新疆维吾尔自治区优秀援疆干部	中共新疆维吾尔自治区委员会、新疆维吾尔自治区政府
	李浩	昌吉回族自治州2012-2013年度优秀卫生援疆技术干部	昌吉回族自治州卫生局
	杨榕源	2013年度福建省医院感染横断面调查先进个人	福建省医院感染管理质量控制中心

续表

获奖时间（年）	荣誉获得者（姓名）	荣誉称号	授奖部门
2014	林广民	2013年度福建省优秀共青团干部、福建省青年岗位能手	共青团福建省委员会
	黄铁群	第十一届福建青年五四奖章	共青团福建省委员会、福建省青年联合会
	李浩	第七批省市优秀援疆干部人才记二等功	福建省人民政府
2015	马旭东	全国先进工作者	中华人民共和国国务院
	陈同元	福建省五一劳动奖章、全省优秀工会工作者	福建省总工会
	林益民	嘉奖	博茨瓦纳卫生部
	刘林勇	先进个人	福建省疾病预防控制中心

表7-2　1992-2015年获市厅级以上荣誉专业技术拔尖人才名表

确认时间（年）	姓名	称号	授予部门
1992	郑亚才	首批市直接管理中青年专业技术人才	中共漳州市委组织部
	黄文献	首批市直接管理中青年专业技术人才	中共漳州市委组织部
1993	杨祖谦	第二批市管专业技术拔尖人才	中共漳州市委、漳州市人民政府
	游慧萍	第二批市管专业技术拔尖人才	中共漳州市委、漳州市人民政府
1994	马旭东	第二批市直接管理中青年专业技术人才	漳州市人事局、漳州市科学技术委员会
	张家祥	第二批市直接管理中青年专业技术人才	漳州市人事局、漳州市科学技术委员会
	庄鹏	第二批市直接管理中青年专业技术人才	漳州市人事局、漳州市科学技术委员会
	吴彼得	第二批市直接管理中青年专业技术人才	漳州市人事局、漳州市科学技术委员会
1996	游慧萍	第三批市管专业技术拔尖人才	中共漳州市委、漳州市人民政府
	朱元佑	第三批市管专业技术拔尖人才	中共漳州市委、漳州市人民政府
1997	杨祖谦	保留"第二批市管专业技术拔尖人才"荣誉称号	中共漳州市委、漳州市人民政府
	马旭东	第三批市直接管理中青年专业人才	漳州市人事局、漳州市科学技术委员会
	张家祥	第三批市直接管理中青年专业人才	漳州市人事局、漳州市科学技术委员会
	吴彼得	保留"第二批市直接管理中青年专业人才"荣誉称号	漳州市人事局、漳州市科学技术委员会
	庄鹏	保留"第二批市直接管理中青年专业人才"荣誉称号	漳州市人事局、漳州市科学技术委员会

续表

确认时间（年）	姓　名	称　号	授予部门
1998	马旭东	福建省卫生系统跨世纪学术和技术带头人后备人选	福建省卫生厅
	陈诺琦	福建省卫生系统跨世纪学术和技术带头人后备人选	福建省卫生厅
	詹阿来	福建省卫生系统跨世纪学术和技术带头人后备人选	福建省卫生厅
1999	郑亚才	第四批市管专业技术拔尖人才	中共漳州市委、漳州市人民政府
	马旭东	第四批市管专业技术拔尖人才	中共漳州市委、漳州市人民政府
	叶宝国	第四批市管专业技术拔尖人才	中共漳州市委、漳州市人民政府
	陈诺琦	第四批市管专业技术拔尖人才	中共漳州市委、漳州市人民政府
	詹阿来	漳州市第二批优秀青年科技人才	中共漳州市委、漳州市人民政府
	庄红梅	漳州市第二批优秀青年科技人才	中共漳州市委、漳州市人民政府
	詹阿来	福建省第四批"百千万人才工程"第三层次人选	福建省人事厅
2001	郭亚白	第四批市直接管理中青年专业人才	漳州市人事局、漳州市科学技术委员会
	陈跃鸿	第四批市直接管理中青年专业人才	漳州市人事局、漳州市科学技术委员会
	蔡铭智	第四批市直接管理中青年专业人才	漳州市人事局、漳州市科学技术委员会
	郭志坚	第四批市直接管理中青年专业人才	漳州市人事局、漳州市科学技术委员会
	马旭东	福建省第五批"百千万人才工程"第三层次人选	福建省人事厅
2003	郭志坚	漳州市第五批专业技术拔尖人才	中共漳州市委、漳州市人民政府
	李玲	漳州市第五批专业技术拔尖人才	中共漳州市委、漳州市人民政府
	吴彼得	漳州市第五批专业技术拔尖人才	中共漳州市委、漳州市人民政府
	林新祝	漳州市第五批专业技术拔尖人才	中共漳州市委、漳州市人民政府
	李建国	漳州市第五批专业技术拔尖人才	中共漳州市委、漳州市人民政府
	罗添场	漳州市第五批专业技术拔尖人才	中共漳州市委、漳州市人民政府
2004	陈诺琦	福建省第六批"百千万人才工程"第三层次人选	福建省人事厅
2006	詹阿来	漳州市第六批专业技术拔尖人才	中共漳州市委、漳州市人民政府
	赖鹏斌	漳州市第四批优秀青年科技人才	中共漳州市委、漳州市人民政府
	郑亚才	保留"第四批市管专业技术拔尖人才"荣誉称号	中共漳州市委、漳州市人民政府
	马旭东	保留"第四批市管专业技术拔尖人才"荣誉称号	中共漳州市委、漳州市人民政府
	叶宝国	保留"第四批市管专业技术拔尖人才"荣誉称号	中共漳州市委、漳州市人民政府
	陈诺琦	保留"第四批市管专业技术拔尖人才"荣誉称号	中共漳州市委、漳州市人民政府
	李玲	保留"第五批市管专业技术拔尖人才"荣誉称号	中共漳州市委、漳州市人民政府
	吴彼得	保留"第五批市管专业技术拔尖人才"荣誉称号	中共漳州市委、漳州市人民政府
	郭志坚	保留"第五批市管专业技术拔尖人才"荣誉称号	中共漳州市委、漳州市人民政府
	李建国	保留"第五批市管专业技术拔尖人才"荣誉称号	中共漳州市委、漳州市人民政府
	罗添场	保留"第五批市管专业技术拔尖人才"荣誉称号	中共漳州市委、漳州市人民政府

续表

确认时间（年）	姓　名	称　号	授予部门
2009	郑周达	漳州市第一批优秀人才	中共漳州市委、漳州市人民政府
	张家祥	漳州市第一批优秀人才	中共漳州市委、漳州市人民政府
	刘建南	漳州市第一批优秀人才	中共漳州市委、漳州市人民政府
	赖鹏斌	漳州市第一批优秀人才	中共漳州市委、漳州市人民政府
	张奕	漳州市第一批优秀人才	中共漳州市委、漳州市人民政府
	沈庆隆	漳州市第一批优秀人才	中共漳州市委、漳州市人民政府
	林瑞生	漳州市第一批优秀人才	中共漳州市委、漳州市人民政府
	洪建明	漳州市第一批优秀人才	中共漳州市委、漳州市人民政府
	林聪猛	漳州市第五批优秀青年科技人才	中共漳州市委、漳州市人民政府
	郑瑞玑	漳州市第五批优秀青年科技人才	中共漳州市委、漳州市人民政府
	林建聪	漳州市第五批优秀青年科技人才	中共漳州市委、漳州市人民政府
	吴秀萍	漳州市第五批优秀青年科技人才	中共漳州市委、漳州市人民政府
	陈珊莹	漳州市第五批优秀青年科技人才	中共漳州市委、漳州市人民政府
	陈锦凤	漳州市第五批优秀青年科技人才	中共漳州市委、漳州市人民政府
	蔡丽生	漳州市第五批优秀青年科技人才	中共漳州市委、漳州市人民政府
	黄轶群	漳州市第五批优秀青年科技人才	中共漳州市委、漳州市人民政府
	马旭东	漳州市优秀人才，继续列入双向目标管理	中共漳州市委、漳州市人民政府
	叶宝国	漳州市优秀人才，继续列入双向目标管理	中共漳州市委、漳州市人民政府
	吴彼得	漳州市优秀人才，继续列入双向目标管理	中共漳州市委、漳州市人民政府
	陈诺琦	漳州市优秀人才，继续列入双向目标管理	中共漳州市委、漳州市人民政府
	李玲	漳州市优秀人才，继续列入双向目标管理	中共漳州市委、漳州市人民政府
	李建国	漳州市优秀人才，继续列入双向目标管理	中共漳州市委、漳州市人民政府
	詹阿来	漳州市优秀人才，继续列入双向目标管理	中共漳州市委、漳州市人民政府
	罗添场	漳州市优秀人才，继续列入双向目标管理	中共漳州市委、漳州市人民政府
	郭志坚	漳州市优秀人才，继续列入双向目标管理	中共漳州市委、漳州市人民政府
	郑亚才	漳州市优秀人才，继续列入双向目标管理	中共漳州市委、漳州市人民政府
2010	陈珊莹	福建省卫生系统第四批学术技术带头人第三层次后备人选	福建省卫生厅
	林建聪	福建省卫生系统第四批学术技术带头人第三层次后备人选	福建省卫生厅
2012	韩明瑞	漳州市第二批优秀人才	中共漳州市委、漳州市人民政府
	叶小玲	漳州市第二批优秀人才	中共漳州市委、漳州市人民政府
	蔡铭智	漳州市第二批优秀人才	中共漳州市委、漳州市人民政府
	黄仲玲	漳州市第六批优秀青年科技人才	中共漳州市委、漳州市人民政府
2015	杨舒萍	漳州市第三批优秀人才	中共漳州市委、漳州市人民政府

表 7-3 漳州市医院获博士、硕士研究生导师任职资格名表

姓 名	获硕士研究生导师任职资格年份	获博士研究生导师任职资格年份	所在科室
马旭东	2002	2011	内科
叶宝国	2002		内科
郑亚才	2004		骨科
陈诺琦	2004		内科
李建国	2006		普通外科
张奕	2015		胸心外科
杨舒萍	2015		超声医学科
林瑞生	2015		神经外科
庄志明	2015		泌尿外科
蔡丽生	2015		普外二科
赖鹏斌	2015		内分泌科

注：福建医科大学

表 7-4 漳州市医院获教授、副教授任职资格名表

姓 名	教学职称	获任职资格年份	所在科室
马旭东	教授	2014	血液风湿内科
马旭东	副教授	2007	血液风湿内科
吴彼得	副教授	2008	肾内科
李建国	副教授	2008	普外一科
郑亚才	副教授	2009	骨科
叶宝国	副教授	2009	血液风湿内科
陈诺琦	副教授	2009	内分泌科
李兆生	副教授	2009	耳鼻喉科
林海利	副教授	2009	泌尿外科
张惠娇	副教授	2010	妇科
陈永辉	副教授	2010	口腔科
郑瑞玑	副教授	2013	血液风湿内科
赖鹏斌	副教授	2013	内分泌科
庄志明	副教授	2013	泌尿外科
刘勇	副教授	2014	外科重症监护室
陈珊莹	副教授	2014	肾内科
蔡丽生	副教授	2014	普外二科
林培	副教授	2014	口腔科

注：福建医科大学

表 7-5　1980-2015 年医院高级专业技术职务任职资格人员名表

姓　名	技术职务	取得资格时间	所在科室
王济民	主任技师	1980.11	检验科
徐思俊	主任医师	1981.07	外科
朱浴沂	主任医师	1981.07	内科
郑明祥	主任医师	1981.07	儿科
陈昭午	主任医师	1987.10	耳鼻咽喉科
冯彩珠	主任医师	1987.10	妇产科（退休）
林源震	主任医师	1987.10	儿科
吴泽沧	主任医师	1987.10	内科
谢敦华	主任医师	1987.10	皮肤科
杨祖谦	主任医师	1987.10	外科
甘思远	主任医师	1994.04	神经科
黄庄钦	主任医师	1994.04	外科
李文来	主任医师	1994.04	骨科
林骥	主任医师	1994.04	内科
林传成	主任医师	1994.04	神经科
林维瀚	主任医师	1994.04	内科
施海菜	主任医师	1994.04	妇产科
施至乾	主任医师	1994.04	内科
吴召南	主任医师	1994.04	外科
薛丽珠	主任医师	1994.04	妇产科
游慧萍	主任医师	1994.04	内科
郑恬	主任医师	1994.09	内科
郑伟	主任医师	1994.09	口腔科
洪永寿	主任医师	1995.09	肿瘤科
黄镇西	主任医师	1995.09	口腔科
李大新	主任医师	1995.09	内科
卢明福	主任医师	1995.09	放射科
黄荣华	主任医师	1996.11	神经科
邱锡谦	主任医师	1996.11	肿瘤科
曾西池	主任医师	1996.11	病理科
朱元佑	主任医师	1996.11	外科
陈建成	主任医师	1998.07	肿瘤科
陈治文	主任医师	1998.07	内科
柯千明	主任医师	1998.07	儿科（退休）
李启桃	主任医师	1998.07	放射科（退休）
林爱华	主任医师	1998.07	妇产科

续表

姓 名	技术职务	取得资格时间	所在科室
沈明	主任医师	1998.07	超声科
沈长福	主任医师	1998.07	内科
王白丽	主任医师	1998.07	妇产科
金慧君	主任医师	1998.12	外科
黄丽芳	主任医师	2000.12	儿科
黄铭生	主任医师	2000.12	神经科（退休）
林兰珠	主任医师	2000.12	肿瘤科
郑亚才	主任医师	2000.12	骨科
傅思源	主任医师	2001.06	儿科
李玲	主任医师	2001.06	妇产科
马旭东	主任医师	2001.06	内科
刘明玉	主任医师	2002.06	眼科
杨天赐	主任医师	2002.06	内科
叶宝国	主任医师	2002.06	内科
高红月	主任医师	2003.07	妇产科
吴文乔	主任医师	2003.07	病理科
钟芷芬	主任医师	2003.07	病理科
韩明瑞	主任医师	2004.06	外科
刘丽莎	主任医师	2004.06	放射科
沈庆隆	主任医师	2004.06	放射科
吴彼得	主任医师	2004.06	内科
陈建东	主任医师	2005.07	心血管内科
陈诺琦	主任医师	2005.07	内分泌科
陈森期	主任医师	2005.07	泌尿外科
郭志坚	主任医师	2005.07	胸心外科
罗添场	主任医师	2005.07	眼科
朱少波	主任医师	2005.07	儿科
蔡铭智	主任医师	2006.08	普外二科
陈跃鸿	主任医师	2006.08	神经内科
康亚婵	主任护师	2006.08	护理部
李超英	主任医师	2006.08	中医科
李建国	主任医师	2006.08	普外一科
林玉霜	主任医师	2006.08	麻醉科
刘莲根	主任医师	2006.08	妇产科
潘开云	主任医师	2006.08	胸心外科

续表

姓 名	技术职务	取得资格时间	所在科室
施飞凤	主任医师	2006.08	妇产科
吴阿粉	主任医师	2006.08	眼科
许慎	主任医师	2006.08	肿瘤内科
许和平	主任医师	2006.08	烧伤整形科
许向农	主任医师	2006.08	消化内科
严康宁	主任医师	2006.08	骨科
杨舒萍	主任医师	2006.08	超声医学科
詹阿来	主任医师	2006.08	放射科
张家祥	主任医师	2006.08	儿科
郑周达	主任医师	2006.08	泌尿外科
庄鹏	主任医师	2006.08	眼科
庄红梅	主任医师	2006.08	妇产科
康基顺	主任医师	2007.10	呼吸内科
李榕	主任医师	2007.10	神经外科
李兆生	主任医师	2007.10	耳鼻喉科
连学坚	主任医师	2007.10	肾内科
叶小玲	主任医师	2007.10	儿科
游旭闽	主任医师	2007.10	血液风湿内科
张奕	主任医师	2007.10	胸心外科
张炳先	主任医师	2007.10	普外二科
周爱英	主任医师	2007.10	中医科
朱金莺	主任护师	2007.10	护理部
陈宇峰	主任医师	2009.09	普外二科
洪鹭蓉	主任医师	2009.09	干部病房
黄淑娜	主任医师	2009.09	儿科
林瑞生	主任医师	2009.09	神经外科
杨晓蓓	主任医师	2009.09	康复科
张玉彬	主任医师	2009.09	产科
周火旺	主任医师	2009.09	儿科
陈永辉	主任医师	2010.10	口腔科
李应国	主任医师	2010.10	骨科
谢建忠	主任医师	2010.10	心血管内科
张捷	主任医师	2010.10	临床心理门诊
张惠娇	主任医师	2010.10	妇科
陈菁	主任医师	2011.09	产科
陈红	主任医师	2012.12	超声医学科

续表

姓　名	技术职务	取得资格时间	所在科室
洪建明	主任医师	2012.12	普外二科
江燕琼	主任护师	2012.12	医院感染管理科
林立	主任医师	2012.12	呼吸内科
许振强	主任医师	2012.12	泌尿外科
林海利	主任医师	2013.10	泌尿外科
郑瑞玑	主任医师	2013.10	血液风湿内科
周萍萍	主任医师	2013.10	产科
许振跃	主任医师	2013.10	耳鼻喉科
方文革	主任医师	2013.10	外科
陈进鸿	主任医师	2013.10	骨科
洪燕丽	主任医师	2013.10	耳鼻喉科
柯专叶	主任护师	2013.10	儿科
林羡枝	主任护师	2013.10	手术室
陈开珠	主任护师	2013.10	护理部
吴宗忠	主任医师	2013.10	神经内科
吴雪斌	主任医师	2013.10	妇科
林映竑	主任医师	2013.10	眼科
肖丽云	主任医师	2013.10	儿科
刘勇	主任医师	2013.10	外科重症监护室
林培	主任医师	2014.12	口腔科
庄月珍	主任医师	2014.12	妇科
黄建丽	主任医师	2014.12	肿瘤放射治疗科
林益民	主任医师	2014.12	胸心外科
谢丽琴	主任护师	2014.12	护理部
陈定柱	主任医师	2015.12	胸心外科
李洪瀚	主任医师	2015.12	骨科
陈培臻	主任医师	2015.12	普外二科
王荆夫	主任医师	2015.12	神经外科
赖鹏斌	主任医师	2015.12	内分泌科
巫超鑫	主任医师	2015.12	神经内科
谢源福	主任医师	2015.12	肿瘤放射治疗科
陈瑞坤	主任医师	2015.12	耳鼻喉科
黄庆文	主任医师	2015.12	放射科
庄志明	主任医师	2015.12	泌尿外科
陈宏浦	主任医师	2015.12	血液风湿内科
程美仙	主任医师	2015.12	眼科

表 7-6 1979-2015 年医院副高级专业技术职务任职资格人员名表

姓　名	技术职务	取得资格时间	所在科室
杨祖谦	副主任医师	1979.11	外科
陈昭午	副主任医师	1980.11	耳鼻喉科
邓葆和	副主任医师	1980.11	病理科
黄存礼	副主任医师	1980.11	内科
林源震	副主任医师	1980.11	儿科
吴泽沧	副主任医师	1980.11	内科
谢敦华	副主任医师	1980.11	皮肤科
冯彩珠	副主任医师	1981.07	妇产科
林继虞	副主任医师	1981.07	外科
朱曙光	副主任医师	1981.07	放射科
吴召南	副主任医师	1983.04	外科
郑恬	副主任医师	1987.08	内科
陈宝琛	副主任医师	1987.10	外科
陈彩菲	副主任医师	1987.10	神经科
陈庆云	副主任医师	1987.10	外科
陈忠信	副主任医师	1987.10	中医科
冯玉秀	副主任医师	1987.10	放射科
黄镇西	副主任医师	1987.10	口腔科
黄庄钦	副主任医师	1987.10	外科
康曼霞	副主任药师	1987.10	药剂科
李文来	副主任医师	1987.10	骨科
林维瀚	副主任医师	1987.10	内科
马连通	副主任医师	1987.10	内科
施海菜	副主任医师	1987.10	妇产科
施至乾	副主任医师	1987.10	内科
魏俊川	副主任医师	1987.10	神经科
吴孟英	副主任医师	1987.10	儿科
许淑德	副主任医师	1987.10	眼科
许羡珠	副主任医师	1987.10	内科
薛丽珠	副主任医师	1987.10	妇产科
严堃鼎	副主任医师	1987.10	中医科
游慧萍	副主任医师	1987.10	内科
曾西池	副主任医师	1987.10	病理科
郑顺年	副主任医师	1987.10	儿科
林传成	副主任医师	1987.12	神经科
洪永寿	副主任医师	1987.12	肿瘤科

续表

姓　名	技术职务	取得资格时间	所在科室
林骥	副主任医师	1987.12	内科
李大新	副主任医师	1987.12	内科
曾友三	副主任医师	1987.12	内科
费国堂	副主任医师	1988.03	内科
甘思远	副主任医师	1988.03	神经科
卢明福	副主任医师	1988.03	放射科
邱锡谦	副主任医师	1988.03	肿瘤科
詹祖泽	副主任医师	1988.03	保健科
郑光渊	副主任医师	1988.03	内科
张惠贞	副主任护师	1988.03	护理部
游开泓	副主任医师	1988.03	中医科
陈建成	副主任医师	1988.12	肿瘤科
陈嘉敏	副主任医师	1988.12	麻醉科
李启桃	副主任医师	1988.12	放射科
金慧君	副主任医师	1988.12	外科
乔爱伦	副主任医师	1988.12	内科
郑伟	副主任医师	1988.12	口腔科
陈治文	副主任医师	1991.10	内科
陈承施	副主任医师	1991.10	中医科
黄荣华	副主任医师	1991.10	神经科
柯千明	副主任医师	1991.10	儿科
林爱华	副主任医师	1991.10	妇产科
沈长福	副主任医师	1991.10	内科
沈明	副主任医师	1991.10	超声波室
王白丽	副主任医师	1991.10	妇产科
杨瑞玲	副主任医师	1991.10	内科
叶光华	副主任医师	1991.10	儿科
朱元佑	副主任医师	1991.10	外科
郑昌霖	副主任医师	1991.10	内科
戴鸿恩	副主任医师	1994.04	皮肤科
郭炜然	副主任医师	1994.04	外科
黄文献	副主任医师	1994.04	外科
黄铭生	副主任医师	1994.04	神经科
黄丽芳	副主任医师	1994.04	儿科
胡甜	副主任药师	1994.04	药剂科
林兰珠	副主任医师	1994.04	肿瘤科

续表

姓　名	技术职务	取得资格时间	所在科室
李朝明	副主任医师	1994.04	内科
游斌根	副主任医师	1994.04	放射科
吴文乔	副主任医师	1994.09	病理科
郑亚才	副主任医师	1994.09	骨科
陈丽玉	副主任医师	1995.09	儿科
傅思源	副主任医师	1995.09	儿科
高红月	副主任医师	1995.09	妇产科
郭浩溶	副主任医师	1995.09	内科
韩明瑞	副主任医师	1995.09	外科
韩碧辉	副主任医师	1995.09	肿瘤科
李玲	副主任医师	1995.09	妇产科
李桂珍	副主任医师	1995.09	内科
林为澄	副主任技师	1995.09	检验科
马旭东	副主任医师	1995.09	内科
叶显乐	副主任医师	1995.09	骨科
陈森期	副主任医师	1996.11	外科
刘莲根	副主任医师	1996.11	妇产科
刘明玉	副主任医师	1996.11	眼科
苏志明	副主任医师	1996.11	中医科
徐宏	副主任医师	1996.11	外科
杨天赐	副主任医师	1996.11	内科
叶宝国	副主任医师	1996.11	内科
钟芷芬	副主任医师	1996.11	病理科
陈诺琦	副主任医师	1998.03	内科
郭志坚	副主任医师	1998.03	外科
林美华	副主任医师	1998.03	超声科
刘丽莎	副主任医师	1998.03	放射科
潘开云	副主任医师	1998.03	肿瘤科
沈庆隆	副主任医师	1998.03	放射科
孙木泉	副主任医师	1998.03	内科
吴彼得	副主任医师	1998.03	内科
严康宁	副主任医师	1998.03	骨科
杨明山	副主任医师	1998.03	皮肤科
杨舒萍	副主任医师	1998.03	超声科
游旭闽	副主任医师	1998.03	内科
张炳先	副主任医师	1998.03	外科

续表

姓　名	技术职务	取得资格时间	所在科室
张秀芬	副主任医师	1998.03	内科
钟英毅	副主任医师	1998.03	肿瘤科
刘友隆	副主任医师	1998.04	儿科
陈彩英	副主任护师	1998.07	外科
罗添场	副主任医师	1998.07	眼科
吴阿粉	副主任医师	1998.07	眼科
陈建东	副主任医师	1998.12	内科
陈跃鸿	副主任医师	1998.12	神经科
康基顺	副主任医师	1998.12	内科
李超英	副主任医师	1998.12	中医科
王希平	副主任医师	1998.12	肿瘤科
吴培仁	副主任医师	1998.12	肿瘤科
许慎	副主任医师	1998.12	肿瘤科
许和平	副主任医师	1998.12	外科
许向农	副主任医师	1998.12	内科
严峰涛	副主任医师	1998.12	传染科
杨素美	副主任技师	1998.12	检验科
叶小玲	副主任医师	1998.12	儿科
曾碧云	副主任护师	1998.12	外科
郑周达	副主任医师	1998.12	外科
周爱英	副主任医师	1998.12	中医科
朱少波	副主任医师	1998.12	儿科
蔡铭智	副主任医师	1999.12	外科
陈县城	副主任医师	1999.12	病理科
黄淑娜	副主任医师	1999.12	儿科
康亚婵	副主任护师	1999.12	护理部
李建国	副主任医师	1999.12	外科
林新祝	副主任医师	1999.12	儿科
林玉霜	副主任医师	1999.12	麻醉科
祁绿萍	副主任医师	1999.12	耳鼻喉科
邱雪英	副主任护师	1999.12	门诊部
施飞凤	副主任医师	1999.12	妇产科
谢建忠	副主任医师	1999.12	内科
杨晓蓓	副主任医师	1999.12	康复科
詹阿来	副主任医师	1999.12	放射科磁共振室
张家祥	副主任医师	1999.12	儿科

续表

姓　名	技术职务	取得资格时间	所在科室
朱金莺	副主任护师	1999.12	护理部
庄鹏	副主任医师	1999.12	眼科
庄红梅	副主任医师	1999.12	妇产科
李榕	副主任医师	2000.12	神经科
连学坚	副主任医师	2000.12	内科
刘建南	副主任医师	2000.12	内科
叶向荣	副主任医师	2000.12	内科
张奕	副主任医师	2000.12	外科
李兆生	副主任医师	2001.06	耳鼻喉科
陈菁	副主任医师	2002.03	妇产科
陈丽琦	副主任医师	2002.03	麻醉科
陈宇峰	副主任医师	2002.03	外科
林青山	副主任医师	2002.03	麻醉科
林瑞生	副主任医师	2002.03	神经科
林万枝	副主任医师	2002.03	外科
魏锦泉	副主任医师	2002.03	同位素室
张捷	副主任医师	2002.03	神经内科
张惠娇	副主任医师	2002.03	妇产科
张玉彬	副主任医师	2002.03	妇产科
周火旺	副主任医师	2002.03	儿科
朱小燕	副主任护师	2002.03	肿瘤科
陈永辉	副主任医师	2002.06	口腔科
张跃能	高级工程师	2002.12	器械科
陈明杰	副主任医师	2003.04	内科
方文革	副主任医师	2003.04	外科
洪鹭蓉	副主任医师	2003.04	内科
蓝美莉	副主任护师	2003.04	门诊部
李应国	副主任医师	2003.04	骨科
陈青青	副主任药师	2004.06	药剂科
江燕琼	副主任护师	2004.06	手术室
刘梅	副主任护师	2004.06	内科
阮敏毅	副主任医师	2004.06	眼科
沈炳荣	副主任医师	2004.06	口腔科
戴慧晶	副主任医师	2004.11	妇产科
邓继平	副主任医师	2004.11	麻醉科
蓝雅恭	副主任技师	2004.11	检验科

续表

姓　名	技术职务	取得资格时间	所在科室
林立	副主任医师	2004.11	内科
巫超鑫	副主任医师	2004.11	神经科
许振强	副主任医师	2004.11	外科
庄月珍	副主任医师	2004.11	妇产科
郭亚白	副主任护师	2005.07	外科重症监护室
李碧峰	副主任药师	2005.07	药剂科
林映竑	副主任医师	2005.07	眼科
陈红	副主任医师	2005.11	超声医学科
洪建明	副主任医师	2005.11	普外二科
黄建丽	副主任医师	2005.11	肿瘤放射治疗科
黄庆文	副主任医师	2005.11	放射科
邱陆阵	副主任医师	2005.11	内科重症监护室
吴宗忠	副主任医师	2005.11	神经内科
张荣瑄	副主任医师	2005.11	康复科
周萍萍	副主任医师	2005.11	妇产科
陈开珠	副主任护师	2006.08	肿瘤放射治疗科
陈素玉	副主任护师	2006.08	门诊部
洪燕丽	副主任医师	2006.08	耳鼻喉科
柯专叶	副主任护师	2006.08	儿科
林培	副主任医师	2006.08	口腔科
林羡枝	副主任护师	2006.08	骨科
孙燕华	副主任护师	2006.08	眼科
王美玉	副主任护师	2006.08	胸心外科
谢丽琴	副主任护师	2006.08	神经外科
徐守基	副主任医师	2006.08	耳鼻喉科
许振跃	副主任医师	2006.08	耳鼻喉科
蔡丽萍	副主任医师	2006.12	儿科
陈进鸿	副主任医师	2006.12	骨科
陈敏华	副主任医师	2006.12	烧伤整形外科
林海利	副主任医师	2006.12	泌尿外科
林华东	副主任医师	2006.12	健康体检中心
刘勇	副主任医师	2006.12	外科重症监护室
刘文平	副主任医师	2006.12	消化内科
陆志红	副主任医师	2006.12	超声医学科
吴雪斌	副主任医师	2006.12	妇科

续表

姓 名	技术职务	取得资格时间	所在科室
肖丽云	副主任医师	2006.12	儿科
谢源福	副主任医师	2006.12	肿瘤放射治疗科
杨舒瑾	副主任医师	2006.12	中医科
郑瑞玑	副主任医师	2006.12	血液风湿内科
蔡红灵	副主任护师	2007.10	呼吸内科
陈红英	副主任护师	2007.10	手术室
陈玉苹	副主任护师	2007.10	手术室
陈玉珍	副主任护师	2007.10	肿瘤放射治疗科
程美仙	副主任医师	2007.10	眼科
郭兆峰	副主任护师	2007.10	神经内科
洪珊	副主任护师	2007.10	干部病房
黄静薇	副主任护师	2007.10	手术室
黄秀娟	副主任护师	2007.10	泌尿外科
贾晋蓉	副主任药师	2007.10	药剂科
李君钊	副主任护师	2007.10	手术室
李顺兴	副主任药师	2007.10	药剂科
连莲淑	副主任护师	2007.10	儿科
林建英	副主任护师	2007.10	神经外科
林玉贞	副主任护师	2007.10	手术室
王超英	副主任护师	2007.10	肾内科
王秀敏	副主任护师	2007.10	肾内科
温丽贞	副主任护师	2007.10	肾内科
吴佳滨	副主任药师	2007.10	药剂科
曾丽丽	副主任护师	2007.10	儿科
张华	副主任药师	2007.10	药剂科
章安安	副主任护师	2007.10	儿科
郑素珠	副主任护师	2007.10	血液风湿内科
庄亚菊	副主任护师	2007.10	急诊科
蔡东贵	副主任技师	2007.11	检验科
陈德烽	副主任医师	2007.11	普外二科
陈宏浦	副主任医师	2007.11	血液风湿内科
陈培臻	副主任医师	2007.11	普外二科
陈文腾	副主任医师	2007.11	肾内科
胡惠文	副主任技师	2007.11	检验科
赖鹏斌	副主任医师	2007.11	内分泌科
赖秋旋	副主任医师	2007.11	皮肤科

续表

姓 名	技术职务	取得资格时间	所在科室
李洪瀚	副主任医师	2007.11	骨科
林文祥	副主任医师	2007.11	骨科
陆志伟	副主任医师	2007.11	麻醉科
欧阳武	副主任医师	2007.11	呼吸内科
邱睦生	副主任医师	2007.11	肛肠外科
沈洪武	副主任技师	2007.11	病理科
王金明	副主任医师	2007.11	医务科
杨智英	副主任医师	2007.11	中医科
原敏	副主任技师	2007.11	检验科
张宝忠	副主任医师	2007.11	儿科
张文山	副主任医师	2007.11	胸心外科
庄志明	副主任医师	2007.11	泌尿外科
蔡美芬	高级工程师	2007.12	器械科
陈定柱	副主任医师	2008.09	胸心外科
林益民	副主任医师	2008.09	胸心外科
汪伟巍	副主任医师	2008.09	神经外科
王荆夫	副主任医师	2008.09	神经外科
吴阿阳	副主任技师	2008.09	检验科
于涛	副主任医师	2008.09	神经外科
陈瑞坤	副主任医师	2008.10	耳鼻喉科
陈锦凤	副主任医师	2009.08	内分泌科
陈珊莹	副主任医师	2009.08	肾内科
柯顺忠	副主任医师	2009.08	骨科
赖亚栋	副主任医师	2009.08	消化内科
林聪猛	副主任医师	2009.08	血液风湿内科
林凤村	副主任医师	2009.08	肿瘤放射治疗科
林惠泉	副主任医师	2009.08	儿科
桑学东	副主任医师	2009.08	心血管内科
吴秀萍	副主任医师	2009.08	普外三科
吴燕华	副主任医师	2009.08	内科重症监护室
张朝贤	副主任医师	2009.08	泌尿外科
张梅芳	副主任医师	2009.08	神经内科
邹宗楷	副主任医师	2009.08	病理科
吴琦琪	副主任医师	2009.09	口腔科
吴素英	副主任护师	2009.09	内科重症监护室
姚亚葱	副主任护师	2009.09	肿瘤内科

续表

姓　名	技术职务	取得资格时间	所在科室
黄恩梅	副研究馆员	2009.12	院长办公室
吕长春	高级工程师	2010.01	器械科
郭永林	高级会计师	2010.05	财务科
蔡丽生	副主任医师	2010.07	普外二科
蔡志明	副主任医师	2010.07	呼吸内科
方艺聪	副主任医师	2010.07	普外三科
郭银枞	副主任医师	2010.07	普外三科
黄镇	副主任医师	2010.07	胸心外科
柯瑟章	副主任医师	2010.07	干部病房
林雅	副主任医师	2010.07	外科重症监护室
尤长乐	副主任医师	2010.07	消化内科
钟嵘	副主任医师	2010.07	超声医学科
蔡友鹏	副主任医师	2011.08	肿瘤内科
苏海燕	副主任医师	2011.08	病理科
徐伟华	副主任医师	2011.08	骨科
杨育青	副主任技师	2011.08	检验科
周雪丽	副主任医师	2011.08	肾内科
庄少鹅	副主任医师	2011.08	放射科介入诊疗组
林金成	副主任医师	2011.09	耳鼻喉科
杨毅	副主任医师	2011.09	口腔科
陈柏龄	副主任医师	2012.08	神经内科
陈俊杰	副主任医师	2012.08	消化内科
陈伟霖	副主任医师	2012.08	肿瘤放射治疗科
甘立菁	副主任医师	2012.08	肿瘤内科
郭孟贤	副主任医师	2012.08	血液风湿内科
黄仲玲	副主任医师	2012.08	儿科
纪小霞	副主任技师	2012.08	检验科
林建聪	副主任医师	2012.08	骨科
刘淑亮	副主任医师	2012.08	放射影像科
沈绿瑛	副主任医师	2012.08	血液风湿内科
石炎川	副主任医师	2012.08	神经内科
吴少平	副主任医师	2012.08	心血管内科
杨敏	副主任医师	2012.08	儿科
张良基	副主任医师	2012.08	呼吸内科
张智洲	副主任医师	2012.08	神经外科
郑水顺	副主任医师	2012.08	神经外科

续表

姓　名	技术职务	取得资格时间	所在科室
郑志强	副主任医师	2012.08	麻醉科
庄涵虚	副主任医师	2012.08	消化内科
陈亚环	副主任护师	2012.12	保健科
方铭达	副主任医师	2012.12	耳鼻喉科
冯惠平	副主任药师	2012.12	药学部
韩雅玲	副主任医师	2012.12	眼科
洪斌	副主任医师	2012.12	耳鼻喉科
黄小红	副主任药师	2012.12	药学部
沈伟林	副主任医师	2012.12	耳鼻喉科
郑荣花	副主任护师	2012.12	肿瘤内科
黄小洪	副主任医师	2013.09	心血管内科
黄少女	副主任医师	2013.09	妇科
李红喜	副主任医师	2013.09	麻醉科
张宇	副主任医师	2013.09	产科
杨乐艺	副主任医师	2013.09	普外三科
黄春鸿	副主任医师	2013.09	肾内科
郑源海	副主任技师	2013.09	检验科
黄建忠	副主任医师	2013.09	麻醉科
王康健	副主任医师	2013.09	超声医学科
许秋泳	副主任医师	2013.09	消化内科
张蕾	副主任医师	2013.09	中医科
林坤花	副主任医师	2013.09	肿瘤放射治疗科
詹丽芬	副主任医师	2013.09	肿瘤内科
戴益智	副主任医师	2013.09	胸心外科
吴瑞明	副主任医师	2013.09	超声医学科
陈惠鸿	副主任医师	2013.09	急诊科
林志坚	副主任医师	2013.09	麻醉科
陈艺宏	副主任医师	2013.09	皮肤科
余艳	副主任医师	2013.10	口腔科
江美雅	副主任护师	2013.10	妇产科
苏毅鹃	副主任护师	2013.10	手术室
肖碧云	副主任护师	2013.10	心血管内科
林英	副主任护师	2013.10	干部病房
蒋少红	副主任药师	2013.10	质量管理控制科
周丽蓉	副主任医师	2013.10	口腔科

续表

姓　名	技术职务	取得资格时间	所在科室
林春艺	副主任医师	2014.11	心血管内科
杨新星	副主任医师	2014.11	消化内科
林小雷	副主任医师	2014.11	普外二科
黄宁结	副主任医师	2014.11	超声医学科
林志川	副主任医师	2014.11	普外一科
佘火标	副主任医师	2014.11	超声医学科
易海波	副主任医师	2014.11	神经外科
林天旗	副主任医师	2014.11	泌尿外科
黄国平	副主任医师	2014.11	普外二科
郑建玲	副主任医师	2014.11	神经内科
吴荣娟	副主任医师	2014.11	血液风湿内科
林广民	副主任医师	2014.11	烧伤整形科
许丽萍	副主任医师	2014.11	儿科
沈浩霖	副主任医师	2014.11	超声医学科
张党辉	高级工程师	2014.11	器械科
林志军	副主任医师	2014.12	口腔科
庄淑娴	副主任药师	2014.12	药学部
蔡惠贞	副主任护师	2014.12	护理部
黄睿刚	副主任医师	2015.12	放射影像科
郑文凯	副主任医师	2015.12	心电图室
谢玉华	副主任医师	2015.12	干部病房
黄彩云	副主任医师	2015.12	消化内科
刘进平	副主任医师	2015.12	胸心外科
张佳林	副主任医师	2015.12	血液风湿内科
颜文辉	副主任医师	2015.12	脑电图室
郑桂安	副主任医师	2015.12	心血管内科
庄志军	副主任医师	2015.12	神经外科
李清花	副主任护师	2015.12	胸心外科
黄轶群	副主任医师	2015.12	血液风湿内科
庄顺福	副主任医师	2015.12	神经外科
郑碧环	副主任护师	2015.12	普外二科
郑旺珠	副主任护师	2015.12	急诊病房
蔡红端	副主任医师	2015.12	口腔科
郑定国	副主任医师	2015.12	口腔科
张宝羡	副主任护师	2015.12	门诊部
林元峰	副主任技师	2015.12	检验科

续表

姓 名	技术职务	取得资格时间	所在科室
邱淑琴	副主任护师	2015.12	神经外科
黄少珠	副主任护师	2015.12	外科重症监护室
洪淑蓉	副主任医师	2015.12	产科
吴雄	副主任医师	2015.12	普外三科
陈文伙	副主任医师	2015.12	神经内科
黄文宝	副主任医师	2015.12	消化内科
洪理伟	副主任医师	2015.12	核医学科
李浩	副主任医师	2015.12	呼吸内科
卢艳玉	副主任医师	2015.12	放射影像科
黄海平	副主任医师	2015.12	外科重症监护室
孙海峰	副主任医师	2015.12	放射影像科
蔡维平	副主任医师	2015.12	神经外科
唐华东	副主任医师	2015.12	麻醉科
许瑞元	副主任技师	2015.12	检验科
林达义	副主任医师	2015.12	血液风湿内科
吴金枝	副主任医师	2015.12	内分泌科
何金水	副主任医师	2015.12	儿科
康加祥	副主任医师	2015.12	骨科
林建	副主任医师	2015.12	麻醉科
许笃行	副主任医师	2015.12	普外一科
姚开源	副主任医师	2015.12	普外三科
柳岚岚	副主任医师	2015.12	肾内科
林建贵	副主任医师	2015.12	泌尿外科
郑丽玲	副主任医师	2015.12	儿科

表7-7 市厅级以上中国共产党代表大会当选代表名表

级别	届别（次）	姓名	当选时间（年·月）	工作单位及职务
中共福建省党员代表大会	中共福建省第三次党代表大会	朱浴沂	1979.12	龙溪地区医院院长
	中共福建省第四次党代表大会	邱雪英	1985.06	漳州市医院内科支部副书记、内科副护士长
	中共福建省第五次党代表大会	游慧萍	1990.10	漳州市医院副院长
	中共福建省第七次党代表大会	马旭东	2001.09	漳州市医院副院长
	中共福建省第八次党代表大会	马旭东	2006.10	漳州市医院副院长

续表

级　别	届别（次）	姓　名	当选时间（年·月）	工作单位及职务
中共漳州市党员代表大会	中共漳州市第五次党代表大会	洪永寿	1987.11	漳州市医院副院长
	中共漳州市第六次党代表大会	曾碧云	1990.03	漳州市医院外科护士长
	中共漳州市第七次党代表大会	蔡玲玲	1995.03	漳州市医院神经科护士长
	中共漳州市第十次党代表大会	马旭东	2011.09	漳州市医院院长

表 7-8　市厅级以上人民代表大会当选代表名表

级　别	届别（届）	姓　名	当选时间（年）	人大常委会职务	党派	工作单位及职务
福建省人民代表大会	第五届	洪秉章	1979		无党派	龙溪地区医院口腔科主任
	第六届	洪秉章	1983		无党派	龙溪地区医院口腔科主任
	第七届	杨祖谦	1988		中国共产党	漳州市医院院长、主任医师
	第九届	卢明福	1998		九三学社	漳州市医院放射科副主任、主任医师
	第十一届	马旭东	2008		中国共产党	漳州市医院院长、党委副书记、硕导、主任医师
	第十二届	马旭东	2013		中国共产党	漳州市医院党委书记、院长、博导、主任医师
漳州市人民代表大会	第一届	朱浴沂	1954	委员	中国农工民主党	龙溪专区医院医务处主任兼内科主任
		张惠贞				龙溪专区医院护士
	第二届	朱浴沂	1956	委员	中国农工民主党	龙溪专区医院副院长
	第三届	朱浴沂	1958		中国农工民主党	龙溪专区医院副院长
	第四届	朱浴沂	1961	委员	中国共产党	龙溪专区医院副院长
	第五届	朱浴沂	1964	委员	中国共产党	龙溪专区医院院长
	第八届	朱浴沂	1980		中国共产党	龙溪地区医院院长
	第十届	徐思俊	1985		中国共产党	龙溪地区医院副院长
		蔡友棣			无党派	龙溪地区医院眼科主任
	第十一届	杨祖谦	1991		中国共产党	漳州市医院院长、主任医师
		康亚婵				漳州市医院外科副护士长
	第十二届	林爱华	1997	委员	无党派	漳州市医院妇产科副主任
	第十四届	罗添场	2007	委员	中国农工民主党	漳州市医院眼科主任医师
		杨舒萍			无党派	漳州市医院超声医学科主任、主任医师
	第十五届	罗添场	2012	委员	中国农工民主党	漳州市医院眼科主任医师
		赖鹏武			无党派	漳州市医院超声医学科主任、主任医师

表 7-9 市厅级以上人民政协委员会当选委员名表

级　别	届别（届）	姓　名	当选时间（年）	职务	党　派	工作单位及职务
福建省政协委员会	第八届	沈长福	1998	常务委员	中国农工民主党	漳州市医院内科副主任、主任医师
	第九届	沈长福	2003	常务委员	中国农工民主党	漳州市医院内科副主任、主任医师
漳州市政协委员会	第二届	朱浴沂	1959	副主席	中国农工民主党	龙溪专区医院副院长
	第三届	朱浴沂	1961	副主席	中国共产党	龙溪专区医院副院长
	第四届	朱浴沂	1964	副主席	中国共产党	龙溪专区医院院长
	第五届	朱浴沂	1979	副主席	中国共产党	龙溪地区医院院长
	第六届	朱浴沂	1984	副主席	中国共产党	龙溪地区医院主任医师
	第七届	朱浴沂	1985	常务委员	中国共产党	龙溪地区医院主任医师
		吴泽沧		常务委员	无党派	龙溪地区医院内科副主任、副主任医师
		洪秉章		常务委员	基督教"三自"爱国会	龙溪地区医院退休的口腔科主任
		王济民		委员	中国农工民主党	龙溪地区医院检验科主任、主任技师
	第八届	李文来	1991	常务委员	无党派	漳州市医院外科主任、副主任医师
		朱浴沂		委员	中国共产党	漳州市医院退休的主任医师
		卢明福		委员	九三学社	漳州市医院放射科副主任医师
		林维瀚		委员	无党派	漳州市心血管内科副主任医师
		冯玉秀		委员	无党派	漳州市医院放射科副主任医师
		王济民		委员	中国农工民主党	漳州市医院检验科退休的主任技师
	第九届	卢明福	1996	常务委员	九三学社	漳州市医院放射科副主任、主任医师
		郭志坚		常务委员	中国致公党	漳州市医院胸心外科主治医师
		林维瀚		常务委员	无党派	漳州市医院心血管内科主任医师
		王白丽		委员	九三学社	漳州市医院妇产科副主任医师
	第十届	沈长福	2001	副主席	中国农工民主党	漳州市医院内科副主任、主任医师
		郭志坚		常务委员	中国致公党	漳州市医院胸心外科副主任医师
		王白丽		常务委员	九三学社	漳州市医院妇产科主任医师
		詹阿来		委员	国民党革命委员会	漳州市医院放射科副主任、副主任医师
		朱少波		委员	无党派	漳州市医院儿科副主任、主任医师

续表

级别	届别（届）	姓名	当选时间（年）	职务	党派	工作单位及职务
机构	第十一届	沈庆隆	2007	常务委员	无党派	漳州市医院放射科副主任兼CT室主任、主任医师
		詹阿来			国民党革命委员会	漳州市医院放射科副主任兼磁共振室主任、主任医师
		王希平			国民党革命委员会	漳州市医院肿瘤外科主任、副主任医师
		沈长福		委员	中国农工民主党	漳州市医院内科副主任、肾内科主任医师
		连学坚				漳州市医院肾内科主任、主任医师
		郭志坚			中国致公党	漳州市医院胸心外科主任医师
		朱少波			无党派	漳州市医院儿科主任、主任医师
		吴彼得			中国共产党	漳州市医院副院长、主任医师
	第十二届	沈庆隆	2011	常务委员	无党派	漳州市医院放射科副主任兼CT室主任、主任医师
		詹阿来			国民党革命委员会	漳州市医院放射科副主任兼磁共振室主任、主任医师
		林瑞生			中国民主建国会	漳州市医院神经外科主任、主任医师
		王希平		委员	国民党革命委员会	漳州市医院肿瘤外科主任、副主任医师
		连学坚			中国农工民主党	漳州市医院肾内科主任、主任医师
		杨舒萍			无党派	漳州市医院超声医学科主任、主任医师
		朱少波			无党派	漳州市医院儿科副主任、主任医师
		吴彼得			中国共产党	漳州市医院副院长、主任医师

表7-10 2015年12月前离、退休科室主要领导（负责人）名表

姓名	职务	任职科室	任职时间（年·月）	职称
陈彪	科长	保卫科	1949–1954	无
邓弼	主任	秘书处	1950–1952	无
张锦泉	主席	工会	1950–1952	无
黄建堂	主席	工会	1952–1956	无
李芳春	负责人	政工科、人事科	1952–1960	无
张志勤	秘书	秘书处	1952–1958	无
邱景发	主任	总务处	1954–1961	无

续表

姓　名	职　务	任职科室	任职时间（年·月）	职　称
洪毅颖	副总护士长 护士长（兼） 副主任 主任	护理部 门诊部 护理部 护理部	1958–1983 1972–1983 1983–1984 1984–1991	主管护师
陈巽哲	副主任	保健科	1960.06–1968.05	护士
梁亚水	副主任	药剂科	1960.06–1984.08	无
孙渭良	副科长兼 工会主席 科长	政工科 财务科	1960.09–1961 1963.01–1967	无
陈若雄	负责人	皮肤科	1960–1966	医师
高献才	副科长 副科长 组长	行政科 总务科 总务组	1962.12–1963 1963.01–1964 1973.04–1977.08	无
王泽娟	科长	人事科	1963–1964	无
林再金	负责人	中医科	1964–1969	医师
施仪道	副主任	五官科 门诊部	1965–1972.11 1972.11–1979	医师
傅再添	副主任	中医科	1972.11–1986	主治医师
刘文学	主任	秘书处	1977–1978	无
张淑慧	主任	政治处	1978–1980	无
蓝道华	科长	保健科	1984.08–1988.12	主治医师
李远生	主任 科长	药剂科 器械科	1979.07–1982.09 1982.10–1992.04	无
宋修华	主席	工会	1980.03–1982.02	无
杨降福	科长	总务科	1984.08–1985	中药剂师
黄解放	副主任	药剂科	1984.08–1985	中药剂师
吴秀松	科长	财务科	1984.08–1991	会计师
王连坤	副科长 科长 科长	医务科 医务科 科教科	1984.08–1992.09 1992.10–1996.10 1996.11–2002.12	主治医师
王美英	负责人	心电图室	1984–1993.03	主治医师
郭素英	副主任	营养室	1985.11–1998.12	主管护师
张至芬	副主任	麻醉科	1988.12–1993.10	主治医师
谢启金	科长	总务科	1988.05–1997.12	无
王乃隆	主任	药剂科	1988.05–1995.03	主管药师
赖金福	主任	院长办公室	1988.05–2000.02	无
林惠卿	副主任	针灸理疗科	1988–1993.03	主治医师
陈耀明	副科长	器械科	1991.10–1996.07	无

续表

姓 名	职 务	任职科室	任职时间（年·月）	职 称
林木水	科长	保卫科	1992.10–1999.03	无
黄刊治	科长	财务科	1984.08–1992.10 1992.10–2000.04	会计师
张惠娟	负责人	心电图室	1993.03–1996.05	主治医师
吴美才	经理	漳州市医院劳动服务公司	1993.11–1997.07	无
杨亦亦	科长	人事科	1995.01–2007.10	护师
吴世标	负责人	核医学科	1995.05–1998.08	主管技师
于军	副科长	信息科	1995.07–2007.12	馆员
张荣瑄	副主任	针灸理疗科	1996.06–1999.06	副主任医师
王炳松	经理	医院劳动服务公司	1997.07–2000.06	无
吴佳滨	副主任	药剂科	2003.09–2012.09	副主任药师
邱睦生	负责人	门诊部	2005.10–2006.12	副主任医师
朱小燕	科护士长	护理部	2008.06–2013.11	副主任护师

附　录

LONDON MISSIONARY SOCIETY.

1888.

Eastern.

Nº 9315   Arrival Nº 4004

FROM Dr. Fahmy,
     Chiang Chiu.

DATED March 29th 1888.

RECEIVED May 7th 1888.

ANSWERED October 19th 1888. No. 1475

CONTENTS.

1. Announces the establishment of the Changchow medical mission. A house has been rented for five years at $100 per annum, & adapted for a hospital &c. It was declared open on the 20th January: the out patients have numbered 130; the inpatients thirty.

> Announces the establishment of the Changchow medical mission. A house has been rented for five years at $100 per annum, to adapted for hospital it has declared open on the 20th Janaury: the out patients has numbered 130; the inpatients thirty.

英国伦敦公会 1888 年档案影印件

记载的是巴阿美医生（Dr. Fahmy）1888 年 3 月 29 日从漳州（Chiang-Chiu）寄来的信件，收件日期是 1888 年 5 月 7 日，回复日期 1888 年 10 月 19 日。信件内容为："宣告漳州医院的建立；1 座房屋被租用 5 年，每年租金 100 美元，改造成医院并于 1 月 20 日宣布开业。门诊病人数 130，住院人数 30。"

P.S. I have called the hospital "Hok-im I-Kuan" (The Gospel Healing House)

巴阿美医生（Dr. Fahmy）1888 年 3 月 29 日从漳州（Chang-Chow）寄往英国伦敦公会的信件影印件

在信件末尾，巴阿美附注："我把这家医院称为福音医院"。

> Chiang chiu Hospital
> January 10th, 1891
>
> Rev R. Wardlaw Thompson
> Dear Mr Thompson —
>
> This being the year for Decennial Reports, the following is a general review of the three years during which the Hospital has been in existence. Upon January 20th, 1888, the Hospital, a rented Chinese house, which was somewhat altered and repaired, was declared open, to the delight, as was afterwards proved by the continued influx of large numbers of sufferers, of the people. The statistical table here given shows at a glance that the Institution has kept up its popularity.

	1888	1889	1890
Individual cases	3371	3096	3484
Total No. of consultations by outpatients	10847	8338	8237
In-patients	441	284	360
Female patients (included in above)	643	516	530
Surgical operations	409	353	364

> Also a large number of patients were seen at their own homes, and certain obstetrical operations performed, in River boats, on boatwomen.
>
> From the outset I have kept it steadily before me that, while the object of the hospital is to relieve suffering, its chief end is the salvation of souls. To attain this object services are held, in the hospital Chapel, morning and evening; and daily the inpatients are taught to read and to commit to memory Hymns and passages of Scripture. Again, on outpatients' days,

Upon January 20th, 1888, the hospital, a rented Chinese house, which was somewhat altered and repaired, was declared open.

巴阿美 1891 年 1 月 10 日寄往伦敦公会的信件影印件
巴阿美在信中再次注明医院于 1888 年 1 月 20 日开业；并汇报了医院成立 3 年来的运行情况，统计了 1888、1889 及 1890 年的门诊、住院、女性病人及手术病人数。

CHANGCHOW MEDICAL WORK REPORT, 1930.   (2)

of the whole. For some of these I could do nothing, while the majority could be better treated as in-patients. It is one thing to give a bottle of eye lotion, together with ointment or drops, but quite another matter to get the eyes efficiently bathed and the ointment applied ! The next two largest groups consisted of diseases of the respiratory system, among which tuberculosis of the lungs came very much to the fore, and diseases of the skin, which were mostly in children. A small, but not unimportant, group consisted of lepers. The treatment of this disease is necessarilty of long duration, and so far none have come as regularly as they should have done. The numbers are as follows:-

	Men.	Women.	Children.	Total patients.	Total Attendances.
Out-patients	243	160	94	497	1,408
Out-visitation	25	23	10	58	164
Total:	268	183	104	555	1,572

It was at first anticipated that we should re-open the in-patient department in the autumn of 1930, but owing to various delays with building repairs, equipment and staff, this was not possible. I am very glad, however, to be able to say that at last the hospital is actually open. On April 1st, 1931, we admitted two patients, the previous ones to enter the hospital having done so almost twelve years earlier ! Somewhat extensive repairs were necessitated, owing partly to considerable damage having been done by white ants, and partly to various adaptations required to meet present-day conditions. For instance, it was formerly the custom for Mission hospitals to receive medical students for training, but now that would not be advisable as the Chinese Government will not recognize any other than fully-trained doctors - a regulation which is not yet enforced but which is likely to be within a few years. We therefore have a resident Chinese doctor and nursing students. Whereas previously there was only one class of ward, most City hospitals and some country ones find it desirable nowadays to have private wards for patients who prefer something rather better than the ordinary accomodation and are prepared to pay for it. In Changchow the provision of such wards is certainly justified, and we have already found that out of the first eight patients, two desired private wards. Accordingly some adaptation of the building was necessary; two rooms near the gate, which, I understand, were formerly used by the preacher, have been converted into women's private wards; two rooms which were previously wards are used by the assistant, while of the students' rooms, two are occupied by the male nurses, one by the preacher, and others are used as private wards for men. One large ward is not yet furnished, so that the number of beds in the men's general wards can be increased when necessary.

- Cont:

漳州协和医院第一任院长抚安（Wilfred Busby）向伦敦公会报告漳州协和医院1931年4月1日开业的情况

CONSTITUTION OF THE UNION CHRISTIAN HOSPITAL OF CHANGCHOW.

1. This Hospital shall be temporarily located (in the city of Changchow, Fukien, on Sin Heng St.) in the premises of the former London Mission Hospital. It shall be called the Changchow Union Christian Hospital.

2. This hospital, based on the principle of the universal love of Christ, is established by the London Missionary Society, of England, the Chih Koa Teng church (of Changchow city), the Tang Poa Au church, the Tang Po Thau church, the E Soa church, the Fahmy Memorial Fund Association, and with the Mission of the Reformed Church in America as a co-operating body - a total of seven bodies.

3. The above-mentioned seven bodies shall share responsibility for the equipment and annual expenses of the hospital. The obtaining of the funds as apportioned shall be undertaken by the representatives appointed to the Board by each of these bodies, and secured from their appointing body or from sources not connected with the other bodies concerned.

4. The 7 bodies mentioned above shall each appoint two members, who with the Hospital Superintendent - fifteen in all - shall form the hospital Board of Managers. The Superintendent has no power to vote.
   The Board shall further appoint 2 members to be Chairman and vice-Chairman of the Board and of the Executive Committee, one person to be Secretary, one to be Treasurer, and one to be Book-keeper - these five to form the Executive Committee.
   The powers of the Board of Managers and of the Executive Committee shall be as follows:
   Board of Managers : (a) To plan for the development of the Hospital and all other matters pertaining to the carrying forward of the work.
   (b) To make investigations and decisions with regard to budget, appropriations and the general business of the hospital.
   (c) To secure funds for equipment and running expenses, and to oversee their expenditure.
   Executive Committee. (a) To carry out the decisions of the Board of Managers, and manage ad interim business of ordinary nature.
   (b) To have control of funds collected by the hospital.
   (c) To investigate budgets, appropriations, and other hospital business.

5. A Hospital-and-medical superintendent shall be nominated by one of the above-mentioned bodies for the Board of Managers to consider and engage. If the Hospital Superintendent so engaged is a member of either the English or the American Mission his salary and expenses shall be borne by his mission. His term of office shall be in accordance with the rules of his mission. If the Board wishes to engage him for a succeeding term they must discuss and make their decision 6 months before the expiration of the term. If the Hospital Superintendent does not wish to continue he must also conform to this rule. Further if the Hospital Superintendent engaged is not a member of the English or American missions his term of office and other items shall be discussed and decided by the Board in connection with the body to which he is related. His salary and other expenses shall be borne by the hospital.

漳州协和基督教医院章程

CONSTITUTION OF THE UNION HOSPITAL, CHANG CHOW.

1934-5

1. **Origin.** This Hospital founded on the principles of the love of Christ is established by the South Fukien Synod, the Chang Chow Presbytery & the Inter-Mission Council of the 3 Missions (English Presbyterian Mission, American Reformed Church Mission, the London Missionary Society).

2. **Aim.** The aim of this Hospital is, by the healing of the sick and adding to the general health of the people to spread abroad the principles of the love of Christ.

3. **Name.** The Central Hospital established in Chang Chow, is called "The Union Hospital, Chang Chow". The Branch Hospitals established at Changpu, & Sio Khe are called "The Union Hospital Chang Chow, Changpu branch", and the "Union Hospital Chang Chow Sio Khe branch"

4. **Expenses.** The cost of buildings and running expenses shall be arranged for and met by the Board or Committees of each Hospital.

5. **Medical matters.** The medical work of the Central and branch Hospitals shall be united and shall be under the full management of the Superintendent of the Central Hospital.

6. **Board of Managers.** The Board of Managers of this Hospital shall consist of II persons. 3 shall be chosen by each of the 3 bodies mentioned in Article I, making 9 in all. 2 others shall be invited by these 9 members to form a Board of Managers of II. In the case of the 3 members elected by the 3 above mentioned bodies, their term of office shall be 3 years, but in the first instance, it shall be decided by the casting of lots as to who shall serve for I, 2 or 3 years. Afterwards I member shall be appointed every year for the term of three years. If a member retires, the organisation to which he belongs shall chose someone to

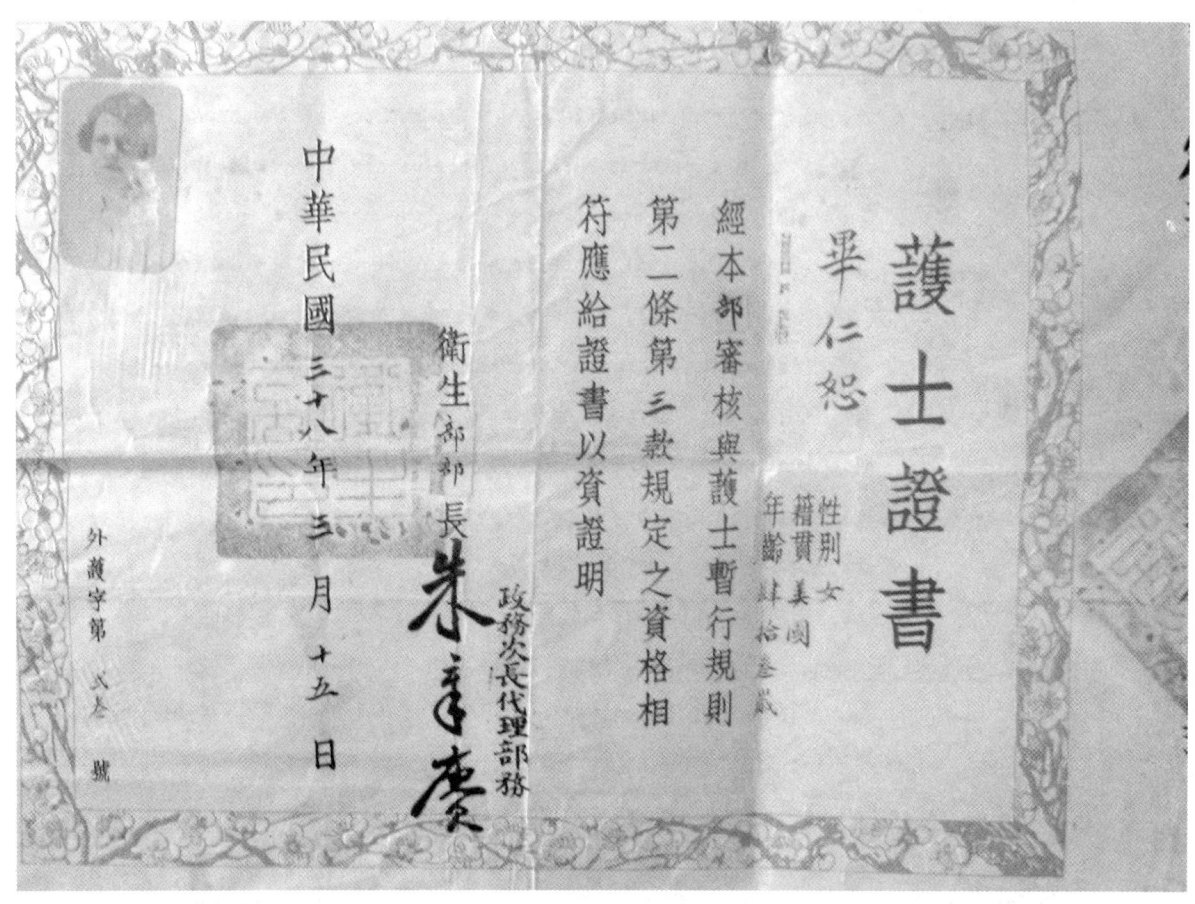

中华民国三十八年三月十五日（1949年3月15日）毕仁恕的护士证书

1951年1月20日漳州协和医院董事会为报告本院全体职工热诚拥护政务院贤明措施，陈明协和历史组织状况

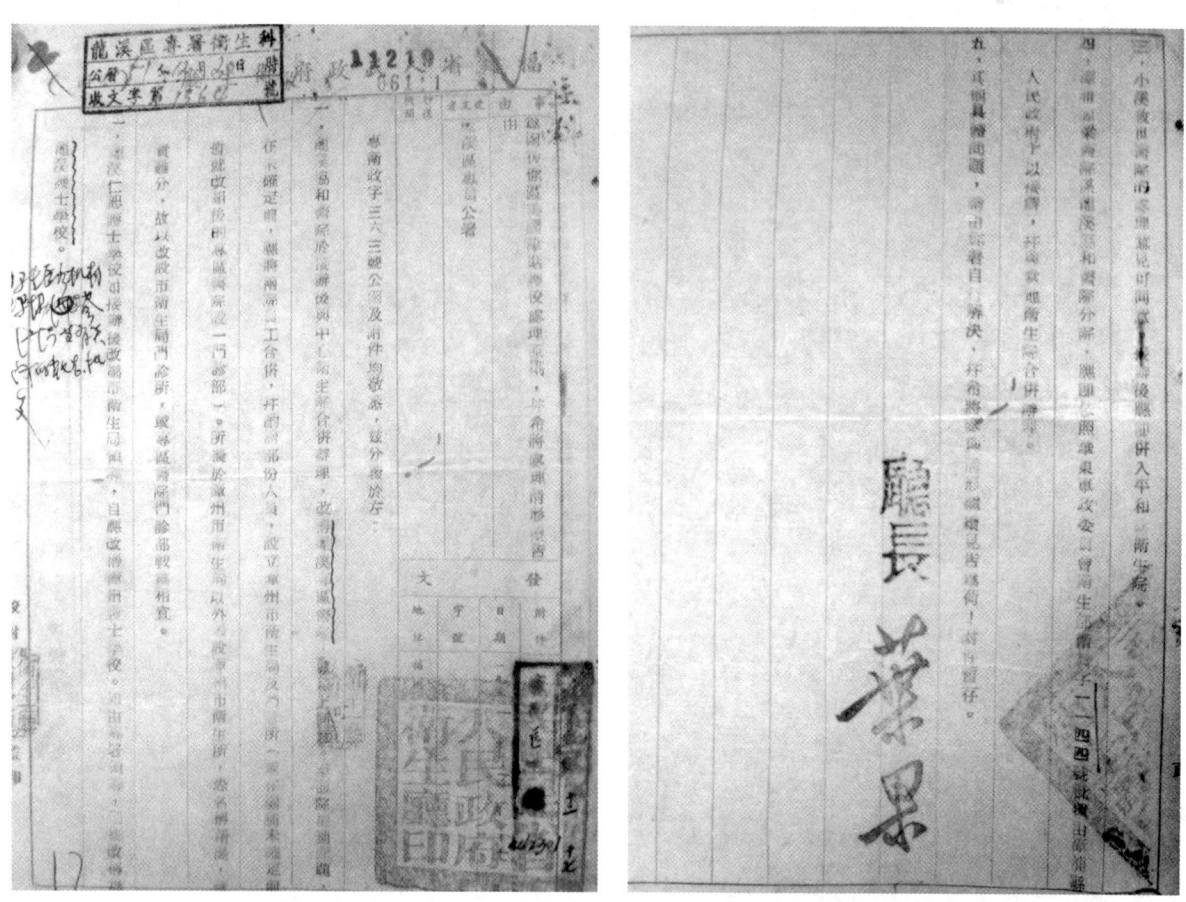

1951年12月17日福建省人民政府卫生厅关于"为函复你区美国津贴护校处理原则并希将处理情形报告由"。

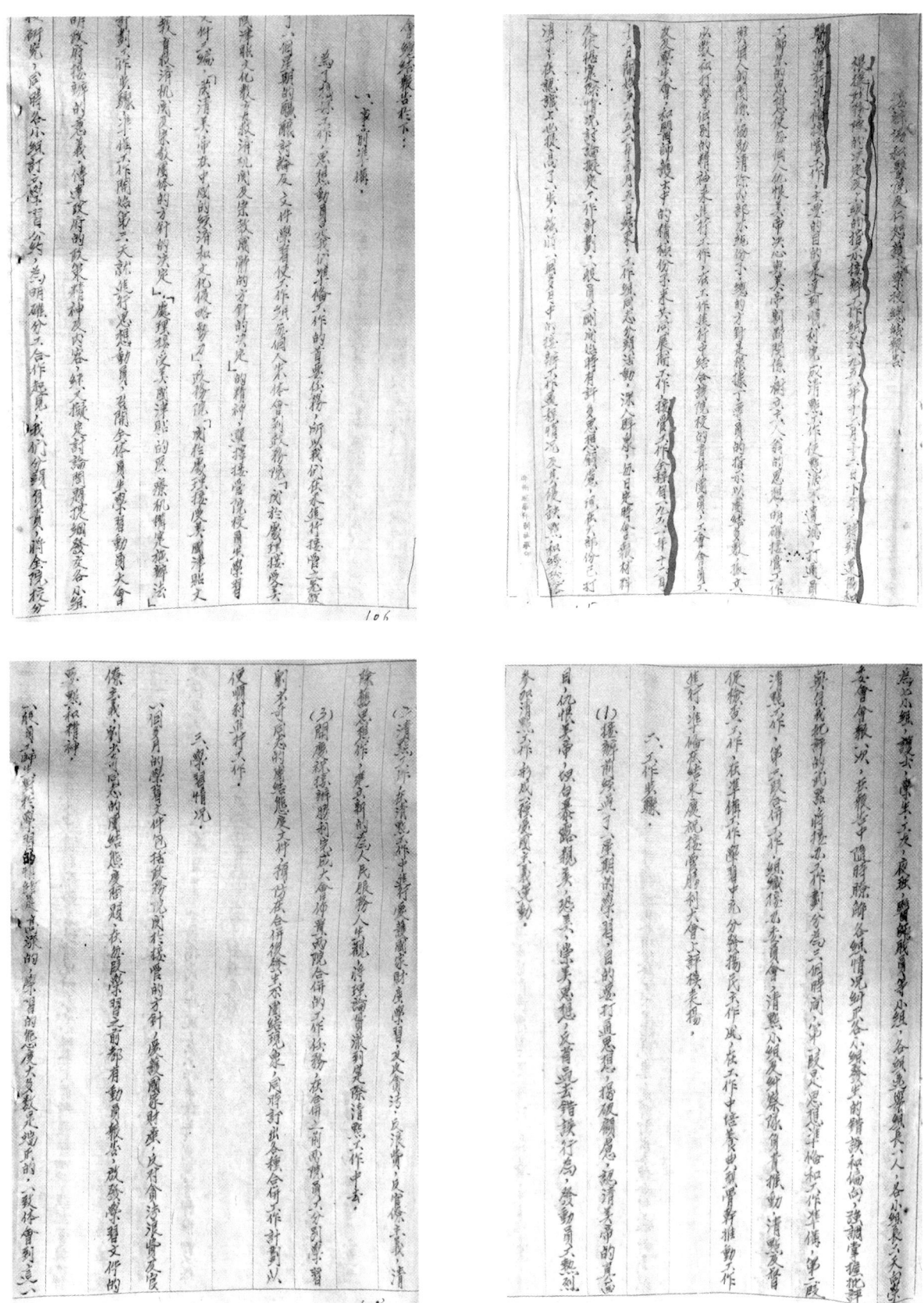

1952年2月29日龙溪专署接办工作组接办漳州协和医院及仁恕护士学校工作总结报告（第1-4页）

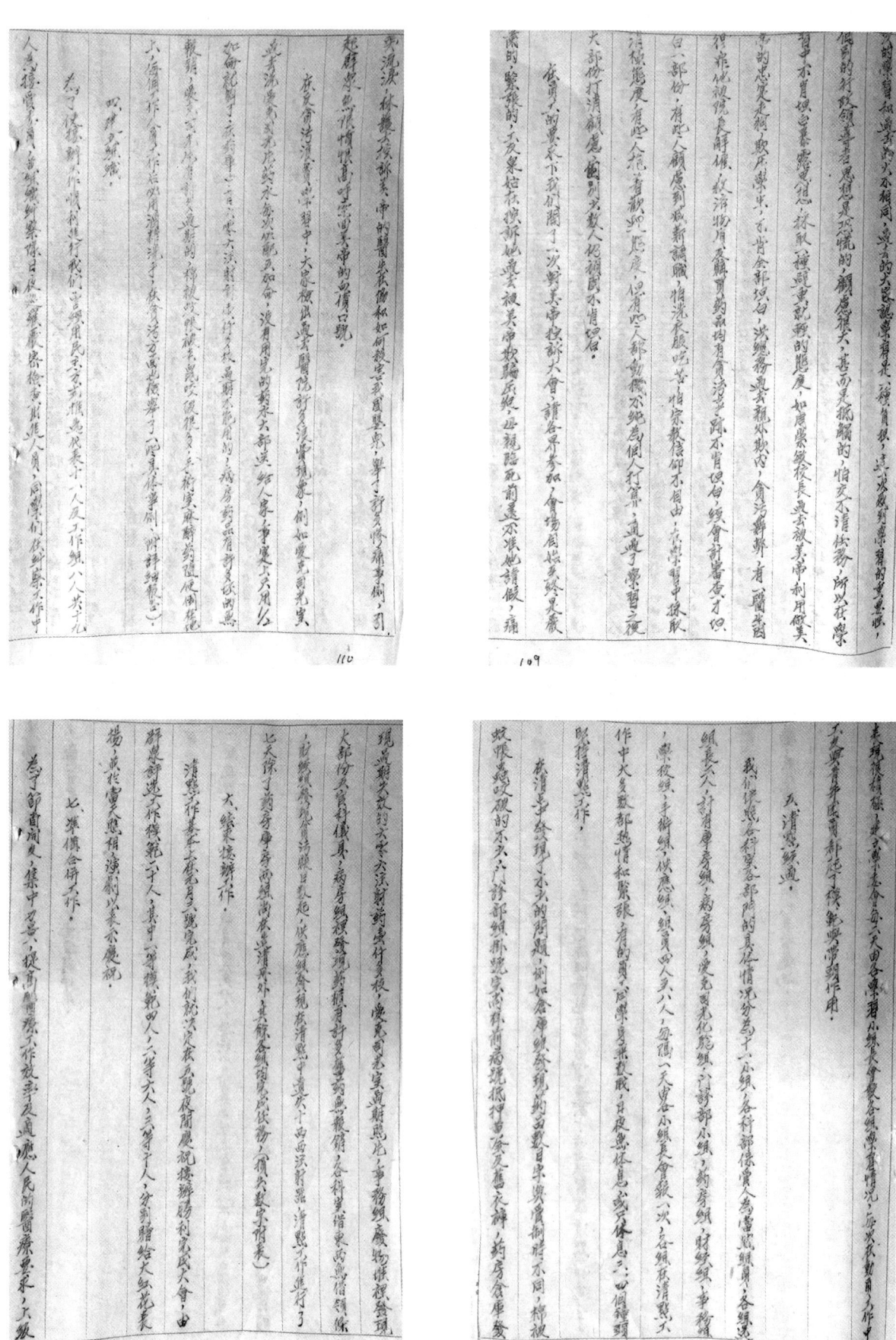

1952年2月29日龙溪专署接办工作组接办漳州协和医院及仁怒护士学校工作总结报告（第5-8页）

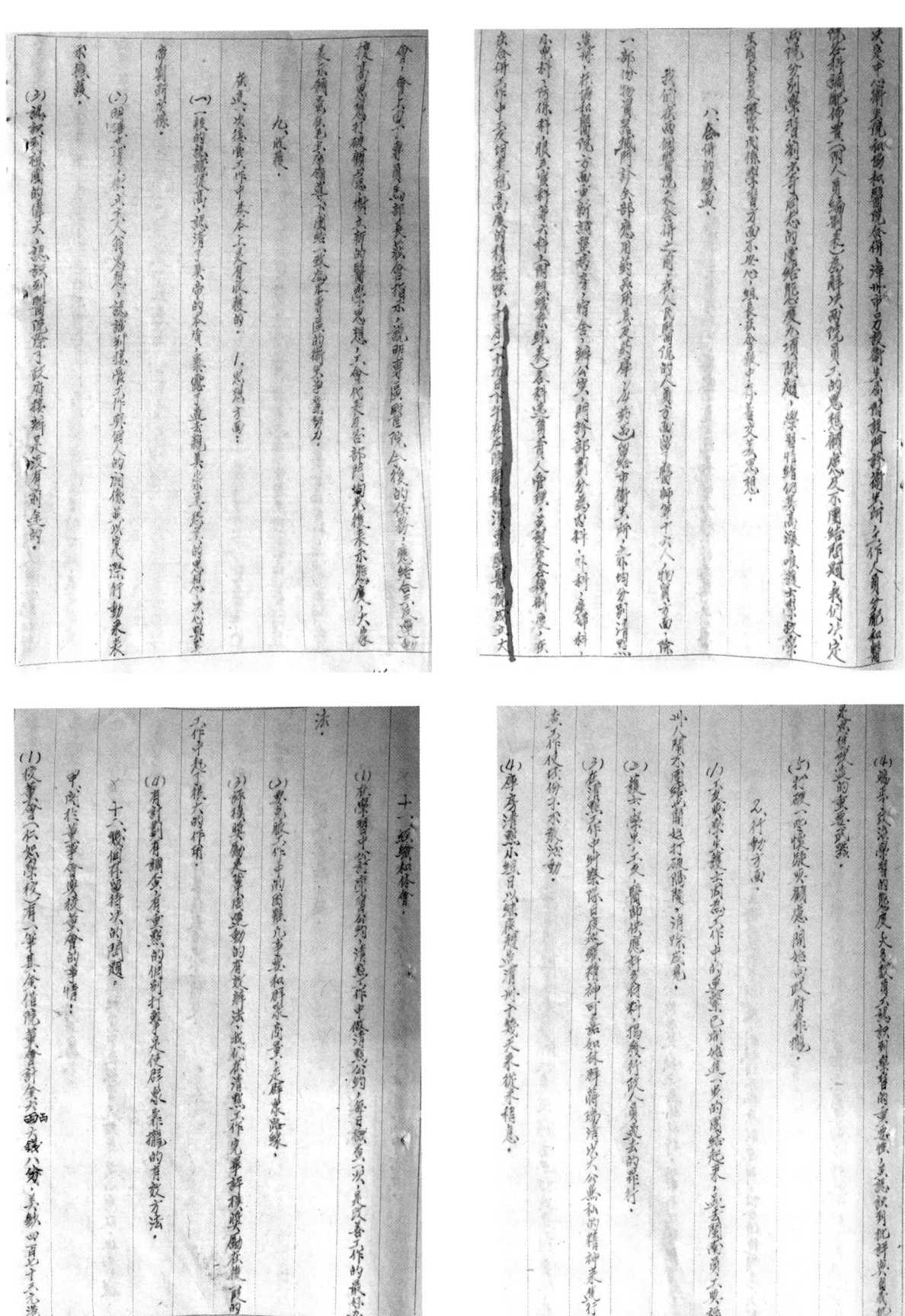

1952年2月29日龙溪专署接办工作组接办漳州协和医院及仁恕护士学校工作总结报告（第9—12页）

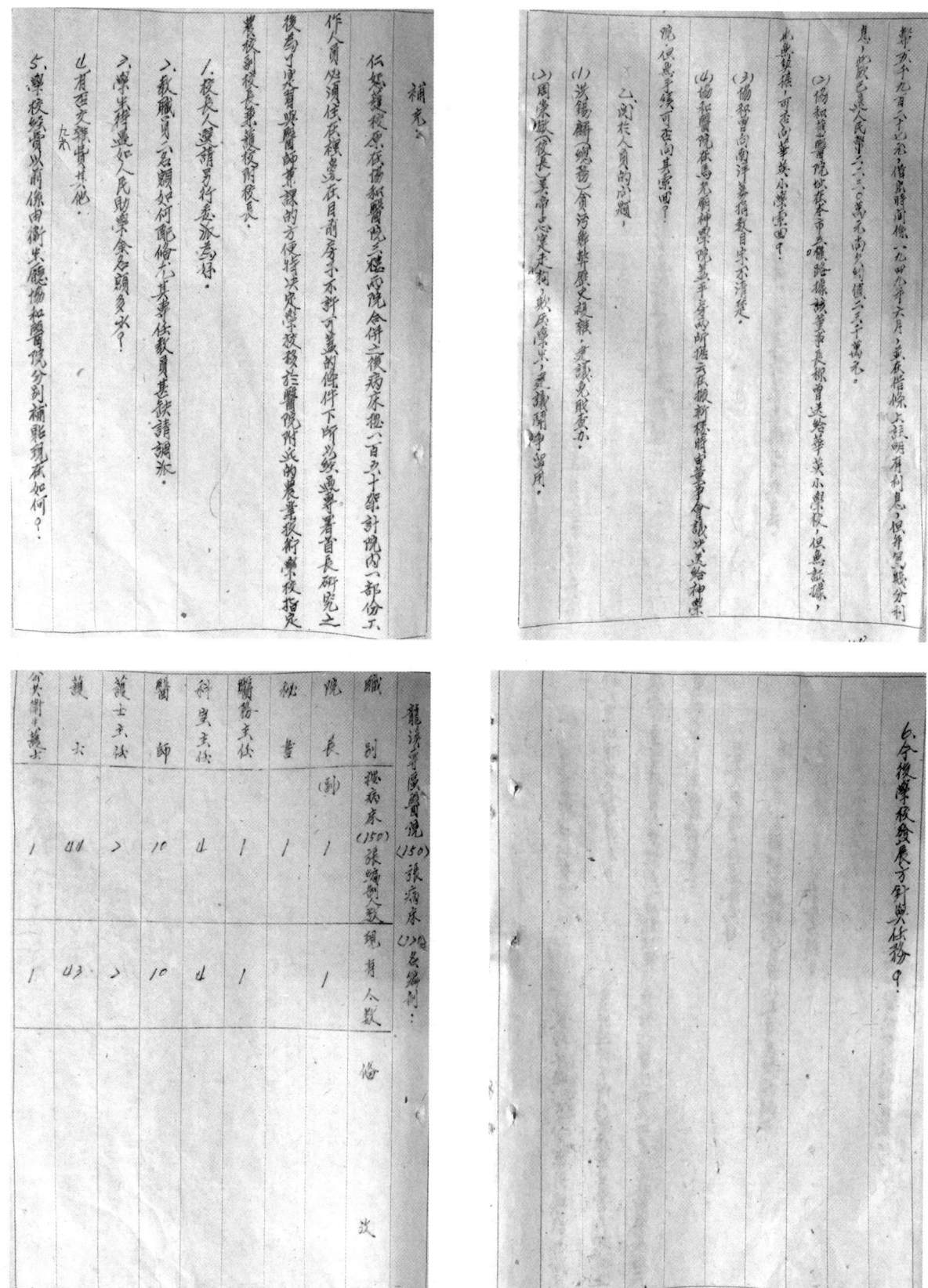

1952年2月29日龙溪专署接办工作组接办漳州协和医院及仁恕护士学校工作总结报告（第13—16页）

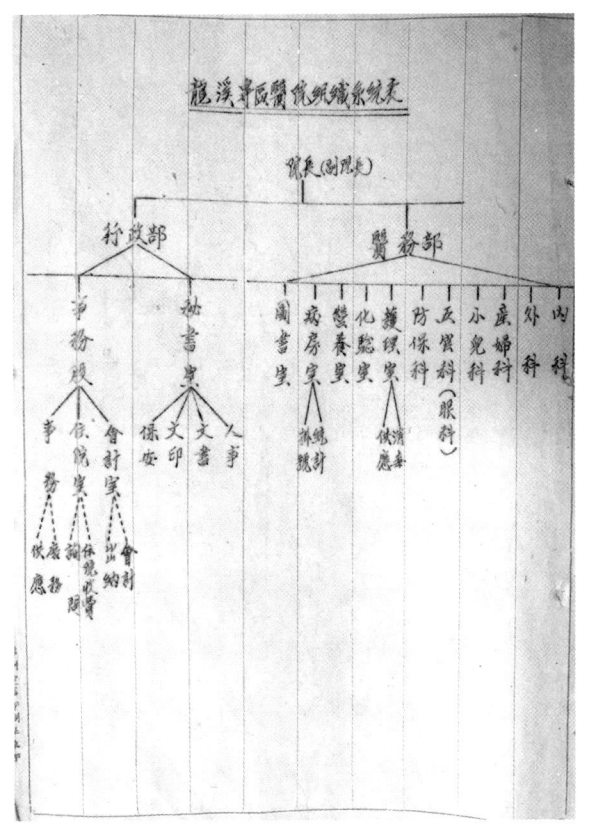

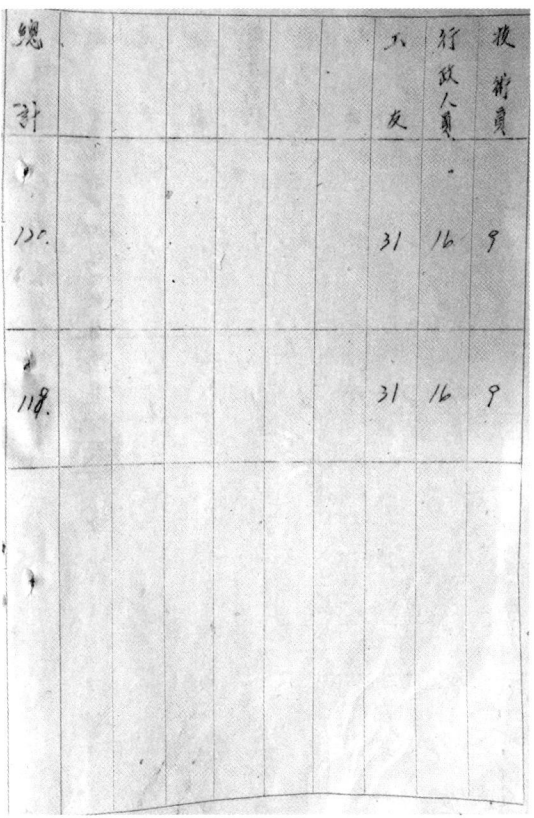

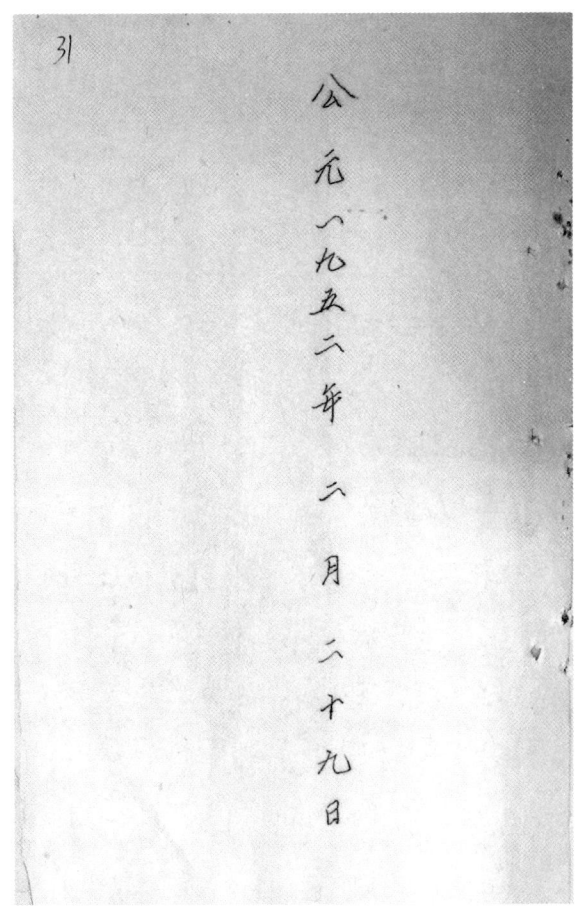

1952年2月29日龙溪专署接办工作组接办漳州协和医院及仁恕护士学校工作总结报告（第17-19页）

修志始末

2011年2月11日下午,漳州市医院党委书记、院长马旭东主持召开每周党政领导班子例会。党委副书记、工会主席陈同元汇报近期浏览了医院内部局域网的"医院历史"栏目,登载3行字4张照片,介绍漳州市医院100多年的悠久历史,认为医院对自身历史的介绍过于简单,建议组织力量收集、整理、修复和保存医院历史资料,把历代前辈锻造的黄金信誉、救死扶伤的医道和大医精诚的医魂编纂成书,让百年医院的光辉历史、厚实文化积淀和宝贵精神财富,一代代传承下去,发扬光大。与会者认为,漳州市医院是百年老院,把医院历史整理完整传承下去非常必要,也非常重要。

2011年2月15日下午,医院党委书记、院长马旭东主持召开党政工领导班子联席会议。会议深入讨论了编纂医院志的问题。会议认为,从漳州福音医院创办至今天的漳州市医院,横跨三个世纪,源远流长,薪火相传,历届领导和新老员工团结一心、开拓奋进、拼搏奉献,医院不断发展壮大;历史文化资料是医院最珍贵的文化遗产,是一笔宝贵的精神文化财富和不可再生资源,是医院建设发展的根,这种无形资产具有不可估量的文化和品牌价值,深具独特的感召力和强大的精神动力。会议决定着手编纂《漳州市医院志》,成立院史办,宣传发动医院新老职工人人参与、众手修志。漳州市医院开始组织兼职人员和志愿者,约请或上门采访40名离退休老同志,收集医院有关历史的口述资料。

2011年3月11-12日,漳州市医院工会召开第八届二次职工代表大会。与会代表人手一份《漳州市医院报》(专刊),专刊登载了《挖掘医院历史宝库 提升医院文化内涵》的文章,以及收集的部分医院历史建筑、历史人物、历史实物等照片,引起代表们的强烈共鸣。与会代表认为,收集整理并编纂一部比较完整的漳州市医院志,能再现漳州市医院建设发展的历史轨迹,展示医院悠久历史文化与发展成就,建设医院文化品牌软实力,成为医院可持续发展的动力源泉,使一代又一代漳医人从中受到教益、启迪和激励,源源不竭地获取强大的精神动力,不断强化爱院如家意识,增强凝聚力,发挥继承前人、勉励后者、薪火传承的作用。编纂《漳州市医院志》是一项宏大的系统工程,需要医院全体新老员工携手同心,以主人翁的责任感,积极参与"寻访院史"活动,认真回忆、查找、寻访并向医院提供有关漳州市医院的历史资料与线索,共同完成一项功在千秋、利在后人的光荣而艰巨的历史使命!

2011年10月28日,漳州市医院成立《漳州市医院志》(简称院志)编纂委员会,下设编辑室;抽调专职、兼职人员,聘请修志专业人员指导并参与搜集资料。党委副书记、院志编纂委员会副主任、主编陈同元主持召开修志工作会议。党委书记、院长、院志编纂委员会主任马旭东作修志工作总动员,指出编纂院志开启了医院修志先河,追溯历史,传承文明,以史为鉴,总结经验,吸取教训,增强凝聚力,激发正能量,对医院的发展具有深远的历史意义。受聘的修志专家、院志总纂林幼云进行修志专业知识及怎样做好院志资料的收集、整理、筛选等工作的培训。会后,陈同元多次召开编辑人员会议，及时协调解决工作中的难题，指导如何遣词用句，做到言简意赅、客观准确表达，包括标点的规范使用；要求修志工作者要本着尊重历史、记载历史、反映当今、启示后人的指导思想，确保入志资料的文献性、权威性、准确性、系统性和客观性。林幼云以修志工作者特有的严谨认真，查阅选录档案资料，指导编辑人员和147名志愿者把基础资料用笔录、复印、摄影、录入电子版等方式，整理形成入志资料档案。至2011年12月，编辑室人员查阅1938-2011年院存档案479卷（12卷英文档案）；以电子版录入基础资料约200万字；到漳州市、龙岩市、平和县、漳浦县、龙海市、芗城区等地档案馆、图书馆查阅摘录资料约10万字；请漳籍旅英华侨联系当地高校学生查阅拍照英国博物馆存档（1885-1937年）的漳州福音医院及漳州协和医院时期文稿和照片等资料3192份；由11名志愿者笔译摘录英国博物馆存档文稿12卷约13万字；漳州市医院各科室资料执笔人（见附表科室、姓名）经查阅存档文字及采访知情者，基本完成各科室简介资料；总纂在基本掌握大量的入志基础资料后，按照志书规范要求初步拟订和设计院志凡例、篇目。2012年1月，编辑室拟订人物卷凡例，抽调专职人员着手人物卷资料的征集编写工作，初步搜集志首彩图素材。至2012年5月，编辑资料稿约60万字（不含人物卷）。

2012年6月，院志编纂工作重点针对院志资料时限跨度长、史料不全且多处出现矛盾、概念模糊、错别字等问题，主编经常指导各卷编辑人员工作，协调沟通有关科室解决资料问题；兼职编辑多用休息时间查阅梳理、查核校正资料；编辑室向院志编纂委员会提请进行入志资料自评自审工作并得到同意。自评自审会议上，马旭东强调全体修志人员要以高度的历史责任感，严格按照地方志体例规范，尊重史实、科学客观、求真存实，对资料稿进行自评自审，把事业的兴衰起落和经验教训留给后人；陈同元要求未通过广泛征求意见和多方佐证审核之前的资料，都不能轻易认为是完全真实可信，资料的评审工作比搜集整理更艰难、更重要，必须经过自评自审，修正遗漏、错误，把问题解决在评议之中，确保志书质量；总纂以"自评自审入志资料的重要性及工作要求"和"如何进行志稿评议"为题，指导评审篇目设计是否合理，资料录入是否完善、真实、归属得当，行文表述是否规范，如何填写《评审意见反馈表》等，并对院志凡例及篇目设计作具体解释。2012年9月，各科室基本完成自评自审修改稿；编辑室吸纳、梳理自评自审反馈意见，基本形成院志初稿（不含人物卷）；聘请郑美华、林陈瑜、张日庆等3名修志专家，从志书体例要求和行文规范、篇目设计等问题进行阅改并提出修改建议和意见；总纂根据科室反馈意见和专家阅改意见，在指导各卷编辑按照志书体例要求和凡例的同时，对资料脉络进行全方位规范梳理，处理行文不规范、重复累赘、矛盾交叉、归属不当等问题，向主编汇报遇到的重点与关键性问题，及时处理解决。2012年12月，编辑室完成志首彩图（214幅）的分类编排和图文核对。

2013年3月，《漳州市医院志》编纂委员会根据工作需要合理调配人力；编辑室经常集中协调各卷编辑，及时讨论解决编辑中出现的难题，总纂根据资料属性对篇目作相应调整修改，进一步修订完善凡例；院志编纂委员会决定人物卷资料下限延至2012年12月；随着编纂工作的进展，主编及时对编辑人员提出新要求，协调解决编纂工作中遇到的难题，使编辑人员逐渐熟悉掌握修志基本知识并在实践中运用；编辑室注重志稿行文规范，对入志资料作系统的分类编排并继续补充核实；辑入资料以院存档案和各科室提供为主，医院历史建制以英译资料、历史图照文字为依据，院址资料作实地考证后梳理入志；大事记初稿通过各科室自评自审反馈意见及各卷互为补充校核修改；卷中主题概述以各门类发展脉络为主线提炼概记记述，并综合吸纳编委会审改意见反复修改；在理清医疗、护理技术发展脉络后，经反复征求有关专业技术权威人士意见进行勘误校正；以所拥有基础资料内容决定章、节、目的设置，反复梳理和修改，力求做到科学分类、排列有序、归属得当、特色鲜明。至2014年7月，院志编纂基本完成科室自评自审修改稿7卷76万字初稿。

2014年10月至2015年4月，院志编纂委员会严格执行准确、真实、全面的入志资料标准，在全志卷、章、节、目基本确定的基础上，针对志稿中存在的表述不清、错别字、误记歧义、缺录主题词句或时间等错漏问题，确定编辑室专职人员罗红英，再次查阅院存档案（1938-2011）439卷，校核已录制的电子档案资料稿360件，约78万字；以电子版补录档案稿约3万字；对志稿进行核档纠错、补充重要的缺项断限资料；讨论确定并增补详记具有特殊价值与行业特色的资料和重要文献。

2015年5月18日，漳州市医院成立院志审稿委员会，调整充实院志编纂委员会。2015年5月22日，党委书记、院长、院志编纂委员会与审稿委员会主任马旭东主持召开成员会议。党委副书记、院志编纂委员会与审稿委员会副主任、主编陈同元作编纂总结汇报：全志主体文字已基本完成总纂加工，院志编纂工作正式进入终审修改提高质量阶段，而审稿是修志工作中的关键环节，医院主持编纂的院志是"官书"而非私人著述，具有行政权威性，必须通过审稿确保入志资料求真存实，提高院志质量。党委书记、院长、院志编纂委员会与审稿委员会主任马旭东强调，各位审稿成员要以高度的历史责任感，以确保提高志书质量为目的，严格执行准确、真实、全面、系统且具有代表性、权威性的入志资料审稿标准，把审稿任务摆上工作日程，按照审稿任务分工要求，实行医院主要领导负全责，分管领导负责审核与各自工作有关的资料，各审稿人员不定时多次集中讨论的意见，综合对志稿进行核实定稿。院志总纂从地方志编纂工作的有关规定和志书的审稿标准等方面，指导如何审核重点章节内容，注意医疗技术的开展时间与评价新技术的标准、集体讨论确定志首彩照和大事记的入选标准、须请权威专家审核规范记述机构及专业技术名称，以确保志稿记述的科学性和逻辑性。院志编纂委员会根据各审稿人员所分管和熟悉的专业进行审稿任务分工。终审工作分为科室核稿与审稿委员会审稿两个阶段。科室审稿阶段经反复征求修改意见及多方讨论后补充入志资料，按照要求填写审稿意见反馈表；审稿委员会审稿阶段重点审核较难确定的问题和大事记条文，把修改意见反馈到编辑室；编辑室综合梳理后，提请院志编纂委员会和审稿委员会集体讨论确定。马旭东把握修志全局，多次主持重大问题的讨论，亲自审稿，反复修改，提出重要修改意见；特别是从医疗业务权威的角度，对医疗、护理、教学与科研、人物等卷以及大事记进行反复梳理、删补、修改、校正；适时召集院志编纂委员会、审稿委员会成员集体讨论，切中要点、解决难题，有效地推进编纂与审稿进度，确保院志质量。陈同元带领编纂人员克服医院首次修志历史跨越大、时间紧、人手少、基础资料凌乱不全等多方面困难，以工匠精神锲而不舍、不辞辛劳；作为主编高度重视志书质量，坚持对历史负责、对子孙后代负责，秉笔直书，存真求实；协调有关科室核审补充修改入志资料，既当主编，又当编辑，字斟句酌，费尽心力。编纂与审稿委员会副主任、编辑室副主编不辞辛苦，挤出时间认真审改，提出宝贵修改意见。编辑室根据审改意见及时查找资料进行删补，按照凡例审核人物卷录入标准，到漳州市档案馆查档核实补充修改入传人物21名，新增入传人物11名；补充核改入录人物144名，新增入录人物29名；删除不符合入志标准者16名；反复审核修改凡例，提请院志编纂委员会和审稿委员会集体讨论，决定文中附表资料下限延至2015年12月，图照、总概述、大事记资料下限延至2016年12月。至2017年7月，基本完成院志主体部分的终审修改工作。

2017年8月，院志编纂工作进入出版审稿阶段，主编和总纂在福建省权威修志专家的指导下，对全志稿行文进行精细规范的同时，梳理修改部分章、节、目的文字；对总概述、大事记、各卷中交叉表述的重要资料作恰当处理；为突出医疗质量管理和医院事业发展重要特色，把"创建三级乙等医院""创建三级甲等综合医院""安全医疗月""医院管理年""医疗质量万里行"从"机构与管理"卷调至"医疗"卷,设"专题系列创建活动"节。

《漳州市医院志》的编纂是总结经验吸取教训、增强凝聚力激发正能量的过程。修志工作中,专职者恪尽职守,工作一丝不苟,经常加班熬夜;兼职者在做好本职工作的同时,认真完成修志任务。在院志面世之际,特此诚挚感谢本院参与修志的全体新老员工,以及在收集历史资料方面鼎力相助的英籍华裔陈良才先生、在志书体例规范与出版等工作中指导点拨的福建省方志委编辑处凌文斌处长、在查阅相关历史资料时倾力相助的漳州东坂后礼拜堂庄静城牧师和接官亭礼拜堂陈辉江牧师、在寻访医院旧址时大力支持的新华东社区老干部林水萍女士。同时,诚挚感谢社会各界、有关单位、国内外友好人士的帮助与支持。

鉴于水平所限、史料不全、编纂时间仓促,疏漏与不足在所难免,敬请读者指正。

《漳州市医院志》编纂委员会

2018年2月9日

附：

《漳州市医院志》审稿分工一览表

主审领导	分审领导	负责科室	负责人	卷别	审核内容
马旭东	陈同元	院志编辑室	陈同元	卷一	机构与设置：漳州福音医院时期、漳州协和医院时期
					机构与设置：福建省龙溪专区医院、龙溪地区医院时期
					1952年龙溪专区医院组织系统示意图
					救世医院、源梁医院、爱华医院、同安医院、流传分院
				卷七	福音医院、漳州协和医院历任院长名表
	郭永林	院办公室	张跃能	卷一	机构与设置：漳州市医院时期
					1986年、2011年漳州市医院组织机构设置示意图
					小坑头分院、漳州市医院招商局漳州开发区分
					院长办公室
					2011年医院组织管理机构及成员一览表
					1978-2011年医院院级荣誉奖项一览表
					1982-2011年医院获市级以上集体荣誉一览表
				卷三	宣传报道
				卷四	专题：创建等级医院
				卷七	1958-2012年获市级以上先进人物名表
					1952-2012年医院历任行政领导名表
	马旭东	人事科	李继红	卷一	人事科
					编制管理、职工招聘管理、干部竞聘上岗管理、后勤服务社会化改革、专业技术人才管理、职工工资
				卷七	1992-2012年获市级以上专业技术拔尖人才名表
					1981-2012年医院离、退休人员高级职称获得者名表
					1980-2012年医院离、退休人员副高级职称获得者名表
					1998-2012年漳州市医院在职人员副高级职称获得者名表
					2001-2012年漳州市医院在职人员高级职称获得者名表
					至2012年历任科室负责人名表（正高职称另入录传、录）
	陈同元	党委办	许淑芬	卷二	中国共产党福建省漳州市医院委员会
					中共漳州市医院纪律检查委员会
					民主党派
					1988-2011年福建省漳州市医院优秀党员、优秀党务工作者人数表
				卷三	医德医风建设
					主题创建系列活动

续表

主审领导	分审领导	负责科室	负责人	卷别	审核内容
陈同元		党委办	许淑芬	卷七	历届市级以上中共党代会当选代表名表
					历届市级以上人民代表大会当选代表名表
					历届市级以上政协委员会当选委员名表
					1950—2012年中国共产党医院委员会主要领导名表
					1988—2012年中国共产党福建省漳州市医院纪律检查委员会主要领导名表
		工团	许淑芬	卷一	职工福利
					职工奖惩
				卷二	漳州市医院工会委员会
					中国共产主义青年团福建省漳州市医院委员会
					医院历届工会委员会负责人名表
					1986—2011年福建省漳州市医院工会委员会经费收入支出情况表
					中国共产主义青年团医院委员会历届主要负责人名表
				卷三	医院文化建设
					职工文体活动
马旭东		医务科	阮敏毅	卷一	医务科（包括保健科、医保办）
				卷三	公德爱心（包括扶贫援助、援外医疗）
				卷四	概述（医疗卷）
					职责管理与质量监控（门诊、急诊、临床）
					公共卫生事业管理
					服务质量管理系列活动
					专题：创建等级医院
	刘文平	门诊部	沈炳荣	卷一	门诊部
				卷四	门诊
					门诊专业技术发展；表4-1、2，图4-2、3、4、5、6
		急诊科	方文革	卷四	急诊
					急诊专业技术发展
		质控科	蒋少红	卷一	质量管理控制科（包括病案室）
				卷四	门诊 急诊职责管理与监控
					临床职责管理与质量监控
					病历管理
					专题：创建等级医院
	吴彼得	科教科	陈诺琦	卷一	科教科（包括教学办、图书室）
				卷四	图书管理
				卷六	科教篇（医疗部分）

续表

主审领导	分审领导	负责科室	负责人	卷别	审核内容
马旭东	吴彼得	院感科	叶小玲	卷一	医院感染管理科
				卷四	院感管理与监控
	韩明瑞	护理部	谢丽琴	卷一	护理部
				卷五	护理卷
				卷六	科教篇（护理部分）
				卷七	各时期护理岗位管理人员名表
	马旭东	财务科	李咏梅	卷一	财务科、财务工作、医院若干年份收支统计表
				卷一	职工工资
				卷四	【图4-7】1981-2011年医院业务收入示意图
	陈同元	审计室	阮志军	卷一	审计监督
					诊疗统计
	郭永林	总务科	李鸿州	卷一	总务科
	蔡铭智	保卫科	蔡东锋	卷一	保卫科
		器械科	陈吴南	卷一	医疗器械科
				卷四	器械供应与管理
					2011年漳州市医院主要医疗仪器设备一览表
	吴彼得	信息科	黄慧萌	卷一	信息科
				卷四	信息管理
	刘文平	大内科	陈艺宏	卷四	皮肤科
					专业技术发展
			刘建南	卷四	呼吸内科
					专业技术发展
			杨舒瑾	卷四	中医科
					专业技术发展
			江浩清	卷四	康复科
					专业技术发展
			陈建东	卷四	心血管内科
					专业技术发展
			赖亚栋	卷四	消化内科
					专业技术发展
			陈跃鸿	卷四	神经内科
					专业技术发展
			张捷	卷四	临床心理科
					专业技术发展

续表

主审领导	分审领导	负责科室	负责人	卷别	审核内容
马旭东	刘文平	大内科	林聪猛	卷四	血液内科
					专业技术发展
			赖鹏斌	卷四	内分泌内科
					专业技术发展
			连学坚	卷四	肾内科
					专业技术发展
			洪鹭蓉	卷四	干部病房
					专业技术发展
			许慎	卷四	肿瘤内科
					专业技术发展
			黄建丽	卷四	肿瘤放射肿瘤科
					专业技术发展
			邱陆阵	卷四	内科重症监护室
					专业技术发展
	刘文平	大外科	杨秋香	卷四	手术室
					专业技术发展
			庄鹏	卷四	眼科
					专业技术发展
			陈永辉	卷四	口腔科
					专业技术发展
			郑周达	卷四	泌尿外科
					专业技术发展
			林志坚	卷四	麻醉科
					专业技术发展
			林广民	卷四	整形烧伤科
					专业技术发展
			严康宁	卷四	骨科
					专业技术发展
			林瑞生	卷四	神经外科
					专业技术发展
			李兆生	卷四	耳鼻喉科
					专业技术发展

续表

主审领导	分审领导	负责科室	负责人	卷别	审核内容
马旭东	刘文平	大外科	张奕	卷四	胸心外科
					专业技术发展
			马晶	卷四	肛肠科
					专业技术发展
			刘勇	卷四	外科重症监护室
					专业技术发展
			陈宇峰	卷四	普一外科
					专业技术发展
			洪建明	卷四	普二外科
					专业技术发展
			王希平	卷四	普三外科
					专业技术发展
	刘文平	妇产科	李玲	卷四	妇科
					专业技术发展
			庄红梅	卷四	产科
					专业技术发展
		儿科	叶小玲	卷四	儿科
					专业技术发展
	蔡铭智	医技科室	李碧峰	卷四	药学部（包括：2011年漳州市医院药学部机构设置示意图）
					专业技术发展
			吴阿阳	卷四	检验科
					专业技术发展
			詹阿来	卷四	放射科
					专业技术发展
			苏海燕	卷四	病理科
					专业技术发展
			康虹	卷四	心电图室
					专业技术发展
			杨舒萍	卷四	超声医学科
					专业技术发展
			洪理伟	卷四	核医学科
					专业技术发展

续表

主审领导	分审领导	负责科室	负责人	卷别	审核内容
马旭东	蔡铭智	医技科室	颜文辉	卷四	脑电图室
					专业技术发展
			原敏	卷四	输血科
					专业技术发展
			刘丽莎	卷四	碎石室
					专业技术发展
			詹阿来	卷四	CT室
					专业技术发展
			高惠珍	卷四	高压氧治疗室
					专业技术发展
			詹阿来	卷四	磁共振室
					专业技术发展
	吴彼得	体检中心	林华东	卷四	体检中心
		分院	吴彼得	卷一	朝阳分院

《漳州市医院志》科室负责人及资料执笔人一览表

科室	科室负责人	科室资料执笔人
院长办公室	蔡东峰	黄恩梅
人事科	杨娇玲	陈婷婷、张翠莲、郭晓红
审计室		阮志军
财务科	郭永林	黄淑芬、刘丽芬
医务科	沈炳荣	高泉敬
质量控制管理科	刘文平	林军煌、高艳
科教科	陈诺琦	蒋辉、林映玖
护理部	康亚婵	康亚婵、陈珍珠
信息科	张跃能	黄慧萌
医院感染管理科	叶小玲	杨榕源
器械科	陈吴南	蔡美芬
保卫科	李鸿州	黄仁言
总务科	游煌	王琳
爱玛客公司	僧建南	僧建南
朝阳分院	吴彼得、许向农	王智良
漳州市医院招商局漳州开发区分院	黄进顺	李小平
门诊部	张秀芬	张秀芬、许琼英
保健科	周爱英	周爱英
健康体检中心	林华东	林华东
急诊科	方文革	杨敏、陈立群
门诊输液室	张宝羡	张宝羡
内科重症监护室	邱陆阵	郭亚绒、何绍珍
神经内科	陈跃鸿	陈柏龄、张梅芳
血液风湿内科	林聪猛	沈玲玲、林达义
肾内科	连学坚	连学坚
皮肤科	陈艺宏	张洪辉
心血管内科	陈建东	林春艺
呼吸内科	刘建南	叶煜铭
干部病房	洪鹭蓉	林娟
消化内科	赖亚栋	赖亚栋
肿瘤内科	许慎	詹丽芬
内分泌科	赖鹏斌	魏长顺
肿瘤放射治疗科	黄建丽	黄建丽、林艺娜
康复科	杨晓蓓	江浩清

续表

科室	科室负责人	科室资料执笔人
普外一科	陈宇峰	林竞菁
普外二科	蔡明智	陈秋贤
普外三科	王希平	姚开源
骨科	严康宁	郑亚才
胸心外科	张奕	黄镇
泌尿外科	郑周达	庄志明
烧伤整形科	许和平	许和平
神经外科	林瑞生	于涛
外科重症监护室	刘勇	黄俊平、刘惠琴
手术室	林羡枝、杨秋香	黄雨燕
麻醉科	林玉霜	邓继平、林玉霜
眼科	庄鹏	郑彩惠
耳鼻喉科	李兆生	方铭达
口腔科	陈永辉	王兴文
妇科	李玲	杨长兴
产科	庄红梅	胡仲任、李凌
儿科	叶小玲	林惠泉
消毒供应室	江燕琼	江燕琼
药学部	李碧峰	谢丽君
检验科	吴阿阳	杨惠聪、曾镇桦
放射科	刘丽莎	薛凤明
超声医学科	杨舒萍	黄宁结、江文婷、沈浩霖
CT室	沈庆隆	肖慧君
磁共振室	詹阿来	詹阿来
病理科	邹宗楷	黄志勇、吴文乔、曾西池
输血科	原敏	黄燕雪
心电图室	康虹	许以德
脑电图室	张秀芬	颜文辉
核医学科	洪理伟	刘彦
体外冲击波碎石室	黄宇珞	黄宇珞
高压氧治疗室	张秀芬	高惠珍
党委办公室	李继红	李继红
工会、团委	许淑芬	许淑芬
护理部	谢丽琴	康亚婵、朱小燕、罗红英、陈珍珠
科教科	陈诺琦	蒋辉、林映玖

参与修志人员名单

2011年2月至2012年6月，收集、整理资料工作人员：
陈同元　林幼云　黄才耀　陈珍珠　许以德　罗红英　蒋　辉　闫　松　洪彤彤　李小平
朱小燕　黄雨燕　江燕琼

2012年6月至2013年7月，初稿资料自评自审及工作人员：
陈同元　林幼云　陈珍珠　许以德　罗红英　蒋　辉　陈柏龄　闫　松　陈洋婧　蔡红灵

2013年7月至2015年4月，总纂查档补充校核志稿及工作人员：
陈同元　林幼云　罗红英　黄恩梅　吴艺萍

2015年5月至2017年月，终审稿修改出版校核及工作人员：
陈同元　林幼云　罗红英　陈立明

提供采访资料者名单（按姓氏汉语拼音排序）：
蔡进来　陈嘉敏　陈　坚　陈建成　陈森期　陈亚薇　高琪如　韩俊如　洪永寿　黄进顺
黄学文　黄庄钦　江主民　康基顺　柯文英　李坤才　李文来　林国蝶　林景秀　林青山
林石花　刘建洋　卢明福　马静娴　马连通　潘梅桂　乔爱伦　苏灵芝　吴召南　谢敦华
徐　宏　徐思俊　杨祖谦　游慧萍　曾碧云　张惠贞　张永成　周雅璇　朱国英　朱元佑

参与"寻访院史"访谈的志愿者名单（按姓氏汉语拼音排序）：
蔡铭智　陈佳璇　陈同元　陈珍珠　黄才耀　黄雨燕　蒋　辉　蓝妙琼　李继红　李艺珍
罗红英　吴晓璇　肖碧云　许以德　颜乐灵　杨娇玲　杨亦亦　叶　红　赵美燕　朱小燕

录制电子档案的志愿者名单（按姓氏汉语拼音排序）：
蔡娇华　蔡淑芳　蔡伟芬　陈嫒玲　陈鸿婷　陈佳燕　陈　洁　陈　俊　陈丽鑫　陈丽盈
陈丽莹　陈美华　陈　敏　陈柔珊　陈小红　陈晓玲　陈　艳　陈依婷　陈韵洁　方李红
方美芬　方美容　方　娜　方雪清　方燕芬　方燕婷　方苑仙　高宋萍　郭群霞　郭玉瑜
郭月燕　何一林　洪　玲　胡惠蓉　胡　彦　黄彬銮　黄春玉　黄玲桐　黄伟平　黄晓兰
黄雅敏　黄英娇　黄雨燕　黄玉章　江秀敏　江燕琼　康慧敏　康少惠　康婉茹　柯专叶
寇巧丽　赖礼周　赖吕珍　蓝妙琼　蓝巧敏　蓝艺玲　蓝玉凤　李　舒　李贤珠　李雅娟
李艺芬　李艺珍　李赟赟　连阿娜　林春真　林海妹　林娟斌　林丽娟　林丽君　林丽萍
林　琳　林柳艺　林　敏　林娜琳　林少琴　林少婷　林淑云　林苏华　林小琴　林晓敏
林秀莲　刘梅兰　卢淑娜　陆志伟　罗红英　罗艺萍　邱英华　邵　晔　石王肆　苏玮君
孙婷婷　涂小玲　王碧丹　王春兰　王惠娜　王卢林　翁甄静　吴洪洋　吴沛佩　吴琪茵
吴清妹　吴　晴　吴庆玲　吴小丽　吴晓婷　吴晓璇　吴秀凤　吴仪萍　吴育彬　肖碧云
肖　恋　肖铮铮　谢宝珍　谢丽君　谢泉香　谢晓晴　许惠芬　许惠婷　许家伦　许秀琳

许耀斌	许以德	薛凤明	颜乐灵	杨德培	杨丽斌	杨梅玲	杨如生	杨小兰	杨钊斌
曾玉琼	张庇市	张翠媚	张鬻	张静玲	张娜平	张荣杏	张小妹	张雅慧	张燕红
赵美燕	郑惠伶	郑琳琳	郑色爱	郑舒静	郑雅晶	郑毓璇			

翻译英文档案的志愿者名单：

马旭东　詹阿来　黄伟平　黄玉章　杨钊斌　周　智　王卢林　陈志鹏　耿志鑫　蔡凝芳
杨　敏　陈柏龄

科室自评自审参与人员名单（以姓氏汉语拼音排序）：

蔡东锋　蔡红端　蔡红灵　蔡进来　蔡美芬　蔡铭智　蔡淑芬　蔡淑贵　蔡维平　蔡秀玉
蔡旭杰　蔡洋玚　蔡毅敏　蔡毅勇　蔡友鹏　蔡志明　曹　霜　陈柏玲　陈宝英　陈德烽
陈定柱　陈贵香　陈海平　陈　红　陈宏浦　陈建成　陈金霞　陈锦凤　陈晶晶　陈静惠
陈　俊　陈立群　陈立正　陈丽惠　陈丽娟　陈丽民　陈丽萍　陈明华　陈青青　陈庆云
陈森期　陈珊莹　陈素玉　陈同元　陈文伙　陈文腾　陈吴南　陈　雄　陈艺宏　陈永辉
陈宇峰　陈跃鸿　陈珍珠　陈治平　戴鸿恩　戴慧敏　戴毅君　戴永万　邓继平　丁小惠
方美蓉　方铭达　方文龙　方艺聪　方勇强　冯杰鑫　甘立菁　甘美棠　甘思远　甘玮玮
高海闽　高红月　高惠珍　高泉敬　高　艳　郭爱顺　郭浩溶　郭立伟　郭培琴　郭炜然
郭晓红　郭亚白　郭亚绒　郭永林　郭　章　韩俊如　韩丽英　韩明瑞　何来明　何绍珍
何宗德　洪恩佑　洪佳茹　洪理伟　洪鹭蓉　洪　珊　洪映红　胡妙芬　胡　甜　胡　彦
黄春鸿　黄恩梅　黄桂模　黄国强　黄海芳　黄慧萌　黄建丽　黄解放　黄金玉　黄进顺
黄　靖　黄静薇　黄俊达　黄刊治　黄丽丽　黄玲玲　黄美彩　黄宁结　黄芹筱　黄清华
黄庆文　黄荣华　黄绍生　黄淑芬　黄文宝　黄学文　黄炎坤　黄燕雪　黄　毅　黄宇珞
黄玉章　黄毓珍　黄　镇　黄镇西　黄智铭　黄庄钦　江浩清　江美雅　江文婷　江燕琼
蒋巧玲　蒋少红　康　虹　康惠贞　康加祥　康仁智　康亚婵　康志强　柯红霞　柯瑟章
柯顺忠　柯文英　柯专叶　赖金福　赖鹏斌　赖秋璇　赖亚栋　赖毅伟　兰雅恭　蓝美莉
李百纯　李碧峰　李超英　李东升　李红婴　李洪翰　李鸿洲　李华珍　李　辉　李继红
李建国　李君钊　李　玲　李巧玲　李　榕　李顺兴　李文来　李雪芳　李应国　李咏梅
李远生　李　悦　李兆生　连学坚　梁竞翔　梁兴珍　廖丹丹　林爱华　林传成　林聪猛
林凤村　林广民　林华东　林　骥　林景恋　林景琇　林　娟　林军煌　林康妹　林兰珠
林　立　林丽香　林　琳　林　培　林芹菜　林瑞生　林石花　林淑君　林素粉　林素莲
林为洲　林文祥　林羡枝　林小晶　林　燕　林荫棠　林　英　林玉霜　林岳武　林志川
林志军　林智敏　凌碧娟　刘海石　刘建南　刘丽芬　刘丽莎　刘莲根　刘林勇　刘泉源
刘文平　刘　彦　刘　勇　柳岚岚　卢明福　马　晶　马连通　马旭东　欧阳武　潘开云
潘梅桂　潘乃扬　邱陆阵　邱睦生　邱小隼　邱雪英　邱　艳　阮秀琴　阮志军　桑学东
沈炳荣　沈国义　沈浩霖　沈洪武　沈　明　沈庆隆　沈学艺　沈长福　沈志杰　施飞凤
施海菜　施至乾　石俊辉　石炎川　苏海燕　苏志明　孙木泉　孙秀贞　孙雪娟　汤燕娟
唐聪海　汪铁柱　汪伟巍　王白丽　王重庆　王红伟　王进贤　王　璟　王美英　王乃隆
王　萍　王赛蓉　王希平　王兴文　王贻军　王艺品　王英桂　王渊能　王渊全　王增燕

王智良	魏锦泉	魏永月	魏长顺	巫超鑫	吴阿阳	吴彼得	吴斌	吴春媛	吴金枝
吴玲	吴琦瑱	吴盛文	吴文乔	吴小哲	吴雄	吴秀萍	吴秀松	吴雪斌	吴燕华
吴燕敏	吴燕卿	吴召南	吴宗忠	肖慧君	肖耀明	谢敦华	谢建清	谢丽琴	谢毅斌
谢玉华	谢志艺	徐俊耀	徐守基	徐伟华	徐秀凤	许翠娟	许笃行	许和平	许琼英
许秋泳	许慎	许淑芬	许双爱	许舜琳	许向农	许以德	许媛	许智永	薛丽珠
严康宁	严堃鼎	严容容	颜文辉	杨伯臻	杨娇玲	杨乐艺	杨妙雄	杨清秀	杨秋香
杨舒瑾	杨舒萍	杨天赐	杨亦亦	杨毅	杨愈刚	杨智英	杨祖谦	姚开源	叶宝国
叶小玲	叶煜铭	易婷玉	游煌	游慧萍	游旭闽	于军	于涛	余水成	余艳
原敏	曾碧云	曾惠卿	曾群章	曾若婉	曾西池	曾亚琴	曾玉宝	曾哲超	曾镇桦
詹阿来	詹丽芬	詹祖泽	张宝羡	张翠莲	张党辉	张洪辉	张惠娇	张惠贞	张蕾
张丽珍	张莉	张良基	张梅芳	张美华	张美兰	张妙贤	张少军	张添新	张文山
张小峰	张新庄	张秀安	张秀芬	张奕	张永成	张玉虾	张跃能	张至芬	张志坚
张智洲	郑昌霖	郑定国	郑凤苹	郑荷莲	郑建玲	郑凯	郑美莲	郑素珠	郑恬
郑伟	郑文凯	郑香良	郑亚才	郑义春	郑源海	郑月娇	郑周达	周爱英	周继光
周丽蓉	周雪丽	周艳贞	朱春瑜	朱粉越	朱金莺	朱小燕	朱元佑	庄涵虚	庄红梅
庄鹏	庄顺福	庄月珍	庄志军	庄宗镇	卓小红	邹淑雅	邹宗楷		

提供与捐赠图片、彩照、资料主要人员名单（按姓氏汉语拼音排序）：

蔡玲玲	蔡鹏凌	陈坚	陈建成	陈立群	陈萍如	陈日根	陈昭午	陈珍珠	甘思远
高琪如	高赛英	韩俊如	黄菜珠	黄芹筱	黄恩梅	江主民	赖金福	蓝佩英	李少玲
林剑英	林景秀	林文真	马中	马静娴	潘梅桂	潘乃扬	乔爱伦	任俐玮	施海菜
施至乾	苏灵芝	谢敦华	熊玉秀	徐思俊	许琼英	薛丽珠	杨亦亦	杨祖谦	叶美端
叶水源	游慧萍	曾西池	张惠娟	张惠贞	张金定	张美华	张美兰	赵添金	郑恬
郑荷莲	郑世璜	郑亚才	周雅璇	朱国英	朱小燕